KB186334

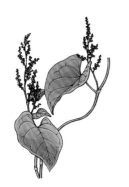

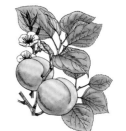

'처방'과 '약성'이 있는
동의 한방 약초 도감

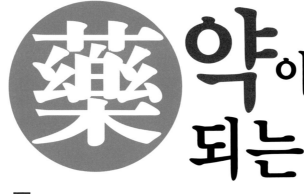

藥약이
되는
식물 도감

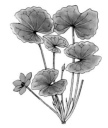

篇著 한의사 김오곤원장
寫眞 김완규(야생화 사진가)

456종

한의사
김오곤 원장이
추천하는

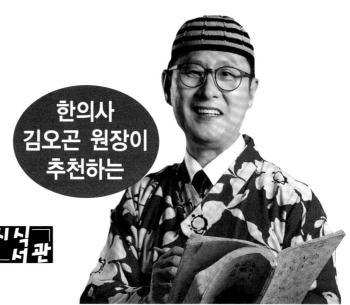

지식
서관

● 이 책을 이용하는 방법

이 책에서 소개하고 있는 약초 사용법은 건강한 보통 사람(성인)을 대상으로 하고 있으므로 각 개인의 환경과 습관, 증세나 건강 상태에 따라 부작용이 따를 수 있습니다. 약초를 약재로 쓸 경우에는 반드시 의사나 전문가와 상의한 후 사용해야 합니다. 또, 야생 식물을 채취하여 약용하거나 식용할 때는 판별이 불분명한 것은 절대로 성급하게 채취하거나 함부로 복용하지 않아야 합니다.

효능 · 증상별 차례(부록)

약효와 병증을 13분야로 나누고 이에 해당하는 식물을 배열하여 필요한 식물을 빨리 식별하도록 〈효능 · 증상별 차례〉를 만들었습니다.

식물 이름

예로부터 질병과 외상에 응급 및 상용 약재로 쓰이고 건강을 보전하는 데 이용하는 약초 식물 456종을 선정하여 수록하였습니다.

수록된 식물의 표제와 학명, 한약명은 다수의 도서가 채택한 것으로 정하였으며 일부 지방에서만 쓰고 있는 다른 이름도 별명으로 기재하였습니다.

이 책에 수록된 식물들은 분류 체계 Engler System을 기준으로 분류하되 식물의 특별한 상관 관계나 편집상의 편의를 고려하여 수록 순서를 약간 조정하였습니다.

식물 해설

수록된 식물의 주요 서식지, 크기, 성상, 잎의 특징, 꽃과 열매의 특징과 개화 및 결실 시기, 이용 방법 등을 기재하였습니다.

특징 이미지 표지

잎 · 꽃 · 열매의 특징을 일목요연하게 표현한 이미지 표지를 넣어 식물을 쉽고 빠르게 구별할 수 있도록 하였습니다.

아하! 참고 지식

식물 이름의 유래, 관련된 역사 지식, 비슷하여 오인하기 쉬운 식물, 나물로 이용할 수 있는 요리법 등을 참고 사진과 함께 소개하였습니다.

채취 시기

수록 식물의 약재로 쓰이는 부위를 채취하는 시기(약효가 좋은 시기)를 알아보기 쉽게 월별로 도표에 표시하였습니다.

참고 사진

수록 식물의 생태모습, 채취상태, 약재로 만들어진 모습, 대용약재로 쓰이는 식물 등 사진 2,360여 컷을 게재하였습니다.

국화과

가래와 기침을 없애고 해독 작용을 하는 풀

머위
Petasites japonicus (Siebold & Zucc.) Maxim.
국화과 머위속

분포: 중부 이남

별　명 관동, 모기취, 봉두엽, 산머위
한약명 **관동화**(款冬花)-꽃,
　　　　봉두채(蜂斗菜)-잎과 뿌리

채취시기 1 2 3 **4 5 6 7 8 9** 10 11 12
　　　　　　　꽃봉오리, 잎

잎		
콩팥모양	톱니모양	밑둥모여나기

꽃		열매	
특이모양	이삭모양	원통형수기	

산과 들의 습지에서 키 50cm 정도 자라는 여러해살이풀. 잎은 땅속줄기에서 나오고 콩팥 모양이며 가장자리에 불규칙한 톱니가 있다. 꽃은 암수딴그루로 4월에 흰색으로 피고 꽃줄기 끝에 잔꽃이 빽빽하게 모여 두상화서로 달린다. 열매는 원통 모

양 수과이고 6월에 익는다. 잎자루와 꽃을 식용하며, 꽃은 약재로도 사용한다.

채취　봄에 꽃봉오리와 잎를 채취하여 바람이 잘 통하는 그늘에서 말린다. 뿌리는 가을에 채취하여 햇볕에 말린다.

성미　맛은 맵고 성질은 따뜻하다.

효능　거담, 산어, 소종, 윤폐하기, 지통, 지해, 진해, 해독
· 가래, 기관지염, 기침, 독사교상, 옹종정독, 인후염, 천식, 타박상, 편도선염의 치료

사용법　주치증에 관동화를 1회 10~15g씩, 뿌리를 말린 약재는 1회 3~6g씩 물 600㎖로 1/2이 되도록 달여서 1/3씩 나누어 하루 3번 복용한다. 또 머위 생풀로 즙을 내어 복용한다.

· 기관지염, 기관지확장증, 천식, 폐농양 등에는 **관동화** 40, 백합 50을 섞어 환약(알약)을 만들고 1회 8~12g씩 하루에 3번 복용한다.
· 위체, 위통에는 **봉두채**를 1회 10~20g씩 물 500㎖로 1/2이 되도록 달인 후 찌꺼기를 걸러내고 그 달인 물을 1/3씩 나누어 하루 3번 식간에 복용한다.
· 종기, 사충교상에는 머위 생뿌리를 찧어 환부에 붙이고, 타박상, 찰상, 절상에는 머위 생잎을 찧어 환부에 붙인다.

머위 꽃

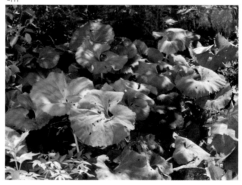
머위

머위와 관동

원래 관동화(款冬花 : *Tussilago farfara* Linné)는 중국 동북 지역과 몽골에서 자라며, 이른 봄에 싹이 나와 꽃이 피므로 겨울을 잘 견뎌낸 풀이라는 뜻으로 이름이 유래되었다. 관동화는 꽃봉오리를 소종 · 지해 · 역균 효능을 가진 약재로 쓰는데 우리나라에서는 잘 자라지 않으므로 약효가 비슷한 머위를 대용약재로 쓰고 한약명을 관동(款冬)이라고 한다.

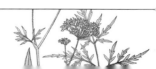
관동화

368　약이 되는 식물 도감

식물 채취 작업을 할 때에는 채취 장소의 출입과 채취 허용 여부를 명확히 하여 소유주나 관계인 등과의 불필요한 분쟁이 생기지 않도록 합니다. 또, 들판과 야산 등지에서 많은 시간 동안 활동할 때에는 복장과 도구를 철저히 준비하여 예상치 않은 사고 등에 대비하는 것이 좋습니다. 꼭 필요한 약초의 채취는 소량 채취와 원상 회복의 원칙을 준수하여 식물의 서식지가 교란되거나 자연 환경이 오염되지 않도록 해야 합니다.

대표 효능
수록 식물이 가지고 있는 여러 가지 약효 중에서 병증의 치료에 보편적으로 많이 쓰이는 대표적인 약리 효능을 나타냅니다.

서식지 분포도
수록 식물이 우리나라에서 자생하여 주로 서식하거나 외래 약초 식물로 많이 재배되고 있는 지방을 지도에 표시하였습니다.

분류 표시
수록 식물을 분류상의 과별로 모으고 책장의 왼쪽과 오른쪽 윗부분에 다른 색깔로 표시하였습니다.

채취
약으로 쓰는 부위, 채취 시기, 채취와 손질 및 가공, 보존 방법 등을 표기하였습니다.

성미
약용 식물을 약재로 쓸 때의 맛과 성질, 독성 유무를 표기하였습니다.

효능
수록 식물을 약으로 쓰는 부위가 나타내는 약리 효능을 표기하고 치료 효과를 볼 수 있는 질병과 증상을 기재하였습니다.

사용법
건강한 성인을 대상으로 한 일반적인 방법과 용량을 소개한 것이므로 실제 약으로 쓰는 데는 의사나 전문가와 상담한 후 적용해야 합니다.

주의
수록 약초를 약용할 때 주의하지 않으면 발생할 수 있는 부작용과 금기 사항을 기재하였습니다.

부록
표제 약용 식물에 포함되지 않은 약재를 설명하기 위한 〈약재 해설〉, 한방 용어의 이해를 돕기 위한 〈한방 용어 사전〉, 표제어·별명·한약명·탕약명·산제명·음료명 등을 가나다순으로 정리한 〈찾아보기〉를 권말부록으로 수록하였습니다.

수선화과

종증을 그치게 하고 해독 작용을 하는 풀

상사화
Lycoris squamigera Maxim.
수선화과 꽃무릇속

별 명 개난초, 과부꽃, 기생란, 녹총,
이별초, 중무릇, 환금화
한약명 **녹총**(鹿蔥)-비늘줄기

채취시기	1	2	3	4	5	6	7	8	9	10	11	12
비늘줄기												

분포 중부 이남

노랑상사화

잎
선모양 / 밑이둔한모양 / 밑둥모여나기

꽃
꽃잎6갈래 / 산형화서

열매
맺지않음

키 60cm 정도 자라는 여러해살이풀. 밑동에서 끝이 뭉툭한 잎이 모여나고 6~7월에 말라서 없어진다. 꽃은 8월에 연한 홍자색 통 모양으로 피고 잎이 없어진 후 나온 꽃줄기가 끝에 산형화서로 달린다. 열매를 잘 맺지 않는다. 비늘줄기를 약재로 쓴다.
• 노랑상사화(*L. aurea* Herb.)를 대용으로 쓴다.

채취 필요할 때 비늘줄기를 채취하여 잔뿌리를 제거하고 햇볕에 말린다.

성미 맛은 맵고 성질은 따뜻하며 독성이 들어 있다.

효능 거담, 이뇨, 진통, 최토, 해독
• 누력(漏癧), 소아마비, 수종, 악성종기, 옴, 옹저종독, 정창, 후풍(喉風)의 치료

사용법
• 피부수종에는 **녹총**을 1회 1~2g씩 달여서 복용한다.
• 종기 등의 피부질환에는 상사화 생비늘줄기를 찧어 환부에 붙인다.
• 주근깨와 여드름에는 상사화 생비늘줄기에서 짜낸 생즙을 환부에 바른다.
• 관절염, 유선염, 요통에는 상사화 생비늘줄기를 강판에 갈아서 밀가루를 조금 넣고 갠 것을 환부에 바른다. 하루에 2~3번 바꾸면 효과를 볼 수 있다.

주의 독성이 강하므로 외용 외에 복용하는 것은 주의해야 한다.

잎만 무성하게 자라는 봄철의 상사화

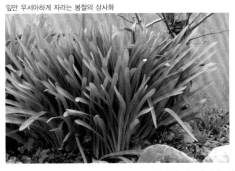

잎이 없는 꽃대에 달리는 상사화 꽃

이별초

상사화(相思花)는 봄에 무성하게 나온 잎이 여름에 말라서 없어진 후 꽃줄기가 땅에서 나와 꽃이 피므로 잎과 꽃이 만날 수 없으므로 상사병(相思病)이 난다고 하여 이름이 유래되었다. 그런데 꽃무릇(*Lycoris radiata* (L' Herit) Herb.)도 상사화처럼 잎과 꽃을 같은 시기에 볼 수 없다. 그래서 꽃무릇도 이별초(離別草)라고 한다. 일부 지역에서는 꽃무릇을 상사화라고 부르며 상사화축제까지 열고 있다.

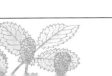

437

3

차례

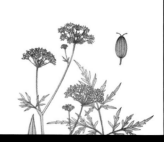

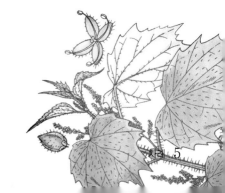

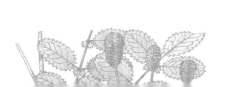

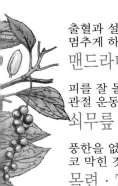

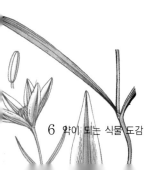

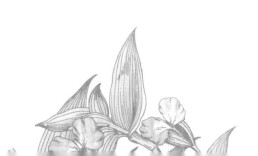

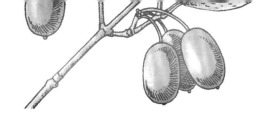

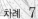

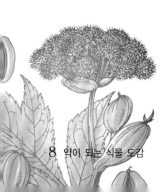

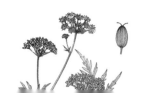

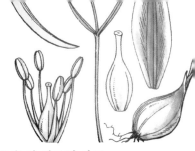

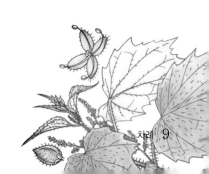

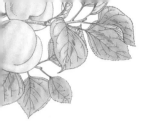

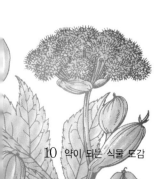

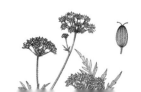

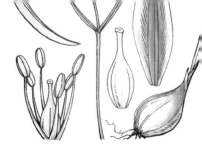

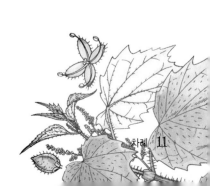

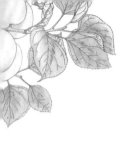

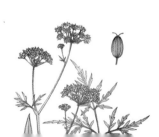

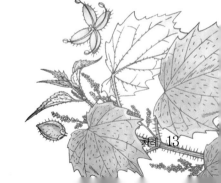

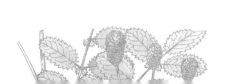

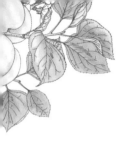

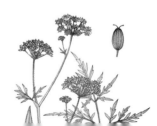

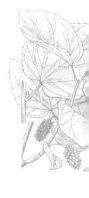

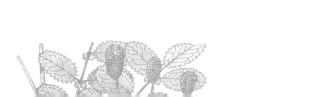

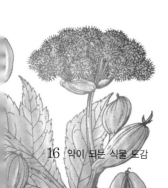

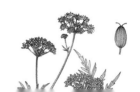

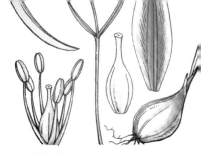

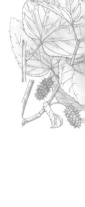

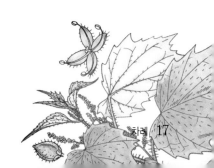

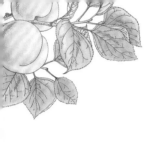

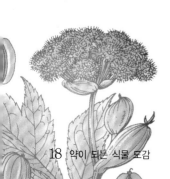

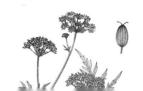

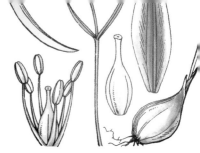

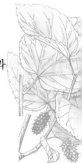

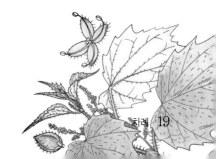

알기 쉬운 식물의 특징 표지

잎 모양 잎은 홑잎, 겹잎, 바늘잎으로 분류하고 여기에 잎 모양을 고려하여 6가지로 나누어 표시하였다.

 홑잎, 잎이 갈라지시 않는 모양

 겹잎, 잎자루 1개에 작은잎 여러 개가 손바닥처럼 펼쳐져 달려 있는 모양

 바늘잎, 잎이 바늘이나 선 모양으로 가늘고 길게 자라난 모양

 홑잎, 잎이 여러 갈래로 갈라지는 모양

 겹잎, 1개의 잎자루에서 나온 작은잎들이 새 깃털처럼 배열되어 있는 모양

 비늘잎, 물고기 비늘처럼 생긴 작은 잎이 줄기나 가지에 빽빽하게 붙어 있는 모양

잎 가장자리 잎 가장자리의 모양을 3가지로 나누어 표시하였다.

 잎 가장자리가 밋밋하여 굴곡이 없는 모양

 잎 가장자리가 거칠게 갈라져 까끌까끌한 모양

 잎 가장자리가 물결처럼 완만하게 굴곡진 모양

잎 나기 잎이 줄기나 가지에 달려 있는 모양을 5가지로 나누어 표시하였다.

 어긋나기, 잎이 가지 양쪽에 서로 높이가 다르게 번갈아 가며 달려 있는 모양

 돌려나기, 잎이 같은 높이에 가지를 둘러싸듯이 달려 있는 모양

 모여나기, 가지 1곳이나 줄기 밑둥에 잎 여러 개가 모여서 달려 있는 모양

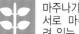 마주나기, 잎이 가지 양쪽에 서로 마주하여 대칭으로 달려 있는 모양

 잎이 가지 양쪽에 빗살처럼 배열되어 달려 있는 모양

꽃 모양 꽃잎 모양과 달리는 방법에 따라 8가지로 나누어 표시하였다.

 꽃잎이나 꽃받침이 여러 개 있는 꽃

 꽃잎이 1개이고 종이나 항아리 모양인 꽃

 꽃잎이 1개이고 긴 통 모양인 꽃. 꽃잎 끝이 깊게 갈라져 있어도 기부가 합쳐져 있는 꽃은 여기에 속한다.

 국화과 식물의 꽃처럼 꽃 둘레에는 설상화, 가운데는 관상화가 배열되어 있는 꽃

 콩과 식물 열매 특유의 모양으로 나비나 입술 모양인 꽃

 특이한 모양. 앞의 7가지 모양 어느 것에도 해당하지 않는 꽃

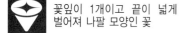 꽃잎이 1개이고 끝이 넓게 벌어져 나팔 모양인 꽃

 꽃잎과 꽃받침이 없는 꽃

꽃차례(화서) 꽃자루가 가지에 달리는 방법과 작은꽃들이 모여 피어 있는 모습을 5가지로 나누어 표시하였다.

 홑꽃, 두상화. 잎의 밑동이나 가지 끝에 1송이씩 달려 있는 꽃

 꽃줄기에 꽃자루가 있는 작은 꽃들이 모여 꽃덩어리를 이루는 꽃

 특이한 모양. 꽃이 없이 포자로 번식하는 등 앞의 4가지 모양 어느 것에도 해당하지 않는 꽃

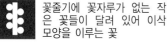 꽃줄기에 꽃자루가 없는 작은 꽃들이 달려 있어 이삭 모양을 이루는 꽃

 작은꽃들이 모여 덩어리를 이루며 아래로 늘어지는 꽃

열매 식물에 달린 열매 모양을 9가지로 나누어 표시하였다.

 공 모양이나 타원형이며 익은 후에도 껍질이 갈라지지 않는 열매

 주머니 모양이며 익으면 껍질이 일부 벌어져 씨가 보이는 열매.

 잣송이나 솔방울처럼 긴 공 모양인 열매(구과). 침엽수 열매가 많다.

 작은 열매들이 많이 모여 덩어리를 이루어 1개처럼 보이는 열매

 단풍나무과 식물의 열매처럼 날개가 달린 것처럼 보이는 열매

 도토리 모양인 열매. 참나무과 식물의 열매가 많다.

 콩과 식물 열매처럼 꼬투리 모양이고 익으면 깍지가 2개로 갈라지는 열매

 다 익어 열매껍질이 마르면 3갈래 이상 갈라지거나 터져서 씨가 나타나는 열매

 특이한 모양. 앞의 8가지 모양 어느 것에도 해당되지 않는 열매

가래를 삭게 하고 종기를 치료하는 풀

부처손

Selaginella tamariscina (Beauv.) Spring
부처손과 부처손속

분포: 전국

별 명 바위손, 돌이끼, 만년초, 보처수, 조막손풀
한약명 권백(卷柏)-지상부

채취시기 | 1 | 2 | 3 | 4 | 5 | 6 | 7 | 8 | **9** | **10** | **11** | 12
지상부

잎

깃꼴겹잎 톱니모양 밑둥모여나기

꽃 **열매**

포자낭 포자 미세한가루

부처손

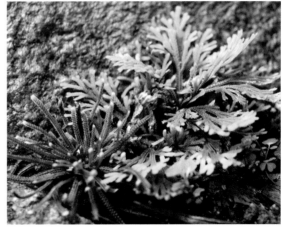
어린 부처손

산지의 바위에서 키 20cm 정도 자라는 여러해살이풀. 뿌리 끝에서 가지가 퍼진다. 건조할 때는 안으로 말린다. 잎은 밑동에서 모여나고 가장자리에 잔톱니가 있다. 포자낭 이삭은 7~9월에 잔가지 끝에 1개씩 달리며 네모진다. 전초를 약재로 쓴다.

채 취 가을에 지상부를 채취하여 잡질을 제거하고 햇볕에 말린다.

성 미 맛은 맵고 성질은 평하다.

효 능 거담, 소종, 이뇨, 지혈, 파혈(破血), 항암, 활혈, 통경

－간염, 기침, 대하, 미하(米瘕), 복통, 붕루, 생리불순, 수종, 신장염, 월경폐지, 육혈(衄血), 천식, 타박상, 탈항, 토혈, 혈뇨, 혈변, 황달의 치료

사용법 주치증에 **권백**을 1회 3~6g씩 물 200㎖로 달여서 복용한다.

• **권백**을 달여 마시면 생리불순의 치료, 암 예방 등에 효과를 볼 수 있다.

• **권백**을 발에 문지르면 습진에 효과를 볼 수 있다.

• 종기, 무좀에는 부처손 생잎을 찧어 환부에 붙이거나 말린 잎을 가루내어 환부에 뿌린다.

주 의 임산부의 복용은 금한다.

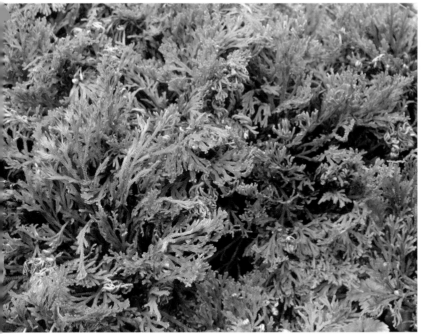

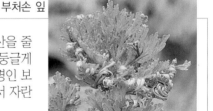
부처손 잎

건조하면 둥글게 말리는 잎

부처손의 잎은 건조할 때는 안으로 말려서 공처럼 되어 습기의 발산을 줄이고 비가 오거나 하여 습기가 많아지면 다시 넓게 펼쳐진다. 이렇게 둥글게 말리는 모습(卷;권)에서 한약명이 권백(卷柏)이 되었고, 또 다른 한자명인 보처수(補處手)가 변하여 부처손이 되었다고 한다. 바위손은 바위 위에서 자란다고 하여 붙여진 일본 이름을 그대로 번역한 것이라고 한다.

기침을 멎게 하고 소변을 잘 나오게 하는 풀

쇠뜨기

Equisetum arvense L.
속새과 속새속

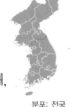

분포: 전국

| 별　명 | 깨때기, 뱀밥, 토끼과자, 필두채, 해뜨기풀 |
| 한약명 | **문형**(間荊)–지상부 |

채취시기 1 2 3 4 5 **6 7 8** 9 10 11 12
지상부

<table>
<tr><td colspan="3" align="center">잎</td></tr>
<tr><td></td><td></td><td></td></tr>
<tr><td>비늘잎</td><td>밋밋한모양</td><td>돌려나기</td></tr>
<tr><td colspan="2" align="center">꽃</td><td align="center">열매</td></tr>
<tr><td colspan="3"></td></tr>
<tr><td>포자낭</td><td>포자</td><td>긴타원형</td></tr>
</table>

산지와 들판의 풀밭에서 키 30~40cm 자라는 여러해살이풀. 이른 봄에 생식줄기가 나오고 4~5월에 뱀대가리 모양의 포자낭이삭을 만든다. 홀씨 줄기인 영양경은 생식줄기가 스러질 무렵에 나오고 곧

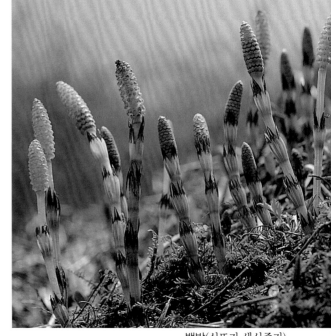

뱀밥(쇠뜨기 생식줄기)

게 서며 마디에 가지와 비늘 같은 연한 갈색 잎이 돌려난다. 전초를 약재로 쓴다.

채취 여름에 전초를 채취하여 바람이 잘 통하는 그늘에서 말린다.

성미 맛은 쓰고 성질은 서늘하다.

효능 양혈(養血), 이뇨, 지해, 청열, 이수, 항암

－골절, 천식, 토혈, 비출혈, 장출혈 객혈, 치출혈, 혈변, 생리과다, 임질, 소변불리, 황달, 간염, 신장병의 치료

사용법 주치증에 **문형**을 1회 2~4g씩 달이거나 쇠뜨기 생물로 생즙을 내어 복용한다. 하루에 **문형**은 4~10g, 생물은 30~60g을 쓴다.

• 비출혈에는 **문형**을 1회 4~6g씩 달여서 하루 2~3회씩 4~5일 복용한다.

주의 임산부에게는 쓰지 않는다.

쇠뜨기 군락

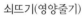
쇠뜨기(영양줄기)

산나물 요리

봄에 나오는 쇠뜨기의 생식줄기(뱀밥)를 홀씨가 퍼지기 전에 채취하여 마디를 감싼 받침잎을 제거한다. 약간 쓴맛이 나므로 끓는 물에 삶아서 차가운 물에 헹군 후 초장에 찍어 먹거나 양념 무침을 하며, 달걀을 함께 넣어 국을 끓인다. 데친 것을 기름에 볶거나 조림·튀김을 만들며 장아찌를 만들기도 한다. 쇠뜨기의 영양줄기(녹색줄기와 잎)는 말려서 차를 끓여 마신다.

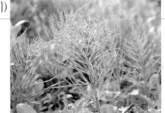

간과 쓸개를 튼튼하게 하고 눈병을 치료하는 풀

속새

Equisetum hyemale L.
속새과 속새속

분포: 중부 이남

별 명 쏙새
한약명 **목적**(木賊) · **찰초**(擦草)-전초

잎		
비늘잎	밋밋한모양	돌려나기

꽃	열매
포자낭	포자 원추형

습지에서 키 30~60cm 자라는 늘푸른여러해살이풀. 땅속줄기는 옆으로 뻗으며 지면 가까운 곳에서 줄기가 여러 개로 갈라져 나온다. 잎은 끝이 톱니 모양인 비늘 같은 작은잎이 마디를 둘러싼다. 4~5월에 원추형 포자낭이삭이 줄기 끝에 달리고 나중에 노란색으로 변한다.

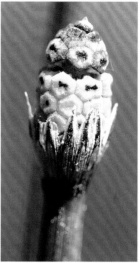

속새 포자낭 이삭

채 취 여름부터 가을 사이에 지상부를 베어 햇볕에 말린다.

성 미 맛은 달고 쓰며 성질은 평온하다.

효 능 발한, 산열, 소염, 소풍, 이뇨, 퇴상(退傷)

– 대장염, 변혈, 분사(粉渣), 산통(疝痛), 악성종기, 안질, 앙풍유루, 옹저나력, 옹종, 인후염, 자궁출혈, 장출혈동통, 채독, 치질, 탈항, 풍열예막, 하혈, 학질, 한반, 혈리의 치료

사용법 주치증에 **목적**을 1회 2~4g씩 달이거나 가루내어 복용한다.

• **목적**, 감국, 닥나무 열매 각각 10g을 섞어 풍열로 오는 예막에 쓴다. 달여서 1/3씩 나누어 하루 3번 복용한다.

• **목적**, 괴화 각각 10g을 섞어 치질출혈에 쓴다. 달여서 1/3씩 나누어 하루 3번 복용한다.

• 탈항과 악성종기에는 **목적**을 가루내어 환부에 뿌린다.

주 의 너무 많은 양을 쓰면 중독현상이 일어나 설사를 하게 되므로 주의해야 한다.

속새

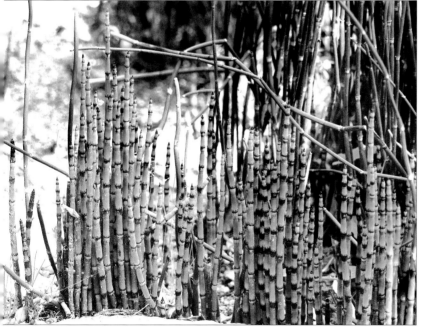

속새 줄기

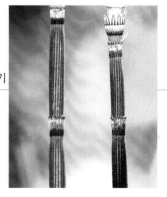

사포 대용으로 쓸 수 있는 줄기

속새의 껍질에는 규산염이 쌓이고 줄기 표면에는 가느다란 홈이 패어 있어 까슬까슬하고 단단하므로, 물에 삶아 말린 줄기는 목재나 목공예품, 동물의 뿔이나 뼈 등의 연마에 이용된다. 또, 치석의 제거와 피부에 생기는 사마귀나 굳은살의 제거에도 이용할 수 있다. 물에 삶아 말린 속새를 넓게 펴서 작은 판지에 부착시키면 손톱을 다듬는 도구로 쓸 수도 있다

열을 내리게 하고 장운동을 활발하게 하는 풀

고사리

Pteridium aquilinum var. *latiusculum*
(Desv.) Und. ex Heller.
잔고사리과 고사리속

별 명 고자리, 꼬사리, 먹고사리

분포: 전국

한약명 궐(蕨)-어린순, 궐근(蕨根)-뿌리줄기, 궐엽(蕨葉)-잎, 궐분(蕨粉)-고사리 가루

채취시기	1	2	3	4	5	6	7	8	9	10	11	12
				어린순						뿌리줄기		

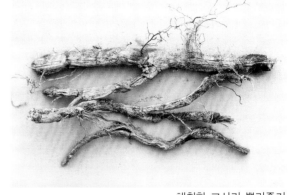

채취한 고사리 뿌리줄기

잎		
깃꼴갈래잎	밋밋한모양	모여나기

꽃	열매
포자낭 포자	미세한가루

산과 들의 햇볕이 잘 쬐는 양지에서 굵은 땅속줄기가 옆으로 벋으면서 봄에 군데군데에서 잎이 나와 키 1m 정도 자라는 여러해살이풀. 잎은 깃 모양으로 갈라지고 작은잎은 긴 타원형이며 잎자루가 길다. 잎가장자리가 뒤로 말리고 뒷면에 포막처럼 된 포자낭이 붙어 8월에 포자를 분출한다. 어린 잎을 식용하고 뿌리는 약재로 쓴다.

채 취 4~5월에 어린순을 채취하며, 늦가을에 뿌리줄기를 캐어 햇볕에 말린다.

성 미 맛은 달고 성질은 차다.

효 능 강기(降氣), 윤장, 이수, 이습, 청열, 화담

-궐엽: 식격(食膈), 장풍열독, 전염성 발병물질

고사리

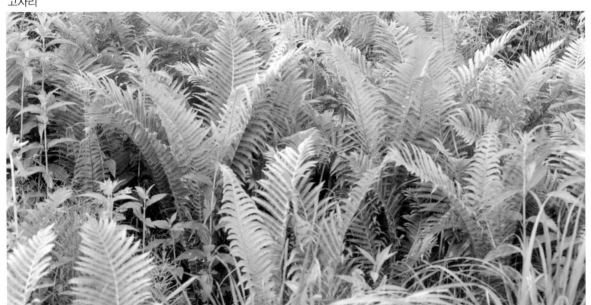

말린 고사리 순

고사리 묵나물

그릇 바닥에 채취한 고사리(어린순)를 2~3겹 깔고 그 위에 나무를 태운 재를 얇게 뿌린다. 이것을 반복하여 고사리를 겹쳐 재운 뒤 뜨거운 물을 붓고 들뜨지 않도록 무거운 돌로 눌러 놓는다. 24시간 후 고사리를 꺼내어 솥에 넣고 푹 삶아내어 차가운 물에 2~3시간 담가 독성과 떫은 맛을 빼낸 후 건져서 햇볕에 말린다.

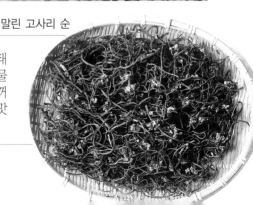

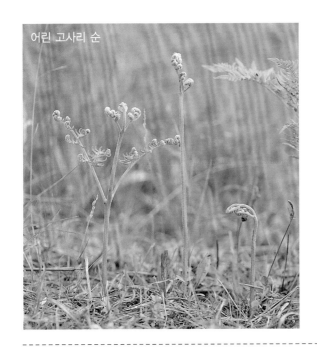
어린 고사리 순

등 독기의 치료

- 궐근: 황달, 백대, 이질복통, 습진, 홍붕(紅崩), 해수, 옹종풍통(癰腫風痛), 안통, 인후열증, 상한온병, 고열신혼, 오장허손, 기체경락, 근골동통을 치료. 편충의 구충제로 사용.

사용법 주치증에 **궐**을 1회 4~8g씩 물 200㎖로 달여서 복용한다.

- 이질에는 **궐분**을 뜨거운 물에 타서 복용하면 효과를 볼 수 있다.

- 고사리의 어린순을 나물로 무쳐 먹으면 급한 열증에 해열 효과를 볼 수 있다.

주 의 오랫동안 먹으면 복부에 혹이 생기고 다리의 힘을 약화시키며 남자의 성기능을 감퇴시킨다. 많이 먹으면 머리카락이 빠지고 코가 막히거나 시력저하를 초래한다.

배가 아픈 것을 낫게 하고 설사를 멎게 하는 풀

고사리삼

Botrychium ternatum (Thunb.) Swartz
고사리삼과 고사리삼속

별 명 꽃고사리
한약명 **음지궐**(陰地蕨)-전초

분포: 전국

채취시기	1	2	3	4	5	6	7	8	9	10	11	12

전초

잎

깃꼴갈래잎 | 톱니모양 | 모여나기

꽃 | 열매

포자낭 | 포자 | 좁쌀모양

숲에서 키 10~40cm 자라는 늘푸른여러해살이풀. 영양잎은 3~4회 깃꼴로 갈라지고 잎자루가 길며 가장자리에 톱니가 있다. 포자잎은 영양잎보다 훨씬 길며 9~10월에 가루 같은 포자를 분출한다.

채 취 가을에 지상부를 베어 햇볕에 말린다.

성 미 맛은 달고 쓰며 성질은 시원하다.

효 능 혈압강하, 평간, 청열, 진해

-두훈(頭暈), 두통, 해혈(咳血), 경간, 급성 결막염, 목예, 창양종독, 유행성감기, 토혈, 복통, 이질의 치료

사용법 주치증에 **음지궐**을 1회 6~12g(신선한 것은 15~30g)씩 물 200㎖로 달여서 복용한다.

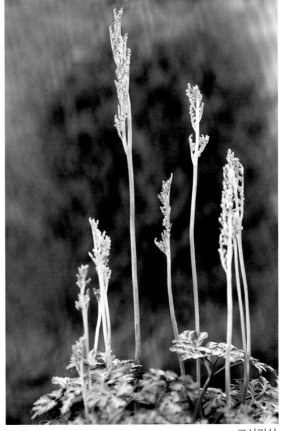
고사리삼

- 복통, 이질에는 **음지궐** 5~10g을 물 400㎖로 1/2이 되도록 달여서 복용한다.

- 창양종독에는 고사리삼 생풀을 짓찧어 환부에 바른다.

25

열기를 없애주고 해독 작용을 하는 풀

봉의꼬리
Pteris multifida Poir.
봉의꼬리과 봉의꼬리속

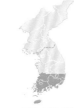

한약명 **봉미초**(鳳尾草)-전초

분포: 남부 지방

채취시기	1	2	3	4	5	6	7	8	9	10	11	12

전초

잎		
깃꼴갈래잎	톱니모양	모여나기

꽃		열매
포자낭	포자	원추형

산지의 돌 틈이나 숲 가장자리에서 길이 30~70㎝ 자라는 늘푸른 여러해살이풀. 영양잎은 밑동에서 모여나고 잎자루가 길며 광택이 난다. 잎몸은 2회 깃꼴로 갈라지고 가장자리에 불규칙한 톱니가 있다. 7~8월에 뒤로 말린 포자잎의 깃조각이나 갈래조각의 가장자리에 포자낭군이 붙는다. 전초를 약재로 쓴다.

채취 필요할 때 뿌리를 포함한 전초를 채취하여 물에 씻은 후 햇볕에 말린다.

성미 맛은 담백하고 조금 쓴맛이 나며 성질은 서늘하다.

효능 소염, 해열, 지혈, 이습(利濕), 해독, 지리, 양혈(涼血)

－이질, 황달, 위장염, 유선염, 대하, 자궁출혈, 감모발열(感冒發熱), 인후종통

사용법 위장병과 산후비만에는 **봉미초**를 끓는 물에 넣어 차 대용으로 마신다.
• 유선염에는 채취한 봉의꼬리 생풀을 소금에 비빈 후 녹즙을 만들어 복용한다.
• 외상출혈에는 봉의꼬리 생풀을 찧어서 환부에 바른다.

봉황의 꼬리를 닮은 풀잎

봉의꼬리는 길이 70cm 정도에 이르는 가늘고 기다란 잎의 모양이 길조(吉鳥)인 봉황(鳳凰)의 꼬리(尾)와 닮았다고 여겨져 붙여진 이름으로 한자로는 봉미초(鳳尾草)라고 한다.

봉의꼬리

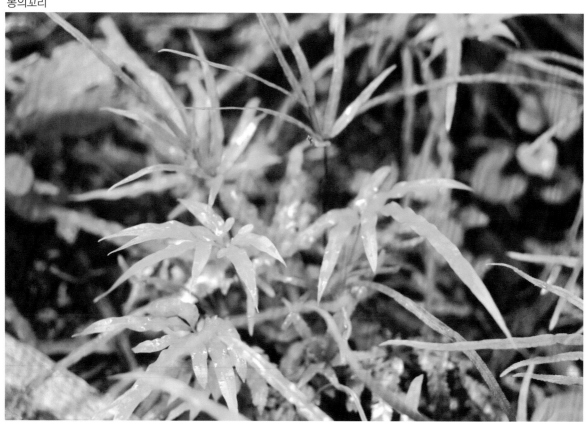

출혈을 멎게 하고 기생충을 없애주는 풀

관중

Dryopteris crassirhizoma Nakai.
관중과 관중속

별　명　면마, 범고비, 희초미
한약명　관중(貫衆)-뿌리줄기

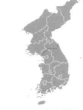
분포: 전국

채취시기	1	2	3	4	5	6	7	8	9	10	11	12
				뿌리줄기					뿌리줄기			

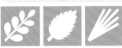

잎

깃꼴갈래잎　톱니모양　모여나기

꽃　　　　**열매**

포자낭　포자　콩팥모양

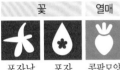

산지의 습기가 많은 곳에서 키 50~100cm 자라는 여러해살이풀. 잎은 밑동에서 나오고 잎자루가 짧다. 잎몸은 피침형이고 깃 모양으로 2회 갈라지며 깃 조각은 긴 타원형이다. 포자낭은 5~6월에 잎 윗부분에 2줄로 붙는다. 어린 잎을 식용하고 뿌리줄기를 약재로 쓴다.

채 취 봄과 가을에 관중의 뿌리줄기를 캐내어 잎자루와 잔뿌리를 제거하고 햇볕에 말린다.

성 미 맛은 쓰고 성질은 조금 차다.

효 능 청열, 해독, 양혈(凉血), 지혈, 살충

-풍열감기, 온열반진, 토혈, 비출혈, 장풍혈변, 혈리, 혈붕, 대하, 생리과다, 풍한습비, 요슬산통, 유뇨의 치료

사용법 기생충 구제에 **관중**을 1회 9~15g씩 달여서 복용한다.

• **관중** 20g, 토형개 10g, 고련피 10g, 소엽 10g을 섞어 촌백충증, 회충증에 쓴다. 달여서 한번에 복용하거나 달인 물을 1/3씩 나누어 하루 3번 복용한다.

• **관중**, 금은화, 포공영, 판람근, 연교를 섞어 만든 약을 피부화농증, 온역에 쓴다.

• 칠창에는 **관중**을 가루로 만들고 기름에 개어 환부에 바른다.

주 의 임산부는 복용을 금한다.

관중

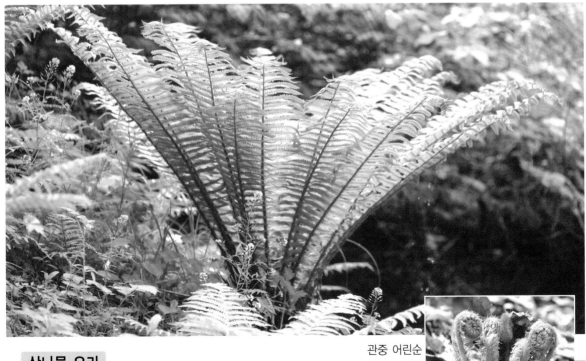

관중 어린순

산나물 요리

봄에 어린순을 채취하여 털을 제거하고 끓는 물에 데쳐서 차가운 물에 담가 독성 물질을 빼낸다. 이것으로 나물 무침을 하거나 기름에 볶아 먹고, 또 국거리로도 쓴다. 삶아서 말려 묵나물로 쓴다.

가래와 담을 없애주고 출혈을 멎게 하는 풀

석위

Pyrrosia lingua (Thunb.) Farwell
고란초과 식위속

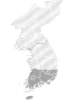

한약명 **석위**(石韋)-잎

분포: 남부 지방

채취시기 1 2 3 4 5 6 7 8 **9 10 11** 12
잎

잎
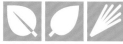
피침형　밋밋한모양　밑둥모여나기

꽃　　열매
포자낭　포자　점모양

산지의 바위에 붙어서 키 30cm 정도 자라는 늘푸른여러해살이풀. 뿌리줄기는 옆으로 길게 뻗는다. 잎은 밑동에서 모여나고 피침형 단엽이며, 뒷면에 갈색 털이 나고 두꺼운 가죽질이며 잎자루가 길다. 7~9월에 포자낭군이 잎 뒷면에 갈색 점 모양으로 빽빽이 덮인다.

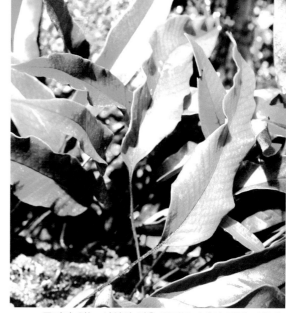
줄기가 없는 석위의 잎은 뿌리줄기에서 직접 나온다.

채 취 가을에 잎을 채취하여 긴 잎자루를 제거하고 햇볕에 말린다.

성 미 맛은 달고 쓰며 성질은 약간 차다.

효 능 설열(泄熱), 이수, 통림배석(通淋排石), 거담, 청폐, 진해, 지혈.

- 임병, 혈뇨, 요로결석, 신염, 자궁출혈, 세균성 설사, 폐열해수, 만성기관지염, 부종, 창상, 옹저의 치료

- 석위근(石韋根-뿌리): 창상 출혈의 치료

사용법 부종, 요로결석, 신장염에 **석위** 6~12g을 물 400㎖에 넣고 1/3이 되도록 졸인 후 1/3씩 나누어 하루 3번 복용한다.

• 화상에는 **석위모**(石韋毛-잎에 난 털)를 채취하여 환부에 바른다.

석위

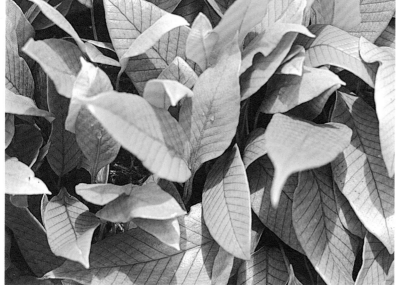

세뿔석위

잎이 3갈래인 석위

석위와 동속식물인 세뿔석위(*Pyrrosia tricuspis* (Sw.) Tagawa)는 3갈래로 깊게 갈라진 잎 조각이 뾰족한 피침형이어서 짐승의 뿔처럼 보이므로 이 이름이 붙여졌다. 세뿔석위는 석위와 약효가 비슷하고 한약명도 석위(石韋)라고 하는데, 효능이 석위보다 약하여 주로 관상용으로 이용하며 약재로는 거의 사용하지 않는다.

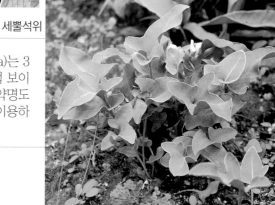

소변을 잘 나오게 하고 출혈을 멎게 하는 풀

일엽초
Lepisorus thunbergianus (Kaulf.) Ching
고란초과 일엽초속

별　명 검단, 일역초
한약명 **와위**(瓦韋)-전초

분포: 중부 이남

채취시기	1	2	3	4	5	6	7	8	9	10	11	12
전초

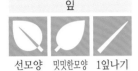

잎 / 선모양 / 밋밋한모양 / 1잎나기
꽃 / 포자낭 / 포자
열매 / 공모양

산지의 바위에 붙어 키 10~30cm 자라는 늘푸른여러해살이풀. 잎은 밑동에서 하나만 나오고 양끝이 좁은 선 모양이며, 가장자리가 밋밋하고 두꺼운 가죽질이며 잎자루가 짧다. 앞면은 진한 녹색이고 작은 구멍으로 된 점이 퍼져 있으며, 뒷면은 엷은 녹색이다. 7~9월에 뒷면 상반부 주맥 양측에

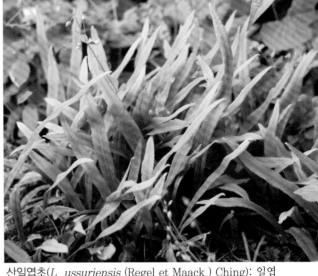

산일엽초(*L. ussuriensis* (Regel et Maack.) Ching): 일엽초와 동속 식물로 한약명을 오소리와위(烏蘇里瓦韋)라고 하며 거풍, 이뇨, 지해, 활혈의 효능이 있다.

노란색 둥근 포자낭군이 1줄로 나란히 난다. 전초를 약재로 쓴다.

채취 필요할 때에 전초를 채취하여 물에 씻어서 바람이 잘 통하는 그늘에서 말린다.

성미 맛은 담백하고 성질은 차다.

효능 이뇨, 지혈, 항암.

-임병, 이질, 해수토혈, 대장염, 신장염, 아감(牙疳), 부종, 종기, 사교상을 치료

사용법 부종에 **와위** 10~15g을 물 600㎖로 1/2이 되도록 달여서 1/3씩 나누어 하루 3번 복용한다.

• 종기에는 **와위**를 잘게 잘라 용기에 넣고 거의 잠길 정도로 참기름을 부어 봉하여 1~2개월 숙성시킨 것을 환부에 바른다.

일엽초

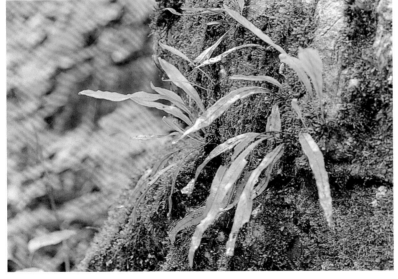

우단일엽

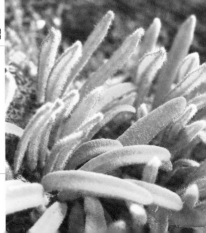

우단일엽

일엽초와 동속식물인 우단일엽(*Pyrrosia linearifolia* (Hook.) Ching)은 잎 뒷면에 황갈색 또는 회갈색의 성모가 우단털처럼 빽빽하게 나므로 이 이름이 붙었다. 바위나 나무줄기에 붙어서 키 6~10cm 자라는 잎은 선 모양이고 윗부분이 주걱 모양이다. 포자낭군은 7~9월에 잎의 윗부분 양쪽에 2줄로 배열된다. 우단일엽의 지상부를 소석위(小石韋)라고 하여 약재로 쓰며 일엽초와 비슷하게 이뇨, 지혈 등의 효능이 있다.

가래를 삭게 하고 기침을 멎게 하는 나무

은행나무

Ginkgo biloba L.
은행나무과 은행나무속

분포: 전국

별　명 공손수, 백과목, 압각수, 화석나무
한약명 **백과**(白果)-씨, **백과엽**(白果葉)-잎

채취시기 | 1 | 2 | 3 | 4 | 5 | 6 | 7 | 8 | 9 | **10** | **11** | 12
열매, 잎

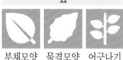

잎
부채모양　물결모양　어긋나기

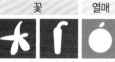

꽃　　　열매
특이모양　유이화서　둥근핵과

높이 5~10m 자라는 갈잎큰키나무. 잎은 어긋나고 부채 모양이다. 꽃은 암수딴그루로 4~5월에 짧은 가지에 달린다. 열매는 공 모양 핵과이고 9~10월에 노란색으로 익는다. 열매의 겉껍질에서는 역한 냄새가 난다. 씨를 식용하며 약재로도 쓴다.

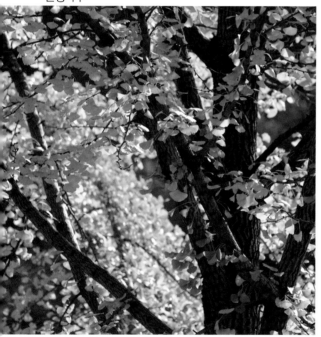

은행나무

채취 가을에 잎이 누렇게 단풍이 들기 시작하면 열매를 따고 잎을 채취하여 햇볕에 말린다. 열매는 과육을 제거하고 말려야 한다.

성미 맛은 달고 쓰고 떫으며 성질은 평온하고 독성이 조금 있다.

효능 거담, 수렴(收斂), 수삽지대, 염폐평천, 익기, 지사, 진경.

－백과: 가래, 가슴이 울렁거리는 증세, 고혈압, 기침, 담수(痰嗽), 동맥경화, 백대, 설사, 장염, 소변빈수(小便頻數), 유정, 임병, 천식, 해수, 협심증, 효천(哮喘)의 치료

－백과엽: 담천해수, 동맥경화, 백대, 백탁, 수양성 이질, 심계정충(心悸怔忡), 심장병, 흉민심통의 치료

사용법 가래가 많이 끓을 때는 **백과**를 1회 6~12g씩 달여서 1/3씩 나누어 하루 3번 복용한다.

• **백과** 12g, 마황 22g, 소자·관동화·반하·상백피·황금·감초 각각 8g, 행인 12g을 섞어 만든 **정천탕**(定喘湯)은 기침, 천식 등에 쓴다. 달여서 1/3씩 나누어 하루 3번 복용한다.

• 장염에는 **백과**를 1회 15~20개씩 구워서 하루 2~3번에 나누어 4~5일 계속 복용한다.

• 기침이 나고 가래가 많은 증세에는 **백과**를 굽거나 삶아서 그 즙과 함께 복용한다. 알코올중독, 어린이 오줌싸개의 치료에도 효과가 있다.

• 열매속껍질을 벗긴 **백과** 5개, 마황 7.5g, 감초 7.5g을 1회량으로 달여서 효천에 쓴다. 하루 2회와 재탕(再湯)까지 3번 식후에 복용한다. 이때 생강이나 대조는 넣지 말아야 한다.

주의 **백과**를 한꺼번에 많이 먹으면 중독되어 열이 나고 구토·설사, 경련이 일어나며 가슴이 답답해진다.

은행나무 열매

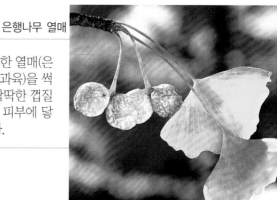

은행 껍질 제거

은행은 두꺼운 과육(겉껍질)을 제거한 후 약재로 쓴다. 먼저 채취한 열매(은행)를 땅에 묻거나 비닐포대 등에 넣고 몇 개월 두어 열매 겉껍질(과육)을 썩힌 다음, 열매를 꺼내어 썩은 과육을 물에 깨끗이 씻어 제거하고 딱딱한 껍질에 싸인 속열매(은행)를 햇볕에 말린다. 열매를 손질할 때 과육이 피부에 닿으면 물집과 피부염이 생길 수 있으므로 고무장갑을 이용해야 한다.

몸을 튼튼하게 하고 풍을 없애주는 나무

잣나무
Pinus koraiensis Sieb. et Zucc
소나무과 소나무속

분포: 전국

별 명 과송, 백엽, 송자송, 신라송, 오엽송, 홍송
한약명 **해송자**(海松子) · **송자인**(松子仁)-씨,
　　　　백엽(栢葉)-잎

채취시기	1	2	3	4	5	6	7	8	9	10	11	12
※잎은 연중										열매		

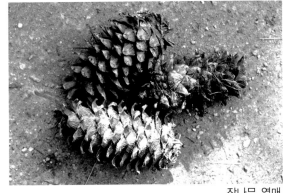
잣나무 열매

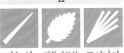

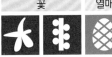

산지에서 높이 20~30m 자라는 늘푸른바늘잎큰키나무. 잎은 바늘잎이고 5개씩 뭉쳐나며 가장자리에 잔톱니가 있다. 꽃은 암수한그루로 5월에 붉은색과 녹황색으로 피며, 수꽃은 새 가지 밑에 달리고 암꽃은 가지 끝에 달린다. 열매는 긴 구과이고 다음해 10월에 익는다. 씨를 식용하고 잎과 열매를 약재로 쓴다.

잣나무

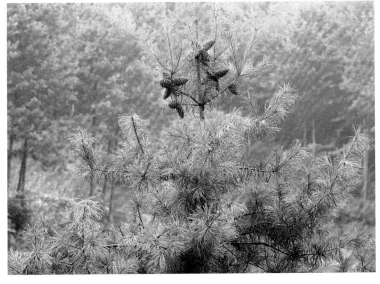

채취 가을에 잣나무의 익은 열매를 채취하여 열매껍질을 제거하고 씨를 빼내어 보관한다. 잎은 필요할 때 수시로 채취하여 이용한다.

성미 맛은 달고 성질은 따뜻하다.

효능 강장, 보기(補氣), 식풍(熄風), 양혈(養血), 윤폐, 자양, 활장

-관절염, 두현(頭眩), 마른기침, 변비, 신체허약, 조해(燥咳), 토혈, 폐결핵, 풍비의 치료

사용법 주치증에 **해송자**를 1회 2~5g씩 뭉근하게 달이거나 씨를 그대로 조금씩 복용한다.

• **해송자** 10, 호두 10, 꿀 30을 섞어서 폐가 건조하여 마른기침을 할 때 쓴다. 1회에 10~15g씩 하루에 3번 복용한다.

• 허약한 사람의 변비에는 **해송자** · 백자인 · 마자인 같은 양을 가루내어 알약을 만들어 1회에 10g씩 하루 3번 복용한다.

• 잣나무 잎 한 묶음을 물 400㎖로 1/2이 되도록 졸여서 토혈과 하혈에 쓴다. 달인 물을 하루 3번씩 토혈은 식전에, 하혈은 식후에 1잔 이상 복용한다.

5개씩 1묶음으로 되어 있는 잣나무 잎

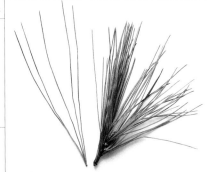

백엽차 만들기

　잣나무 잎 50g을 물 300㎖에 넣고 끓인 후 불을 줄여 다시 은근하게 달여서 마신다. 이 **백엽차**(栢葉茶)는 어린이의 설사와 이질에 좋은 효과를 볼 수 있다. 또, 소화기를 튼튼하게 해 주는 효능이 있다.

• 잣나무는 소나무처럼 바늘잎으로 비슷한데, 잎이 2개씩 모여나는 소나무와 다르게 잣나무는 잎이 5개씩 모여나므로 5엽송(五葉松)이라고 한다.

풍과 습을 없애주고 옴을 치료하는 나무

소나무

Pinus densiflora Sieb. et Zucc.
소나무과 소나무속

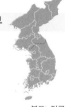
분포: 전국

별　명 솔, 육송, 적송, 조선솔, 참솔나무
한약명 **송절**(松節)-가지의 마디, **송지**(松脂)-수지,
　　　　송엽(松葉)-잎, **송화분**(松花粉)-꽃가루,
　　　　송구(松毬)-솔방울

채취시기 1 2 3 4 5 6 7 8 9 10 11 12

송절: 연중,　　　　　송화분: 6월
송엽: 10~이듬해 6월　송지: 6~8월

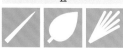

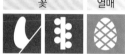

잎
바늘잎　밋밋한모양　모여나기

꽃　　　　　열매
꽃잎없음　이삭모양　원추형

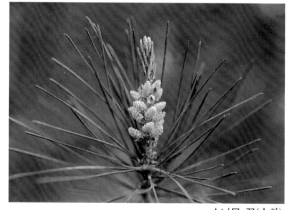
소나무 꽃(송화)

산지의 건조지에서 높이 35m 정도 자라는 늘푸른바늘잎큰키나무. 잎은 2개씩 모여나고 바늘 모양이다. 꽃은 암수한그루로 5월에 피며, 암꽃송이는 노란색 달걀 모양으로 새 가지 끝에 달리고, 수꽃송이는 갈색 타원형으로 새 가지의 밑부분에 달린다. 열매는 원추형 구과로 다음해 9~11월에 흑갈색으로 익는다. 송화 가루를 식용하고 가지·수지·열매·꽃가루를 약재로 쓴다.

• **반송**(*P. densiflora var. multicaulis* Uyeki), **해송**(*P. thunbergii* Parlatore.)을 대용으로 쓸 수 있다.

채취

송절: 연중 필요할 때 줄기를 베어 마디 부분을 잘라 껍질과 겉줄기(변재)를 깎아버리고 송진이 밴 속줄기(심재)만을 햇볕에 말린다.

송지: 여름에 줄기에 상처를 내고 흘러내린 생송진을 모아 햇볕에 말린다.

송엽: 가을부터 봄 사이에 잎을 채취하여 그늘에서 말린다.

소나무
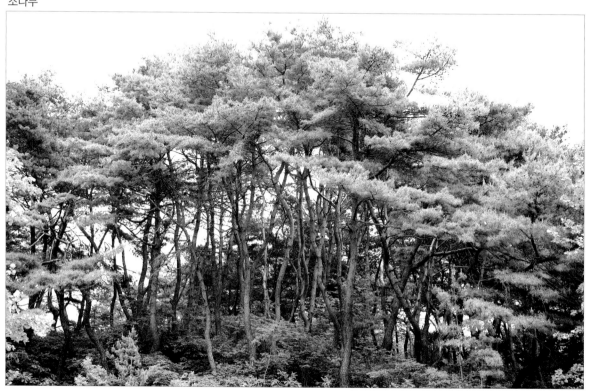

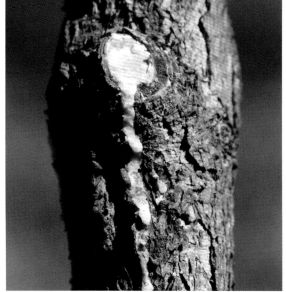

소나무 줄기의 상처에서 흘러나오는 송진(수지)

송화분: 늦은 봄 꽃이 필 때 완전히 피지 않은 꽃이삭을 따서 꽃가루를 털어내어 햇볕에 말린다.

성미

송절·송엽–맛은 쓰고 성질은 따뜻하다.

송화분–맛은 달고 성질은 따뜻하다.

효능 거풍, 건습, 서근활락, 생기(生肌), 조습, 배농, 발독(拔毒), 지통, 지양, 익기, 지혈

바늘잎이 2개씩 모여나는 소나무 잎

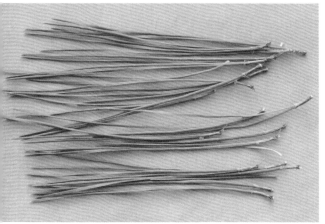

-송절: 관절염의 치료

-송지: 개창(疥瘡)의 치료

-송엽: 고혈압, 부종, 불면증, 소화불량, 습진, 옴, 임질, 풍습마비통증, 풍습창(風濕瘡)의 치료

-송화분: 동맥경화, 만성 대장염, 비기허증(脾氣虛症), 설사, 습진, 십이지장궤양, 어지럼증, 위궤양, 창상출혈의 치료

-송구: 장조변란(腸燥便難), 치질, 풍비, 풍비한기(風痺寒氣), 허리소기(虛羸少氣)의 치료

사용법 주치증에 **송엽**을 1회 4~8g씩 달이거나 가루내어 복용한다.

• 습진과 옴은 **송엽**을 달인 물로 환부를 씻어 낸다.

• 관절염, 관절류머티즘 등에는 **송절** 200g을 소주(35도) 1ℓ에 담가 우려서 1회 10~15㎖씩 하루 3번 복용한다.

• 비기허증(脾氣虛症)과 위·십이지장궤양에는 **송화분**을 1회 3g씩 물에 타서 하루 3번 복용한다.

• 거담, 진해, 신경통, 류머티즘에 송진을 1회 0.5~1ℓ씩 달여 복용한다. 강심, 강장의 효과도 있다.

• 관절염에 송절주(松節酒)를 식이요법으로 함께 복용하면 여러 증상을 개선할 수 있다. 송절주는 담이나 풍병의 치료, 혈액순환에 좋은 약용 술이다.

소나무 열매 (솔방울)

송절

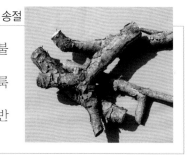

송절주 만들기

① 밑술은 송절 6kg, 당귀 1kg을 함께 물에 넣어 센 불에서 시작하여 약불로 조정하면서 2~3시간 동안 끓인다.

② 건더기를 걸러내고 끓인 물에 멥쌀로 만든 백설기를 잘게 부수어 누룩과 함께 넣어 1주일 정도 발효시킨다.

③ 덧술은 찹쌀과 멥쌀을 반씩 섞은 술밥을 찐 다음 발효시켜 하루 2회 반주로 복용한다.

마음을 안정시키고 대변을 잘 나오게 하는 나무

측백나무

Thuja orientalis L.
측백나무과 측백나무속

별 명 코뚜레나무
한약명 **백자인**(栢子仁)-씨, **백엽 · 측백엽**(側栢葉)-잎

분포: 중부 지방

채취시기	1	2	3	4	5	6	7	8	9	10	11	12
				잎					잎, 씨			

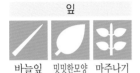

잎
바늘잎 / 밋밋한모양 / 마주나기

꽃 / **열매**
특이모양 / 총상화서 / 긴공모양

인가 부근에서 높이 10m 정도 자라는 늘푸른바늘잎큰키나무. 잎은 마주나거나 3개씩 달린다. 꽃은 암수한그루이고 가지 끝이나 잎겨드랑이에 연한 자갈색으로 달린다. 열매는 구과로 9~10월에 익으며 씨에 날개가 있다. 잎과 씨를 약재로 쓴다.

채 취 봄과 가을에 잎이 붙은 어린 가지를 잘라 그늘에서 말린다. 씨는 가을에 여문 후 거두어 햇볕에 말린다.

성 미 백자인: 맛은 달고 성질은 평하다.

측백엽: 맛은 떫고 쓰며 성질은 조금 차갑다.

효 능 자양강장, 진정, 안신(安神), 윤장(潤腸), 통변완하, 지해, 거담, 지혈, 수렴(收斂), 이뇨

-측백엽: 고혈압, 단청, 대장염, 붕루, 이질, 이하선염, 장출혈동통, 장풍, 종독, 비출혈, 탕상, 토혈, 해수, 혈뇨, 혈리의 치료

-백자인: 식은땀, 경계(驚悸), 유정, 신경쇠약, 신체허약증, 불면증, 요통, 변비의 치료

-백지(栢脂-수지): 개선, 나병, 단독, 원형탈모증, 풍비역절풍, 황수창의 치료

-백피(栢皮-나무껍질): 고혈압, 이질의 치료

사용법 주치증에 **백엽**을 1회 3~5g씩, **백자인**은 1회 2~4g씩 달이거나 가루내어 복용한다. 하루 6~12g 쓴다.

• 거친 피부, 풀독 감염, 땀띠, 습진 등의 피부병에는 **측백엽**을 헝겊주머니에 넣어 목욕제로 이용한다.

• **측백엽**과 상백피를 함께 달인 물로 머리를 감으면 윤기가 나고 탈모 예방에 효과가 있다.

• **백자인**, 맥문동, 구기자, 당귀, 수창포, 복신, 현삼, 숙지황 각각 10g, 감초 4g을 섞은 것을 잘 놀라고 가슴이 두근거릴 때, 불면증, 건망증, 정신이 몽롱할 때 쓴다. 달여서 1/3씩 나누어 하루 3번 복용한다.

주 의 장이 약한 사람은 복용을 삼가는 것이 좋다.

측백나무

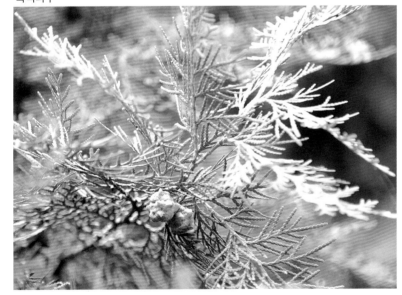

측백나무 씨

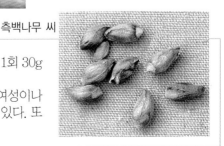

백자인차 만들기

가을에 익은 열매를 따서 햇볕에 말리고 씨를 털어낸다. 측백씨를 1회 30g씩 살짝 볶아 물 500㎖에 넣고 달인 물을 3~5번에 나누어 마신다.

백자인차(栢子仁茶)는 마음을 안정시키는 작용이 있어서 예민한 여성이나 노인의 불면증, 가슴이 두근거릴 때, 입이 마를 때 등에 치료 효능이 있다. 또한 변비 치료에도 효과를 볼 수 있다.

풍을 없애주고 관절통을 치료하는 나무

노간주나무

Juniperus rigida S. et Z.
측백나무과 향나무속

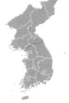
분포: 전국

별 명 노가지, 노가지나무, 노성나무
한약명 **두송실**(杜松實)-열매

채취시기	1	2	3	4	5	6	7	8	9	10	11	2
										열매		

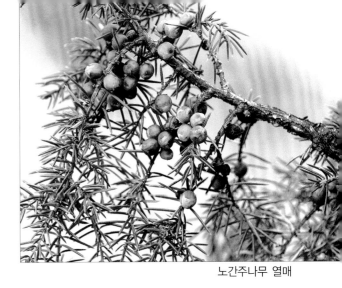
노간주나무 열매

잎

바늘잎 밋밋한모양 돌려나기

꽃   **열매**

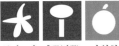

특이모양 홀꽃(암꽃) 타원형

산지의 양지에서 높이 8m 정도 자라는 늘푸른 바늘잎큰키나무. 잎은 3개씩 돌려난다. 꽃은 암수딴그루로 4~5월에 잎겨드랑이에 달리는데 수꽃은 1~3개씩 뭉쳐 있고 암꽃은 1개씩이다. 열매는 타원형 구과이고 다음해 10월에 익는다. 열매를 약재로 쓴다.

채 취 늦가을에 열매가 익으면 따서 그늘에서 말린다.

효 능 거풍, 이뇨, 제습, 항균

-관절염, 요도생식기 질환, 통풍의 치료

사용법 주치증에 **두송실**을 1회 1~2g씩 물 200㎖로 달여서 복용한다.

• 덜 익은 노간주나무 열매를 1회 2~3g씩 달여서 천질(지랄병)에 쓴다. 하루 2~3번씩 2~3일 복용한다.

• 어린이가 코피를 쏟을 때 **두송실**을 달여서 복용하면 효과를 볼 수 있다.

• 습진에는 노간주나무 줄기를 불에 구우면 기름이 나오는데, 그 기름을 환부에 바른다. 줄기를 달인 물을 환부에 발라도 효과를 볼 수 있다.

• 노간주나무 열매에서 짜낸 기름을 관절염, 근육통, 류머티즘, 통풍의 환부에 바른다.

노간주나무

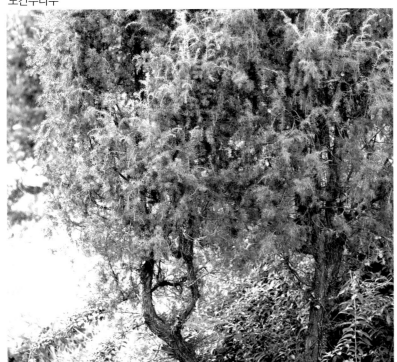

노간주나무로 만든 소 코뚜레

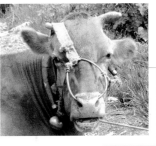

코뚜레를 만드는 나무

노간주나무의 줄기는 질기고 탄력이 좋아 옛날부터 쟁기, 도리깨 등 각종 농기구를 만드는 데 이용해 왔다. 특히 줄기의 껍질을 벗겨내고 불에 달구어서 동그랗게 만들어 소의 코뚜레를 만든다.

비자나무

기생충을 없애주고 장운동을 도와주는 나무

Torreya nucifera Sieb. et Zucc.
수목과 비자나무속

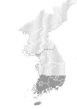
분포: 남부 지방

별　명　문목, 비자수
한약명　**비자**(榧子)−열매

채취시기 | 1 | 2 | 3 | 4 | 5 | 6 | 7 | 8 | **9** | **10** | **11** | 12
열매

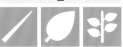
잎
바늘잎　밋밋한모양　어긋나기

꽃　　　열매
특이모양　총상화서　타원형핵과

비자나무

산지에서 높이 25m 정도 자라는 늘푸른바늘잎큰키나무. 잎은 어긋나고 뾰족한 바늘잎이 빗살처럼 배열된다. 꽃은 암수딴그루로 4월에 황갈색으로 피는데, 수꽃은 10송이씩 달리고 암꽃은 2~3송이씩 포에 싸인다. 열매는 종의로 싸인 핵과이고 다음해 9~10월에 자갈색으로 익는다. 열매를 식용하고 약재로도 쓴다.

채 취 가을에 익은 열매를 따서 껍질을 제거하고 햇볕에 말린다.

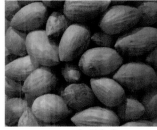
비자(약재)

성 미 맛은 달고 떫으며 성질은 평온하다.

효 능 구충, 살충, 윤폐지해, 활장

−폐에 진액이 부족하여 기침할 때, 변비, 치루, 치창, 십이지장충증, 요충증, 촌충증, 회충증의 치료

사용법 주치증에 **비자**를 1회 3~8g씩 물 200㎖로 뭉근하게 달여서 복용하거나 곱게 가루내어 복용한다.

- **비자**와 사군자 같은 양을 약간 볶은 가루를 설탕에 개어서 감적, 충적(蟲積)에 쓴다. 1회 약 12g(어린이는 4g, 영아는 1g 정도)씩 하루 3번 식전마다 따뜻한 물로 복용한다.

- 껍질을 벗긴 **비자** 5개를 볶아서 내외치창에 쓴다. 하루 3번씩 식전마다 복용하면 치루에도 효과를 볼 수 있다.

- **비자**를 동물의 촌충 구제약으로 쓰며 빈랑, 느릅나무 열매 등을 섞어 쓰기도 한다.

주 의 **비자**를 녹두와 함께 먹으면 해를 입으므로 주의해야 한다.

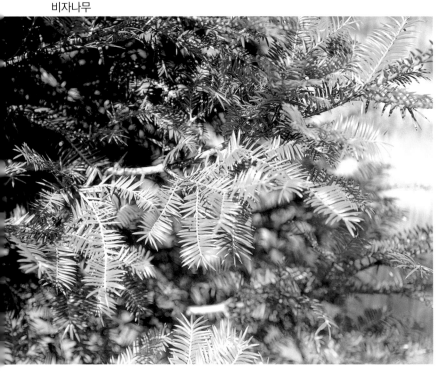

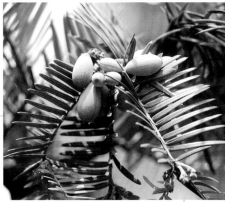
개비자나무 열매

개비자나무

개비자나무(*Cephalotaxus harringtonia* (Knight) K. Koch.)는 비자나무와 동속이 아니라는 뜻으로 개자가 붙었다. 잎이 빗살처럼 마주 달려 있는 것이 비자나무와 비슷하지만 바늘잎이 더 길고 수꽃의 화서뭉치도 더 많이 생긴다. 또 열매가 붉은색으로 익는 것이 비자나무와 다르다.

갈증을 멎게 하고 혈당을 낮춰주는 나무

주목

Taxus cuspidata Sieb. et Zucc.
주목과 주목속

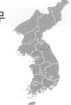
분포: 전국

별 명 경목, 노가리낭, 일위, 자백송, 적목
한약명 **일위엽**(一位葉)-잎, **자삼**(紫杉) · **주목**(朱木) ·
　　　　적백송(赤柏松)-가지

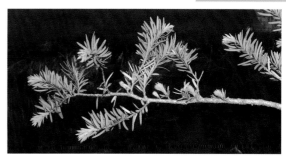
눈주목

잎		
깃모양	밋밋한모양	돌려나기
꽃		열매
특이모양	홀꽃	둥근핵과

주목

높은 산 숲 속에서 높이 20m 정도 자라는 늘푸른바늘잎큰키나무. 잎은 선 모양이며 깃털처럼 2줄로 배열한다. 꽃은 암수한그루로 4월에 잎겨드랑이에서 1송이씩 달리는데, 수꽃은 갈색이고 비늘조각에 싸이며, 암꽃은 녹색이고 달걀 모양이다. 열매는 가종피에 싸인 핵과이고 9~10월에 붉게 익는다. 붉은색 가종피를 식용하고 열매와 잎을 약재로 쓴다.

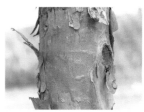
붉은색인 주목 수피(나무껍질)

• 눈주목(*T. caespitosa* Nakai)을 대용으로 쓸 수 있다.

채취 가을에 작은 가지와 잎을 채취하여 그늘에서 말린다.

효능 이뇨, 지갈, 통경, 항암, 혈당강하

-당뇨병, 부종, 생리불순, 생리통, 소변불리, 신우신염부종, 난소암, 위암, 유방암의 치료

사용법 주치증에 **자삼**을 1회 3~8g씩 물 200㎖로 뭉근하게 달이거나, 주목 생잎을 갈아서 생즙을 내어 복용한다.

• 햇순이나 덜 익은 주목 열매를 1회 8~10g씩 달여서 위암에 쓴다. 달여서 하루 2~3회씩 10일 이상 복용한다.

• 말린 주목 줄기껍질을 1회 3g 정도씩 달여서 당뇨병에 쓴다. 하루 3~4회 복용한다.

• **자삼** 5~10g을 물 600㎖로 1/2이 되도록 달여서 당뇨병, 신장병, 부종, 생리불순에 쓴다. 1/3씩 나누어 하루 3번 복용한다.

주의 주목 잎에는 유독 성분인 알칼로이드가 들어 있으므로 복용량에 주의해야 한다.

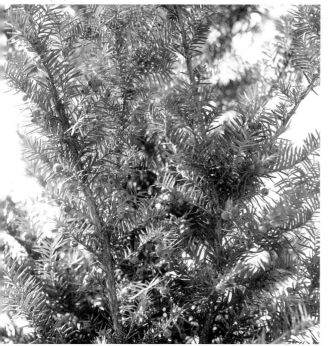

붉은색 가종피에 싸인 주목 씨
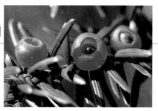

군것질거리로 먹던 가종피

　가을에 익는 열매의 붉은색 가종피(假種皮)는 단맛이 있어서 간식거리가 적었던 옛날에는 어린이들이 군것질거리로 많이 따서 먹었다. 그러나 그 안의 검은색 씨는 강한 독성이 있으므로 절대로 먹지 않도록 주의해야 한다.

설사를 멎게 하고 눈을 잘 보이게 하는 나무

가래나무

Juglans mandshurica Max.

가래나무과 가래나무속

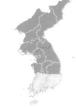

분포: 중부 이북

별　명　산추자나무, 호도추
한약명　**핵도추과**(核桃楸果)-열매

채취시기	1	2	3	4	5	6	7	8	9	10	11	12
									열매			

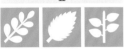

잎

깃꼴겹잎	잔톱니모양	어긋나기

꽃	열매
꽃잎없음　유이화서	핵과

산지에서 높이 20m 정도 자라는 갈잎큰키나무. 잎은 어긋나고 깃꼴겹잎이며 가장자리에 잔톱니가 있다. 꽃은 암수한그루로 4월에 피는데 수꽃은 잎겨드랑이에서 밑으로 처지고 암꽃은 4~10송이가 가지 끝에 달린다. 열매는 둥근 핵과이고 9~10월에 익는다. 열매와 어린 잎을 식용하고 씨를 식용

가래나무 열매

하거나 약재로 쓴다.

채 취　가을에 열매를 채취하여 땅속에 묻어 겉껍질(과육)을 부패시킨 후, 물로 씻어서 겉껍질을 벗겨낸다. 이것을 삶으면 단단한 속껍질이 벌어지고 그 안의 떡잎이 나오는데 이 떡잎을 햇볕에 말린다.

효 능　명목, 지리, 청열, 해독
－**열매**: 백대하, 복통, 위염, 위경련, 적목, 이질의 치료
－**씨**: 감기, 경련성 소화기 질환의 치료

사용법　주치증에 **핵도추과**(과육)를 1회 4~9g씩 달여서 복용한다. 이 달인 물로 눈을 씻으면 눈이 밝아지는 효과를 볼 수 있다.

- **핵도추과**(떡잎)를 하루에 2~3개씩 먹으면 피로 회복이나 병후 회복에 효과를 볼 수 있다.
- 가래나무 열매의 생과육을 소주에 담가 20여 일 동안 숙성시킨 후 건더기를 걸러낸 물을 위염, 위·십이지장궤양, 위경련으로 인한 복통에 쓴다. 하루에 10~15㎖씩 복용한다.

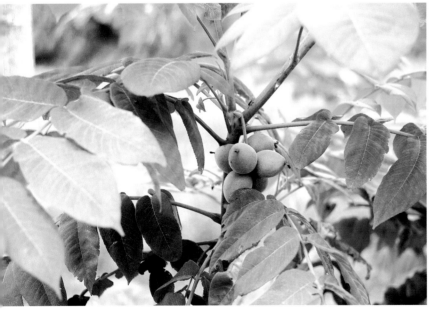

가래나무

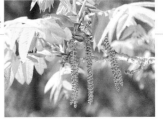

가래나무 꽃

물고기를 잡는 나무

　가래나무의 잎과 뿌리에는 독성이 있어 옛날부터 연못이나 개울에서 물고기를 잡을 때 썼다. 여름에 가래나무의 잎이나 생뿌리를 짓찧어 나온 즙액을 냇물에 뿌리면 즙액의 독성에 중독된 작은 물고기들이 기절한 상태로 물 위에 떠오른다. 한동안 시간이 지나면 기절한 물고기는 깨어난다.

몸을 튼튼하게 하고 기침을 멎게 하는 나무

호두나무

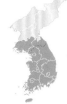

Juglans regia Dode
가래나무과 가래나무속

별 명 추자나무, 호도나무
한약명 **호두**(胡桃)-씨

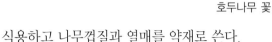
분포: 중부 이남

채취시기 1 2 3 4 5 6 7 8 **9** **10** 11 12
열매

잎

깃꼴겹잎　밋밋한모양　어긋나기

꽃　　　　　　　열매
꽃잎없음　유이화서　핵과

호두나무

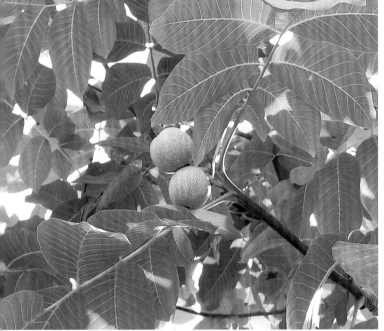

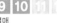

　산과 들에서 높이 20m 정도 자라는 갈잎 큰키나무. 잎은 어긋나고 깃꼴겹잎이다. 꽃은 암수한그루로 4~5월에 황갈색으로 피는데 수꽃은 아래로 처진다. 열매는 둥근 핵과이고 9~10월에 익는다. 씨를 식용하고 나무껍질과 열매를 약재로 쓴다.

채취 가을에 익은 열매를 따서 겉의 열매살을 제거하고 햇볕에 말린다.

성미 맛은 달고 성질은 따뜻하다.

효능 구충, 보위익정(補胃益精), 살균, 온폐정천(溫肺定喘), 윤장통변, 이뇨, 자양강장, 진해, 피로회복, 해열

－동상, 변비, 심복통(心腹痛), 심장병, 옴, 요통, 임신구토, 천식, 폐기(肺氣), 피부병, 해수, 연주창의 치료

사용법 주치증에 말린 호도를 1회 4~8g씩 달이거나 가루내어 복용한다.

• **호도**, 파고지, 두충, 비해를 같은 양을 섞어 만든 **호도환**은 요통(신허증)에 쓴다. 1회에 6~8g씩 하루 3번 복용한다.

• **호도** 28g, 인삼 6g, 생강 7g을 섞은 **인삼호도탕**(人蔘胡桃湯)은 천식에 쓴다. 2첩을 달여서 하루 3번 복용한다.

• **호도** 20개, 대추살 20개를 찧어 잘게 부수고 꿀을 넣어 고약처럼 달여서 심장병에 쓴다. 매회 3숟갈씩 술과 함께 복용한다.

• 검게 덖은 **호도**를 송진에 개어서 연주창의 환부에 붙인다.

호두나무 꽃

호두나무 씨(호두)

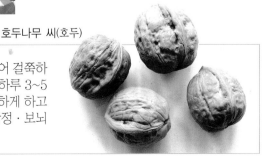

호두차 만들기

　속껍질을 벗긴 호두살을 불에 찐 후 얼음설탕이나 꿀을 넣어 걸쭉하게 되도록 저어 밀폐용기에 담아 저장한다. 1회 1숟가락씩 하루 3~5회 끓인 물로 복용한다. **호두차**(胡桃茶)는 폐의 활동을 윤활하게 하고 장운동을 도우며 신장을 튼튼하게 한다. 양기를 돋우고 강정·보뇌(補腦)의 자양 효과가 있는 보약 음료이다.

풍사를 막아주고 피를 잘 돌게 하는 나무

사시나무
Populus davidiana Dode
버드나무과 사시나무속

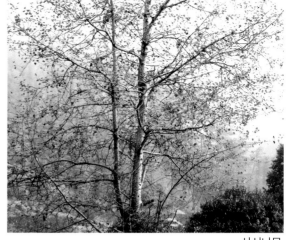

사시나무

별　명 발래나무, 백양나무, 사실버들
한약명 **백양수피**(白楊樹皮)-줄기껍질

분포: 전국

채취시기	1	2	3	4	5	6	7	8	9	10	11	12

줄기껍질

잎
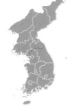

넓은달걀모양　물결모양　어긋나기

꽃　　열매

꽃잎없음　유이화서　긴타원형

낮은 산지에서 높이 10m 정도 자라는 갈잎 큰키나무. 잎은 어긋나고 넓은 달걀 모양이며 가장자리는 물결 모양이다. 꽃은 암수딴그루로 잎이 나기 전인 4월에 회황색으로 핀다. 열매는 긴 타원형 삭과이고 5월에 익는다. 수피를 약재로 쓴다.

채취 봄부터 초여름까지 줄기의 껍질을 벗겨 햇볕에 말린다.

성미 맛은 쓰고 성질은 차다.

효능 거담, 거풍, 산어혈, 이뇨, 활혈

-각기, 대하, 설사, 신경통, 옹종, 이질, 타박상, 풍습성 사지마비, 풍습통의 치료

사용법 주치증에 **백양수피**를 1회 10~15g씩 달여서 복용한다.

• 이질에는 **백양수피**를 1회 15~20g씩 달여서 4~5회 복용한다.

• **백양수피**를 소주(35도) 10배량에 담가 3~4개월 숙성시킨 후 조금씩 복용한다.

열을 내리게 하고 소변을 잘 나오게 하는 나무

내버들
Salix gilgiana Seemen
버드나무과 버드나무속

별　명 냇버들
한약명 **천양**(川楊)-줄기껍질

분포: 중부 이북

채취시기	1	2	3	4	5	6	7	8	9	10	11	12

줄기껍질

잎
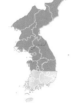

좁은피침형　톱니모양　어긋나기

꽃　　열매

꽃잎없음　유이화서　삭과

하천 유역에서 높이 3~4m 자라는 갈잎떨기나무. 잎은 어긋나고 좁은 피침형이며 가장자리에 잔톱니가 있다. 꽃은 잎이 나기 전인 4월에 전년도 가지에 달린다. 수꽃의 포는 끝이 검은색이고 긴 털이 나며, 암꽃의 포는 긴 타원형이고 흑갈색이다. 열매는 삭과이고 5월에 익으며 털이 난다. 줄기껍질을 약재로 쓴다.

채취 필요할 때 3~6년생 가지를 채취하여 잎을 떼어내고 껍질을 벗겨 햇볕에 말린다.

효능 수렴(收斂), 해열, 이뇨

-감기, 편도선염의 치료

사용법 감기 초기의 발열이나 편도선염의 발열에는 **천양**을 1회 5~15g씩 물 400㎖로 1/2이 되도록 달여서 복용한다.

잎이 아래로 길게 늘어지지 않는 내버들

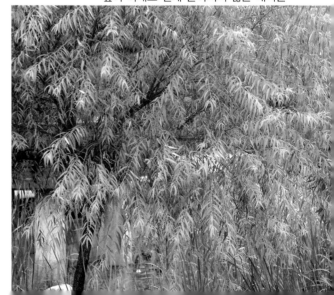

열을 내리게 하고 소변을 잘 나오게 하는 나무

버드나무
Salix koreensis Anderss.
버드나무과 버드나무속

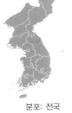

별　명 구비개나무, 뚝버들, 버들
한약명 **유지**(柳枝)-가지, **유화**(柳花)-꽃

분포: 전국

채취시기	1	2	3	4	5	6	7	8	9	10	11	12

가지: 4~8월
꽃: 4~5월

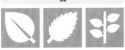

잎
긴타원형　톱니모양　어긋나기

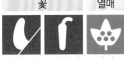

꽃　　　　열매
꽃잎없음　유이화서　삭과

들이나 냇가에서 높이 20m 정도 자라는 갈잎큰키나무. 잎은 어긋나고 긴 타원형이며 가장자리에 톱니가 있다. 꽃은 암수딴그루로 4월에 흑자색으로 핀다. 열매는 삭과이다. 가지와 꽃을 약재로 쓴다.

채취 봄부터 여름에 걸쳐 가지를 채취하여 잘게 잘라 햇볕에 말리고 꽃은 봄에 채취하여 햇볕에 말린다.

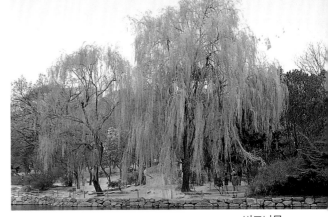

버드나무

효능 수렴(收斂), 해열, 이뇨

－옻독, 고열, 간염, 고혈압, 신장병, 기관지염, 치통, 종기, 폐경의 치료

사용법 주치증에 **유지** 20g을 물 700㎖에 넣고 달여서 복용한다. 치통, 종기에는 달인 물로 환부를 찜질한다.

• 폐경, 치통에 **유화** 10g을 물 700㎖에 넣고 달여서 복용한다.

• 버드나무의 줄기껍질을 달여서 복용하면 이뇨 작용에 효과를 볼 수 있다.

주의 과용하면 위장 장애가 올 수 있다.

열을 내리게 하고 통증을 멎게 하는 나무

수양버들
Salix babylonica Linné
버드나무과 버드나무속

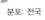

별　명 참수양버들
한약명 **유지**(柳枝)·**유조**(柳條)-가지

분포: 전국

채취시기	1	2	3	4	5	6	7	8	9	10	11	12

가지

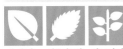

잎
피침형　잔톱니모양　어긋나기

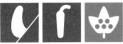

꽃　　　　열매
꽃잎없음　유이화서　삭과

높이 15~20m 자라는 갈잎큰키나무. 가지가 밑으로 길게 처지며 햇가지는 적갈색이다. 잎은 피침형이고 가장자리에 잔톱니가 있다. 꽃은 암수딴그루로 4월에 핀다. 열매는 삭과이고 6~8월에 익는다. 가지를 약재로 쓴다.

채취 필요할 때 잔가지를 채취하여 햇볕에 말려서 쓴다.

성미 맛은 쓰고 성질은 차다.

효능 해열, 진통, 거풍, 이뇨, 소종

－풍습성 사지마비동통, 소변불리, 백뇨(白尿), 간염, 치은염, 황달, 종기, 악창, 습진의 치료

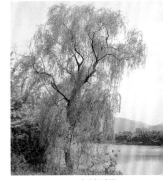

수양버들

사용법 주치증에 **유지**를 1회 10~20g씩 물 200㎖로 달이거나 가루내어 복용한다. 습진에는 이 달인 물로 환부를 씻으면 효과를 볼 수 있다.

• 줄기와 뿌리를 달여서 복용하면 거풍·해열·소염·진통의 효과를 볼 수 있다.

수나라의 양제가 심은 나무

수양버들은 가지가 길게 아래로 늘어지는〔垂;수〕버드나무〔楊;양〕라는 뜻으로 수양(垂楊)버들이라고 한다. 또 중국 수(隋)나라 양제(煬帝) 때 대규모 운하 공사를 하면서 둑에 많이 심었다고 해서 이름이 유래되었다고도 한다.

몸을 튼튼하게 하고 눈을 밝게 하는 나무

개암나무

Corylus heterophylla Fisch. ex Trautv.
자작나무과 개암나무속

분포: 전국

별 명	깨금, 난티잎개암나무, 처낭
한약명	**진자**(榛子)-열매

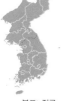

채취시기	1	2	3	4	5	6	7	8	9	10	11	12
										열매		

개암나무 열매는 익으면서 껍질이 단단해진다.

잎

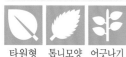

타원형　　톱니모양　　어긋나기

꽃　　　　**열매**

특이모양　이삭모양(수꽃)　둥근견과

산과 들의 숲 속 양지에서 높이 2~3m 자라는 갈잎떨기나무. 잎은 어긋나고 타원형이며 가장자리에 톱니가 있다. 꽃은 암수한그루로 3월에 황록색으로 피는데 수꽃이삭은 가지 끝에서 늘어지고 암꽃은 포편마다 2개씩 달린다. 열매는 둥근 견과이고 포가 감싸며 10월에 갈색으로 익는다. 열매를 식용하고 약재로도 쓴다.

채취 가을에 열매가 다 익으면 채취하여 햇볕에 말린다.

성미 맛은 달고 성질은 평온하다.

효능 개위(開胃), 명목, 보기, 자양강장, 조중

－눈이 어두운 증세, 식욕부진, 신체허약, 안정피로(眼睛疲勞)의 치료

사용법 주치증에 **진자**를 1회 10g씩 물 200㎖로 뭉근하게 달이거나 가루내어 복용한다. 개암씨를 생으로 복용해도 같은 효과를 볼 수 있다.

• 껍질을 벗긴 **진자**를 1회 20개 정도씩 달여서 눈의 명목증에 쓴다. 하루 2~3번씩 10일 정도 복용한다.

개암나무

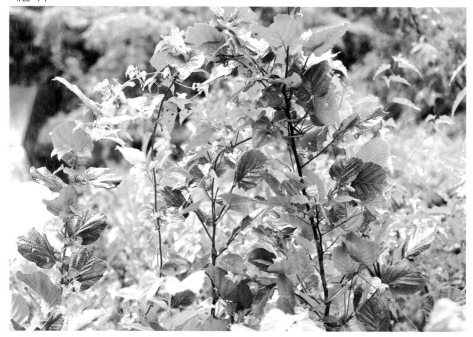

채취한 개암나무 열매

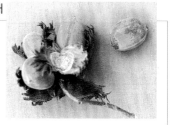

도깨비도 무서워하는 나무

군것질거리가 부족하던 옛날에는 긴 겨울 밤에 깨금(개암나무 열매)을 먹으며 지새웠다. 그런데 깨금은 껍질이 몹시 단단하여 속살을 먹기 위해서는 입에 넣고 꽉 깨물이야 하는데 이 때 '딱' 하고 껍질이 깨지는 소리가 제법 크게 난다. 그래서, 밤에 사람들의 방을 엿보던 도깨비가 이 '딱' 소리에 놀라서 도망갔다고 하는 전설도 전해진다.

기침을 멎게 하고 부기를 가라앉히는 나무

자작나무

Betula platyphylla var. japonica (Miq.) Hara
자작나무과 자작나무속

별　명 복나무, 숲의여왕
한약명 **화목피**(樺木皮) · **화피**(樺皮)−나무껍질

분포: 중부 이북

채취시기	1	2	3	4	5	6	7	8	9	10	11	12
나무껍질												

잎

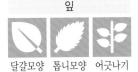

달걀모양　톱니모양　어긋나기

꽃　　열매

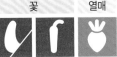

꽃잎없음　유이화서　둥근견과

산지의 햇볕이 잘 드는 곳에서 높이 20m 정도 자라는 갈잎큰키나무. 나무껍질은 흰색이며 수평으로 벗겨진다. 잎은 어긋나고 세모진 달걀 모양이며 가장자리에 톱니가 있다. 꽃은 암수한그루로 4~5월에 연두색으로 피고 가지 끝에서 유이화서로 달린다. 열매는 소견과이고 9~10월에 익는다. 줄

자작나무

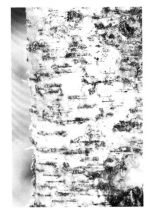

자작나무 수피

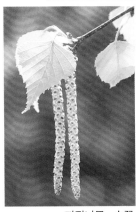

자작나무 수꽃

기껍질을 약재로 쓴다.

채취 필요할 때 줄기껍질을 채취하여 거친 겉껍질을 제거하고 햇볕에 말린다.

성미 맛은 쓰고 성질은 차다.

효능 거담, 소종, 이습, 지해, 청열, 해독

−**화목피**: 급성유선염, 급성편도선염, 류머티즘, 만성기관지염, 방광염, 설사, 신염, 양진(痒疹), 옹종, 요로감염, 위염, 이질, 천식, 치주염, 통풍, 폐렴, 피부병, 화상, 황달의 치료

−**화수액**(樺樹液−줄기의 수액): 괴혈병(壞血病), 담천해수, 류머티즘, 신경통, 신장병, 통풍의 치료

사용법 주치증에 말린 **화목피**를 1회 8~10g씩 달여서 하루 2~3번 복용한다.

• 류머티즘이나 통풍, 피부염에는 **화목피**를 뜨겁게 달인 물로 환부를 찜질한다.

• 화상이나 종기 등에는 **화목피** 달인 물을 환부에 바른다.

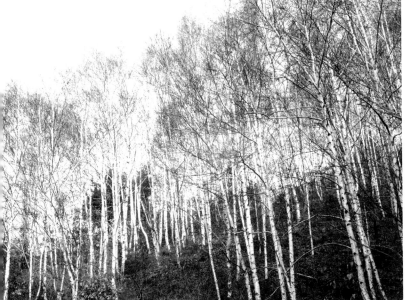

줄기껍질은 수평으로 잘 벗겨진다

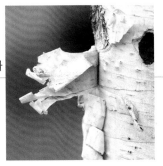

자작자작 소리를 내는 나무

자작나무는 자라면서 흰색 줄기껍질이 들뜨고 일어나 수평으로 잘 벗겨지는데 이 줄기껍질은 약간 뻣뻣하고 탄력이 강하여 잘 끊어지지 않는다. 자작나무의 마른 가지를 불에 태울 때 이 뻣뻣한 줄기껍질이 타면서 "자작자작" 하는 소리가 나므로 이런 이름이 유래되었다.

출혈과 설사를 멎게 하는 나무

상수리나무

Quercus acutissima Carruth.
참나무과 참나무속

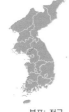

분포: 전국

별 명 도토리나무, 참나무, 털도토리
한약명 상실(橡實)-열매

채취시기 | 1 | 2 | 3 | 4 | 5 | 6 | 7 | 8 | 9 | **10** | **11** | 12 |
열매

잎
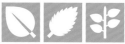
넓은피침형 · 톱니모양 · 어긋나기

꽃 / 열매
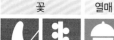
꽃잎없음 · 이삭모양 · 도토리

산기슭에서 높이 20~25m 자라는 갈잎큰키나무. 잎은 어긋나고 넓은 피침형이다. 꽃은 암수한그루로 4~5월에 잎겨드랑이에 달린다. 열매는 타원형 견과로 다음해 10월에 익는다. 열매는 식용하고 약재

상수리나무 꽃

상수리나무

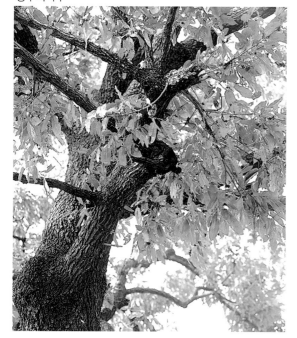

로도 쓴다.

채 취 가을에 다 익은 열매를 채취하여 껍질을 벗겨내고 햇볕에 말린다.

성 미 맛은 떫고 쓰며 성질은 조금 따뜻하다.

효 능 삽장탈고, 소염, 수렴지사, 지혈

－상실: 당뇨병, 사리(瀉痢), 설사, 소아소화불량, 이질, 장염, 치출혈, 탈항의 치료

－잎: 외상출혈의 치료

－상실각(橡實殼-열매껍질): 붕중대하(崩中帶下), 사리탈항(瀉痢脫肛), 장풍하혈(腸風下血)의 치료

－상목피(橡木皮-나무껍질): 나력, 사리(瀉痢), 설사, 악창, 장출혈동통, 치질의 치료

사용법 껍질을 벗긴 상수리(생열매)를 물에 담가 떫은 맛을 우려낸 다음, 말린 것을 빻아서 가루로 만들어 설사할 때 복용한다.

• 떫은 맛을 우려낸 열매 가루를 아침에 공복일 때 두 숟가락씩 요구르트에 타 먹으면 당뇨병에 효과를 볼 수 있다.

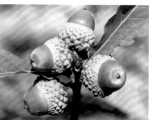
갈참나무 열매도 도토리묵을 만들 수 있다

상수리나무 열매

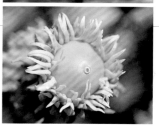

임금님의 수라상에 오른 열매

임진왜란 때 의주로 피난가던 선조 임금은 도토리(상수리나무 열매)로 만든 묵을 맛있게 먹게 되었다. 전쟁이 끝난 후에도 그 맛을 잊지 못한 선조는 수라상에 그 도토리묵을 올리게 하였다. 그 후 이 토토리묵은 늘 수라상에 올랐다고 하여 '상수라'라고 부르게 되었는데 훗날 묵을 만들던 도토리를 '상수리'라 부르고 나무 이름도 '상수리나무'라고 하게 되었다고 한다.

몸을 튼튼하게 하고 종기를 치료하는 나무

밤나무

Castanea crenata Sieb. et Zucc.
참나무과 밤나무속

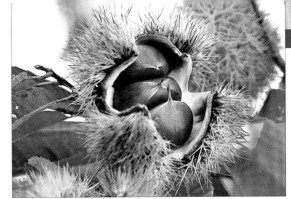
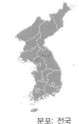

별　명　율목, 조선밤나무
한약명　**율자**(栗子)-열매

분포: 전국

채취시기 | 1 | 2 | 3 | 4 | 5 | 6 | 7 | 8 | 9 | **10** | **11** | 12
열매

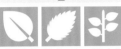

잎		
긴타원형	톱니모양	어긋나기

꽃		열매
꽃잎없음	유이화서(수꽃)	도토리

산기슭이나 하천가에서 높이 10~15m 자라는 갈잎큰키나무. 잎은 어긋나고 긴 타원형이다. 꽃은 암수한그루로 5~6월에 잎겨드랑이에 달린다. 열매는 견과이고 9~10월에 익으며 겉껍질에 날카로운 가시가 많다. 열매는 식용하고 약재로도 쓴다.

밤나무

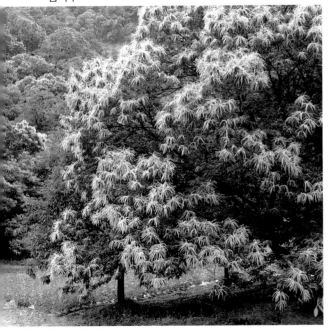

밤나무 열매(밤송이)는 다 익으면 벌어져 씨가 드러난다.

채 취 가을에 밤송이를 채취하여 가시가 많은 겉껍질을 제거하고 열매를 생으로 보관한다.

성 미 맛은 달고 성질은 따뜻하다.

효 능 강근골, 건비, 건위, 보신(補腎), 지사, 지혈, 활혈

－골절종통, 나력, 도창상, 반위, 수양성 이질, 요각쇠약, 비출혈, 토기, 혈변의 치료

－율수근(栗樹根-뿌리): 홍종아통의 치료

－율화(栗花-꽃): 나력, 이질, 혈변의 치료

－율각(栗殼-열매껍질): 반위, 비출혈, 혈변의 치료

－율수피(栗樹皮-나무껍질): 구창, 나창(癩瘡), 단독, 칠창(漆瘡)의 치료

사용법 껍질을 벗긴 밤 7개, 백변두 가루 1티컵을 달여서 설사에 쓴다. 물 3사발이 1/2로 되도록 졸여서 하루 3~5회 복용한다.

• 옻이나 풀독이 올랐을 때, 땀띠·종기 등의 습진과 가려움증에는 **율자**(1일 30g) 달인 물을 헝겊에 묻혀 환부에 바른다.

• 구내염, 목의 종기나 통증에는 **율자** 달인 물로 양치질을 한다.

• 거친 피부, 습진, 가려움증에는 목욕물에 밤나무잎을 넣고 하루 2번씩 목욕하면 효과를 볼 수 있다.

• 칼, 낫 등 금속 도구로 인한 외상에는 생밤을 짓찧어 환부에 바른다.

밤나무 씨(밤)

밤암죽 만들기

겉껍질과 속껍질을 모두 벗긴 씨(밤)를 물에 불린 다음 강판으로 갈아낸다. 여기에 물을 조금 넣고 체로 거친 것을 걸러낸 다음 약불로 천천히 끓여 죽을 만든다. **밤암죽**은 기침에 효과를 볼 수 있고 활력을 돋우며 위장의 활동을 도와주는 효능이 있다.

종기를 낮게 하고 잠을 잘 자게 하는 나무

느릅나무

Ulmus davidiana var. japonica (Rehder) Nakai
느릅나무과 느릅나무속

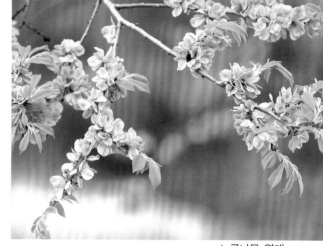

별 명 끈끈이나무, 뚝나무, 찰밥나무   분포: 전국
한약명 **유근피**(榆根皮)·**유백피**(榆白皮) −줄기와
      뿌리의 껍질

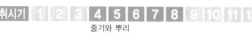

채취시기 1 2 3 **4 5 6 7 8** 9 10 11 12
      줄기와 뿌리

느릅나무 열매

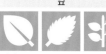

잎

긴타원형   톱니모양   어긋나기

꽃	열매

4갈래종모양   취산화서   날개모양

느릅나무

산골짜기에서 높이 30m 정도 자라는 갈잎 큰키나무. 잎은 어긋나고 긴 타원형이며 가장자리에 예리한 겹톱니가 있다. 꽃은 3~5월에 녹갈색으로 피고 잎겨드랑이에서 취산화서를 이룬다. 꽃잎은 4~5개로 갈라진다. 열매는 시과이고 타원형이며 4~6월에 익는다. 어린 잎을 식용하고 뿌리와 줄기껍질을 약재로 쓴다.

채 취 봄부터 여름 사이에 뿌리를 캐어 물에 씻고 껍질을 벗겨서 겉껍질을 제거하고 햇볕에 말린다.

성 미 맛은 달고 성질은 평온하다.

효 능 소종독, 완화, 이뇨, 이수, 치습, 통림

−당뇨병, 변비, 부종, 불면증, 소변 불리, 암, 요통, 위장병, 종기, 종창(腫脹), 화상 치료

사용법 주치증에 **유근피**를 가루내어 1회 3~4g씩 하루 3번 복용한다.

• 위궤양, 십이지장궤양 등의 소화기 질환에는 말린 **유근피** 20g을 물 600㎖에 넣고 30분 정도 끈적끈적해질 때까지 달여서 1/3씩 나누어 하루 3번 복용한다.

• 종기와 종창, 화상은 느릅나무의 생뿌리껍질을 짓찧어 나온 즙을 환부에 바르거나 즙으로 밀가루를 개어 환부에 붙인다.

• 느릅나무의 어린순으로 국을 끓여 먹으면 불면증의 치료에 효과를 볼 수 있다.

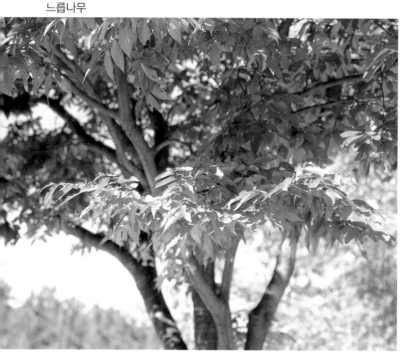

채취한 느릅나무 뿌리껍질

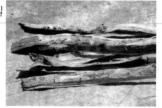

산나물 요리

봄에 느릅나무의 어린 잎을 채취하여 나물로 먹는다. 끓는 물에 데친 후 차가운 물에 담가 우려내고 양념무침을 한다. 또, 잎과 열매로 장아찌를 만들어 먹기도 한다. 느릅나무의 어린순을 쪄서 밀가루나 쌀가루를 발라 개떡을 만들어 먹는다.

위를 튼튼하게 하고 해독 작용을 하는 나무

무화과나무

Ficus carica L.
뽕나무과 무화과속

분포: 남부 지방

별 명 무화
한약명 **무화과**(無花果)-열매

채취시기	1	2	3	4	5	6	7	8	9	10	11	12
열매												

잎

손바닥모양　물결모양　어긋나기

꽃　　**열매**

열매속꽃　특이모양　달걀모양

높이 2~4m 자라는 갈잎떨기나무. 잎은 어긋나고 3~5갈래로 갈라진다. 꽃은 암수한그루로 6~7월에 잎겨드랑이에서 피는데 꽃턱 안에 잔꽃이 많이 모여 있어 겉에서는 보이지 않는다. 열매는 달걀 모양이고 8~10월에 흑자색 또는 황록색으로 익는다. 열매를 식용하고 뿌리·잎·열매·나무 껍질을 약재로 쓴다.

[채 취] 여름 또는 가을에 무화과나무의 열매를 따고 잎은 7~9월에 채취하여 햇볕에 말린다.

[성 미] 맛은 달고 성질은 평온하다.

[효 능] 건위청장, 소종, 소화촉진, 자양, 해독

－무화과: 개선, 대장염, 변비, 옴, 옹창(癰瘡), 이질, 장염, 치질, 치창, 후통의 치료

－뿌리: 근골동통, 나력, 유즙분비부족, 치창, 화상의 치료

－잎: 심통, 종독, 치창의 치료

[사용법] 무화과를 1회 12~15g씩(잎은 4~5g) 달여서 인후염에 쓴다. 달인 물을 하루 2~3번씩 나누어 4~5일 복용한다. 무화과를 생으로 복용하기도 한다.

• 변비에는 **무화과**를 1회 3~4개씩 물 400㎖로 1/2이 되도록 달여서 1/3씩 나누어 하루 3번 복용한다.

• 무화과나무의 잎이나 열매에서 나는 유액은 사마귀 제거와 치질의 치료에 쓴다.

• 무화과나무의 말린 잎이나 가지를 목욕제로 이용하면 신경통, 류머티즘의 치료에 효과를 볼 수 있다.

• 재래식 화장실에 무화과나무 생잎을 띄워놓으면 구더기가 없어진다.

• 무화과나무의 잎과 열매를 딸 때 나오는 흰 즙을 피부의 사마귀에 바르면 효과를 볼 수 있다. 피부에 즙액이 닿으면 염증을 일으킬 수 있으므로 주의해야 한다.

[주 의] 열매를 한꺼번에 너무 많이 먹으면 설사를 일으키므로 주의해야 한다.

무화과나무

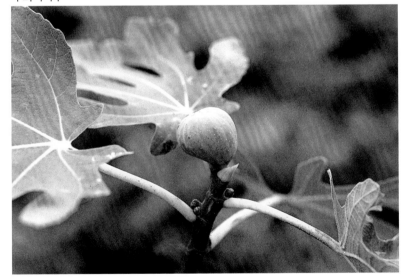

열매 속에 들어 있는 무화과나무 꽃

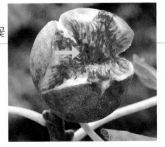

꽃이 없는 나무

무화과는 이름 그대로 꽃이 없는 것처럼 외부에서는 보이지 않는다. 그러나 실제로는 다른 식물처럼 꽃이 있지만 꽃턱이 너무 비대하여 꽃을 감싸고 있으므로 보이지 않는 것이다. 그리고 꽃턱이 자라서 그대로 열매가 되고 그 속의 꽃에서 씨가 발생하는 것이다. 이런 연유로 꽃이 없는 열매라는 뜻으로 무화과(無花果)란 이름이 붙여졌다.

47

눈을 맑게 하고 암을 치료하는 나무

꾸지뽕나무

Cudrania tricuspidata (Carr.) B. ex L.
뽕나무과 꾸지뽕나무속

별 명 굿가시나무, 활뽕나무
한약명 자목(柘木)-원줄기

분포: 황해도 이남

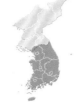

채취시기	1	2	3	4	5	6	7	8	9	10	11	12

지상부

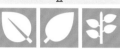

잎

달걀모양	밋밋한모양	어긋나기

꽃　　열매

꽃잎3~5장	덩어리모양	뭉치열매

산기슭에서 자라는 갈잎중키나무. 가지에는 가시가 있다. 잎은 어긋나고 대개 달걀 모양이며 표면에 잔털이 있다. 꽃은 암수딴그루로 수꽃이삭은 노란색 작은 꽃들이 모여 둥글게 되고 암꽃이삭은 타원형이며 꽃잎은 3~5장이다. 열매는 수과이고 덩어리를 이루며 다육질이고 검은색으로 익는다. 열매를 식용하고 줄기와 잎을 약재로 쓴다.

꾸지뽕나무 열매

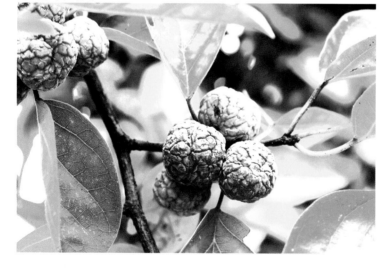

채 취 여름부터 가을에 걸쳐 잎이 무성할 때 줄기와 잎을 채취하여 바람이 잘 통하는 그늘에서 말린다.

성 미 맛은 달고 성질은 따뜻하다.

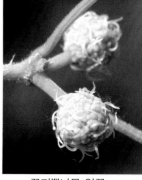

꾸지뽕나무 암꽃

효 능 세목령명(洗目슈明), 통경, 산결, 이뇨

- 월경과다(月經過多), 붕중혈결(崩中血結), 냉증, 자궁암, 자궁근종 등 부인병의 치료
- 나무껍질; 염증(炎症)의 치료
- 열매; 당뇨병의 치료나 정력강화에 이용

사용법 말린 줄기와 잎을 차로 달이거나 가루약, 환약을 만들어 복용한다.

- 자궁암·위암 등에는 **자목** 60~120g을 물 1.8ℓ에 넣고 1/2이 되도록 달인 물을 수시로 복용한다. 자궁암이나 직장암에는 진하게 달인 물로 관장을 하고 피부암에는 이 달인 물을 환부에 바르거나 자주 씻는다.

- 토혈과 각혈에는 꾸지뽕나무 줄기껍질 40~80g을 까맣게 볶은 후 물에 달인 물을 하루 3~4번 나누어 설탕이나 꿀을 타서 복용한다.

- 타박상에는 꾸지뽕나무 뿌리껍질 30~40g을 술로 달여서 하루 3~4번 복용한다. 외상으로 멍이 든 경우에는 생뿌리껍질을 짓찧어 술로 개어서 환부에 붙인다.

- 눈이 침침해지고 눈앞이 어른거릴 때에는 꾸지뽕나무 수액을 눈에 넣고 면봉에 물을 약간 묻혀 눈동자를 씻어낸다.

- 잘 익은 꾸지뽕나무 열매를 꾸준히 오래 먹으면 머리와 수염이 검어지고 신장의 기능이 좋아진다.

꾸지뽕나무 기름

크기 20ℓ 이상 되는 항아리 2개를 준비하고, 하나는 항아리 목만 남기고 땅에 묻는다. 남은 항아리에는 꾸지뽕나무 생줄기를 잘게 썰어 가득 채우고 삼베천 2~3겹으로 입구를 봉한다. 생줄기가 들어 있는 항아리를 거꾸로 세워 땅에 묻은 항아리 위에 입구를 맞춰 올려놓는다. 항아리에 3~5cm 두께로 진흙을 바른 다음 왕겨를 충분히 덮고 7일 정도 불에 태우면 아래 항아리에 꾸지뽕나무 기름이 괸다. 이 기름을 냉장보관하면서 1회 2~3숟가락씩 5배 정도의 생수에 타서 하루 3~4번 복용한다. 꾸지뽕나무 기름은 항암 효능이 있다고 알려지며 습진·무좀 등의 환부에 바르면 효과를 볼 수 있다.

열을 내리게 하고 해독 작용을 하는 풀

한삼덩굴

Humulus japonicus S. et Z.
뽕나무과 한삼덩굴속

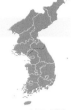

분포: 전국

별 명 껄껄이풀, 노호등, 범상덩굴, 환삼덩굴
별 명 **율초**(葎草)-지상부, **율초엽**(葎草葉)-잎

채취시기 | 1 | 2 | 3 | 4 | 5 | 6 | **7** | **8** | **9** | **10** | 11 | 12
열매

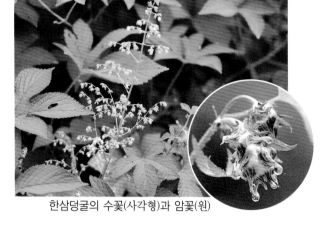

한삼덩굴의 수꽃(사각형)과 암꽃(원)

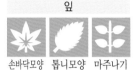

잎		
손바닥모양	톱니모양	마주나기

꽃		열매
꽃잎없음	이삭모양(암꽃)	달걀모양

들과 산기슭에서 자라는 한해살이덩굴풀. 전체에 밑을 향한 잔가시가 있다. 잎은 마주나고 손바닥 모양으로 깊게 갈라지며 가장자리에 톱니가 있다. 꽃은 암수딴그루로 7~8월에 피고 수꽃은 원추화서로 달리며 암꽃은 이삭 모양으로 달린다. 열매는 달걀 모양 수과이고 9~10월에 황갈색으로 익는다. 전초를 약재로 쓴다.

채 취 여름부터 가을에 걸쳐 잎이 무성할 때 지상부를 채취하여 바람이 잘 통하는 그늘에서 말린다.

성 미 맛은 달고 쓰며 성질은 차다.

효 능 해열, 이뇨, 건위, 거어, 소종, 항균, 해독.

-감기, 학질, 소화불량, 이질, 설사, 급성 위장염, 방광염, 임질성 혈뇨, 임파선염, 고혈압, 폐결핵, 소변불리, 치질, 종기의 치료

사용법 주치증에 **율초**를 1회 3~8g씩 뭉근하게 달이거나 생풀로 생즙을 내어 복용한다. 하루 10~20g 쓴다.

• 치질과 종기에는 한삼덩굴 생풀을 찧어 환부에 붙이거나 **율초** 달인 물로 환부를 씻어낸다.

• 설사, 이질, 급성위장염, 폐결핵 등에는 **율초엽** 10~20g을 달여서 1/3씩 나누어 하루 3번 복용한다.

• 고혈압에는 한삼덩굴 **율초엽**을 가루내어 1회 4g씩 하루 3번 복용한다.

환삼덩굴

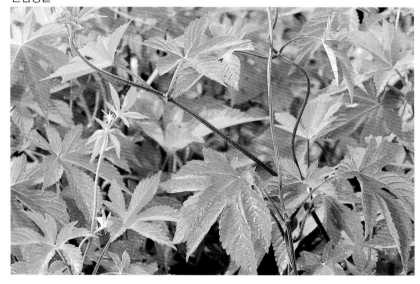

환삼덩굴 줄기의 가시

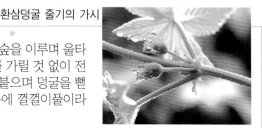

가시투성이 껄껄이풀

한삼덩굴은 봄에 싹이 나오기 무섭게 무성하게 자라 덤불숲을 이루며 울타리나 담장을 빠르게 덮어버린다. 한삼덩굴에는 잎과 줄기를 가릴 것 없이 전체에 밑을 향한 잔가시들이 퍼져 있어 다른 물체에 잘 달라붙으며 덩굴을 뻗어 자란다. 이 가시들이 살갗에 스치면 몹시 껄끄럽기 때문에 껄껄이풀이라는 별명이 붙었다.

뽕나무

기침을 멎게 하고 관절을 잘 움직이게 하는 나무

Morus alba L.
뽕나무과 뽕나무속

분포: 전국

별 명 명주, 오돌개나무, 오디나무
한약명 **상백피**(桑白皮)-뿌리껍질,
상지(桑枝)-가지, **상엽**(桑葉)-잎, **상심자**(桑椹子)-열매, **상표초**(桑螵蛸)-뽕나무에 붙은 사마귀 알집

채취시기

1	2	3	4	5	6	7	8	9	10	11	12
					잎·열매			뿌리껍질			

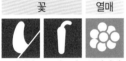

잎
- 달걀모양
- 톱니모양
- 어긋나기

꽃
- 꽃잎없음
- 꼬리모양

열매
- 뭉치열매

산과 들에서 높이 5m 정도 자라는 갈잎중키나무. 잎은 달걀 모양이고 3~5갈래로 갈라지며, 가장자리에 톱니가 있다. 꽃은 암수딴그루로 4~6월에 노란색으로 피는데 수꽃이삭은 햇가지 밑부분의 잎겨드랑이에 달린다. 열매는 둥글고 6~7월에 검은색으로 익는다. 열매를 식용하고 뿌리껍질을 약재로 쓴다.

• 산뽕나무(*Morus bombycis* Koidzumi)를 대용 약재로 쓸 수 있다.

채취 가을에 뿌리껍질을 캐내어 속껍질만 따로 떼어 햇볕에 말린다. 6월에 붉은 빛의 덜 익은 열매를 채취하여 햇볕에 말린다. 잎은 6월경에 채취하여 햇볕에 말린다.

성미 상백피: 맛은 달고 성질은 차다.

상지: 맛은 쓰고 성질은 평하다.

상엽: 맛은 달고 쓰며 성질은 차다.

상심자: 맛은 달고 성질은 차다.

상표초: 맛은 달고 짜며 성질은 평하다.

효능 사폐평천(瀉肺平喘), 진해, 해열, 행수소종

- **상백피**: 각기, 소변불리, 빈뇨, 수종, 토혈, 황달의 치료
- **상지**: 각기부종, 고혈압, 기체풍양(肌體風痒), 사지구련(四肢拘攣), 수족마목(手足麻木), 풍한습비의 치료
- **상엽**: 구갈, 담마진, 두통, 적목, 졸중풍, 폐열해수, 풍온발열, 하지상피종의 치료
- **상근**(桑根-뿌리): 경간, 고혈압, 근골통, 적목(赤目), 아구창(鵝口瘡)의 치료
- **상심자**: 간신음휴(肝腎陰虧), 관절굴신불리,

뽕나무

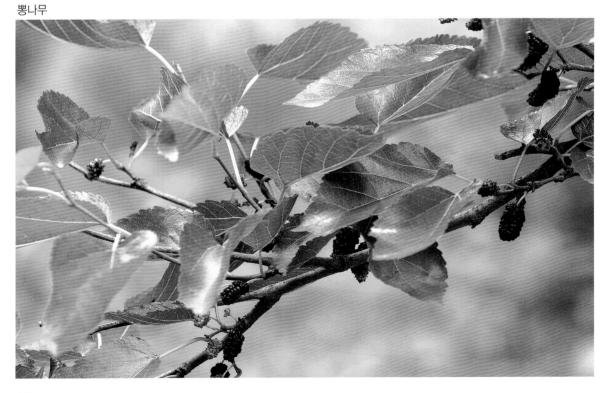

나력, 목암, 변비, 소갈, 이명의 치료

- **상표초**: 산증(疝症), 요통, 유뇨, 유정, 음위의 치료

사용법 수종, 천식, 백일해에 **상백피**를 1회 4~8g씩 달이거나 가루내어 복용한다.

- **상백피** 15g, 지골피 15g, 감초 8g을 섞어 만든 **사백산**(瀉白散)은 폐열(肺熱)로 기침이 나고 숨이 차는 증세에 쓴다. 달여서 1/3씩 나누어 하루에 3번 복용한다.

- **상지** 75g을 잘게 잘라서 의이인 75g과 함께 넣어 죽을 끓여 풍습증, 관절염에 먹는다. **상지**는 건져내고 죽을 1/3씩 나누어 하루 3번 식전마다 계속 먹으면 효과를 볼 수 있다.

- **상엽**을 달여서 차 대용으로 자주 마시면서 장복하면 강장 효과와 고혈압과 동맥경화, 당뇨병의 치료 효과가 있다.

- 악창이 잘 아물지 않을 때는 **상엽**을 가루로

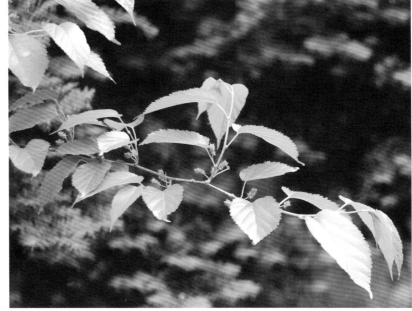
산뽕나무

만들어 환부에 바르면 효과를 볼 수 있다.

- 뽕나무의 생열매를 적은 양의 설탕과 함께 소주에 담근 **뽕나무약술**은 자양강장과 냉증의 치료 효과가 있다.

- **상표초** 75g, 익지인 20g을 섞어 가루로 만들고 끓인 물에 잘 개어 녹두알 크기로 빚은 환약을 유뇨, 양기부족, 조루에 쓴다. 하루 3번(아침 식사 전에 30알, 오후 3~4시경에 30알, 취침 전에 30알씩) 끓인 물로 복용한다.

사마귀

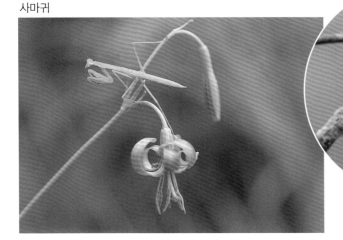

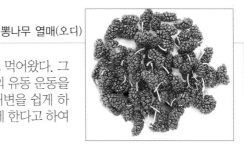
사마귀알집(상표초)

뽕나무 열매(오디)

방귀가 잘 나오게 하는 나무

뽕나무의 열매인 오디는 단맛이 있어 예로부터 군것질거리로 먹어왔다. 그러나 오디를 많이 먹으면 방귀가 잘 나오게 된다. 오디에는 장의 유동 운동을 활발하게 하는 효능이 있어 오디를 먹으면 소화가 촉진되고 배변을 쉽게 하게 되므로 방귀가 잘 나오는 것이다. 여기에서 방귀가 잘 나오게 한다고 하여 뽕나무라는 이름이 유래되었다.

젖을 잘 나오게 하고 장운동을 원활하게 해주는 풀

삼

Cannabis sativa L.
뽕나무과 삼속

별 명 대마, 역삼
한약명 **마자인**(麻子仁) ·
　　　 화마인(火麻仁) -열매

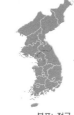

분포: 전국

채취시기	1	2	3	4	5	6	7	8	9	10	11	12
									열매			

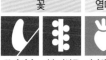

잎

손바닥모양 / 톱니모양 / 마주나기

꽃 / **열매**

꽃잎없음 / 이삭모양(암꽃) / 납작한수과

　농가에서 재배하고 키 1~2.5m 자라는 한해살이풀. 잎은 마주나고 손바닥 모양 겹잎이다. 작은잎은 피침형이고 가장자리에 톱니가 있다. 꽃은 암수딴그루로 7~8월에 연녹색으로 피는데 수꽃은 원추화서이고 암꽃은 수상화서로 달린다. 열매는 납작한 수과이고 10월에 회색으로 익는다. 전초를 약용한다

삼 밭

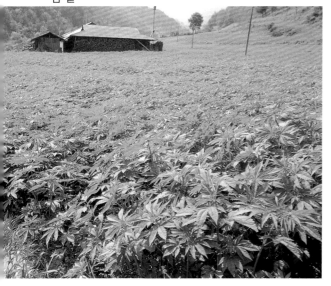

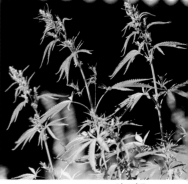

채 취 가을에 씨나 전초를 베어 말리고 씨를 털어내 햇볕에 말린다.

성 미 맛은 달고 성질은 평온하다.

효 능 완하, 윤조, 통림, 활장, 활혈

삼 전초

-**마자인**: 개창(疥瘡), 생리불순, 선라(癬癩), 소갈, 열림, 이질, 장조변비, 풍비

-**마근**(麻根-뿌리): 난산, 대하, 임병, 타박상, 포의불하(胞衣不下), 혈붕의 치료

-**마피**(麻皮-줄기껍질): 열림창통(熱淋脹痛), 타박상의 치료

-**마엽**(麻葉-잎): 말라리아, 천식, 회충증 치료

-**마화**(麻花-꽃): 류머티즘성 지체마비, 월경폐지, 편신고양(遍身苦痒)의 치료

-**덜 성숙한 꽃이삭**: 불면증, 비증(痺症), 전광, 통풍, 해천의 치료

사용법 전간에 **마자인**을 1회 12~18g씩 달인 **마인탕**(麻仁湯)을 1/3씩 나누어 하루 3번 복용한다.

• **마자인** 2, 흑대두 1을 약한 불에 볶은 후 가루내어 꿀에 개어 만든 환약을 위장 질환과 신경통에 쓴다. 하루 3회(50알 정도) 계속 복용하면 기력을 돕고 대소변을 이롭게 한다.

• **마자인** 34, 대황 26, 후박 14, 지실 14, 백작약 14, 행인 14를 섞은 **마자인환**(麻子仁丸)은 변비에 쓴다. 1회에 6~8g씩 하루 3번 복용한다.

• 어린이의 머리가 헐었을 때에는 생삼씨의 껍질을 벗겨내고 짓찧어 꿀에 개어서 환부에 바르면 효과를 볼 수 있다.

주 의 **마자인**을 한 번에 많이 먹으면 1~2시간 뒤에 구토, 설사, 수족마비, 가슴답답증, 정신혼미 등 중독 증상이 나타날 수 있다.

마자인(약재)

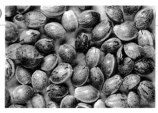

삼베 옷을 입은 태자

　신라의 마지막 태자는 신라가 망하자 더 이상 비단 옷을 입을 수 없다며 삼의 줄기껍질로 짠 삼베옷(마의)을 입고 금강산에 들어가 일생을 마쳤으므로 마의태자(麻衣太子)라고 불렸다. 이후 집안에 상을 당하면 마의태자를 본받아 삼베옷(상복)을 입는 것이 우리나라의 전통이 되었다.

뼈와 근육을 강하게 하고 태아를 안정시키는 기생 식물

겨우살이

Viscum album L. var. *coloratum* (Komarov) Ohwi
겨우살이과 겨우살이속

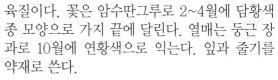

별 명 기생목, 동춘, 새나무, 우목,
       저사리, 조라목
한약명 **곡기생**(槲寄生)-잎과 줄기

분포: 전국

채취시기	1	2	3	4	5	6	7	8	9	10	11	12
잎, 줄기

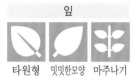

잎		
타원형	밋밋한모양	마주나기

꽃	열매
종모양	특이모양	둥근장과

산지의 밤나무 · 버드나무 · 뽕나무 · 참나무 등에 기생하며 자라는 늘푸른더부살이떨기나무. 가지가 새의 둥지같이 서로 엉키며 둥글게 자라 지름이 1m에 달하는 것도 있다. 잎은 마주나고 타원형이며 다

육질이다. 꽃은 암수딴그루로 2~4월에 담황색 종 모양으로 가지 끝에 달린다. 열매는 둥근 장과로 10월에 연황색으로 익는다. 잎과 줄기를 약재로 쓴다.

채 취 필요할 때 잎과 줄기 전체를 채취하여 햇볕에 말린다.

성 미 맛은 쓰고 성질은 평온하다.

효 능 강근골, 거풍습, 보간, 안태, 익혈, 항암

-각기, 객혈, 근골위약, 나력, 반신불수, 산후유즙분비부진, 요슬산통, 울혈성 신염, 생리곤란, 자궁탈수, 태루혈붕, 편고(偏枯), 폐병, 풍한습비의 치료

사용법 주치증에 **곡기생**을 1회 4~6g씩 물에 달이거나 가루내어 복용한다. 또, **곡기생** 10g을 적당한 크기로 잘게 잘라서 물 600㎖에 넣고 약한 불에 1시간 정도 달인 후 따뜻할 때 복용한다.

- **곡기생** · 땃두릅 · 당귀 · 숙지황 · 생강 각각 6g, 궁궁이 · 인삼 · 백복령 · 우슬 · 두충 · 진교 · 세신 · 방풍 · 계피 각각 4g, 감초 2g을 섞은 **독활기생탕**(獨活寄生湯)은 풍습요통, 풍습관절통에 쓴다. 달여서 1/3씩 나누어 하루 3번 복용한다.

- 겨우살이 생잎을 소주(10배량)에 담가두었다가 하루 2~3번 조금씩 복용한다.

겨우살이

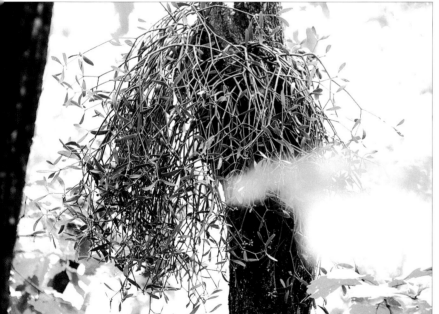

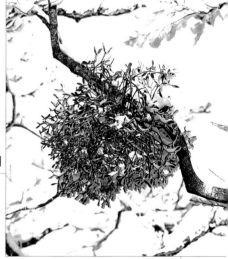

겨울에 빨간색 열매를 맺은 참나무겨우살이

나무에 기생하는 식물

겨우살이 열매를 산새들이 먹어도 종자는 소화되지 않고 배설되어 나뭇가지에 들러붙는다. 겨우살이 종자는 봄에 발아하여 나무의 껍질을 녹이고 기생뿌리를 밀어 넣어 나무의 영양분을 흡수하며 5년 정도 자라면 잎이 나고 착생에 성공한다. 그러면 다시 꽃을 피우고 열매를 맺는다.

열을 내리게 하고 종기를 치료하는 풀

수영

Rumex acetosa L.
마디풀과 소리쟁이속

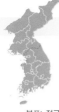

분포: 전국

별　명　괴싱아, 녹각설, 산대황, 산양제, 시금초
한약명　**산모**(酸模)-뿌리

채취시기 | 1 | 2 | 3 | 4 | 5 | 6 | 7 | 8 | 9 | 10 | 11 | 12
뿌리

잎

긴창모양　밋밋한모양　어긋나기

꽃　　　　열매

특이모양　이삭모양　타원형수과

수영

산과 들에서 키 30~80cm 자라는 여러해살이풀. 뿌리잎은 빽빽하게 모여나고 줄기잎은 어긋나며 긴 창 모양이다. 꽃은 암수딴그루로 5~6월에 연록색이나 홍록색으로 줄기 끝에서 모여 달린다. 열매는

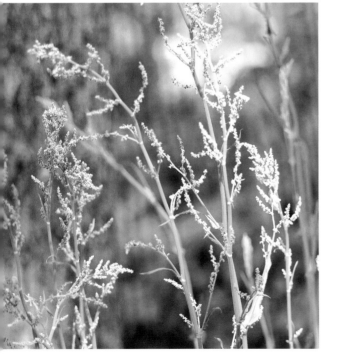

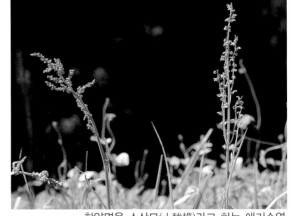

한약명을 소산모(小酸模)라고 하는 애기수영

세모진 타원형 수과로 꽃받침조각에 둘러싸이며 8~9월에 익는다. 어린순을 식용하고 뿌리와 잎을 약재로 쓴다.

• 애기수영(*R. acetosella* L.)을 대용 약재로 쓸 수 있다.

채취 여름부터 가을까지 뿌리를 캐내어 줄기를 제거하고 햇볕에 말린다.

성미 맛은 시고 성질은 차다.

효능 살충, 양열(凉熱), 이뇨, 지갈, 지혈, 청열, 항진균, 해열

−개선, 방광결석, 소변불통, 십이지장충증, 악창, 열리(熱痢), 옴, 요충증, 요폐, 임병, 종기, 토혈, 혈변의 치료

사용법 주치증에 **산모**를 1회 3~6g씩 달여서 하루 10~12g 복용한다.

• 토혈, 혈변 등에 **산모** 5g, 소계 12g, 지유 12g, 황금 9g을 달여서 1/3씩 나누어 하루 3번 복용한다.

• 십이지장충증, 요충증에 **산모** 10g을 달여 한 번에 먹고 1시간 지나서 유산마그네슘을 먹는다.

• 옴이나 종기에는 수영 생뿌리를 찧어 환부에 붙인다.

주의 한꺼번에 많은 양을 먹으면 설사를 일으킨다.

수영 꽃

시큼한 맛이 나는 풀

수영의 잎에는 수산(蓚酸) 성분이 들어 있어 시큼한 맛이 난다. 옛날에는 어린이들이 연한 잎을 씹으며 군것질거리로 그 신맛을 즐기기도 했다. 수영은 잎의 생김새가 시금치와 비슷하고 신맛이 나기 때문에 '시금초' 또는 '신검초' 라고도 부른다.

가래와 기침을 멎게 하고 피를 맑게 하는 풀

소리쟁이
Rumex crispus L.
마디풀과 소리쟁이속

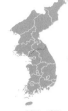

별 명 양제대황, 추엽산모, 패독채
한약명 **우이대황**(牛耳大黃)-뿌리

분포: 전국

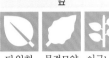
채취시기 | 1 | 2 | 3 | 4 | 5 | 6 | 7 | **8** | **9** | **10** | 11 | 12
뿌리

잎

| 타원형 | 물결모양 | 어긋나기 |

| 꽃 | 열매 |
| 특이모양 | 원추화서 | 세모골수과 |

습지 근처에서 키 30 ~80cm 자라는 여러해 살이풀. 줄기는 녹색 바 탕에 자줏빛이 돈다. 잎 은 어긋나고 타원형이 며 가장자리는 물결 모 양이다. 꽃은 6~7월에 연한 녹색 원추화서를 이루며 층층으로 달린 다. 열매는 납작하고 세모진 수과로 8~9월에 갈색으로 익는다. 어린 잎은 식용하고 뿌리는 약재로 쓴다.

소리쟁이

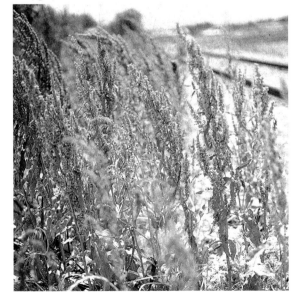

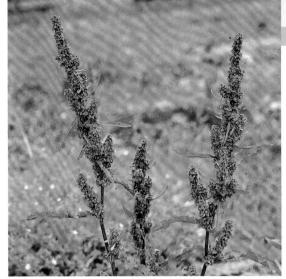

열매가 달린 소리쟁이

채 취 8~10월에 뿌리를 캐내어 잡질을 제거 하고 햇볕에 말린다.

성 미 맛은 쓰고 성질은 차다.

효 능 살충, 양혈(凉血), 억균, 지해, 지혈, 청열, 통변, 항암, 화담

- 개선, 경폐복장(經閉腹腸), 급성간염, 대변조 결, 독창(禿瘡), 만성기관지염, 종독, 변비, 신 경통, 음부소양, 이질, 백선, 정창, 토혈, 혈 붕, 혈소판감소자반증의 치료

사용법 주치증에 **우이대황**을 1회 9~15g씩 물 200㎖로 달여서 복용한다.

• **우이대황** 10g을 물 600㎖로 달여서 변비에 쓴다. 1/2이 되도록 졸이고 달인 물을 3회로 나누어 식간에 복용한다.

• 음부소양에는 **우이대황** 50g을 물 500㎖에 끓여 음부를 자주 씻으면 효과를 볼 수 있다.

• 소리쟁이 생뿌리를 외용약으로 쓸 때는 짓찧 어 환부에 붙이거나 즙을 내어 환부에 바른 다. 또 **우이대황** 달인 물로 환부를 씻는다.

• 백선에는 소리쟁이의 생뿌리를 짓찧어 환부 에 바른다.

• 적백리, 부인혈기(婦人血氣)에는 말린 소리 쟁이의 열매 3~6g을 달여서 복용한다.

어린 소리쟁이

산나물 요리

봄에 죽순 모양인 소리쟁이의 새싹꼬투리를 밑동까지 포기째 채취하여 꼬 투리를 벗기면 투명한 점액에 싸인 어린 싹이 나타난다. 이 점액이 흐트러지 지 않도록 새싹을 살짝 데쳐서 함유된 신맛을 우려내고 초무침 등 나물 요리 를 하여 먹는다.

소변을 잘 나오게 하고 살균 작용을 하는 풀

마디풀
Polygonum aviculare L.
마디풀과 마디풀속

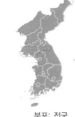
분포: 전국

별　명 도생초, 옥매듭
한약명 **편축**(萹蓄)-지상부

채취시기	1	2	3	4	5	6	7	8	9	10	11	12
						지상부						

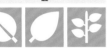

잎		
긴타원형	밋밋한모양	어긋나기

꽃	열매
꽃잎없음	특이모양

세모꼴수과

풀밭에서 키 30~40cm 자라는 한해살이풀. 잎은 어긋나고 긴 타원형이다. 꽃은 6~7월에 적녹색으로 피고 잎겨드랑이에 달리며 꽃잎은 없다. 열매는 수과이다. 어린 잎은 식용하고 전초는 약재로 쓴다.

채 취 여름에 꽃이 필 때 지상부를 베어 잡질을 제거하고 햇볕에 말린다.

성 미 맛은 쓰고 성질은 조금 차다.

효 능 구충, 살균, 이뇨, 이수통림, 지사, 지양
- 대하, 버짐, 설사, 소변곤란, 습진, 옴, 임질, 장염, 황달, 요충증, 회충증의 치료

사용법 주치증에 **편축**을 1회 4~6g씩 달여서 복용하거나 생품을 짓찧어 즙을 내어 복용한다.
- 요충으로 인한 항문소양에는 **편축** 달인 물을 헝겊에 적셔 환부를 씻어낸다.

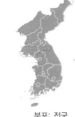
마디풀

부기를 가라앉히고 병균을 제거하는 풀

범꼬리
Bistorta manshuriensis (Petrov ex Kom.) Kom.
마디풀과 범꼬리속

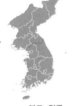
분포: 전국

별　명 자삼
한약명 **권삼**(拳蔘)-뿌리줄기

채취시기	1	2	3	4	5	6	7	8	9	10	11	12
									뿌리줄기			

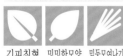

잎		
긴피침형	밋밋한모양	밑동모여나기

꽃	열매
꽃잎없음	이삭모양	세모꼴수과

깊은 산 풀밭에서 키 30~80cm 자라는 여러해살이풀. 잎은 밑동에서 모여나고 긴 피침형이다. 꽃은 6~8월에 연분홍색이나 흰색으로 피며 줄기 끝에 이삭처럼 달린다. 열매는 세모진 수과이고 광택이 나고 9~10월에 여문다. 뿌리줄기를 약재로 쓴다.

채 취 가을에 뿌리줄기를 캐내어 수염뿌리를 제거하고 물에 씻어서 햇볕에 말린다.

성 미 맛은 쓰고 성질은 서늘하다.

효 능 산후보혈, 소종, 이습, 지혈, 진경(鎭驚), 청이열(淸裏熱), 항균
- 구내염, 편도선염, 나력, 적리, 이질, 파상풍, 옹종, 타박상, 염좌의 치료

사용법 **권삼** 6~10g을 물 400㎖로 달여서 이질에 쓴다. 1/2이 되도록 졸여서 1/3씩 나누어 하루 3번 식간에 복용한다.
- 구내염, 편도선염에는 **권삼** 6~10g을 물 400㎖에 달인 물을 복용하거나 양치질을 한다.
- 타박상, 염좌 등 외상에는 **권삼**을 가루내어 보릿가루와 식초를 조금 넣고 개어서 환부에 붙인다.

범꼬리

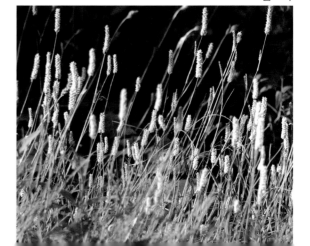

동맥경화를 막아주고 장운동을 활발하게 해주는 풀

메밀

Fagopyrum esculentum Moench
마디풀과 메밀속

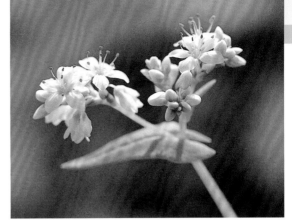

메밀 꽃

별　명 모밀
한약명 **교맥(蕎麥)-씨**

분포: 전국

채취시기	1	2	3	4	5	6	7	8	9	10	11	12

열매

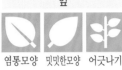

잎		
염통모양	밋밋한모양	어긋나기

꽃	열매
꽃잎5	총상화서	세모꼴수과

키 60~90cm 자라는 한해살이풀. 잎은 어긋나고 끝이 뾰족한 염통 모양이며 잎자루가 길다. 꽃은 7~10월에 흰색으로 피고 줄기와 가지 끝에 모여 달린다. 열매는 세모진 달걀 모양 수과이며 10월에 흑갈색으로 익는다. 씨를 곡식으로 먹으며 잎과 씨를 약재로 쓴다.

메밀

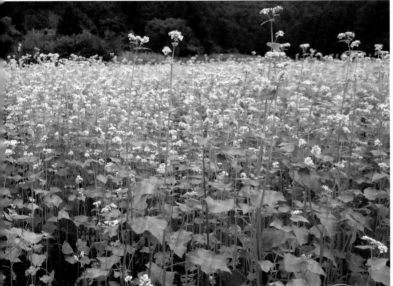

채 취 가을에 씨를 채취하여 햇볕에 말린다.

성 미 맛은 달고 성질은 서늘하다.

효 능 개위관장(開胃寬腸), 명목, 총이(聰耳), 하기소적, 활장

- 교장사(攪腸沙), 종기, 타박상, 화상, 습창의 치료

- 줄기·잎; 당뇨병성 망막증의 치료

사용법 주치증에 **교맥**을 가루로 빻아 복용한다.

- 대극 가루 12, **교맥** 가루 22.5를 함께 볶아서 수종병에 쓴다. 1회 12g씩 하루 3번 식전에 따뜻한 물로 복용한다. 만약 대변이 급해지거나 설사할 때에는 하루 쉬었다가 다시 복용한다.

- 화상, 타박상, 부증에는 **교맥** 가루를 술로 반죽하여 환부에 붙인다. 이것을 종기에 바르면 독기를 빼낼 수 있다.

- 습창에는 **교맥** 가루와 명반 가루를 섞어 풀로 개어서 환부에 바른다.

- 심하지 않은 절상에는 햇볕에 말린 메밀의 잎과 줄기를 불에 태운 재를 물에 섞어서 환부에 바른다.

- 계속되는 딸꾹질에는 말린 메밀 전초를 1회 15~20g씩 달여서 2~3번 복용한다.

메밀 열매

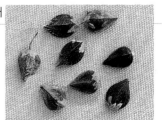

뇌와 눈을 맑게 하는 베개

　메밀 껍질·검은콩 껍질·녹두 껍질·국화·결명자를 각각 같은 양을 베갯속으로 넣는다. 이렇게 하여 만든 베개를 **청뇌명목침(淸腦明目枕)**이라고 하는데, 머리의 풍열을 제거하고 뇌를 청신하게 하며 눈을 맑게 한다. 또 고혈압에도 좋은 효과를 볼 수 있다. 검은콩과 녹두는 물에 오래 불렸다가 껍질을 벗겨서 이용해야 한다.

출혈을 멎게 하고 피로를 회복시켜 주는 풀

여뀌

Persicaria hydropiper (L.) Spach
마디풀과 개여뀌속

별　명 고채, 날료, 날채, 당채, 택료
한약명 **수료(水蓼)**-전초

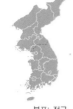

분포: 전국

채취시기	1	2	3	4	5	6	7	8	9	10	11	12
						전초						

잎

피침형 / 밋밋한모양 / 어긋나기

꽃 / **열매**

꽃잎없음 / 이삭모양 / 납작한수과

들의 습지와 냇가에서 키 40~80cm 자라는 한해살이풀. 줄기는 곧게 서고 홍갈색을 띤다. 잎은 어긋나고 피침형이며 가장자리가 밋밋하다. 꽃은 6~9월에 붉은색으로 피고 가지 끝에 밑으로 처지는 이삭 모양으로 달린다. 꽃잎은 없고 연녹색 꽃받침의 끝이 붉은색이어서 꽃처럼 보인다. 열매는 납작한 수과이고 9월에 검은색으로 익는다. 어린순을 식용하고 전초를 약재로 쓴다.

채취 여름부터 가을 사이에 꽃이 필 때 전초를 채취하여 햇볕에 말린다.

성미 맛은 맵고 성질은 차다.

효능 거풍, 소종, 제습, 지혈, 해독, 행체, 화습, 활혈

-각기, 개선, 류머티즘성 골통, 생리불순, 설사복통, 수양성 이질, 옴, 옹종, 생리과다, 위복교통(胃腹絞痛), 이질, 장출혈동통, 타박상, 독충교상, 토사전근, 습진의 치료

사용법 주치증에 **수료**를 1회 4~8g씩 달여서 복용한다. **수료**를 가루내거나 여뀌 생풀로 즙을 내어 복용한다.

• 수박이나 메밀국수를 과식하여 식중독에 걸렸을 때는 여뀌 생잎과 생강을 같은 양으로 갈아 섞어서 1숟가락 정도 복용한다.

• 독충에 물린 상처에는 여뀌 생풀로 즙을 내어 환부에 바른다.

• 타박상 등 외상에는 여뀌 생풀을 짓찧어 환부에 붙이거나 **수료**를 달인 물로 환부를 씻는다.

주의 너무 많이 복용하면 양기가 상하고 토사와 심장내 막염을 일으킨다.

여뀌

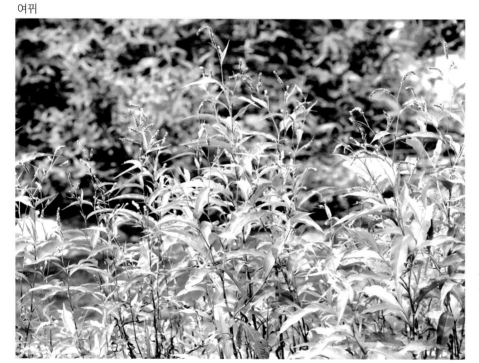

물고기를 잡는 풀

여뀌 잎을 씹으면 매운맛이 난다고 하여 '고채(苦菜)'라고도 불린다. 이 잎을 짓찧어 즙을 내어 개울에 풀면 이 매운 성분 때문에 물고기들이 잠시 기절하여 물에 떠오른다. 예로부터 산골에서 천렵할 때 물푸레나무의 대용으로 여뀌를 이용하기도 하였다.

채취한 여뀌 잎과 줄기

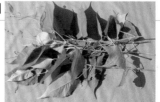

풍과 습을 없애주고 열기를 내리게 하는 풀

털여뀌

Persicaria cochinchinensis Kitagawa
마디풀과 개여뀌속

별　명 마료, 말번디, 말여뀌, 요실, 홍료
한약명 **대료**(大蓼) · **천료**(天蓼)-지상부

분포: 중부 지방

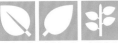
채취시기 | 1 | 2 | 3 | 4 | 5 | 6 | **7** | **8** | 9 | 10 | 11 | 12
지상부

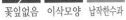
잎
달걀모양　밋밋한모양　어긋나기

꽃　　열매
꽃잎없음　이삭모양　납작한수과

키 2m 정도 자라는 여러해살이풀. 전체에 거친 털이 많다. 잎은 어긋나고 달걀 모양이며 잎자루가 길다. 꽃은 7~8월에 붉은색이나 흰색으로 피고 가지 끝에 이삭처럼 달린다. 열매는 수과이고 9~10월에 흑갈색으로 익는다. 어린 잎은 식용하고 전초를 약재로 쓴다.

털여뀌

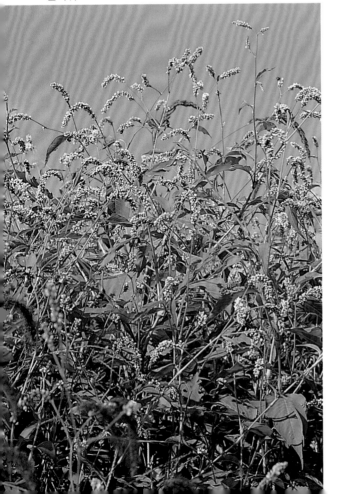

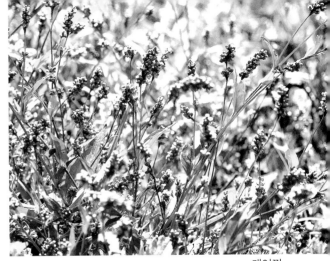

개여뀌

채 취 여름에 꽃이 필 때 지상부를 베어 바람이 잘 통하는 그늘에서 말린다.

• 개여뀌(*P. longiseta* (Bruijn) Kitag.)를 대용으로 쓸 수 있다.

성 미 맛은 맵고 성질은 서늘하다.

효 능 제습, 제풍, 통경, 해열

－각기, 말라리아, 사교상, 산기(疝氣), 소갈, 헌데, 악창, 임질, 풍습성 관절염, 학질, 종기의 치료

사용법 주치증에 **대료**를 1회에 4~8g씩 200cc의 물로 1/2이 되도록 달여서 복용한다.

• 산기(疝氣), 말라리아, 임질에는 **대료**를 하루 6~10g씩 달여서 복용한다.

• 종기에는 **대료**를 가루내어 기름에 개어서 환부에 바른다.

흰색 꽃이 핀 털여뀌

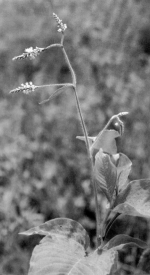

• 살갗이 헐었을 때, 또는 농사일로 비료를 만져서 손이 헐었을 때나 벌레에 물렸을 때에는 털여뀌 생잎을 짓찧어 나온 즙을 환부에 바르면 효과를 볼 수 있다.

산나물 요리

봄에 털여뀌의 어린 잎을 채취하여 나물이나 국거리로 해서 먹는다. 쓴맛이 없으나 매운맛이 있으므로 데쳐서 차가운 물에 반나절 가량 담가 두었다가 조리하는 것이 좋다.

소변을 잘 나오게 하고 시력을 강화시키는 풀

고마리

Persicaria thunbergii (S. & Z.) H.Gross ex Nakai

마디풀과 개여뀌속

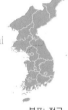

별 명 고만이, 극엽료, 줄고만이
한약명 **고교맥**(苦蕎麥)-전초

분포: 전국

채취시기 1 2 3 4 5 6 7 8 9 10 11 12

전초: 8~10월
열매: 9~11월

잎

세모꼴 밋밋한모양 어긋나기

꽃 **열매**

꽃받침꽃 두상화서 세모꼴수과

물가에서 군락을 이루며 키 50~100cm 자라는 한해살이덩굴풀. 잎은 어긋나고 삼각형이며 가장자리는 밋밋하다. 꽃은 7~9월에 연분홍색 또는 흰색으로 피고 가지 끝에 10여 송이가 둥글게 뭉쳐서 두상화서를 이룬다. 열매는 세모진 수과로 10~11월에 황갈색으로 여문다. 전초를 약재로 쓴다.

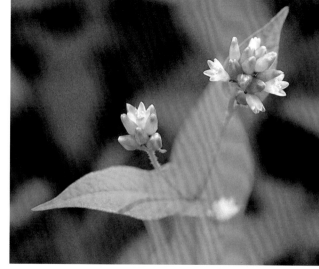

고마리 꽃(붉은색)

채취 줄기와 잎은 8~10월에 채취하고 뿌리는 가을에 캐내어 씻은 후에 햇볕에 말린다.

성미 맛은 쓰고 성질은 평온하다.

효능 명목, 이뇨

-소변력통(小便瀝痛), 소화불량, 요로감염, 요퇴통, 류머티즘, 이질, 위장통, 타박상의 치료

사용법 주치증에 말린 고마리 뿌리를 하루에 9~15g씩 물로 달여서 복용하면 효과를 볼 수 있다.

- **고교맥**을 감초, 대조와 섞어 약한 불로 오래 달여서 물엿처럼 만든 엑기스를 위염, 요통, 소화불량, 시력불청, 수족통, 방광염, 이질 등에 쓴다. 이 엑기스를 하루에 1 찻숟가락씩 따뜻한 물에 풀어서 복용하면 효과를 본다.

- 류머티즘에는 **고교맥** 5g을 물 400㎖로 1/2이 되도록 달여 1/3씩 나누어 하루 3번 복용한다.

- 타박상에는 고마리 생잎을 짓찧어 환부에 붙인다.

냇가에서 군락을 이루는 고마리

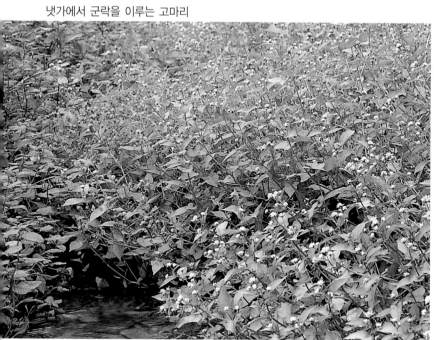

고마리 꽃(흰색)

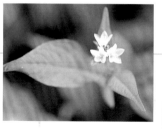

산나물 요리

봄부터 여름까지 고마리의 연한 잎과 줄기를 채취하여 끓는 물에 살짝 데쳐서 나물로 해 먹거나 된장국을 끓여서 먹는다. 고마리의 잎과 줄기에는 매운 맛이 들어 있으므로 데친 후 물에 담가 잘 우려낸 다음 조리해야 한다.

열기를 식혀주고 해독 작용을 하는 풀

쪽

Persicaria tinctoria H. Gross
마디풀과 개여뀌속

분포: 전국

한약명 **대청엽**(大靑葉)-잎, **청대**(靑黛)-가공한 잎
남전(藍澱)-청대 가공 시의 침전물
남실(藍實)-열매

채취시기 | 1 | 2 | 3 | 4 | 5 | 6 | **7** | **8** | **9** | **10** | 11 | 12

잎: 7~10월
열매: 9~10월

잎
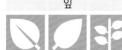
긴타원형   밋밋한모양   어긋나기

꽃   열매
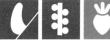
꽃잎없음   수상화서   세모꼴수과

산지의 풀밭에서 키 50~60cm 자라는 한해살이풀. 줄기는 원통형이고 붉은자주색이다. 잎은 어긋나고 긴 타원형이며 표면은 짙은 남색이다. 꽃은 7~9월에 붉은색 또는 흰색 수상화서로 피며 가지 끝이나 잎겨드랑이에 달린다. 열매는 세모진 달걀 모양 수과인데 10월에 검은색으로 익으며 꽃받침에 싸인다. 잎을 염료와 약재로 쓴다.

채취 여름부터 가을까지 잎을 채취하여 물에 깨끗이 씻고 햇볕에 말린다. 채취한 잎을 잿물과 석회를 이용하여 **청대**로 가공한다. 열매는 가을에 따서 햇볕에 말린다.

성미 청대: 맛은 짜고 성질은 차다.

대청엽: 맛은 쓰고 성질은 차다.

효능 양혈(凉血), 지갈, 청열, 해독

－대청엽: 온병고열, 구갈, 유행성감기, 급성전염성 간염, 세균성 이질, 급성폐렴, 비출혈, 황달, 이질, 인후결핵, 구창, 옹저, 종독 등을 치료

－청대: 온병열성, 반진, 토혈, 객혈, 소아경간, 창독, 단독, 사교상 등을 치료

－남실: 습열발반인통(濕熱發斑咽痛), 감식(疳蝕), 종독, 창절을 치료

－남전: 열독, 정창, 옹종, 단독, 감식, 수포창을 치료

사용법 주치증에 **대청엽**을 1회 9~15g(쪽 생잎 24~30g)씩 달여서 복용한다. **청대**는 1회 1.5~3g을 달여서 복용한다.

· 절상, 충교상에는 쪽 생잎을 짓찧어 나온 즙을 환부에 바른다.

· 절상의 외용약으로 생열매를 즙을 내어 환부에 바르면 효과를 볼 수 있다.

· 해열, 해독에는 **남실** 5~10g을 물 200㎖로 1/2이 되도록 달여서 식간에 복용한다.

쪽
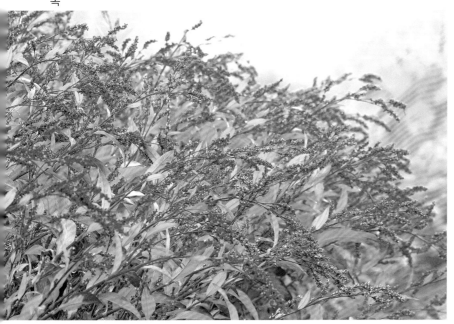

쪽 꽃
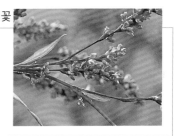

오래 된 천연 염색제

쪽의 잎은 오래 전부터 남색을 물들이는 데 사용하는 천연 염색제로, 우리나라에서는 백제 때부터 사용하였다는 기록이 있다. 쪽으로 남색 염색제를 만들려면 채취한 잎을 물에 한동안 재워 두면 붉은색 색소가 침출되는데 이 침출수를 여회(礪灰) 등을 이용하여 가공하면 남색 색소가 된다. 이것을 침전제남법(沈澱製藍法)이라고 한다.

해독 작용을 하고 변을 잘 나오게 하는 풀

하수오

Pleuropterus multiflorus Turcz.
마디풀과 하수오속

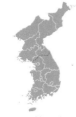

분포: 전국

별　명 붉은조롱, 적하수오
한약명 **하수오**(何首烏)-덩이뿌리

채취시기	1	2	3	4	5	6	7	8	9	10	11	12

덩이뿌리

잎
염통모양　밋밋한모양　어긋나기

꽃　　　열매
꽃받침꽃　원추화서　세모꼴수과

약초로 재배하는 여러해살이덩굴풀. 둥글고 살찐 덩이뿌리가 있다. 잎은 어긋나고 염통 모양이며 가장자리는 밋밋하다. 꽃은 8~9월에 흰색으로 피고 가지 끝에 작은 꽃이 많이 모여 원추화서로 달린다. 꽃잎이 없고 꽃받침 5장이 꽃잎처럼 보인다. 열매는 세모진 달걀 모양 수과이고 9월에 익는다. 덩이뿌리와 줄기를 약재로 쓴다.

채취 가을에 덩이뿌리를 캐내어 수염뿌리를 제거하고 적당히 잘라 햇볕에 말린다.

성미 맛은 쓰고 달며 떫은 맛도 난다. 성질은 따뜻하다.

효능 해독, 정장, 통변

-종기, 유정, 학질, 변비의 치료

사용법 주치증에 **하수오**를 1회 6~12g씩 물 200㎖로 달여서 복용한다.

• 변비에는 **하수오** 10~15g을 물 600㎖로 달여서 하루 2~3회로 나누어 복용한다.

• 종기에는 하수오 생잎을 짓찧어 환부에 붙인다. 또 **하수오** 달인 물로 환부를 씻는다.

주의 설사 환자는 사용을 금한다.

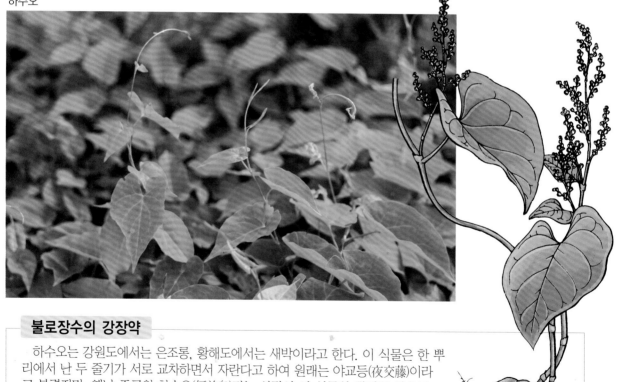

하수오

불로장수의 강장약

하수오는 강원도에서는 은조롱, 황해도에서는 새박이라고 한다. 이 식물은 한 뿌리에서 난 두 줄기가 서로 교차하면서 자란다고 하여 원래는 야교등(夜交藤)이라고 불렸지만, 옛날 중국의 하수오(何首烏)라는 사람이 이 식물의 뿌리를 약으로 썼다고 해서 이름이 하수오라는 이름으로 바뀌었다고 한다. 하수오라는 사람은 본래 병약하였는데 이 풀뿌리를 먹고 건강을 되찾아 자손을 여럿 두고 100살을 훨씬 넘겨 살았다는 전설이 전해진다. 이 때문에 하수오는 불로장수의 신비한 강장약으로 알려지고 있지만 실제 약효는 기대만큼 크지는 않다고 한다.

풍증을 없애주고 월경을 고르게 하는 풀

호장근
Reynoutria japonica Houttyn
마디풀과 호장근속

별　명 감제풀, 범싱아
한약명 **호장근**(虎杖根)-뿌리

분포: 전국

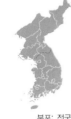

채취시기	1	2	3	4	5	6	7	8	9	10	11	12

뿌리

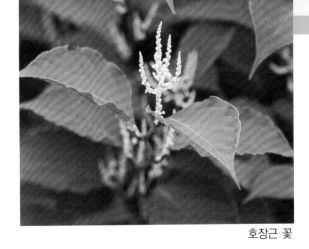

호장근 꽃

잎

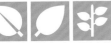

넓은창모양　밋밋한모양　어긋나기

꽃　　　**열매**

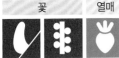

꽃잎없음　수상화서　세모꼴수과

산지와 들에서 무리지어 키 100~150cm 자라는 여러해살이풀. 줄기 속은 비어 있다. 잎은 어긋나고 넓은 창 모양이다. 꽃은 암수딴그루로 6~8월에 흰색으로 피고 수상화서를 이룬다. 꽃받침은 5장이고 꽃잎은 없다. 열매는 세모진 수과이고 9~10월에 윤이 나는 암갈색으로 익는다. 어린 줄기를 식용한다.

[채취] 가을에 뿌리를 캐어 잔뿌리를 제거하고 햇볕에 말린다.

[성미] 맛은 쓰고 성질은 차다.

[효능] 거풍, 변비, 산어, 소염, 소종, 이뇨, 이습, 지통, 지혈, 청열, 항균, 해독, 화담지해, 활혈

－간염, 골수염, 늑막염, 담낭결석, 무월경, 사교상, 사지마비동통, 생리불순, 수종, 임질, 종기, 치질, 타박상, 풍습성 관절통, 화상, 황달의 치료

[사용법] 주치증에 호장근을 1회 4~10g씩 달이거나 가루내어 복용한다. 하루 6~10g 쓴다.

· 타박상, 종기, 치질에는 **호장근**을 가루내어 기름으로 개어서 환부에 바른다.

· 호장근 9~15g을 물 400㎖로 달여서 변비, 생리불순에 쓴다. 1/2이 되도록 졸여서 건더기를 걸러내고 1/3씩 나누어 하루 3번 식간에 복용한다.

[주의] 임산부에게는 쓰지 않는다.

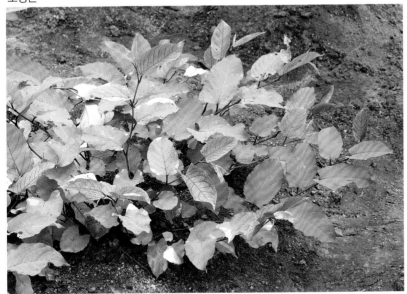

호장근

호장근 새잎

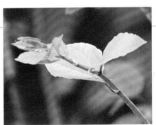

산나물 요리

봄에 나오는 죽순 모양의 호장근 새순을 채취하여 생으로 튀김을 만들어 먹는다. 약간 신맛이 있으므로 껍질을 벗겨내고 끓는 물에 데쳐서 차가운 물에 2~3번 헹구어 우려내고 다시 약간 졸인 후 초무침·양념 무침을 하거나 국거리로 쓰며, 찜 요리에도 이용한다. 크게 자라기 시작한 호장근의 잎과 줄기는 수산 성분이 많으므로 생식하는 것은 삼가야 한다.

가래를 없애주고 소변과 변을 잘 나오게 하는 풀

자리공

Phytolacca esculenta Van Houtte

자리공과 자리공속

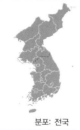

분포: 전국

별 명	장녹, 장륙
한약명	**상륙**(商陸)-뿌리

채취시기	1	2	3	4	5	6	7	8	9	10	11	12

뿌리

자리공 열매

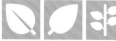
잎

달걀모양 밋밋한모양 어긋나기

꽃   열매
꽃받침꽃 총상화서   장과

키 1m 정도 자라는 여러해살이풀. 뿌리는 비대하여 덩어리로 된다. 줄기는 육질이고 기둥 모양이며 가지가 많이 갈라진다. 잎은 어긋나고 타원형이며 가장자리가 밋밋하다. 꽃은 5~7월에 흰색으로 피고 총상화서를 이루며 꽃자루가 짧다. 열매는 장과이고 자주색의 즙액이 있으며 7~8월에 흑자색으로 익는다. 뿌리를 약재로 쓴다.

채취 필요할 때 뿌리를 캐내어 물에 씻어서 햇볕에 말린다.

성미 맛은 쓰고 성질은 차다.

효능 거담, 사수(瀉水), 산비결(散痞結), 이뇨, 통이변(通二便), 항균

- 각기, 부종, 신성수종(腎性水腫), 악창, 옹종, 인후종통, 장만, 적취, 후증(喉症), 흉협만민(胸脇滿悶)의 치료

사용법 주치증에 **상륙**을 1회 2~4g씩 물 200㎖로 달이거나 가루내어 복용한다.

- **상륙** · 우방자 · 방풍 · 금은화 · 형개 · 당귀 · 연교 · 적작약 · 홍화 · 창출 · 감초 각각 50g, 참기름 1ℓ, 황단 380g을 원료로 하여 만든 고약인 **상륙고**(商陸膏)를 악성창양에 쓴다.

- 악성종기에는 **상륙**을 가루내고 기름에 개어서 환부에 붙인다. 또, 자리공 생잎을 짓찧어 환부에 붙인다.

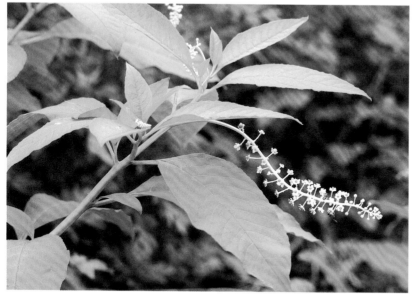
자리공

상륙(약재)

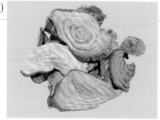

맹독성 식물인 자리공

자리공과 미국자리공(*Phytolacca americana* L.)은 맹독성 식물이므로 약재로 쓰려면 식초에 담가놓거나 불에 굽기를 반복하는 등의 법제 과정을 거쳐야 한다. 만일 채취한 상태로 이용하면 중추신경 장애가 발생하며, 심한 경우 심장마비 등을 일으킬 수 있다. 민간에서 약재를 쓰기 전에 반드시 전문 의사와 상의해야 한다.

기생충을 없애주고 종기를 가라앉게 하는 풀

쇠비름

Portulaca oleracea L.
쇠비름과 쇠비름속

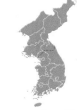

분포: 전국

별 명 쇠비듬, 오행초, 장명채
한약명 **마치현**(馬齒莧)-지상부

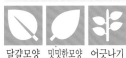

채취시기 | 1 2 3 4 5 **6 7 8 9 10** 11 12
지상부

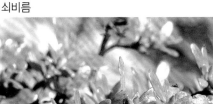

잎		
달걀모양	밋밋한모양	어긋나기

꽃		열매
꽃잎5	홀꽃	삭과

길과 밭둑에서 키 30cm 정도 자라는 한해살이풀. 줄기는 적갈색이고 가지가 비스듬히 옆으로 퍼진다. 잎은 어긋나거나 마주나고 달걀 모양이며 다육질이다. 꽃은 5~8월에 노란색으로 피며 가지 끝에 달린다. 열매는 타원형 개과이며 가운데가 옆으로 갈라져서 씨가 나온다. 어린 잎은 식용하고 전초를 약재로 쓴다.

채 취 여름부터 가을까지 지상부를 채취하여 살짝 데친 후 햇볕에 말린다.

성 미 맛은 시고 성질은 차다.

효 능 갈증, 구충, 명안, 소종, 양혈(凉血), 억균, 이뇨, 지혈, 청열, 통림(通淋), 해독, 해열

-각기, 관절염, 당뇨병, 대장염, 대하, 마른버짐, 변비, 복통, 설사, 세균성 이질, 소변불리, 습진, 신경통, 악창, 알러지, 옴, 요도염, 임질, 임파선염, 종기, 충교상, 치통의 치료

사용법 주치증에 **마치현**을 1회 3~6g씩 달여서 복용한다.

• 당뇨나 몸이 가려울 때에는 **마치현**을 달인 물을 복용하면 효과를 볼 수 있다.

• 회충증과 촌충증에는 **마치현**을 진하게 달인 물에 소금과 식초를 약간씩 넣어 복용하면 구충 효과를 볼 수 있다.

• 옴, 종기, 충교상 등 외과 질환에는 쇠비름 생풀을 찧어 환부에 붙이거나 **마치현**을 가루내어 기름에 개어서 환부에 바른다.

주 의 비위가 허한하여 설사하는 환자와 고혈압 환자에게는 쓰지 말아야 한다.

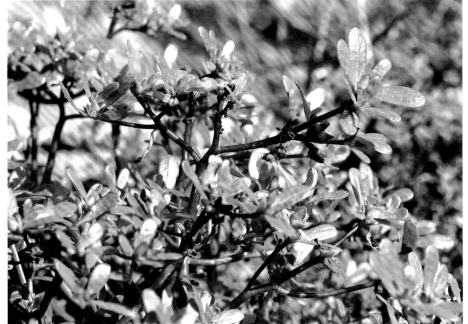

쇠비름

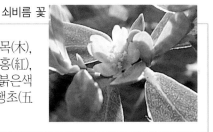

쇠비름 꽃

다섯 가지 색을 가진 풀

옛날부터 우주를 구성하는 근본 원소를 오행[五行 : 수(水), 화(火), 목(木), 금(金), 토(土)]이라 하고 각 원소를 색으로 나타내어 오행색[흑(黑), 홍(紅), 청(靑), 백(白), 황(黃)]이라고 했다. 쇠비름은 잎은 푸른색(靑), 줄기는 붉은색(紅), 꽃은 노란색(黃), 뿌리는 하얀색(白), 씨앗은 검은색(黑)이어서 오행초(五行草)라는 별명이 생겼다.

폐를 보하고 비위를 튼튼하게 하는 풀

개별꽃

Pseudostellaria heterophylla (Miq.) Pax
석죽과 개별꽃속

분포: 중부 이남

별　명 들별꽃, 해아삼
한약명 **개별꽃**-잎과 줄기, **태자삼**(太子蔘)-덩이뿌리

채취시기	1	2	3	4	5	6	7	8	9	10	11	12

덩이뿌리;연중　　　　　　잎·줄기:6~8월

잎

피침형　밋밋한모양　마주나기

꽃　　　　　열매

꽃잎5　　홀꽃　　삭과

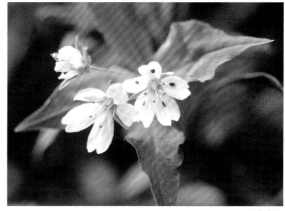
큰개별꽃

산야나 숲 속에서 키 10~15cm 자라는 여러해살이풀. 줄기는 1~2개씩 나오고 흰 털이 있다. 잎은 마주나며 피침형이고 아래쪽 잎은 좁아져서 잎자루처럼 된다. 꽃은 5월에 흰색으로 피며 잎겨드랑이에서 꽃줄기가 나와 1송이씩 달린다. 열매는 달걀 모양 삭과로 6~7월에 여물고 3갈래로 갈라진다. 어린 식물은 식용하고 전초를 약재로 쓴다.

• 큰개별꽃(*P. palibiniana* (Takeda) Ohwi)을 대용으로 쓸 수 있다.

채취 여름에 잎과 줄기를 채취하여 햇볕에 말린다. 덩이뿌리는 필요할 때 캐내어 햇볕에 말린다.

성미 맛은 달고 조금 쓰며 성질은 평온하다.

효능 보기(補氣), 생진, 보폐, 건비

-폐결핵해수, 신체쇠약, 비위허약, 식욕부진, 이질, 동패발한(動悖發汗), 정신피로의 치료

-민간에서 오랜 경험을 통하여 잎과 줄기를 위장병 약으로 쓰고 있다.

사용법 주치증에 **태자삼**을 1회 10~20g씩 달여서 하루 3번 복용한다.

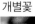
개별꽃

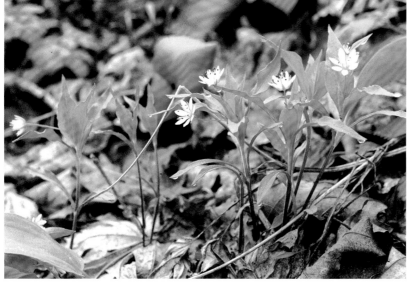

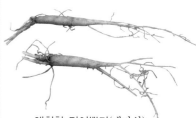
채취한 덩이뿌리(태자삼)

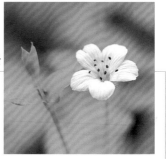
덩굴개별꽃

산나물 요리

　봄에 개별꽃의 어린순을 채취하여 나물이나 국거리로 먹는다. 개별꽃은 약간 쓴맛이 나므로 끓는 물에 살짝 데친 후 차가운 물에 1~2번 담가 헹구고 조리한다. 동속식물인 덩굴개별꽃(*P. davidii* (Franch.) Pax ex Pax & Hoffm.)과 큰개별꽃의 어린순도 나물로 먹을 수 있다.

젖을 잘 나오게 하고 해독 작용을 하는 풀

별꽃
Stellaria media (L.) Villars
석죽과 별꽃속

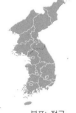
분포: 전국

별 명 곰밤부리, 콩버무리
한약명 **번루(繁縷) · 자초(滋草)**–지상부

채취시기 `1` `2` **3** **4** **5** **6** `7` `8` `9` `10` `11` `12`
지상부

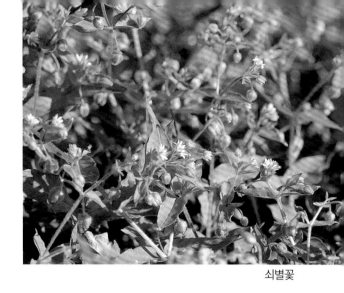
쇠별꽃

잎
달걀모양 밋밋한모양 마주나기
꽃 열매
꽃잎5 총상화서 삭과

길가에서 키 20cm 정도 자라는 두해살이풀. 잎은 마주나고 달걀 모양이며 가장자리는 밋밋하다. 꽃은 5~6월에 흰색 취산화서로 피며 줄기 끝에 여러 송이가 모여 달린다. 꽃잎은 5개이지만 각각 깊게 갈라져 10개로 보인다. 열매는 달걀 모양 삭과이고 8~9월에 익는다. 어린 식물은 식용하고 지상부를 약재로 쓴다.

• 쇠별꽃(*S. aquatica* Scop.)은 약효가 비슷하므로 대용으로 쓸 수 있다.

채취 봄에 꽃이 필 때 지상부를 베어 물에 씻어서 햇볕에 말린다.

성미 맛은 달고 약간 짜며 성질은 평하고 독이 없다.

효능 거어, 지통, 최유, 청열, 해독, 화어, 활혈
– 간염, 복통, 산후어혈복통, 서열구토, 악창종, 유선염, 이질, 임병, 장염, 장옹, 종기, 충수돌기염, 타박상, 치출혈의 치료

사용법 주치증에 **번루**를 1회 10~20g씩 물에 달여서 복용한다.

• 치출혈에는 **번루**를 가루 내어 같은 양의 소금과 섞은 것으로 양치질을 하거나 손가락에 묻혀 출혈 부위의 잇몸을 문지른다. 이 방법은 치주염의 예방에도 효과를 볼 수 있다.

• 종기에는 별꽃의 생풀을 짓찧어 환부에 붙인다.

별꽃
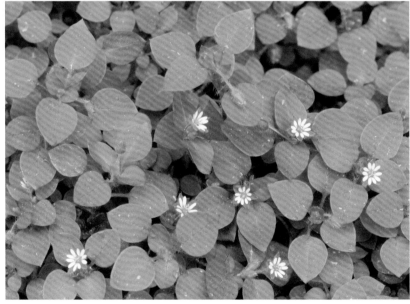

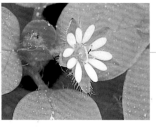
5개의 꽃잎이 깊게 갈라져 10개로 보이는 별꽃

산나물 요리

봄에 별꽃의 새순을 채취하여 나물(곰밤부리 나물)로 먹는데, 약간 풋내가 나므로 끓는 물에 살짝 데쳐서 차가운 물에 헹군 후 양념 무침을 하거나 국거리로 쓴다. 별꽃을 전라도 지역에서는 곰밤부리라고 한다.

열을 내리게 하고 소변을 잘 나오게 하는 풀

패랭이꽃

Dianthus chinensis Linné
석죽과 패랭이꽃속

별 명 꽃패랭이, 석죽, 지여죽, 참대풀
한약명 **구맥(瞿麥)**–지상부

분포: 전국

채취시기	1	2	3	4	5	6	**7**	**8**	**9**	**10**	**11**	12

지상부

잎

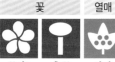

피침형 / 밋밋한모양 / 마주나기

꽃　　　열매

꽃잎5 / 홀꽃 / 삭과

저지대의 건조한 곳이나 들의 냇가 모래땅에서 키 30cm 정도 곧게 자라는 여러해살이풀. 전체에 분백색이 돈다. 잎은 마주나고 피침형이며 가장자리가 밋밋하다. 꽃은 6~8월에 붉은색이나 흰색으로 피며 가지 윗부분에 1송이씩 달린다. 열매는 원통 모양 삭과로 9~10월에 익으면 4개로 갈라지고 납작한 씨가 들어 있다. 전초를 약재로 쓴다.

채 취 여름부터 가을까지 지상부를 베어 햇볕에 말린다.

성 미 맛은 쓰고 성질은 차갑다.

효 능 산어, 소염, 이뇨, 통경, 해열, 활혈

–적목, 무월경, 소변불리, 악성종기, 임질, 타박어혈, 풍치의 치료

사용법 주치증에 **구맥**을 1회 2~4g씩 물 200㎖로 달이거나 가루내어 복용하면 효과를 볼 수 있다.

- 풍치에 패랭이꽃의 잎이나 꽃을 1회 6~8g(씨는 1회 4~6g)씩 달이거나 가루내어 환제 또는 산제로 하루 2~3회씩 4~5일 복용한다.

- **구맥**·활석·차전자·동규자 각각 8g으로 만든 **구맥산(瞿麥散)**은 소변이 잘 나오지 않고 음부가 아플 때(임증) 쓴다. 1회에 6~8g씩 하루 3번 복용한다.

- **구맥**, 차전자, 목통, 편축, 활석, 감초, 치자, 대황을 같은 양을 원료로 하여 만든 **팔정산(八正散)**은 방광염, 방광에 열이 맺혀 소변이 잘 나가지 않고 소변의 빛깔이 붉거나 소변에 피가 섞여 나올 때 쓴다. 1회 4~6g씩 하루 3번 복용한다.

- 종기에는 **구맥**을 가루내어 기름으로 개어 환부에 바른다.

주 의 임산부는 낙태 또는 유산의 위험이 있으므로 절대 사용을 금한다.

패랭이꽃

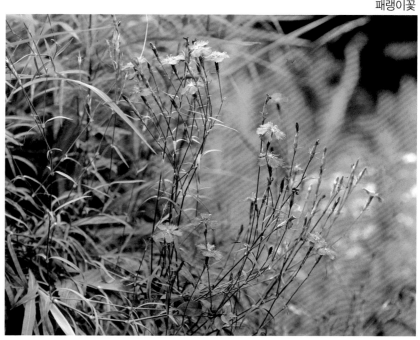

패랭이꽃

패랭이 모자를 닮은 꽃

패랭이는 조선 시대에 보부상이나 사당패 등 주로 서민들이 쓰고 다니던 모자를 말한다. 원통 모양의 꽃받침과 둥글게 활짝 펼쳐진 꽃잎으로 된 패랭이꽃은 영락없이 패랭이 모자를 거꾸로 붙여 놓은 모양이다. '패랭이꽃' 이라는 이름은 여기에서 유래되었다.

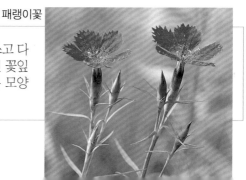

경맥을 잘 통하게 하고 염증을 가라앉게 하는 풀

술패랭이

Dianthus superbus var. longicalycinus (Max.) Willams
석죽과 패랭이꽃속

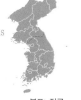

별　명 낙양화, 장통구맥
한약명 **구맥**(瞿麥)-지상부

분포: 전국

채취시기 1 2 3 4 5 6 **7** **8** 9 10 11 12
지상부

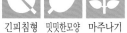
잎

| 긴피침형 | 밋밋한모양 | 마주나기 |

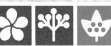
꽃　　　열매
| 꽃잎5 | 총상화서 | 삭과 |

들의 하천변이나 깊은 산의 냇가에서 키 50~100cm 자라는 여러해살이풀. 잎은 마주나고 양끝이 뾰족한 긴 피침형이며 밑부분은 합쳐져서 줄기를 감싼다. 꽃은 7~8월에 연한 홍자색으로 피며 줄기와 가지 끝이 2~3개로 갈라진 꽃자루에 여러 송이가 달린다. 열매는 원기둥 모양 삭과로

9~10월에 익는다. 전초를 약재로 쓴다.

• 흰술패랭이(*D. superbus* Linné var. *longicalycinus* (Max.) Willams for. albiflorus Y. Lee)를 대용으로 쓸 수 있다.

채취 여름에 전초를 채취하여 햇볕에 말린다.

성미 맛은 쓰고 성질은 차다.

효능 소염, 이수, 청열, 통경, 파혈(破血)

-목적장예(目赤障翳), 무월경, 소변불통, 수종, 신염, 옹종, 임병, 침음창독(浸淫瘡毒), 혈뇨의 치료

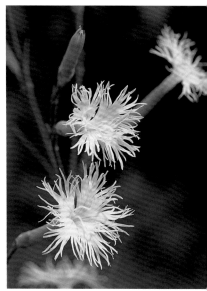
흰술패랭이

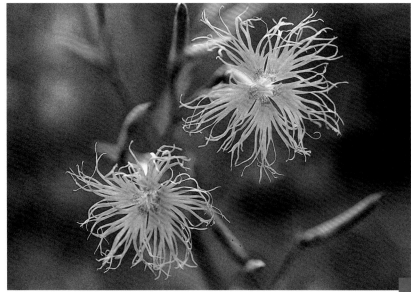
술패랭이

사용법 주치증에 **구맥**을 1회 2~4g씩 물 200㎖로 달이거나 가루내어 복용한다. 침음창독 등 외과 질환에는 구맥을 가루내어 기름에 개어서 환부에 바른다.

• 종기, 방광염, 생리불순에는 술패랭이의 말린 씨 6~8g을 물 600㎖로 1/2이 되도록 달인 후 달인 물을 1/3씩 나누어 하루 3번 복용한다.

주의 임산부는 낙태 또는 유산의 위험이 있으므로 절대 사용을 금한다.

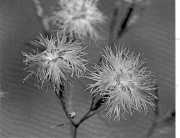
구름패랭이

구름처럼 꽃이 피는 풀

구름패랭이(*Dianthus superbus* L. var. *speciosus* Rchb.)는 꽃잎이 깊게 갈라지고 끝이 가늘게 갈라져 바람에 하늘거리는 것이 술패랭이와 똑같아 보인다. 술패랭이보다 키가 작은 구름패랭이는 주로 해발 1,500m 이상 고산 지대에서 자라는데, 하늘에 떠 있는 구름처럼 높은 산에서 꽃을 피우는 데서 이름이 유래하였다.

열을 내리게 하고 가래를 삭게 하는 풀

대나물
Gypsophila oldhamiana Miquel
석죽과 대나물속

별　명　은호
한약명　은시호(銀柴胡) · 산채근(山菜根)−뿌리

분포: 전국

채취시기	1	2	3	4	5	6	7	8	9	10	11	12
				뿌리					뿌리			

잎

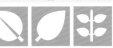

피침형　밋밋한모양　마주나기

꽃　　**열매**

꽃잎5　취산화서　삭과

산과 들의 풀밭에서 키 50~100cm 자라는 여러해살이풀. 잎은 마주나고 끝이 뾰족한 피침형이며 가장자리는 밋밋하다. 꽃은 6~7월에 흰색으로 피고 가지 끝에서 취산화서로 달린다. 열매는 삭과이고 가을에 익는다. 뿌리를 약재로 쓴다.

채취 봄 또는 가을에 뿌리를 캐서 물에 씻어 햇볕에 말린다.

성미 맛은 달고 성질은 조금 차다.

효능 강장, 해열, 청열, 양혈(凉血), 거담
−가래기침, 감기, 기관지염, 조열, 골증, 노학, 도한, 소아오감, 이수(羸瘦)의 치료

사용법 주치증에 은시호를 1회 2~4g씩 달여서 복용한다.

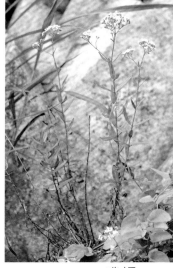

대나물

- 은시호, 청호, 별갑, 지골피, 지모, 진범 각각 10g, 감초 4g을 섞어 골증열에 쓴다. 달여서 1/3씩 나누어 하루 3번 복용한다.
- 은시호와 양귀비 열매에 알코올을 10% 되게 넣어 만든 사포솔(saposolum)은 감기, 기관지염, 폐결핵 등에 기침약으로 쓴다. 1회 10㎖씩 하루 3번 복용한다.

주의 어린이는 약 쓰는 양을 1/2로 줄인다.

피를 잘 통하게 하고 젖이 잘 나오게 하는 풀

장구채
Silene firma Siebold & Zucc.
석죽과 장구채속

별　명　말맹이나물, 여루채
한약명　왕불류행(王不留行)−전초

분포: 전국

채취시기	1	2	3	4	5	6	7	8	9	10	11	12
							전초					

잎

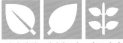

긴타원형　밋밋한모양　마주나기

꽃　　**열매**

꽃잎5　총상화서　삭과

산과 들에서 키 30~80cm 자라는 두해살이풀. 잎은 마주나고 긴 타원형이다. 꽃은 7월에 흰색으로 피며 잎겨드랑이와 줄기 끝에 취산화서로 달린다. 열매는 달걀 모양 삭과로 8~9월에 익는다.

- 오랑캐장구채(*S. repens* Person)를 대용으로 쓴다.

채취 7~8월경 씨가 여물기 전에 전초를 베어 햇볕에 말린다.

성미 맛은 쓰고 성질은 평온하다.

효능 활혈, 조경, 이수, 통유, 건비

- 생리불순, 유즙불통, 유옹, 소아감적, 허부(虛浮), 인후종통, 중이염의 치료

사용법 주치증에 왕불류행을 1회 3~7g씩 물 200㎖로 달이거나 가루내어 복용한다.

- 왕불류행 8g, 돼지족발 2개, 목통 4g, 천산갑 4g을 섞은 가미통유탕(加味通乳湯)은 유즙불통에 쓴다. 달여서 1/3씩 나누어 하루 3번 복용한다.
- 왕불류행 10g, 포공영 10g, 천화분 8g, 하고초 8g을 섞어 유옹에 쓴다. 달여서 1/3씩 나누어 하루 3번 복용한다.
- 왕불류행 10g, 포공영 10g, 천산갑 10g을 섞어 유즙불통에 쓴다. 달여서 1/3씩 나누어 하루 3번 복용한다.

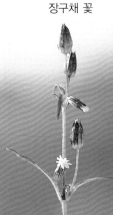

장구채 꽃

주의 임산부에게는 쓰지 않는다.

장을 튼튼하게 하고 해독 작용을 하는 풀

명아주

Chenopodium album var. *centrorubrum* Makino
명아주과 명아주속

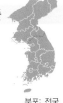
분포: 전국

별 명 공쟁이대, 능쟁이, 도투라지, 청려장
한약명 여(藜)-지상부

채취시기 [1] [2] [3] [4] **5** **6** [7] [8] [9] [10] [11] [12]
지상부

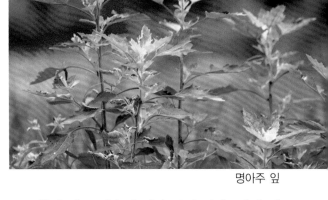
명아주 잎

잎

달걀모양　물결모양　어긋나기

꽃　　열매

특이모양　원추화서　원반모양

명아주

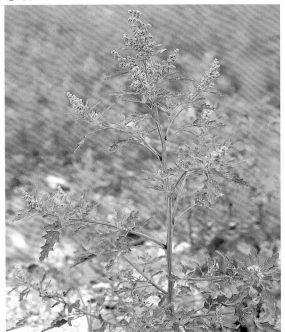

산과 들에서 키 1m 정도 자라는 한해살이풀. 잎은 어긋나고 달걀 모양이며 가장자리에 물결 모양의 톱니가 있다. 꽃은 6~7월에 황록색으로 피고 줄기 끝에 모여 달린다. 열매는 포과이고 납작한 원형이며, 8~9월에 익고 검은색 씨가 들어 있다. 어린 잎과 열매는 식용한다. 잎과 줄기를 약재로 쓴다.

채 취 봄에 꽃이 피기 전에 명아주의 지상부를 베어 햇볕에 말린다.

성 미 맛은 달고 성질은 평하며 독성이 조금 있다.

효 능 강장, 건위, 살균, 살충, 청열, 해독, 해열
- 고혈압, 동맥경화, 독충교상, 설사, 소아두창, 이질, 장염, 중풍, 천식, 충치통의 치료

사용법 주치증에 여(藜)를 1회 7~10g씩 물 200㎖로 달여서 복용한다.

- 여(藜)를 1회 10g씩 물 600㎖로 1/2이 되도록 달여서 고혈압, 동맥경화에 쓴다. 달인 물을 1/3씩 나누어 하루 3번 복용한다. 명아주 생풀로 즙을 내어 계속 복용하면 동맥경화를 예방할 수 있다. 쓴맛이 강하므로 꿀을 넣어서 복용하기도 한다.

- 여(藜) 20g을 달여서 중풍에 쓴다. 달인 물을 1/3씩 나누어 하루 3번 식간에 복용한다.

- 손과 발에 사마귀나 티눈이 생겼을 때 여(藜)를 불에 태운 재를 환부에 바른다.

- 벌레에 물렸을 때에는 명아주 생풀을 찧어 환부에 붙인다. 또 몸이 가려울 때는 명아주 생잎으로 환부를 문지르면 효과를 볼 수 있다.

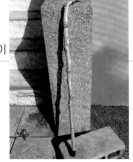
명아주 지팡이

장수를 기원하는 지팡이

　명아주를 온실 등에서 재배하면 웃자라서 키가 커지고 줄기가 굵어진다. 가을에 줄기가 단단해지면 뿌리째 뽑아서 잎과 잔뿌리를 제거하고 바람이 잘 통하는 그늘에 말린다. 이것을 뿌리 쪽을 손잡이로 하여 다듬어서 지팡이를 만든다. 명아주 지팡이는 재질이 부드러우면서 가볍고 튼튼하여 노인들의 장수를 기원하는 상징으로 알려져 있으며 청려장(青藜杖)이라고 불린다.

몸을 튼튼하게 하고 가려움증을 멎게 하는 풀

댑싸리
Kochia scoparia Schrad.
명아주과 댑싸리속

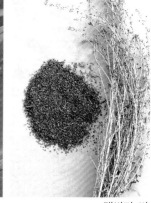
분포: 전국

별　명　공쟁이, 대싸리, 뱁싸리, 비싸리
한약명　**지부자**(地膚子)-씨

채취시기 1 2 3 4 5 6 7 **8 9** 10 11 12
열매

잎

피침형　밋밋한모양　어긋나기

꽃　　　**열매**

꽃잎없음　이삭모양　원반모양

댑싸리

밭둑이나 민가 근처에서 키 1m 정도 자라는 한해살이풀. 줄기는 곧게 서고 가지가 많이 갈라진다. 잎은 어긋나고 피침형이며 가장자리는 밋밋하다. 꽃은 암수딴그루로 7~8월에 연녹색이나 붉은색으로 피

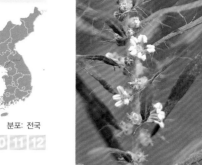

댑싸리 꽃　　　　　　　　댑싸리 씨

고 잎겨드랑이에 모여 수상화서로 달린다. 열매는 원반형 포과이고 9월에 익는다. 어린 잎은 식용하고 씨는 약재로 쓴다.

채 취 8~9월에 댑싸리의 씨를 채취하여 그늘에서 말린다.

성 미 맛은 달고 쓰며 성질은 차다.

효 능 강장, 건위, 살충, 소종, 이뇨, 제습, 청열
- 객열단종(客熱丹腫), 방광염, 복수, 신장염, 옴, 음란퇴질(陰卵㿉疾), 음부소양, 임질, 풍열적목의 치료

사용법 주치증에 **지부자**를 1회 2~6g씩 물 200㎖로 달이거나 가루내어 복용한다.

- **지부자**(볶은 것) 1.8kg, 생지황 300g을 섞어서 반죽한 후 말려서 가루내어 풍열적목에 쓴다. 1회 12g씩 하루 3번 식전마다 따끈한 물로 3~5일간 계속 복용하면 효과를 볼 수 있다.

- 몸이 허약해지고 열이 많을 때에는 볶은 **지부자** 37.5g, 감초 12g을 물 800㎖로 1/2이 되게 달여서 복용한다. 1/3씩 나누어 하루 3번 식간마다 복용하면 효과를 볼 수 있다.

- 옴, 음부소양에는 열매를 달인 물로 환부를 닦아낸다.

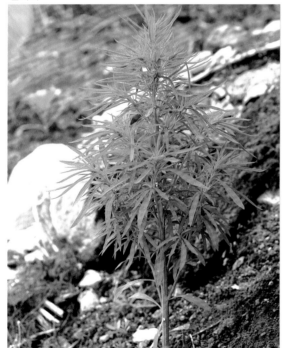

둥그렇게 자란 댑싸리

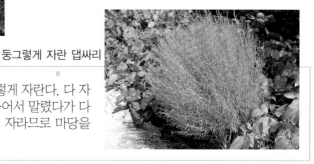

빗자루를 만드는 풀

댑싸리는 한 포기에서 가지가 많이 갈라져 둥그렇게 자란다. 다 자란 댑싸리를 뽑아 뿌리는 잘라 버리고 지상부만 묶어서 말렸다가 다듬어서 빗자루를 만든다. 댑싸리는 키가 1m 정도 자라므로 마당을 쓸어내는 빗자루로 많이 사용하였다.

위를 튼튼하게 하고 열기를 내려주는 풀

시금치
Spinacia oleracea L.
명아주과 시금치속

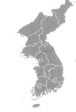

별 명 적근채, 파릉채
한약명 **파채**(菠菜)-전초

문포: 전국

채취시기	1	2	3	4	5	6	7	8	9	10	11	12
전초												

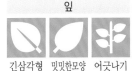

잎
긴삼각형 밋밋한모양 어긋나기

꽃   열매
특이모양 총상화서 가시달린포과

농가의 밭에서 채소로 재배하며 키 50cm 정도 자라는 한(두)해살이 풀. 잎은 어긋나고 긴 삼각형이며 밑부분은 날개 모양이다. 꽃은 암수딴그루로 5월에 연한 노란색으로 피고 줄기 끝이나 잎겨드랑이에 모여 달린다. 열매는 포과이다. 어린 잎을 식용하고 전초를 약재로 쓴다.

채취 필요할 때 전초를 채취하여 약재로 이용한다.

성미 맛은 달고 성질은 서늘하다.

효능 배농, 보위, 양혈(凉血), 염음(斂陰), 윤조, 이수, 지갈, 지혈, 해열, 해독

－경수과다, 고혈압, 늑막염, 당뇨병갈증, 백내장, 번비, 빈혈두통, 소변직결, 숙취, 신장병, 조루, 폐병, 하복냉한, 혈열피부병의 치료

사용법 폐병, 늑막염, 수족고열, 변비, 고혈압, 조루에는 **오채탕**(五菜湯)을 쓴다. **파채** 150g, 무 1/4개, 당근 1뿌리, 토마토(부추로 대용) 1개, 배추 1/8개를 물 4.5ℓ에 넣고 끓여 1/3이 되게 졸인 뒤 삼베로 꼭 짜서 찌꺼기는 버리고 국물만 남기면 오채탕이 된다. 이 탕을 3등분하여 하루 3번 식후마다 복용한다.

• 당뇨병갈증에는 말린 시금치 뿌리와 계내금 같은 양을 가루로 만들어 복용한다. 오래 복용하면 효과를 볼 수 있다.

• 숙취에는 시금치 생잎과 생뿌리로 즙을 내어 여러 번 마신다. 위장이 냉한 사람은 약간 끓여서 복용해야 한다.

• 빈혈두통에는 시금치 생잎과 뿌리로 즙을 내고 약간 끓여서 매일 2~3회씩 오래 복용하면 효과를 볼 수 있다.

• 혈열피부병, 홍종소양, 대변건조에는 뿌리가 달린 시금치 1.2~1.8kg에 물을 많이 붓고 은근한 불에 2~3시간 졸인 다음 즙을 내어 1회 1잔씩 매일 5~7회 복용한다.

시금치

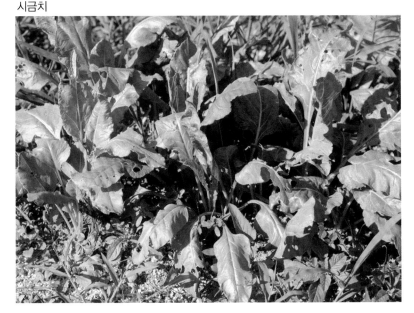

채취한 시금치 잎

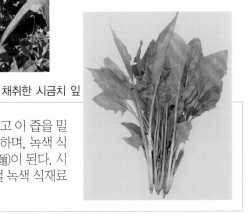

엽록소면

시금치를 뿌리가 달린 채 뽑아서 깨끗이 씻은 뒤 찧어 즙을 내고 이 즙을 밀가루에 개어 국수를 만들어 삶아 먹으면 맛도 좋고 영양도 풍부하며, 녹색 식물이 적은 겨울에도 엽록소를 섭취할 수 있는 **엽록소면**(葉綠素麵)이 된다. 시금치는 추위에 강하여 겨울에도 녹색을 유지하므로 좋은 겨울철 녹색 식재료이다.

열을 내리게 하고 종기를 가라앉게 하는 풀

비름

Amaranthus mangostanus L.
비름과 비름속

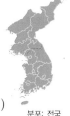

분포: 전국

별 명 비듬나물, 새비름, 참비름, 현채
한약명 현(莧) · 녹현(綠莧) · 백현(白莧)
· 야현(野莧)−잎과 줄기

채취시기	1	2	3	4	5	6	7	8	9	10	11	12

뿌리: 연중   지상부: 6~8월 열매: 9~11월

잎

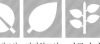

넓은달걀모양   밋밋한모양   어긋나기

꽃   열매

꽃잎없음   수상화서   개과

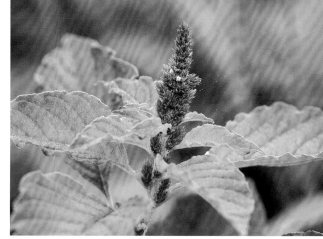

비름 꽃

길가에서 키 1m 정도 자라는 한해살이풀. 잎은 어긋나고 넓은 달걀 모양이며 잎자루가 길다. 꽃은 7~9월에 녹색으로 피며 줄기 끝과 잎겨드랑이에 수상화서로 달린다. 열매는 타원형 개과이고 9~10월에 익으며 윤기가 나는 흑갈색 씨가 1개씩 들어 있다. 어린 잎을 식용하고 전초를 약재로 쓴다.

채취 여름에 지상부를 베어 햇볕에 말린다. 씨는 가을에 채취하고 뿌리는 필요할 때 수시로 캐내어 말린다.

성미 맛은 달고 성질은 서늘하다.

효능 소종, 이규, 청열, 해독

−감기, 대소변불통, 사충교상, 이질, 안질, 옻독, 적백리, 종기, 창종, 치질의 치료

사용법 이질에는 현(莧) 150g을 물에 진하게 달여서 1/4로 나누어 하루 4번 복용하면 효과를 볼 수 있다.

• 안질에는 현(莧)을 연하게 달인 물로 환부를 씻어낸다.

• 치질, 종기, 사충교상에는 비름 생잎을 찧어 환부에 붙인다.

• 입술이 갈라졌을 때는 비름 생풀을 짓찧어 즙을 내어서 환부를 몇 차례 씻으면 효과를 볼 수 있다.

• 음부가 냉(冷)할 때에는 비름 생뿌리를 짓찧어 붙이면 효과를 볼 수 있다.

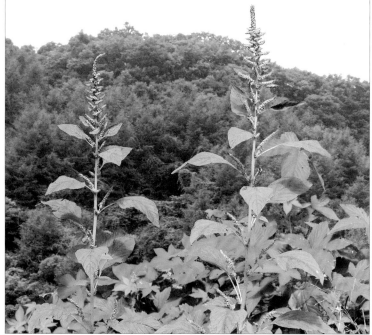

비름

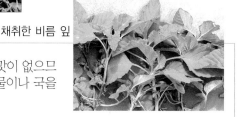

채취한 비름 잎

산나물 요리

봄에 비름의 어린순을 채취하여 나물이나 국거리로 먹는다. 쓴맛이 없으므로 끓는 물에 살짝 데친 후 차가운 물에 헹구고 요리한다. 이 나물이나 국을 장기간 계속 먹으면 변비와 안질의 치료에도 효과를 볼 수 있다.

풍을 없애주고 간을 맑게 하는 풀

개맨드라미

Celosia argentea L.
비름과 맨드라미속

분포: 중부 이남

별　명 들맨드라미, 초결명, 계관현
한약명 **청상자**(靑霜子)-씨, **청상**(靑霜)-잎과 줄기

채취시기 1 2 3 4 5 6 7 **8 9 10** 11 12
잎·줄기:8월
열매:9~10월

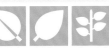

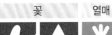

개맨드라미

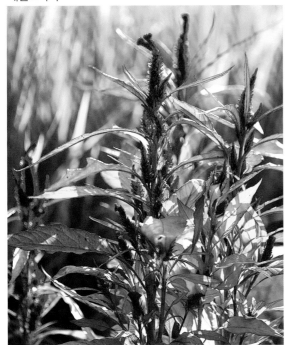

개맨드라미 꽃

키 80cm 정도 자라는 한해살이풀. 잎은 피침형이고 어긋난다. 꽃은 8월에 연한 분홍빛으로 피고 가지와 줄기 끝에 이삭 모양으로 뭉쳐서 원기둥 모양이 된다. 열매는 타원형 개과이고 익으면 윗부분이 뚜껑처럼 떨어져나가 4~5개의 검고 윤기나는 작은 씨가 쏟아진다. 전초를 약재로 쓴다.

채 취 가을에 열매가 익어 씨가 쏟아지기 전에 거두어 햇볕에 말린다. 잎과 줄기는 꽃이 질 무렵에 채취하여 햇볕에 말린다.

성 미 맛은 쓰고 성질은 조금 차다.

효 능 거풍, 명목퇴예(明目退瞖), 소종, 청간사화(淸肝瀉火)

－고혈압, 두훈두통, 안질, 예막, 자궁출혈, 장출혈, 생리불순, 종기, 청맹, 피부풍열소양, 화상의 치료

사용법 **청상자**를 1회 3~5g씩 달여서 내과 질환과 피부병에 복용한다. 안질의 경우에는 청상자를 달인 물로 눈의 환부를 씻어낸다.

• **청상자** · 토사자 · 익모초 · 방풍 · 현삼 · 시호 · 택사 · 차전자 · 복령 · 오미자 · 세신 각각 4, 생지황 10의 비율로 섞어 가루약을 만들어 간열로 눈이 붉어지고 붓고 아플 때 쓴다. 1회 3~4g씩 하루 3번 복용한다.

• 종기, 화상출혈에는 **청상**을 1회 5~10g씩 달여서 복용하거나 개맨드라미 생잎을 찧어 그대로 환부에 붙인다.

• 생리불순에는 개맨드라미의 꽃과 뿌리를 말린 것을 달여서 복용한다.

개맨드라미 씨

눈을 밝게 하는 풀

개맨드라미의 씨앗은 눈을 밝게 하는 효능이 있고 결명자와 비슷하게 생겼기 때문에 초결명(草決明)이라고 부르기도 하며, 꽃잎이 닭의 벼슬(鷄冠;계관)같이 생겼고, 어린 싹은 비름(莧;현)을 닮았기 때문에 계관현(鷄冠莧)이라는 별명이 붙었다.

출혈과 설사를 멎게 하는 풀

맨드라미

Celosia cristata L.
비름과 맨드라미속

별 명 민드라치
한약명 **계관화**(鷄冠花)-꽃과 씨

분포: 전국

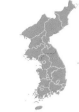

채취시기	1	2	3	4	5	6	7	8	9	10	11	12

꽃, 열매

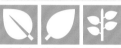

잎

피침형　밋밋한모양　어긋나기

꽃　　　**열매**

꽃잎없음　닭볏모양　달걀모양

키 90cm 정도 자라는 한해살이풀. 잎은 어긋나고 달걀 모양이며 잎자루가 길다. 꽃은 7~8월에 노란색 · 홍색 · 흰색 등으로 피고 편평한 꽃줄기 끝에 작은 꽃이 빽빽하게 달린다. 열매는 달걀 모양 개과이고

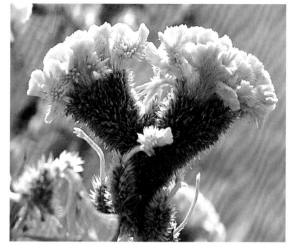
맨드라미(노란색 꽃)

꽃받침에 싸여 있으며 9~10월에 익으면 갈라져 뚜껑처럼 열린다. 지상부를 약재로 쓴다.

채 취 여름에 꽃이 필 때 꽃이삭을 따서 햇볕에 말린다.

성 미 맛은 달고 성질은 서늘하다.

효 능 양혈(凉血), 지혈

- 간장병, 객혈, 두종, 붕대, 안질, 이질, 임탁, 자궁출혈, 장풍혈변, 적백대하, 적백리, 치루하혈, 토혈, 혈뇨, 혈담, 혈림, 혈변의 치료

- 줄기와 잎: 담마진, 이질, 치창, 비출혈, 토혈, 혈붕의 치료

사용법 주치증에 **계관화**를 1회 2~3g씩 가루내고 1/3씩 나누어 하루 3번 복용한다.

- **계관화**를 달인 즙으로 치질의 환부를 씻어낸다.

- 맨드라미의 전초를 채취하여 말린 것을 달여서 복용하면 산기(疝氣), 심장병의 치료에 효과가 있다.

맨드라미

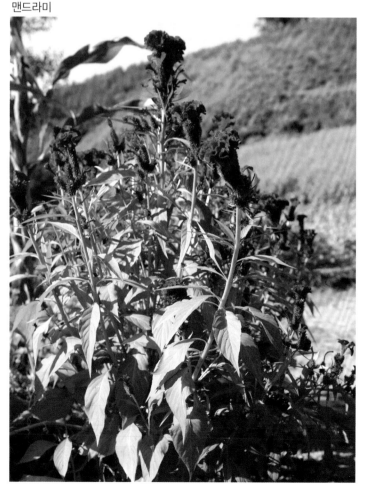

닭의 벼슬과 닮은 꽃

맨드라미는 독특하게 생긴 꽃 모양이 다른 식물과 크게 달라 저절로 핀 것이 아니라 마치 사람이 만들어 놓은 것 같다고 하여 맨드라미라는 이름이 붙었다. 또, 맨드라미의 꽃이 닭의 벼슬과 비슷하다고 하여 계관화(鷄冠花)라는 별명도 생겼다.

피를 잘 돌게 하고 관절 운동을 순조롭게 하는 풀

쇠무릎

Achyranthes japonica (Miq.) Nakai
비름과 쇠무릎속

별　명 쇠무릎지기, 마독풀
한약명 **우슬**(牛膝) · **마청초**(馬靑草)–뿌리

분포: 진국

채취시기	1	2	**3**	4	5	6	7	8	9	**10**	**11**	12

뿌리 / 뿌리

잎
긴타원형 · 밋밋한모양 · 마주나기

꽃 / **열매**
꽃잎5 · 이삭모양 · 긴타원형

들에서 키 50~100cm 자라는 여러해살이풀. 줄기는 네모지고 마디가 두드러진다. 잎은 마주나고 긴 타원형이며 털이 약간 있다. 꽃은 8~9월에 녹색으로 피고 수상화서로 달린다. 열매는 긴 타원형 포과이고 9월에 익는다. 어린 잎을 식용하고 뿌리와 잎을 약재로 쓴다.

채취 이른 봄이나 늦가을에 뿌리를 캐내어 잔뿌리를 제거하고 햇볕에 말린다.

성미 맛은 쓰고 시며 성질은 따뜻하다.

효능 강근골, 보간, 보신(補腎), 산어혈, 소옹저, 이뇨, 정혈, 통경

–관절염, 난산, 부인병, 산후어혈복통, 생리불순, 수족경련, 신경통, 옹종, 요슬골통, 유선염, 임병, 징하, 타박상, 포의불하(胞衣不下), 혈뇨, 후비의 치료

–잎: 만성 말라리아, 요슬동통, 임병, 한습위비(寒濕胃肥)의 치료

사용법 주치증에 **우슬**을 1회 2~6g씩 달이거나 가루내어 복용한다.

· 어린이의 야뇨증에는 **우슬**을 1회 8~10g씩 달여서 복용한다.

· 우슬 12g, 생강 12g, 황기 6g, 백작약 6g, 계지 6g, 대조 6g을 섞어 달인 **황기오물탕**(黃芪五物湯)은 갱년기 이후의 노화 현상으로 무릎이 시릴 때 쓴다. 1/3씩 나누어 하루 3번씩 10일 이상 식후에 복용한다.

· 우슬 75, 창출 225, 황백 150을 섞어 만든 **삼묘환**(三妙丸)은 습열로 다리를 쓰지 못할 때 쓴다. 1회 3~4g씩 하루 3번 복용한다.

· **우슬**을 소주(10배량)에 담가 숙성시킨 **우슬주**(牛膝酒)는 신경통에 쓴다. 하루 3번 조금씩 마신다.

· 벌레에 물린 데에는 쇠무릎 생잎을 찧어 즙을 내어 환부에 바른다.

쇠무릎

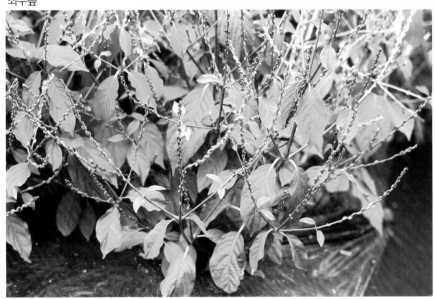

쇠무릎 꽃

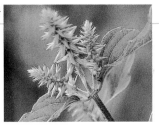

산나물 요리

봄에 쇠무릎의 어린순을 채취하여 나물이나 국거리로 먹는다. 약간 쓴맛이 나므로 끓는 물에 데쳐 반나절 정도 차가운 물에 담가 우려낸 후 요리한다. 쇠무릎의 잎과 어린 꽃봉오리는 생으로 튀김을 만들어 먹는다. 잎은 여름까지도 부드러우므로 오래 이용할 수 있다. 쇠무릎의 뿌리를 채취하여 닭볶음탕 등에 넣는다.

풍한을 없애주고 코 막힌 것을 통하게 하는 나무

목련

Magnolia kobus DC.
목련과 목련속

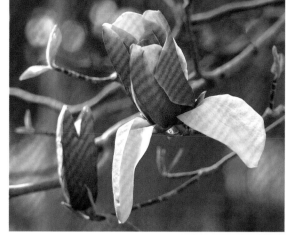

자목련

별　명 영춘화, 목란, 목필, 북향화
한약명 신이(辛夷)-꽃봉오리,
　　　　옥란화(玉蘭花)-꽃

분포: 전국

채취시기 1 2 **3** **4** 5 6 7 8 9 10 11 12
꽃봉오리, 꽃

잎

넓은달걀모양　밋밋한모양　어긋나기

꽃　　　　열매

꽃잎6　　홀꽃　　주머니모양

산지에서 높이 10m 정도 자라는 갈잎큰키나무. 잎은 넓은 달걀 모양이고 가장자리는 밋밋하다. 꽃은 3~4월에 흰색으로 피며 잎이 나기 전에 가지 끝에 1송이씩 달린다. 열매는 골돌과로 9~10월에 익는다. 꽃봉오리를 약재로 쓴다.

• 백목련(*M. denudata* Desr.), 자목련(*M. liliflora* Desrduss)을 대용으로 쓸 수 있다.

채 취 3~4월경 꽃이 피기 직전에 목련의 꽃봉오리를 따서 바람이 잘 통하는 그늘에 말린다.

성 미 맛은 맵고 성질은 따뜻하다.

효 능 거풍, 산풍한(散風寒), 통비규(通鼻竅)

–신이: 두통, 비새(鼻塞), 비염, 축농증, 치통의 치료

–옥란화: 불임증, 월경전복통, 축농증의 치료

사용법 주치증에 **신이**를 1회 2~4g씩 물 200㎖로 뭉근하게 달이거나 가루내어 복용한다.

• **신이** 5~10g을 물 600㎖로 1/2이 되도록 달여서 코가 막히거나 비염, 축농증에 쓴다. 달인 물을 1/3씩 나누어 하루 3번 복용한다. **신이**를 가루내어 코 속에 뿌려도 효과를 볼 수 있다.

• 축농증에 목련의 꽃이나 씨로 술을 담가서 복용한다. 목련 꽃을 소주(4배량)에 담가 어둡고 서늘한 곳에 2~3개월 두어 술을 붉은 색으로 숙성시켜 **신이화주**(辛夷花酒)를 담근다. 목련 씨를 쓰면 **신이주**(辛夷酒)가 된다.

목련

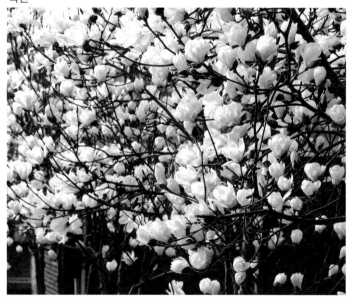

끝이 북쪽을 향하는 목련 꽃봉오리

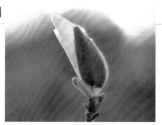

나무에 핀 연꽃

목련은 원래 꽃 모양이 난초 꽃을 닮아 '나무에 핀 난초' 라는 뜻으로 목란(木蘭)이라고 하였으나 불가에서 '나무에 핀 연꽃' 이라 여겨 목련(木蓮)이라 부르게 되었다고 한다. 또 이른 봄에 꽃이 피는 '봄맞이꽃' 이라 하여 영춘화(迎春花), 꽃봉오리가 붓과 같다고 해서 목필(木筆), 꽃봉오리의 부리가 모두 북쪽을 향하고 있으므로 북향화(北向花)라고도 한다.

기침을 멎게 하고 눈을 밝게 하는 나무

오미자나무

Schizandra chinensis Baillon
목련과 오미자속

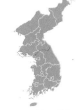

분포: 전국

별　명 개오미자
한약명 **오미자**(五味子)-열매

채취시기 1 2 3 4 5 6 7 8 **9 10** 11 12
　　　　　　　　　　　　　열매

잎

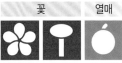

달걀모양　톱니모양　어긋나기

꽃　　　　　열매

꽃잎5　　홑꽃　　공모양

산골짜기의 전석지에서 키 6~9m 자라는 갈잎덩굴나무. 잎은 어긋나고 달걀 모양이며 가장자리에 톱니가 있다. 꽃은 암수딴그루로 5~7월에 연분홍색 또는 흰색으로 피고 새가지의 잎겨드랑이에 한 송이씩 달린다. 열매는 둥근 공 모양 장과이고 8~9월에 붉은색으로 익는다. 어린순을 식용하고 열매를 약재로 쓴다.

오미자나무 열매

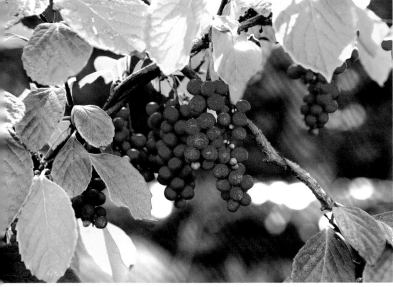

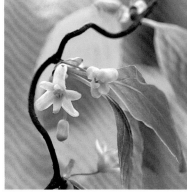

오미자나무 꽃

채 취 가을에 잘 익은 열매를 채취하여 햇볕에 말린다.

성 미 맛은 시고 성질은 따듯하다.

효 능 거담, 삽정, 생진액, 수한(收汗), 염폐(斂肺), 자신(滋腎), 자양강장, 지사, 진해

-갈증, 급성 간염, 노상이수(勞傷羸瘦), 도한, 만성 이질, 몽정, 불면증, 식은땀, 유정, 음위, 자한, 천식, 해수의 치료

사용법 주치증에 **오미자**를 1회 1~4g씩 뭉근하게 달이거나 가루내어 복용한다.

• **오미자**, 천궁, 행인, 마황, 진피(陳皮), 감초, 빙당 각 6g씩을 섞어 달여서 기관지천식에 쓴다. 1회 200㎖씩 하루 2번 복용한다.

• **오미자** 150g을 가루내어 소주에 일주일 정도 담가 우려내어 신경증에 쓴다. 1회 1숟가락씩 하루 2번 복용한다.

• 알코올중독증에는 **오미자**를 1회 5~7g씩 달여서 하루 2~3번씩 4~5일 복용하면 효과를 볼 수 있다.

• **오미자** · 마 · 산수유 각각 15g, 복신 · 택사 · 목단피 각각 11g, 숙지황 30g을 섞은 **신기환**(腎氣丸)은 폐와 신장이 허하여 기침이 나고 숨이 찰 때 쓴다. 1회 3~10g씩 하루 3번 먹는다.

• 냉증, 저혈압, 불면증에는 **오미자**를 소주(35도, 10배량)에 담가 2~3개월 숙성시킨 **오미자주**(五味子酒)를 쓴다. 매일 자기 전에 1잔 정도 마신다.

주 의 전간, 위 · 십이지장궤양, 고혈압 환자에게는 쓰지 않는다.

오미자(약재)

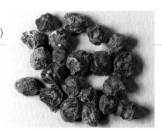

다섯 가지 맛이 나는 열매

오미자나무의 열매를 오미자라고 하는데 오미자(五味子)는 열매에서 다섯 가지 맛이 난다는 뜻으로 붙여진 이름이다. 즉, 오미자나무는 열매껍질에서는 신맛이 나고, 과육에서는 단맛이 나며, 씨에서는 맵고 쓴맛이 나고, 전체적으로는 짠맛이 배어 조화를 이룬다고 한다.

통증을 멎게 하고 살충 작용을 하는 나무

녹나무

Cinnamomum camphora Siebold
녹나무과 녹나무속

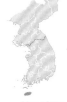

별 명 예장나무, 장목
한약명 **장뇌(樟腦)**-줄기

분포: 제주도

채취시기	1	2	3	4	5	6	7	8	9	10	11	12
	줄기											줄기

잎

긴타원형   밋밋한모양   어긋나기

꽃   열매
펼친꽃잎 원추화서 공모양

산지에서 높이 30m 정도 자라는 늘푸른큰키나무. 잎은 어긋나고 긴 타원형이며 가장자리는 밋밋하다. 꽃은 5월에 황백색으로 피며 잎겨드랑이에 원추화서로 달린다. 열매는 공 모양 장과로 8~11월에 흑자색으로 익는다. 줄기를 약재로 쓴다.

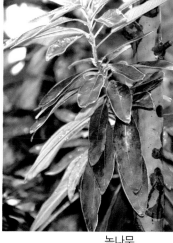
녹나무

채 취 겨울에 줄기를 잘라 햇볕에 말린다.

성 미 맛은 맵고 성질은 뜨겁다.

효 능 강심, 통규, 지통, 방부, 살충

−가려움증, 버짐, 복통, 악창, 옴, 종기, 탕화창(湯火瘡), 토사, 피부궤양의 치료

사용법 주치증에 **장뇌**를 1회 4~8g씩 물 200㎖로 달여서 복용한다.

• 타박상, 옴, 가려움증에는 **장뇌**를 달인 물을 환부에 바른다.

• 신경통에는 **장뇌**를 포대에 담아서 욕조에 넣어 입욕제로 쓰면 효과를 볼 수 있다.

• 여름에 말린 녹나무 잎을 태워서 연기를 내면 모깃불로 쓸 수 있다.

장을 튼튼하게 하고 담을 삭게 하는 나무

후박나무

Machilus thunbergii S. et Z.
녹나무과 후박나무속

별 명 왕후박나무
한약명 **토후박(土厚朴)**-줄기껍질

분포: 남부 지방, 울릉도

채취시기	1	2	3	4	5	6	7	8	9	10	11	12
				줄기껍질								

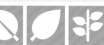
잎

타원형   밋밋한모양   어긋나기

꽃   열매
꽃잎5   산형화서 공모양

높이 20m 정도 자라는 늘푸른큰키나무. 잎은 어긋나고 타원형이며 가죽질이다. 꽃은 5~6월에 황록색으로 핀다. 열매는 장과이고 다음해 7~8월에 흑자색으로 익는다. 나무껍질을 약재로 쓴다.

채 취 봄에 줄기와 가지의 껍질을 벗겨 햇볕에 말린다.

성 미 맛은 쓰고 매우며 성질은 따뜻하다.

효 능 거담, 건위, 소적, 이기, 정장, 조습, 하기

−구토, 기관지염, 복부창만, 복통, 설사, 설태, 소화불량, 위경련, 위장염, 해수의 치료

사용법 주치증에 **토후박**을 1회 2~4g씩 물 200㎖로 뭉근하게 달이거나 가루내어 복용한다.

• 소화불량·복부창만·설사·만성위염에 **토후박** 3.8g, 창출 7.5g, 진피(陳皮) 5.3g, 감초 2.3g, 생강 3g, 대조 2g을 섞은 **평위산(平胃散)**을 1회 6~8g씩 하루 3번 복용한다.

• **토후박** 12g, 건강 15g, 진피(陳皮) 12g, 적복령 6g, 초두구 6g, 목향 4g, 감초 4g, 생강 6g, 대조 4g을 섞은 **후박온중탕(厚朴溫中湯)**은 위가 차서 명치가 트직하고 아플 때 쓴다. 달여서 1/3씩 나누어 하루 3번 복용한다.

주 의 임산부에게는 특히 주의하여 써야 한다.

후박나무

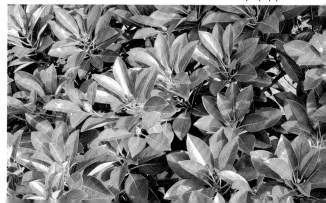

피멍을 없애주고 종기를 치료하는 나무

생강나무
Lindera obtusiloba Blume
녹나무과 생강나무속

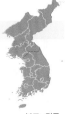

분포: 전국

별 명 개동백나무, 단향매, 새양나무, 아귀나무
한약명 **삼첩풍**(三鉆風), **황매목**(黃梅木)-나무껍질

 채취시기 | 1 | 2 | 3 | 4 | 5 | 6 | 7 | 8 | 9 | 10 | 11 | 12
가지

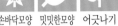
잎
손바닥모양　밋밋한모양　어긋나기

꽃　　　　　열매
겹꽃　산형화서　장과

산기슭 양지에서 높이 3m 정도 자라는 갈잎중키나무. 잎은 어긋나고 달걀 모양이며 끝이 3~5갈래로 갈라진다. 꽃은 암수딴그루로 2~3월에 노란색으로 피며 잎이 나기 전에 작은 꽃들이 산형화서로

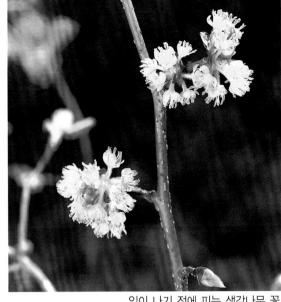

잎이 나기 전에 피는 생강나무 꽃

달리는데 꽃잎이 없다. 열매는 둥근 장과이고 9~10월에 검은색으로 익는다. 연한 잎은 식용하고 가지를 약재로 쓴다.

채취 필요할 때 가지를 채취하여 잘게 썰어 쓴다.

성미 맛은 맵고 성질은 따뜻하다.

효능 소종, 산어, 서근, 해열, 활혈

－두통, 복통, 산후부종, 신경통, 어혈종통, 염좌, 오한, 외상어혈, 타박상의 치료

사용법 오한, 복통, 신경통에는 **삼첩풍**을 1회 5~10g씩 달여서 복용한다.

• 산후풍에는 **삼첩풍** 40~50g을 진하게 달여 하루에 3번 식후에 복용한다. 일주일 정도 복용하면 효과를 볼 수 있다.

• 외상으로 생긴 어혈에 의한 통증이나 타박상 또는 염좌에는 생강나무의 생가지를 찧어 환부에 붙인다.

생강나무

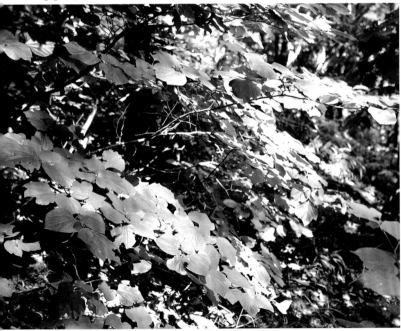

생강나무 열매

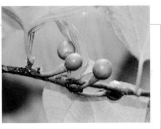

생강 냄새가 나는 나무

생강(生薑; *Zingiber officinale* Roscoe)은 덩이뿌리를 향신료로 쓰는 초본류로 특유의 냄새가 강한데, 생강나무 가지를 꺾으면 이 생강 냄새가 나기 때문에 생강나무라는 이름이 붙었다. 또 예전에는 생강나무의 열매에서 기름을 짜내어 부인들이 머리를 단장할 때 쓰는 머릿기름(동백기름)으로 이용하였으므로 동백나무라고도 부른다.

통증을 멎게 하고 소변을 잘 나오게 하는 덩굴풀

사위질빵

Clematis apiifolia DC.
미나리아재비과 으아리속

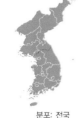

분포: 전국

별 명 길빵나물, 주머니끈나물
한약명 여위(女萎)-전초

덩굴

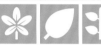

잎

3겹잎	밋밋한모양	마주나기

꽃	열매
꽃잎없음	총상화서	수과

산과 들의 숲 가장자리에서 길이 3m 정도 자라는 갈잎덩굴풀. 잎은 마주나고 3장으로 된 겹잎이며 작은잎은 넓은 피침형이고 가장자리는 밋밋하다. 꽃은 6~9월에 흰색으로 피며 잎겨드랑이에 취산화서로 달리는데 꽃잎이 없다. 열매는 수과이고 9~10월에 여문다. 어린 잎과 줄기는 식용하고 전체를 약재로 쓴다. 유독성 식물이다.

채취 가을에 덩굴을 채취하여 거친 잡질을 제거하고 햇볕에 말린다.

성미 맛은 맵고 성질은 따뜻하다.

효능 거풍, 수렴(收斂), 이뇨, 진경(鎭痙), 진통, 통경락(通經絡)

-곽란설리, 근골동통, 대장염, 부종, 설사, 소변불리, 소아간질, 신경통, 이질, 임부부종, 치질, 탈항, 토사곽란, 한열병의 치료

사용법 주치증에 **여위**를 1회 5~8g씩 물 200㎖로 뭉근하게 달이거나 가루내어 복용한다.

덤불을 이루어 다른 식물체를 뒤덮는 사위질빵

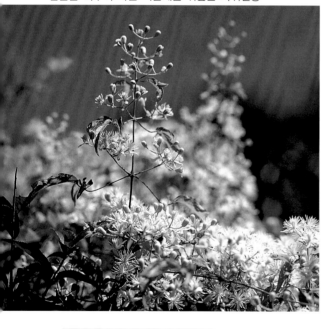

사위질빵 꽃

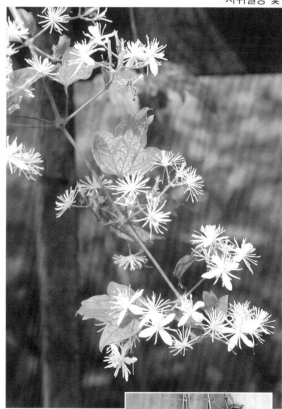

채취한 사위질빵

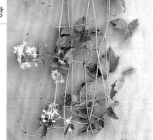

사위를 사랑하는 장모

사위질빵은 길이 3m 정도까지 무성하게 자라지만 덩굴은 칡이나 다래덩굴과 달리 아주 약하여 쉽게 끊어진다. 옛날에 처가의 농사일을 돕느라 땀을 뻘뻘 흘리는 사위가 안쓰러운 장모님이 조금만 무겁게 짐을 얹으면 끊어지도록 가늘고 약한 이 식물의 덩굴로 사위의 지게 멜빵을 만들어 주어 짐을 적게 얹게 했다는 전설에서 유래하여 '사위의 지게 멜빵을 만드는 덩굴'이라 하여 사위질빵이라고 부른다.

기를 통하게 하고 통증을 멎게 하는 덩굴풀

으아리

Clematis mandshurica Ruprecht.

미나리아재비과 으아리속

분포: 전국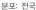

별 명 고칫대, 날료철선련, 선인초, 어사리

한약명 **위령선**(威靈仙)-뿌리

채취시기	1	2	3	4	5	6	7	8	9	10	11	12
				뿌리					뿌리			

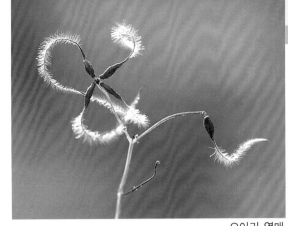

으아리 열매

잎

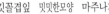

깃꼴겹잎 밋밋한모양 마주나기

꽃   **열매**

꽃받침꽃 원추화서 달걀모양

으아리

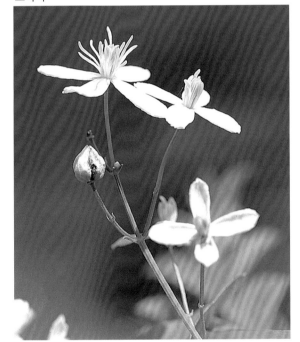

산기슭과 들의 숲가장자리에서 길이 2m 정도 자라는 갈잎덩굴풀. 잎은 마주나고 깃꼴겹잎이며, 작은잎은 달걀 모양이고 잎자루는 덩굴손처럼 구부러진다. 꽃은 6~8월에 흰색으로 피며 줄기 끝이나 잎겨드랑이에서 원추화서로 달린다. 열매는 달걀 모양 수과로 9월에 여문다. 어린순을 식용하고 뿌리를 약재로 쓴다.

채취 봄이나 가을에 뿌리를 캐어 줄기를 제거하고 물에 씻어 햇볕에 말린다.

성미 맛은 맵고 짜며 성질은 따뜻하다.

효능 거풍습, 경락소통, 산벽적(散癖積), 진통, 항균, 화담

-각기, 경인(硬咽), 급성황달형 간염, 류머티즘성 심부통, 말라리아, 부종, 소변불리, 수족마비, 요슬냉통, 인후종통, 징하, 적취, 타박상, 통풍, 파상풍, 편두염, 편두통의 치료

사용법 주치증에 **위령선**을 1회 4~6g씩 뭉근하게 달이거나 가루내어 복용한다.

- **위령선** 12g, 창출 12g(또는 오갈피 10g)을 달여서 풍습관절통, 관절염에 쓴다. 달인 물을 1/3씩 나누어 하루 3번 복용하면 효과를 볼 수 있다.

- 타박내상(어혈, 요통)에는 **위령선** 15g, 두충 200g을 물 300㎖로 달여서 복용한다.

- 팔다리가 아플 때에는 **위령선** 10g, 모과 20g을 가루낸 뒤 물로 달여서 복용한다.

- 목에 물고기뼈가 걸렸을 때는 **위령선** 12g을 달여서 조금씩 자주 복용하면 효과를 볼 수 있다.

으아리 잎

신비한 약초

옛날 어떤 사람이 돌기둥에 기대어 잠을 자다가 중풍으로 몸이 마비되어 오래도록 고생하다가 산에서 으아리 뿌리를 캐어 약으로 쓰고 나서야 병이 낫게 되었다. 이 전설에서 유래하여 으아리 뿌리를, 맵고 짠 약성이 위엄 있고 오랜 병을 낫게 하는 신령스러운 약초라고 하여 약명을 위령선(威靈仙)이라고 하였다.

열을 내리게 하고 멍든 것을 없애주는 풀

할미꽃

Pulsatilla koreana (Yabe ex Nakai) Nakai ex Mori
미나리아재비과 할미꽃속

별 명 노고초, 부활절꽃, 조선백두옹
한약명 **백두옹(白頭翁)-뿌리**

분포: 전국

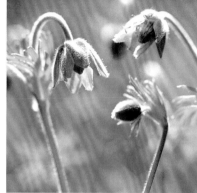

채취시기	1	2	3	4	5	6	7	8	9	10	11	12

뿌리

잎

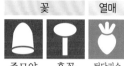

깃꼴겹잎   밋밋한모양   밑둥모여나기

꽃   **열매**

종모양   홀꽃   털달린수

할미꽃

산이나 들의 건조한 초원에서 키 40cm 정도 자라는 여러해살이풀. 전체에 긴 털이 밀생한다. 잎은 뿌리에서 나고 깃꼴겹잎이며, 잎자루가 길고 작은잎은 깊게 갈라진다. 꽃은 4~5월에 붉은 자주색

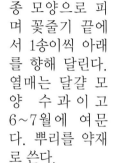

종 모양으로 피며 꽃줄기 끝에서 1송이씩 아래를 향해 달린다. 열매는 달걀 모양 수과이고 6~7월에 여문다. 뿌리를 약재로 쓴다.

분홍할미꽃

• 분홍할미꽃(*P. dahurica* (Fisch. ex DC.) Spreng.)을 대용으로 쓸 수 있다.

채취 봄부터 가을 사이에 뿌리를 캐내어 지상부와 잔뿌리를 제거하고 물에 씻어서 햇볕에 말린다.

성미 맛은 쓰고 성질은 차며 독성이 있다.

효능 살균, 소염, 수렴(收斂), 양혈(凉血), 지리, 청열, 항균, 해독

－무좀, 복통, 신경통, 암, 연주창, 생리곤란, 위장통, 이질, 임파선염, 영류, 치출혈, 치통, 비출혈, 학질의 치료

－꽃: 백독두창(白禿頭瘡), 학질, 한열을 치료

－잎: 외상, 비출혈의 치료

사용법 주치증에 **백두옹**을 1회 2~5g씩 달이거나 가루내어 복용한다. 하루 5~10g 쓴다.

• **백두옹** 8g, 황백 11g, 선황련 11g, 진피 11g을 섞어 만든 **백두옹탕(白頭翁湯)**은 적리에 쓴다. 1회 1~2첩을 달여서 1/3씩 나누어 하루 3번 복용한다.

• **백두옹**, 곤포, 모자반, 목통, 연교, 현삼, 계심, 백렴 각각 4g을 섞어 환을 만들어 영류에 쓴다. 1회 5~6g씩 하루 3번 복용한다.

• 뿌리 또는 지상부를 잘게 썰어 그대로 쓰거나 물에 달인 물을 구더기가 있는 곳에 뿌리면 모두 죽는다.

할미꽃 열매

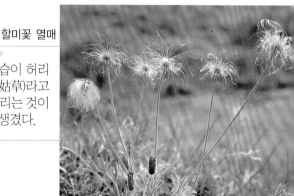

허리 굽은 백발 노인

할미꽃은 꽃대가 구부러져 아래를 향해 꽃이 달린다. 이 모습이 허리가 굽은 할머니 같다고 하여 이름이 유래되었으며 노고초(老姑草)라고도 부른다. 또 씨가 익을 때 암술이 날개처럼 부풀어 바람에 날리는 것이 노인의 흰머리처럼 보이므로 백두옹(白頭翁)이라는 한약명이 생겼다.

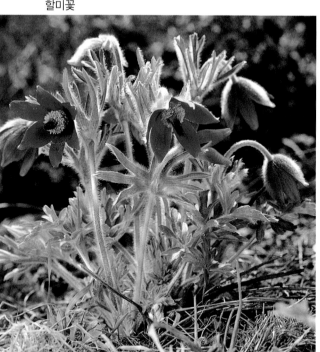

노루귀

Hepatica asiatica Nakai
미나리아재비과 노루귀속

별　명 파설초, 설할초
한약명 장이세신(獐耳細辛)-뿌리

분포: 전국

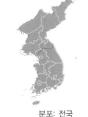

채취시기	1	2	3	4	5	6	7	8	9	10	11	12
뿌리

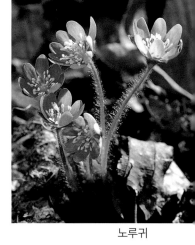

노루귀

잎
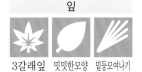
3갈래잎　밋밋한모양　밑둥모여나기

꽃　　열매
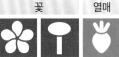
꽃받침꽃　홑꽃　특이모양

산지의 숲 속 그늘에서 키 10cm 정도 자라는 여러해살이풀. 잎은 뿌리에서 모여나고 3개로 갈라지며, 갈래잎은 달걀 모양이고 뒷면에 솜털이 많다. 꽃은 4월에 연홍색 또는 흰색으로 피고 잎이 나기 전에 꽃줄기 위에 1송이씩 달린다. 꽃잎은 없고 꽃받침이 꽃잎처럼 보인다. 열매는 수과이고 6월에 익는다. 어린 잎을 식용하고 뿌리를 약재로 쓴다.

채취 여름에 뿌리를 채취하여 햇볕에 말린다.

성미 맛은 달고 쓰며, 성질은 평하다.

효능 거풍, 소종, 진통, 진해

-근골산통, 노상, 두통, 복통, 장염, 치통, 풍습성질환, 피부염, 이질, 해수의 치료

사용법 주치증에 **장이세신**을 1회 2~6g씩 물 200㎖로 달여서 복용한다.

주의 기가 허하여 땀이 많은 사람은 사용을 금한다.

복수초

Adonis amurensis Regel et Radde
미나리아재비과 복수초속

별　명 눈색이꽃, 설련화, 얼음새꽃, 원일화, 측금잔화
한약명 복수초(福壽草)-전초

분포: 전국

채취시기	1	2	3	4	5	6	7	8	9	10	11	12
전초

복수초

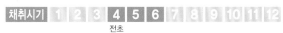

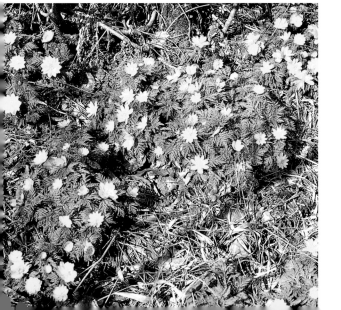

잎
깃털모양　밋밋한모양　어긋나기

꽃　　열매
꽃잎다수　홑꽃　수과

산지에서 키 25cm 정도 자라는 여러해살이풀. 잎은 어긋나고 깃털처럼 갈라지며 밑부분은 원줄기를 감싼다. 꽃은 2~5월에 노란색으로 피며 줄기 끝에 1송이씩 달린다. 꽃잎은 20~30개가 수평으로 퍼진다. 열매는 둥근 수과이고 6~7월에 익는다. 뿌리를 약재로 쓴다.

채취 봄에 꽃이 필 때 전초를 채취하여 햇볕에 말린다.

성미 맛은 쓰고 성질은 평하며 독성이 있다.

효능 강심, 윤장통변, 이뇨, 진통(鎭痛)

-나간, 동계(動悸), 수종, 심장기능부전, 울혈부전의 치료

사용법 주치증에 **복수초**를 1회 0.6~1g씩 물 200㎖로 달여서 복용한다. 또는 **복수초**를 물에 담가 3~4시간 우려낸 물을 복용하면 효과를 볼 수 있다.

주의 독성이 강하므로 약으로 쓰려면 반드시 의사와 상담해야 한다.

열을 내리게 하고 염증을 치료하는 풀

꿩의다리

Thalictrum aquilegifolium var. sibiricum Regel & Tiling
미나리아재비과 꿩의다리속

분포: 전국

별 명 꼬발, 아시아꿩의다리, 한라꿩의다리
한약명 **마미련**(馬尾連)-뿌리줄기

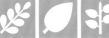

채취시기	1	2	3	4	5	6	7	8	9	10	11	12
				뿌리줄기					뿌리줄기			

잎		
깃꼴겹잎	밋밋한모양	어긋나기

꽃	열매
꽃받침꽃	산형화서	수과

산기슭의 풀밭에서 키 1m 정도 자라는 여러해살이풀. 줄기는 속이 비었고 흰빛을 띤다. 잎은 어긋나고 2~3회 크게 갈라지는 깃꼴겹잎이며 작은잎은 달걀 모양이다. 꽃은 7~8월에 흰색 또는 보라색으로 피고 줄기 끝에 모여 달린다. 열매는 수과이고 타원형이며 9~10월에 익는다. 어린 잎과 줄기를 식

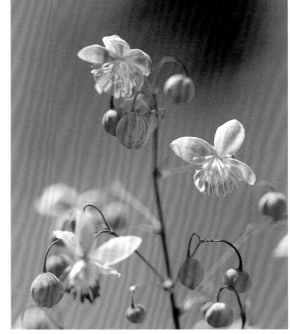

금꿩의다리

용하고 뿌리줄기를 약초로 쓴다.

• 산꿩의다리(*T. filamentosum var. tenerum* (Huth) Ohwi), 금꿩의다리(*T. rochebrunianum var. grandisepalum* (H. Lev.) Nakai) 등 꿩의다리속 식물을 대용으로 쓸 수 있다.

채 취 봄 또는 가을에 뿌리줄기를 캐어 지상부를 제거하고 햇볕에 말린다.

성 미 맛은 쓰고 성질은 차갑다.

효 능 소염, 진통(鎭痛), 청열, 해독

–간염, 감기, 설사, 열증, 인협후염(咽峽喉炎), 장염, 종기, 폐열해수, 홍역의 치료

사용법 주치증에 **마미련**을 1회 1~3g씩 물 200㎖로 달여서 복용한다.

• 종기 등 외과 질환에는 **마미련**을 가루내어 기름으로 개어서 환부에 붙인다.

꿩의다리

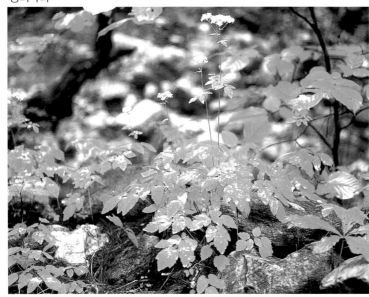

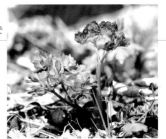
금꿩의다리 새순

삼지구엽초를 닮은 개구엽

봄에 줄기가 3개로 갈라지고 2~3개씩 잎이 달리기 시작하는 꿩의다리속 식물의 새순은 삼지구엽초로 오인되기도 한다. 그러나 더 자라면 가지가 여러 개로 갈라지고 잎도 많이 생겨 삼지구엽초와 아예 다른 모습이 된다. 그래도 산꿩의다리는 개구엽이라고 불리며 약초로 쓰이지만 강정제(强精劑)로서의 약효는 삼지구엽초보다 훨씬 약하다.

경련을 진정시키고 통증을 멎게 하는 풀

투구꽃

Aconitum jaluense Komarov.
미나리아재비과 초오속

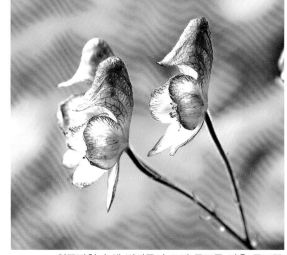

별　명 개싹눈바꽃, 중국부자, 초오두
한약명 **초오**(草烏) · **오두**(烏頭)-덩이뿌리

분포: 중부 이북

채취시기	1	2	3	4	5	6	7	8	9	**10**	**11**	12

덩이뿌리

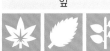

잎
손바닥모양　거친톱니모양　어긋나기

꽃　　**열매**
꽃받침꽃　총상화서　타원형

깊은 산골짜기 숲 속에서 키 1m 정도 자라는 여러해살이풀. 뿌리는 새발 모양이다. 잎은 어긋나고 손바닥 모양으로 갈라지며 가장자리에 거친 톱니가 있다. 꽃은 9월에 자주색으로 피며 원줄기 끝과 윗부

위꽃받침이 옛 병사들이 쓰던 투구를 닮은 투구꽃

분의 잎겨드랑이에서 총상화서로 달린다. 열매는 타원형 골돌과이고 10월에 익는다. 덩이뿌리를 약재로 쓴다. 유독성 식물이다.

채 취 늦가을에 덩이뿌리를 채취하여 햇볕에 말린다.

성 미 맛은 맵고 성질은 더우며 독성이 있다.

효 능 소종, 자양, 진경(鎭痙), 진통

－관절염, 냉증, 뇌졸중, 당뇨병, 두통, 신경통, 위복냉통(胃腹冷痛), 임파선염, 중풍, 파상풍, 임파선염의 치료

사용법 주치증에 **초오**를 1회 1.5~3g씩 달여서 복용한다.

• 근골산통에는 **초오**를 돼지고기나 북어와 같이 삶아서 국물을 복용하면 효과를 볼 수 있다. 그러나 강한 독성이 있으므로 반드시 차갑게 식혀서 복용해야 한다.

주 의 맹독성 약재로서 매우 위험하므로 반드시 전문가의 상담을 통해 약재로 써야 한다. 특히 열이 많거나 혈압이 높은 사람에게는 쓰지 않는다.

투구꽃

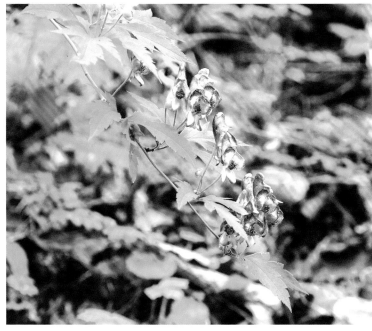

새의 발처럼 사방으로 갈라지는 투구꽃 뿌리

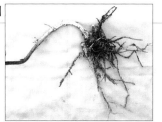

투구를 닮은 꽃

　투구꽃의 꽃은 꽃잎이 없고 꽃잎처럼 보이는 5장의 보라색 꽃받침에 싸여 있는데 위쪽 꽃받침이 옛날의 병사들이 쓰던 투구와 닮은 모양이어서 이름이 유래되었다. 또 검은빛을 띤 갈색 뿌리가 새의 발 모양과 비슷하다고 하여 초오(草烏), 덩이뿌리가 까마귀의 머리를 닮았다고 하여 오두(烏頭), 초오두(草烏頭)라고 부르기도 한다.

풍과 습을 없애주고 통증을 멎게 하는 풀

이삭바꽃

Aconitum kusnezofii Reichb.
미나리아재비과 초오속

별 명 세엽오두
한약명 초오두(草烏頭) · 초오(草烏)-덩이뿌리

분포: 전국

채취시기	1	2	3	4	5	6	7	8	9	10	11	12
										덩이뿌리		

잎

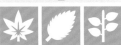

갈래잎　톱니모양　어긋나기

꽃　　　열매

꽃잎2　총상화서　타원형

산림 속에서 키 1~1.2m 자라는 여러해살이풀. 잎은 어긋나고 3~4갈래로 갈라진다. 꽃은 7~8월에 보라색으로 피며 원줄기 끝에 총상화서로 달린다. 꽃받침은 5장이고 위쪽은 투구 모양이며 꽃잎은 2장이다. 열매는 타원형 골돌과이고 9~10월에 익는다. 덩이뿌리를 약재로 쓴다. 유독성 식물이다.

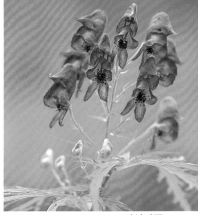

이삭바꽃

채 취 늦가을에 덩이뿌리를 햇볕에 말린다.

성 미 맛은 쓰고 달며 성질은 따뜻하고 독성이 있다.

효 능 거풍습, 산한, 화담, 소종, 진통

-뇌졸중, 해역상기, 옹종정독, 파상풍, 관절염, 신경통, 위복냉통, 후비, 치질의 치료

사용법 초오두를 법제하여 가루낸 것을 관절염, 신경통에 쓴다. 1회 0.3~0.5g씩 하루 3번 복용한다.

• 초오두 · 오가피 · 황백 · 천남성 · 독활 각각 5, 창출 15, 으아리 10으로 만든 신경환(神經丸)은 신경통, 관절염, 관절류머티즘 등에 쓴다. 1회 1알(1g)씩 하루 3번 복용한다.

주 의 이 약은 독성이 매우 강하므로 반드시 의사와 상의하고, 또한 법제를 해서 써야 한다.

풍과 담을 없애주고 경련을 멈추게 하는 풀

노랑돌쩌귀

Aconitum koreanum R. Raymond
미나리아재비과 초오속

별 명 부자, 황화오두, 흰바꽃, 독각련
한약명 백부자(白附子)-덩이뿌리

분포: 중부 이북

채취시기	1	2	3	4	5	6	7	8	9	10	11	12
				덩이뿌리					덩이뿌리			

잎

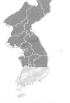

손바닥모양　밋밋한모양　어긋나기

꽃　　　열매

꽃받침모양　총상화서　골돌과

산기슭에서 키 1m 정도 자라는 여러해살이풀. 잎은 어긋나고 3~5개로 손바닥처럼 갈라진다. 꽃은 7~8월에 연황색으로 피고 줄기 끝에 총상화서로 달린다. 열매는 골돌과로 8~9월에 익는다. 덩이뿌리를 약재로 쓴다. 유독성 식물이다.

채 취 가을 또는 봄에 덩이뿌리를 캐어 줄기와 잔뿌리를 제거하고 물에 씻어 햇볕에 말린다.

성 미 맛은 맵고 달며 성질은 따뜻하고 독성이 강하다.

효 능 지경(止痙), 지통지양, 진경(鎭驚), 거풍습화담, 해독산결(解毒散結)

-구안와사, 두통, 반신불수, 심부통, 창양개선, 파상풍, 혈비(血痺)의 치료

사용법

• 중풍 · 구안와사에 백부자 10g, 잇꽃 10g, 방풍 15g을 함께 달인 물에 전갈 가루 2g을 넣고 1/2씩 나누어 하루 2번 복용한다.

• 백부자 · 백강잠 · 전갈을 같은 양을 섞어 만든 견정산(牽正散)은 구안와사, 반신불수 등에 쓴다. 1회 3~4g씩 하루 2~3번 복용한다.

주 의 열이 나는 환자, 허약한 환자에게는 쓰지 않는다.

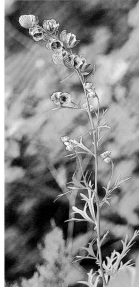

노랑돌쩌귀

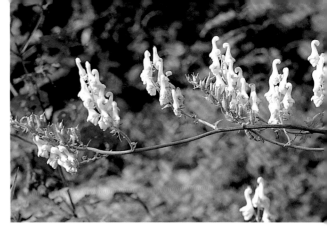

혈압을 내리게 하고 대소변을 잘 나오게 하는 풀

진범

Aconitum pseudolaeve Nakai
미나리아재비과 진교속

별　명 줄바꽃, 줄오독도기
한약명 **진교**(秦艽)-뿌리

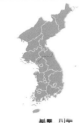
분포. 진교

채취시기	1	2	3	4	5	6	7	8	9	10	11	12
				뿌리					뿌리			

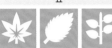

잎		
손바닥모양	톱니모양	어긋나기

꽃	열매
꽃잎2	산형화서	긴타원형

산지 숲 속 그늘에서 키 30~80cm 자라는 여러해살이풀. 줄기는 비스듬히 자라며 윗부분에 짧은 털이 있다. 잎은 손바닥 모양으로 갈라지고 가장자리에 톱니가 있다. 꽃은 8~9월에 연자색으로 피고 잎겨드랑이에 모여 달린다. 열매는 골돌과로 10월에 익는다. 뿌리를 약재로 쓴다.

진범

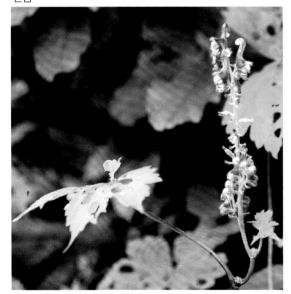

덩굴처럼 옆으로 누워 자라는 흰진범

• 흰진범(*L. longecassidatum* Nakai)을 대용으로 쓸 수 있다.

채취 가을이나 봄에 뿌리를 캐어 줄기와 잔뿌리를 제거하고 물에 씻어 햇볕에 말린다.

성미 맛은 쓰고 성질은 따뜻하다.

효능 거풍습, 서근, 이수, 진경(鎭痙), 진통, 화혈(和血)

-관절염, 광견교상, 근골구련, 항강증, 소변불리, 장출혈동통, 풍습비통, 황달의 치료

사용법 **진교** 15g, 상지 20g을 물 100㎖에 넣고 약불로 30~40분 정도 달여서 항강증에 쓴다. 하루 4~5회로 나누어 1주일 정도 복용한다.

• **진교** 8g, 석고 8g, 강활・방풍・작약・백지 각각 6g, 세신 2g, 황금・당귀・산궁궁・생지황・숙지황・백출・복령, 감초, 자인삼 각각 6g을 섞어 만든 **대진교탕**(大秦艽湯)은 비증, 관절통증에 쓴다. 달여서 1/3씩 나누어 하루 3번 복용한다.

• **진교** 5g, 황금・백복령 20g, 우피두견 10%, 물우림액 20㎖로 만든 **진교환**(秦艽丸)은 고혈압에 쓴다. 1회 4g씩 하루 3번 복용한다.

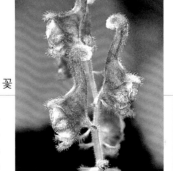

진범 꽃

흰진범

진범과 동속식물인 흰진범은 중부 이북 지방 높은 산지의 풀밭에서 자라는 여러해살이풀로 줄기가 진범에 비해 가늘고 길어서 덩굴처럼 비스듬히 자라고 흰색 꽃이 피는 것이 다르다. 이뇨, 강심의 효능이 있어 한방에서 뿌리를 중풍실음, 황달 등의 약재로 쓴다. 뿌리를 진교라고 하며 진범과 약효가 비슷하여 대용약으로 쓴다.

풍열을 없애주고 해독 작용을 하는 풀

승마

Cimicifuga heracleifolia Komarov

미나리아재비과 승마속

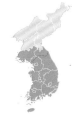

분포: 중부 이남

별 명 끼멸가리, 대삼엽승마
한약명 **승마**(升麻)-뿌리줄기

채취시기 1 2 3 **4 5** 6 7 8 **9 10 11** 12
　　　　 뿌리줄기　　　　　　뿌리줄기

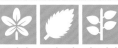

잎
3겹잎　톱니모양　어긋나기

꽃　　　열매
꽃잎2,3　총상화서　골돌과

산에서 키 60~80cm 자라는 여러해살이풀. 잎은 어긋나고 3장으로 된 겹잎이며 잎자루가 길다. 작은잎은 달걀 모양이며 가장자리에 불규칙한 톱니가 있다. 꽃은 8~9월에 흰색으로 피고 줄기 위쪽에 많이 모여 달린다. 꽃잎은 2~3장이며 끝이 대개 2개로 갈라진다. 열매는 골돌과로 10월에 익는다. 뿌리줄기를 약재로 쓴다.

채취 봄 또는 가을에 뿌리줄기를 캐어 줄기와 잔뿌리를 제거하고 햇볕에 말린다.

성미 맛은 맵고 달며 성질은 조금 차다.

효능 발한, 소종, 승양, 진통, 투진(透疹), 항경련, 항염, 해독, 해열

- 감기, 만성 이질, 구창, 대하, 두통, 두통한열, 반진불투(斑疹不透), 붕대, 설사, 시기역려(時氣疫癘), 옹종창독, 붕루, 인후염, 자궁하수, 종양, 탈항, 피부염, 홍역, 치통의 치료

사용법 주치증에 **승마**를 1회 1~4g씩 물 200㎖로 달이거나 가루내어 복용한다.

- **승마** 8g, 갈근 12g, 구릿대 8g, 석고 16g을 섞어서 두통(양명두통)에 쓴다. 달여서 1/3씩 나누어 하루 3번 복용한다.

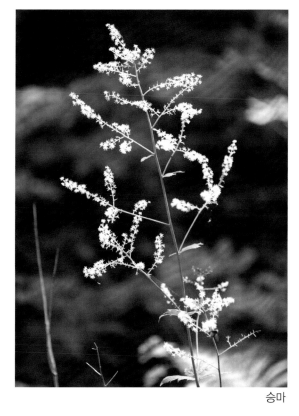

승마

- **승마** 8g, 갈근 15g, 백작약 8g, 감초 8g, 생강 6g, 총백 4개를 섞은 **승마갈근탕**(升麻葛根湯)은 감기, 온역 초기, 홍역 등에 쓴다. 달여서 1/3씩 나누어 하루 3번 복용한다.

- **승마** 2g, 황기 12g, 인삼 8g, 시호 2g, 백출 8g, 감초 8g, 당귀 4g, 진피(陳皮) 4g을 섞은 **보중익기탕**(補中益氣湯)은 자궁하수를 비롯한 내장하수(중기하함)에 쓴다. 달여서 1/3씩 나누어 하루 3번 복용한다.

- **승마** 8g, 갈근 12g, 석고 16g을 섞어 이가 쑤시는 치통에 쓴다. 달여서 1/3씩 나누어 하루 3번 복용한다.

- 종기 등의 외과 질환에는 **승마**를 가루내어서 기름에 개어 환부에 바른다.

주의 구토 환자에게는 쓰지 않는다.

승마 어린 잎
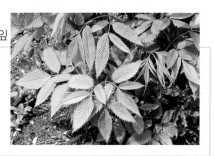

산나물 요리

승마와 동속식물 중에서 눈빛승마(*C. davurica*)와 나물승마(*C. heracleifolia*), 촛대승마(*C. simplex*) 등은 봄에 나오는 어린순을 나물로 먹을 수 있다. 그러나 이 식물들에는 알칼로이드 등 자극 성분(독성)이 들어 있으므로 채취한 새순을 끓는 물에 데치고 물에 충분히 담가 잘 우려낸 다음 양념무침을 해서 먹어야 한다.

양기를 북돋우고 해독 작용을 하는 풀

촛대승마
Cimicifuga simplex Wormsk.
미나리아재비과 초오속

별　명　단수승마
한약명　**야승마**(野升麻)-뿌리줄기

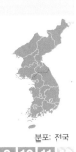
분포: 전국

채취시기	1	2	3	4	5	6	7	8	**9**	**10**	**11**	12

뿌리줄기

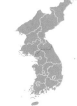
촛대승마

잎
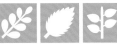
깃꼴겹잎　톱니모양　어긋나기

꽃 / 열매
특이모양　총상화서　골돌과

깊은 산지에서 키 1.5m 정도 자라는 여러해살이풀. 잎은 어긋나고 깃꼴겹잎이며 가장자리에 톱니가 있다. 꽃은 암수딴그루로 5~7월에 흰색으로 피며 줄기 끝에 모여 달린다. 열매는 골돌과로 5~9월에 익는다. 어린 잎을 식용하고 전초를 약재로 쓴다. 유독성 식물.

채 취 가을에 뿌리줄기를 캐내어 수염뿌리와 잡질을 제거하고 햇볕에 말린다.

성 미 맛은 맵고 날며 성질은 조금 차다.

효 능 산풍, 승양, 투진, 해독, 해열

－반진, 소아마진, 시기역려(時氣疫癘), 양명두통, 탈항, 풍열창양, 습진, 이질, 혈붕, 후통의 치료

사용법 편도염, 구내염에는 **야승마**를 1회 10~20g씩 물 600㎖로 1/2이 되도록 달여서 달인 물로 양치질을 한다.

• 옻독이나 습진, 창양에는 **야승마** 달인 물을 차가운 천에 적셔서 환부를 싸맨다(냉습포).

통증을 멎게 하고 구토를 촉진하는 풀

동의나물
Caltha palustris L.
미나리아재비과 동의나물속

별　명　눈알가지, 마제초
한약명　**마제초**(馬蹄草) · **수호로**(水葫蘆)-전초

분포: 전국

채취시기	1	2	3	4	5	**6**	**7**	**8**	9	10	11	12

전초

잎
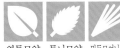
염통모양　톱니모양　밑동모여나기

꽃 / 열매
꽃받침꽃　2송이씩　골돌과

산지에서 키 50~70cm 자라는 여러해살이풀. 뿌리에서 나온 잎은 염통 모양이며 가장자리에 톱니가 있다. 꽃은 4~5월에 노란색으로 피고 긴 꽃대 끝에 2송이씩 달린다. 열매는 골돌과이고 8월에 익는다. 어린 잎은 식용하고 전초를 약재로 쓴다. 유독성 식물이다.

채 취 여름에 지상부를 채취하여 뿌리를 제거하고 햇볕에 말린다.

성 미 맛은 조금 쓰고 성질은 차다.

효 능 거풍, 진통, 최토

－가래, 골절상, 두운, 소아이질, 수족산통, 식중독, 염좌, 치질의 치료

사용법 주치증에 **마제초**를 1회 3~5g씩 물 200㎖로 달여서 복용하거나 생즙을 복용한다.

• 출혈에는 동의나물 생잎을 짓찧거나 비벼서 환부에 붙인다.

주 의 유독성 식물이므로 너무 많은 양을 쓰면 안 된다.

동의나물

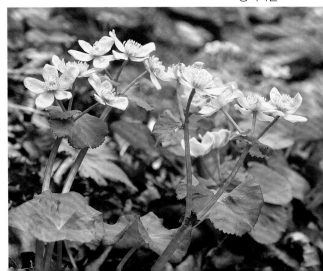

열을 내리게 하고 소변을 잘 나오게 하는 풀

작약

Paeonia lactiflora Pall.
미나리아재비과 목단속

별 명 목단, 적작약, 함박꽃
한약명 **작약**(芍藥) · **적작약**(赤芍藥)-뿌리

분포: 전국

채취시기 | 1 | 2 | 3 | 4 | 5 | 6 | 7 | 8 | **9** | **10** | 11 | 12
뿌리

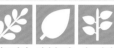

잎		
깃꼴겹잎	밋밋한모양	어긋나기

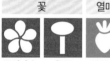

꽃	열매
꽃잎다수	홑꽃	골돌과

원예화초로 재배하며 키 50~80cm 자라는 여러해살이풀. 잎은 어긋나고 깃꼴겹잎이며 가장자리가 밋밋하다. 꽃은 5~6월에 붉은색 · 흰색 등 여러 가지로 피며 줄기 끝에 1송이씩 달린다. 열매는 달걀 모양 골돌과로 8월에 익는다. 뿌리를 약재로 쓴다.

채 취 가을에 뿌리를 캐어 줄기와 잔뿌리를 제거하고 물로 씻어 햇볕에 말린다.

성 미 맛은 쓰고 시며 성질은 조금 차다.

효 능 소옹산종, 양혈(凉血), 활혈, 이뇨, 지한, 진경(鎭痙), 진통, 해열

- 대하, 두통, 붕루, 산후어체, 생리불순, 설사

작약(붉은색 꽃)

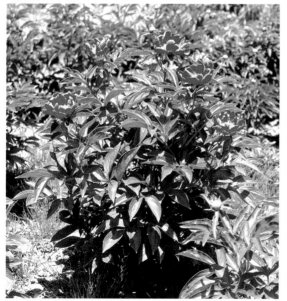

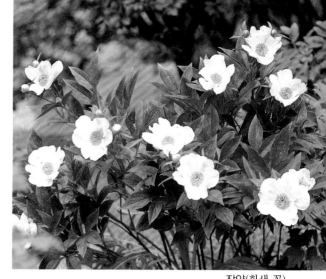

작약(흰색 꽃)

복통, 식은땀, 신체허약, 위 · 십이지장궤양, 옹종, 위통, 음허발열, 이질복통의 치료

사용법 주치증에 **작약**을 1회 2~5g씩 물 200㎖로 달이거나 하루 3번 복용한다. **작약**을 가루내어 복용하기도 한다.

- **작약**, 감초 각각 15g을 섞은 **작약감초탕**(芍藥甘草湯)을 근육경련통, 신경통, 담석증에 쓴다. 하루 2첩을 달여서 1/3씩 나누어 하루 3번 복용한다.

- **작약** 15g, 당귀 8g, 선황련 8g, 황금 8g, 빈랑 4g, 감초 2g, 대황 5g, 육계 4g을 섞어 달인 **작약탕**(芍藥湯)은 세균성 이질에 쓴다. 달여서 하루 3번 복용한다.

주 의 허한증에는 쓰지 않는다.

산나물 요리

봄에 작약의 어린순을 채취하여 나물로 먹는다. 작약에는 쓴맛과 신맛이 들어 있으므로 채취한 새순은 끓는 물에 데친 후 차가운 물에 담가 충분히 우려낸 다음 양념을 넣어 조리한다.

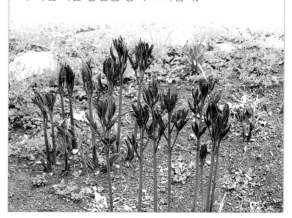

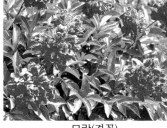

통증을 멎게 하고 염증을 가라앉게 하는 풀

모란

Paeonia suffruticosa Andrews.
미나리아재비과 목단속

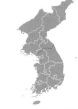

별　명　목단, 백화왕
한약명　**목단피**(牡丹皮)-뿌리껍질

분포· 전국

채취시기	1	2	3	4	5	6	7	8	9	10	11	12
				뿌리					뿌리			

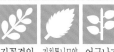

잎

깃꼴겹잎　거친톱니모양　어긋나기

꽃　　열매

꽃잎다수　홑꽃　골돌과

모란

주로 원예용으로 재배하며 키 2m 정도 자라는 여러해살이풀. 잎은 어긋나고 깃꼴겹잎이며 가장자리에 거친 톱니가 있다. 꽃은 4~5월에 가지 끝에 1송이씩 달린다. 색깔은 여러 가지이다. 열매는 골돌과로

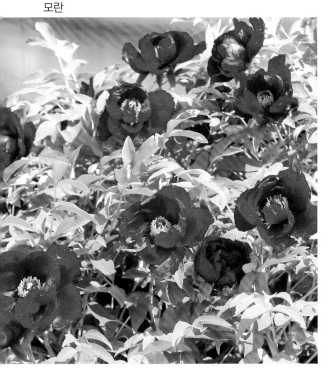

7~8월에 익는다. 뿌리 껍질을 약재로 쓴다.

[채취] 가을 또는 봄에 모란의 뿌리를 캐내어 물에 씻어 줄기와 잔뿌리를 다듬고 길이로 쪼개어 목부를 뽑아내고 껍질만 햇볕에 말린다.

[성미] 맛은 맵고 쓰며 성질은 조금 차다.

[효능] 거어, 소염, 양혈(凉血), 진경(鎭痙), 진통, 청열, 항균, 화혈(和血)

- 경간, 경폐, 골증로열(骨蒸勞熱), 두통, 발반, 생리불순, 소아간질, 열입혈분, 옹양, 징하, 비출혈, 타박상, 토혈, 혈변의 치료
- 꽃: 월경통, 생리불순의 치료

[사용법] 주치증에 **목단피**를 1회 2~4g씩 물 200㎖로 뭉근하게 달이거나 가루내어 복용한다.

- **목단피**·측백엽·모근 각각 10g, 아교 8g을 섞어 토혈, 비출혈, 빈혈 등에 지혈약으로 쓴다. 달여서 1/3씩 나누어 하루 3번 복용한다.

- **목단피** 11, 지모 4, 황백 4, 숙지황 30, 산수유 15, 산약 15, 복령 11, 택사 11을 섞어 만든 **지백지황환**(知柏地黃丸)은 골증열에 쓴다. 1회 9~12g씩 하루 3번 복용한다.

- **목단피** 12g, 당귀 12g, 백작약·건지황·진피(陳皮)·백출·향부자 각각 8g, 산궁궁·시호·황금 각각 6g, 감초 4g을 섞어 달인 **목단피탕**(牡丹皮湯)은 월경이 없어지고 몸에 열이 날 때 쓴다. 달여서 1/3씩 나누어 하루 3번 복용한다.

- **목단피**·측백엽·대계·소계·하엽·백모근·치자·대황·천초근·종려피 같은 양을 가루내어 섞어 만든 **십회산**(十灰散)은 토혈, 혈담, 각혈, 비출혈 등에 지혈약으로 쓴다. 1회 20g씩 하루 2~3번 복용한다.

[주의] 임산부에게는 쓰지 말아야 한다.

모란 열매

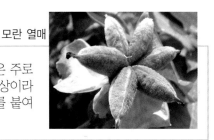

뿌리에서 새싹이 돋는 붉은 꽃

　모란은 다른 식물처럼 꽃이 피고 열매를 맺어 씨를 만들지만 번식은 주로 뿌리에서 싹이 돋아나 이루어진다. 옛날 사람들은 이것을 수컷의 형상이라 여겨서 牡(수컷 모) 자를 붙이고, 붉은색 꽃이 피므로 丹(붉을 란) 자를 붙여 모란(牡丹)이라고 이름을 지었다.

위를 튼튼하게 하고 해독 작용을 하는 나무

매발톱나무
Berberis amurensis Rupr.
매자나무과 매자나무속

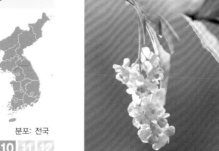
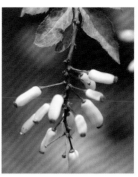

별　명 자벽
한약명 **소벽(小蘗)**-뿌리와 줄기

분포: 전국

채취시기
　　　　뿌리, 줄기　　　　　뿌리, 줄기

잎		
긴달걀모양	톱니모양	어긋나기

꽃	열매
꽃잎6　총상화서	긴타원형

산지에서 높이 2m 정도 자라는 갈잎떨기나무. 잎은 어긋나고 달걀 모양이며 가장자리에 날카로운 톱니가 있다. 꽃은 4~5월에 노란색으로 피고 잎겨드랑이에서 총상화서를 이룬다. 열매는 긴 타원형 장과이고 9~10월에 붉은색으로 익는다. 뿌리와 줄기를 약재로 쓴다.

채 취 이른 봄 또는 가을에 가지를 채취하여

매발톱나무 꽃　　　　　　매발톱나무 열매

햇볕에 말린다. 뿌리는 필요할 때 캐내어 바람이 잘 통하는 그늘에서 말린다.

성 미 맛은 쓰고 성질은 차다.

효 능 건위, 사화(瀉火), 살균, 제습, 청열, 해독

-간장염, 결막염, 담석증, 변비, 복통, 소화불량, 안질, 음낭습진, 이질, 황달의 치료

사용법 주치증에 **소벽**을 1회 4g 정도씩 달이거나 가루내어 복용한다.

• 결막염은 **소벽**을 달인 물로 눈(환부)을 씻어내면 효과를 볼 수 있다.

• 음낭습진은 **소벽**을 가루내어 환부에 뿌린다.

매발톱나무

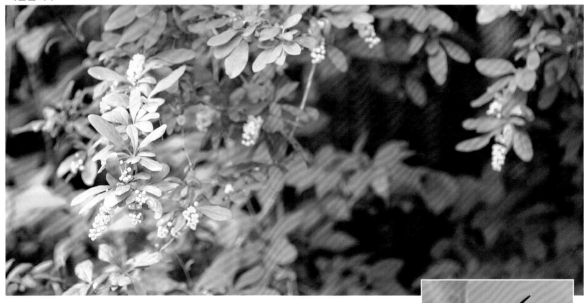

매발톱나무 가시

매의 발톱을 닮은 가시

매발톱나무는 줄기의 잎겨드랑이에 가시가 3개씩 달린다. 이 가시는 턱잎이 변하여 생긴 것으로, 날카롭고 끝이 조금 굽은 모양이 매의 날카로운 발톱을 닮았다고 하여 '매발톱나무' 라고 부른다.

열화를 배출하고 염증을 낮게 하는 나무

매자나무

Berberis koreana Palibin

매자나무과 매자나무속

별　명 상동나무
한약명 **소벽**(小蘗)–뿌리와 줄기

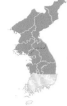

분포: 중부 이북

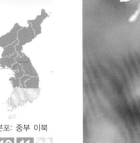

매자나무 열매

잎

넓은달걀모양　밋밋한모양　어긋나기

꽃　　　열매

꽃잎6　총상화서　긴타원형

매자나무 꽃

산과 들에서 높이 2m 정도 자라는 갈잎떨기나무. 줄기에 예리한 가시가 있다. 잎은 마디에 모여나고 넓은 달걀 모양이며 가장자리에 날카로운 톱니가 있다. 꽃은 5월에 노란색으로 피며 잎겨드랑이에 총상

화서로 달린다. 열매는 장과로 9~10월에 붉은색으로 익는다. 뿌리와 줄기를 약재로 쓴다.

• 당매자나무(*B. poiretii* Schneid)의 뿌리와 줄기를 대용으로 쓸 수 있다.

채취 늦가을에 잎이 떨어진 후 뿌리째 캐낸다. 잔가지와 가시, 수염뿌리를 제거하여 물에 씻고 뿌리와 가지를 잘게 잘라 햇볕에 말린다.

성미 맛은 쓰고 성질은 차다.

효능 사화, 소염, 조습, 청열, 해독

– 결막염, 골증, 급성 장염, 나력, 열비(熱痺), 옹종, 이질, 인후염, 창절, 폐렴, 혈붕, 황달, 치통의 치료

사용법 주치증에 **소벽** 3~9g을 물 200㎖로 달여서 복용한다.

• **소벽** 5~10g을 물 600㎖로 1/2이 되도록 달여서 결막염, 눈의 충혈에 복용한다. 건더기를 걸러낸 달인 물로 눈을 씻는다.

• 치통에는 **소벽** 15~20g을 물 600㎖로 1/2이 되도록 달인 물로 양치질을 하면 통증과 부종이 가라앉는다.

• 외용약으로 쓸 때는 **소벽** 달인 물을 환부에 바르거나 가루내어 환부에 뿌린다.

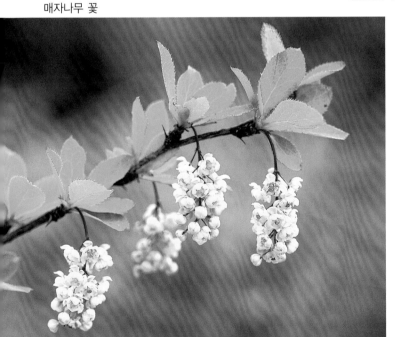

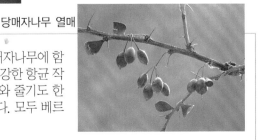

당매자나무 열매

항균 작용이 강한 베르베린 성분

한약재인 소벽(小蘗)을 씹으면 몹시 쓴맛이 난다. 이것은 매자나무에 함유되어 있는 베르베린(berberine) 성분 때문이다. 이 성분은 강한 항균 작용이 있다고 알려져 있다. 당매자나무와 매발톱나무의 뿌리와 줄기도 한약명을 소벽(小蘗)이라고 하며 건위·정장의 약재로 이용된다. 모두 베르베린을 함유하고 있다.

폐를 깨끗하게 하며 기침을 멎게 하는 나무

남천

Nandina domestica Thunb.
매자나무과 남천속

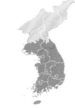

분포: 중부 이남

별 명 남천촉
한약명 **남천죽**(南天竹)-전초

채취시기	1	2	3	4	5	6	7	8	9	10	11	12
	열매						잎					열매

잎

깃꼴겹잎 　 밋밋한모양 　 어긋나기

꽃 　　　 **열매**

꽃잎6 　 원추화서 　 둥근장과

남천

주로 관상용으로 정원에서 재배하고 높이 3m 정도 자라는 늘푸른떨기나무. 잎은 어긋나고 가죽질이며 깃꼴겹잎이며 가장자리는 밋밋하다. 꽃은 6~7월에 흰색으로 피고 가지 끝에 원추화서로 달린다. 열매는 둥근 장과이고 10월에 붉게 익는다. 전초를 약재로 쓴다.

채 취 잎은 여름에 채취하고 열매는 겨울에 완전히 익은 열매를 채취하여 햇볕에 말린다.

성 미 맛은 달고 시며 성질은 평하다.

효 능 지해, 청간, 명목, 염폐(斂肺)

－**뿌리**: 풍열두통, 폐열해수, 습열황달, 류머티즘성 마비통, 급성 결막염, 창양, 나력, 좌골신경통의 치료

－**열매**: 만성 해수, 천식, 백일해, 말라리아 하감궤란(下疳潰爛), 편도선염의 치료

－**잎**: 감모, 백일해, 목적종통, 나력, 혈뇨, 말라리아, 타박상, 습진의 치료

사용법 기침에는 남천 열매 10~15g을 물 600㎖로 1/2이 되도록 달여서 1/3씩 나누어 하루 3번 식간에 복용한다.

• 소아백일해에는 남천의 말린 열매 3~5g을 600㎖로 1/2이 되도록 달여서 1/3씩 나누어 하루 3번 설탕이나 꿀을 타서 복용한다.

• 편도선염에는 **남천죽**을 1회 10g씩 물 600㎖로 1/2이 되도록 달여서 이 달인 물로 양치질을 한다.

• 습진, 피부염에는 남천의 말린 잎을 헝겊주머니에 넣어 입욕제로 쓰면 효과를 볼 수 있다.

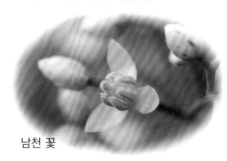

남천 꽃

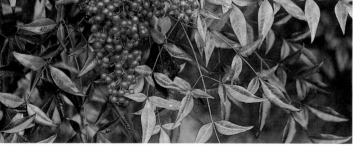

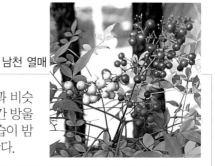

남천 열매

대나무잎을 닮은 잎

주로 남쪽 지방의 따뜻한 곳에서 잘 자라는 남천은 잎이 대나무 잎과 비슷하다고 하여 남천죽(南天竹)이라는 한약명이 붙었다. 또, 가을에 새빨간 방울 모양의 열매가 무더기로 줄기 끝에 달려 큰 원추형을 이루고 있는 모습이 밤에 불을 붙여놓은 횃불 같다고 하여 남천촉(南天燭)이라고 부르기도 한다.

몸을 튼튼하게 하고 정력을 보강해 주는 풀

삼지구엽초
Epimedium koreanum Nakai
매자나무과 삼지구엽초속

분포: 중부 이남

별　명 강전, 기장초, 방장초, 선령비
한약명 **음양곽**(淫羊藿)-전초

채취시기 1 2 3 4 5 6 7 8 9 10 11 12
전초

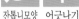

잎

3겹잎	잔톱니모양	어긋나기

꽃	**열매**
꽃잎4 총상화서	삭과

삼지구엽초

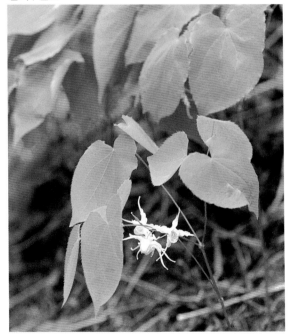

산지에서 키 30cm 정도 자라는 여러해살이풀. 줄기는 가지 3개로 갈라지고 각 가지에 잎이 3장씩 달린다. 잎은 겹잎이고 가장자리에 잔톱니가 있다. 꽃은 4~5월에 유백색으로 피며 줄기 끝에 모여 달

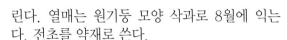
채취한 삼지구엽초 잎

린다. 열매는 원기둥 모양 삭과로 8월에 익는다. 전초를 약재로 쓴다.

채 취 여름부터 가을 사이에 잎과 줄기를 채취하여 그늘에서 말린다.

성 미 맛은 맵고 달며 성질은 따뜻하다.

효 능 강장, 강정, 거풍, 보신(補腎), 제습, 최음

-건망증, 권태무력, 저혈압, 식욕부진, 근골련급, 류머티즘성 비통, 반신불수, 발기불능, 불임증, 소변임력, 수족경련, 신경쇠약, 음위의 치료

-뿌리: 백대, 백탁, 생리불순, 소아야맹증, 옹저, 천식, 허림의 치료

사용법 주치증에 **음양곽**을 1회 4~8g씩 물 200㎖로 달여서 복용한다.

• 저혈압, 식욕부진에는 **음양곽** 60~70g을 빙당 300~400g과 함께 소주 1.8ℓ에 넣고 1개월 정도 숙성시킨 것을 쓴다. 하루 3번 식간에 1잔씩 복용한다. 불면증에는 이 술을 자기 전에 1잔씩 마시면 효과를 볼 수 있다.

• **음양곽** 200g, 설탕 100g을 소주 2ℓ에 담가 3개월 정도 숙성한 **선령비주**(仙靈脾酒)는 중풍에 의한 반신불수에 쓴다. 하루 2번 조금씩 복용한다. 이 술을 자기 전에 1~3잔씩 계속 복용하면 저혈압, 당뇨병, 심근경색의 치료효과를 볼 수 있다.

삼지구엽초 새싹　　꿩의다리 새싹

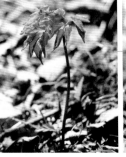

가지가 3개, 잎이 9장

　삼지구엽초는 줄기가 3개로 갈라지고 각 가지에 잎이 3장씩 나서 9장이 되면 더 이상 가지가 갈라지거나 잎이 생기지 않는다. 그래서 삼지구엽초(三枝九葉草)라는 이름이 유래되었다. 어린순의 잎과 가지가 비슷하여 삼지구엽초로 오인되는 꿩의다리는 자라면서 계속 가지가 갈라지고 잎도 많이 생겨 삼지구엽초와 전혀 다른 모습이 된다.

심열을 내리게 하고 해독 작용을 하는 풀

깽깽이풀

Jeffersonia dubia Benth. et. Hook

매자나무과 깽깽이풀속

분포: 경북 이남

별　명　깽이풀, 산련풀, 조황련, 황련
한약명　**선황련**(鮮黃連)·**모황련**(毛黃連)-뿌리줄기

채취시기	1	2	3	4	5	6	7	8	9	10	11	12
			뿌리줄기						뿌리줄기			

잎

- 염통모양
- 물결모양
- 밑동모여나기

꽃 / **열매**

- 꽃잎6~8
- 홑꽃
- 삭과

산지 숲의 그늘에서 키 20~30cm 자라는 여러해살이풀. 잎은 땅 속 줄기에서 모여나고 염통 모양이며 잎자루가 길다. 꽃은 4~5월에 엷은 자홍색으로 피고 밑동에서 나온 긴 꽃자루 끝에 1송이씩 달리며 꽃잎은 6~8장이다. 열매는 삭과이고 넓은 타원형이며 7월에 익는다. 씨는 타원형이고 검은색이다. 줄기와 뿌리를 약재로 쓴다.

채취 봄 또는 가을에 뿌리줄기를 캐어 잔뿌리를 제거하고 햇볕에 말린다.

성미 맛은 쓰고 성질은 차다.

효능 건위, 청열, 항염, 해독

-구설생창, 도한, 발열번조, 복사(腹瀉), 식욕감퇴, 안결막염, 오심구토, 이질, 장염, 치질, 비출혈, 토혈, 편도선염, 종기의 치료

사용법 주치증에 **선황련**을 1회 2~4g씩 물 200㎖로 1/2이 되도록 달여서 복용한다. 외용할 때는 **선황련**을 달인 물로 환부를 씻어낸다.

- **선황련**, 아교, 황백, 치자 각각 10g을 섞어 만든 **황련아교탕**(黃連阿膠湯)은 이질혈변에 쓴다. 달여서 1/3씩 나누어 하루 3번 복용하면 효과를 볼 수 있다.

- **선황련**, 황금, 황백, 치자 각각 10g으로 만든 **황련해독탕**(黃連解毒湯)은 심열로 가슴이 답답하고 힘들어서 잠을 잘 자지 못할 때, 각종 출혈, 고혈압, 급성염증, 패혈증 등에 쓴다. 달여서 1/3씩 나누어 하루 3번 복용한다.

- **선황련**, 황금, 황백, 연교 각각 10g을 섞어 종기에 쓴다. 달여서 1/3씩 나누어 하루 3번 복용한다.

주의 허열이 있어 가슴이 답답할 때, 비가 허하여 설사할 때에는 이 약을 쓰지 않는다.

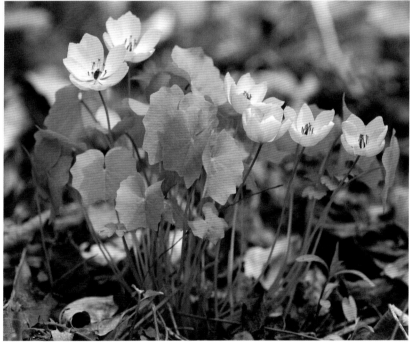

깽깽이풀

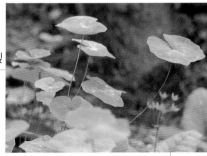

잎자루가 긴 깽깽이풀 잎

잎자루가 질긴 풀

깽깽이풀은 줄기가 짧아 잘 보이지 않는데 밑동에서 모여나온 긴 잎자루가 줄기처럼 보인다. 깽깽이풀의 잎자루는 길이 20cm 정도이고 연한 갈색이며, 몹시 질기고 단단하여 탄력이 강하므로 깽깽이풀이라는 이름이 붙었다고 한다.

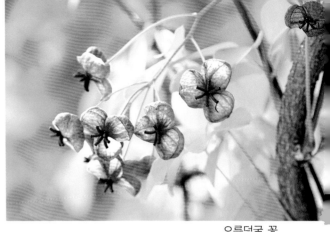

월경을 통하게 하고 젖이 잘 나오게 하는 나무

으름덩굴
Akebia quinata (Thunb.) Decaisne
으름덩굴과 으름덩굴속

별 명 임하부인, 한국바나나
한약명 **목통**(木通) · **통초**(通草)-줄기

분포: 중부 이남

채취시기

1	2	3	4	5	6	7	8	9	10	11	12
			줄기					줄기			

으름덩굴 꽃

잎
손바닥모양 밋밋한모양 어긋나기

꽃   열매
꽃받침꽃 산형화서 주머니모양

산과 들에서 길이 5m 정도 자라는 갈잎덩굴나무. 잎은 어긋나고 손바닥 모양 겹잎이다. 꽃은 암수한그루로 4~8월에 암자색으로 피며 잎겨드랑이에 모여 달린다. 꽃잎은 없고 꽃받침이 꽃처럼 보인다. 열매는 긴 타원형 장과로 10월에 자갈색으로 익는다. 열매와 어린순을 식용하고 뿌리와 가지는 약재로 쓴다.

으름덩굴

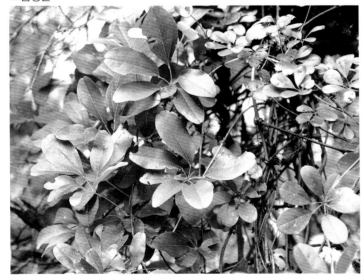

채취 봄 또는 가을에 줄기를 잘라 겉껍질을 벗기고 적당한 길이로 잘라 햇볕에 말린다.

성미 맛은 쓰고 성질은 차다.

효능 사화(瀉火), 이뇨, 진통, 혈맥통리

- 경폐모란, 관절염, 부종, 빈뇨, 소변적삽, 수종, 신경통, 유즙불통, 임탁, 편신구통(遍身拘痛), 후비인통, 흉중번열의 치료

사용법 주치증에 **목통**을 1회 2~6g씩 물 200㎖로 달이거나 가루내어 복용한다.

- 신장염, 방광염의 부증에는 **목통**을 1회 5~15g씩 물 400㎖로 1/2이 되도록 달여서 1/3씩 나누어 하루 3번 복용한다.

- **목통** · 적복령 · 차전자 · 구맥 각각 4, 활석 8로 만든 만전목통산(萬全木通散)은 방광에 열이 있어 배뇨장애가 있을 때 쓴다. 1회 10~12g씩 하루 3번 복용한다.

- **목통** · 황금 · 치자 · 차전자 · 적복령 · 생지황 · 당귀 · 감초 각각 4g, 용담 · 택사 · 시호 각각 8g을 섞은 **용담사간탕**(龍膽瀉肝湯)은 음낭종통, 음부습양, 방광염, 요도염, 자궁내막염 등에 쓴다. 달여서 1/3씩 나누어 하루 3번 복용한다.

- 절상이나 악창에는 **목통** 달인 물을 환부에 바른다.

으름덩굴 열매

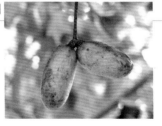

산나물 요리

봄에 으름덩굴의 어린순을 채취하여 나물이나 국거리로 먹는다. 으름덩굴에는 독 성분이 들어 있으므로 끓는 물에 데친 후 오래도록 차가운 물에 담가 독성을 충분히 우려내고 요리해야 한다. 으름덩굴의 열매는 한국바나나라는 별명대로 하얀 속살을 생으로 먹는다. 두꺼운 열매껍질은 그 속에 된장이나 다진 육류를 넣고 훈제를 만들어 먹는다.

혈압을 내리게 하고 풍증을 제거하는 풀

새모래덩굴
Menispermum dauricum DC.
새모래덩굴과 새모래덩굴속

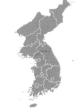
분포: 전국

별　명 북두근, 편복갈
한약명 **편복갈근(蝙蝠葛根)**−뿌리

채취시기	1	2	3	4	5	6	7	8	9	10	11	12
				뿌리					뿌리			

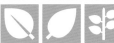
잎
방패모양　밋밋한모양　어긋나기

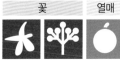
꽃　　　　열매
꽃잎다수　원추화서　둥근핵과

산기슭에서 길이 3m 정도 자라는 여러해살이덩굴풀. 잎은 어긋나고 방패 모양이며 가장자리는 밋밋하다. 꽃은 암수한그루로 6~7월에 연황색으로 피고 잎겨드랑이에 원추화서로 달린다. 열매는 핵과이고 9월에 흑색으로 익는다. 씨는 콩팥 모양이다. 줄기와 뿌리를 약재로 쓴다. 독성식물이다.

채 취 가을 또는 봄에 뿌리줄기를 캐내어 줄기와 잔뿌리를 제거하고 햇볕에 말린다.

성 미 맛은 맵고 쓰며 성질은 차다.

효 능 거풍, 소종, 이기화습, 이뇨, 청열, 항암, 혈압강하

−각기, 간암, 고혈압, 기관지염, 복통, 수종, 신경통, 위장염, 위통, 이질, 인후염, 방광소종(膀胱消腫), 편도선염, 풍습마비로 인한 통증의 치료

−줄기: 나력, 요통의 치료

사용법 주치증에 **편복갈근**을 1회 2~4g씩 물 200㎖로 뭉근하게 달이거나 **편복갈근**을 가루 내어 복용한다.

• **편복갈근** · 현삼 · 범부채 각각 10g을 인두염, 후두염, 편도염에 쓴다. 달여서 1/3씩 나누어 하루 3번 복용한다.

주 의 독성 식물이므로 과용하거나 오래 복용하지 않아야 한다.

새모래덩굴 꽃

새모래덩굴

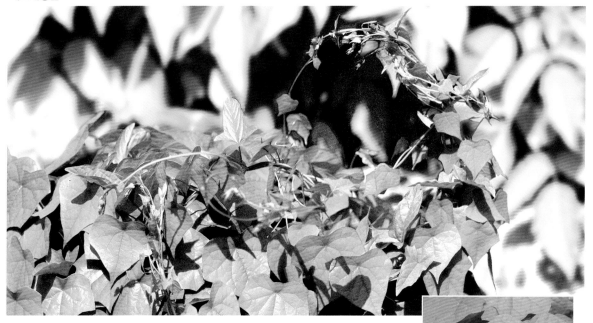

새모래덩굴 잎

박쥐날개를 닮은 풀

새모래덩굴은 여름에 산기슭과 개울의 둑에서 연한 덩굴을 뻗어 다른 식물을 감으며 자란다. 다각형 방패 모양인 잎이 박쥐의 날개를 닮았다고 하여 한자 이름은 편복갈(蝙蝠葛)이 되었다. 편복(蝙蝠)은 박쥐의 한자 이름이다.

풍과 습을 없애주고 해독 작용을 하는 덩굴나무

댕댕이덩굴
Cocculus trilobus (Thunb.) DC.
새모래덩굴과 댕댕이덩굴속

별　명　꾸비돗초, 댕강덩굴
한약명　**목방기**(木防己)-뿌리와 줄기

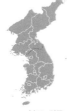

분포: 전국

채취시기	1	2	3	4	5	6	7	8	**9**	**10**	11	12

뿌리, 줄기

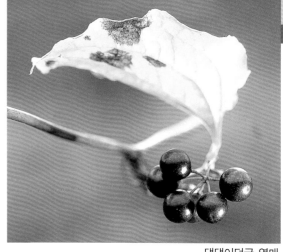

댕댕이덩굴 열매

잎

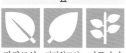

달걀모양　밋밋한모양　어긋나기

꽃　　**열매**

꽃잎6　총상화서　둥근핵과

산지에서 길이 3m 정도 자라는 갈잎덩굴나무. 잎은 어긋나고 달걀모양 원형이지만 윗부분이 3개로 갈라지기도 한다. 꽃은 암수딴그루로 5~8월에 황백색으로 피고 잎겨드랑이에서 취산화서를 이룬다. 열매는 둥근 핵과이고 10월에 푸른빛이 도는 흑청색으로 익으며 흰 가루로 덮인다. 어린순을 나물로 먹고 뿌리와 줄기를 약재로 쓴다.

채취 늦가을에 잎이 진 후 덩굴과 뿌리를 채취하여 두께 5mm 정도로 잘라 햇볕에 말린다.

성미 맛은 맵고 쓰며 성질은 따뜻하다.

효능 거풍습, 소염, 소종, 이뇨, 지통, 해독, 혈압강하

－관절염, 류머티즘성 관절통, 종독, 반신불수, 복통, 사교상, 습진, 신경통, 신염부종, 요로감염, 정창의 치료

사용법 신경통, 관절염, 류머티즘, 통풍에는 **목방기**를 1회 5~8g씩 물 600㎖로 1/2이 되도록 달여서 1/3씩 나누어 하루 3번 복용한다.

• **목방기** 12g, 석고 2g, 육계나무 가지 8g, 인삼 8g을 섞은 **목방기탕**(木防己湯)은 몸이 부을 때와 명치끝이 트직할 때 쓴다. 달여서 1/3씩 나누어 하루 3번 복용한다.

주의 너무 많은 양을 쓰면 중독될 수 있으므로 주의해야 한다.

댕댕이덩굴 꽃

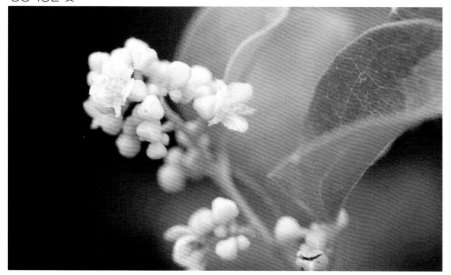

방기(약재)

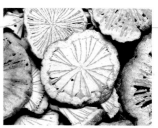

목방기와 방기

　댕댕이덩굴과 비슷한 덩굴식물로 방기(*Sinomenium acutum* Rehder et Wils.)가 있다. 댕댕이덩굴은 겨울에 지상부가 말라 버리지만 개체가 더 큰 방기는 덩굴이 마르지 않는다. 모두 뿌리와 줄기를 약재로 쓰고 약효가 비슷한데, 댕댕이덩굴은 한약명을 목방기(木防己)라 하고 방기는 그대로 방기(防己)이다. 한약재 방기에는 방사상의 줄무늬가 있고 목방기에는 없다.

위를 튼튼하게 하고 월경을 조절해 주는 풀

개연꽃

Nuphar japonicum DC.
수련과 개연꽃속

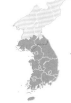

분포: 중부 이남

별 명 개구리연, 긴잎좀련꽃, 천골
한약명 **천골**(川骨)-뿌리줄기

채취시기	1	2	3	4	5	6	7	8	9	10	11	12

뿌리줄기

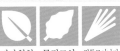
잎
긴타원형 물결모양 밑동모여나기

꽃   열매
꽃잎다수 홀꽃 둥근장과

개천이나 못 또는 늪의 얕은 물 속에서 자라는 여러해살이물풀. 잎은 뿌리줄기에서 나오고 물 위의 잎은 긴 타원형이다. 꽃은 8~9월에 노란색으로 피며 뿌리에서 나온 긴 꽃자루 끝에 1송이씩 달린다. 열매는 둥근 장과로 10월에 초록색으로 익는다. 어린 잎은 식용하고 전체를 약재로 쓴다.

개연꽃

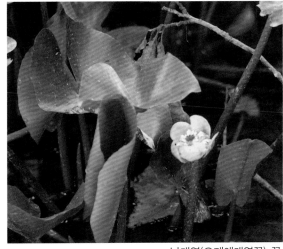
남개연(오제왜개연꽃) 꽃

채 취 여름부터 가을까지 뿌리줄기를 채취하여 햇볕에 말린다.

성 미 맛은 달고 떫으며 성질은 평온하다.

효 능 건비, 후장(厚腸), 자양강장, 건위, 조경

-산전산후출혈, 생리불순, 소화불량, 체허쇠약, 타박상의 치료

사용법 주치증에 **천골**을 1회 3~7g씩 물 200㎖로 달여서 하루 3번 복용한다.

• 생리불순에는 **천골** 5~10g을 물 600㎖로 1/2이 되도록 달여서 1/3씩 나누어 하루 3번 식간에 복용한다.

• 유방염, 타박상에는 **천골**을 달인 물을 차갑게 하여 헝겊에 적셔 환부에 냉습포하면 효과를 볼 수 있다.

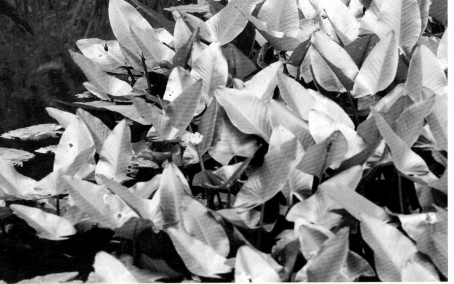

왜개연꽃

개연꽃과 왜개연꽃

개연꽃은 물에서 자라면서 잎과 꽃이 연꽃(*Nelumbo nucifera* Gaertner)을 닮았지만 진짜 연꽃이 아니라는 뜻으로 '개' 자를 붙였다. 또 개연꽃과 많이 비슷하지만 잎이 조금 작고 더 넓적하며 꽃이 훨씬 작은 식물에는 작다는 뜻으로 '왜(矮)' 자를 붙여 왜개연꽃(*Nuphar japonicum Dc.*)이라고 이름을 붙였다.

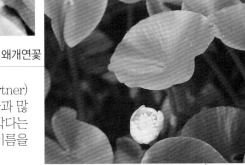

쓸개와 비장을 튼튼하게 하고 설사를 멎게 하는 풀

가시연꽃
Euryale ferox Salisbury
수련과 가시연꽃속

별 명 검화, 계두미, 방석연꽃, 자화연
한약명 **감인**(芡仁)-씨

분포: 중부 이남

채취시기	1	2	3	4	5	6	7	8	9	10	11	12
									열매			

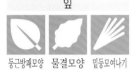

잎

둥근방패모양　물결모양　밑둥모여나기

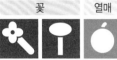

꽃　　　　열매

꽃잎다수　홑꽃　　타원형

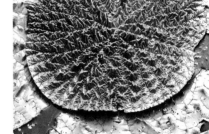

가시연꽃 잎

연못이나 늪지에서 키 30cm 정도 자라는 여러해살이물풀. 잎과 줄기에 억센 가시가 있다. 잎은 뿌리에서 나오고 큰 방패 모양이며, 겉면이 주름지고 맥 위에 가시가 있다. 꽃은 7~8월에 자색으로 피고 긴 꽃자루 끝에 1송이씩 달린다. 열매는 둥근 장과이고 겉에 가시가 많으며 9월에 검은색으로 익는다. 씨를 약재로 쓴다.

채 취 가을에 익은 열매를 따서 열매껍질을 두드려 씨만 빼내어 햇볕에 말린다.

성 미 맛은 달고 떫으며 성질은 평온하다.

효 능 고신, 보비, 삽정, 지사

-대하, 소변실금, 수양성 이질, 유정, 임탁, 주독의 치료

-뿌리: 백대, 백탁, 산기(疝氣), 소복결기통, 종독의 치료

사용법 주치증에 **감인**을 1회 3~8g씩 물 200㎖로 달이거나 가루내어 복용한다.

•유정에는 **감인** 12g, 자질려 12g, 연수(연꽃 꽃술) 4g, 용골 20g, 모려 20g을 달여서 1/3씩 나누어 하루 3번 복용한다.

주 의 소변을 잘 보지 못하는 환자에게는 쓰지 않는다.

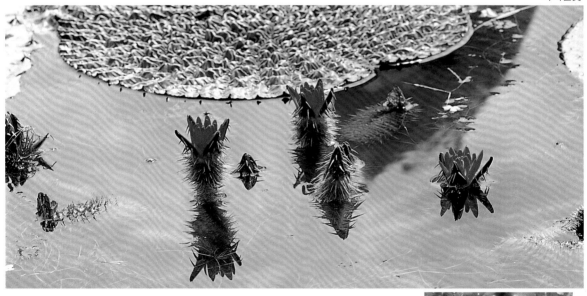

가시연꽃

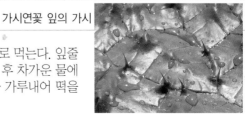

가시연꽃 잎의 가시

산나물 요리

봄에 가시연꽃의 어린 잎줄기와 뿌리줄기를 채취하여 나물로 먹는다. 잎줄기에는 가시가 많이 있으므로 껍질을 벗기고 끓는 물에 데친 후 차가운 물에 담가 우려내고 양념 무침을 한다. 가시연꽃의 씨는 말렸다가 가루내어 떡을 만들 때 넣는다.

몸을 튼튼하게 하고 소화가 잘 되게 하는 풀

연꽃

Nelumbo nucifera Gaertner
수련과 연꽃속

별 명 연
한약명 **연자육**(蓮子肉)·**연실**(蓮實)-열매와 씨

분포: 전국

채취시기	1	2	3	4	5	6	7	8	9	10	11	12
	뿌리줄기								열매		뿌리줄기	

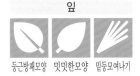

잎

둥근방패모양 밋밋한모양 밑둥모여나기

꽃 열매

꽃잎다수 홑꽃 견과

못이나 강가에서 자라는 여러해살이물풀. 잎은 뿌리줄기에서 나오고 둥근 방패 모양이다. 꽃은 7~8월에 분홍색으로 피고 꽃자루 끝에 1송이씩 달린다. 열매는 타원형 견과이고 9월에 검은색으로 익는다. 열매와 씨를 약재로 사용한다.

채 취 늦가을에 열매를 채취하여 햇볕에 말려서 씨를 분리한다. 뿌리줄기는 겨울에 지상부가 마르면 캐내어 물에 씻어둔다.

성 미 맛은 달고 떫으며 성질은 평온하다.

효 능 보비, 삽장, 수렴(收斂), 양심, 익신, 자양, 지사, 지혈, 진정

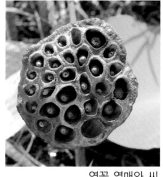
연꽃 열매와 씨

-불면증, 산후출혈, 설사, 소화불량, 요도염, 위장염, 유정, 임질, 폐결핵의 치료

사용법 주치증에 **연자육**을 1회 4~8g씩 물 200㎖로 달이거나 가루내어 복용한다.

• 가슴이 두근거리는 불면증에 **연자육** 12g, 산조인·백자인·복신·원지 각각 10g을 달인 물을 1/3씩 나누어 하루 3번 복용한다.

• **연자육**·감인 각각 12g, 용골·모려 각각 20g을 유정에 쓴다. 달여서 1/3씩 나누어 하루 3번 복용한다.

• **연자육** 16g, 복령·정향 각각 10g을 산후구토에 쓴다. 달여서 1/3씩 나누어 하루 3번 복용한다.

• 폐결핵의 각혈이나 하혈에는 생연뿌리줄기를 갈아 생즙을 내어 작은 잔으로 2~3회씩 식사 사이에 복용한다.

• 여러 가지 출혈에 신선한 연꽃 뿌리줄기 30~60g의 즙을 내어 하루 3번에 나누어 복용한다.

• 연뿌리죽을 상식하면 울혈이 가라앉고 소화가 잘 되며, 입 안이 마르는 증세가 없어진다. 또 연잎이나 연꽃을 넣어 만든 죽을 먹으면 정력을 증진시키고 원기를 회복시키는 효과가 있다.

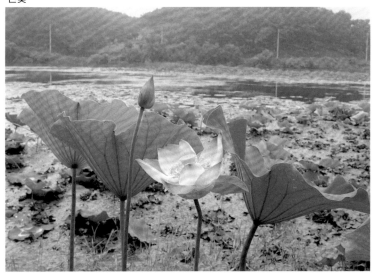
연꽃

연꽃 뿌리줄기(연근)

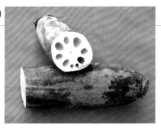

영양이 풍부한 뿌리

연근(연꽃 뿌리줄기)을 자르면 실 같은 것이 나오는데 이것은 당단백질(mucin;뮤신)이다. 여기에는 자양강장의 효능이 있다. 또, 연근의 단면이 검게 변하는 것은 떫은 맛을 내는 타닌(tannin)이 들어 있기 때문이다. 이 연근에는 소염, 지혈 효능이 있다. 그리고 연근에는 식물 섬유와 비타민(vitamin) C 등도 많이 들어 있다.

대소변을 잘 나오게 하고 종기를 가라앉게 하는 풀

삼백초

Saururus chinensis (Lour.) Baill.
삼백초과 삼백초속

별 명 백화연, 삼점백, 수목통, 송장풀
한약명 **삼백초**(三白草)-지상부

분포: 남부 지방

채취시기	1	2	3	4	5	**6**	**7**	**8**	**9**	**10**	11	12

지상부

잎

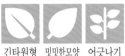

긴타원형　밋밋한모양　어긋나기

꽃　　　**열매**

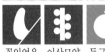

꽃잎없음　이삭모양　둥근장과

습지에서 키 50~100cm 자라는 여러해살이풀. 잎은 어긋나고 긴 타원형이며 위쪽의 잎 2~3장이 흰색이다. 꽃은 6~8월에 흰색으로 피고 줄기 끝에 이삭처럼 모여 총상화서로 달린다. 열매는 둥근 장과

로 8~9월에 익는다. 전초를 약재로 쓴다.

채 취 여름부터 가을까지 지상부를 꽃이 핀 채로 채취하여 햇볕에 말린다.

성 미 맛은 맵고 쓰며 성질은 차다.

효 능 소독, 습열완화, 이뇨, 청리, 항균, 해독

–각기, 대하, 변비, 부종, 세균성 설사, 옹종, 임닥, 정독(疔毒), 종기, 황달의 치료

–뿌리: 각기경종(脚氣脛腫), 개선, 대하, 옹종, 임탁의 치료

사용법 주치증에 **삼백초**를 1회 4~6g씩 물 200㎖로 달이거나 가루내어 복용한다. 삼백초 생풀로 즙을 내어 쓰기도 한다.

• 변비에는 **삼백초** 10~15g을 물 600㎖에 넣고 은근한 불로 물의 양이 절반이 될 때까지 달여서 차 대용으로 하루에 4~5회 복용한다. 중증에는 **삼백초**의 양을 늘린다.

• 축농증에는 삼백초 생잎을 콧구멍에 넣고 잠을 잔다. 하루에 한쪽 콧구멍씩 생잎을 30분 정도 넣었다가 코를 풀면 콧물과 함께 고름이 나오며 코가 뚫린다.

• 치조농루에는 삼백초 생잎을 소금물에 담갔다가 약간 으깨어 잇몸과 볼 사이에 끼워놓고 잔다.

• 뱀에 물린 상처나 종기에 삼백초 생풀을 찧어 환부에 붙인다.

주 의 복용 후 구토 등 부작용을 일으킬 수 있으므로 주의해야 한다.

삼백초

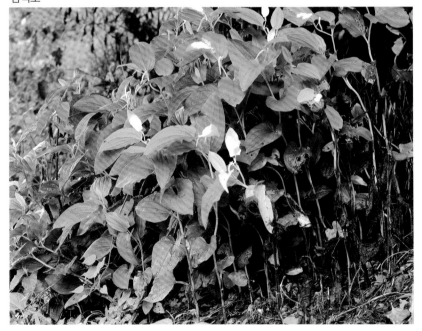

삼백초 꽃

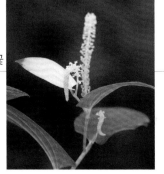

3가지가 흰색인 풀

땅속에서 옆으로 뻗는 삼백초의 뿌리줄기는 흰색이다. 그리고 여름 중반이 되면 맨 위의 잎 2~3장은 흰색이 된다. 꽃은 꽃잎이 없이 이삭 모양인 흰색 꽃차례가 달린다. 그래서 '3가지가 흰색인 풀'이라는 뜻으로 삼백초(三白草)라고 이름지었다. 또한, 야릇한 쓴맛이 있고 송장 썩는 냄새가 난다고 하여 송장풀이라고도 한다.

몸을 튼튼하게 하고 출혈을 멎게 하는 풀

약모밀

Houttuynia cordata Thunberg

삼백초과 약모밀속

별 명 멸, 십약, 십자풀, 중약, 취채
한약명 **어성초**(魚腥草)-지상부

분포: 남부 지방

채취시기	1	2	3	4	5	6	7	8	9	10	11	12

지상부

잎

염통모양　밋밋한모양　어긋나기

꽃　　**열매**

총포꽃　수상화서　삭과

약모밀

키 30~60cm 자라는 여러해살이풀. 잎은 어긋나고 염통 모양이며 가장자리가 밋밋하다. 꽃은 5~6월에 노란색으로 피고 원줄기 끝에 수상화서로 달리며, 꽃잎은 없고 꽃차례를 싸고 있는 흰색 타원형 총포 4장이 꽃잎처럼 보인다. 열매는 3갈래로 갈라지는 삭과이고 8~9월에 익으며 씨는 갈색이다. 전초를 약재로 쓴다.

[채 취] 여름부터 가을 사이에 지상부를 채취하여 햇볕에 말린다.

[성 미] 맛은 맵고 쓰며 성질은 조금 차다.

[효 능] 배농, 소종, 이뇨, 청열, 통림, 해독

–고혈압, 동맥경화, 개선, 독창(禿瘡), 말라리아, 백대, 수종, 습진, 열리(熱痢), 옹저, 임병, 치창, 탈항, 폐렴, 폐농양의 치료

[사용법] 주치증에 **어성초**를 1회 4~6g씩 물 200㎖로 달여서 복용한다.

- 고혈압, 동맥경화, 부종에는 **어성초**를 하루 20~30g씩 달여서 차 대용으로 조금씩 나누어 복용한다.
- 치질, 치루, 치핵에는 약모밀 생뿌리줄기(땅속줄기)를 찧어 즙을 내어서 1회 4g 정도씩 하루에 3번 복용한다.
- 치질, 습진, 종기, 독충에게 물렸을 때는 약모밀 생잎을 찧어 환부에 바른다. 또, **어성초**를 달인 물로 환부를 씻어내면 효과를 볼 수 있다.

약모밀 꽃

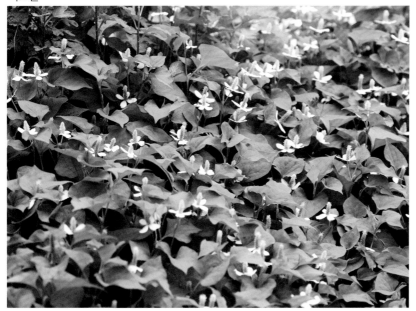

채취한 약모밀 잎과 줄기

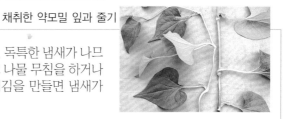

산나물 요리

봄에 약모밀의 연한 잎과 땅속줄기를 채취하여 먹는다. 독특한 냄새가 나므로 끓는 물에 데친 후 차가운 물에 담가 충분히 우려내고 나물 무침을 하거나 기름으로 볶는다. 약모밀 생잎에 밀가루옷을 입히고 튀김을 만들면 냄새가 없어진다.

풍을 없애주고 어혈과 종기를 가라앉게 하는 풀

홀아비꽃대

Chloranthus japonicus Sieb.
홀아비꽃대과 홀아비꽃대속

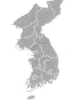

별　명 노젓갈, 젓갈나물, 놋절나물
한약명 **은선초**(銀線草)-지상부

분포: 전국

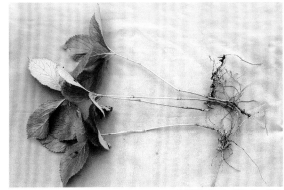

채취한 홀아비꽃대 전초

지상부: 3~8월
뿌리줄기: 3~6, 9~11월

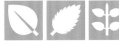

잎
타원형　톱니모양　마주나기

꽃　　　열매
꽃잎없음　이삭모양　삭과

산에서 키 20~30cm 자라는 여러해살이풀. 잎은 2장씩 마주나고 타원형이며 가장자리에 톱니가 있다. 꽃은 4~6월에 흰색으로 피고 원줄기 끝에 이삭 모양으로 달린다. 열매는 삭과로 9~10월에 익는다.

홀아비꽃대

전초를 약재로 쓴다.

채취 봄부터 여름 사이에 지상부를 채취하여 햇볕에 말린다. 뿌리줄기는 봄이나 가을에 캐내어 햇볕에 말린다.

성미 맛은 쓰고 매우며 성질은 따뜻하다.

효능 거풍, 산어, 소종, 조습, 지통, 해독, 화담, 활혈, 이기

－가래기침, 기관지염, 악성종기, 인후염, 생리불순, 생리통, 타박어혈, 해수의 치료

－은선초근(뿌리줄기): 류머티즘통, 노상(勞傷), 감모, 위기통(胃氣痛), 월경폐지, 백대하, 타박상, 옹종의 치료

사용법 주치증에 **은선초** 1.5~3g을 물 600㎖로 달여서 1/3씩 나누어 하루 3번 복용한다. 또, **은선초**를 가루내어 복용하기도 한다.

• 멍든 곳에는 **은선초** 탕약을 복용하고 아울러 홀아비꽃대 생풀을 찧어 환부에 붙인다.

• 종기에는 홀아비꽃대 생풀을 찧어 환부에 붙인다.

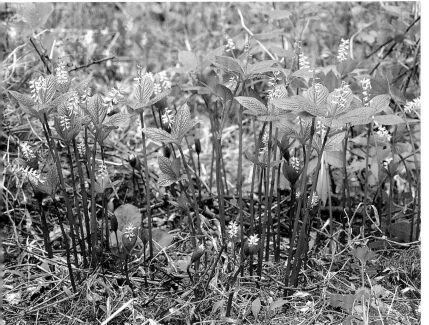

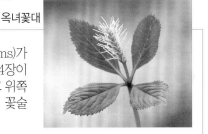

옥녀꽃대

옥녀꽃대

홀아비꽃대와 매우 닮은 식물로 옥녀꽃대(*C. fortunei* (A. Gray) Solms)가 있다. 홀아비꽃대는 잎 4장이 2장씩 마주나는데, 바싹 붙어 있으므로 4장이 돌려나는 것처럼 보인다. 옥녀꽃대의 잎은 줄기 아래쪽에서는 마주나고 위쪽에서는 4장이 돌려난다. 옥녀꽃대는 꽃의 모양이 약간 작고 더 성기게 꽃술이 달리며 주로 남부지방에서 자란다.

가래를 없애주고 통증을 멎게 하는 풀

족도리풀

Asarum sieboldii Miquel.
쥐방울덩굴과 족도리풀속

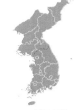

분포: 전국

별 명 놋동이풀, 세삼, 한성세신
한약명 세신(細辛)-뿌리

채취시기	1	2	3	4	5	6	7	8	9	10	11	12
뿌리

잎
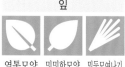
염통모양   밋밋한모양   밑둥모여나기

꽃   열매
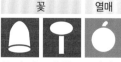
족도리모양   홀꽃   장과

산에서 키 20cm 정도 자라는 여러해살이풀. 잎은 밑동에서 2장씩 나오는데 염통 모양이고 잎자루가 길다. 꽃은 4~5월에 흑자색 족도리 모양으로 피며 잎 사이에서 1송이씩 달린다. 열매는 장과로 8~9월

족도리풀

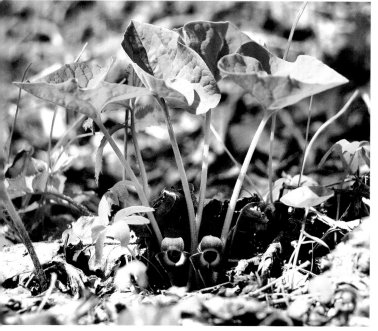

에 익는다. 전초를 약재로 쓴다.

[채취] 봄부터 여름까지 뿌리를 캐내고 물에 씻어 바람이 잘 통하는 그늘에서 말린다.

• 개족도리(*A. maculatum* Nakai)를 대용으로 쓸 수 있다.

[성미] 맛은 맵고 성질은 따뜻하다.

[효능] 개규, 거풍, 산한(散寒), 온폐, 해표, 화담

- 담음해역(痰飮咳逆), 류머티즘비통, 외감풍한, 축농증, 치통, 풍랭두통의 치료
- 열매: 두통의 치료

[사용법] 주치증에 **세신**을 1회 0.5~1.3g씩 물 200㎖로 뭉근하게 달여서 복용한다.

• 두통, 감기, 기관지염에는 **세신** 4~8g을 물 600㎖로 1/2이 되도록 달여서 1/3씩 나누어 하루 3번 따뜻하게 데워 복용한다.

• **세신**·창출을 같은 양을 곱게 가루내어 신경성 위병에 쓴다. 1회에 6~8g씩 하루 3번 복용한다.

• **세신** 3g, 오미자 8g을 섞어 한담으로 기침할 때, 만성기관지염에 쓴다. 달여서 1/3씩 나누어 하루 3번 복용한다.

• **세신** 3g, 독활 10g을 섞어 두통에 쓴다. 달여서 1/3씩 나누어 하루 3번 복용하면 효과를 볼 수 있다.

• **세신** 6g, 마황 8g, 부자 2g을 섞은 **마황세신부자탕**(麻黃細辛附子湯)은 오슬오슬 춥고 열이 나며 땀은 나지 않고 손발이 차며 맥상이 침할 때, 감기, 기관지염, 기관지천식 등에 쓴다.

• 구취에는 족도리풀 생잎 3~5장을 달이고 그 달인 물로 양치질을 하면 효과를 볼 수 있다.

[주의] 기허로 땀이 날 때, 음허로 두통이나 기침을 할 때에는 쓰지 않는다.

족도리풀 꽃

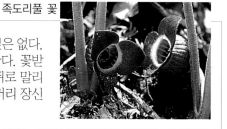

족두리처럼 생긴 꽃

족도리풀의 꽃은 밑동에서 나오는데 꽃받침 속에 들어 있으며 꽃잎은 없다. 꽃에서 역한 냄새가 나므로 밤에 야행성 동물을 유인하여 수정을 한다. 꽃받침은 항아리 모양이고 윗부분이 3갈래로 갈라져 꽃잎처럼 보이며 뒤로 말리거나 평평해진다. 이 꽃받침의 모양이 옛날 결혼식 때 신부가 쓰던 머리 장신구인 족두리와 닮았다는 데서 이름이 유래되었다.

폐열을 내려주고 기침을 멎게 하는 풀

쥐방울덩굴

Aristolochia contorta Bunge
쥐방울덩굴과 쥐방울덩굴속

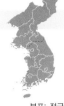

분포: 전국

별　명　까치오줌요강, 말방울, 방울덩굴, 후로파관
한약명　**마두령**(馬兜鈴) 열매,
　　　　청목향(靑木香) · **토청목향**(土靑木香)-뿌리

채취시기	1	2	3	4	5	6	7	8	9	10	11	12

열매, 뿌리

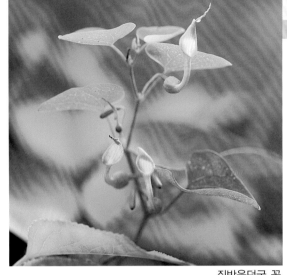

쥐방울덩굴 꽃

잎

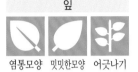

염통모양　밋밋한모양　어긋나기

꽃　　　**열매**

색소폰모양　홀꽃　삭과

산과 들의 숲가장자리에서 길이 1.5m 정도 자라는 여러해살이덩굴풀. 잎은 어긋나고 염통모양이며 약간 흰빛이 난다. 꽃은 7~8월에 녹자색으로 피며 잎겨드랑이에 여러 송이가 달린다. 꽃잎은 없고 꽃받침은 통 모양이며 윗부분이 나팔처럼 된다. 열매는 둥근 삭과로 10월에 익으면 낙하산 모양으로 벌어진다. 열매와 뿌리를 약재로 쓴다.

채취　가을에 다 익은 열매를 채취하고 뿌리도 캐내어 햇볕에 말린다.

성미　맛은 쓰고 조금 매우며 성질은 차다.

효능　진정, 진해, 청폐, 해열, 항균, 항암, 화담

−**마두령**: 가래, 고혈압, 천식, 치질, 폐열해수의 치료

−**청목향**: 이질, 장염, 종기의 치료

사용법　주치증에 **마두령**을 하루 4~12g씩 달여서 복용한다. **청목향**은 하루 3~10g씩 물 300㎖로 1/2이 되도록 달여서 복용한다.

• **마두령** 10g, 상백피 10g, 감초 4g, 정력자 4g, 반하 4g, 생강 6g을 섞어 폐열해수에 쓴다. 달여서 1/3씩 나누어 하루 3번 복용한다.

주의　뿌리에는 독성이 들어 있어서 많은 양을 쓰면 메스꺼움, 구토 등 부작용이 나타므로 쓰는 양에 주의해야 한다.

쥐방울덩굴 열매

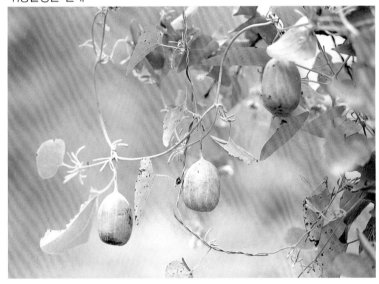

다 익어 벌어진 쥐방울덩굴 열매

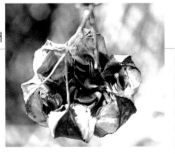

작은 방울을 닮은 열매

　쥐방울덩굴의 열매는 낙하산을 거꾸로 한 모양이며 그 안에 씨가 많이 들어 있다. 가을에 다른 식물의 가지를 타고 올라간 덩굴에 주렁주렁 달린 열매가 쥐에게나 달 만큼 작다는 뜻에서 쥐방울덩굴이라는 이름이 유래되었다. 또, 말에 달아놓는 방울 같다고 하여 한약명(한자명)은 마두령(馬兜鈴)이 되었다.

109

소변을 잘 나오게 하고 통증을 멎게 하는 나무

등칡

Aristolochia manshuriensis Kom.
쥐방울덩굴과 쥐방울덩굴속

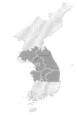

분포: 중부 지방

별 명	긴쥐방울, 목통마두령, 칡향, 큰쥐방울
한약명	**관목통**(關木通)-줄기

채취시기 1 2 **3** **4** **5** 6 7 8 **9** **10** **11** 12
　　줄기　　　　　　　　　줄기

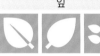

잎		
염통모양	밋밋한모양	어긋나기

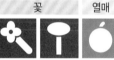

꽃	열매
색소폰모양	홀꽃	삭과

산기슭이나 숲 가장자리에서 길이 10m 정도 자라는 갈잎덩굴나무. 잎은 어긋나고 둥근 염통 모양이며 가장자리가 밋밋하거나 갈라진다. 꽃은 암수딴그루로 5~6월에 연녹색으로 피고 잎겨드랑이에 1송이씩 달린다. 꽃받침통은 U자형이고 가장자리는 3갈래로 갈라진다. 열매는 긴 타원형 삭과이고 9~11월에 익는다. 줄기를 약재로 쓴다.

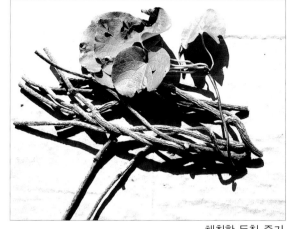

채취한 등칡 줄기

채취 봄이나 가을에 줄기를 채취하여 겉껍질을 제거하고 적당한 길이로 잘라 바람이 잘 통하는 그늘에서 말린다.

성미 맛은 달고 성질은 차다.

효능 이뇨, 이수, 진통(鎭痛), 청열, 통유, 통혈맥, 하유

－구설생창, 방광염, 산후유소(産後乳少), 심번뇨적(心煩尿赤), 유즙불통, 임병의 치료

사용법 주치증에 **관목통**을 1회 3~9g씩 달이거나 가루내어 복용한다.

주의 많은 양을 쓰면 급성신부전을 일으킬 수 있으므로 주의한다. 임산부에게는 쓰지 않는다.

칡과 잎이 비슷한 등칡

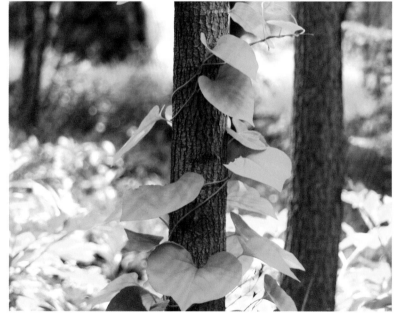

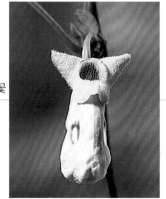

등칡 꽃

등불을 닮은 꽃

　등칡은 긴 꽃받침통이 금관악기처럼 U자로 구부러져 있고 그 안에 꽃잎이 없는 꽃차례가 들어 있다. 끝이 아직 벌어지지 않은 노란색 꽃받침통은 밤에 불을 밝히는 등불(燈)처럼 보인다. 또 등칡은 잎이 칡의 잎과 비슷하고 칡처럼 다른 식물의 가지를 휘감고 오르며 덩굴을 벋는다. 이런 연유로 등칡이라는 이름을 붙인 것 같다.

갈증을 없애주고 소변을 잘 나오게 하는 덩굴나무

다래나무

Actinidia arguta (Sieb. & Zucc.) Planch. ex Miq.
다래나무과 다래나무속

별　명 다래순, 지금도나무, 참다래
한약명 **미후리**(獼猴梨)-열매

분포: 전국

채취시기	1	2	3	4	5	6	7	8	9	10	11	12

열매, 충영

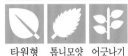

잎

타원형　톱니모양　어긋나기

꽃　　**열매**

꽃잎5　총상화서　타원형장과

산지 숲에서 길이 5~7m 정도 자라는 갈잎덩굴나무. 잎은 어긋나고 타원형이며 가장자리에 톱니가 있다. 꽃은 암수딴그루로 5~6월에 흰색으로 피고 잎겨드랑이에 3~10송이가 취산화서를 이룬다. 열매는 달걀 모양 장과이고 9~10월에 황록색으로 익는다. 열매를 식용하며 줄기의 껍질과

다래나무

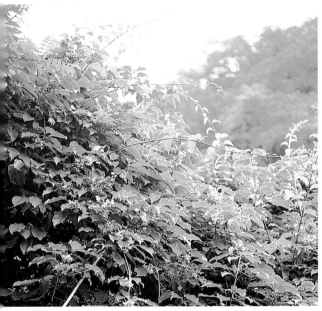

다래나무 열매

벌레혹을 약재로 쓴다.

[채취] 가을에 익은 열매를 채취하여 햇볕에 말린다. 충영(벌레혹)은 가을에 따서 끓는 물에 한번 데친 후 햇볕에 말린다.

[성미] 맛은 달고 시며 성질은 차다.

[효능] **지갈**(止渴), **해번열**(解煩熱)

- 냉증, 부종, 석림, 신경통, 요통, 위장 질환의 치료
- **잎**: 구토, 류머티즘관절통, 복사(腹瀉), 소화 불량, 황달의 치료
- **충영**(벌레혹): 수족냉증, 요통, 류머티즘, 신경통, 중풍의 치료

[사용법] 다래나무 열매를 소주에 담가 **다래주**를 만들어 마시면 강장 효과가 있다.

- 위장병이나 소화불량에는 봄에 채취한 다래나무 새순을 그늘에 말린 후 1회 8g 정도 달여서 1/3씩 나누어 식사 30분 전에 하루 3번 복용한다.
- 당뇨병에는 가을에 채취한 다래나무 줄기를 달여 복용한다.
- 신경통, 요통, 중풍에는 다래나무의 말린 **충영**을 가루내어 1회 3~5g씩 복용한다.
- 다래나무 가지를 꺾을 때 나오는 수액을 모아 마시면 위장을 튼튼하게 한다.

다래나무 꽃

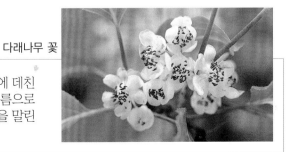

산나물 요리

봄에 다래나무의 어린순(다래순)을 채취하여 끓는 물에 데친 후 차가운 물에 담가 우려내어 나물 무침을 하거나 기름으로 볶아 먹으며 매운탕을 끓일 때 넣기도 한다. 우려낸 것을 말린 후 묵나물로 이용하거나 장아찌로 만들어 먹기도 한다.

111

혈압을 내려주고 마음을 진정시키는 덩굴나무

개다래

Actinidia polygama (S. et Z.) Max.
다래나무과 다래나무속

분포: 전국

별　명 말다래, 못좃다래나무
한약명 **목천료**(木天蓼)-가지와 잎,
　　　 목천료자(木天蓼子)-충영이 생긴 열매

채취시기 1 2 **3** 4 **5** 6 7 8 9 **10** **11** 12
　　　　　 가지, 잎　　　　　　가지, 잎
　　　　　　　　　　　　　충영: 10월

잎

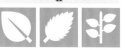

타원형　톱니모양　어긋나기

꽃　　　　　　열매

꽃잎 5　총상화서　타원형장과

깊은 산의 숲 속에서 높이 5m 정도 자라는 갈잎덩굴나무. 잔가지에 연한 갈색 털이 난다. 잎은 어긋나고 넓은 달걀 모양이며 가장자리에 얕은 톱니가 있다. 꽃은 6월에 흰색으로 피며 잎겨드랑이에서

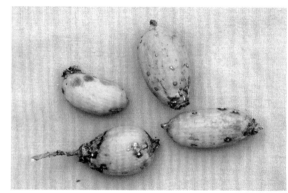

채취한 열매

2~3송이씩 달리며 꽃잎은 5장이다. 열매는 타원형 장과로 9~10월에 노란색으로 익는다. 가지와 잎, 충영(벌레혹)이 생긴 열매를 약재로 쓴다.

채취 봄 또는 가을에 가지와 잎을 채취하여 햇볕에 말린다. 10월경에 진딧물이 기생하여 벌레혹(충영)이 생긴 열매를 채취하여 햇볕에 말린다.

성미 맛은 맵고 성질은 따뜻하며 독성이 들어 있다.

효능 진정, 최면, 혈압강하, 건위
-대풍나질, 오래 된 이질, 냉증, 신경통, 부증, 피부염의 치료

사용법 건위약으로 쓰려면 **목천료**를 1~8g씩 달여서 복용한다.

• 냉증, 신경통, 부증에는 **목천료자** 200g을 소주 1.8ℓ에 담가서 6개월 정도 숙성시킨 **목천료** 약술을 하루 2번, 아침 저녁으로 1잔씩 복용한다. 설탕을 넣어 복용하기도 한다.

• 개다래의 줄기에서 나오는 수액을 티눈, 사마귀의 환부에 계속 바르면 효과를 볼 수 있다.

개다래 열매

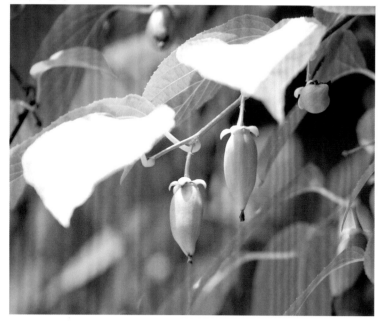

개다래 꽃

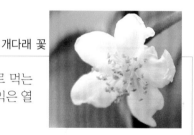

산나물 요리

봄에 개다래의 새순을 채취하여 생으로 튀김을 만들거나 삶아서 나물로 먹는다. 또 잘 익어 말랑말랑해진 개다래의 열매를 생으로 먹는다. 그리고 덜 익은 열매를 소금에 절여 장아찌를 만들거나 소주에 넣어 과일술을 담근다.

갈증을 없애주고 해독 작용을 하는 나무

차나무

Thea sinensis L.
차나무과 차나무속

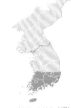
분포. 남부 지방

별　명　실화상봉수
한약명　다엽(茶葉)-잎

채취시기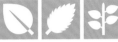
잎

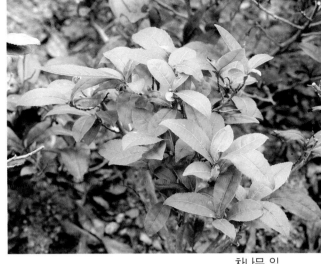
차나무 잎

잎		

긴타원형	톱니모양	어긋나기

꽃	열매
꽃잎5	1~3송이	삭과

농가에서 재배하며 높이 1~2m 자라는 늘푸른떨기나무. 잎은 어긋나고 피침상 긴타원형이며, 약간 두껍고 가죽질이며 가장자리에 톱니가 있다. 꽃은 10~11월에 연분홍색, 흰색으로 피며 1~3송이가 잎 겨드랑이에서 밑으로 처져 달린다. 열매는 편구형 삭과로 다음해 10월에 익는다. 어린 잎을 식용하고 잎과 뿌리와 열매를 약재로 쓴다.

채취 녹차로 쓰려면 잎을 봄부터 여름까지 3회 정도 채취한 것을 가공하여 말린다.

성미 맛은 달고 쓰며 성질은 서늘하다.

효능 소식(消食), 이뇨, 이습, 제번갈, 지통, 청목, 청열, 해독, 화담

– 다면증(多眠症), 두통, 말라리아, 목현, 식적담체, 심번구갈, 약물중독, 이질, 화상의 치료

사용법 주치증에 **다엽**으로 녹차를 끓여 수시로(하루 8~10잔 정도) 복용한다.

• 녹찻물로 양치질을 하면 구취, 구내염을 예방할 수 있다.

• 습진, 종기에 녹찻물로 환부를 냉습포한다. 절상과 찰상에 차갑게 한 찻물로 환부를 씻어내면 지혈 효과를 볼 수 있다.

차나무 밭
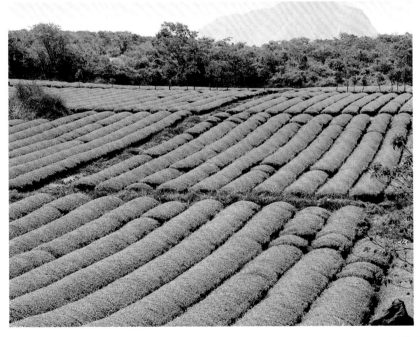

차나무 꽃
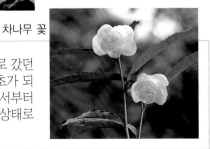

신라 때 전해진 차나무

차나무는 신라 42대 홍덕왕(826~836년 재위) 때 당나라에 사신으로 갔던 김대렴이 돌아오는 길에 씨를 가지고 와서 지리산에 심었던 것이 시초가 되어 오늘에 전해지고 있다고 한다. 지리산 기슭 쌍계사 입구의 탑리에서부터 신흥리까지 약 10여 km 지역의 산록에는 지금까지도 차나무가 야생 상태로 자라고 있어 초기 차밭의 흔적으로 여겨진다.

종기를 가라앉게 하고 출혈을 멎게 하는 나무

동백나무

Camellia japonica L.
차나무과 동백나무속

별　명 동백깜부기, 여심화, 차매화,
　　　 춘백, 해홍화

분포: 남부 지방
· 울릉도 · 대청도

한약명 **산다화**(山茶花)-꽃

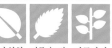
채취시기 1 **2 3** 4 5 6 7 8 9 10 11 12
꽃

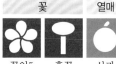

잎		
긴타원형	잔톱니모양	어긋나기

꽃		열매
꽃잎5	홑꽃	삭과

키 7m 정도 자라는 늘푸른중키나무. 잎은 어긋나고 긴 타원형이며, 가죽질이고 가장자리에 잔톱니가 있다. 꽃은 2~4월에 붉은색 통꽃으로 피며 가지 끝에 1송이씩 달린다. 열매는 둥근 삭과로 10월에 익으며 껍질이 두껍고 씨는 검붉은색이다. 열매를 약재로 쓴다.

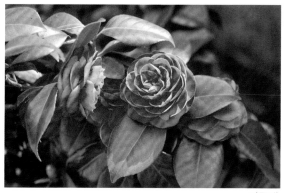
겹동백

채 취 2~3월에 꽃이 활짝 피기 직전의 꽃을 채취하여 햇볕에 말린다.

성 미 맛은 맵고 달고 쓰며 성질은 서늘하다.

효 능 산어(散瘀), 소종(消腫), 양혈(凉血), 지혈

- 대변출혈, 자궁출혈, 장풍이질, 비출혈, 타박상, 타박어혈, 토혈, 혈리, 혈림, 혈붕, 화상의 치료

사용법 주치증에 **산다화** 10g을 물 600㎖로 1/2이 되도록 달여서 쓴다. 달인 물을 1/3씩 나누어 하루 3번 복용한다.

- 화상, 타박상, 염좌에는 **산다화**를 가루내고 참기름으로 개어서 환부에 바르면 효과를 볼 수 있다.

- 관절이나 근육을 다쳤을 때는 동백나무 생잎 4~5장, 감초 2g을 달여서 하루에 모두 복용한다.

- 찰과상, 절상, 독충 교상에는 동백나무 생잎을 짓찧어 즙을 내어 그 즙을 환부에 바른다.

동백나무

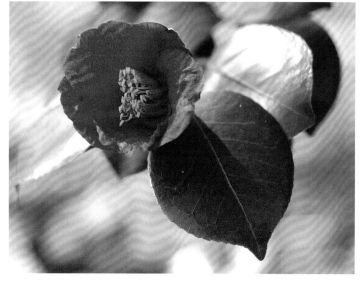

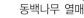
동백나무 열매

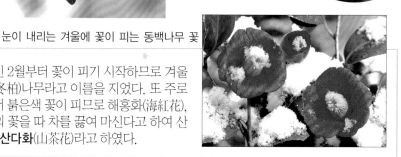
눈이 내리는 겨울에 꽃이 피는 동백나무 꽃

겨울에 피는 꽃

동백나무는 아직 겨울이 한창인 2월부터 꽃이 피기 시작하므로 겨울을 뜻하는 동(冬)자를 넣어 동백(冬柏)나무라고 이름을 지었다. 또 주로 남부 지방의 해안가에서 자라면서 붉은색 꽃이 피므로 해홍화(海紅花), 중국에서는 산에서 자라는 나무의 꽃을 따 차를 끓여 마신다고 하여 산다(山茶)라고 부르므로 한약명을 **산다화**(山茶花)라고 하였다.

출혈을 멎게 하고 종기를 가라앉게 하는 풀

물레나물
Hypericum ascyron L.
물레나물과 고추나물속

별 명 금사도, 금사호접, 대련교, 황해당
한약명 **홍한련**(紅旱蓮)-전초

분포: 전국

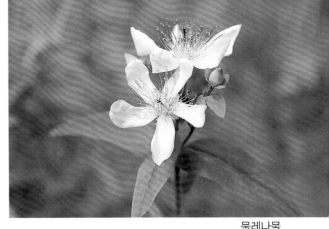
물레나물

채취시기	1	2	3	4	5	6	7	8	9	10	11	12
									9	10	11	

전초

잎
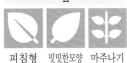
피침형　밋밋한모양　마주나기

꽃　　　　열매
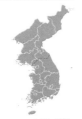
꽃잎5　홀꽃　삭과

산기슭이나 물가에서 키 50~80cm 자라는 여러해살이풀. 잎은 마주나고 피침형이다. 꽃은 6~8월에 노란색으로 피고 가지 끝에 1송이씩 달린다. 꽃잎은 5장이고 바람개비 모양을 만든다. 열매는 삭과이고 9~10월에 익는다. 전초를 약재로 쓴다.

채 취 가을에 전초를 채취하여 햇볕에 말린다.

성 미 맛은 조금 쓰고 성질은 차다.

효 능 소종, 지혈, 패독(敗毒), 평간, 부종완하

-간염, 두통, 생리과다, 임파선염, 종기, 창옹, 창절, 타박상, 토혈의 치료

사용법 주치증에 **홍한련**을 1회 2~3g씩 물 200㎖로 달여서 복용한다. 또 **홍한련**을 소주(35도, 10배량)에 담가 2~3개월 숙성시킨 술을 작은 잔으로 1잔씩 하루에 2번 복용한다.

젖을 잘 나오게 하고 출혈을 멎게 하는 풀

고추나물
Hypericum erectum Thunb.
물레나물과 고추나물속

한약명 **소연교**(小連翹)-지상부

분포: 전국

채취시기	1	2	3	4	5	6	7	8	9	10	11	12
						6	7	8	9	10		

지상부

잎

피침형　밋밋한모양　마주나기

꽃　　　　열매

꽃잎5　원추화서　삭과

산에서 키 20~60cm 자라는 여러해살이풀. 잎은 마주나고 피침형이며 가장자리가 밋밋하다. 꽃은 7~8월에 노란색으로 피고 가지 끝에 달린다. 열매는 삭과이고 달걀 모양이며 10월에 익는다. 어린순을 식용하고 지상부를 약재로 쓴다.

채 취 여름부터 가을 사이에 지상부를 베어 물에 씻고 햇볕에 말린다.

성 미 맛은 맵고 성질은 평온하다.

효 능 소종, 조경, 지통, 지혈, 통유, 활혈

-근골통, 두통, 기침, 산기(疝氣), 생리불순, 연주창, 요복통, 유즙불통, 자궁출혈, 종기, 창상출혈, 타박상, 토혈, 황달의 치료

사용법 생리불순에는 **소연교** 2~4g을 물 300㎖로 1/2이 되도록 달여서 복용한다.

• 편도선염이나 기침에는 **소연교** 10~20g을 물 600㎖로 1/2이 되도록 달여서 앙금을 제거한 달인 물로 양치질을 한다.

• 찰상, 절창, 타박상, 근골통, 종기에는 **소연교**를 달인 물을 환부에 바른다.

• 창상, 타박상에는 고추나물 생풀을 찧어 즙을 내어 그 즙을 환부에 바른다.

고추나물

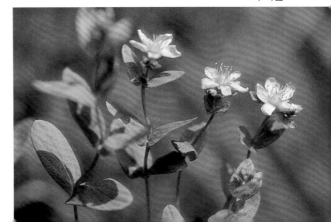

통증과 기침을 멎게 하는 풀

양귀비

Papaver somniferum L.
양귀비과 양귀비속

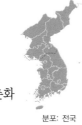

별　명 미낭화, 아편꽃, 약담배, 여춘화
한약명 **앵속각**(罌粟殼)–열매껍질

분포: 전국

채취시기 | 1 | 2 | 3 | 4 | 5 | 6 | **7** | **8** | 9 | 10 | 11 | 12
열매

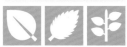

잎

긴타원형　톱니모양　어긋나기

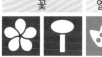

꽃　　　　열매

꽃잎4　　홀꽃　　삭과

약초로 재배하며 키 50~150cm 자라는 두해살이풀. 잎은 어긋나고 끝이 뾰족한 긴 타원형이다. 꽃은 5~6월에 붉은색·흰색 등으로 피며 줄기 끝에 1송이씩 달린다. 열매는 둥근 달걀 모양 삭과이고 7~8월에 익으며 윗부분의 구멍에서 씨가 나온다. 전초를 약재로 쓴다.

양귀비

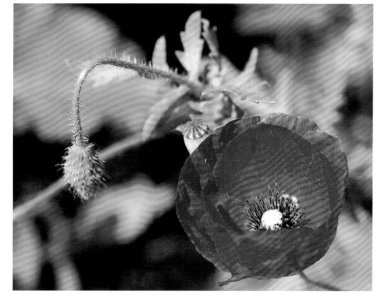

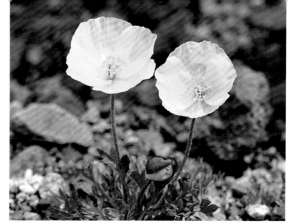

고산에서 자라는 두메양귀비는 약으로 쓰지 않는다.

채취 여름에 익은 열매를 따서 씨를 빼내고 열매껍질을 햇볕에 말린다.

성미 맛은 시고 떫으며 성질은 평온하다.

효능 삽장(澁腸), 염폐(斂肺), 지해, 진통
– 당뇨병, 만성 해수, 백대하, 심복근골제통(心腹筋骨諸痛), 탈항, 혈변, 활정(滑精), 설사, 장염, 이질의 치료

사용법
• 설사, 이질에는 **앵속각** 3~6g을 달여서 1/3씩 나누어 하루 3번 복용한다.

　• 설사, 이질, 장염에 **앵속각** 6g, 매실 8g을 달여서 1/3씩 나누어 하루 3번 복용한다.

　• 오랜 이질과 혈변이 나오는 이질에는 **앵속각** 4g, 토목향 9g, 선황련 9g, 생강 6g을 달여서 1/3씩 나누어 하루 3번 복용한다.

　• 이질에는 말린 양귀비 꽃 1.5~3g(갓 채취한 신선한 전초는 15~30g)을 달여서 1/2씩 나누어 하루 2번 복용한다.

주의 많은 양을 쓰거나 오랫동안 계속 쓰지 말아야 한다. 특히 어린이에게는 이 약을 쓰지 않는 것을 원칙으로 한다.

관상용으로 재배하는 꽃양귀비

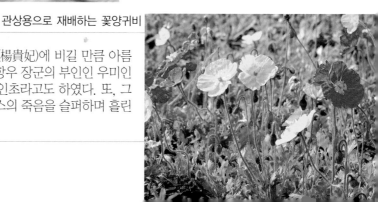

아름다움의 상징 양귀비

　중국에서는 당나라 황제의 측비인 양귀비(楊貴妃)에 비길 만큼 아름다운 꽃이라 하여 양귀비라 부르고, 초나라 항우 장군의 부인인 우미인(虞美人) 무덤에서 피어난 꽃이라 하여 우미인초라고도 하였다. 또, 그리스 전설에서는 아프로디테가 연인 아도니스의 죽음을 슬퍼하며 흘린 눈물이 변하여 생긴 꽃이라고 한다.

기침을 멎게 하고 해독 작용을 하는 풀

애기똥풀

Chelidonium majus var. asiaticum (Hara) Ohwi
양귀비과 애기똥풀속

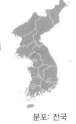
분포: 전국

별 명 까치다리, 똥풀, 연장풀, 젖풀
한약명 **백굴채**(白屈菜)-지상부

채취시기 | 1 | 2 | 3 | 4 | 5 | 6 | 7 | 8 | 9 | 10 | 11 | 12 |
지상부

잎

깃꼴겹잎 둔한톱니모양 어긋나기

꽃   열매

꽃잎4   산형화서   원기둥모양

산과 들에서 키 80cm 정도 자라는 두해살이풀. 잎은 어긋나고 깃꼴겹잎이며 가장자리에 둔한 톱니가 있다. 꽃은 5~8월에 노란색으로 피고 원줄기와 가지 끝에 산형화서로 달린다. 열매는 좁은 원기둥 모양 삭과로 9월에 익는다. 어린 잎을 식용하고

애기똥풀

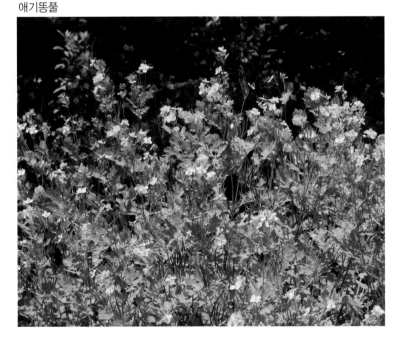

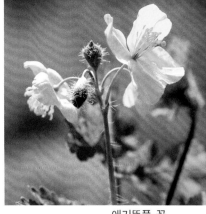
애기똥풀 꽃

전초를 약재로 쓴다.

채 취 봄부터 가을까지 꽃이 필 때 지상부를 베어 바람이 잘 통하는 그늘에서 말린다.

성 미 맛은 맵고 쓰며 성질은 따뜻하고 독성이 있다.

효 능 소염, 이뇨, 지해, 진경(鎭痙), 진통, 항종양, 해독

-간염, 개선창종, 기관지염, 백일해, 생리통, 수종, 염좌, 옻독, 위장동통, 종기, 사충교상(蛇蟲咬傷), 치질, 타박상, 황달의 치료

사용법 주치증에 **백굴채**를 1회 1~2g씩 물 200㎖로 달여서 복용한다.

• 복통, 기침에는 **백굴채** 6~10g을 달여서 1/3씩 나누어 하루 3번 복용한다.

• 옴, 종기, 굳은살, 습진, 사마귀, 매독성 피부염, 사충교상에는 애기똥풀 생품을 찧어 나온 노란색 즙이나 **백굴채**를 진하게 달인 물을 환부에 바른다.

• 염좌, 외상출혈에는 애기똥풀 생잎을 찧어 환부에 붙인다. 모기에 물리거나 옻이 올랐을 때도 효과를 볼 수 있다.

• 습진에는 애기똥풀 생꽃을 잘게 자르고 소주에 담가 숙성시킨 것을 건져서 환부에 바른다.

주 의 독성이 강한 식물이므로 한꺼번에 너무 많은 양을 먹지 말아야 한다.

주황색 즙액이 나오는 애기똥풀 줄기

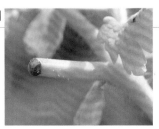

갓난아이의 똥이 나오는 풀

애기똥풀의 줄기나 잎을 자른 곳에서 나오는 주황색 진액이 갓난아기의 무른 똥과 비슷하다고 하여 애기똥풀이라고 이름지어졌다. 줄기가 연약하게 보이지만 억세다고 하여 '까치다리'라고도 부르기도 한다.
애기똥풀 열매의 지방분이 개미의 먹이가 되기 때문에 애기똥풀이 자라는 주변에는 흔히 개미집을 볼 수 있다.

풍과 습을 없애주고 통증을 진정시키는 풀

피나물

Hylomecon vernalis Maxim.
양귀비과 피나물속

별　명 노랑매미꽃, 봄매미꽃
한약명 **하청화근**(荷靑花根)-뿌리

분포: 중부 이남

채취시기 1 2 3 **4** 5 6 7 8 9 10 11 12
　　　　　　뿌리

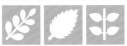

잎
깃꼴겹잎　톱니모양　마주나기

꽃　　　　　열매
꽃잎4　산형화서　원기둥모양

산지의 그늘진 습지에서 키 25~30cm 자라는 여러해살이풀. 잎은 마주나고 깃꼴겹잎이며 가장자리에 톱니가 있다. 꽃은 4~5월에 노란색으로 피며 잎겨드랑이에서 나온 꽃줄기 끝에 2~3송이가 달린다. 열매는 좁은 원기둥 모양 삭과로 6~7월에 익

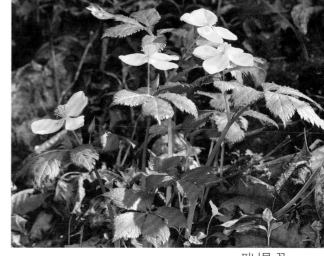

피나물 꽃

피나물

는다. 어린순을 식용하고 전체를 약재로 쓴다.

채 취 봄부터 가을까지 뿌리를 캐내어 햇볕에 말린다.

성 미 맛은 쓰고 성질은 평온하다.

효 능 거풍습, 산어, 서근, 소종, 지통, 지혈, 진통, 활락, 활혈

－관절염, 습진, 신경통, 염좌, 종기, 질타손상(跌打損傷), 타박상, 피로 허약 치료

사용법 주치증에 **하청화근**을 1회 2~4g씩 물 200㎖로 달이거나 가루내어 복용한다.

• 피부습진, 타박상, 종기에는 피나물 생뿌리를 찧어 환부에 붙이거나 **하청화근**을 가루내어 기름으로 개어서 환부에 바른다.

• 화농균의 감염으로 수포가 생긴 농가진에는 피나물 전초를 달인 물로 환부를 5~6회 씻어낸다.

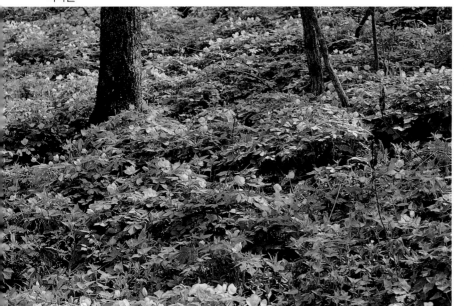

피나물 어린순

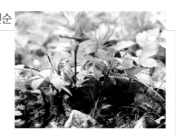

피가 나오는 풀

피나물은 줄기를 자르면 단면에서 피가 나오는 것처럼 황적색 유액이 흘러나오기 때문에 유래된 이름이다. 상추에서는 우유 같은 흰색 즙액이 나오고 애기똥풀에서는 주황색 유액이 나오는데, 이처럼 줄기나 잎을 자르면 유액이 흘러나오는 식물에는 대개 독성 물질이 들어 있다고 알려져 있다. 이 식물들을 약재로 쓰거나 나물로 식용하려면 주의가 필요하다.

염증을 가라앉히고 해독 작용을 하는 풀

죽사초

Macleaya cordata R, Brown, Maclaver roheas L.
양귀비과 죽자초속

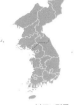

별　명 국자초
한약명 **박락회**(博落回)-줄기의 즙액

분포: 전국

채취시기	1	2	3	4	5	6	7	8	9	10	11	12

줄기의 즙액

잎

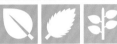

염통모양　잔톱니모양　어긋나기

꽃　　　　**열매**

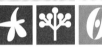

특이모양　총상화서　삭과

산과 들에서 키 1~2m 자라는 여러해살이풀. 줄기는 속이 비었으며 흰 가루로 덮인다. 잎은 어긋나고 염통 모양이며 가장자리는 잔톱니가 있다. 꽃은 6~9월에 흰색이나 홍색으로 피며 줄기 끝에서 총상화

서로 달린다. 열매는 길고 편평한 삭과로 7~10월에 익는다. 줄기의 즙액을 약재로 쓴다.

채취 봄부터 가을까지 필요할 때 줄기나 잎을 잘라 단면에서 흘러나오는 즙액을 받아 그대로 약으로 쓴다.

성미 맛은 맵고 쓰며 성질은 따뜻하고 독성이 세다.

효능 소염, 해독, 살충

－정창, 옹종, 급성 편도선염, 중이염, 트리코모나스성 질염, 화상, 버짐, 충교상의 치료

사용법 외용약으로 쓸 때는 죽사초 생잎을 짓찧어 환부에 붙이거나 달인 물로 환부를 씻어낸다. 또 죽사초 잎과 줄기를 햇볕에 말리고 가루 내어 참기름 등에 개어서 환부에 붙인다.

• 죽사초 줄기와 잎을 잘게 자른 것은 구더기를 제거하는 살충제로 쓴다.

주의 죽사초 전초에 프로토핀 등 맹독성 물질이 들어 있으므로 입으로 복용해서는 안 된다.

죽사초

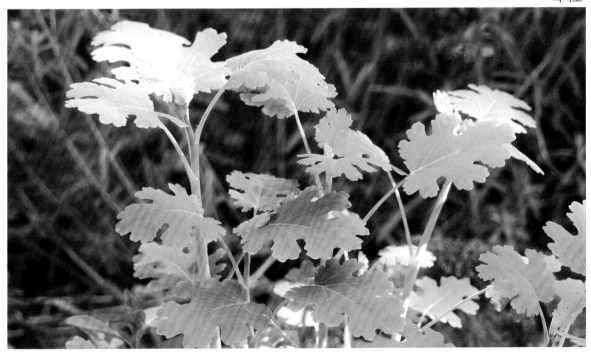

대나무를 닮은 풀

죽사초는 키가 2m까지 자라고 줄기에 흰색 분말이 덮여 있어 외래종 원예 식물처럼 보인다. 이 식물의 줄기 속이 대나무처럼 비어 있어 '대나무(竹; 죽)와 비슷한(似; 닮을 사) 풀'이라는 뜻으로 죽사초(竹似草)라고 한다. 또 대나무를 가공할 때 이 풀과 함께 대나무를 삶으면(煮;삶을 자) 대나무가 부드러워진다고 하여 죽자초(竹煮草)라고 부르기도 한다.

어혈을 없애주고 통증을 멎게 하는 풀

현호색

Corydalis remota Fisch. ex Maxim.
양귀비과 갯괴불주머니속

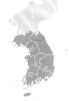

별　명 물곳, 연호색, 남화채, 고깔꽃
한약명 **현호색**(玄胡索)-덩이줄기

분포: 중부 이남

채취시기	1	2	3	4	5	6	7	8	9	10	11	12

덩이줄기

잎

깃꼴겹잎　톱니모양　어긋나기

꽃　　　열매
입술모양　총상화서　삭과

산지 숲 속의 그늘진 습지에서 키 20~30cm 자라는 여러해살이풀. 잎은 어긋나고 깃꼴겹잎이며 잎자루가 길다. 꽃은 4~5월에 담홍자색·남색으로 피며 가지와 원줄기 끝에 5~10송이가 달린다. 열매는 긴타원형 삭과로 6~7월에 익는다. 땅 속의 덩이줄기를 약재로 쓴다. 유독성 식물.

• **댓잎현호색**(*C. turtschaninovii* Besser var. *linearis* (Regel) Nakai), **들현호색**(*C. ternata* Nakai), 점현호색(*C. maculata* B. Oh et Y. Kim), 좀현호색(*C. decumbens* Pers.)을 대용으로 쓸 수 있다.

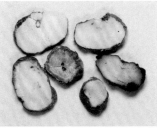
현호색(약재)

채취 초여름에 잎이 말라 죽을 무렵 덩이줄기를 캐내어 줄기와 잔뿌리를 제거하고 햇볕에 말린다.

성미 맛은 맵고 쓰며 성질은 따뜻하다.

효능 산어, 정혈, 지통, 진경(鎭痙), 진정, 진통, 항궤양, 행기(行氣), 활혈

－기관지염, 두통, 복통, 산후어지럼증, 생리불순, 생리통, 어혈, 요슬산통, 위경련, 타박상의 치료

사용법 주치증에 **현호색**을 1회 2~4g씩 물 200㎖로 달이거나 가루내어 복용한다.

• 신경성 위병에는 **현호색**을 소주에 20분 정도 담갔다가 약한 불에 볶은 후 가루내어 쓴다. 1회 4~6g씩 하루 3번 식전에 복용한다.

• **현호색**, 황련 같은 양을 가루내어 기관지염

현호색

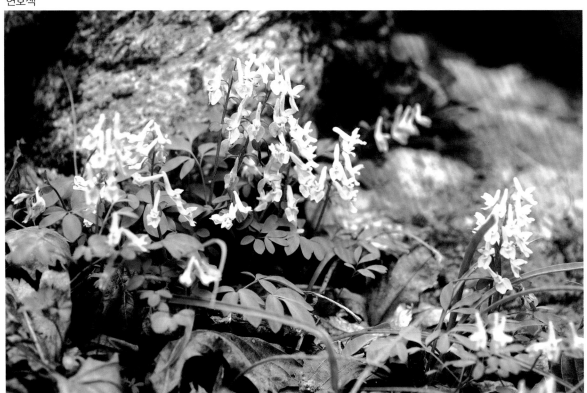

등으로 기침이 나면서 가슴이 뻐근하고 통증이 올 때 쓴다. 1회에 10g씩 하루 3번 따뜻한 물이나 술에 타서 복용한다.

- **현호색**·삼릉·봉출·후박 각각 8g, 당귀 10g, 백작약 10g, 목향 6g을 섞어 달여서 무월경, 복통에 쓴다. 달인 물을 1/3씩 나누어 하루 3번 복용한다.

- **현호색**·계지·모려 각각 3g, 축사·감초·소회향 각각 2g, 고량강 1g을 물 600㎖로

1/2이 되도록 달여서 위통과 소화불량에 쓴다. 1회 100㎖씩 3번 복용한다.

- **현호색**·포황·목단피·백지·계심·오령지·몰약 6g, 당귀 15g, 백작약 15g, 산궁궁 12g으로 만든 **기침산**(起枕散)은 산후복통에 쓴다. 달여서 1/3씩 나누어 하루에 3번 복용한다.

주의 월경이 잦은 환자에게는 쓰지 않는다.

댓잎현호색

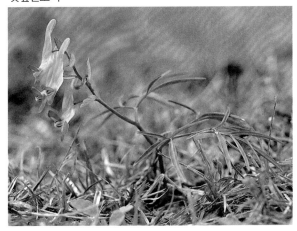

들현호색

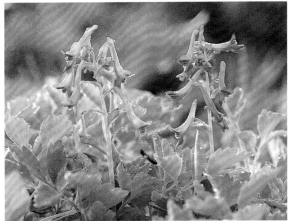

점현호색

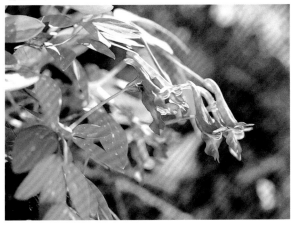

좀현호색

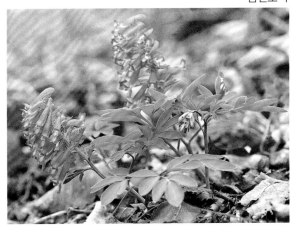

종달새를 닮은 풀

　현호색의 속명(Corydalis)은 종달새를 뜻하는 그리스어에서 유래된 것으로, 꽃 모양이 종달새의 머리 모양과 비슷한 데서 유래된 것이다. 또 꽃잎은 입술 모양이고 기부에 꿀주머니인 거(距)가 있다. 현호색의 꽃말이 보물 주머니인 것은 여기에서 유래된 것 같다.
　약효가 비슷하여 대용 약재로 쓸 수 있는 댓잎현호색은 잎이 대나무 잎처럼 가늘고, 점현호색은 잎 표면에 흰색 반점이 있으며, 좀현호색은 개체 크기가 현호색보다 훨씬 작은 것으로 구분한다.

소화 작용을 돕고 가래를 삭게 하는 풀

무

Raphanus sativus L.
십자화과 무속

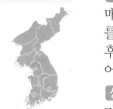

분포: 전국

별　명 동삼, 무시, 무우, 청근
한약명 **나복자**(蘿蔔子)-씨

채취시기 | 1 | 2 | 3 | 4 | 5 | 6 | 7 | 8 | 9 | 10 | 11 | 12 |
씨

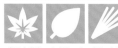

잎

깃꼴갈래잎　밋밋한모양　밑둥모여나기

꽃　　　　열매

꽃잎4　총상화서　긴원통모양

채소로 재배하는 한(두)해살이풀. 뿌리는 원기둥 모양으로 크다. 잎은 밑동에서 모여나고 깃 모양으로 갈라진다. 꽃은 4~6월에 엷은 홍자색으로 피고 줄기 끝에 모여 총상화서로 달린다. 열매는 기둥 모양 각과로 6~7월에 익으며 씨는 적갈색이다. 전체를 식용하고 씨를 약재로 쓴다.

무

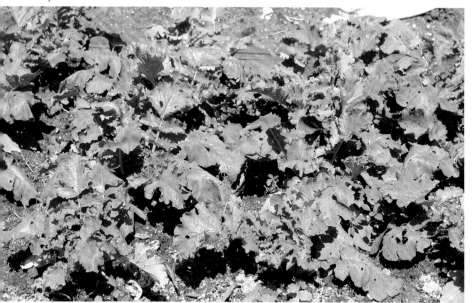

채취 여름에 무의 열매가 여문 다음 지상부를 베어 햇볕에 말린 후 두드려 씨를 털어내어 잡질을 없앤다.

성미 맛은 달고 매우며 성질은 평온하다.

효능 소화촉진, 항균

－변비, 소화장애, 식체, 염좌, 천식, 타박상, 해수의 치료

－뿌리줄기: 감기, 목이 쉬었을 때, 부종, 염좌, 인후부종, 타박상의 치료

사용법 주치증에 **나복자**를 달인 물을 복용하면 부기를 없애주고 산후조리, 감기의 치료에 효과가 있다.

• 소화불량에는 **나복자** 한 가지만 쓰거나 또는 신곡, 산사, 진피(陳皮) 등을 섞어서 쓴다.

• **나복자** · 소자 · 백개자 각각 8g을 섞은 **삼자양친탕**(三子養親湯)은 주로 가래가 있어 기침이 나고 숨이 차는 증세에 쓰며 식욕부진에도 쓸 수 있다. 달여서 1/3씩 나누어 하루 3번 복용한다.

• 타박상과 염좌에는 생무를 갈아 즙을 짜서 환부에 냉습포하고, 부기가 가라앉으면 무즙에 생강을 섞어 온습포한다.

• 목이 쉬거나 목에 종기가 났을 때는 무즙으로 하루에 여러 번 양치질을 한다.

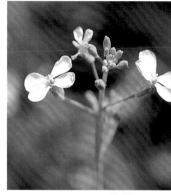

무 꽃

무 뿌리줄기

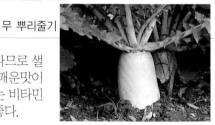

산나물 요리

무의 뿌리줄기(무)는 잎과 가까운 부분은 매운맛이 적고 단맛이 나므로 샐러드용으로 쓰고, 가운데 부분은 김치를 담그거나 국거리로, 가장 매운맛이 강한 끝부분은 무즙을 만들어 약재로 쓰는 데 가장 좋다. 무 껍질에는 비타민 C가 속 부분의 2배나 들어 있으므로 버리지 말고 볶음 요리를 하면 좋다.

출혈을 멎게 하고 종기를 없애주는 풀

유채

Brassica napus L.
십자화과 배추속

별 명 대개, 평지, 채종유
한약명 운대(蕓薹)-지상부, 운대자(蕓薹子)-씨

분포: 남부 지방

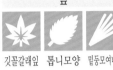

채취시기 | 1 | 2 | 3 | **4** | **5** | **6** | 7 | 8 | 9 | 10 | 11 | 12
씨

잎
깃꼴갈래잎 톱니모양 밑둥모여나기

꽃 **열매**
꽃잎4 총상화서 원기둥모양

채소로 재배하며 키 1m 정도 자라는 두해살이풀. 잎은 깃털 모양으로 갈라지고 가장자리에 톱니가 있다. 꽃은 4월에 노란색으로 피고 가지와 원줄기 끝에서 총상화서로 달린다. 열매는 원기둥 모양 각과이고 5~6월에 여문다. 잎과 줄기를 식용하고 약재로도 쓴다.

유채밭(제주도)

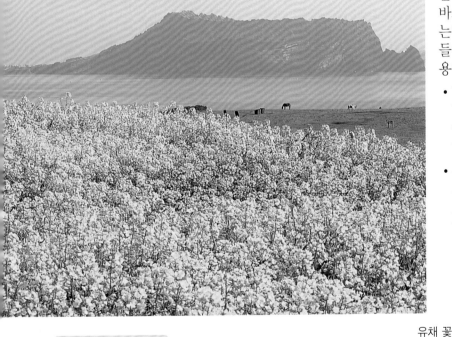

[채 취] 봄부터 초여름까지 지상부를 베어 그대로 쓴다.

[성 미] 맛은 맵고 성질은 서늘하다.

[효 능] 산혈(散血), 소종(消腫), 지혈

– 노상(勞傷), 단독(丹毒), 산후어혈, 산후복통, 열독, 유옹, 토혈, 몽정, 종기, 종독, 치루, 하혈, 혈리(血痢)의 치료

[사용법] 생리불순, 적·백대하, 요슬통에는 **운대자** 37.5g, 당귀·산궁궁·숙지황·백작약 각각 9g을 섞은 **사물탕**(四物湯)을 쓴다. 이 약을 2첩과 재탕까지 합쳐 하루 3번 식전마다 복용하는데 3일간 계속해서 6첩을 복용하면 효과를 볼 수 있다.

• 혈리, 복통, 장풍하혈(腸風下血)에는 유채의 생잎을 찧어 만든 즙액 720㎖, 꿀 180㎖을 섞어 데워서 익힌 것을 하루 2번(아침, 저녁) 공복에 복용하면 효과를 볼 수 있다.

• 풍열로 붓거나, 종기로 가렵고 아프며 고열이 나거나 더웠다 추웠다 할 때는 유채 전초를 짓찧어 환부에 바르거나 삶은 물로 환부를 씻는다. 또 말린 씨를 가루로 만들어 따뜻한 물로 여러 차례 복용하면 효과를 볼 수 있다.

• 나력 또는 목 아래 뭉친 것이 낫지 않을 때는 유채 싹을 찧어 환부에 바르고 하루 2번 바꿔 준다.

• 흑발 염색에는 유채 씨로 짠 기름을 두피에 바르고 손으로 문지르면 까만 머리가 된다. 그리고 머리카락이 하얗게 변하는 속도도 느려진다.

유채 꽃

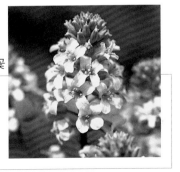

기름을 짜는 풀

유채(油菜)는 씨에서 기름을 짜내어 식용유(食用油)로 쓰므로 '기름을 내는 채소'라는 뜻으로 이름이 지어졌다. 열매로 기름을 짜서 식용하는 식물에는 들깨와 참깨가 있으며 동백나무, 아주까리, 생강나무 등은 열매로 기름을 짜서 식용보다는 여인들의 머리를 다듬는 머릿기름으로 쓴다.

비와 위장을 튼튼하게 하고 소화를 촉진하는 풀

배추

Brassica campestris subsp. napus var. *pekinensis* Makino

십자화과 배추속

별　명　송채
한약명　**백채**(白菜)-잎

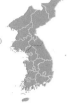

분포: 전국

채취시기 1 2 3 4 5 6 7 8 9 10 11 12
　　　　　　　　　　잎

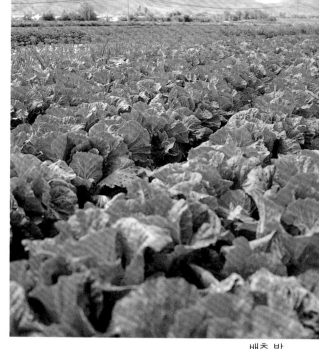

배추 밭

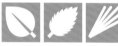

잎		
타원형	톱니모양	밑둥모여나기

꽃		열매
꽃잎4	총상화서	긴원통모양

채소로 재배하는 두해살이풀. 뿌리에서 난 잎은 끝이 타원형이고 가장자리에 불규칙한 톱니가 있다. 줄기에 달린 잎은 줄기를 감싼다. 꽃은 4월에 노란색으로 피고 줄기 끝에 모여 달린다. 열매는 길쭉한 뿔모양 각과이고 6월에 익으면 껍질이 갈라져 씨가 나온다. 전체를 식용한다.

채취 봄에 심는 것은 대개 여름에 씨를 받기 위한 것이고 여름에 심는 것은 잎으로 김장을 담그기 위한 것이다. 약으로 쓰는 잎은 봄부터 가을까지 필요할 때 채취한다.

성미 맛은 달고 성질은 따뜻하다.

효능 거담, 건비, 건위, 소화촉진, 이뇨

－변비, 수족고열, 숙취, 종기, 탈모, 탈발증(脫髮症)의 치료

사용법 폐병・늑막염・손바닥과 발바닥 가운데에서 심한 열이 날 때, 변비에는 배추를 넣은 **오채탕**(五菜湯)을 쓴다. 적근채 150g, 무 1/4개(작은 것은 1/2개), 당근 1뿌리, 토마토(부추로 대용) 1개, 배추 1/8개(작은 것은 1/4개)를 물 4.5ℓ에 넣고 끓여 1.8ℓ가 되게 졸인 뒤 삼베로 꼭 짜서 찌꺼기는 버리고 국물만 남기면 **오채탕**이 된다. 이 탕을 3등분으로 나누어 하루 3번

식후마다 복용한다. 고혈압 환자는 토마토와 배추를 빼고 뫼미나리 150g을 넣는다. 이렇게 하면 고혈압이나 조루의 치료 효과도 볼 수 있다.

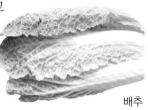

배추

• 생배추 잎으로 즙을 짜서 변비에 쓴다. 즙을 매일 200㎖씩 식간마다 복용한다. 오래 복용하면 효과를 볼 수 있다. 이 즙은 손발에 열이 날 때 수시로 복용하면 열이 가라앉는다.

• 종기가 곪기 시작한 곳에는 생배추 잎을 찧어서 환부에 바른다.

• 숙취에는 배추 씨를 찧어 냉수와 함께 복용한다.

• 배추 씨로 기름을 짜서 탈모・탈발증에 쓴다. 배추 씨 기름을 매일 머리에 바르면 머리카락이 빠지는 것을 막을 수 있으며 다른 부분의 탈모 예방에도 효과를 볼 수 있다.

배추 꽃

잎이 흰 채소

배추는 중국에서 들여온 채소라고 알려져 있는데 잎 끝부분을 빼고는 모두 흰색이어서 '흰 채소' 라는 뜻으로 백채(白菜)라고 한 것이 변하여 배추가 되었다. 속명(Brassica)은 켈트어 braxein(요리하다)에서 유래되었고 종명(campestris)은 들에서 자란다는 뜻이다. pekinensis는 중국 베이징산이라는 뜻으로 동북아시아에서 많이 재배되는 것을 나타낸다.

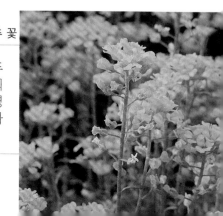

가래를 삭게 하고 통증을 멎게 하는 풀

겨자

Brassica juncea var. crispifolia L. H. Bailey
십자화과 배추속

별 명 백개자
한약명 **백개자**(白芥子)-씨

분포: 전국

채취시기 | 1 | 2 | 3 | 4 | 5 | 6 | 7 | **8** | **9** | **10** | 11 | 12
씨

잎

깃꼴갈래잎   톱니모양   어긋나기

꽃   **열매**

꽃잎4   총상화서   긴원통모양

농가에서 작물로 재배하며 키 1~2m 자라는 한(두)해살이풀. 밑부분에서 나는 잎은 어긋나고 깃 모양으로 갈라지며 가장자리에 톱니가 있다. 꽃은 5월에 노란색 십자 모양으로 피고 줄기 끝에 총상화서로 달린다. 열매는 각과이고 꼬투리는 원기둥 모양이며 8~9월에 익는다. 씨는 갈황색이다. 잎과 줄기를 식용하고 씨를 약재로 쓴다.

채 취 늦여름에서 가을에 씨가 여문 후 전초를 베어 햇볕에 말리고 두드려 씨를 턴다.

성 미 맛은 맵고 성질은 따뜻하다.

효 능 건위, 억균, 온폐거담, 이기산결, 진통, 통락지통(通絡止痛)

– 결핵성 림프선염, 류머티즘성 관절염, 만성기관지염, 신경통, 요통, 종기, 해수의 치료

사용법 주치증에 **백개자**를 하루에 3~9g씩 달여서 복용한다. 외용할 때는 **백개자**를 가루로 만들어 50℃ 정도의 물로 반죽한 것을 환부에 붙이기도 한다.

• **백개자** 8g, 나복자 8g, 소자 8g을 섞어 만든 **삼자양친탕**(三子養親湯)은 가래가 있어 기침이 나고 숨이 차며 가슴이 답답할 때 쓴다. 달여서 1/3씩 나누어 하루 3번 복용한다.

• 요통 · 신경통 · 류머티즘성 관절염 등에 **겨자죽**을 만들어 10~15분간 환부에 바르면 진통 효과가 있다.

• 종기로 부었을 때는 **백개자**를 가루내어 식초와 섞어서 환부에 바른다. 종기가 이미 곪아 터졌을 때에는 **백개자** 가루를 달걀 흰자위와 섞어 바른다.

주 의 열증에는 쓰지 않는다.

겨자

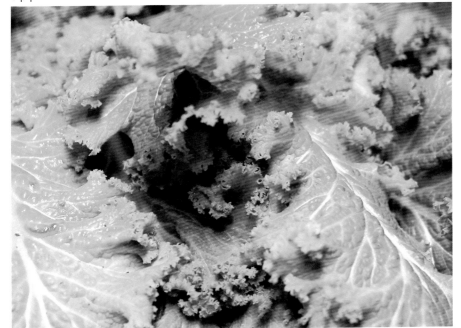

겨자 씨

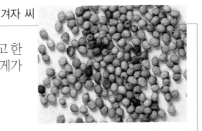

아주 작은 씨앗

겨자는 중국 원산으로 한자로는 개(芥)라 하고 그 씨앗을 개자(芥子)라고 한다. 겨자라는 말은 이 개자가 변한 것이다. 겨자 씨는 씨 1,000개의 무게가 1~2.5g일 정도로 몹시 작으므로 하찮고 작은 것을 비유하는 데 쓴다.
• 겨자 씨 속에서 담배 씨 찾는 격.
• 진드기는 물방울처럼 투명하고 겨자 씨처럼 작다.

담을 없애주고 관절의 마비와 동통을 풀어주는 풀

갓

Brassica juncea Czern et Coss. var. integrifolia Sinsk.
십자화과 배추속

별　명　개자
한약명　**개자**(芥子)·**황개자**(黃芥子)-씨

분포: 전국

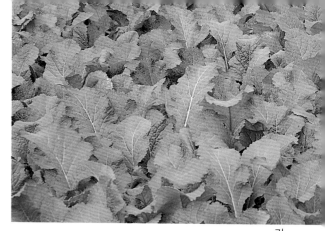
갓

채취시기
1	2	3	4	5	6	7	8	9	10	11	12
							씨				

잎
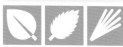
넓은타원형　톱니모양　밑둥모여나기

꽃　　열매

꽃잎4　총상화서　긴원통모양

채소로 재배하며 키 1m 정도 자라는 두해살이풀. 뿌리잎은 넓은 타원형이고 가장자리에 불규칙한 톱니가 있다. 꽃은 4월에 노란색으로 피고 줄기 끝에서 총상화서로 달린다. 열매는 원기둥 모양 각과이고 6~8월에 익으며 꼬투리를 단다. 전초를 식용하고 씨를 약재로 쓴다.

채 취 8월에 씨를 채취하여 햇볕에 말린다.

성 미 맛은 맵고 성질은 따뜻하다.

효 능 온폐거담, 이기산결, 통락지통

- 관절마비동통, 담음기역(痰飮氣逆), 종기, 천식, 한담옹폐(寒痰壅肺), 해수의 치료

사용법 외용약으로 쓸 때는 **개자**를 가루내어 50℃ 정도의 온수로 반죽하여 환부에 붙인다.

- 종기에는 말리지 않은 갓의 씨를 짓찧어 환부에 붙인다.

위와 장을 튼튼하게 하고 통증을 완화시키는 풀

양배추

Brassica oleracea L. var. capitata L.
십자화과 배추속

별　명　구채
한약명　**옥채**(玉茶)·**감람**(甘藍)-잎

분포: 전국

채취시기
1	2	3	4	5	6	7	8	9	10	11	12
							씨				

잎

넓은타원형　톱니모양　밑둥모여나기

꽃　　열매

꽃잎4　총상화서　원기둥모양

채소로 재배하는 두해살이풀. 뿌리잎은 서로 겹쳐서 둥글게 되며 가장자리에 불규칙한 톱니가 있다. 꽃은 5~6월에 연황색으로 피며 꽃줄기 위에서 총상화서로 달린다. 열매는 각과이고 단각이며 짧은 원기둥 모양이다. 잎을 식용하고 약재로도 쓴다.

채 취 필요할 때 둥그렇게 모아진 잎을 채취하여 쓴다. 결구된 그대로 물에 적신 종이 등으로 싸두면 오래 보관할 수 있다.

효 능 보신, 수뇌충전(髓腦充塡), 강장, 육부조화, 지혈

- 위궤양, 십이지장궤양, 변비, 절상, 근육통의 치료

사용법

- 위 및 십이지장궤양에는 양배추 생잎으로 죽을 끓여서 먹는다. 자주 먹으면 예방 효과도 볼 수 있다.

- 변비에는 양배추 생잎을 적당한 크기로 잘라 생식한다.

- 통풍, 좌골신경통, 근육통에는 양배추 생잎을 펼쳐 다리미 등으로 따뜻하게 한 후 환부에 온습포하면 효과를 볼 수 있다.

- 찰상이나 절상에 양배추 생잎을 손으로 비벼서 상처를 감싸두면 지혈이 된다. 화상에도 같은 방법으로 이용한다.

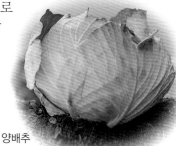
양배추

해독 작용을 하고 식욕을 증진시키는 풀

고추냉이

Wasabia japonica (Miq.) Matsum.
십자화과 황새냉이속

분포: 울릉도

별 명 겨자냉이, 매운냉이, 와사비
한약명 **산규근**(山葵根)-뿌리줄기

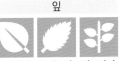

채취시기	1	2	3	4	5	6	7	8	9	10	11	12
뿌리줄기										뿌리줄기		

잎		
염통모양	톱니모양	어긋나기

꽃	열매
꽃잎4 총상화서	원기둥모양

채소로 재배하며 키 20~40cm 자라는 여러해살이풀. 잎은 밑동에서 어긋나고 염통 모양이며 가장자리에 불규칙한 톱니가 있다. 꽃은 5~6월에 흰색으로 피며 꽃줄기 끝에 모여 달린다. 열매는 약간 굽은 장각과이고 7~8월에 익는다. 전초를 향신료로 식용하고 뿌리줄기를 약재로 쓴다.

채취 가을에서 겨울까지 땅속의 뿌리줄기를 캐내어 잔뿌리를 제거하고 물에 깨끗이 씻은 후 강판으로 갈아 약재로 쓴다.

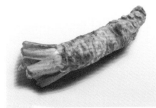

채취한 고주냉이 뿌리줄기

성미 맛은 맵고 성질은 따뜻하다.

효능 발한, 해어독(解魚毒), 온중진식(溫中進食), 축풍(逐風), 방부항균

－류머티즘, 신경통, 생선 중독, 식중독, 식욕부진의 치료

사용법 신경통, 류머티즘, 편도선염에는 깨끗이 씻은 **산규근**(생뿌리줄기)을 강판으로 갈아 헝겊이나 가제로 싸서 환부에 습포하면 효과를 볼 수 있다.

• 생선회나 초밥을 만들 때 **산규근**(생뿌리줄기)을 강판에 갈아서 곁들이면 생선 비린내와 독성을 없애주고 식욕증진의 효과도 볼 수 있다.

주의 자극성이 강하므로 위염, 위궤양 환자는 쓰지 않는 것이 좋다.

고추냉이

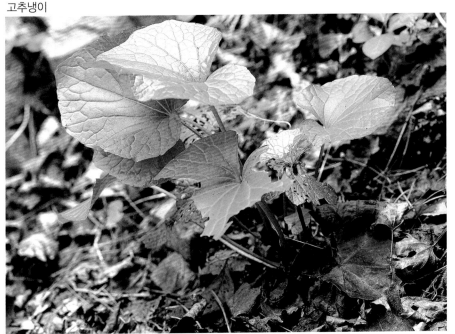

고추냉이 열매

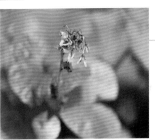

나물로 먹고 향신료로 쓰는 고추냉이

고추냉이는 꽃이 피었다 지면 잎과 줄기의 매운맛이 없어진다. 그러므로 꽃이 피기 전인 봄에 어린 줄기와 잎을 채취하여 쌈채로 먹거나 포기째 김치를 담근다. 또 연한 잎과 줄기를 삶아서 양념 무침을 하고 간장이나 초에 절여 향신료로도 이용한다. 뿌리줄기에는 생선 비린내와 독성을 제거하는 효능이 있으므로 강판에 갈아서 생선을 먹을 때 향신료(와사비)로도 쓴다.

출혈을 멎게 하고 오줌을 잘 나오게 하는 풀

냉이

Capsella bursa-pastoris (L.) L. W. Medicus
십자화과 냉이속

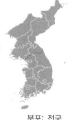

분포: 전국

별 명 나생이, 나승개, 제채, 참냉이
한약명 **제채**(薺菜)-전초

채취시기 1 2 3 **4 5** 6 7 8 9 10 11 12
　　　　　　　전초

잎

깃꼴갈래잎　밋밋한모양　밑동모여나기

꽃　　　　열매

꽃잎4　총상화서　원기둥모양

냉이

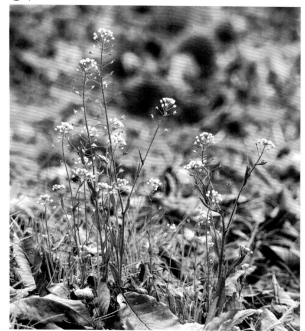

들에서 키 10~50cm 자라는 두해살이풀. 뿌리잎은 모여나고 깃 모양이다. 꽃은 5~6월에 흰색으로 피고 십자 모양이며 줄기 끝에서 총상화서로 달린다. 꽃받침과 꽃잎은 4개씩이다. 열매는 삼각형 단각

과이고 5~7월에 익는다. 어린 식물을 나물로 먹고 전초를 약재로 쓴다.

• 나도냉이(*Barbarea orthoceras* Ledeb.)를 대용으로 쓸 수 있다.

채 취 봄에 꽃이 필 때 뿌리째 전초를 채취하여 햇볕에 말린다.

성 미 맛은 달고 성질은 평온하다.

효 능 명목, 이수(利水), 지혈, 화비(和脾)

-관절염, 냉증, 목적동통(目赤疼痛), 수종, 신경통, 고혈압, 생리과다, 유미뇨(乳糜尿), 이질, 임병, 토혈, 혈변, 변비, 혈붕, 홍역의 치료

사용법 주치증에 **제채**를 1회 4~8g씩 달이거나 가루내어 복용한다.

• 고혈압과 변비에는 **제채** 10~20g을 물 600㎖로 1/2이 되도록 달여서 1/3씩 나누어 하루 3번 식간에 복용한다.

• **제채** · 선학초 각각 12g을 자궁출혈, 생리과다에 쓴다. 달여서 1/3씩 나누어 하루 3번 복용한다. 다른 출혈증에도 쓸 수 있다.

• 눈의 충혈에는 **제채** 10g을 물 200㎖로 1/2이 되도록 달인 후 가제 등으로 거른 물을 탈지면에 묻혀 눈을 씻는다.

• 냉이 · 소주(35도) · 흑설탕을 3:5:1로 하여 술을 담가서 1개월 이상 숙성시킨 후 건강주로 마시면 효과를 볼 수 있다.

나도냉이

채취한 냉이

산나물 요리

이른 봄에 냉이의 새순을 뿌리째 채취하여 생으로 양념 무침을 하거나 쌈채로 먹는다. 전체를 다져서 죽을 끓이거나 초밥을 만들 때 넣는다. 새순을 끓는 물에 데친 후 찬물에 헹구어 쌈장에 찍어 먹거나 양념 무침을 하며 된장국의 국거리로 쓴다. 또, 데친 것에 콩가루를 입혀 찜을 하거나 잘게 썰어 쌀과 함께 죽을 쑤어 먹는다.

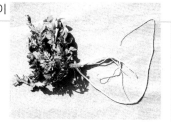

폐를 안정시키고 오줌을 잘 나오게 하는 풀

꽃다지

Draba nemorosa L.
십자화과 꽃다지속

별 명 꽃다대, 코딱지나물
한약명 **정력자**(葶藶子)-씨

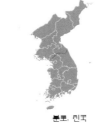
분포: 전국

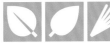
잎

주걱모양 밋밋한모양 밑동모여나기

꽃   열매

꽃잎4   유이화서(수꽃)   긴타원형

양지바른 들에서 키 20cm 정도 자라는 두해살이풀. 전체에 짧은 털이 빽빽하게 난다. 뿌리잎은 모여나고 주걱모양며 줄기잎은 어긋나고 긴 타원형이다. 꽃은 4~6월에 노란색으로 피고 줄기 끝에 모여 달린다. 열매는 각과이고 7~8월에 여문다. 어린 잎을 나물로 먹고 씨를 약재로 쓴다.

채 취 여름에 열매가 다 여물면 전초를 베어 햇볕에 말린 후 씨를 털어서 모은 것을 다시 햇볕에 말린다.

성 미 맛은 맵고 쓰며 성질은 차다.

효 능 사폐평천, 완하(緩下), 이뇨, 이수소종

-담음, 백일해, 변비, 복수, 삼출성 늑막염, 소변불리, 심장 질환으로 인한 호흡곤란, 천식, 해수, 종기의 치료

사용법 주치증에 **정력자**를 1회 2~4g씩 물 200㎖로 달이거나 가루내어 복용한다. 종기에는 **정력자** 달인 물로 환부를 자주 씻으면 효과를 볼 수 있다.

• 말린 꽃다지 뿌리를 가루내고 꿀로 개어서 환제를 만들거나 생뿌리를 소주에 담가 숙성시킨 후 하루 1/2컵씩 복용하면 주치증에 효과를 볼 수 있다.

꽃다지

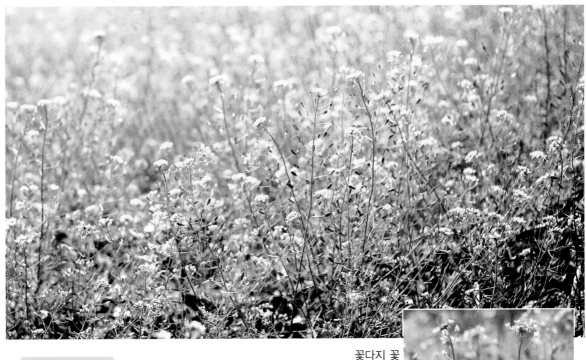
꽃다지 꽃

산나물 요리

꽃다지는 맛이 담백하고 쓴맛이 없으므로 약재보다는 산나물의 재료로 많이 쓰인다. 봄에 새순을 채취하여 살짝 데치고 물에 헹구어 무침 나물을 하여 먹는다. 또 비빔밥의 채소로 쓰거나 김에 꽃다지 생잎을 늘어놓아 김밥처럼 둘둘 말아서 그대로 양념장에 찍어 먹는다. 된장국의 국거리로도 쓴다.

열을 내리게 하고 종기를 가라앉게 하는 풀

꿩의비름

Sedum erythrostichum Miquel.
꿩의비름과 꿩의비름속

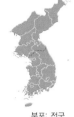

별　명 임금님선인장, 백경천, 비름
한약명 **경천**(景天)-전초

분포: 전국

채취시기	1	2	3	4	5	6	7	8	9	10	11	12

전초

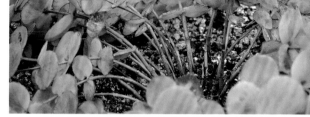

둥근잎꿩의비름

잎

타원형　둔한톱니모양　어긋나기

꽃　　　열매

꽃잎5　취산화서　골돌과

꿩의비름

산지의 양지에서 키 30~90cm 자라는 여러해살이풀. 잎은 마주나거나 어긋나고 다육질이며 긴 타원형이다. 꽃은 8~10월에 붉은빛을 띤 흰색으로 피고 원줄기 끝에 작은꽃이 많이 모여 산방상취산화서로 달린다. 꽃잎은 5장이고 피침형이며 꽃받침은 5개이다. 열매는 골돌과로 9~10월에 익는다. 전초를 약재로 쓴다.

• 둥근잎꿩의비름(*S. orbiculatum* D. Lee)을 대용으로 쓸 수 있다.

채취 8~9월에 꽃이 피었을 때 지상부를 베어 햇볕에 말린다.

성미 맛은 쓰고 시며 성질은 차다.

효능 소종(消腫), 지혈, 청열, 해독, 해열

-객혈, 경광(驚狂), 다한, 단독, 땀띠, 발열, 번열, 습진, 안구충혈동통, 안질, 외상출혈, 유풍(遊風), 정창, 종기, 종독, 칠창(漆瘡), 토혈, 풍진의 치료

사용법 주치증에 **경천**을 1회 7~10g씩 약한 불로 뭉근하게 달여서 복용한다. 말리지 않은 전초로 생즙을 만들어 복용하기도 한다.

• 안질에는 **경천**을 달인 물로 환부를 씻어낸다.

• 땀띠, 종기, 습진에는 꿩의비름 생잎을 짓찧어 환부에 붙인다.

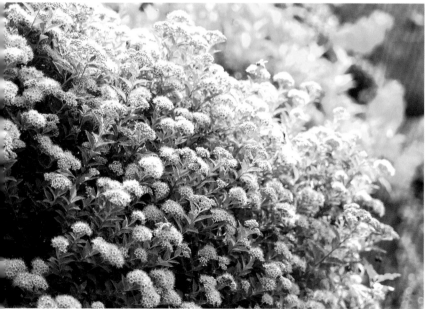

가지가 가늘고 연약한 산꿩의다리

꿩을 닮은 식물

식물의 이름 중에는 매발톱꽃이나 노루발, 뻐꾹채처럼 동물의 이름을 따서 지은 것이 많은데 꿩의비름도 그 중의 하나이다. 식물의 잎이나 줄기 또는 꽃의 모양과 색깔이 해당 동물의 특정 부위와 닮았다고 여겨 이름을 붙이는 것이다. 꿩을 소재로 한 이름을 가진 식물들은 대개 줄기나 가지가 꿩의 다리처럼 가늘고 길쭉하여 붙여진 것으로, 이외에도 꿩고비, 꿩고사리, 꿩의바람꽃, 꿩의밥, 꿩의다리, 산꿩의다리 등이 있다.

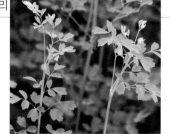

통증을 없애주고 출혈을 멎게 하는 풀

큰꿩의비름

Hylotelephium spectabile (Boreau) H. Ohba
꿩의비름과 꿩의비름속

한약명 **장약경천**(長藥景天)-전초

분포: 경기도 이남

채취시기	1	2	3	4	5	6	7	**8**	**9**	10	11	12
								전초				

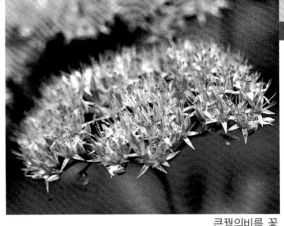

큰꿩의비름 꽃

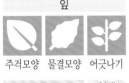

잎

주걱모양　물결모양　어긋나기

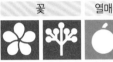

꽃　　　열매

꽃잎5　산형화서　골돌과

산과 들의 풀밭에서 키 30~70cm 자라는 여러해살이풀. 잎은 마주나거나 어긋나고 주걱 모양 다육질이며 가장자리에 물결 모양의 톱니가 있다. 꽃은 8~9월에 홍자색으로 피며 원줄기 끝에 커다란 산방화서로 달린다. 꽃잎은 넓은 피침형이고 5장이다. 열매는 5개씩 곧추선 골돌과로 10월에

익는다. 전초를 약재로 쓴다.

채취 여름에서 가을까지 꽃이 필 때 전초를 베어 햇볕에 말린다.

효능 지통, 지혈, 청열, 화어(化瘀), 활혈
－타박상, 절상, 토혈, 치질, 종기의 치료

사용법 주치증에 **장약경천**을 1회 15~30g씩 달여서 복용한다.

· 절상이나 종기, 타박상에는 **장약경천** 5g을 물 400mℓ로 1/2이 되도록 달인 물을 환부에 바른다.

· 종기에는 큰꿩의비름 생잎을 불에 구운 후 잎 뒷면의 껍질을 벗겨 내고 환부에 붙이면 효과를 볼 수 있다. 마르면 바꾸어 준다.

· 절상에는 큰꿩의비름 생잎을 찧어서 생기는 즙을 환부에 바르면 효과를 볼 수 있다.

큰꿩의비름

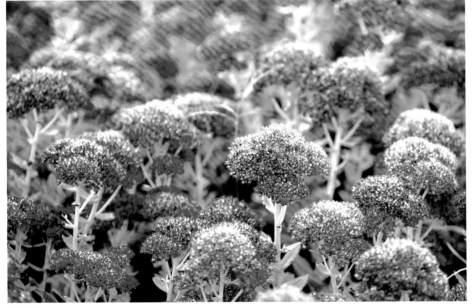

집에서 쉽게 기를 수 있는 큰꿩의비름

　큰꿩의비름은 일반 가정에서도 쉽게 기를 수 있다. 잎이 두꺼운 다육질이어서 물이 부족해도 잘 견디므로 햇볕만 충분하면 양지바른 화단은 물론 아파트의 베란다에서도 잘 자란다. 큰꿩의비름을 집 안에서 식재해 두면 약재로 필요할 때 잎과 줄기를 쉽게 얻을 수 있다. 다만 큰꿩의비름에 기생하는 해충이나 곰팡이병 등은 주의할 필요가 있다.

마음을 편안하게 하고 혈액순환을 돕는 풀

기린초

Sedum kamtschaticum Fisch. & Mey.
꿩의비름과 꿩의비름속

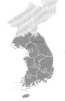

별 명 각시기린초, 넓은잎기린초
한약명 **비채(費菜)**–전초

분포: 중부 이남

채취시기	1	2	3	4	5	6	7	8	9	10	11	12
					전초							

잎

주걱모양　둔한톱니모양　어긋나기

꽃　　　**열매**

꽃잎5　취산화서　골돌과

산지의 양지쪽 바위 위에서 포기를 이루며 키 30cm 정도 자라는 여러해살이풀. 잎은 어긋나고 길쭉한 주걱 모양이며, 가장자리에 둔한 톱니가 있고 육질이다. 꽃은 5~7월에 노란색 별 모양으로 피고 원줄기 끝에 많이 모여 산방상취산화서로 달린다. 열매는 골돌과로 9월에 익는다. 어린 잎은 식용하고 전초를 약재로 쓴다.

채 취 꽃이 피는 봄과 여름에 전초를 채취하여 햇볕에 말린다. 생물을 그대로 쓰기도 한다.

성 미 맛은 시고 성질은 평온하다.

효 능 소종, 영심(寧心), 이습, 지혈, 해독, 활혈

–심계(心悸), 히스테리성 심장병, 옹종, 타박상, 토혈, 폐결핵, 해수출혈, 혈변의 치료

사용법 주치증에 **비채**를 1회 2~4g씩 달이거나 기린초 생물을 찧어 즙을 내어 복용한다.

• 히스테리에는 **비채**를 1회 5~6g씩 달여서 4~5회 복용한다.

• 타박상, 종기에는 기린초 생물을 짓찧어 환부에 바른다.

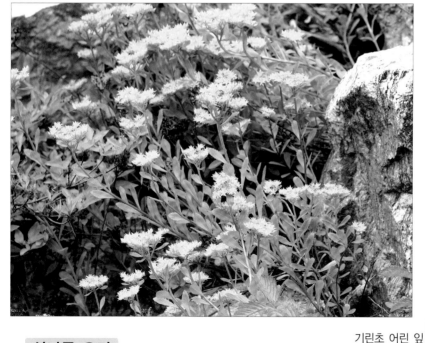

기린초

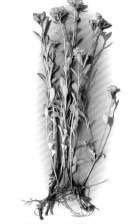

채취한 기린초 전초

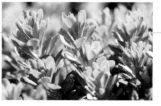

기린초 어린 잎

기린초 꽃

산나물 요리

기린초는 잎이 두꺼운 다육질이므로 돌나물처럼 이른 봄에 나는 어린 잎을 나물로 먹는다. 맛이 담백하므로 꽃봉오리가 생기기 전의 잎과 줄기를 채취하여 살짝 데치고 물에 헹군 후 그대로 양념 무침을 한다.

열을 내리게 하고 부기를 가라앉게 하는 풀

돌나물
Sedum sarmentosum Bunge
꿩의비름과 꿩의비름속

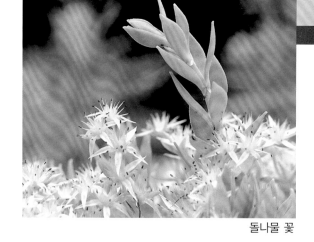
돌나물 꽃

별 명 돈나물, 돋나물, 석련화
한약명 **수분초**(垂盆草) · **석지갑**(石指甲)-전초

분포: 전국

채취시기 1 2 3 4 5 6 **7** 8 9 10 11 12
전초

잎
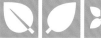
긴타원형 밋밋한모양 돌려나기

꽃
꽃잎5 취산화서

열매
골돌과

산지에서 키 15cm 정도 자라는 여러해살이풀. 잎은 보통 3장씩 돌려나고 긴 타원형이며 양끝이 뾰족하다. 꽃은 5~6월에 노란색으로 피고 줄기 끝에 취산화서로 달린다. 열매는 골돌과로 8월에 익는다. 어린 잎을 식용하고 전초를 약재로 쓴다.

채 취 여름에 전초를 채취하여 햇볕에 말린다.
성 미 맛은 달고 담백하며 성질은 서늘하다.
효 능 소종(消腫), 청열, 해독
－간염, 고열, 소변곤란, 독충교상, 사교상, 옹종, 인후염, 인후종통, 화상, 종기의 치료
사용법 유행성 간염에 **수분초** 30g을 달여 1/3씩 나누어 하루 3번 복용한다. 또는 돌나물 생풀 60g을 짓찧어서 나온 즙을 1/3씩 나누어 하루 3번 복용한다.

- 종기에는 **수분초** 15~30g을 달여서 복용한다.
- 급성간염에 돌나물 생풀 120g, 한련초 생풀 120g을 달여서 하루 2번에 나누어 복용한다. 한 치료 기간은 15일이다.
- 후두염에는 돌나물 생풀에서 짜낸 즙 1잔을 소주 1잔에 타서 1회 5~10분씩 하루 3~4번 약물이 목 안에 골고루 퍼지게끔 양치질한다.
- 화상, 종기, 옹종, 사충교상에는 돌나물 생풀 30~125g으로 즙을 내어 복용하거나 환부에 바르면 효과를 볼 수 있다.

돌나물
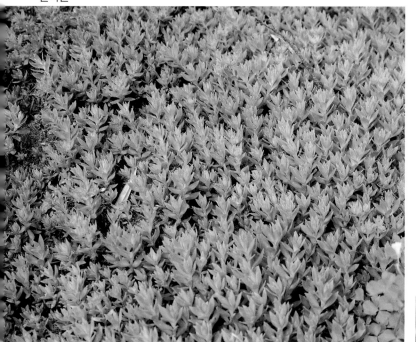

돌나물 어린 잎
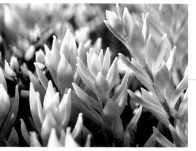

산나물 요리

봄에 돌나물의 어린 잎을 채취하여 먹는다. 채취한 것을 끓는 물에 살짝 데친 후 찬물에 헹구어 나물 무침을 하거나 김치를 담그기도 한다. 날것을 그대로 양념 무침을 만들거나 된장국에 넣어 먹는다.

해독 작용을 하고 종기의 고름을 빨아내는 풀

바위솔
Orostachys japonicus (Max.) A. Berger
펑의비름과 연화바위솔속

별 명 범발자국, 석탑화, 옥송, 지붕지기
한약명 **와송**(瓦松)-전초

분포: 전국

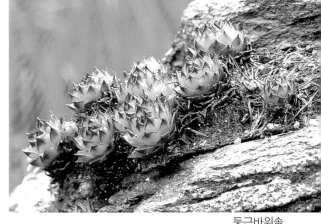
둥근바위솔

채취시기	1	2	3	4	5	6	**7**	8	9	**10**	11	12
							전초					

잎

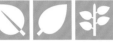
피침형   밋밋한모양   어긋나기

꽃   **열매**

꽃잎5   이삭모양   골돌과

산지의 바위에 붙어서 키 30cm 정도 자라는 여러해살이풀. 잎은 방석처럼 퍼지고 끝이 굳어져서 가시같이 된다. 꽃은 9월에 흰색으로 피고 원줄기 끝에 이삭처럼 달린다. 꽃잎과 꽃받침은 5장씩이며 끝이 뾰족한 피침형이다. 열매는 골돌과이고 10~11월에 익는다. 전초를 약재로 쓴다.

• 둥근바위솔(*O. malacophyllus* (Pallas) Fischer)을 대용으로 쓸 수 있다.

채 취 여름부터 가을까지 전초를 채취하여 뿌리를 제거하고 햇볕에 말린다.

성 미 맛은 쓰고 시며 성질은 서늘하다.

효 능 소종, 염창(斂瘡), 이습, 지리, 지혈, 청열, 통경, 항암, 해열

　－간염, 독사교상, 습진, 악성 종기, 이질설사, 충교상, 치질, 학질, 화상의 치료

사용법 주치증에 **와송**을 1회 5~10g씩 물 200㎖로 달이거나 바위솔의 생풀로 즙을 내어 복용한다.

• 화상이나 독충에 물렸을 때 등 외과 질환에는 바위솔 생잎을 찧어 환부에 붙인다. 또, **와송**을 불에 태워 숯처럼 만든 것을 가루내어 환부에 뿌리거나 기름에 개어서 바른다.

바위솔
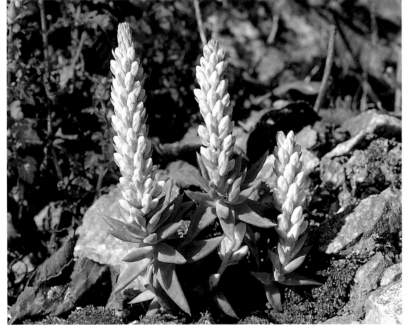

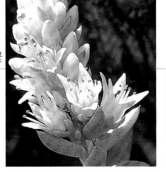
바위솔 꽃

아토피 치료에 좋은 차

　와송 10g을 물 500㎖에 넣고 끓인 후 건더기는 체에 걸러 건져내고 끓인 물을 차처럼 수시로 마신다. 해열 작용을 하여 심장에 열이 있거나 피부가 빨갛게 구진이 생기는 증상을 치료하며 어린이의 아토피 등에도 효과를 볼 수 있다. 와송을 곱게 가루내어 물에 넣고 5~6분 정도 끓여서 가루가 가라앉은 뒤 물만 따라내어 마시기도 한다.

피를 잘 돌게 하고 월경을 순조롭게 하는 풀

낙지다리
Penthorum chinense Pursh
꿩의비름과 낙지다리속

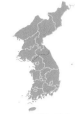

한약명 **수택란**(水澤蘭)-지상부

분포: 전국

채취시기 1 2 3 4 5 6 **7** 8 9 10 11 12
지상부

잎

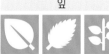

좁은피침형   톱니모양   어긋나기

꽃   열매

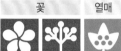

꽃받침꽃   총상화서   삭과

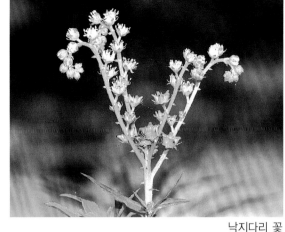

낙지다리 꽃

들판의 축축한 습지에서 키 70cm 정도 자라는 여러해살이풀. 줄기는 원기둥 모양이고 곧게 선다. 잎은 어긋나고 좁은 피침형이며, 잎자루가 거의 없고 가장자리에 톱니가 있다. 꽃은 7~8월에 유백색으로 피고 줄기 끝에 잔꽃이 모여 총상화서로 달리며, 꽃잎은 없고 술잔 모양인 꽃받침 5장이 꽃잎처럼 보인다. 열매는 삭과이고 9월에 익으며 5개로 갈라진다. 전초를 약재로 쓴다.

채취 여름에 꽃이 필 때 지상부를 채취하여 햇볕에 말린다.

성미 맛은 달고 성질은 따뜻하다.

효능 거어지통, 이수제습, 조경, 행수, 활혈

– 대하, 생리불순, 수종, 월경이 멈추지 않는 증세, 월경폐지, 타박상, 혈붕의 치료

사용법 대하, 생리불순, 월경폐지 등에는 **수택란**을 1회 5~10g씩 달여서 하루 3번 복용한다.

• 타박상, 수종에는 낙지다리의 생잎을 찧어 종이나 헝겊에 발라서 환부에 붙인다. 약이 마르면 하루에 3~4회 갈아 준다.

낙지다리

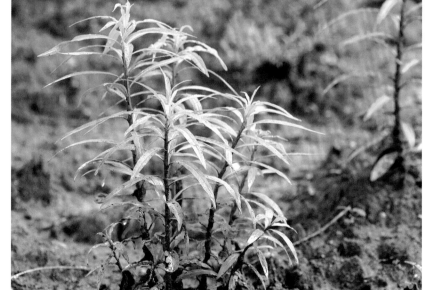

빨판처럼 보이는 낙지다리 꽃차례

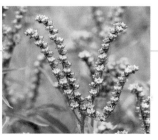

빨판이 달린 가지

낙지다리는 원줄기 끝에서 가지가 사방으로 갈라지고 그 가지에 황백색 꽃들이 총상화서로 달린다. 그런데 작은 단추 모양의 꽃들이 가지 위쪽으로 치우쳐서 늘어서 있는 것이 빨판이 줄지어 달린 낙지의 다리처럼 보인다 하여 낙지다리라는 이름이 붙었다.

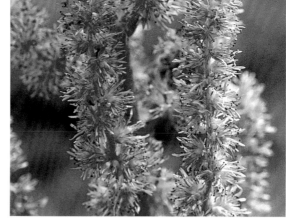

풍열을 없애주고 기침을 멎게 하는 풀

노루오줌

Astilbe chinensis var. davidii Fr.
범의귀과 노루오줌속

별　명 큰노루오줌, 호마, 홍승마
한약명 **낙신부**(落新婦) · **적승마**(赤升麻)-뿌리줄기

분포: 전국

채취시기	1	2	3	4	5	6	7	8	9	10	11	12
				뿌리줄기					뿌리줄기			

잎

깃꼴겹잎　톱니모양　어긋나기

꽃　　**열매**

꽃잎5　산형화서　삭과

산지의 냇가나 습한 곳에서 키 70cm 정도 자라는 여러해살이풀. 줄기는 곧게 서고 긴 갈색 털이 있다. 잎은 어긋나고 2~3회 갈라지는 깃꼴겹잎이며, 작은 잎은 긴 타원형이고 가장자리에 톱니가 있으며 잎자루가 길다. 꽃은 7~8월에 적자색으로 피고 줄기 끝에 많이 모여 달린다. 열매는 삭과이고 9~10월에 익으며 끝이 2개로 갈라진다. 어린 잎을 식용하고 뿌리줄기를 약재로 쓴다.

채 취 봄과 가을에 뿌리줄기를 캐어 줄기와 잔뿌리를 제거하고 물에 씻어 햇볕에 말린다.

성 미 맛은 쓰고 성질은 서늘하다.

효 능 거풍(祛風), 지해(止咳), 청열

－각혈, 두신동통(頭身疼痛), 풍열감모, 해수

사용법 풍열감기에 **낙신부** 15g을 달여서 1/3씩 나누어 하루 3번 복용한다.

· 노루오줌의 뿌리줄기에서 베르게닌 성분을 걸러내어 위궤양, 십이지장궤양, 위염, 변비 등에 1회 0.02~0.04g씩 하루 3번 식후에 복용한다.

※베르게닌 성분을 걸러내는 방법

낙신부를 잘게 썰어 7~10배량의 물에 넣어 우려내고 건더기를 걸러낸다. 거른 액을 1/20 정도 되게 졸이고 3~4일 동안 놓아 두어 앙금이 생기면 앙금을 걷어내어 말린다. 이 말린 앙금을 5배량의 알코올로 여러 번 씻고 걸러서 조제 '베르게닌'을 얻는다. 이것을 알코올과 활성탄으로 정제하여 말린다.

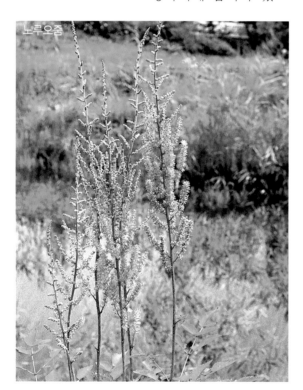

노루오줌

노루오줌 꽃

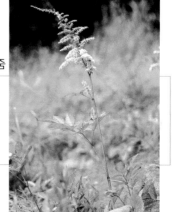

숙은노루오줌

숙은노루오줌

숙은노루오줌(*A.koreana* (Komaroy) Nakai)은 노루오줌과 동속 식물로 전체적으로 노루오줌과 비슷하지만 꽃대가 곧게 선 노루오줌과 달리 긴 꽃대 끝이 옆으로 기울어 숙여지는 데서 이름이 유래하였다. 숙은노루오줌은 조선홍승마(朝鮮紅升麻)라고도 불리는데, 벌레에 물렸을 때의 치료에 쓴다.

피의 열을 없애주고 해독 작용을 하는 풀

바위취
Saxifraga stolonifera Meerb.
범의귀과 범의귀속

한약명 **호이초**(虎耳草)-잎

분포: 중부 이남

채취시기	1	2	3	4	5	6	7	8	9	10	11	12
생잎: 연중						잎						

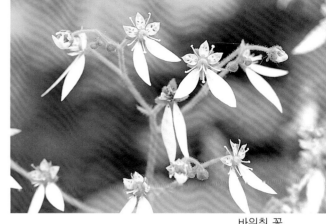

바위취 꽃

잎

콩팥모양 톱니모양 밑둥마주나기

꽃   **열매**

꽃잎5   총상화서   삭과

바위취

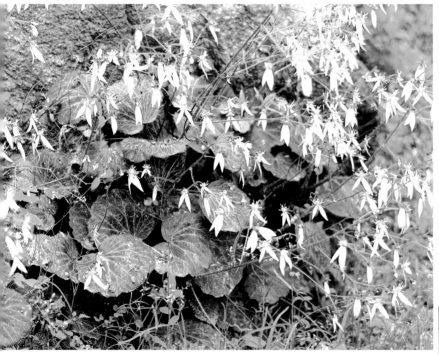

산지의 습지에서 키 60cm 정도 자라는 늘푸른여러해살이풀. 잎은 뿌리줄기에서 뭉쳐나고 콩팥 모양이며 가장자리에 톱니가 있다. 꽃은 5월에 흰색으로 피고 꽃줄기에 모여 달린다. 열매는 삭과이고 10월에 익는다. 전초를 식용하고 약재로도 쓴다.

채취 여름철에 잎을 채취하여 햇볕에 말린다. 생잎은 필요할 때 채취하여 쓴다.

효능 거풍, 억균, 양혈(凉血), 청열, 해독

-단독, 동상, 붕루, 소아간질, 소아경련, 소아이질, 습진, 여드름, 자궁출혈, 종기, 중이염, 충교상, 치질, 폐옹, 해수토혈, 화상의 치료

사용법 종기, 습진, 동상, 충교상, 두드러기는 **호이초** 15g, 청대 3g을 달여서 1/3씩 나누어 하루 3번 복용한다. 불에 쬔 바위취 생잎을 환부에 붙여도 효과를 볼 수 있다.

• 소아경련에는 바위취 생잎 10개를 물에 씻어 소량의 소금에 문댄 후 짓찧어 나온 즙을 입 속에 넣어준다. 단독으로 인한 경련에도 효과를 볼 수 있다.

• 중이염에는 바위취 생잎 2~3개를 소금에 문지른 후 짜낸 즙 1~2방울을 귓속에 넣고 탈지면으로 막는 방법을 매일 1회씩 쓴다.

바위취 잎

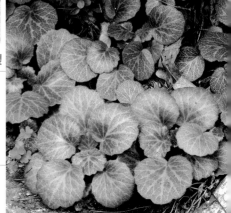

산나물 요리

6~7월에 바위취 잎을 채취하여 쌈채소로 이용하고 밀가루를 입혀 튀김을 만들기도 한다. 잎줄기는 끓는 물에 살짝 데친 후 찬물에 헹구어 나물무침이나 기름 볶음을 하고 국거리로도 이용한다. 봄에 바위취 꽃을 채취하여 밥을 지을 때 섞어 꽃밥을 만들어 먹기도 한다.

열을 내리게 하고 해독 작용을 하는 풀

물매화풀

Parnassia palustris Linné
범의귀과 물매화풀속

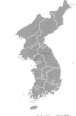

분포: 전국

한약명 **매화초**(梅花草)-전초

채취시기	1	2	3	4	5	6	**7**	**8**	9	10	11	12

전초

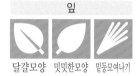

잎		
달걀모양	밋밋한모양	밑둥모여나기

꽃	열매
꽃잎5	홀꽃	삭과

산지의 햇볕이 잘 드는 습지에서 키 30cm 정도 자라는 여러해살이풀. 줄기는 밑동에서 모여난다. 잎은 밑동에서 모여나고 달걀 모양이며 잎자루가 길다. 줄기잎은 1장이고 염통 모양이며 잎자루가 없다. 꽃은 7~9월에 흰색으로 피고 줄기 끝에 1송이씩 위를 향해 달린다. 열매는 넓은 달걀 모양 삭과이고 10~11월에 익는다.

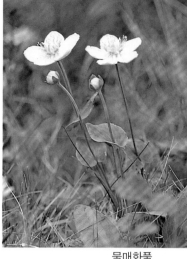

물매화풀

채취 여름에 꽃이 필 때 전초를 채취하여 바람이 잘 통하는 그늘에서 말린다.

성미 맛은 쓰고 성질은 서늘하다.

효능 소종, 양혈(凉血), 청열, 해독

-동맥염, 혈관염, 창옹종, 황달형 간염, 세균성 이질, 인후종통의 치료

사용법 황달형 간염에 **매화초** 15g, 인진호·진범·황백·홍화 각각 6g, 오령지 3g, 목향 3g을 가루내어 1회 3~5g씩 하루 3번에 나누어 복용한다.

쌓인 것을 풀어주고 해독 작용을 하는 나무

산수국

Hydrangea serrata for. *acuminata* (S. et Z.) Wils.
범의귀과 수국속

분포: 중부 이남

별 명 팔선화
한약명 **토상산**(土常山)·**팔선화**(八仙花)-잎

채취시기	1	2	3	4	5	6	7	**8**	**9**	10	11	12

잎

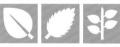

잎		
타원형	톱니모양	어긋나기

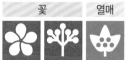

꽃	열매
꽃받침꽃	산형화서	삭과

산골짜기 및 돌더미 틈에서 높이 1m 정도 자라는 갈잎떨기나무. 잎은 어긋나고 긴타원형이며 가장자리에 뾰족한 톱니가 있다. 꽃은 7~8월에 연청색으로 피고 가지 끝에 모여 산방상으로 달린다. 가장자리에 짙은 하늘색 무성화가 있으며 꽃받침이 꽃잎처럼 보인다. 열매는 달걀 모양 삭과로 9~10월에 익는다. 잎과 뿌리를 약재로 쓴다.

채취 8~9월에 잎을 채취하여 햇볕에 말린 후 말린 잎에 적당히 물을 뿌리면서 겹쳐서 24시간 정도 재워서 25~28℃의 열이 발생하면 손으로 비벼 펼쳐서 다시 햇볕에 말린다.

성미 맛은 맵고 시며 성질은 서늘하다.

효능 산결, 살충, 소적제창(消積除脹), 해독

-버짐, 옴, 종기, 흉복부팽만의 치료

사용법 주치증에 **토상산**을 1회 3~6g씩 물 100㎖로 1/2이 되도록 달여서 복용한다.

• **토상산**을 당뇨병 환자를 위한 사탕 대용으로 감미료를 만드는 데 쓴다.

산수국

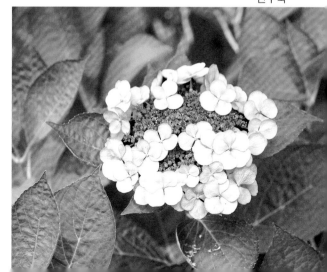

열을 내리게 하고 말라리아를 치료하는 나무

수국

Hydrangea macrophylla for. *otaksa* (S. et Z.) Wils.
범의귀과 수국속

분포: 중부 이남

별 명 자양화
한약명 **팔선화**(八仙花) · **자양화**(紫陽花)-꽃

채취시기 | 1 | 2 | 3 | 4 | 5 | **6** | **7** | 8 | 9 | 10 | 11 | 12 |
꽃

잎

달걀모양 톱니모양 마주나기

꽃 **열매**

꽃받침꽃 산형화서 여물지않음

주로 관상용으로 재배하며 높이 1m 정도 자라는 갈잎떨기나무. 잎은 마주나고 달걀 모양이며 두껍고 가장자리에 톱니가 있다. 꽃은 6~7월에 연한 자주색이나 하늘색으로 피고 가지와 줄기 끝에 무리지어 달리는데 꽃잎이 아주 작고 4~5개인 꽃받침이 꽃잎처럼 보인다. 열매는 잘 맺지 않는다. 꽃을 약재로 쓴다.

채 취 여름에 꽃이 필 때 꽃차례를 통째로 채취하여 잡질을 제거하고 햇볕에 말린다. 잎이 섞여도 된다.

성 미 맛은 조금 쓰고 매우며 성질은 차다

효 능 해열

－고환염, 말라리아, 번조, 심열경계, 심장병, 학질의 치료

사용법 주치증에 **팔선화**(또는 수국의 말린 잎) 10g을 물 500~600㎖로 달여서 하루에 3번 복용한다.

• 몸에 열이 심하게 날 때에는 **팔선화**를 1회 10g씩 물 600㎖로 1/2이 되도록 달여서 쓴다. 달인 물을 1/3씩 나누어 하루 3번 따뜻하게 하여 복용한다.

수국

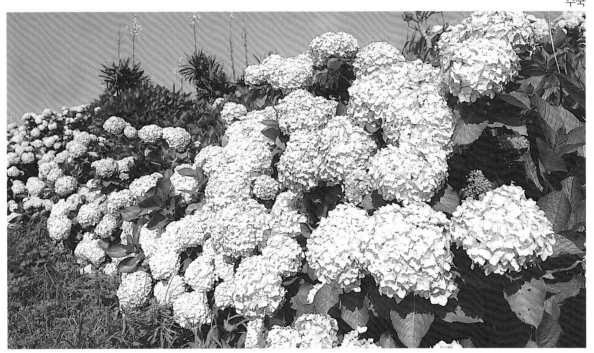

흰색 꽃이 피는 미국수국

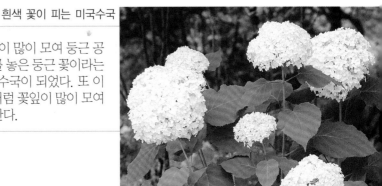

비단실로 수를 놓은 꽃

수국은 연한 자주색이나 하늘색 작은 꽃들이 많이 모여 둥근 공 모양을 이루어 달린다. 이것을 비단실로 수를 놓은 둥근 꽃이라는 뜻으로 수구화(繡毬花)라고 한 것이 변하여 수국이 되었다. 또 이 식물이 물기가 많은 곳에서 잘 자라고 국화처럼 꽃잎이 많이 모여 있다고 하여 수국(水菊)으로 이름지었다고 한다.

힘줄과 뼈를 튼튼하게 하고 태아를 안정시키는 나무

두충나무
Eucommia ulmoides Oliver
두충과 두충속

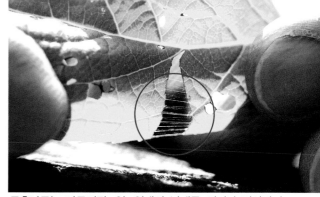

두충나무는 나무껍질, 잎, 열매의 날개를 찢거나 잡아당기면 끈적끈적하고 거미줄처럼 가는 흰 실(면사)이 길게 늘어나므로 사면목(絲棉木)이라고 부르기도 한다.

별 명 당두충, 원두충, 사면목
한약명 **두충**(杜沖)-줄기껍질

분포: 중부 이남

채취시기	1	2	3	4	5	6	7	8	9	10	11	12

줄기껍질

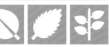

잎		
타원형	톱니모양	어긋나기

꽃		열매
꽃잎없음	산형화서	원반모양

산지에서 높이 10m 정도 자라는 갈잎큰키나무. 잎은 어긋나고 타원형이며 가장자리에 예리한 톱니가 있다. 꽃은 암수딴그루로 4~5월에 피고 암꽃은 가지 밑에 달리며 꽃잎이 없다. 열매는 납작한 긴 타원형이고 10~11월에 익는다. 잎과 씨, 수피를 약재로 쓴다.

두충나무

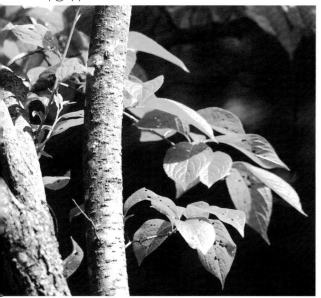

채취 봄부터 여름까지 줄기의 껍질을 벗겨내어 겉껍질을 긁어 버리고 햇볕에 말린다.

성미 맛은 달고 성질은 따뜻하다.

효능 강근골, 보간, 보신(補腎), 안태, 이뇨, 진통, 항노화(抗老化), 항염

－고혈압, 근무력증, 슬마비, 신경통, 요배산통, 음하습양(陰下濕痒), 임산부의 자궁출혈, 잔뇨, 조기유산, 태루욕타(胎漏欲墮)의 치료

사용법 주치증에 **두충**을 1회 10g씩 달여서 1/3씩 나누어 하루 3번 복용한다.

• 고혈압, 관절염, 숙취에는 **두충** 5~10g을 달여서 복용한다.

• **두충**·조소 같은 양을 섞어 만든 **두충환**(杜沖丸)은 요통, 태동불안에 쓴다. 1회 5~6g씩 하루 3번 복용한다.

• **두충** 15g, 파고지 15g, 호두 3g을 섞어 만든 **청아환**(靑娥丸)은 신허요통, 임산부의 요복통에 쓴다. 1회 8~10g씩 하루 3번 복용한다.

• **두충**·조소·구기자·토사자 같은 양을 섞은 알약을 만들어 신허요통, 다리에 맥이 없을 때 등에 쓴다. 1회 5~6알씩 하루에 3번 복용한다.

• 부종, 요통에는 **두충** 200g을 잘게 썰어 소주(35도) 1.8ℓ에 넣고 **두충약술**을 만들어 복용한다. 하루에 1잔씩 마시면 자양강장과 고혈압 예방의 효과도 볼 수 있다.

두충(약재)

두충차

말린 두충 줄기껍질 20g(두충 잎은 50g)을 물 500㎖에 넣고 약한 불로 은근히 달인 다음 건더기는 건져내고 달인 물을 식히면 **두충차**(杜沖茶)가 된다. 하루에 3~5회로 나누어 꿀을 약간 타서 마신다. 두충에는 간과 신장의 경락에 작용하여 허리와 무릎의 근골을 강화시키는 작용이 있으므로 요통, 좌골신경통, 무릎 관절 환자가 장기간 복용하면 효과를 볼 수 있다.

혈압을 낮추고 종기를 치료하는 나무

돈나무

Pittosporum tobira (Thunb.) Aiton
돈나무과 돈나무속

별　명 섬음나무, 해동, 갯똥나무
한약명 **소년약**(小年藥) · **칠리향**(七里香)–잎

분포: 전북 · 경남 이남

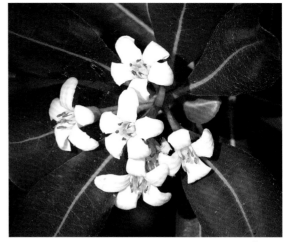
돈나무 꽃

채취시기 1 2 3 4 5 6 **7** **8** 9 10 11 12
　　　　　　　　　　　잎

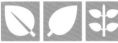

잎
 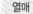
긴타원형　밋밋한모양　마주나기

꽃　　　　열매

꽃잎5　산형화서　삭과

섬의 산기슭에서 높이 2~3m 자라는 늘푸른 떨기나무. 잎은 마주나고 긴 타원형이며, 가죽질이고 표면은 광택이 나며 뒷면은 엷은 흰빛을 띤다. 꽃은 5~6월에 흰색으로 피어 노란색으로 변하고 가지 끝에 취산화서로 달리며 꽃잎과 꽃받침은 각 5개씩

돈나무

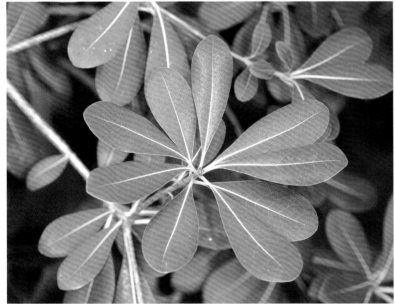

이다. 열매는 삭과로 9~12월에 붉은색으로 익으며 끈적끈적한 액체가 분비된다. 씨는 윤기가 난다. 잎과 줄기껍질을 약재로 쓴다.

채취 여름에 잎을 채취하여 햇볕에 말린다.

효능 강압(降壓), 소종독, 활혈

－고혈압, 골절통, 동맥경화, 습진, 피부염, 종기, 종독, 창독의 치료

사용법 주치증에 **소년약**을 1회 2~6g씩 물 200㎖로 달여서 복용한다.

• 피부염에는 **소년약** 10~20g을 물 400㎖로 1/2이 되도록 달인 물을 수시로 환부에 바른다. 또는 돈나무 생잎을 짓찧어 환부에 붙인다.

• 습진과 종기는 돈나무 생잎을 찧어 환부에 붙이거나 **소년약** 달인 물로 환부를 씻어낸다. 또, **소년약**을 가루내어 기름에 개어서 환부에 붙여도 효과를 볼 수 있다.

돈나무 열매

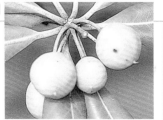

똥파리가 모이는 똥나무

돈나무는 늘푸른나무로, 주로 제주도에서 볼 수 있는데 겨울이 되면 열매에서 끈적끈적한 액체가 분비된다. 달콤하고 향이 짙은 이 분비액 때문에 파리를 비롯한 각종 곤충이 날아오는데, 오래 되어 누렇게 변하고 지저분해지면 똥이 묻어 똥파리가 꼬이는 것 같다고 하여 '똥나무' 라고 부르다가 변하여 '돈나무' 가 되었다고 한다.

열을 내리게 하고 설사를 멎게 하는 나무

조팝나무

Spiraea prunifolia for. simpliciflora Nakai
장미과 조팝나무속

분포: 전국

별　명 목상산, 설유화, 이엽수선국
한약명 **소엽화**(笑靨花)-뿌리(말린 것)
　　　　촉칠근(蜀漆根)·**상산**(常山)-뿌리

채취시기	1	2	3	4	5	6	7	8	9	10	11	12
		뿌리								뿌리		

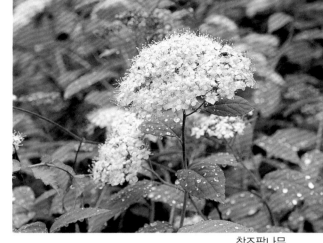
참조팝나무

잎
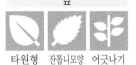
타원형　　잔톱니모양　어긋나기

꽃　　　　　열매

꽃잎5　　산형화서　　골돌과

산이나 들에서 무리지어 나고 높이 2m 정도 자라는 갈잎떨기나무. 잎은 어긋나고 타원형이며 가장자리에 잔톱니가 있다. 꽃은 4~5월에 흰색으로 피고 4~5송이씩 무리지어 잎겨드랑이에 산형화서로 붙어 전년도 가지 윗부분을 덮는다. 열매는 골돌과로 9월에 갈색으로 익는다. 잎을 식용하고 뿌리를 약재로 쓴다.

• 참조팝나무(*S. fritschiana Schneid.*)를 대용으로 쓸 수 있다.

채 취 늦가을 또는 이른 봄에 뿌리를 캐내어 햇볕에 말린다.

효 능 수렴, 진통, 해열

-감모발열, 대하, 설사, 신경통, 인후염, 인후종통, 학질의 치료

사용법 주치증에 **소엽화**를 1회 5~10g씩 물 200㎖로 뭉근하게 달여서 복용한다.

• 인후염에는 **소엽화** 40g, 반변련 20g, 금은화 20g을 달여서 복용한다. 복용할 때 설탕을 조금 타서 복용해도 된다.

조팝나무
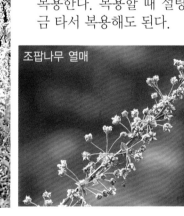

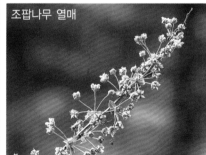
조팝나무 열매

튀긴 좁쌀처럼 생긴 꽃

조팝나무는 매우 작은 흰색 꽃들이 가느다란 가지를 감싼 것처럼 빽빽하게 모여 달린다. 이 작은 꽃이 좁쌀을 튀겨놓은 것처럼 보이므로 조밥나무라고 부르다가 점차 강하게 발음되어 조팝나무로 변하였다. 참고로, 이팝나무도 수북하게 모여피는 꽃들이 밥그릇에 수북이 퍼담은 쌀밥처럼 보인다고 하여 이밥나무로 부르던 것이 변한 것이다.

조팝나무 꽃
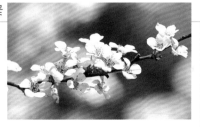

기침을 멎게 하고 해독 작용을 하는 풀

뱀딸기
Duchesnea indica (Andr.) Focke
장미과 뱀딸기속

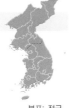
분포: 전국

별 명 개미딸기, 배암딸기, 사과초, 정장초
한약명 **사매**(蛇莓)-지상부

채취시기	1	2	3	4	5	6	7	8	9	10	11	12
							잎, 줄기					

잎

3겹잎　　톱니모양　　어긋나기

꽃　　　　　**열매**

꽃잎5　　홀꽃　　수과

풀밭에서 자라는 여러해살이덩굴풀. 잎은 어긋나고 3개의 잎으로 이루어져 있으며 가장자리에 톱니가 있다. 꽃은 4～5월에 노란색으로 피고 잎겨드랑이에서 나온 긴 꽃줄기 끝에 1송이씩 달린다. 열매는 둥근 수과이고 6월에 붉게 익는다. 열매를 식용하고 전초를 약재로 쓴다.

뱀딸기

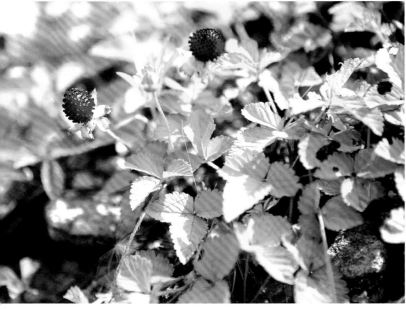

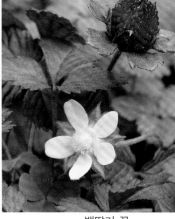
뱀딸기 꽃

채 취 여름부터 가을까지 잎과 줄기를 채취하고 물에 씻어 햇볕에 말린다.

성 미 맛은 달고 쓰며 성질은 차다.

효 능 소종, 양혈(涼血), 지해, 지혈, 진해, 청열, 통경, 항균, 항암, 해독

－감기, 경간, 기침, 사교상, 생리불순, 어한, 열병, 옹종, 이질, 인후종통, 정창, 천식, 충교상, 치질, 해수, 화상의 치료

사용법 주치증에 **사매**를 1회 4～8g씩 물 200㎖로 달여서 복용한다.

• 인후두염에는 **사매**를 1회 30g씩 달여서 1/3씩 나누어 하루 3번 복용한다.

• 디프테리아, 세균성 이질에는 뱀딸기 생풀을 죽처럼 되도록 짓찧어 2배량의 물에 넣고 5시간 정도 두었다가 50% 침전물을 만들어 복용한다. 복용할 때 설탕을 넣어도 된다.

• 위암, 자궁경암, 비암, 인두암에는 **사매** 30g, 용규 30g, 배풍등 25g을 달여서 1/3씩 나누어 하루 3번 복용한다.

• **사매**를 삶은 물에 발을 자주 담그면 무좀의 치료에 효과를 볼 수 있다.

• 종기, 습진, 옹종에는 뱀딸기 생풀을 찧어 환부에 붙이거나 말린 **사매**를 가루내어 기름에 개어서 환부에 붙인다.

• 치질에는 뱀딸기의 생열매로 즙을 내어 그 즙을 환부에 바른다.

채취한 뱀딸기

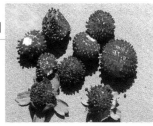

뱀이 좋아하는 딸기

뱀딸기는 그늘진 풀밭이나 냇가 등 습기가 많은 곳에서 잘 자라고, 뱀 또한 습지에서 서식하므로 뱀딸기가 무성한 곳에서 뱀이 나오는 경우가 꽤 있다. 또, 이 식물의 줄기가 뱀처럼 지면을 기면서 덩굴을 벋으므로 뱀과 연관지어 이름을 붙인 것 같다.

설사와 출혈을 멎게 하는 풀

딱지꽃

Potentilla chinensis Seringe
장미과 양지꽃속

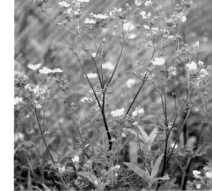

딱지꽃

별　명　선모초, 지네초
한약명　**위릉채**(萎陵菜)−뿌리

분포: 전국

채취시기	1	2	3	4	5	6	7	8	9	10	11	12
			뿌리						뿌리			

잎

깃꼴겹잎　밋밋한모양　어긋나기

꽃　　**열매**

꽃잎5　취산화서　수과

들의 개울가와 해변에서 키 30~60cm 자라는 여러해살이풀. 잎은 어긋나고 깃꼴겹잎이며 작은잎은 피침형이다. 꽃은 6~7월에 노란색으로 피고 줄기 끝에 산방상취산화서로 달리며 꽃받침과 꽃잎은 각 5개이다. 열매는 넓은 달걀 모양 수과이고 7~8월에 익는다. 어린 잎을 식용하고 뿌리를 약재로 쓴다.

채 취 봄 또는 가을에 뿌리를 캐어 잎과 줄기를 잘라 버리고 햇볕에 말린다.

성 미 맛은 쓰고 성질은 차다.

효 능 거풍습, 구충, 지혈, 청열, 해독

−류머티즘성 근골동통, 사지마비, 이질, 혈뇨, 자궁출혈, 전간, 창개, 비출혈, 토혈의 치료

사용법 주치증에 **위릉채**를 1회 7~13g씩 물 200㎖로 달이거나 가루내어 1/3씩 나누어 하루 3번 복용한다.

• 전간에는 **위릉채** 30g, 백반 9g을 술에 우려서 데운 후 1/3씩 나누어 하루 3번 복용한다.

• 마른버짐, 종기, 창상에는 딱지꽃 생풀을 찧어 환부에 붙이거나 **위릉채** 가루를 기름에 개어 환부에 붙인다. 또, **위릉채** 달인 물로 환부를 씻어도 효과를 볼 수 있다.

혈기를 시원하게 하고 출혈을 멎게 하는 풀

솜양지꽃

Potentilla discolor Bunge
장미과 양지꽃속

별　명　닭의발톱, 원삼, 칠양지꽃
한약명　**번백초**(飜白草)−전초

분포: 중부 이남

채취시기	1	2	3	4	5	6	7	8	9	10	11	12
				전초								

잎

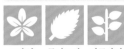 

3겹잎　톱니모양　어긋나기

꽃　　**열매**

꽃잎5　산형화서　수과

산과 들의 풀밭에서 키 15~40cm 자라는 여러해살이풀. 전체에 솜털이 빽빽하게 난다. 잎은 어긋나고 깃꼴겹잎이며 가장자리에 톱니가 있다. 꽃은 4~8월에 노란색으로 피고 줄기 끝에 여러 송이가 모여 달린다. 열매는 수과이고 8~9월에 갈색으로 익는다. 뿌리를 식용하고 전초를 약재로 쓴다.

채 취 꽃이 활짝 피기 전에 전초를 베어 잡질을 제거하고 햇볕에 말린다.

성 미 맛은 달고 쓰며 성질은 평온하다.

효 능 소종, 양혈(涼血), 지혈, 청열, 해독

−나력결핵, 말라리아, 붕루, 옹종, 이질, 자궁출혈, 창선(瘡癬), 천식, 토혈, 폐옹, 하혈, 학질, 해혈(咳血)의 치료

사용법 주치증에 **번백초**를 1회 6~12g씩 물로 달여서 복용한다.

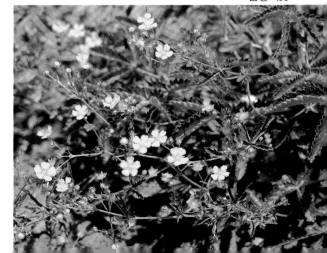

솜양지꽃

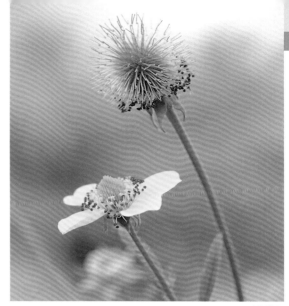
큰뱀무

몸을 튼튼하게 하고 피를 잘 돌게 하는 풀

뱀무

Geum japonicum Thunberg
장미과 뱀무속

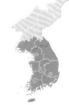
분포: 중부 이남

별 명 귀머거리풀, 대근초
한약명 **수양매**(水楊梅)-전초

채취시기 | 1 2 3 4 5 **6 7 8 9 10** 11 12
전초

잎
깃꼴겹잎 톱니모양 어긋나기

꽃   열매
꽃잎5   홀꽃   수과

산이나 들에서 키 25~100cm 자라는 여러해살이풀. 뿌리잎은 깃꼴겹잎으로 어긋나고 가장자리에 톱니가 있다. 꽃은 6~7월에 노란색으로 피고 가지 끝에 달린다. 열매는 수과이고 9월에 익는다. 어린잎을 식용하고 전초를 약재로 쓴다.

뱀무
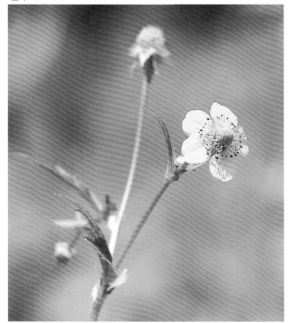

채 취 여름부터 가을 사이에 뿌리를 포함한 전초를 채취하여 잡질을 제거하고 바람이 잘 통하는 그늘에서 말린다.

성 미 맛은 맵고 성질은 따뜻하다.

효 능 보허(補虛), 익신(益腎), 활혈

-골절, 두운목현, 이질복통, 불면증, 사지무력, 생리불순, 양위(陽痿), 유정, 정신불안, 창종, 표허감모(表虛感冒), 해수토혈, 허한복통의 치료

사용법 주치증에 **수양매**를 1회 2~5g씩 달이거나 생즙을 내어 복용한다.

• 신장병에는 **수양매**를 1회 15g 정도씩 물 약 400㎖로 1/2이 되도록 달여서 1/3씩 나누어 하루 3번 복용하면 효과를 볼 수 있다.

• 당뇨병에는 **수양매** 15g, 산약 10g을 달여서 복용한다.

• 습진에는 **수양매** 200g을 물 400~500㎖로 2/3가 되도록 달인 물로 환부를 씻는다.

• 종기에는 뱀무 생풀을 찧어 환부에 붙인다.

• 타박상에는 **수양매**를 불에 태운 재를 밀가루와 반죽하여 환부에 붙인다.

뱀무 잎
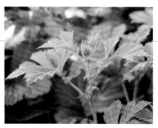

산나물 요리

뱀무는 봄에 어린순을 뜯어 나물로 먹을 수 있다. 어린순은 쓴맛이 거의 없으므로 끓는 물에 살짝 데친 후 찬물에 헹구고 조리한다. 또, 뱀무의 뿌리는 대근초(大根草)라는 별명대로 뿌리가 큰 편인데 이 뿌리를 캐어 날것 그대로 된장이나 고추장에 박아 장아찌를 만들어 먹는다.

정력을 강하게 하고 눈을 밝게 하는 나무

복분자딸기

Rubus coreanus Miquel
장미과 산딸기속

분포: 중부 이남

별　명 고무딸기, 곰딸, 넝쿨딸기
한약명 **복분자**(覆盆子)-열매

채취시기 | 1 | 2 | 3 | 4 | 5 | 6 | 7 | 8 | 9 | 10 | 11 | 12 |
열매

잎

깃꼴겹잎　톱니모양　어긋나기

꽃　　　**열매**

꽃잎5　홑꽃　뭉치열매

　산록 양지에서 높이 3m 정도 자라는 갈잎떨기나무. 잎은 어긋나고 깃털 모양이다. 작은잎은 타원형이고 가장자리에 예리한 톱니가 있다. 꽃은 5~6월에 연홍색으로 피고 가지 끝에 모여 달린다. 열매는 반달 모양의 복과를 이루고 7~8월에 흑색으로 익는다. 열매를 식용하고 열매와 뿌리와 잎을 약재로 쓴다.

복분자딸기 열매

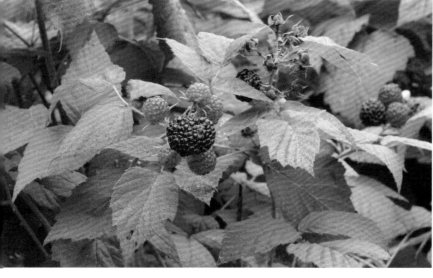

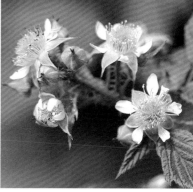

복분자딸기 꽃

채 취 초여름에 덜 익은 푸른 열매를 따서 햇볕에 말린다.

성 미 맛은 달고 시며 성질은 조금 따뜻하다.

효 능 강장, 강정, 명목, 보간, 보신(補腎), 삽정, 자양, 조양(助陽), 축뇨(縮尿)

－고혈압, 당뇨병, 면역력저하, 불임증, 빈뇨, 소변불금, 시력약화, 야뇨증, 양기부족, 양위(陽痿), 유익(遺溺), 유정, 음위의 치료

－**복분자근**(覆盆子根-뿌리): 노상토혈(勞傷吐血), 생리불순, 비출혈, 타박상의 치료

－**복분자엽**(覆盆子葉-잎): 다루(多淚), 목검적란(目瞼赤爛), 치통의 치료

사용법 주치증에 **복분자**를 1회 2~4g씩 달이거나 가루내어 복용한다.

• **복분자**를 1회 5~6g씩 달여서 자궁출혈에 쓴다. 하루에 2~3회씩 5~6일 복용한다.

• **복분자**·파고지·상표초 각각 10g을 섞어 야뇨증, 빈뇨에 쓴다. 달여서 1/3씩 나누어 하루 3번 복용한다.

• 술에 담근 **복분자**를 약한 불에 말려서 가루내어 음위증에 쓴다. 매일 아침 8~12g을 물로 복용한다.

• **복분자** 40g, 현삼 40g, 녹두 1/2컵을 달여 화장독이 올랐을 때 쓴다. **복분자**를 물에 넣고 30~40분 끓인 물을 자주 환부에 바르거나 얼굴을 씻는다.

복분자(약재)

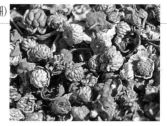

요강 단지를 넘어뜨리는 힘

　흔히 산딸기로 불리는 복분자는 열매를 먹고 오줌을 싸면 요강 단지가 쓰러지거나 깨질 정도로 오줌 줄기가 세진다는 뜻으로 붙여진 이름이다. 실제로 복분자에는 비뇨 생식기 계통을 강화시키는 효능이 있다. 한방에서 남성의 조루에는 6월 초에 채취하는 덜 익은 녹황색 열매가 쓰이고, 남성의 임포텐츠에는 6월 말에 채취하는 완전히 익은 암적색 열매를 쓴다.

통증을 멎게 하고 해독 작용을 하는 나무

멍석딸기

Rubus parvifolius L.
장미과 산딸기속

분포: 전국

별　명 번둥딸나무, 멍두딸, 수리딸나무, 사슨딸기
한약명 **호전표**(薅田藨)-전초

채취시기 ~~1~~ ~~2~~ ~~3~~ ~~4~~ ~~5~~ ~~6~~ **7** **8** ~~9~~ ~~10~~ ~~11~~ ~~12~~
열매

잎

3겹잎　톱니모양　어긋나기

꽃　　**열매**

꽃잎5　산형화서　뭉치열매

낮은 지대 산기슭이나 논밭 둑에서 높이 1~4m 자라는 갈잎떨기나무. 줄기에 짧은 가시와 털이 있다. 잎은 깃꼴겹잎이며 작은잎은 달걀 모양이고 가장자리에 톱니가 있다. 꽃은 5월에 적색으로 피고 가지 끝에 모여 취산화서로 달리며 꽃받침과 꽃잎은 각각 5개씩이다. 열매는 둥근 복과이고 7~8월에 적색으로 익는다. 열매를 먹고 전초를 약재로 쓴다.

채취 여름에 열매가 익을 무렵 전초를 채취하여 햇볕에 말린다.

성미 맛은 달고 시며 성질은 평온하다.

효능 산어, 살충, 지통, 해독

-개창(疥瘡), 나력, 산후어체복통, 이질, 치창, 타박도상(打撲刀傷), 토혈의 치료

-뿌리: 간염, 감기고열, 결석(結石), 류머티즘성 비통, 붕루, 이질, 신염부종, 요로감염, 인후종통, 정창, 종상, 타박상, 토혈, 해혈(咳血)의 치료

사용법 주치증에 **호전표**를 1회 4~10g씩 달여서 복용한다.

• 치질, 옴은 **호전표**를 달인 물로 환부를 씻거나 멍석딸기 생잎을 짓찧어 환부에 붙인다.

멍석딸기 꽃

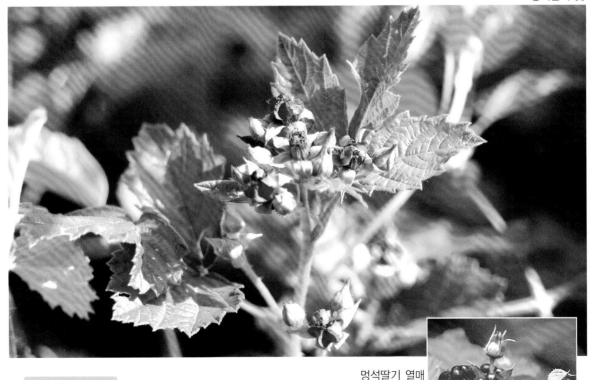

멍석딸기 열매

산나물 요리

　봄에 멍석딸기의 어린순을 채취하여 나물로 먹는다. 끓는 물에 데친 후 찬물에 담가 우려내고 양념 무침을 한다. 여름에 빨갛게 익은 멍석딸기의 열매를 채취하여 생으로 먹는다. 또 열매로 잼을 만들어 먹기도 한다.

147

설사를 멎게 하고 옻나무 독을 해독하는 풀

오이풀
Sanguisorba officinalis L.
장미과 오이풀속

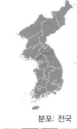

별 명 외순나물, 외풀, 지우초, 찔렁
한약명 **지유**(地楡)-뿌리

분포: 전국

채취시기	1	2	**3**	**4**	5	6	7	8	9	**10**	**11**	12
			뿌리							뿌리		

잎

깃꼴겹잎   톱니모양   밑둥모여나기

꽃   **열매**

꽃잎없음   이삭모양   수과

산과 들에서 키 1.5m 정도 곧게 자라는 여러해살이풀. 뿌리잎은 깃꼴겹잎이고 작은잎은 타원형이다. 줄기잎은 어긋나고 타원형이며 가장자리에 거친 톱니가 있다. 꽃은 6~8월에 검붉은색으로 피고 줄기와 가지 끝에 수상화서로 달린다. 열매는 수과로 9~10월에 여문다. 뿌리는 약재로 쓴다.

• 산오이풀(*S. hakusanensis* Makino)을 대용으로

오이풀 꽃

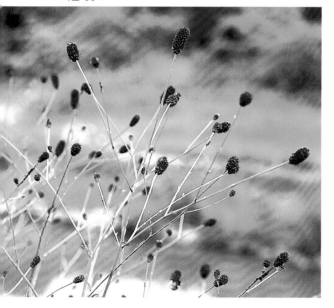

쓸 수 있다.

채취 이른 봄이나 늦가을에 뿌리를 캐내어 햇볕에 말린다.

성미 맛은 쓰고 시며 성질은 조금 차다.

효능 수렴, 양혈(凉血), 지혈, 청열, 해독, 해열

－금창, 대장염, 붕루, 산후출혈, 설사, 습진, 옹종, 외상출혈, 생리과다, 이질, 장풍, 치루, 비출혈, 토혈, 혈리, 화상의 치료

사용법 주치증에 **지유**를 1회 2~4g씩 물 200㎖로 달이거나 가루내어 복용한다.

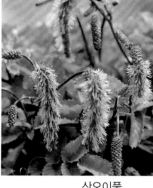

산오이풀

• 코피가 날 때에는 오이풀의 새싹을 1회 6~8g 또는 **지유**를 1회 1~2g씩 달여서 하루에 3번씩 4~5일 복용한다.

• 토혈, 혈변에는 **지유** 12g, 소계 12g, 산모 5g, 황금(법제한 것) 9g을 달여서 1/3씩 나누어 하루 3번 복용한다.

• **지유**, 선학초, 괴화 각각 12g, 형개수 8g을 달여 설사 · 이질에 쓴다. 달인 물을 1/3씩 나누어 하루 3번 복용한다.

• 잇몸이 붓거나 구내염 또는 편도선염, 목이 부어 아플 때에는 **지유**를 달인 물로 양치질을 한다.

• 옻나무독, 풀독 중독에는 **지유**를 달인 물을 헝겊에 적셔 환부에 냉습포한다.

• 습진이나 외상출혈에는 **지유**를 가루내어 환부에 뿌린다.

• 화상에는 **지유** · 금은화 · 대황 · 황백 같은 양을 가루내어 식용유에 개어서 환부에 붙인다. 또는 오이풀 생잎을 찧어 환부에 붙인다.

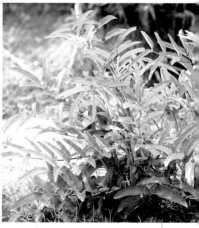

오이풀 잎

산나물 요리

이른 봄에 오이풀의 어린순과 뿌리를 채취하여 나물로 먹는다. 오이풀은 쓴맛이 강하므로 채취한 것을 끓는 물에 데친 후 찬물에 오래 담가 충분히 우려내고 조리해야 한다. 뿌리는 밥을 지을 때 넣기도 한다.

출혈을 멎게 하고 뱀독을 해독하는 풀

짚신나물

Agrimonia pilosa Ledeb.
장미과 짚신나물속

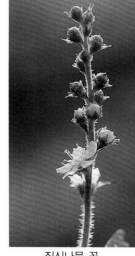

별　명　낭아, 짚신풀, 큰골짚신나물
　　　　　　　　　　　　　분포: 전국
한약명　**선학초**(仙鶴草) · **용아초**(龍芽草)–전초

채취시기 1 2 3 **4 5** 6 7 8 9 10 11 12
　　　　　　　　　　지상부

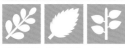

잎		
깃꼴겹잎	톱니모양	어긋나기

꽃	열매
꽃잎5	총상화서	수과

들이나 길가에서 키 30~100cm 자라는 여러해살이풀. 잎은 어긋나고 깃꼴겹잎이며 가장자리에 거친 톱니가 있다. 꽃은 6~8월에 노란색으로 피고 줄기와 가지 끝에 총상화서로 달린다. 열매는 수과로

9~10월에 익으며 갈고리 같은 털이 있다. 어린순을 식용하고 전초를 약재로 쓴다.

채취　봄에 꽃이 피지 않은 잎과 줄기를 베어 잡질을 없애고 햇볕에 말린다.

성미　맛은 쓰고 떫으며 성질은 서늘하다.

효능　강심, 건위, 살충, 소염, 수렴, 지사, 지혈, 진통, 항균, 해독

짚신나물 꽃

－간농양, 대하, 사교상, 옹종, 위궤양, 이질, 자궁출혈, 장염, 적백리, 절상, 종기, 치출혈, 타박상, 토혈, 폐결핵객혈, 혈변의 치료

－용아초근(龍芽草根–뿌리): 무월경, 세균성 이질, 요충증, 종독의 치료

사용법　주치증에 **선학초**를 1회 4~7g씩 물 200㎖로 달이거나 가루내어 복용한다.

• 가래가 많이 나올 때는 **선학초**(또는 **용아초근**)를 1회 8~10g씩 달여서 5~6회 복용한다.

• 이질에는 **선학초**를 하루에 8~15g씩 물 400㎖로 1/3이 되도록 달여서 식후에 1/3씩 나누어 복용한다.

• **선학초**, 괴화, 지유 각각 12g, 형개수 8g을 달여서 설사, 이질에 쓴다. 달인 물을 1/3씩 나누어 하루 3번 복용한다.

• 습진, 옻독 등의 피부병에는 **선학초** 달인 물을 차갑게 하여 헝겊에 적셔 환부를 냉습포한다.

• 사교상, 종기에는 짚신나물 생풀을 찧어 환부에 붙인다.

• 구내염, 잇몸출혈에는 **선학초** 5g을 물 200㎖로 1/2이 되도록 달인 물을 식힌 후 이 달인 물로 하루에 여러 번 양치질을 한다.

짚신나물

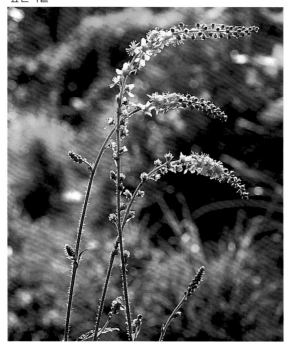

채취한 짚신나물

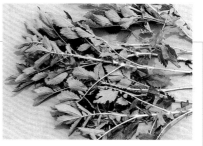

짚신처럼 맛이 없는 나물

　짚신나물은 산길 옆에 흔하게 자라는 풀로 이름처럼 봄에 어린순을 나물로 먹을 수 있다. 그러나 나물로 먹으면 마치 짚신을 삶아서 먹는 것처럼 맛이 없다고 해서 짚신나물이라고 부른다. 짚신나물을 나물로 먹으려면 쓴맛이 강하므로 끓는 물에 데친 후 찬물에 담가 충분히 우려내고 나물 무침을 하거나 튀김을 만들어 먹는다.

혈액순환을 돕고 오줌을 잘 나오게 하는 나무

찔레나무

Rosa multiflora Thunb.
장미과 장미속

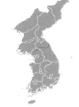
분포: 전국

별　명　까치밥, 설널레나무, 야장미
한약명　**영실**(營實)-열매

채취시기 1 2 3 4 5 6 7 8 **9** **10** **11** 12
　　　　　　　　　　　　　　열매

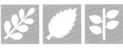
잎

깃꼴겹잎　톱니모양　어긋나기

꽃　　　　열매

꽃잎5　산형화서　수과

산기슭이나 냇가에서 높이 1~2m 자라는 갈잎떨기나무. 잎은 어긋나고 깃꼴겹잎이며 작은잎은 달걀 모양이고 가장자리에 톱니가 있다. 꽃은 5월에 흰색이나 연분홍색으로 피고 가지 끝에 여러 송이가 모여 달린다. 열매는 타원형 수과로 9~10월에 붉은색으로 여문다. 꽃과 연한 순을 식용하고 열매를 약재로 쓴다.

채 취 가을에 익은 반 정도 붉게 익은 열매를 따서 햇볕에 말린다.

성 미 맛은 시고 성질은 서늘하다.

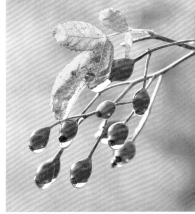
찔레나무 열매

효 능 사하, 이뇨, 제열, 해독, 활혈

-각기, 변비, 부종, 불면증, 생리통, 소변불리, 소변비삽(小便秘澁), 신장염, 생리복통, 위염, 정력감퇴, 창개옹종의 치료

-**장미화**(薔薇花-꽃): 구갈, 도상출혈, 말라리아, 이질(痢疾), 서열토혈(暑熱吐血)의 치료

-**장미근**(薔薇根-뿌리): 관절염, 당뇨병, 빈뇨, 사지마비, 생리불순, 유뇨, 이질, 창절개선, 비출혈, 타박상, 토혈, 폐옹의 치료

사용법 주치증에 **영실**을 1회 2~4g씩 달이거나 가루내어 복용한다.

• **영실** 3g, 옥미수 6g, 딱총나무꽃(말린 것) 6g, 의이인 6g, 감초 3g을 달여서 신장염, 부기, 각기 등에 달인 물을 1/3씩 나누어 하루 3번 복용한다.

• 치통에는 찔레나무의 덜 익은 생열매를 1회 7~8g씩 달여서 4~5회 복용한다.

• 변비, 부종에는 **영실**을 1회 2~5g씩 600㎖로 1/2이 되도록 달여서 1/3로 나누어 하루 3번 식간에 복용한다. 이 달인 물을 여드름의 환부에 바르면 효과를 볼 수 있다.

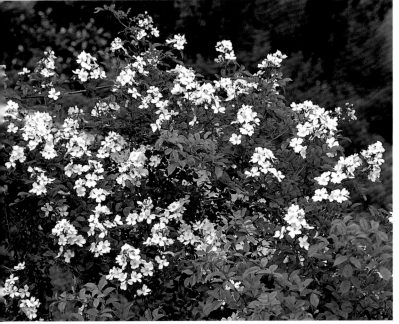
찔레나무

찔레나무 꽃

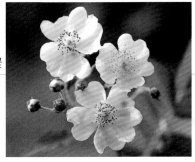

산나물 요리

봄에 찔레나무의 어린순을 따서 끓는 물에 살짝 데친 후 찬물에 헹구고 나물로 먹는다. 어린 새 가지는 껍질을 벗겨 그대로 먹거나, 생채로 무쳐 먹는다. 또 꽃잎을 생으로 먹는다. 전을 부칠 때 꽃잎을 올려서 화전을 만들거나 떡을 찔 때 꽃잎을 넣어 꽃떡을 만들어 먹는다.

피를 잘 돌게 하고 설사를 멎게 하는 나무

해당화
Rosa rugosa Thunberg
장미과 장미속

별　명 멍개나무, 배회
한약명 **매괴화**(玫瑰花)-꽃

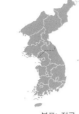
분포: 전국

채취시기 1 2 3 **4** 5 6 7 8 9 10 11 12
　　　　꽃

잎

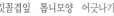
깃꼴겹잎　톱니모양　어긋나기

꽃　　　　열매
 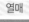

꽃잎5　산형화서　수과

바닷가 모래 땅과 산기슭에서 높이 1.5m 정도 자라는 갈잎떨기나무. 줄기에 큰 가시와 가시 모양의 억센 털이 많다. 잎은 어긋나고 깃꼴겹잎이다. 꽃은 5~7월에 홍자색으로 피고 햇가지 끝에 1~3송이씩 달린다. 열매는 둥근 수과로 8월에 황적색으로 익는다. 꽃과 열매를 약재로 쓴다.

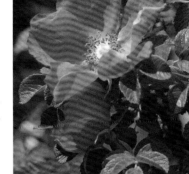
해당화 꽃

채취 봄부터 초여름 사이에 꽃이 피기 직전의 꽃봉오리를 따서 그늘에서 말린다.

성미 맛은 달고 조금 쓰며 성질은 따뜻하나.

효능 산어, 수렴, 지사, 지혈, 진통, 해울(解鬱), 행기, 화혈 –각혈, 대장카타르, 생리불순, 옆구리가 걸리는 증세, 유옹, 타박상, 토혈, 풍비의 치료

사용법 주치증에 **매괴화**를 1회 1~3g씩 물 200ml로 뭉근하게 달여서 복용한다. 하루 2~5g 쓴다.

• **매괴화** 5g, 당귀 10g을 섞어 풍비(風痺)에 쓴다. 달여서 1/3씩 나누어 하루 3번 복용한다.

• 치통에는 **매괴화**를 1회 6~8g씩 달인 물을 3~4회 복용한다. 복용할 때 입에 한동안 담고 있다가 복용한다.

• 이질와 생리과다의 지혈에는 **매괴화** 2~5g을 끓는 물에 넣고 5분 정도 우려낸 물을 복용한다.

• 불면증, 저혈압에는 빨갛게 익기 전에 채취한 해당화 열매(헛열매) 15개 정도를 소주(35도) 1.8ℓ에 담가 숙성시킨 **해당화 약술**을 하루에 1잔씩 마신다. 계속 마시면 피로회복과 자양강장에도 효과를 볼 수 있다.

해당화

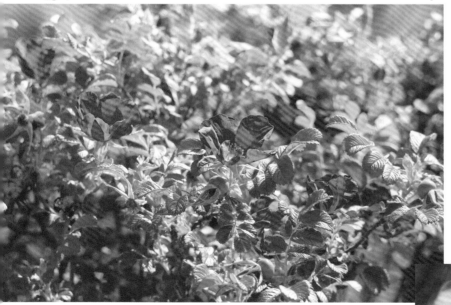

해당화 꽃(겹꽃)

산나물 요리

봄에 나오는 해당화의 새순을 채취하여 끓는 물에 살짝 데친 후 찬물에 헹구고 양념 무침을 한다. 가을에는 잘 익은 해당화 열매를 채취하여 생으로 먹을 수 있다. 또 잼을 만들거나 설탕과 함께 소주에 넣어 과일술을 만들어 먹는다. 피로회복과 자양강장의 효과가 있다.

침을 멎게 하고 해독 작용을 하는 나무

살구나무

Prunus armeniaca var. ansu Max.
장미과 벚나무속

별 명 행수
한약명 **행인**(杏仁)-씨

분포: 전국

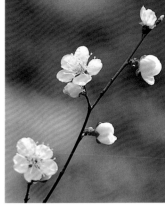
살구나무 꽃

채취시기 1 2 3 4 5 6 **7** 8 9 10 11 12
씨

잎

달걀모양 톱니모양 어긋나기

꽃   열매

꽃잎5   산형화서   수과

높이 5m 정도 자라는 갈잎큰키나무. 잎은 어긋나고 달걀 모양이며 가장자리에 겹톱니가 있다. 꽃은 4월에 연분홍색으로 피고 잎이 나기 전에 묵은 가지에 달린다. 열매는 둥근 핵과이고 털이 많으며 6~7월에 노랗게 익는다. 열매의 과육은 식용하고 뿌리를 제외한 전체를 약재로 쓴다.

채 취 여름에 열매를 따서 씨를 받아 햇볕에 말린 다음 열매 속껍질을 제거하고 그 안에 들어 있는 씨만을 모아 다시 햇볕에 말린다.

성 미 맛은 쓰고 성질은 조금 따뜻하며 독성이 약간 있다.

효 능 거담, 윤장, 지해, 진해, 평천, 항종양

- 급성폐렴, 기관지염, 기침, 식체, 외감해수, 인후염, 장조변비, 천만(喘滿), 천식, 폐결핵, 후비의 치료

사용법 주치증에 **행인**을 1회 2~4g씩 천천히 달이거나 가루내어 복용한다.

- 천식, 기침에는 **행인** 3~5g을 물 300~500㎖로 30분 정도 달여서 1/3씩 나누어 하루 3번 복용한다.

- **행인**, 마황, 감초, 생강 각각 12g을 섞은 **삼요탕**(三拗湯)은 감기에 걸려 기침이 나고 숨이 차는 증세에 쓴다. 달여서 1/3씩 나누어 하루 3번 복용한다.

- 변비에는 반쯤 핀 살구꽃을 채취하여 그늘에서 말린 후 꿀에 잰 것을 매일 복용한다. 노인의 변비에 효과가 있다.

- 귀가 아프고 고름이 나올 때는 **행인**을 가루내어 파흰밑(생파) 찧은 것과 섞어 헝겊에 싸서 아픈 귀에 넣는다. 하루 3번 갈아 넣으면 경증(輕症)에는 효과가 빠르다.

주 의 한꺼번에 많은 양을 복용하면 청산중독을 일으킬 수 있으므로 주의해야 한다. 특히 어린이에게는 복용시키지 않는 것이 좋다.

살구나무 열매

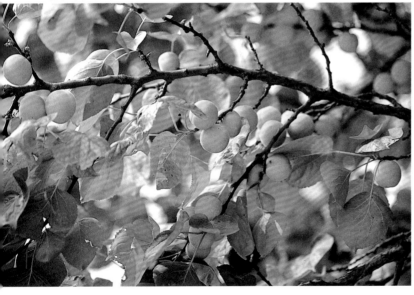

살구나무 씨

행인차

살구속씨(행인) 6g을 끓는 물에 살짝 데친 후 속껍질을 벗기고 쌀 6g과 함께 갈아 물을 부어 끓인다. 물이 끓기 시작하면 약한 불로 은근하게 30분 정도 더 끓이면 **행인차**(杏仁茶)가 된다. 설탕이나 꿀을 넣어서 하루 1번씩 복용한다. 행인차는 감기기침이 심하고 호흡이 곤란하며 가래가 많이 나오는 증상에 효과를 볼 수 있다. 또 산후빈혈로 인한 변비를 다스린다.

장운동을 활발하게 하고 치통을 가라앉게 하는 나무

이스라지

Prunus japonica var. *nakaii* (Lev.) Rehder

장미과 벚나무속

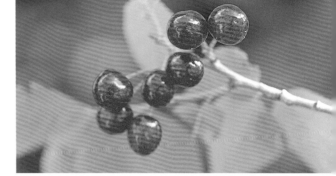

이스라지 열매

별　명 조선욱리, 산앵두, 유수라지나무
한약명 **욱리인**(郁李仁)-씨

분포: 전국

채취시기  **9** **10** **11**

뿌리; 현중　　　　　　　　열매

잎

긴타원형	톱니모양	어긋나기

꽃	열매
꽃잎5　산형화서	둥근핵과

이스라지

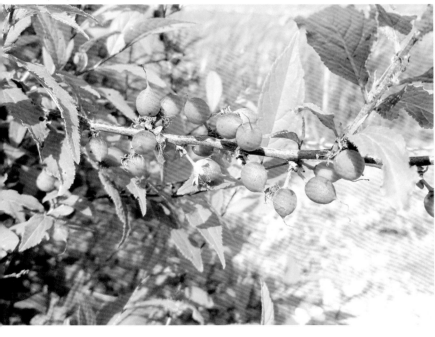

산지에서 높이 1m 정도 자라는 갈잎떨기나무. 잎은 어긋나고 달걀 모양이거나 긴 타원형이며 가장자리에 톱니가 있다. 꽃은 5월에 연홍색으로 피고 잎겨드랑이에 2~4송이씩 모여 산형화서로 달린다.

열매는 둥근 핵과이고 7~8월에 적색으로 익는다. 열매를 잼이나 과실주로 만들어 먹으며 씨를 약재로 쓴다.

채취 가을에 다 익은 열매를 채취하여 과육을 제거하고 씨를 햇볕에 말린 후 씨껍질을 갈라 속씨를 꺼내어 다시 햇볕에 말린다.

성미 맛은 맵고 쓰고 달며 성질은 평온하다.

효능 완하, 윤조, 활장, 하기, 이수

- 대장기체(大腸氣滯), 조삽불통(燥澁不通), 변비, 소변불리, 대복수종, 사지부종, 각기의 치료

사용법 변비에는 **욱리인**을 1회 4~12g씩 물 300㎖로 1/3이 되도록 달여서 그 달인 물을 1/2씩 나누어 하루 2번 복용한다.

- 치통, 잇몸의 부기에는 말린 이스라지 뿌리 8~12g을 잘게 잘라서 물 300 ~400 ㎖로 1/2이 되도록 달인 후 건더기를 걸러내고 달인 물을 식혀서 양치질을 하면 효과를 볼 수 있다.

앵두나무 열매

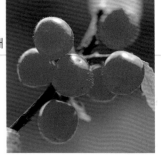

욱리인과 비슷한 약성을 지닌 열매들

욱리인(郁李仁)은 이스라지, 풀또기, 앵두나무, 산이스라지의 열매를 말린 약재를 일컫는 한약명이다. 이스라지, 풀또기, 앵두나무, 산이스라지의 열매는 모두 청산배당체(amygdalin), saponin, phytosterol, vitamin B₁, tannin 등의 성분이 들어 있어 완하·활장·하기·이수 작용의 효능을 가지고 있다. 그러므로 서로 대용 약재로 쓸 수 있다.

153

기침을 멎게 하고 회충을 없애주는 나무

매실나무
Prunus mume Siebold & Zucc.
장미과 벚나무속

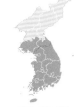

별　명 매화나무
한약명 **오매**(烏梅)-열매

분포: 중부 이남

채취시기	1	2	3	4	5	6	7	8	9	10	11	12
						열매						

잎

타원형　잔톱니모양　어긋나기

꽃　　　**열매**

꽃잎5　산형화서　핵과

높이 4~6m 정도 자라는 갈잎큰키나무. 잎은 어긋나고 타원형이며 가장자리에는 잔톱니가 있다. 꽃은 잎이 나기 전인 2~4월에 흰색 또는 담홍색으로 피고 잎 겨드랑이에 1~3개씩 달린다. 열매는 6~7월에 노란색으로 익으며 매우 신맛이 난다. 열매를 식용하며 열매와 줄기를 약재로 쓴다.

매실나무 열매

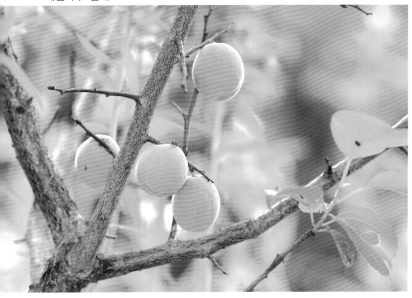

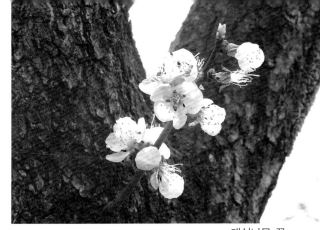

매실나무 꽃

채취 6~7월에 덜 익은 열매를 따서 약한 불에 쬐어 색이 노랗게 변한 것을 햇볕에 말린다.

성미 맛은 시고 떫으며 성질은 따뜻하다.

효능 거담, 진해, 소종, 수렴, 진통, 생진(生津), 해독, 구충

-구서(久栖), 구충병, 구토, 만성 이질, 만성 해수, 우피선(牛皮癬), 이질, 인건(咽乾), 혈뇨, 혈변, 혈붕, 급성 회충복통의 치료

사용법 주치증에 **오매**를 1회 1~3g씩 물 200㎖로 뭉근하게 달이거나 가루내어 복용한다.

• **오매** 38, 선황련 28, 당귀·화초·세신·부자·계심·인삼·황백 각각 11을 섞어 만든 **오매환**(烏梅丸)은 회충증, 회궐로 손발이 차고 게우며 배가 아플 때, 오랜 이질 등에 쓴다. 1회 3~6g씩 하루 3번 복용한다.

• 초기 감기에 **오매** 1~2개를 물 200㎖로 1/2이 되도록 달여서 뜨거울 때 복용한다.

• 덜 익은 생열매를 같은 양의 설탕과 함께 10배량의 소주(35도)에 담근 **매실주**(梅實酒)는 식욕부진이나 더위 먹었을 때의 치료에 효과가 좋다.

오매(약재)

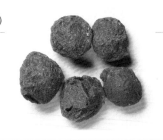

가정 상비약이 되는 열매

　매실나무의 열매인 매실은 신맛이 강하므로 많이 먹으면 치근을 상하게 된다. 그러나 약으로서는 아주 유용하다. 매실을 소금으로 절여서 말린 것을 오매(烏梅)라고 하는데 술에 담그면 **오매주**(烏梅酒)라고 하여 토사를 멎게 하고 풍습마비증과 신경통 등의 치료에 효과를 볼 수 있다. 가정에서 만들어 두고 자주 마시면 예방이 되므로 좋은 가정상비약이다.

기침을 멎게 하고 피부 염증을 치료하는 나무

산벚나무

Prunus sargentii Rehder
장미과 벚나무속

분포: 남부 지방

별　명　개벚나무, 큰산벚나무
한약명　**야앵화**(野櫻花) · **앵피**(櫻皮) ·
　　　　하피(樺皮)-줄기껍질

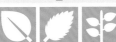
가지

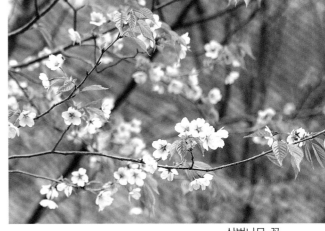

산벚나무 꽃

바다 가까운 산의 숲 속에서 높이 15m 정도 자라는 갈잎큰키나무. 줄기의 수피는 흑갈색이다. 잎은 어긋나고 타원형이며 가장자리에 날카로운 톱니가 있다. 꽃은 5월에 흰색이나 연한 홍색으로 피고 가지에 작은 꽃이 모여 산형화서로 달린다. 열매는

둥근 핵과이고 7월에 검은색으로 익는다. 열매를 식용하고 줄기껍질을 약재로 쓴다.

• 벚나무(*P. serrulata* var. *spontanea* Maxim.)와 왕벚나무(*P. yedoensis* Matsumura)의 줄기껍질을 대용 약재로 쓸 수 있다.

[채 취] 봄부터 가을 사이에 가지를 잘라 껍질을 벗겨내 햇볕에 말린다.

[성 미] 맛은 쓰고 성질은 차다.

[효 능] 진해, 해독

－기침, 두드러기, 피부염, 가려움증의 치료

[사용법] 기침에는 **야앵화**를 1회 4~8g씩 물 200㎖로 달여서 복용하거나 가루내어 복용한다.

• 가래, 기침, 습진, 부종 등에는 **야앵화**를 1회 5~10g씩 물 600㎖로 1/2이 되도록 달인 물을 1/3씩 나누어 하루 3번 식간에 복용한다.

• 피부염 등의 피부 질환에는 **야앵화** 달인 물로 환부를 여러 번 닦아낸다.

• 두드러기에 **야앵화**를 삶은 물로 목욕하거나 환부를 씻는다.

산벚나무

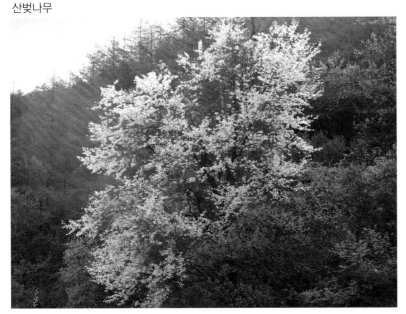

벚나무의 원산지

　벚나무는 일본어로 사쿠라(さくら)라고 하며 일본을 대표하는 꽃으로 알려진다. 그러나 일본의 국화(國花)는 국화(菊花)이고 사쿠라(벚꽃)는 18세기에 두각을 나타낸 토쿠가와 가문의 문장(紋章)일 뿐이다. 오히려 경주에는 수령 900년이 넘는 왕벚나무가 현재에도 매년 왕성하게 꽃을 피우고 있다. 제주도에서는 왕벚나무를 제주벚나무라고 하는데 섬 곳곳에서 흔하게 자라며 수백 년이 넘는 고목도 많다. 그러므로 제주도의 벚나무가 일본으로 전파된 것으로 추정된다.

오줌을 잘 나오게 하고 변비를 치료하는 나무

앵두나무

Prunus tomentosa Thunberg

장미과 벚나무속

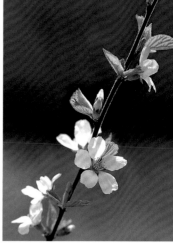

별 명 욱리인

한약명 **앵도**(櫻桃) · **욱리인**(郁李仁)-씨

분포: 전국

채취시기 | 1 | 2 | 3 | 4 | 5 | **6** | 7 | 8 | 9 | 10 | 11 | 12 |
열매

잎

타원형　톱니모양　어긋나기

꽃
꽃잎5　산형화서

열매
핵과

높이 3m 정도 자라는 갈잎떨기나무. 잎은 어긋나고 타원형이며 겉에 잔털이 많고 가장자리에 잔톱니가 있다. 꽃은 잎이 나기 전인 4월에 연분홍색 또는 흰색으로 피고 잎겨드랑이에 1~2송이씩 달린다. 열매는 둥근 핵과이고 6월에 붉은빛으로 익는다. 열매를 식용하고 씨를 약재로 쓴다.

앵두나무

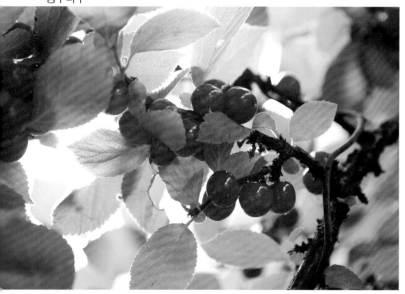

채 취 6월에 열매를 채취하여 과육을 제거하고 씨를 꺼내 햇볕에 말린다.

성 미 맛은 맵고 달며 성질은 평온하다.

효 능 고정(固精), 완하, 이뇨, 이수, 익기, 하기, 활장

－각기, 대복수종, 대장기체, 부종, 설사, 소변불리, 이질, 촌충증, 회충증의 치료

앵두나무 꽃

사용법 주치증에 **앵도**를 1회 2~4g씩 물 200㎖로 뭉근하게 달이거나 가루내어 복용한다.

• **앵도**를 1회 5~6g씩 달이거나 가루내어 변비에 쓴다. 하루에 2~3회씩 7일 정도 계속 복용한다.

• 변비, 부종에는 **앵도**를 1회 4~10g씩 물 300㎖로 1/3이 되도록 달여서 1/3씩 나누어 하루 3번 식간에 복용한다. 어깨결림이나 요통에도 효과를 볼 수 있다.

• 기관지염에는 앵두나무 생잎 30g에 흑설탕을 적당히 섞어 물에 달여서 복용한다.

• 회충이나 촌충의 구제에는 앵두나무 뿌리를 달여서 3~5일 복용하면 효과를 볼 수 있다.

• 저혈압, 불면증에는 앵두나무 열매 1kg, 소주(35도) 1.8ℓ 비율로 **앵두약술**을 담가 숙성시킨 후 자기 전에 1잔씩 복용한다. 이 약술을 자주 복용하면 자양강장과 피로회복의 효과도 볼 수 있다.

주 의 열병이나 풍병이 있는 사람은 복용해서는 안 된다.

채취한 앵두

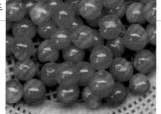

피부 미용에 좋은 앵두물

잘 익은 앵두를 모아 용기에 넣어 밀봉한 뒤 땅 속에 묻고 6개월 이상 숙성시키면 용기 안의 앵두는 녹아서 담홍색 청수(淸水)로 변한다. 이 앵두물을 얼굴에 바르면 안색이 좋아지고 여드름 등 얼굴의 모든 창(瘡)을 치료하는 효과를 볼 수 있다. 또 소아마진이 솟아나오지 못할 때 수시로 복용시키면 전신에서 다 나올 수 있다.

피를 잘 돌게 하고 담을 없애주는 나무

복숭아나무

Prunus persica (L.) Batsch
장미과 벚나무속

별　명　복사나무
한약명　**도인**(桃仁)-씨

분포: 전국

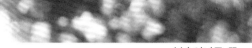

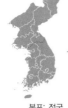

채취시기 1 2 3 4 5 **6** **7** **8** 9 10 11 12
　　　　　　　　　　열매

복숭아나무 꽃

잎

피침형　톱니모양　어긋나기

꽃　　　　**열매**

꽃잎5　　홀꽃　　핵과

높이 3~6m 자라는 갈잎중키나무. 잎은 어긋나고 피침형이며 가장자리에 톱니가 있다. 꽃은 4~5월에 연홍색으로 피고 1~2송이씩 잎겨드랑이에 달린다. 열매는 둥근 핵과이고 8~9월에 익는다. 열매를 식용하고 전초를 약재로 사용한다.

채 취 여름에 열매의 씨를 빼내 햇볕에 말린 후 씨껍질을 제거하고 다시 햇볕에 말린다.

성 미 맛은 쓰고 성질은 평온하다.

효 능 윤조, 파혈(破血), 통경, 행어, 활장

－각기, 담음, 류머티즘성 관절염, 말라리아, 무월경, 변비, 종기, 어혈종통, 타박상, 혈조변비(血燥便秘)의 치료

사용법 주치증에 **도인**을 1회 2~4g씩 물 200㎖로 뭉근하게 달이거나 가루내어 복용한다.

• **도인** 20개, 대황 22g, 망초 15g, 계피 15g, 감초 8g을 섞은 **도인승기탕**(桃仁承氣湯)은 하초에 축혈이 있어 아랫배가 그득하고 대변이 검으며, 헛소리를 하고 가슴이 답답하며 갈증은 나지만 오줌은 잘 나올 때 쓴다. 달여서 1/3씩 나누어 하루 3번 복용한다.

• **도인** 9, 행인 9, 백자인 9, 해송자 9, 욱리인 8, 진피(陳皮) 9를 섞어 만든 **오인환**(五仁丸)은 변비에 쓴다. 1회 10g씩 하루에 1~3번 복용한다.

• **도인** · 계지 · 적작약 · 건지황 각각 10g, 감초, 생강, 대조 각각 5g을 섞어 월경이 없어지고 배꼽 주위가 차고 아프며 맥이 침침할 때 쓴다. 달여서 1/3씩 나누어 하루 3번 복용한다.

• 변비에 말린 복숭아 꽃 6g을 달여서 1/3씩 나누어 하루 3번 복용한다. 또는 가루내어 1회에 1g씩 복용한다.

주 의 임산부에게는 쓰지 않는다.

복숭아나무

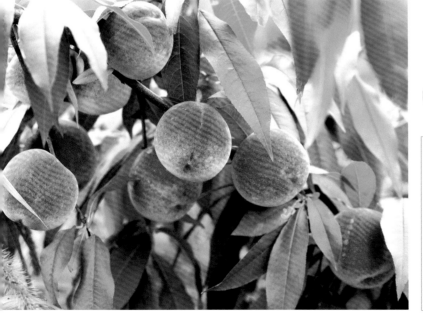

복사꽃차

봄에 활짝 핀 꽃을 따서 깨끗이 손질하고 그늘에서 7일간 말린 뒤 강한 햇빛에 2~3시간 더 말린다. 말린 복숭아 꽃 3~5송이를 찻잔에 넣고 따뜻한 물을 부어 2~3분 정도 담가두어 향이 우러나오면 복사꽃차가 된다. 복사꽃차를 자주 마시면 변비에 효과가 있으며 얼굴의 기미 치료에도 효과를 볼 수 있다.

간을 맑게 하고 오줌을 잘 나오게 하는 나무

자두나무

Prunus salicina Lindl.
장미과 벚나무속

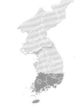

별 명 깨나무, 오얏나무
한약명 **이자**(李子)-열매

분포: 전북 이남

 채취시기 1 2 3 4 5 6 **7 8** 9 10 11 12
열매

 잎

달걀모양 둔한톱니모양 어긋나기

꽃 열매

꽃잎5 3송이 핵과

높이 10m 정도 자라는 갈잎중키나무. 잎은 어긋나고 긴 달걀 모양이며 가장자리에 둔한 톱니가 있다. 꽃은 잎이 나기 전인 4월에 흰색으로 피고 3송이씩 모여 달린다. 열매는 핵과이고 7~8월에 황적색으로 익는다. 열매를 식용하고 잎과 열매와 뿌리를 약재로 쓴다.

채취 여름에 열매를 채취하여 햇볕에 말린다.

성미 맛은 쓰고 떫으며 성질은 따뜻하다.

효능 생진, 이수, 척열(尺熱), 청간, 청열, 해독, 하기

-복수, 소갈, 허로골증(虛勞骨蒸)의 치료

-이엽(李葉-잎) : 경간, 금창, 소아장열(小兒壯熱), 수종의 치료

-이근피(李根皮; 뿌리껍질) : 각기, 습종, 소갈 심번, 대하, 치통의 치료

사용법 숙취에는 자두나무 생열매를 소금에 1주일간 절인 후 햇볕에 말려서 식사 때마다 1개씩 먹는다. 또 자두나무 생열매를 찧어서 넣고 끓인 물을 따뜻한 상태로 복용한다. 자두나무 생열매를 그대로 먹어도 효과를 볼 수 있다.

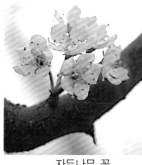

자두나무 꽃

- 심한 독창종통에는 자두나무 생잎과 대추나무 생잎을 찧어 즙을 내어 환부에 바른다.

- **이근피**(노랗게 볶은 것)를 달여서 적·백이질, 복창통, 대변불리에 쓴다. 달인 물을 1회 1컵씩 하루 3번 식간마다 복용한다.

- 충치, 풍치에는 **이근피**를 달인 물로 자주 양치질을 한다. 이때 달인 물을 삼키지 말고 양치질이 끝나면 뱉는다.

- 여름에 심한 더위를 먹거나 전신단독에는 **이근피**를 달인 물을 전신에 바르고 그 달인 물을 수시로 1컵씩 하루 3번 복용하면 효과를 볼 수 있다.

- 각기, 습종에는 **이근피**를 달인 물에 소금을 조금 타서 환부를 씻어내거나 그 달인 물에 환부를 담그면 효과를 볼 수 있다.

자두나무

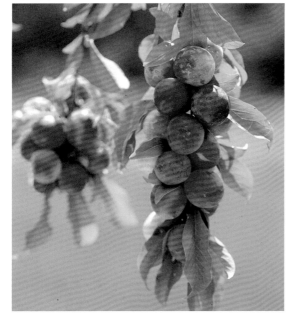

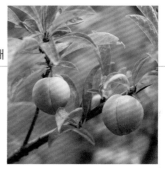

덜 익은 자두나무 열매

여름철 건강 음료 자두즙

잘 익은 자두를 짓찧어 용기에 넣고 설탕을 섞는다. 여기에 고량주와 소다 가루를 조금 넣어 잘 섞은 다음 냉장고에 넣어 보관하면 **자두즙**이 된다. 자두에는 청열·해독 효능이 있으므로 자두즙은 여름철의 건강 관리에 좋은 음료수가 될 수 있다. 위장이 약한 사람은 따뜻하게 데워 마시고, 꿀이나 술은 기호에 맞게 조절하여 타서 마신다.

기혈을 잘 통하게 하고 위장을 튼튼하게 하는 나무

산사나무

Crataegus pinnatifida Bunge
장미과 산사나무속

별　명 동배나무, 산리홍, 아가위나무,
　　　애광나무, 찔광나무

한약명 **산사**(山楂) 열매

분포: 중부 이남

채취시기 | 1 | 2 | 3 | 4 | 5 | 6 | 7 | 8 | **9** | **10** | **11** | 12
열매

깃꼴갈래잎　톱니모양　어긋나기

꽃잎5　산형화서　이과

산사나무 꽃

산과 들의 숲에서 높이 6~7m 자라는 갈잎 큰키나무. 줄기에 가시가 있다. 잎은 어긋나고 넓은 달걀 모양이며 깃처럼 갈라진다. 꽃은 4~5월에 흰색 또는 담홍색으로 피고 가지 끝에 산방화서로 달린다.

산사나무 열매

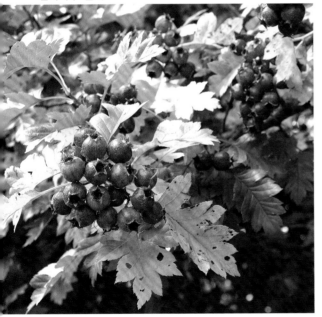

열매는 둥근 이과이고 흰색 반점이 있으며 9월에 붉게 익는다. 전초를 약재로 쓴다.

채 취 가을에 노랗게 익은 열매를 따서 햇볕에 말린다.

성 미 맛은 달고 시며 성질은 따뜻하다.

효 능 산어, 소식화적, 조충구제, 활혈산어

－고혈압, 담음, 산기(疝氣), 오로부진, 요통, 육적(肉積), 장풍, 징하, 탄산(呑酸), 이질의 치료

사용법 주치증에 **산사**를 1회 2~5g씩 물 200㎖로 뭉근하게 달이거나 가루내어 복용한다.

• 소화불량, 위염, 이질 등에는 **산사**를 1회 5~8g씩 물 600로 1/2이 되도록 달여서 1/3씩 나누어 하루 3번 식후에 복용한다.

• 개고기를 먹고 체했을 때는 **산사**와 행인을 함께 넣고 진하게 달여 복용한다.

• **산사** · 백출 · 진피(陳皮) · 반하(법제한 것) · 복령 · 신곡 각각 113, 나복자 · 연교 · 향부자 · 후박 각각 75, 지실 · 맥아 · 선황련 · 황금 각각 38로 만든 **보화환**(保和丸)은 식체(급성 위염)에 쓴다. 1회 6~8g씩 하루 3번 복용한다.

• 동상에는 산사나무의 잔가지 또는 열매를 달인 물에 3~4회 환부를 담근다. 한 번 사용한 물이라도 버리지 말고 계속 사용해도 된다.

산사(약재)

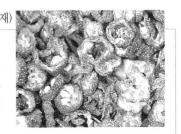

산사자차

산사 10~20g을 물 600㎖에 넣고 센불로 끓인다. 물이 끓으면 약불로 30~40분 정도 더 끓인 후 건더기를 건져내고 끓인 물에 꿀을 타면 **산사자차**(山楂子茶)가 된다. 하루 4~5회로 나눠 마시는 것이 적당하다. 산사는 소화를 촉진시키는데, 특히 기름진 음식이나 육식의 소화에 탁월하다. 콜레스테롤과 혈중 지질을 제거해 혈액을 맑게 하는 효과도 볼 수 있다.

오줌을 잘 나오게 하고 경련을 진정시키는 나무

풀명자

Chaenomeles japonica (Thunb.) Lindley
장미과 명자나무속

별　명 가시덕이, 애기씨꽃나무,
　　　애기명자나무, 청자
　　　　　　　　　　　분포: 중부 이남
한약명 **초목과**(草木瓜) · **일본목과**(日本木瓜)−열매

채취시기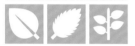
열매

잎

달걀모양　둔한톱니모양　어긋나기

꽃　　　　　열매

꽃잎5　　산형화서　　이과

정원에서 식재하며 높이 1~2m 자라는 갈잎떨기나무. 줄기에 가지가 변한 가시가 있다. 잎은 어긋나고 달걀 모양이며, 가장자리에 날카로운 톱니가 있고 표면은 광택이 난다. 꽃은 4~5월에 주홍색 또는 흰색으로 피고 가지 끝에 2~4송이가 달리며, 꽃자루는 짧고 꽃잎은 5장이다. 열매는 넓은 타원형 이과이고 8~9월에 노란색으로 익는다. 열매를 약재로 쓴다.

채 취 가을에 덜 익은 열매를 채취하여 2~3등분으로 쪼갠 후 햇볕에 말린다. 약재로 쓸 때는 잘게 썬다.

성 미 맛은 시고 성질은 따뜻하다.

효 능 이뇨, 건위, 진경(鎭痙), 진해, 거풍

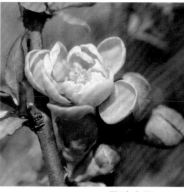
풀명자 꽃

−서병허탈(暑病虛脫), 위염, 설사, 식중독으로 인한 사지경련, 풍습성 사지동통, 류머티즘, 기침, 각기, 빈혈, 수종의 치료

사용법 주치증에 **초목과**를 1회 2~4g씩 물 200㎖로 달이거나 가루내어 복용한다.

• 풍습성 사지동통, 류머티즘 등에는 **초목과**를 진하게 달인 물을 환부에 바른다. 달인 물을 여러 번 계속 바르면 효과를 볼 수 있다.

풀명자술

풀명자의 열매는 떫고 신맛이 강하며 딱딱하므로 생으로 먹기는 어렵다. 덜 익은 열매 800g을 작은 조각으로 썰어 소주(35도) 1.8ℓ에 담가 1년 정도 어두운 곳에 두고 숙성시켜 과일주(풀명자술)로 만들어 마시는 것이 제일 좋다.

풀명자 열매

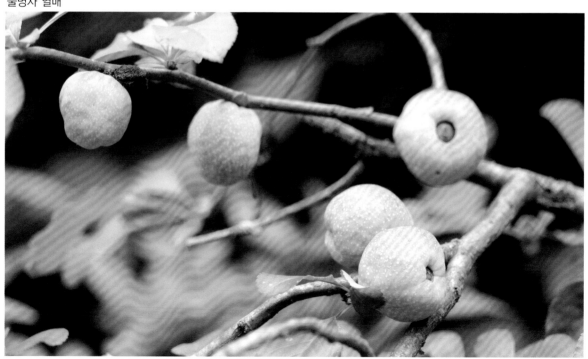

근육을 부드럽게 하고 간과 위를 따뜻하게 하는 나무

명자나무

Chaenomeles japonica (Thunb.) Lindl. ex Spach
장미과 명자나무속

분포: 황해도 이남

별 명 산당화
한약명 **목과**(木瓜)-열매

채취시기
| 1 | 2 | 3 | 4 | 5 | 6 | 7 | **8** | **9** | 10 | 11 | 12 |
열매

잎
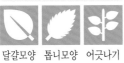
달걀모양　톱니모양　어긋나기

꽃　　　열매

꽃잎5　산형화서　이과

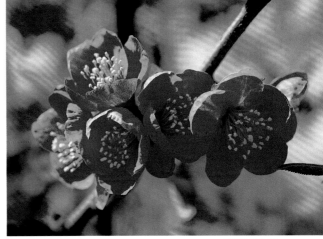
명자나무 꽃

인가 부근에서 관상용으로 식재하며 높이 2~3m 자라는 갈잎떨기나무. 줄기에 가지가 변한 가시가 있다. 잎은 어긋나고 타원형이며 가장자리에 톱니가 있다. 꽃은 4월에 붉은색으로 피고 짧은 가지 끝에 여러 송이가 모여 달린다. 열매는 타원형 이과로 7~9월에 노란색으로 익는다. 열매를 식용하고 전초를 약재로 쓴다.

채취 8~9월에 열매가 덜 익은 푸른 열매를 따서 쪼개어 그늘에서 말린다.

성미 맛은 시고 성질은 따뜻하다.

효능 거습, 서근, 평간, 화위, 활락

–각기, 구토, 근육경련, 류머티즘성 마비, 수종, 이질의 치료

사용법 곽란, 중서(中暑), 각기에는 **목과**를 1회 1~3g씩 물 200㎖로 달여서 복용한다.

• 여름에 더위를 먹었을 때에는 **목과**를 1회 5~10g씩 물 600㎖로 1/2이 되도록 달여서 1/3씩 나누어 하루 3번 복용한다.

• 근육경련에는 **목과**를 하루에 5~10g씩 달인 물을 복용한다.

명자나무 열매

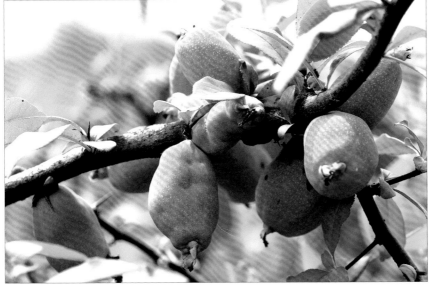

채취한 명자나무 열매
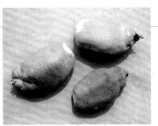

목과주

　명자나무의 생열매(잡질을 털어내고 물로 씻지 않고 마른 헝겊으로 닦은 것) 800g을 도넛처럼 잘라 조각내고 소주(35도) 1.8ℓ에 넣어 봉하고 어둡고 서늘한 곳에서 3개월 정도 숙성시킨 **목과주**(木瓜酒)는 저혈압, 불면증에 쓴다. 자기 전에 물에 희석하여 1~2잔씩 마신다. 계속 마시면 자양강장과 피로 회복의 효과도 볼 수 있다.

기침을 멎게 하고 피로를 회복시키는 나무

모과나무

Chaenomeles sinensis (Thouin) Koehne
장미과 명자나무속

한약명 **모과(목과; 木瓜)**-열매

분포: 중부 이남

채취시기 | 1 | 2 | 3 | 4 | 5 | 6 | 7 | 8 | **9** | 10 | 11 | 12
열매

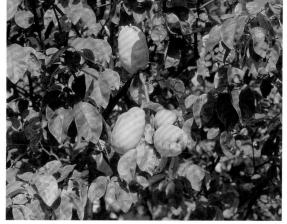

모과나무 열매

잎

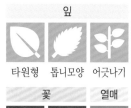

타원형　톱니모양　어긋나기

꽃　　**열매**

꽃잎5　홑꽃　이과

주로 낮은 지대의 민가 부근에서 정원수로 식재하며 높이 10m 정도 자라는 갈잎큰키나무. 수피는 보랏빛을 띤 갈색이다. 잎은 어긋나고 긴 타원형이며, 끝이 뾰족하고 가장자리에 뾰족한 잔톱니가 있다. 꽃은 4~5월에 연홍색으로 피고 가지 끝에 1송이씩 달린다. 열매는 타원형 이과이고 9월에 노란색으로 익는다. 열매를 식용하고 약재로도 쓴다.

• 명자나무(*C. japonica* (Thunb.) Lindl. ex Spach)와 풀명자(*C. japonica* (Thunb.) Lindley)의 열매를 대용으로 쓸 수 있다.

채취 9월에 열매가 노랗게 익기 전에 채취하여 잘게 썰어 그늘에서 말린다.

성미 맛은 시고 성질은 따뜻하다.

효능 거담, 거풍습, 자양강장, 지사, 진통, 진해, 피로회복

모과나무

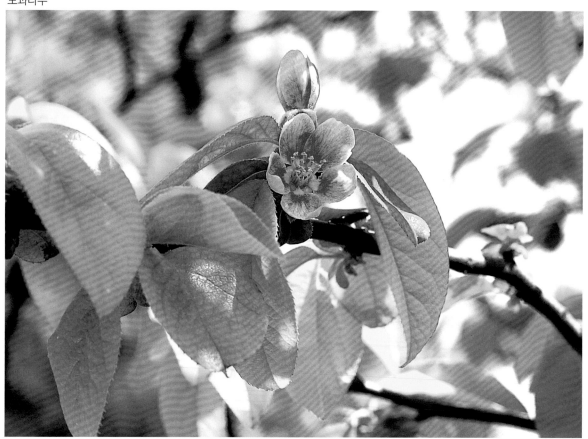

－각기, 각기습비(脚氣濕痺), 구토, 근육통, 기관지염, 늑막염, 백일해, 범산(泛酸), 복통, 빈혈, 설사, 신경통, 요퇴침통(腰腿沈痛), 이질, 천식, 토사전근(吐瀉轉筋), 폐렴, 풍습마비의 치료

사용법 주치증에 **모과**를 1회 2~3g씩 물 200㎖로 뭉근하게 달이거나 가루내어 복용을 한다. 하루 6~12g 쓴다.

• 기침에는 **모과**를 1회 10g 정도 달여서 꿀을 조금 넣고 하루 3번에 나누어 식사 사이에 복용한다.

• 기침, 인후통에는 **모과** 5~10g, 설탕 약간량을 물 200㎖에 넣고 1/2이 되도록 달여서 1/3씩 나누어 하루 3번 복용한다.

• **모과** 9g, 오수유 6g을 섞어 각기에 쓴다. 달여서 하루 3번에 나누어 복용한다.

잘 익은 모과나무 열매

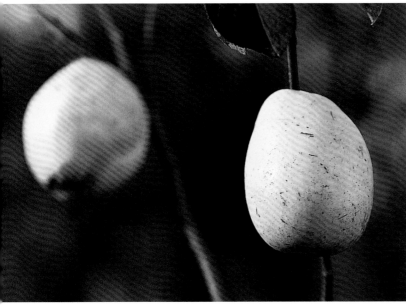

• **모과** 8g, 호로파씨 9g, 개암풀씨 9g을 달여서 습각기(濕脚氣)에 하루에 3번 나누어 복용한다.

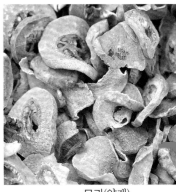

모과(약재)

• 팔다리가 아플 때에는 모과 20g, 위령선 10g을 가루 낸 뒤 물로 달여서 찌꺼기를 걸러 버리고 달인 물을 복용한다.

• **모과** 30g, 오수유 15g, 감초 3g, 생강 6g, 회향열매·차즈기·소금 각각 8g, 오매 4g을 섞은 **모과탕**〔목과탕(木瓜湯)〕은 곽란으로 토하고 설사하며 배장근 경련이 일어날 때 쓴다. 달여서 하루 3번에 나누어 복용한다.

• 모과나무 생열매 1kg을 도넛 모양으로 잘라서 설탕 200g과 함께 소주(35도) 1.8ℓ에 넣고 어두운 곳에 두어 3개월 이상 숙성시킨 후 건더기를 제거하여 만든 **모과주**〔목과주(木瓜酒)〕를 심한 기침이 날 때 쓴다. 하루 1~2잔씩 계속 마시면 피로 회복, 자양의 효과도 볼 수 있다.

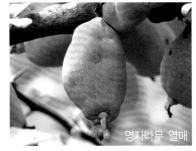

명자나무 열매

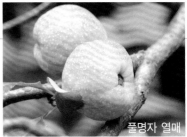

풀명자 열매

참외를 닮은 열매

가을에 노랗게 익는 모과나무 열매는 색깔과 모양이 영락없이 참외를 닮았다. 이 때문에 이 열매를 나무에 달린 참외라고 하여 목과(木瓜)라고 한 것이 변하여 모과가 되었다. 모과는 열매의 맛은 텁텁하고 감칠맛이 적지만 향이 진하여 열매를 방향제로 쓰기도 한다. 명자나무와 풀명자의 열매도 모과처럼 참외와 비슷하여 한약명을 목과(木瓜)라고 한다.

폐를 편안하게 하고 위장을 깨끗하게 하는 나무

사과나무

Malus pumila Miller
장미과 능금속

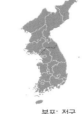

분포: 전국

한약명 **평과**(苹果)-열매

채취시기 1 2 3 4 5 6 7 8 **9 10** 11 12
열매

잎

타원형　둔한톱니모양　어긋나기

꽃　열매

꽃잎5　산형화서　이과

높이 10m 정도 자라는 갈잎중키나무. 잎은 어긋나고 타원형이며 가장자리에 톱니가 있다. 꽃은 4~5월에 흰색이나 분홍색으로 피며 잎겨드랑이에 산형화서로 달린다. 열매는 둥근 이과이고 양끝이 오목하게 들어가 있으며 9~10월에 붉은색으로 익는다. 열매를 식용하고 약재로도 쓴다.

사과나무

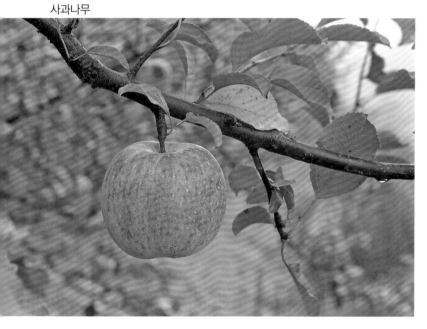

채취 가을에 붉게 익은 사과를 따서 생으로 쓴다.

성미 맛은 달고 시며 성질은 따뜻하다.

효능 개위(開胃), 번조제거, 생진액, 성주(醒酒), 윤폐, 정장, 해서(解暑)

－구토, 두통, 반위토담, 변비, 설사, 식체, 실면(失眠), 십이지장충증, 요충증, 위장허약, 이질, 임파선부종, 회충증의 치료

사용법 이질에는 반쯤 익은 사과 10개를 물 3.6ℓ로 1/2이 되도록 달여서 수시로 복용한다. 기호에 따라 설탕을 넣어도 된다.

• 임파선이 부었을 때는 사과를 으깨고 식초를 섞어서 식간에 환부에 바른다.

• 위장허약, 식체, 구토설사, 변비에는 사과를 껍질째 얇게 썰어서 20도의 식염수에 6~7시간 담갔다가 꺼내서 짓찧어 짜낸 즙을 매일 수시로 1회 100g씩 복용한다.

• 실면, 두통에는 식후마다 사과를 1개씩 껍질째 먹는다. 계속 먹으면 효과를 볼 수 있다. 껍질에는 농약이 묻어 있을 수 있으므로 소금물이나 식초수에 잘 씻어서 먹어야 한다.

• 변비에는 식후마다 찐 사과를 1개씩 먹는다.

※찐 사과 만드는 방법

사과를 껍질째 꼭지 부분을 잘라 사과 속의 씨 부분을 긁어내고 그 속에 설탕이나 꿀을 채운 뒤 잘라낸 꼭지로 덮어 이쑤시개로 빠지지 않게 꽂아둔다. 이 사과를 찜통에 넣어 30~40분 동안 찐다. 찐 사과를 냉장고에 넣어 두고 수시로 1큰술씩 끓여서 식힌 물로 복용한다.

사과나무 꽃

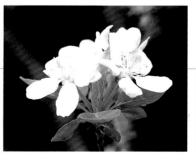

효과적인 피부 미용약

사과는 남성이 먹으면 건강해지고 여성이 먹으면 아름다워진다. 이것은 사과에 사과산(酸)과 사과철(鐵)이 풍부하게 들어 있기 때문이다. 이 성분들은 신진대사를 촉진하고 피부에 윤기를 준다. 그러므로 사과는 정장과 식체 제거에 좋은 약이며 효과적인 피부 미용약이다.

몸을 튼튼하게 하고 열을 내리게 하는 나무

배나무

Pyrus pyrifolia var. *culta* (Makino) Nakai
장미과 배나무속

한약명 **이(梨)**-열매

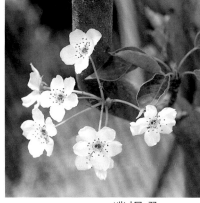

분포: 전국

채취시기 1 2 3 4 5 6 7 8 **9** **10** 11 12
　　　　　　　　　　　　　　열매

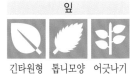

잎
긴타원형　톱니모양　어긋나기

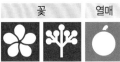

꽃　　　　열매
꽃잎5　산형화서　이과

과수로 재배하며 높이 5m 정도 자라는 갈잎큰키나무. 잎은 어긋나고 긴 타원형이며 가장자리에 톱니가 있다. 꽃은 4~5월에 흰색으로 피고 산방화서로 달린다. 열매는 이과이고 껍질에 작은 반점이 생기며 9~10월에 다갈색으로 익는다. 열매를 식용·약용으로 쓴다.

채취 가을에 잘 익은 열매를 채취하여 쓴다.

성미 맛은 단맛이 나고 성질은 평온하다.

효능 강장, 생진윤조, 이뇨, 청열, 통변, 해열, 화담

-금창, 대소변불통, 발열, 소갈, 열병상진, 풍열, 해수의 치료

사용법 심한 갈증의 해소에 껍질을 벗긴 배를 짓찧어 나온 즙에 설탕을 넣고 달여서 쓴다. 걸쭉해진 달인 물에 물을 타서 복용한다. 담습을 제거하고 더위 먹는 것을 예방하는 효과를 볼 수 있다.

• 백일해에는 배를 잿불 속에 묻어 배가 물렁물렁해지면 즙을 내어 복용한다. 하루에 배 3개씩 복용하며 어린이는 1.5개, 영유아는 1~2순가락으로 양을 줄인다.

• 해수, 천식, 폐병에 배의 내심과 씨를 빼내고 그 속에 패모 12g, 행인 7.5g을 찧어서 꿀과 함께 넣고 이것을 찜통에 1시간 가량 찐 것을 복용한다.

• 효천증에는 배즙 200㎖에 마황 6g을 넣고 달인 후 마황은 건져내고 달인 물을 수시로 복용한다.

• 풍열치통에는 배의 내심과 씨를 빼내고 그 속에 빙당을 가득 담은 것을 물 400㎖로 1/2이 되도록 달여서 복용한다.

• 화상에는 배를 잘게 썰어 환부에 붙인다. 자주 바꾸어 주면 통증이 줄어든다.

주의 임산부는 쓰는 양에 주의해야 한다.

배나무 꽃

배나무 열매

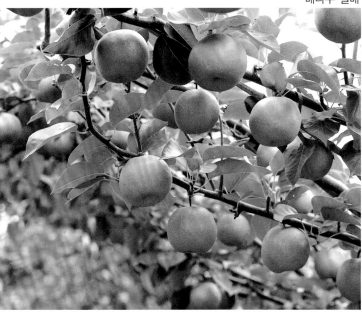

이과주와 이강고

　배를 4등분하고 설탕과 소주(35도)를 넣어 숙성시키면 엷은 호박색(琥珀色)을 띠는 배술이 되는데 이것을 **이과주**(梨果酒)라고 한다. 또, 배의 껍질을 벗기고 갈아 헝겊으로 짜서 즙을 낸 다음에 생강즙과 함께 꿀을 타서 병에 넣고 끓는 물에 병째로 넣어 중탕하면 **이강고**(梨薑膏)가 된다.

폐열을 내리게 하고 구토를 멎게 하는 나무

비파나무

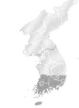

Eriobotrya japonica Lindl.
장미과 비파나무속

한약명 **비파엽**(枇杷葉)-잎

분포: 남부 지방

채취시기 1 2 3 4 5 6 7 8 **9** 10 11 12
잎

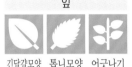

잎
긴달걀모양   톱니모양   어긋나기

꽃   열매
꽃잎5   산형화서   이과

높이 10m 정도 자라는 늘푸른중키나무. 잎은 어긋나고 긴 달걀 모양이며 가장자리에 톱니가 드물게 있다. 꽃은 10~11월에 흰색으로 피고 가지 끝에 원추화서로 달린다. 열매는 둥근 이과이고 다음해 6월에 노란색으로 익는다. 잎과 열매를 약재로 쓴다.

채 취 초가을에 잎을 채취하여 잎 뒷면과 가장자리의 털을 제거하고 햇볕에 말린다.

성 미 맛은 달고 시며 성질은 평온하다.

효 능 건위, 이뇨, 진해, 거담

- 폐열해수, 위열구토, 설사, 열병갈증, 만성기관지염의 치료

사용법 주치증에 **비파엽**을 10~15g씩 물 200㎖로 달여서 1/3씩 나누어 하루 3번 복용한다.

- 이질, 기침, 설사에는 **비파엽** 20g을 달여서 찌꺼기를 제거하고 달인 물을 1/3씩 나누어 하루 3번 식간에 복용한다.

- 반위구토에는 **비파엽**(약간 볶아서 털을 제거한 것) 3.75g, 정향 3.75g, 인삼 7.5g, 생강 3조각을 물 400㎖로 1/2이 되도록 달여서 이 달인 물을 하루 3번 식후에 복용한다.

- **비파엽** 10g, 인삼 6g, 반하 4g, 복령 8g, 모근 6g, 생강 6g, 관동화 10g, 자원 10g, 행인 10g을 섞어 기침을 할 때 쓴다. 달여서 1/3씩 나누어 하루 3번 복용한다.

- 땀띠, 습진에는 **비파엽**을 달인 물로 환부를 씻어낸다. 또 **비파엽**을 천주머니에 담아 욕조에 넣고 거품을 일으켜 목욕하면 좋다.

- 타박상과 염좌에는 비파나무 생잎 30장을 잘게 썰어 소주(35도)에 넣어 1개월 정도 숙성시킨 **비파주**(枇杷酒)를 헝겊에 적셔 환부를 냉습포한다.

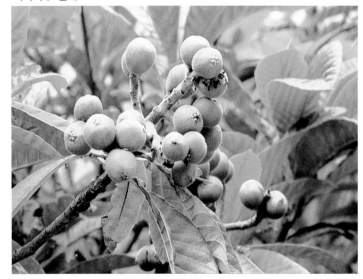

비파나무 열매

- 폐병, 해수, 효천에는 비파나무의 생열매 6kg, 생잎 3kg을 물 20ℓ에 넣고 센불로 2~3시간 끓인 후 다시 은근한 불로 달이면서 중간에 찌꺼기를 건져내고 설탕이나 꿀을 넣어서 걸쭉하게 만든 **비파고**(枇杷膏)를 쓴다. 이 비파고를 매일 수시로 1큰술씩 입에 넣고 서서히 녹여 넘기거나 끓인 물로 복용한다.

주 의 잎에 가는 털이 많으므로 반드시 털을 제거한 후 달여야 인후를 자극하지 않게 된다.

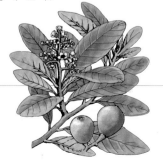

악기 비파를 닮은 비파나무 잎

비파(枇杷)는 중국은 물론 우리나라에서도 옛날부터 쓰이던 현악기를 말한다. 긴 달걀 모양으로 생긴 비파나무의 잎이 비파와 닮았다고 하여 이름이 유래된 것이라고 중국 고서에 기록되어 있다.

몸을 튼튼하게 하고 폐를 맑게 해주는 나무

마가목

Sorbus commixta Hedlund
장미과 마가목속

별 명 마구마, 잡화추
한약명 **천산화추**(天山花楸)-열매와 나무껍질

분포: 중부 이남

채취시기

							9	10	11		

나무껍질: 연중   열매

잎

깃꼴겹잎   톱니모양   어긋나기

꽃   **열매**

꽃잎5   산방화서   이과

마가목

높이 8m 정도 자라는 갈잎중키나무. 잎은 어긋나고 깃꼴겹잎이며 가장자리에 톱니가 있다. 꽃은 5~6월에 흰색으로 피고 가지 끝에 산방화서로 달린다. 열매는 이과이고 9~10월에 적색으로 익는다. 열매

를 식용하고 열매와 나무 껍질을 약재로 쓴다.

채 취 가을에 다 익은 열매를 채취하여 햇볕에 말린다. 나무껍질은 필요할 때 수시로 채취하여 햇볕에 말린다.

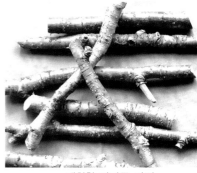
채취한 마가목 가지

성 미 맛은 달고 쓰며 성질은 평온하다.

효 능 강장, 거풍, 보비생진(補脾生津), 진해, 청폐지해(淸肺止咳)

-갈증, 괴혈병, 기관지염, 기침, 백발증, 수종, 신체허약, 요슬산통, 위염, 천식, 폐결핵, 풍습비통, 해수의 치료

사용법 주치증에 **천산화추**를 1회 4~8g씩 물 200㎖로 달여서 복용한다.

• 이질, 방광 질환에 **천산화추**를 달여서 복용하면 효과를 볼 수 있다.

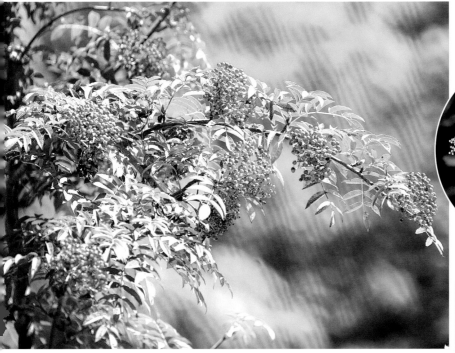

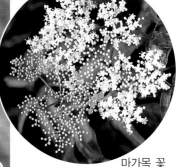
마가목 꽃

마가목 열매
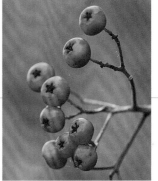

피로회복과 강정에 좋은 약주

가을에 가지 끝에 덕지덕지 달려 빨갛게 익는 마가목의 열매는 떫은 맛이 강하므로 생으로 먹기에는 몹시 거북하다. 그러나 잘 익은 열매를 소주(35도, 5배량)에 담가서 6개월 이상 숙성시키면 맛과 색깔이 좋은 **마가목약주**가 된다. 이 약주를 매일 조금씩 복용하면 피로회복과 강정에 효과가 있다.

정신을 진정시키고 피를 잘 통하게 하는 나무

자귀나무

Albizia julibrissin Durazz.
콩과 자귀나무속

별 명 소쌀나무, 야합수, 합환수
한약명 **합환피**(合歡皮)-줄기껍질,
　　　　합환화(合歡花)-꽃

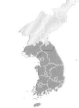

분포: 황해도 이남

채취시기 1 2 3 4 5 **6 7** 8 9 10 11 12
줄기껍질: 6~11월
꽃: 6~7월

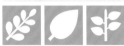

잎
깃꼴겹잎　밋밋한모양　어긋나기
꽃　　　　**열매**
종모양　산형화서　협과

높이 3~5m 자라는 갈잎큰키나무. 잎은 어긋나고 2회 갈라지는 깃꼴겹잎이며, 마디마다 달리고 작은잎은 낫 모양이다. 꽃은 6~7월에 연분홍색으로 피고 가지 끝쪽의 잎겨드랑이에서 긴 꽃대가 나와 15~20송이씩 뭉쳐서 산형화서로 달린다. 열매는 편평한 꼬투리인 협과로 9~10월에 익는다.

자귀나무

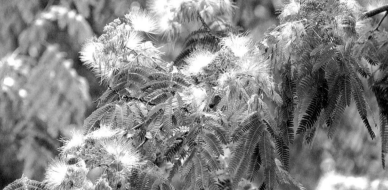

나무껍질과 꽃을 약재로 쓴다.

채 취 꽃은 여름에 채취하고 줄기껍질은 여름부터 가을 사이에 채취하여 햇볕에 말린다.

성 미 맛은 달고 성질은 평온하다.

효 능 구충, 소종, 영심(寧心), 진정, 해울(解鬱), 화혈(和血)

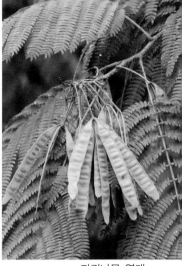

자귀나무 열매

－근골절상, 나력, 류머티즘, 각기, 습진, 옹종, 우울불면, 종기, 타박상, 폐옹의 치료

사용법 주치증에 **합환피**를 1회 4~8g씩 물 200㎖로 달이거나 가루내어 복용한다.

• 관절염, 요통, 부종(浮腫)에는 **합환피**를 1회 10~15g씩 물 600㎖로 1/2이 되도록 달여서 1/3씩 나누어 하루 3번 복용한다. 또 관절염과 요통에는 이 달인 물로 환부를 냉습포하면 효과를 볼 수 있다.

• **합환피** · 백작약 · 백자인 · 용골 각각 12g, 호박 4g을 섞어 불면증이나 건망증에 쓴다. 달여서 1/3씩 나누어 하루 3번 복용한다.

• 습진, 종기 등의 외과 질환에는 **합환피**를 가루내고 기름으로 개어서 환부에 바른다.

• **합환화**를 1회 1~4g씩 달여서 각기, 요슬산통, 울결흉민, 인통(咽痛), 타박동통에 쓴다. 달인 물을 하루 3번 복용한다.

밤이 되어 포개진 자귀나무 잎

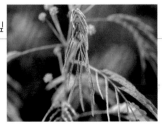

밤에 잠을 자는 나무

　자귀나무의 잎은 밤이 되면 작은잎들이 겹쳐진다. 이 모습이 잠을 자는 귀신 같다고 여겨진 데서 이름이 유래하였다. 그리고 잎이 서로 포개진 모습이 부부의 잠자리 모습과 비슷하다고 하여 한자로는 합환수(合歡樹)라고 한다. 또 자귀나무의 잎을 소가 즐겨 먹으므로 소쌀나무라는 별명도 있다.

풍을 없애주고 종기를 가라앉게 하는 나무

주엽나무

Gleditsia japonica Miq.
콩과 주엽나무속

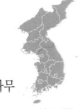

별　명 가막과즐나무, 조각수, 쥐엄나무
한약명 **조협**(皂莢)-열매,
　　　　조각자(皂角刺)-가시

분포: 전국

채취시기	1	2	3	4	5	6	7	8	9	10	11	12
				가시					가시: 9~11월	열매: 10월		

잎

깃꼴겹잎　물결모양　어긋나기

꽃　　　열매

나비모양　총상화서　협과

높이 15~20m 자라는 갈잎큰키나무. 줄기에 가시가 있다. 잎은 어긋나고 깃꼴겹잎이다. 꽃은 암수한그루로 5~6월에 연녹색으로 피고 총상화서로 달린다. 열매는 협과이고 10월에 익는다. 열매와 어린순을 식용하고 열매와 가시를 약재로 쓴다.

• 조각자나무(*G. sinensis* Lam)를 대용 약재로 쓸 수 있다.

채취 봄 또는 가을에 가시를 채취하여 햇볕에 말린다. 열매는 10월에 채취하여 햇볕에 말린다.

성미 맛은 맵고 성질은 따뜻하며 독성이 조금 있다.

효능 개규(開竅), 거담, 거풍, 산결, 소종

- 객담, 기관지염, 기침, 두통, 변비, 종기, 중풍, 천식, 치질, 편도선염, 해수의 치료

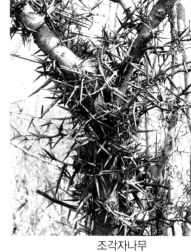

조각자나무

사용법

• 객담에는 **조협**을 1회 1~1.5g씩 물 300㎖로 1/2이 되도록 달여서 복용한다.

• 부종에는 **조각자**를 1회 3~10g(열매는 4.5~9g)씩 물 600㎖로 1/3이 되도록 달여서 1/3씩 나누어 하루 3번 복용한다.

• 종기에는 **조협** 가루를 1회 20~30g씩 식초에 개어서 반죽을 만들어 환부에 붙인다. 약이 마르면 자주 갈고 6~10일 정도 계속 붙이면 효과를 볼 수 있다. 또 조각자를 가루내어 기름으로 개어서 환부에 바른다.

• **조각자** · 당귀 · 황기 · 산궁궁 · 천산갑 같은 양을 섞어 가루내어 부스럼이 곪아 터지지 않을 때 쓴다. 1회 5~6g씩 하루 3번 복용한다.

• 급성 편도염에는 **조각자** 10g을 달여서 1/3씩 나누어 하루 3번 복용한다.

주의 곪은 것이 이미 터진 곳과 임산부에게는 쓰지 않는다.

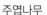

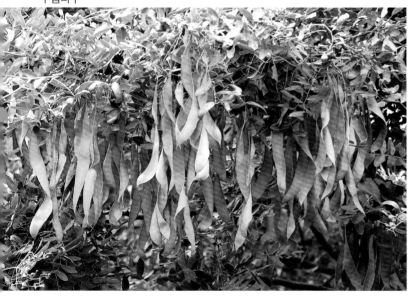

주엽나무

채취한 주엽나무 가시와 잎

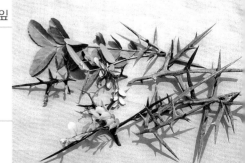

단맛이 나는 군것질거리

봄에 주엽나무의 어린순을 채취하여 끓는 물에 살짝 데친 후 찬물에 헹구고 나물 무침을 하거나 국거리로 먹는다. 또 가을에 주엽나무의 열매가 익으면 열매꼬투리 속에 끈적한 엿 같은 것이 생기는데 이것을 '주엽'이라고 하며 단맛이 나므로 옛날에는 어린이들의 군것질거리였다.

열을 내리게 하고 통증을 멎게 하는 나무

실거리나무

Caesalpinia japonica S. et Z.
콩과 실거리나무속

별 명 띠거리나무, 마두, 총각귀신나무
한약명 **운실(雲實)**–씨

분포: 중부 이남

채취시기	1	2	3	4	5	6	7	8	9	10	11	12
									열매			

잎

깃꼴겹잎 · 밋밋한모양 · 어긋나기

꽃 / 열매

나비모양 · 총상화서 · 협과

높이 2m 정도 자라는 갈잎떨기나무. 잎은 어긋나고 깃꼴겹잎이다. 꽃은 5~6월에 노란색으로 피고 가지 끝에 총상화서로 달린다. 열매는 타원형 협과이고 9월에 갈색으로 익는다. 뿌리와 씨를 약재로 쓴다.

채 취 가을에 열매를 채취하여 햇볕에 말린 후 씨를 모아 햇볕에 다시 말린다.

효 능 해열, 진통, 제습, 살충

-학질, 소아감적(小兒疳積), 소아빈혈, 이질, 설사의 치료

사용법 주치증에 **운실** 3~8g을 물 200㎖로 달여서 복용한다.

• 이질에는 **운실**을 1회 10~12g씩 물 400㎖로 1/3이 되도록 달여서 1/3씩

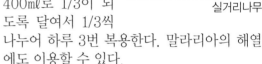
실거리나무

나누어 하루 3번 복용한다. 말라리아의 해열에도 이용할 수 있다.

• 감모기침, 후통, 요통, 타박상에는 실거리나무의 말린 뿌리나 뿌리껍질을 달여서 복용하거나 가루내어 환부에 바른다.

간을 깨끗하게 하고 오줌을 잘 나오게 하는 풀

차풀

Chamaecrista nomame (Siebold) H. Ohashi
콩과 차풀속

별 명 며느리감나물
한약명 **산편두(山扁豆)**–지상부

분포: 전국

채취시기	1	2	3	4	5	6	7	8	9	10	11	12
									열매			

잎

깃털모양 · 밋밋한모양 · 어긋나기

꽃 / 열매

꽃잎5 · 홑꽃 · 협과

들에서 키 30~60cm 자라는 한해살이풀. 잎은 어긋나고 깃 모양이다. 꽃은 7~8월에 노란색으로 피고 잎겨드랑이에 달린다. 열매는 납작한 타원형 협과이고 10월에 여문다. 전초를 약재로 쓴다.

채 취 초가을에 잎과 줄기를 채취하여 햇볕에 말린다.

성 미 맛은 달고 성질은 평온하다.

효 능 산어(散瘀), 이습, 청간, 화적(化積)

-노상적어(勞傷積瘀), 만성변비, 서열토사, 소아감적, 수종, 습열황달, 옹종, 정창의 치료

사용법 주치증에 **산편두**를 1회 3~6g씩 물 200㎖로 달이거나 가루내어 복용한다.

• 변비, 부증에는 **산편두**를 1회 15~20g씩 물 600㎖로 1/2이 되도록 달여서 1/3씩 나누어 하루 3번 복용한다.

• 소화불량에는 **산편두**를 살짝 볶은 후 차를 끓여 복용한다. 하루에 10~15g 쓴다. 변비에도 효과를 볼 수 있다.

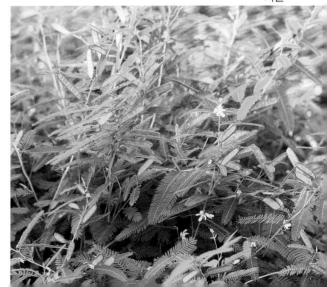
차풀

간의 열기를 내리게 하고 눈을 밝게 하는 풀

결명자

Senna tora (L.) Roxb.
콩과 차풀속

분포: 중부 지방

별　명 강남두, 긴강남차, 되팥, 마제초,
　　　 망강남, 양각, 초결명
한약명 **결명지**(決明了)-씨

채취시기 1 2 3 4 5 6 7 8 **9 10** 11 12
　　　　　　　　　　　　　　　　　 씨

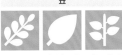
잎
깃꼴겹잎　밋밋한모양　어긋나기

꽃　　　　　 열매
나비모양　홀꽃　협과

키 1.5m 정도 자라는 한해살이풀. 잎은 어긋나며 깃꽃겹잎이다. 꽃은 6~8월에 노란색으로 피고 잎겨드랑이에 1~2송이 달린다. 열매는 가늘고 긴 협과이며 9~10월에 익는다. 씨를 약재로 쓴다.

채취 가을에 전초를 베어 햇볕에 말린 후 씨를 털어내어서 햇볕에 말린다.

성미 맛은 달고 쓰며 성질은 조금 차다.

효능 건위, 명목, 변통, 청간, 해독

－고혈압, 두훈두창(頭暈頭脹), 목적종통, 변비, 복부팽만, 복통, 소화불량, 야맹증, 위통, 이질의 치료

사용법 주치증에 **결명자**를 1회 2~4g씩 물 200㎖로 달이거나 가루내어 복용한다.

• 습관성 변비에 **결명자**를 1회 6~12g씩 물 200㎖로 달여서 그 달인 물을 1/3씩 나누어 하루 3번 복용한다.

• 변비, 복부팽만에 **결명자**를 1회 10g씩 물 600㎖로 달여서 1/3씩 나누어 식간에 복용한다.

• 고혈압에 **결명자** 12g, 어성초 15g을 물 600㎖로 달여서 1/3씩 나누어 하루 3번 식간에 복용한다.

• **결명자** 1, 감국 8, 석결명 12, 목적 8, 황금 10으로 가루약을 만들어 간열로 눈이 충혈되고 아프며 눈이 실 때, 결막염에 쓴다. 1회 3~4g씩 하루 3번 복용한다.

주의 설사하는 사람에게는 쓰지 않는다.

결명자

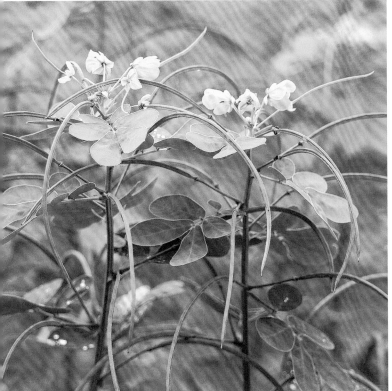

채취한 결명자 씨

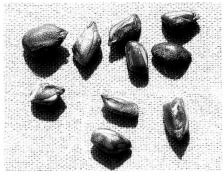

눈을 밝게 하는 씨앗

결명(決明)이란 눈을 밝게 한다는 뜻으로 결명자의 씨앗에 시력을 좋게 하는 효능이 있는 데서 이 식물의 이름이 유래되었다. 결명자의 씨를 볶아서 차처럼 끓이고 장기간 복용하면 확실히 시력이 전보다 좋아지는 효과를 볼 수 있다. 또 이뇨 작용을 하므로 소화불량이나 위장병 등에도 효과를 볼 수 있다. 씨를 볶지 않고 차를 끓이면 비릿한 맛이 난다.

위를 튼튼하게 하고 염증을 가라앉게 하는 풀

고삼

Sophora flavescens Solander ex Aiton
콩과 도둑놈의지팡이속

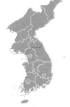
분포: 전국

별 명 고골, 너삼, 도둑놈의지팡이,
　　　 야괴, 여삼
한약명 **고삼**(苦蔘)-뿌리

채취시기	1	2	3	4	5	6	7	8	9	10	11	12
			뿌리							뿌리		

잎

깃꼴겹잎　밋밋한모양　어긋나기

꽃　　　　**열매**

나비모양　총상화서　협과

고삼 꽃

키 1m 정도 자라는 여러해살이풀. 잎은 어긋나고 깃꼴겹잎이며 가장자리는 밋밋하다. 꽃은 6~8월에 연황색으로 피고 가지 끝에 총상화서로 달린다. 열매는 원기둥 모양 협과이다. 뿌리를 약재로 쓴다.

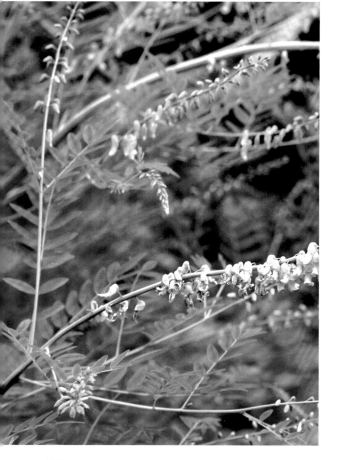

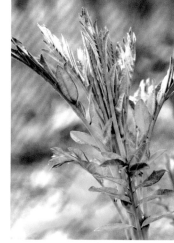

채취 봄이나 가을에 뿌리를 캐어 줄기와 잔뿌리를 제거하고 겉껍질을 벗겨 버린 다음 햇볕에 말린다.

성미 맛은 쓰고 성질은 차며 독성이 있다.

효능 거풍, 건위, 살충, 이뇨, 진통, 청열조습, 항염, 항종양

-관절염, 불면증, 소변불통, 숙취, 설사, 옴, 음부소양, 이질, 장출혈, 치질, 트리코모나스성 질염, 폐결핵, 피부화농성 질병, 한센병, 황달의 치료

고삼 어린 잎

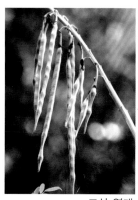

고삼 열매

사용법 주치증에 **고삼**을 1회 2~4g씩 물 200㎖로 달여서 1/3씩 나누어 하루 3번 복용한다.

• 타박상에는 **고삼**의 생뿌리를 짓찧어 환부에 붙인다.

• 습진에는 **고삼** 6g을 물 600㎖로 1/2이 되도록 달여서 건더기를 건져내고 그 달인 물을 식힌 후 헝겊에 적셔서 환부를 냉습포한다.

• **고삼** 8, 목향 8, 감초 6을 섞어 환약을 만들어 열리, 세균성 적리에 쓴다. 1회 4~5g씩 하루 3번 복용한다.

고삼 뿌리

• 악취가 나거나 구더기, 곤두벌레가 있는 곳에는 고삼 뿌리 또는 전초를 달여서 뿌린다.

쓴맛이 나는 인삼

고삼의 뿌리는 인삼과 비슷한 모양이지만 고삼의 뿌리에서 나오는 즙에 살짝 혀를 대 보면 현기증이 날 정도로 맛이 쓰다. 그래서 맛이 쓴(苦; 고) 인삼(蔘; 삼)이라는 뜻으로 이름이 지어졌다. 또 뿌리의 모양이 흉측하게 구부러져 있어서 도둑들이 가지고 다니는 지팡이 모양이라고 하여 '도둑놈의지팡이'라는 별명이 붙었다.

출혈을 멎게 하고 종기를 가라앉게 하는 나무

회화나무

Sophora japonica L.
콩과 도둑놈의지팡이속

별　명 출세수, 학자수, 행복수, 회나무
한약명 **괴화**(槐花)·**괴미**(槐米)−꽃,
　　　 괴실(槐實) 열매

분포: 전국

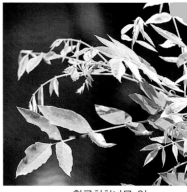
황금회화나무 잎

채취시기	1	2	3	4	5	6	7	8	9	10	11	12

꽃: 7~8월
열매: 9~11월

잎

깃꼴겹잎　밋밋한모양　어긋나기

꽃　　　**열매**

나비모양　총상화서　협과

높이 10~30m 자라는 갈잎큰키나무. 잎은 어긋나고 깃꼴겹잎이다. 꽃은 8월에 황백색으로 피고 겹총상화서로 달린다. 열매는 협과이고 잘록잘록한 염주 모양이며 10월에 익는다. 꽃과 열매를 약재로 쓴다.

채 취 꽃은 여름에 피기 시작하는 것을 꽃봉오리째 따서 빨리 햇볕에 말린다. 열매는 가을에 익은 것을 따서 햇볕에 말린다.

성 미 맛은 쓰고 성질은 조금 차다.

효 능 소종, 양혈(凉血), 지혈, 진경(鎭痙)

−고혈압, 뇌일혈, 대하, 붕루, 음부습창, 임파선염, 자궁출혈, 장출혈동통, 치루, 토혈, 혈변의 치료

사용법 주치증에 **괴화** 3~8g(괴실은 3~8g)씩 물 200㎖로 달여서 복용한다. 회화나무 생열매로 즙을 내어 복용하기도 한다.

• 치질에는 **괴화** 5g을 물 200㎖로 1/2이 되도록 달여서 1/3씩 나누어 하루 3번 공복에 복용한다.

• **괴화** 12g, 선학초 12g, 지유 12g, 형개수 8g을 달여서 설사, 이질에 쓴다. 달인 물을 1/3씩 나누어 하루 3번 복용한다.

• **괴화** 10g, 목적 10g을 섞어 치질출혈에 쓴다. 달여서 1/3씩 나누어 하루 3번 복용한다.

• **괴화**·측백엽·형개수·지실 같은 양으로 가루약을 만든 **괴화산**(槐花散)은 장출혈, 자궁출혈에 쓴다. 1회 6g씩 하루 3번 복용한다.

• **괴실** 15, 지유, 당귀, 방풍, 황금, 지각 각각 7.5를 섞어 만든 **괴각환**(槐角丸)은 주로 장출혈과 치질에 쓴다. 1회 7~8g씩 하루 3번 복용한다.

회화나무 꽃

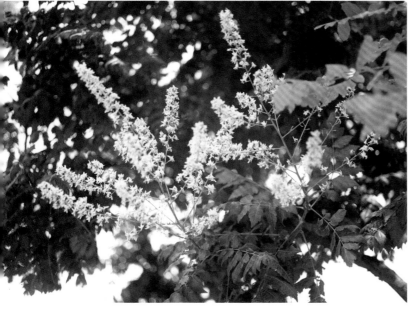

회화나무 열매

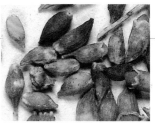

귀신을 물리치는 나무

　회화나무는 한자로 괴화(槐花)인데 괴(槐)의 중국 발음이 회와 비슷하여 회화나무가 되었다고 한다. 괴(槐)는 나무와 귀신을 합하여 만든 글자로 귀신을 물리치는 나무라는 뜻이다. 그래서 조선 시대에는 궁궐이나 서원, 향교 등에 심어 잡귀를 물리치는 염원을 표시하였다고 한다.

173

콩팥을 보하고 기침을 가라앉게 하는 풀

비수리

Lespedeza cuneata G. Don

콩과 싸리속

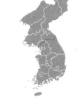

분포: 전국

별 명 야간문
한약명 **야관문**(夜關門)-지상부

채취시기 1 2 3 4 5 6 **7 8 9 10** 11 12
지상부

잎

3겹잎　밋밋한모양　어긋나기

꽃　　　열매

나비모양　총상화서　협과

낮은 산지와 들의 풀밭에서 키 1m 정도 자라는 여러해살이풀. 잎은 어긋나고 3출겹잎이며, 작은잎은 길쭉한 피침형이고 가장자리는 밋밋하다. 꽃은 8~9월에 흰색으로 피고 잎겨드랑이에 모여 달리며 꽃잎 가운데에 자주색 줄이 있다. 열매는 넓은 달걀 모양 협과이고 10월에 암갈색으로 익으

며, 씨는 염통 모양이고 황록색 바탕에 적색 반점이 있다. 지상부를 약재로 쓴다.

채 취 여름부터 가을 사이에 지상부를 베어 햇볕에 말린다.

성 미 맛은 맵고 쓰며 성질은 서늘하다.

효 능 거담, 보익간신, 산어, 소염, 소종, 진해, 폐음보익(肺陰補益), 항균

-급성 유선염, 위염, 노상, 백대, 소아감적, 소아빈혈, 안질, 야뇨증, 어혈, 위통, 유뇨, 유정, 종기, 천식, 천효(喘哮), 타박상, 이질의 치료

사용법 주치증에 **야관문**을 1회 5~10g씩 물 200㎖로 달여서 하루 3번 복용한다.

- 급성 위염에는 **야관문**을 1회 100g씩 물 1,200㎖로 1/6이 되도록 달여서 3~4시간마다 복용한다. 만성기관지염에는 이 달인 물에 설탕을 타서 복용한다.
- 급성 유선염에는 비수리 생잎을 찧어 환부에 붙인다.
- 안질에는 **야관문** 달인 물로 환부(눈)를 씻어 낸다.

비수리

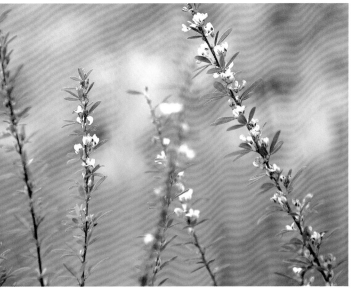

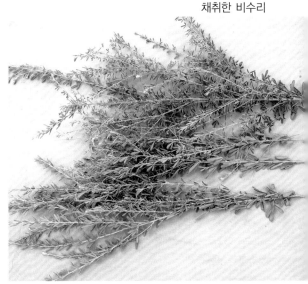

채취한 비수리

비수리 꽃

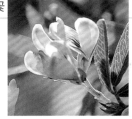

침실의 문을 여는 풀

야관문(夜關門)은 비수리의 한약명으로 '밤에 침실의 문을 연다'는 뜻이다. 이것은 야관문에 들어 있는 간과 콩팥을 보하는 효능을 정력과 연관지어 해석하는 것이다. 그래서 치료약보다는 술〔**야관문주**(夜關門酒)〕을 담그는 경우가 많은데 야관문주를 담그려면 꽃이 활짝 필 때 비수리 전초를 채취하여 잘게 잘라서 술에 넣고 빛이 차단된 어두운 곳에서 6개월 이상 숙성시키는 것이 좋다.

땅콩
Arachis hypogaea Linné
콩과 땅콩속

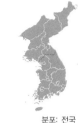
분포: 전국

별　명　호콩
한약명　낙화생(落花生)-씨

채취시기	1	2	3	4	5	6	7	8	9	10	11	12
										열매		

잎

깃꼴겹잎　　밋밋한모양　　어긋나기

꽃　　　　**열매**

나비모양　　홑꽃　　협과

모래땅에서 키 60cm 정도 자라는 한해살이풀. 잎은 어긋나고 깃꼴겹잎이다. 꽃은 7~9월에 노란색 나비 모양으로 피고 잎겨드랑이에 1송이씩 달린다. 씨방의 자루가 자라서 땅 속으로 들어가 열매인 땅콩이 된다. 열매는 긴 타원형 협과이고 10월에 여문다. 열매를 식용하고 약재로도 쓴다.

땅콩

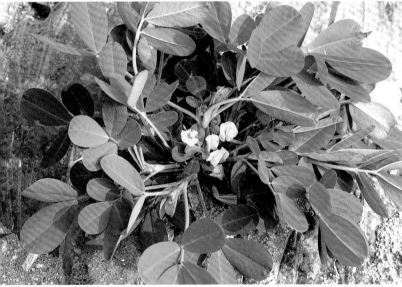

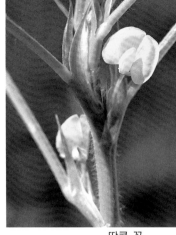
땅콩 꽃

채 취 늦가을에 다 익은 땅콩을 캐낸다.

성 미 맛은 달고 성질은 평온하다.

효 능 윤폐, 지혈, 항암, 화위(和胃)

－마른기침, 변비, 복부냉증, 소아백일해, 위암, 폐결핵의 치료

사용법 학질에는 낙화생을 1회 40~50g씩 볶아서 매일 3차례 식후 1시간 후에 먹는다. 15일 정도 계속 복용하면 효과를 볼 수 있다.

• 오래 묵은 해수에는 낙화생 37.5g을 가루로 만들어 하루 3번 식후에 끓인 물로 복용한다.

• 낙화생 600g, 감인 1.2kg, 대조 600g으로 환약을 만들어 기허혈소, 정신부진, 양약조루, 적백대하에 쓴다. 약재를 함께 넣고 3~4시간 쪄서 익힌 후 만든 환약을 1회 20~30개씩 매일 3차례 식간에 더운 물로 복용한다. 변비에는 이 처방에 흑지마 600g을 섞는다.

• 각기소양증에는 속껍질이 있는 낙화생 150g을 물 200㎖로 1/2이 되도록 달여서 설탕을 가미하여 건더기와 함께 하루 3번 복용한다.

• 습진과 종기에는 낙화생에서 짜낸 기름을 환부에 바른다.

• 실면증에는 땅콩 생잎을 삶은 물로 차 마시듯 수시로 마시면 효과를 볼 수 있다.

주 의 땅콩은 참외와 같이 먹으면 부작용이 생기므로 주의한다.

아래로 뻗은 암술 끝에 달린 땅콩 열매

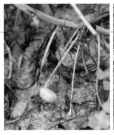 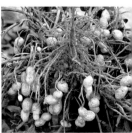

꽃이 떨어져 생긴 열매

땅콩은 이름대로 땅속에 있는 콩과 식물이다. 그런데 이 콩은 뿌리에서 만들어지는 것이 아니다. 여름에 잎 사이에서 핀 꽃이 진 후 꽃에서 암술이 길게 아래로 자라 땅속을 파고들어 그 끝에 누에고치처럼 생긴 깍지가 있는 열매가 달린다. 이것을 '꽃이 땅에 떨어져 생긴 열매'라는 뜻으로 낙화생(落花生)이라는 이름이 붙여졌다.

해독 작용을 하고 열기를 식혀주는 풀

감초

Glycyrrhiza uralensis Fisch.
콩과 가시감초속

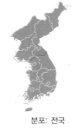

별 명 국로, 노초, 밀초, 영통, 첨초
한약명 **감초**(甘草)-뿌리

분포: 전국

채취시기	1	2	3	4	5	6	7	8	9	10	11	12
			뿌리									

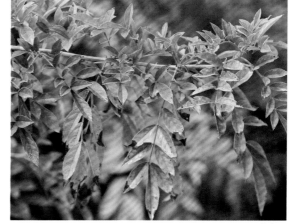

개감초

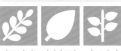

잎

깃꼴겹잎 밋밋한모양 어긋나기

꽃 / 열매

나비모양 총상화서 협과

키 1m 정도 자라는 여러해살이풀. 잎은 어긋나고 깃꼴겹잎이다. 꽃은 7~8월에 남자색으로 피고 총상화서를 이룬다. 열매는 협과이고 납작한 선형이며 9~10월에 익는다. 뿌리를 약재로 쓴다.

• 개감초(*G. pallidiflora* Makino)를 대용으로 쓸 수 있다.

감초

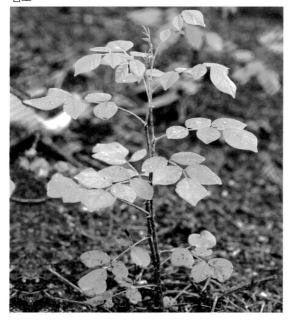

[채 취] 봄에 뿌리를 캐어 줄기와 잔뿌리를 제거하고 햇볕에 말린다.

[성 미] 맛은 달고 성질은 평온하다.

[효 능] 윤폐지해, 청열, 해독, 화중완급(和中緩急)
-경간, 노권발열, 동계(動悸), 복통, 비위허약, 소식, 소화성 궤양, 식중독·약물중독, 옹저창양, 인후종통, 폐허해수의 치료

[사용법] 비위가 허한 병증에는 **감초**(노랗게 닦은 것)에 백출, 인삼 등을 섞어 쓴다.

• **감초** 8g, 길경 12g을 섞은 **감길탕**(甘桔湯)은 인후두염에 쓴다. 물에 달여서 1/3씩 나누어 하루 3번 복용한다.

• 위경련, 인후염에는 **감초**를 1회 8g씩 물 300㎖로 달여서 더운 물로 복용한다.

• 약물중독, 식중독, 독버섯중독 등의 해독약으로 **감초** 20g을 달여서 복용한다. 흑대두 20g을 섞어 달여서 복용하면 효과가 빠르다. 1~2번에 먹는다.

• **감초** 10g, 서점근 10g, 길경 10g, 아교 8g을 폐열로 기침이 나고 피가래가 나올 때 쓴다. 달여서 1/3씩 나누어 하루 3번 복용한다.

• **감초** 한 가지를 달여 고제로 만든 **국로고**(國老膏)는 부스럼에 쓴다. 인동덩굴 꽃, 개나리 열매 등의 청열해독약을 섞어 쓰기도 한다.

감초(말린 약재)

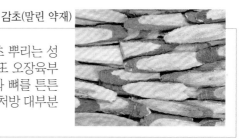

한약 처방에 들어가는 감초

감초(甘草)는 '단맛이 나는 풀' 이라는 뜻이다. 약재로 쓰는 감초 뿌리는 성질이 온화하고 해독 작용을 하여 다른 약의 독성을 조화시킨다. 또 오장육부의 한열과 사기를 제거하며 혈맥의 소통을 원활하게 하여 근육과 뼈를 튼튼하게 하는 효능이 있어 약효를 잘 나타나게 한다. 그러므로 한약 처방 대부분에 감초가 들어가는 데서 '약방의 감초' 라는 말이 생겼다.

오줌을 잘 나오게 하고 마음을 안정시키는 풀

갯완두

Lathyrus japonica Willd.
콩과 연리초속

별 명 개완두, 일본향완두
한약명 **대두황권**(大豆黄卷)-어린 싹

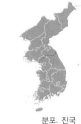
분포. 전국

채취시기 1 2 3 **4** 5 6 7 8 9 10 11 12
전초

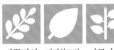
잎

깃꼴겹잎 밋밋한모양 어긋나기

꽃   **열매**

나비모양 총상화서 협과

바닷가의 모래땅에서 키 60cm 정도 자라는 여러해살이풀. 잎은 어긋나고 깃꼴겹잎이다. 꽃은 5~6월에 적자색 나비 모양으로 피고 잎 겨드랑이에 3~5송이씩 총상화서로 달린다. 열매는 협과이고 8~9월에 익는다. 어린 싹을 약재로 쓴다.

채 취 봄에 싹이 나와서 15~20㎝ 정도 자랐을 때 전초를 베어 햇볕에 말린다.

갯완두

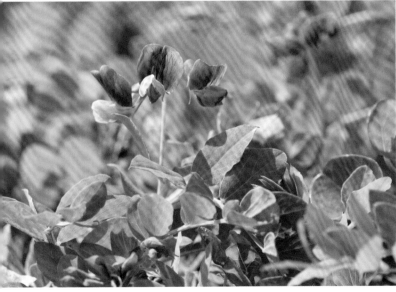

성 미 맛은 달고 성질은 평온하다.

효 능 건위, 이뇨, 익기, 제독, 진정, 청해표사(清解表邪), 통락

–감기발열, 근골산통, 근육경련, 비증, 사지마비, 서열증, 설사, 소변불리, 수종의 치료

사용법 주치증에 **대두황권**을 1회에 3~6g씩 물 200㎖로 달이기나 또는 가루내어 복용한다.

• **대두황권** 12g, 대황 6g, 진피(陳皮) 10g을 섞어 몸이 붓고 숨이 차며 대소변이 묽을 때 쓴다. 달여서 1/3씩 나누어 하루 3번 복용한다.

• **대두황권** 6~12g을 달여서 비증(痺症)으로 힘줄이 켕기고 무릎이 아플 때, 위열로 변비가 생길 때 쓴다. 달인 물을 1/3씩 나누어 하루 3번 복용한다.

• **대두황권** 20, 연교 40, 금은화 40, 길경 24, 죽엽 16, 박하 24, 우방자 24, 형개수 16, 감초 20으로 만든 **은교산**(銀翹散)은 감기, 급성 열병 초기 열이 나고 머리가 아프며 갈증이 나고 인후두가 아플 때 쓴다. 1회 8~12g씩 달여서 1/3씩 나누어 하루 3번 복용한다.

• **대두황권** · 육계 · 아교 각각 66, 우황 45, 산약 263, 감초 188, 인삼 · 포황 · 신곡 각각 94, 서각 75, 백작약 · 맥문동 · 황금 · 당귀 · 방풍 · 주사 · 백출 각각 56, 시호 · 길경 · 행인 · 백복령 · 산궁궁 각각 47, 영양각 · 사향 · 룡뇌 각각 38, 석웅황 30, 백렴 28, 건강 28, 대조 25를 가루내어 꿀을 결합약으로 써서 만든 **우황청심환**(牛黄清心丸)은 열이 몹시 나고 정신이 흐리며 헛소리할 때, 홍역, 소아경풍, 전간, 중풍, 폐렴, 소아마비 등에 쓴다. 1회 1알(3.75g)씩 하루 2~3번 복용한다.

갯완두 꽃

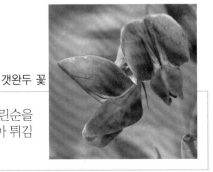

산나물 요리

봄에 갯완두의 어린순을 채취하여 나물로 먹거나 국거리로 쓴다. 어린순을 끓는 물에 살짝 데친 후 찬물에 헹구어 양념 무침을 하거나 기름에 볶아 튀김을 만들어 먹는다.

위장을 튼튼하게 하고 젖을 잘 나오게 하는 풀

완두

Pisum sativum L.
콩과 완두속

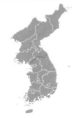

분포: 전국

별　명 완두콩
한약명 **완두**(豌豆)-열매

채취시기	1	2	3	4	5	6	7	8	9	10	11	12
						열매						

잎

깃꼴겹잎　밋밋한모양　어긋나기

꽃　　　**열매**

나비모양　2송이씩　협과

길이 2m 정도 자라는 두해살이덩굴풀. 잎은 어긋나고 깃꼴겹잎이다. 꽃은 5월에 흰색으로 피고 잎겨드랑이에 2송이씩 달린다. 열매는 칼 모양의 협과이고 6~10월에 익으며 꼬투리에는 씨가 5~6개 들어 있다. 열매를 식용하고 약재로도 쓴다.

채　취 여름과 가을에 열매를 채취한다.

성　미 맛은 달고 성질은 평온하다.

효　능 건위강장, 지사, 최유(催乳)

－기혈허약, 대변부실, 독창옹종, 오랜설사, 유즙부족, 이질, 장 질환, 창절(瘡癤)의 치료

사용법 장 질환, 설사, 오랜이질, 대변부실에 **완두**를 삶아 **완두죽**을 쑤고 여기에 설탕을 조금 넣어 1그릇씩 식전마다 먹는다.

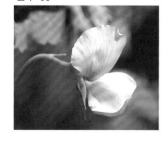

완두 꽃

• 기혈허약에 **완두**를 염소고기와 함께 삶아 먹는다. 건위강장과 보양 효과를 볼 수 있다.
• 유즙부족에는 **완두** 3, 쌀 1의 비율로 함께 넣어 죽을 쑤

완두

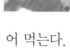

어 먹는다.

• 독창옹종에는 **완두** 가루를 환부에 바른다.
• **완두**를 삶은 물로 갓난아이를 목욕시키면 창절 등의 피부병을 예방할 수 있다.
• 완두 꽃을 달인 물을 복용하면 토혈을 멎게 하고, 말려서 가루내어 물에 개어서 환부에 바르면 창독을 가라앉힌다.
• 폐병토혈에 완두 꽃과 잠두 꽃을 함께 달여서 차 마시듯 수시로 복용한다.

채취한 완두 씨

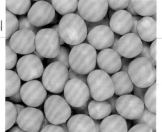

완두의 역사

완두는 유럽의 신석기시대 유적에서 종자가 출토된 적이 있고, 고대 그리스·로마 시대의 재배 기록이 있어 원산지는 유럽 지중해 연안으로 추정된다. 우리나라에서는 15세기 말 기록에 완두(豌豆)라는 이름이 처음 등장하여 1400년경부터 재배한 것이라 여겨진다. 완두는 우리나라의 기후 특성상 중부 이남 지방에서 주로 재배한다.

오줌을 잘 나오게 하고 해독 작용을 하는 풀

팥

Phaseolus angularis W. F. Wight
콩과 팥속

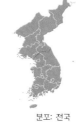
분포: 전국

별 명 소두, 저간적, 적두, 홍소두
한약명 **적소두**(赤小豆)-씨

채취시기 1 2 3 4 5 6 7 8 **9** **10** **11** 12
열매

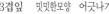
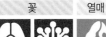

잎
3겹잎   밋밋한모양   어긋나기
꽃   열매
나비모양   총상화서   협과

농가의 밭에서 작물로 재배하며 키 50~90cm 자라는 한해살이풀. 잎은 어긋나고 3출겹잎이며, 작은잎은 염통 모양이고 끝이 뾰족하다. 꽃은 8월에 노란색 나비 모양으로 피고 총상화서로 달린다. 열매는 원기둥 모양 협과이고 9~10월에 익으며 꼬투리에 타원형의 씨가 6~10개 들어 있다. 씨는 식용하고 약재로도 쓴다.

채 취 가을에 열매가 완전히 여물면 지상부를 베어 말린 다음 누드려 씨를 털어 모은다.

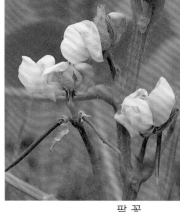
팥 꽃

성 미 맛은 달고 시며 성질은 평온하다.

효 능 구충, 배농, 소염, 이뇨, 이수, 이습퇴황(利濕退黃), 최유, 통경, 통변, 해독, 활혈

－각기, 간경변복수, 고열종기, 당뇨병, 부종, 전염성 이하선염, 치통, 화농성 피부 질환, 황달의 치료

사용법 주치증에 **적소두**를 하루에 10~30g씩 물 200㎖로 달여서 복용한다.

• 유즙부족에 팥 60g을 물에 푹 삶은 후 팥은 건져내고 삶은 물만 1/2씩 나누어 하루 2번 복용한다. 3일 정도 계속 먹으면 효과를 볼 수 있다.

• **적소두**를 물 4~5배량으로 삶은 팥죽을 각기에 쓴다. 하루에 3번 정도씩 먹는다.

• 숙취, 유즙부족, 대변불통에는 **적소두** 30g을 물 400㎖로 1/2이 되도록 달여서 1/3씩 나누어 복용한다.

• 당뇨에 팥(물에 불려 싹을 내어 말린 것) 120g, 돼지 지레 1개를 함께 넣고 끓여서 먹는다.

• 종기와 전염성 이하선염에는 팥 50~70알을 가루내어 꿀에 개거나 따뜻한 물과 달걀 흰자위에 개어서 환부에 붙인다.

팥 열매

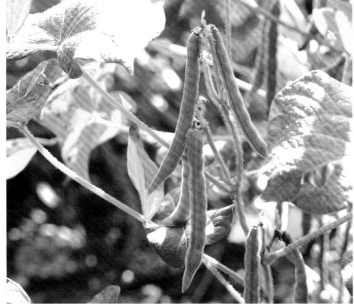

채취한 팥 씨

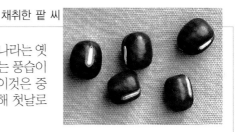

잡귀를 물리치는 콩

팥은 적소두(赤小豆)라는 한약명대로 붉은색 작은 콩이다. 우리나라는 옛날부터 12월 동짓날에는 집집마다 새알심을 넣은 팥죽을 쑤어먹는 풍습이 있다. 이것은 붉은색이 잡귀를 물리친다는 속설 때문인데 사실 이것은 중국 풍습에서 유래된 것이다. 옛날 중국에서는 동지 다음날을 새해 첫날로 여겨 한 해의 마지막 날에 잡귀를 쫓는 의식을 행했던 것이다.

간을 튼튼하게 하고 해독 작용을 하는 풀

녹두

Vigna radiata (L.) Wilczek
콩과 팥속

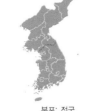

별 명 가지박두리
한약명 **녹두**(綠豆)-열매

분포: 전국

채취시기 1 2 3 4 5 6 7 8 9 **10** 11 12
　　　　　　　　　　　　　　　　 열매

잎		
3겹잎	밋밋한모양	어긋나기

꽃	열매
나비모양　총상화서	협과

키 30~80cm 자라는 한해살이풀. 잎은 어긋나고 3출겹잎이다. 꽃은 8월에 노란색 나비 모양으로 피고 잎겨드랑이에 총상화서로 달린다. 열매는 협과이고 8~10월에 익는다. 씨를 식용하고 약재로도 쓴다.

채취 가을에 열매가 다 익으면 전초를 채취하여 햇볕에 말린 후 씨를 털어 모은다.

성미 맛은 달고 성질은 차다.

효능 강간(强肝), 명목, 보위, 소종하수(消腫下水), 이뇨, 진정, 치창, 해독

-고혈압, 과민성 피부염, 곽란, 구토, 단독, 당뇨, 독사교상, 두창, 만성 수종, 비상독(砒霜毒), 식중독, 약중독, 종창, 주독, 천포창, 폭설(暴泄) 치료

사용법 식중독에는 생녹두를 가루내어 2순가락을 냉수로 복용한다. 토사에는 녹두와 쌀을 반반씩 넣고 죽을 쑤어 먹는다.

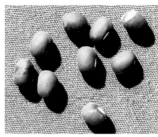

채취한 녹두 씨

- 과민성 피부염, 소양증에는 **녹두** 가루 1순가락·진피(陳皮) 1/2개를 찧어 그릇에 담아 끓은 물을 넣어 10분을 기다려 우러나게 하여 하루 3회씩 따끈할 때 복용한다. 위장이 찬 사람은 복용하면 안 된다.

- 단독, 종창에는 **녹두** 가루 19g, 대황 가루 7.5g을 박하유 몇 방울과 꿀 1순가락으로 잘 개어 환부에 바른다.

- 만성 수종에는 **녹두** 55g, 대부자 1개를 껍질을 벗겨 물 600㎖로 달여서 건더기와 그 달인 물을 공복에 먹는다.

- 토사곽란, 서열구토, 종창, 타박구토 등에 **녹두** 가루 1순가락을 더운 물에 풀어 복용한다. 또 녹두 생잎으로 즙을 내어 식초를 조금 타서 그 즙을 복용하면 효과를 볼 수 있다.

- 천두창에는 **녹두**·적소두·흑대두·감초를 함께 삶은 물을 차 마시듯 복용한다. 다른 창독에도 효과를 볼 수 있다.

- 곽란, 폭설(暴泄)에는 **녹두** 19g, 후추 19g을 함께 넣고 달여서 하루 2~3번 복용한다.

- 고혈압에 녹두 껍질로 베갯속을 넣어 쓰면 머리가 맑아지고 혈압이 내린다.

- 주취에는 말린 녹두 꽃을 가루내어 1순가락씩에 설탕을 조금 넣은 온수로 복용한다. 술을 마시기 전에 복용하면 취하는 것을 예방할 수 있다.

주의 비위허한(脾胃虛寒)이나 허한성 설사에는 복용을 금한다.

녹두

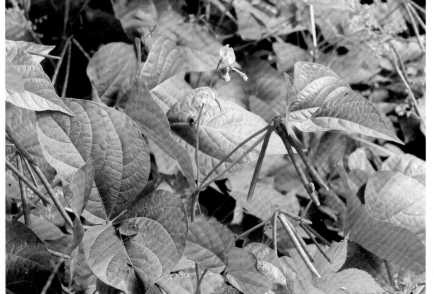

서습을 없애고 해독 작용을 하는 풀

까치콩
Dolichos lablab Linné
콩과 편두속

별　명 편두, 나물콩, 변두, 울콩, 작두
한약명 백편두(白扁豆)-씨

분포: 남부 지방

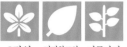
채취시기 | 1 | 2 | 3 | 4 | 5 | 6 | 7 | 8 | 9 | **10** | **11** | 12
열매

길이 2m 정도 자라는 한해살이덩굴풀. 잎은 3출겹잎이고 작은잎은 넓은 달걀 모양이다. 꽃은 7~9월에 나비 모양의 흰색 또는 자주색으로 피고 꽃받침은 종 모양으로 끝이 4개로 얕게 갈라진다. 열매는 낫 모양의 협과이고 10월에 익는다. 어린 꼬투리는 식용하고 열매를 약재로 쓴다.

까치콩 꽃

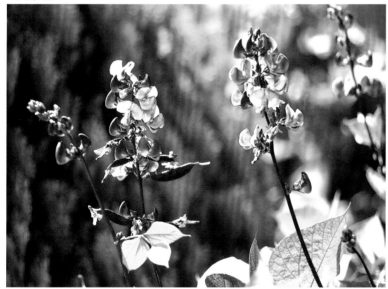

채 취 가을에 잘 익은 열매를 채취하여 햇볕에 말린다.

성 미 맛은 달고 성질은 조금 따뜻하다.

효 능 건비, 화중(和中), 소서, 화습, 해독

－서습구토, 이질, 비허구역(脾虛嘔逆), 식욕감소, 수정소갈(水停消渴), 적백대하, 곽란, 설사, 구토, 근육경련, 쑬녹, 수녹, 목어녹, 사충교상(蛇蟲咬傷)의 치료

사용법 주치증에 백편두 10g을 물 700㎖로 달여서 1/2씩 나누어 아침 저녁으로 하루 2번 복용한다.

• 적백대하에는 백편두를 노랗게 볶아서 부드러운 가루를 만들어 1회 7.5g씩 하루 3번 식전마다 밥물로 복용한다.

• 자궁출혈, 토혈, 하혈에는 까치콩 꽃을 불에 쬐어서 말린 후 가루를 만들어 1회 7.5g씩 하루 3번 공복에 복용한다.

• 악창동양(惡瘡疼痒)에는 백편두를 가루내어 환부에 바른다. 진물이 나지 않으면 이 가루를 참기름에 개어 바른다.

• 위비괴증(胃痞塊症), 소화불량, 토사에는 식초로 볶은 백편두를 가루로 만들어 1회 7.5g씩 하루 3번 식전마다 따끈한 물로 복용한다.

• 서열구토에는 백편두 300g, 향유 300g을 물 5.4ℓ로 1/3이 되도록 달여서 1/3씩 나누어 하루 3번 복용한다.

• 심한 설사에는 백편두·산약·창출 같은 양을 함께 섞어 달인 물을 차 마시듯 수시로 복용한다.

주 의 추위에 상하여 열이 많이 나는 환자는 복용하지 않는다.

까치콩 씨(백편두)

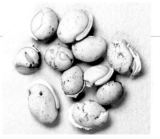

까치와 닮은 열매

까치콩의 열매(씨)에는 옆으로 흰 줄이 들어 있는 검은색 줄이 있는데 이것이 까치와 닮았다고 하여 이름이 붙여졌다. 한자로는 작두(鵲豆)라고 하며, 씨가 납작하고 평평하여 편두(扁豆)라고도 한다. 까치콩의 열매는 검은색 콩과 흰색 콩 2가지인데 약재로 쓰는 것은 흰색 콩이므로 까치콩의 한약명은 백편두(白扁豆)이다.

콩팥의 원기를 보하고 장기를 따뜻하게 하는 풀

작두콩
Canavalia gladiata DC.
콩과 해녀콩속

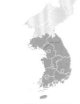

별 명 도두, 칼콩
한약명 **도두**(刀豆)-씨

분포: 중부 이남

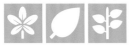

채취시기	1	2	3	4	5	6	7	8	9	10	11	12

열매

잎

3겹잎　밋밋한모양　어긋나기

꽃　　**열매**

나비모양　이삭모양　협과

작두콩 열매

농가에서 작물로 재배하는 한해살이덩굴풀. 잎은 어긋나고 작은잎 3개로 된 겹잎이며, 작은잎은 타원형이고 잎자루가 길다. 꽃은 7~8월에 연한 홍색 또는 흰색으로 피고 잎겨드랑이에서 나온 긴 꽃자루에 수상화서로 달린다. 꽃잎은 나비 모양이다. 열매는 긴 작두 모양 협과로 9월에 익으며 씨는 홍색이다. 씨를 식용하고 약재로도 쓴다.

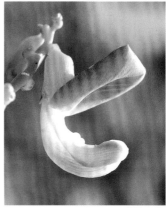

작두콩 꽃

채 취 여름부터 가을까지 열매가 익으면 씨를 채취하여 햇볕에 말린다.

성 미 맛은 쓰고 성질은 따뜻하다.

효 능 온중(溫中), 익신보원(益腎補元), 하기

－구토, 담천, 복창(腹脹), 신허요통, 허한애역, 신체허약의 치료

사용법 주치증에 **도두**를 1회 5~10g씩 물 300㎖로 1/3이 되도록 달여서 복용한다.

• 허한애역(虛寒呃逆)에는 **도두**를 가루내어 물로 복용하면 효과를 볼 수 있다.

• 요통, 폐경, 협복창통(脇腹脹痛)에는 **도두각**(刀豆殼-열매껍질)을 불에 굽고 가루내어 술에 타서 복용하면 효과를 볼 수 있다.

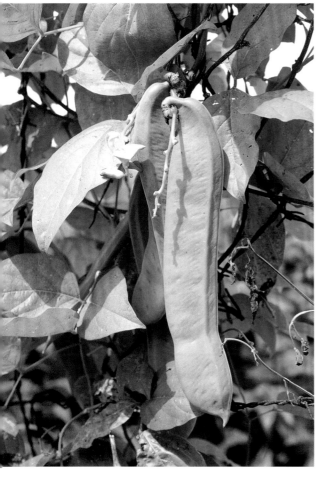

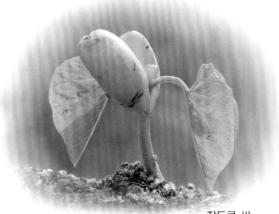

작두콩 싹

작두를 닮은 커다란 콩

작두콩은 씨를 식용할 수 있는 콩 종류 중에서 가장 크다. 씨가 들어 있는 꼬투리는 길이 30cm, 폭 5cm 정도로 커서 소 여물을 써는 작두칼을 닮았다고 하여 이름이 유래되었다. 한자명과 한약명은 도두(刀豆)이고 칼콩이라고 부르기도 한다.

기침을 멎게 하고 물고기 식중독을 해독하는 풀

콩

Glycine max Merr.
콩과 콩속

별 명 메주콩, 풋베기콩, 청대두, 황대두
한약명 흑대두(黑大豆)-씨

분포: 전국

채취시기 1 2 3 4 5 6 7 8 **9** **10** **11** 12
열매

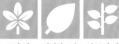

잎
3겹잎   밋밋한모양   어긋나기

꽃   열매
나비모양 총상화서   협과

콩 전초

키 60~100cm 자라는 한해살이풀. 잎은 어긋나고 3장으로 된 겹잎이다. 꽃은 7~8월에 붉은색 나비 모양으로 피고 잎겨드랑이에 모여 달린다. 열매는 협과이고 9월에 익으며 꼬투리에 씨가 1~7개 들어 있

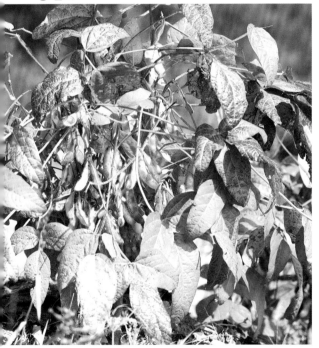

다. 씨를 식용하고 약재로도 쓴다.

채 취 가을에 열매가 완전히 익으면 지상부를 베어 햇볕에 말린 후 씨를 털어 모은다.

성 미 맛은 달고 성질은 온화하다.

효 능 거풍, 소염, 이뇨, 이수, 진해, 해독, 활혈

콩 꽃

－각기, 간염, 근육경련, 기침, 목이 쉴 때, 물고기 식중독, 부종, 사지마비, 산후경련발작, 설사, 인후부종, 중풍실음(中風失音)의 치료

사용법 목이 쉬었을 때, 목의 부기, 기침에 **흑대두**를 1회 8g씩 달여서 1/3씩 나누어 설탕을 조금 넣고 하루 3번 식간에 복용한다.

• 내장조열(內臟潮熱), 구갈, 인후동통, 흉륵창통(胸肋脹痛)에는 콩나물(콩을 싹 틔운 것) 1.8~2.4kg, 진피(陳皮) 300g을 함께 넣고 달인 물을 수시로 복용한다.

• 각기종양통에는 **흑대두** 150g, 적소두 75g, 백변두 75g을 물 1.2ℓ로 1/2이 되도록 달이고 그 달인 물을 1/3씩 나누어 하루 3번 식간마다 따뜻할 때 복용한다. 또 콩 생열매를 찧어 환부에 바른다.

• 중풍실음에는 콩즙을 만들어 끓여 먹으면 응급치료가 된다. 또 콩을 삶은 물을 자주 마시면 효과를 볼 수 있다.

• 물고기 식중독에는 **흑대두**를 달인 물을 마셔서 토하게 한다.

• 화상, 창종에는 생콩을 짓찧어 환부에 바르고 하루 2차례 갈아준다. 또 흑대두를 가루내어 참기름에 개어서 환부에 붙인다.

• 열절독창(熱癤毒瘡)에는 **흑대두**를 태워서 잿가루로 만든 것을 참기름에 개어 환부에 바른다.

콩 씨(검은콩)

구급환

흑대두(또는 청대두) 3.6ℓ, 참깨(또는 검은깨) 1.8ℓ를 3회 찌고 3회 말리기를 반복한 후 잘 으깨어서 주먹 크기의 환약을 만들어 등산이나 여행 시 갑자기 식량이 부족할 때 이 환약 1개를 씹어 먹으면 3일 정도 기아(飢餓)를 견뎌낼 수 있는 **구급환**(救急丸)이 된다.

땀을 나게 하고 술독을 풀어주는 덩굴나무

칡

Pueraria lobata (Willd.) Ohwi
콩과 칡속

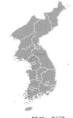

분포: 전국

별 명 곡불히, 청월치끈, 청치끈
한약명 **갈근(葛根)**−뿌리

채취시기 1 2 **3** 4 5 6 **7** 8 9 **10 11** 12
　　　　　뿌리　　　　　　꽃: 7~8월
　　　　　　　　　　　뿌리: 9~11월

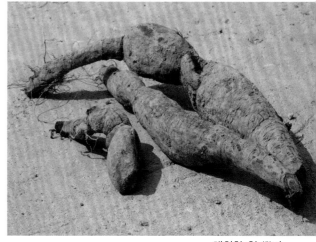

채취한 칡 뿌리

잎

3겹잎　밋밋한모양　어긋나기

꽃　　　**열매**

나비모양　총상화서　협과

산기슭 양지에서 길이 3~5m 자라는 갈잎덩굴나무. 잎은 3장으로 된 겹잎으로 어긋나고 잎자루가 길며, 작은잎은 넓은 달걀 모양이고 가장자리가 얕게 2~3갈래로 갈라진다. 꽃은 7~8월에 자홍색으로 피고 잎겨드랑이에 많이 모여 총상화서로 달린다. 열매는 콩꼬투리 모양 협과이고 갈색 털이 많으며 9~10월에 갈색으로 여문다. 뿌리를 식용하고 약재로도 쓴다.

채 취 봄이나 가을에 뿌리를 캐어 겉껍질을 벗긴 다음 적당한 길이로 자르고 굵은 것은 쪼개어 햇볕에 말린다. 꽃은 완전히 피었을 때 채취하여 햇볕에 말린다.

성 미 맛은 달고 매우며 성질은 서늘하다.

효 능 발한, 승양(升陽), 지갈, 지사, 진경(鎭痙), 투진, 해기(解飢), 해열

−감기, 고혈압, 구갈, 구토, 난청, 두통, 반진불

칡

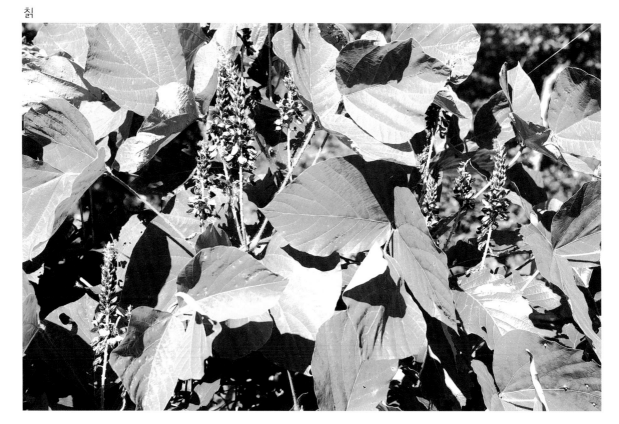

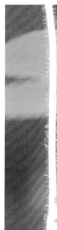
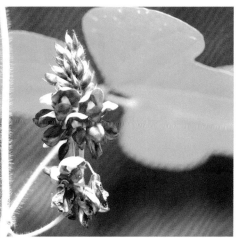

칡 꽃

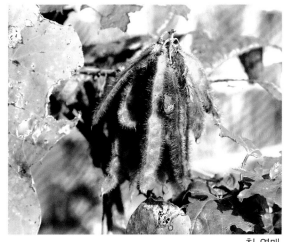

칡 열매

투, 번열소갈, 상한발한, 설사, 심교통, 열창 (熱瘡), 요통, 이명, 이질, 축농증, 하혈, 항강 증(項强症), 협심증, 후비

사용법 주치증에 **갈근**을 1회 4~8g씩 달이거나 가루내어 복용한다.

- **갈근** 15g, 작약 8g, 승마 8g, 감초 8g, 생강 6g, 총백 4개를 섞은 **승마갈근탕**(升麻葛根湯) 은 온역 초기, 풍열감기, 홍역 등에 쓴다. 달 여서 1/3씩 나누어 하루 3번 복용한다.

- **갈근** 22g, 마황 15g, 계지 8g, 작약 12g, 감 초 6g, 생강 6g, 대조 4g을 섞은 **갈근탕**(葛根 湯)은 상한태양병에 목과 등이 꼿꼿해지고 땀은 나지 않으며 오슬오슬 추운 증세, 감기, 결막염, 축농증 등에 쓴다. 달여서 1/3씩 나 누어 하루 3번 복용한다.

- **갈근** 22g, 반하 14g, 죽여 8g, 감초 8g, 생강 6g, 대조 4g을 섞은 **갈근죽여탕**(葛根竹茹湯) 은 구토에 쓴다. 달여서 1/3씩 나누어 하루 3 번 복용한다.

- **갈근** 12g, 승마 8g, 구릿대 8g, 석고 16g을 섞어서 두통(양명두통)에 쓴다. 달여서 1/3씩 나누어 하루 3번 복용한다.

- **갈근** · 위령선 · 방풍 · 형개 · 강활 · 구릿대,

창출 · 황금 · 지실 · 길경 · 산궁궁 각각 4g, 당귀 · 숭마 · 감초 각각 2g, 마황 8g, 적작약 8g으로 만든 **영선제통음**(靈仙除痛飮)은 풍습 으로 인한 팔다리의 관절통에 쓴다. 달여서 1/3씩 나누어 하루 3번 복용한다.

- **갈근** · 소엽 · 인삼 · 전호 · 반하 · 적복령 각 각 8g, 진피(陳皮) · 길경 · 지각 · 감초 · 생강 각각 6g, 대조 4g을 섞은 **삼소음**(蔘蘇飮)은 몸이 허약한 사람이 감기에 걸려 열이 나고 머리가 아프며 가래가 있고 기침이 나며 가 슴이 답답할 때 쓴다. 달여서 1/3씩 나누어 하루에 3번 복용한다.

- **갈근** 7g, 승마 7g, 시호 12g을 섞어 감기, 기 관지염에 쓴다. 달여서 1/3씩 나누어 하루 3 번 복용한다.

- **갈근** 12g, 승마 8g, 석고 16g을 섞어 이가 쑤 실 때 쓴다. 달여서 1/3씩 나누어 하루 3번 복용한다.

- **갈근** 8g, 백출 · 인삼 · 곽향 · 복령 · 토목 향 · 감초 각각 4g을 섞어 만든 **백출산**(白朮 散)은 주로 어린이들에게서 비위가 허약하여 오는 만성적인 구토, 설사증에 쓴다. 1회에 1 ~2g씩 하루 3번 복용한다.

갈근(약재)

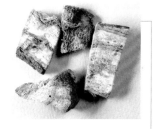

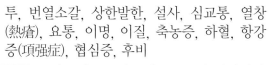

갈근차

칡은 땀을 나게 하고 열을 내리게 하며 진액을 발생시키는 효능이 있어 칡 의 뿌리로 **칡차**(갈근차 ; 葛根茶)를 끓여 상용하면 숙취해소와 피로회복에 효 과가 크다. 갈근 20g을 물 2ℓ 정도에 넣고 중불에서 끓인 후 다시 약한 불에 서 15분 정도 더 끓이면 갈근차가 된다. 건더기는 체로 걸러 건져내고 이 찻 물을 식혀서 마신다. 기호에 따라 설탕을 타서 마시기도 한다.

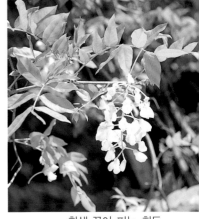

오줌을 잘 나오게 하고 통증을 멎게 하는 나무

등나무
Wistaria floribunda (Willd.) DC.
콩과 등속

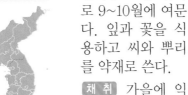

별 명 참등
한약명 **다화자등**(多花紫藤)-씨

분포: 전국

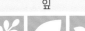
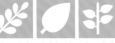

| 채취시기 | 1 | 2 | 3 | 4 | 5 | 6 | 7 | 8 | 9 | 10 | 11 | 12 |

열매

잎

깃꼴겹잎 밋밋한모양 어긋나기

꽃   **열매**

나비모양 산형화서 협과

관상수로 재배하며 덩굴로 길이 10m 정도 자라는 갈잎덩굴나무. 잎은 어긋나고 깃꼴겹잎이며, 작은잎은 타원형이고 끝이 뾰족하며 가장자리가 밋밋하다. 꽃은 4~5월에 연보라색 또는 흰색으로 피고 잎겨드랑이에 많이 모여 밑으로 처진다. 열매는 원기둥 모양 협과로 9~10월에 여문다. 잎과 꽃을 식용하고 씨와 뿌리를 약재로 쓴다.

채취 가을에 익은 열매를 꼬투리째 채취하여 햇볕에 말린 후 씨를 털어 꺼낸다.

흰색 꽃이 피는 흰등

효능 이뇨, 지통, 완사(緩瀉)

-근골동통, 이질, 변비의 치료

사용법 이질에는 **다화자등**을 1회 1~3g씩 물 200㎖로 1/2이 되도록 달여서 1/3씩 나누어 하루 3번 복용한다.

• 변비의 완하제로 쓸 때는 **다화자등**을 1회 1~3g씩 물 300㎖로 1/2이 되도록 달여서 식간에 복용한다.

등나무

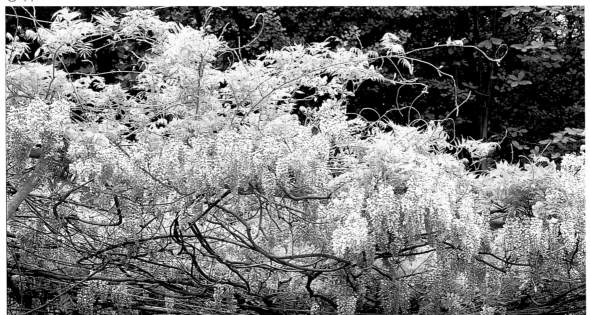

등나무 꽃

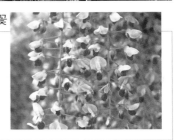

산나물 요리

봄에 새로 나온 등나무의 연한 순을 등채(藤菜)라고 하며 나물로 먹을 수 있다. 채취한 순을 끓는 물에 삶아서 물에 헹구고 양념 무침을 하여 먹거나 또는 생으로 튀김을 하거나 조림을 만들어 먹는다. 등나무의 꽃을 채취하여 생으로 튀김을 만들어 먹기도 한다. 살짝 데쳐서 설탕·간장·식초를 넣고 버무려 먹는다.

통증을 억제하고 관절염을 치료하는 풀

골담초

Caragana sinica (Buchoz) Rehder
콩과 골담초속

별　명 곤달초, 금작화, 버선꽃, 산약나무
한약명 **금작근**(金雀根)-뿌리

분포: 중부 이남

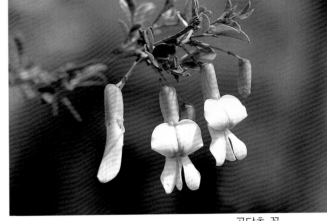
골담초 꽃

채취시기

1	2	3	4	5	6	7	8	9	10	11	12
								9	10	11	

뿌리

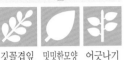

잎
깃꼴겹잎　밋밋한모양　어긋나기

꽃　**열매**
나비모양　홀꽃　협과

높이 2m 정도 자라는 갈잎떨기나무. 잎은 어긋나고 깃꼴겹잎이다. 꽃은 5월에 연노란색 나비 모양으로 피고 잎겨드랑이에 1송이씩 달려 밑으로 늘어진다. 꽃잎은 5장이고 붉은색으로 변한다. 열매는 원기둥 모양 협과이고 8~10월에 익는다. 꽃을 식용하고 뿌리를 약재로 쓴다.

채 취 가을에 뿌리를 채취하여 잔뿌리를 제거하고 햇볕에 말린다.

성 미 맛은 맵고 쓰며 성질은 평온하다.

효 능 진통, 활혈(活血)

－각기, 고혈압, 관절염, 기침, 대하, 류머티즘, 발열, 습진, 신경통, 통풍, 해수의 치료

－금작화(金雀根-꽃): 급성 유선염, 대하, 요통, 이명, 해수의 치료

사용법 주치증에 **금작근**을 1회 5~10g씩 물 200㎖로 서서히 달여서 복용한다.

• 습진에는 **금작근** 달인 물로 환부를 씻는다.

• 골담초의 생뿌리를 찧어서 몸이 걸리는 곳에 붙이기도 하고 허리나 무릎이 아플 때 달여서 복용한다.

• 골담초의 꽃으로 감주(식혜)를 만들어 먹으면 위장병, 신경통, 부인과 질환에 효과를 볼 수 있다.

골담초

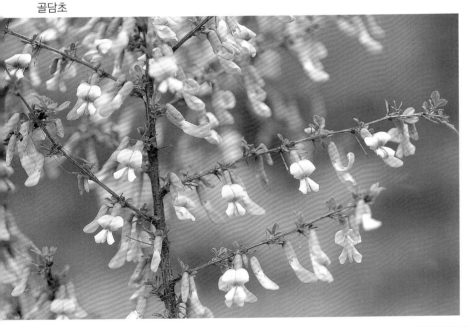

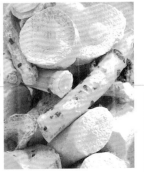
금작근(약재)

뼈를 튼튼하게 하는 풀

골담초에는 뼈를 강하게 하는 효능이 있어 뼈(骨:골)를 책임진다(擔 담)는 뜻으로 골담초(骨擔草)라는 이름이 붙었다. 골담초의 익은 열매를 설탕(같은 양)과 함께 소주(35도) 10배량에 넣어 숙성시킨 것을 **여정주**(女貞酒)라고 하며 이 여정주를 매일 조금씩 복용하면 강근골과 강장에 효과를 볼 수 있다.

몸을 튼튼하게 하고 땀을 멎게 하는 풀

황기

Astragalus membranaceus Bunge
콩과 황기속

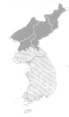

별 명 단너삼
한약명 **황기**(黃芪)-뿌리

분포: 북부 지방

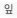
채취시기 | 1 | 2 | 3 | 4 | 5 | 6 | 7 | 8 | **9** | **10** | **11** | 12
뿌리

잎

깃꼴겹잎 / 밋밋한모양 / 어긋나기

꽃 / 열매

나비모양 / 총상화서 / 협과

키 1m 정도 자라는 여러해살이풀. 잎은 어긋나고 깃꼴겹잎이며 잔털이 퍼져 난다. 꽃은 7~8월에 노란색 나비모양으로 피고 가지 끝에 여러 송이가 달리며 꽃잎은 5장이다. 열매는 타원형 협과이고 9~10월에 익는다. 뿌리와 열매를 약재로 쓴다.

황기

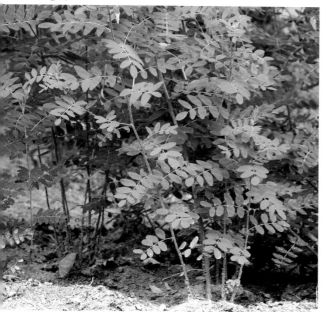

황기 꽃

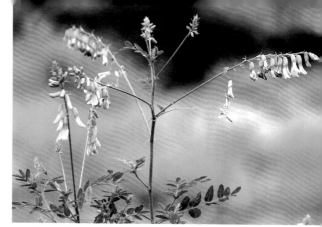

채취 가을에 뿌리를 캐내어 잔뿌리를 제거하고 햇볕에 말린다.

성미 맛은 달고 성질은 조금 따뜻하다.

효능 강장, 강심, 강정, 면역강화, 보기승양, 이뇨, 익위고표(益胃固表), 지한(止汗), 활혈

-감기, 뇌빈혈, 늑막염, 당뇨병, 만성 신염, 만성 위염, 만성 피부궤양, 비기허증, 습진, 신체허약, 십이지장궤양, 위궤양, 천식, 폐농양, 해수의 치료

사용법 주치증에 **황기**를 1회 10~15g씩 물 200㎖로 달여서 복용한다. 하루 6~15g 쓴다.

• **황기** 9g, 백출 18g, 방풍 9g을 섞어 만든 옥병풍산(玉屛風散)은 자한에 쓴다. 달여서 1/3씩 나누어 하루 3번 복용한다.

• **황기** 6g, 인삼 4g, 백출 4g , 당귀 2g, 승마 1g, 시호 1g, 귤 껍질 2g, 감초 4g을 섞은 보중익기탕(補中益氣湯)은 신체허약, 식욕부진, 설사, 탈항, 반신불수 등에 쓴다. 1회 2첩을 달여서 1/3씩 나누어 하루 3번 복용한다.

• **황기** 38g, 감초 4g, 작약 18g, 계지 12g, 생강 5g, 대조 4g, 엿 40g을 섞은 **황기건중탕**(黃芪建中湯)은 위·십이지장궤양에 쓴다. 하루 두 첩을 달여 3번에 나누어 복용한다.

• **황기** 20g, 당귀 8g을 섞어 만든 **당귀보혈탕**(當歸補血湯)은 혈허증에 쓴다. 달여서 1/3씩 나누어 하루 3번 복용한다.

황기(약재)

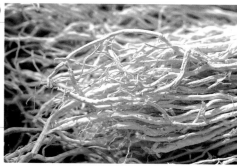

황기차

동의보감에 의하면 황기는 체력과 양기를 올려주는 기본 생약이므로 **황기차**(黃芪茶)는 보혈강장, 허약체질 개선 등, 원기회복에 효과를 볼 수 있다. 황기 7.5g, 대추 10개, 생강 1뿌리, 감초 4g을 물 1.5ℓ에 넣고 약한 불에 4시간 가량 끓여서 1/3 정도 되도록 달이면 황기차가 된다. 1/3씩 나누어 하루 3번 따뜻하게 하여 복용한다.

기침을 멎게 하고 경련을 진정시키는 풀

붉은토끼풀
Trifolium pratense L.
콩과 토끼풀속

별 명 레드클로버
한약명 **홍차축초**(紅車軸草)-지상부

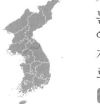
분포: 전국

채취시기	1	2	3	4	5	6	7	8	9	10	11	12
						■		■				

지상부

잎

3겹잎　　잔톱니모양　어긋나기

꽃　　　　열매

나비모양　　공모양　　협과

들의 풀밭에서 키 30~60cm 자라는 여러해살이풀. 잎은 어긋나고 3장으로 된 겹잎이며, 작은잎은 긴 타원형이고 표면 중앙에 흰 무늬가 있으며, 가장자리에 잔톱니가 있고 잎자루가 길다. 꽃은 6~7월에 붉은색으로 피고 줄기 윗부분의 잎겨드랑이에

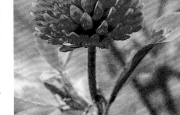
붉은토끼풀 꽃

둥글게 모여 산형화서로 달린다. 열매는 선형 협과로 9월에 익는다. 뿌리를 제외한 전초를 약재로 쓴다.

채취 꽃이 피는 여름에 지상부를 베어 햇볕에 말린다.

성미 맛은 조금 달고 성질은 평온하다.

효능 지천해(止喘咳), 진경(鎭痙), 진해
-기관지염, 인후염, 천촉(喘促), 해수의 치료

사용법 주치증에 **홍차축초**를 1회 1~1.5g씩 물 200㎖로 달여서 하루 3회 복용한다. 1일 최대 복용량은 4g이다.

• 감기, 가래, 종기, 변비에는 **홍차축초**(주로 꽃봉오리)를 1회 5~10g씩 물 300㎖로 1/3이 되도록 달여서 복용한다.

붉은토끼풀

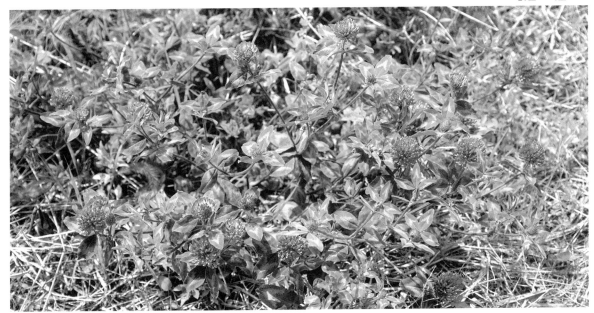

토끼풀
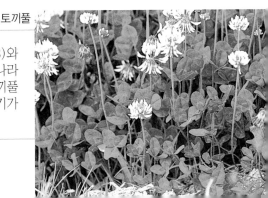

붉은토끼풀과 토끼풀

붉은토끼풀과 토끼풀의 속명 trifolium은 라틴어 treis(3)와 folium(잎)의 합성어로, 잎이 3개씩 달리는 데서 유래되었다. 우리나라에서는 이 풀을 토끼가 잘 먹는다고 하여 토끼풀이라고 불린다. 토끼풀은 붉은토끼풀과 비슷한 모습이지만 꽃색이 흰색인 것 외에도 줄기가 땅을 기는 것과 잎이 염통 모양인 것이 붉은토끼풀과 다르다.

열을 내리게 하고 해독 작용을 하는 풀

활나물

Crotalaria sessiliflora Linné
콩과 활나물속

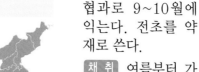

별　명 구령초, 불지갑, 야백합
한약명 **농길리**(農吉利)-지상부

분포: 전국

채취시기	1	2	3	4	5	6	**7**	**8**	**9**	**10**	11	12

지상부

잎

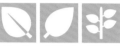

선모양　밋밋한모양　어긋나기

꽃　　**열매**

나비모양　수상화서　협과

들에서 키 20~50cm 자라는 한해살이풀. 잎은 어긋나고 넓은 선 모양이다. 꽃은 7~9월에 청자색 나비 모양으로 피고 줄기 끝에 수상화서로 달린다. 꽃받침은 2개로 깊게 갈라지고 다시 위쪽의 것이 2개로 아래쪽의 것은 3개로 갈라진다. 열매는 타원형

활나물

협과로 9~10월에 익는다. 전초를 약재로 쓴다.

채취 여름부터 가을 사이에 꽃이 피어 있을 때 지상부를 베어 햇볕에 말린다.

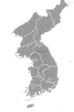

활나물 꽃

성미 맛은 쓰고 성질은 서늘하며 독성이 들어 있다.

효능 소종, 이뇨, 이습, 자양강장, 진경(鎭痙), 청열, 항암, 해독

-구내염, 림프절결핵, 복수, 사교상, 소변불리, 수종, 식도암, 열병경련발작, 염증발열, 외상출혈, 유방암, 이질, 인후염, 자궁경암, 종기, 직장암, 파상풍, 피부암, 혈변의 치료

사용법 내과 질환에는 **농길리**를 1회 5~10g씩 물 200㎖로 달여서 하루에 3번 복용한다. 1일 9~15g 쓴다.

• 어린아이의 황달증에는 농길리 40g을 달여서 복용하면 효과를 볼 수 있다.

• 종기, 유방암, 피부암 등의 악성 종양에는 활나물 생풀을 찧어 헝겊에 발라 환부에 붙인다. 하루 두 번 정도 갈아 붙인다.

• 독사 등 뱀에게 물렸을 때에도 활나물 생풀을 찧어 환부에 붙이면 독성이 약화된다.

주의 활나물을 한꺼번에 많은 양을 쓰거나 오랫동안 복용하면 소화기, 간, 콩팥에 일정한 영향을 주어 메스꺼움, 설사, 간 기능 저하, 빈뇨, 단백뇨 등 부작용이 나타날 수 있다.

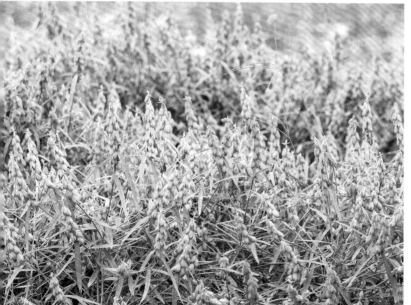

돌나물

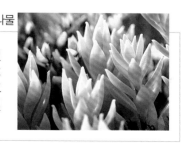

부처님 손톱을 닮은 풀

활나물은 연약한 줄기가 곧게 서지 못하고 둥글게 휘면서 비스듬히 쓰러진 모양이 활과 비슷하다고 하여 붙여진 이름이다. 또 활나물은 불지갑(佛指甲; 부처님의 손톱)이라고도 부르는데 입술처럼 벌어진 자주빛 꽃잎이 넓적하고 끝이 뭉툭한 것을 빗대어 이름붙인 것 같다. 끝이 뭉툭하고 두툼한 육질의 잎이 달린 돌나물(*Sedum sarmentosum* Bunge)도 불지갑으로 불린다.

몸을 튼튼하게 하고 설사를 멎게 하는 풀

개암풀
Psoralea corylifolia L.
콩과 보골지속

별　명 파고지, 호고자, 흑고자
한약명 **보골지**(補骨脂)·**파고지**(破故紙)-열매

분포. 전국

채취시기 1 2 3 4 5 6 7 **8** **9** **10** **11** 12
열매

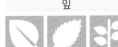

잎

염통모양　톱니모양　어긋나기

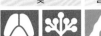

꽃　　　열매

나비모양　총상화서　협과

키 40~90cm 자라는 한해살이풀. 잎은 어긋나고 염통 모양이다. 꽃은 7~8월에 자주색 나비 모양으로 피고 잎겨드랑이에 총상화서로 달린다. 열매는 타원형이고 가을에 익는다. 열매를 약재로 쓴다.

채 취 가을에 익은 열매이삭을 잘라서 햇볕에 말린 후 두드려 열매를 털어낸다.

개암풀 꽃

성 미 맛은 쓰고 매우며 성질은 따뜻하다.

효 능 고정축뇨, 납기평천, 보신장양, 온비지사

－반독(斑禿), 백절풍, 빈뇨, 사마귀, 산연무력(酸軟無力), 설사, 신허양위, 신허작천, 요슬냉통, 원형탈모증, 유뇨, 유정, 음위, 티눈, 피부병의 치료

사용법 **보골지**를 가루내어 만든 **보골지산**(補骨脂散)을 유뇨증 및 오줌을 자주 눌 때 쓴다. 1회 1~2g씩 하루 3번 복용한다.

• 소아야뇨증에는 **보골지**(볶은 것) 40g을 가루내어 1회 4g씩 더운 물과 함께 복용한다.

• 음위에는 **보골지** 80g, 면화자 300g, 구자 80g을 섞어 짓찧고 파의 생즙으로 반죽하여 환약으로 만들어 1회 8g씩 하루 3번 공복에 복용한다.

• **보골지** 19g, 토사자 19g, 호도 8g을 섞어 만든 **보골지환**(補骨脂丸)은 유정, 음위증에 쓴다. 1회 6~8g씩 하루 3번 복용한다.

주 의 열이 나며 피오줌을 누거나 대변이 막힐 때는 쓰지 않는다.

개암풀

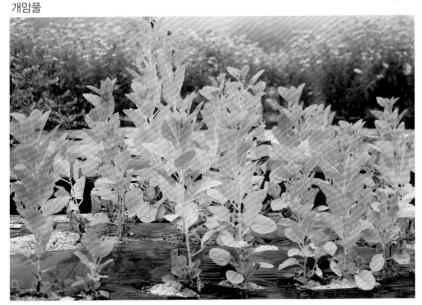

개암풀 열매

양기를 북돋우는 열매

개암풀은 잎이 개암나무의 잎과 비슷하고 열매가 개암 열매처럼 단단하여 붙은 이름이다. 그리고 개암풀의 열매에는 콩팥을 보하고 양기를 북돋우는 효능이 있는데, 이것을 복용하고 수음을 한 정액이 튀어 창호지(紙)를 뚫었다(破)는 속설에서 유래하여 파고지(破故紙), 뼈를 튼튼하게 한다고 하여 보골지(補骨脂)라는 한약명이 유래되었다.

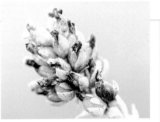

191

열을 내리게 하고 피멍을 없애주는 풀

괭이밥

Oxalis corniculata L.
괭이밥과 괭이밥속

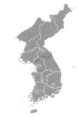

별 명 고양이풀, 산장초, 시금초
한약명 **초장초**(酢漿草)-전초

분포: 전국

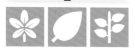
채취시기 1 2 3 4 5 6 7 8 9 10 11 12
전초

잎
3겹잎 밋밋한모양 어긋나기

꽃   **열매**
꽃잎5 홀꽃 삭과

키 10~30cm 자라는 여러해살이풀. 잎은 어긋나고 3갈래로 갈라진 겹잎이며, 작은잎은 염통 모양이고 잎자루가 길다. 꽃은 5~9월에 노란색으로 피고 잎겨드랑이에서 나온 긴 꽃줄기 끝에 1송이씩 달린다. 열매는 원기둥 모양 삭과이고 9월에 익는다. 어린 잎을 식용하고 전초를 약재로 쓴다.

무리지어 자라는 괭이밥

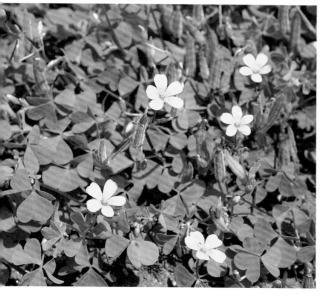

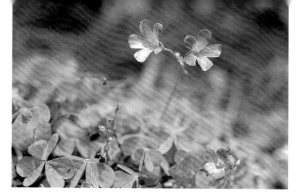
자주괭이밥

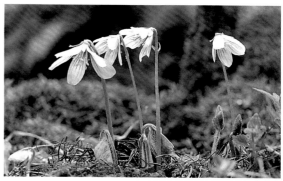
큰괭이밥

• 자주괭이밥(*O. martiana* Zuccarinl.), 큰괭이밥 (*O. obtriangulata* Max.)을 대용으로 쓸 수 있다.

채취 여름에 전초를 채취하여 햇볕에 말린다.

성미 맛은 시고 성질은 차다.

효능 소종해독, 양혈산어(凉血散瘀), 청열이습

－개선, 마진, 설사, 옹종, 이질, 인후종통, 임병, 적백대하, 정창, 치질, 비출혈, 타박상, 탈항, 토혈, 화상, 황달의 치료

사용법 주치증에 **초장초**를 1회 3~5g씩 물로 달여서 복용한다. 괭이밥의 생풀로 녹즙을 내어 복용해도 효과를 볼 수 있다.

• 괭이밥 생풀을 찧어 외상과 치질의 환부에 붙인다. 벌레에 물렸을 때에는 생즙을 내어 환부에 바른다.

• **초장초**를 달인 물로 외상의 환부를 자주 씻어내면 효과를 볼 수 있다. 치질의 경우에는 따뜻한 달인 물로 환부를 찜질한다.

괭이밥 꽃

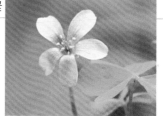

고양이가 즐겨 먹는 풀

괭이밥에는 옥살산(oxalic acid) 성분이 들어 있어 생잎을 씹으면 신맛이 나기 때문에 한약명을 초장초(酢漿草)라고 하고 산장초(酸漿草) 또는 시금초라는 별명이 붙여졌다. 그리고 어린이들이 이 신맛을 즐기기 위해 재미삼아 조금씩 뜯어먹는데, 이것을 고양이가 이 풀을 먹은 것으로 여겨 괭이밥이라는 이름이 유래된 것이라고 한다.

풍과 습을 없애주고 설사를 멎게 하는 풀

쥐손이풀
Geranium sibiricum L.
쥐손이풀과 쥐손이풀속

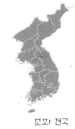
분포 전국

별 명 개발초, 광지풀, 손잎풀, 현초
한약명 **노관초**(老鸛草)-지상부

채취시기	1	2	3	4	5	6	**7**	**8**	9	10	11	12
지상부

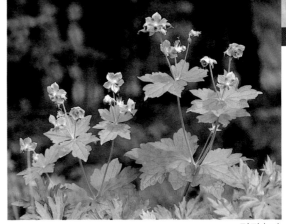
털쥐손이

잎

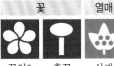

손바닥모양   톱니모양   마주나기

꽃   열매

꽃잎5   홀꽃   삭과

산과 들에서 키 1m 정도 자라는 여러해살이풀. 잎은 마디마다 2장씩 마주나고 손바닥 모양으로 깊게 갈라지며 가장자리에 톱니가 있다. 꽃은 7~9월에 연홍색으로 피고 잎겨드랑이에서 자란 긴 꽃대에 1~2송이씩 달린다. 열매는 삭과로 9~10월에 익는다. 뿌리를 제외한 전초를 약재로 쓴다.

쥐손이풀

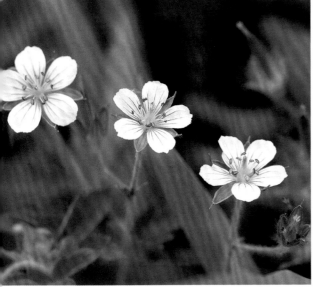

- 털쥐손이(*G. eriostemon* Fischer)와 이질풀(*G. thunbergii* S. & Z.)을 대용으로 쓸 수 있다.

채 취 여름에 지상부를 베어 바람이 잘 통하는 그늘에서 말린다.

성 미 맛은 쓰고 매우며 성질은 평온하다.

효 능 거풍, 제습, 지사, **청열**, 해독, 활혈

-각막염, 관절염, 구련마목(拘攣痲木), 복통, 월경부조, 이질, 장염, 타박상, 화농성 종양, 피부염, 편도선염, 구내염, 치통의 치료

사용법 주치증에 **노관초**를 1회 2~8g씩 물 200 ㎖로 달여서 복용한다.

- 이질, 설사에는 **노관초**를 하루에 20g씩 물 400㎖로 1/2이 되도록 달여서 복용한다.
- 편도선염, 구내염, 치통에는 **노관초**를 달인 물로 양치질을 하여 응급처치를 한다.
- 옻독, 풀독, 땀띠 등의 습진과 피부염에는 **노 관초** 달인 물을 차게 식혀서 헝겊에 적셔 환 부를 냉습포한다.
- 무좀 등 피부병에는 쥐손이풀 생잎을 찧어서 환부(발)를 싸고 하룻밤 정도 지내면 효과를 볼 수 있다.

주 의 임산부에게는 쓰지 말아야 한다.

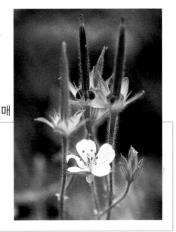
쥐손이풀의 꽃과 열매

쥐손이풀과 이질풀

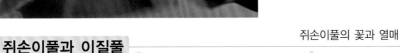

쥐손이풀과 이질풀은 동과·동속 식물로 모양이 비슷하여 구분하기 쉽지 않다. 쥐손이풀은 꽃이 1~2송이씩 피고 이질풀은 2송이씩 달리며, 쥐손이풀은 굵은 뿌리가 있고 이질풀은 여러 개로 갈라진 가는 뿌리인 것이 다르다. 쥐손이풀은 5갈래로 갈라진 잎이 작은 손바닥과 닮았다고 하여 이름이 유래되었고, 이질풀은 이질의 치료에 효능이 있어 붙여진 이름이다.

열을 내리게 하고 설사를 멎게 하는 풀

이질풀

Geranium thunbergii S. & Z.
쥐손이풀과 쥐손이풀속

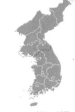
분포: 전국

별 명 개발초, 현초
한약명 **노관초**(老鸛草)-지상부

채취시기 1 2 3 4 5 6 7 8 9 10 11 12
지상부

잎

| 손바닥모양 | 톱니모양 | 마주나기 |

| 꽃 | 열매 |
| 꽃잎5 | 홀꽃 | 삭과 |

산과 들의 풀밭에서 키 50~100cm 자라는 여러해살이풀. 잎은 마주나고 손바닥 모양으로 갈라지며, 작은잎은 뒷면 맥 위에 곱슬털이 있으며 가장자리 윗부분에 톱니가 있다. 꽃은 8~9월에 분홍색·홍자색·흰색으로 피고 잎겨드랑이에서 나온 꽃줄기 끝에 2송이씩 달린다. 열매는 삭과로 9~10월에 익는다. 어린 순을 식용하고 전초를 약재로 쓴다.

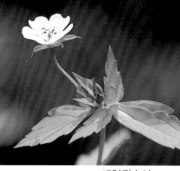
세잎쥐손이

• 꽃쥐손이(*G. eriostemon* Fischer var. *me-galanthum* Nakai), 세잎쥐손이(*G. wilfordii* Max.), 털쥐손이(*G. eriostemon* Fischer var. *reinii* (F. et S.) Max.)를 대용으로 쓸 수 있다.

채 취 여름에 열매를 맺기 시작할 무렵에 지상부를 채취하여 햇볕에 말린다.

성 미 맛은 맵고 쓰며 성질은 평온하다.

효 능 거풍, 수렴, 지사, 청열, 해독, 활혈

-구련마목(拘攣麻木), 류머티즘동통, 설사, 옹저, 이질, 장염, 타박상의 치료

사용법 주치증에 **노관초**를 1회 2~8g씩 물 200㎖로 달여서 복용한다.

• 설사를 멎게 할 때에는 **노관초**를 하루 10~20g씩 끓는 물에 넣고 진하게 달여 복용하면 효과를 확실히 볼 수 있다.

• **노관초** 20g, 결명자 20g을 장염, 복통에 쓴다. 달여서 매일 차처럼 수시로 마시면 효과를 볼 수 있다.

• 편도선염, 구내염, 치통에는 **노관초** 달인 물로 양치질을 하여 응급처치를 한다.

• 옻독, 풀독, 땀띠, 습진 등의 피부염에는 **노관초** 달인 물을 차게 식히고 헝겊에 적셔 환부를 냉습포한다.

주 의 임산부에게는 쓰지 않는다.

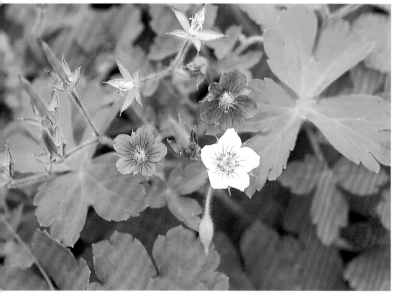
이질풀의 꽃과 잎

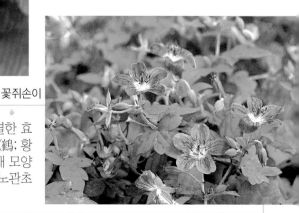
꽃쥐손이

황새의 부리를 닮은 열매

이질풀은 전초를 약재로 쓰는데 이질(痢疾)의 치료에 특별한 효능이 있다고 하여 이름이 유래되었다. 속명 geranium은 학(鶴; 황새)을 뜻하는 희랍어 geranos가 변한 것으로, 이질풀의 열매 모양이 학의 부리와 비슷한 것을 나타낸다. 이질풀의 한약명인 노관초(老鸛草)에도 황새를 뜻하는 관(鸛)자가 들어 있다.

열을 내리게 하고 기생충을 없애주는 나무

굴거리나무

Daphniphyllum macropodum Miq.
대극과 굴거리나무속

분포: 내장산 · 충청도 지방

별 명 국활나무, 산황수, 청대동
한약명 **우이풍**(牛耳楓)–잎, 줄기껍질

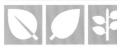

채취시기 | 1 | 2 | 3 | 4 | 5 | 6 | **7** | **8** | 9 | 10 | 11 | 12 |
잎, 줄기껍질

잎

긴타원형 / 밋밋한모양 / 어긋나기

꽃 / **열매**

꽃잎없음 / 총상화서 / 핵과

바닷가 숲 속에서 높이 10m 정도 자라는 늘푸른큰키나무. 잎은 가지 끝에 모여서 어긋나고 긴 타원형이며, 약간 윤이 나고 가죽질이다. 꽃은 암수한그루로 4~6월에 피는데 녹색이 돌고 꽃잎과 꽃받침이 없으며 잎겨드랑이에 총상화서로 달린다. 열매는 긴 타원형 핵과이고 10~11월에 암벽색으로 익는다. 잎과 줄기껍질을 약재로 쓴다.

채 취 여름에 잎과 줄기껍질을 채취하여 햇볕에 말린다.

효 능 살충, 청열, 진통, 이뇨

- 감기, ♀배산통, 백선, 촌충증, 편두선염, 부종의 치료

사용법 주치증에 **우이풍**을 1회 2~4g씩 물 200㎖로 천천히 달여서 복용하거나 말린 **우이풍**을 가루내어 복용한다.

- 기생성 피부병(백선)에는 **우이풍** 10g을 물 600㎖로 1/2이 되도록 달여서 건더기를 건져낸 달인 물로 환부를 씻는다. 이 달인 물을 가축이나 애완동물의 기생충 구제에 쓰면 효과를 볼 수 있다.

- 부종에는 **우이풍**을 1회 2~3g씩 물 200㎖로 1/2이 되도록 달여서 1/3씩 나누어 하루 3번 복용한다. 이 처방은 거담과 기생충의 구충에도 효과를 볼 수 있다.

- 천식에는 그늘에서 말린 굴거리나무의 잎을 가루내어 복용한다.

주 의 **우이풍**에는 호흡과 심장에 장애를 일으키는 성분이 들어 있으므로 복용할 때는 반드시 의사와 상의해야 한다.

굴거리나무

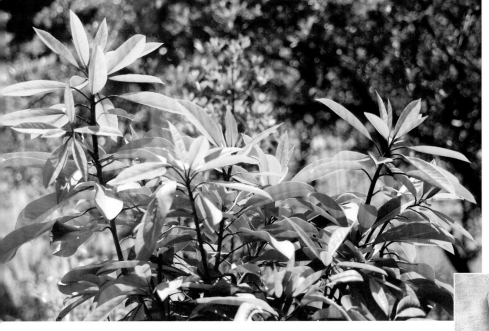

채취한 굴거리나무 잎

좀굴거리나무

굴거리나무의 동속 식물로 좀굴거리나무(*D. teijsmanni* Zoll. ex Kurz)가 있다. 좀굴거리나무는 굴거리나무에 비해 다 자란 몸집이 훨씬 작다. 좀굴거리나무 잎은 굴거리나무 잎보다 1/2 정도로 작으며 잎맥이 볼록한 것이 다르다. 또 꽃받침조각은 퇴화하고 암꽃의 헛수술이 명확하며 퇴화한 꽃밥이 있는 것이 굴거리나무와 다른 점이다.

해독 작용을 하고 종기를 가라앉게 하는 풀

아주까리

Ricinus communis L.
대극과 피마자속

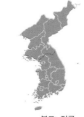

별 명 동박
한약명 **피마자**(蓖麻子)-씨

분포: 전국

채취시기 | 1 | 2 | 3 | 4 | 5 | 6 | 7 | 8 | 9 | **10** | **11** | 12
열매

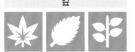

| 잎 |
| 손바닥모양 | 톱니모양 | 어긋나기 |

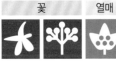

| 꽃 | 열매 |
| 특이모양 | 총상화서 | 삭과 |

키 2m 정도 자라는 한해살이풀. 잎은 어긋나고 손바닥처럼 5~11개로 갈라진다. 꽃은 8~9월에 연한 노란색 또는 붉은색으로 피고 원줄기 끝에서 총상화서를 이루는데 암꽃은 윗부분에, 수꽃은 밑부분에 달린다. 열매는 가시가 달린 삭과로 10월에 익으며 씨는 타원형이다. 씨를 약재로 쓴다.

아주까리

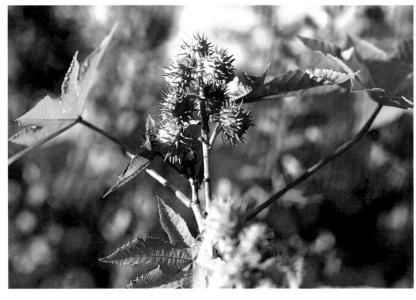

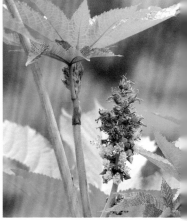

채 취 가을에 열매를 따서 겉껍질을 제거하고 햇볕에 말린다.

성 미 맛은 맵고 달며 성질은 평온하고 독성이 있다.

효 능 배농, 소종, 소염, 완하, 진정, 해독, 해열

– 각기, 급성 위장염, 급체, 당뇨병, 두통, 맹장염, 변비, 복통, 종기, 소화불량, 식중독, 연주창, 위장병, 치통, 편도선염, 화상의 치료

아주까리 꽃

사용법 종기에는 **피마자** 한 가지 또는 **피마자** · 마자인 · 행인을 섞어 곱게 가루내어 꿀에 개어서 부스럼의 환부에 붙인다.

• **피마자**를 불에 태워서 충치가 난 이 사이에 집어 넣고 있으면 효과를 볼 수 있다.

• 치통에는 **피마자**를 기름에 넣어 끓인 후 목화솜으로 이 기름을 찍어 아픈 자리(이)에 솜을 물고 있으면 효과를 볼 수 있다.

• 생아주까리 씨를 1회 1~2g씩 즙을 내어 변비에 쓴다. 하루에 2~3회씩 7일 정도 복용한다.

• 약용 아주까리 기름을 만들어 변비, 식중독 등의 설사약으로 1회 15~30g을 복용한다.

주 의 **피마자**는 독성이 강하므로 외용약으로만 쓴다. 설사약으로 쓰는 약용 아주까리 기름은 1회에 많이 쓰지 않는다.

아주까리 씨

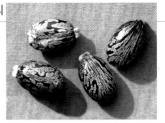

머리를 단장하는 아주까리 기름

아주까리 씨로 기름을 짜서 약용 아주까리 기름을 만들어 엿질금을 넣고 매일 식사 전에 조금씩 복용하면 위장병, 변비 등에 효과를 볼 수 있다. 이 아주까리 기름을 관장제(灌腸劑)로 쓰려면 1회 15~60g씩 쓴다. 옛날에는 아주까리 기름을 여인의 머리를 단장하는 머릿기름(동백 기름)으로 사용하였으므로 동박이라는 별명이 붙었다.

열을 식히고 오줌을 잘 나오게 하는 풀

땅빈대

Euphorbia humifusa Willd. ex Schltdl.
대극과 대극속

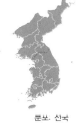

별 명 비단풀, 점박이풀, 오공초
한약명 **지금초**(地錦草)-지상부

분포. 전국

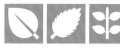

채취시기 1 2 3 4 5 **6 7 8 9 10** 11 12
지상부

잎

타원형	잔톱니모양	마주나기

꽃 **열매**

특이모양	술잔꽃차례	삭과

풀밭에서 자라는 한해살이풀. 줄기를 자르면 흰 즙액이 나온다. 잎은 마주나고 타원형이며 가장자리에 잔톱니가 있다. 꽃은 8~9월에 연한 적자색으로 잎겨드랑이에 달린다. 열매는 납작한 달걀 모양 삭과이고 9~10월에 여문다. 지상부를 약재로 쓴다.

• 애기땅빈대(*E. supina* Raf.)를 대용으로 쓴다.

땅빈대

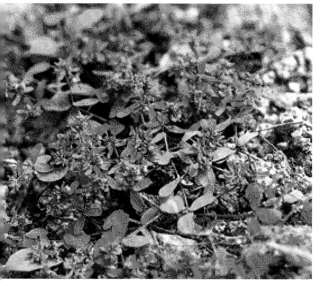

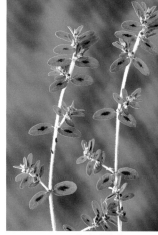

채 취 여름부터 가을에 잎이 무성한 지상부를 채취하여 바람이 잘 통하는 그늘에서 말린다.

효 능 소종, 양혈(凉血), 이습, 지혈, 청열, 해독, 항암

– 간염황달, 변혈, 토혈, 장염, 습진, 외상출혈, 이질, 화상의 치료

애기땅빈대

사용법 주치증에 **지금초**를 하루 5~12g을 달여서 2~3번으로 나누어 복용한다. 땅빈대 생풀은 30~80g을 쓴다. 가루내어 복용하기도 한다. **지금초**는 단방으로 쓰는 것이 좋다.

• 이질, 설사에 **지금초**를 하루 5~10g을 미음과 함께 복용한다. 또 가루내어 1회 5~10g씩 빈 속에 미음과 함께 복용한다.

• 위염, 대장염에는 땅빈대 생풀을 40~80g을 달여서 복용한다.

• 땅빈대 생풀 40g을 달여서 감기기침, 혈변, 토혈, 혈뇨에 복용한다. **지금초**는 가루내어 꿀로 개어서 알약으로 복용한다.

• 자궁출혈에는 **지금초** 120g을 달여서 찌꺼기를 버리고 졸여서 고약처럼 되게 한 후 1회 5g씩 1일 2회 증류수 반 잔과 함께 복용하면 효과를 볼 수 있다.

• 잇몸 염증에 **지금초** 달인 물로 양치질을 하고 입을 헹군다. 3~10일 계속하면 효과를 볼 수 있다.

• 상처의 출혈에 땅빈대 생풀을 짓찧어 환부에 붙인다.

• 사마귀에 땅빈대 생풀을 짓찧어 붙여두면 떨어지게 하는 효과를 볼 수 있다.

주 의 위장이 약한 환자는 복용을 금한다.

애기땅빈대 꽃

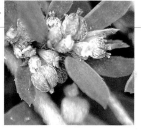

땅빈대와 애기땅빈대

땅빈대와 동속식물인 애기땅빈대는 아메리카 원산의 귀화식물이며 우리나라에서는 중부 이남 지방에 흔하게 자란다. 애기땅빈대는 땅빈대와 거의 비슷한 모습인데 잎에 검은색 반점이 있고 열매에 털이 나 있는 것이 다르다. 땅빈대의 다른 이름으로 점박이풀이라고 하는 것은 애기땅빈대를 가리키는 것 같다. 애기땅빈대의 한약명을 '포지금(鋪地錦)' 이라고도 한다.

가래를 없애주고 벌레를 죽이는 풀

낭독

Euphorbia pallasii Trucz. for. pilosa (Regel) Kitagawa
대극과 대극속

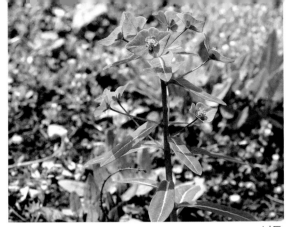

별　명 오독도기, 노호이, 복개, 속독
한약명 **낭독**(狼毒) · **백낭독**(白狼毒)–뿌리줄기

분포: 중부 이북

채취시기	1	2	3	4	5	6	7	8	9	10	11	12
			뿌리						뿌리			

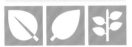

잎		
피침형	밋밋한모양	어긋나기

꽃	열매
종모양	산형화서	삭과

산에서 키 60cm 정도 자라는 여러해살이풀. 잎은 어긋나고 피침형이다. 꽃은 5~6월에 노란색으로 피고 원줄기 끝에 산형화서로 달린다. 열매는 삭과이고 8~9월에 여문다. 뿌리줄기를 약재로 쓴다.

채 취 봄 또는 가을에 뿌리를 캐내어 물에 씻고 겉껍질을 벗겨 버리고 햇볕에 말린다.

성 미 맛은 맵고 성질은 차며 독성이 많다.

효 능 이뇨, 화담, 구충, 살충

– 결핵, 수종복창, 개선, 악창, 습증, 옴, 징가, 적취의 치료

사용법 주치증에 **낭독**을 1회 1~3g씩 물 200㎖로 달여서 복용한다. 가루약이나 환약으로 만들어 복용하기도 한다.

• 외용약으로 쓸 때는 **낭독**을 가루내어 참기름으로 개어 환부에 바른다.

주 의 임산부에게는 복용약으로 쓰지 않는다.

낭독

대소변을 잘 나오게 하고 종기를 가라앉게 하는 풀

대극

Euphorbia pekinensis Rupr.
대극과 대극속

별　명 버들옻, 우독초
한약명 **대극**(大戟)–뿌리

분포: 전국

채취시기	1	2	3	4	5	6	7	8	9	10	11	12
									뿌리			

잎		
피침형	잔톱니모양	어긋나기

꽃	열매
특이모양	배상화서	삭과

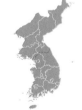

키 40~80cm 자라는 여러해살이풀. 잎은 어긋나고 피침형이다. 꽃은 5~6월에 녹황색으로 피고 가지 끝에 배상화서로 달린다. 열매는 삭과이고 8~9월에 익으며 겉에 돌기가 있다. 뿌리를 약재로 쓴다.

채 취 가을에 뿌리를 캐어 물에 씻고 줄기와 잔뿌리를 다듬어 햇볕에 말린다.

성 미 맛은 맵고 쓰며 성질은 차다.

효 능 사수축음(瀉水逐飮), 사하, 소종산결

– 구토, 나력, 담음, 복만급통, 수고(水敲), 수종, 십이수(十二水), 적취, 중풍, 피부동통, 화농성 종양의 치료

사용법 주치증에 **대극**을 1회 2~4g씩 물 300㎖로 달여서 1/3씩 나누어 하루 3번 복용한다.

• 임파선염에는 **낭독**을 1회 1g씩 달여서 하루에 2번씩 3~4일 복용한다.

• 치통에는 **낭독**을 1회 1g씩 달이거나 환제 또는 가루내어 하루 3~4번 복용한다.

• **낭독** 2, 원화 2, 감수 2, 대조 적당량을 섞어 만든 **대극산**(大戟散)은 몸이 부을 때 쓴다.

대극

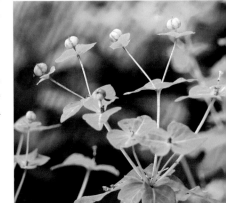

주 의 독성이 강하므로 임산부 및 몸이 허약한 사람에게는 쓰지 않는다.

대소변을 잘 나오게 하고 종기를 가라앉게 하는 풀

개감수

Euphorbia sieboldiana Morr. et Decne.
대극과 대극속

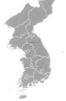

별　명 참대극
한약명 감수(甘遂)-뿌리

분포: 전국

채취시기	1	2	3	4	5	6	7	8	9	10	11	12
			뿌리						뿌리			

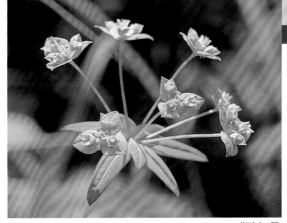

개감수 꽃

잎

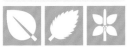

긴타원형　잔톱니모양　돌려나기

꽃　　　**열매**

특이모양　배상화서　삭과

산이나 들의 풀밭에서 키 30~40cm 자라는 여러해살이풀. 잎은 돌려나고 긴 피침형이다. 꽃은 4~7월에 황록색으로 피고 줄기 끝에 모여 배상화서를 이룬다. 꽃잎은 없고 꽃받침이 꽃처럼 보인다. 열매는 둥근 삭과이고 9월에 익으면 3개로 갈라진다. 뿌리를 약재로 쓴다.

채취 봄 또는 가을에 뿌리를 캐어 줄기와 잔뿌리를 다듬고 물에 씻어 햇볕에 말린다.

성미 맛은 쓰고 달며 성질은 차갑고 독성이 있다.

효능 강심, 사수음(瀉水飮), 이뇨, 파적취(破積聚), 통이변(通二便), 항염

－결흉(結胸), 대소변불통, 복부병괴결집(腹部病塊結集), 수종복만(水腫腹滿), 유음(溜飮), 전간의 치료

사용법 감수 2g, 흑축 4g을 섞어 배가 부을 때 쓴다. 달여서 1/3씩 나누어 하루 3번 복용한다.

• **감수**·원화·대극 각각 같은 양을 섞은 **십조탕**(十棗湯)을 삼출성 늑막염, 복수, 흉수, 배가 부풀어 오르고 가슴이 아플 때에 쓴다. 십조탕 약재를 가루내어 1회 2~4g씩 대조 10개를 달인 물로 하루 1회 복용한다.

주의 임산부 및 허약한 사람에게는 쓰지 말아야 한다.

개감수

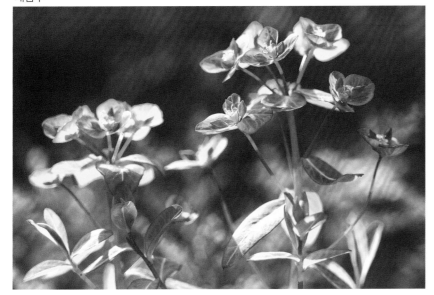

감수(약재)

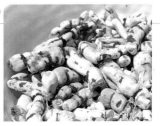

감수의 대용 약재

원래 감수(*E. kansui* T. N. Liou)는 중국(하북, 산서, 감숙, 협서, 사천, 하남 지방)에서 나는 것으로 우리나라에서는 잘 재배되지 않는다. 우리나라에서 재배되는 개감수도 감수와 비슷한 약효를 가지고 있기 때문에 중국산 감수의 대용 약재로 쓰이고 있다. 개감수는 감수와 같으면서도 참된 감수가 아니라는 뜻으로 개자를 붙여 이름지은 것이다.

위장을 튼튼하게 하고 통증을 멎게 하는 나무

초피나무

Zanthosylum piperitum A. P. DC.
운향과 산초나무속

별 명 상초나무, 전피, 재피, 좀피나무
한약명 **산초(山椒)·화초(花椒)**–열매껍질

분포: 중부 이남

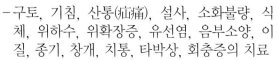

채취시기 1 2 3 4 5 6 7 8 **9** 10 11 12
열매

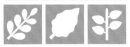
깃꼴겹잎　물결모양　어긋나기

꽃잎5　총상화서　삭과

산지에서 높이 3m 정도 자라는 갈잎떨기나무. 잎은 어긋나고 깃꼴겹잎이며 작은잎은 달걀 모양이다. 꽃은 암수딴그루로 5월에 황록색으로 피고 잎겨드랑이에 겹총상화서로 달린다. 열매는 편평하고 둥근 삭과이며 9~10월에 적갈색으로 익는다. 열매를 약재로 쓴다.

채취 이른 가을에 익기 시작하는 열매를 따서 그늘에서 말린다. 다 마른 후 씨는 골라내고 열매껍질만 쓴다.

성미 맛은 맵고 성질은 따뜻하며 독성이 조금 있다.

초피나무 꽃

효능 건위, 산한, 살충, 정장, 제습, 지통, 해독

– 구토, 기침, 산통(疝痛), 설사, 소화불량, 식체, 위하수, 위확장증, 유선염, 음부소양, 이질, 종기, 창개, 치통, 타박상, 회충증의 치료

사용법 주치증에 **산초**를 1회 0.7~2g씩 물 200㎖로 달이거나 가루내어 하루 3회 복용한다.

• **산초** 4g, 건강 6g, 인삼 12g, 엿 40g을 섞어 만든 **대건중탕(大建中湯)**은 배가 차고 아프며 게울 때 쓴다. 달여서 1/3씩 나누어 하루 3번 복용한다.

• **산초** 5g, 오매 10g, 작약 10g, 사군자 12g, 뇌환 20g을 섞어 회충증에 쓴다. 가루내어 1회 8~10g씩 하루 3번 복용한다.

• **산초** 4g, 노봉방 4g, 총백 3개, 소금 4g을 섞어 만든 **초염산(椒鹽散)**은 우식증의 치통에 쓴다. 초염산 달인 물로 양치질한다.

• 치질에는 **산초** 달인 물로 환부를 씻어낸다.

• 유선염, 종기 등에는 **산초** 가루에 밀가루를 섞어 식초로 반죽하여 헝겊에 펴발라 환부에 붙인다.

초피나무

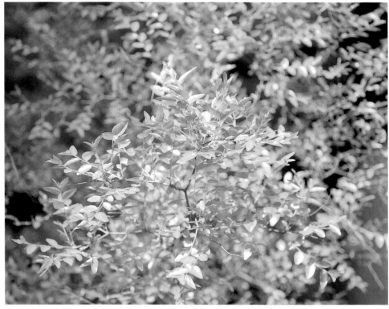

산초(약재)

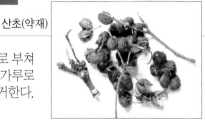
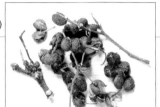

산나물 요리

봄에 초피나무 어린 잎을 채취하여 삶아서 양념 무침을 하거나 전으로 부쳐서 먹는다. 잎을 간장에 재어 장아찌를 만들기도 한다. 또 잎을 말려서 가루로 만들어 향신료로 사용하거나 돼지고기를 삶을 때 넣어 잡냄새를 제거한다. 가을에 익은 열매를 채취하여 조림을 하거나 장아찌를 만든다.

소화를 촉진하고 종기를 없애주는 나무

산초나무

Zanthoxylum schinifolium Sieb. et Zucc.
운향과 산초나무속

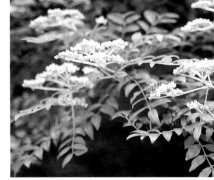

별　명　전초, 분지나무, 축초, 한초
한약명　**야초**(野椒) · **천초**(川椒)—열매껍질

분포: 전국

채취시기	1	2	3	4	5	6	7	8	9	10	11	12
									열매			

잎

깃꼴겹잎　톱니모양　어긋나기

꽃　　　**열매**

꽃잎5　취산화서　삭과

산지에서 높이 2~3m 자라는 갈잎떨기나무. 잎은 어긋나고 깃꼴겹잎이며 가장자리에 톱니가 있다. 꽃은 암수딴그루로 6~9월에 황록색으로 피고 줄기 끝에 취산화서로 달린다. 열매는 둥근 삭과이고 9~10월에 녹갈색으로 익는다. 열매껍질을 약재로 쓴다.

채 취 가을에 열매를 채취하여 씨를 제거하고 씨껍질을 햇볕에 말린다.

성 미 맛은 맵고 성질은 따뜻하다.

효 능 건위, 산한, 살충, 온중, 정장, 제습, 지통, 해어성독(海魚腥毒), 해독

－구토, 기침, 산통(疝痛), 설사, 소화불량, 식체, 애기, 위내정수, 위하수, 유선염, 음부소양, 이질, 종기, 창개, 치통, 타박상, 풍한습비, 이질, 해수기역, 회충증의 치료

사용법 주치증에 **야초**를 1회 0.7~2g씩 물 200㎖로 달이거나 가루내어 복용한다.

• 치질에는 **야초** 달인 물로 환부를 씻어낸다.

• 부인의 음기가 냉할 때에는 **야초** · 오수유를 같은 양을 가루내어 꿀에 개어서 솜에 싸서 질내(膣內)에 넣으면 효과를 볼 수 있다.

• 치통에는 **야초** 달인 물을 입에 한동안 품고 있는다.

• 유선염, 종기 등에는 **야초** 가루를 밀가루와 함께 식초로 반죽하여 헝겊에 펴서 바른 후 환부에 붙인다.

• 산초나무 열매에서 짜낸 기름을 천식, 풍병, 복통, 설사, 가래, 편두통에 쓴다. 이 기름을 1숟가락씩 하루 3번 복용한다.

산초나무 꽃

산초나무

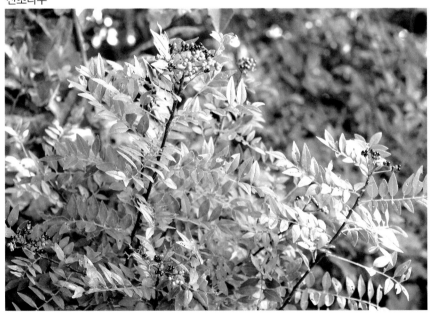

산초나무 열매

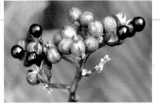

산나물 요리

산초나무의 잎이나 열매로 장아찌를 담근다. 열매를 가루내어 밀가루로 반죽하여 전을 부쳐 먹거나 된장에 박아 먹는다. 산초나무 열매를 닭 삶을 때, 또는 게장 담글 때에 향신료로 넣는다. 또 열매를 갈아서 추어탕, 매운탕에 넣으면 비린내를 제거할 수 있다.

혈압을 내리게 하고 해독 작용을 하는 나무

황벽나무

Phellodendron amurense Rupr.
운향과 황벽나무속

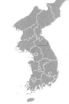

별　명 황경피나무, 황백나무
한약명 **황백**(黃柏)-줄기껍질

분포: 전국

채취시기 1 2 **3** 4 **5** 6 7 **8** 9 10 11 12
줄기껍질

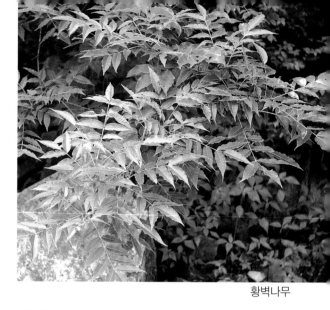
황벽나무

잎
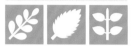
깃꼴겹잎　둔한톱니모양　마주나기

꽃　　**열매**

꽃잎다수　원추화서　둥근핵과

깊은 산에서 높이 10m 정도 자라는 갈잎 큰키나무. 수피는 연한 회색이고 코르크가 발달한다. 잎은 마주나고 작은잎은 5~13장인 깃꼴겹잎이며, 작은잎은 끝이 뾰족한 달걀 모양이고 광택이 난다. 꽃은 5~6월에 노란색으로 피고 줄기 끝에 원추화서로 달린다. 열매는 둥근 핵과로 7~10월에 검은색으로 익는다. 줄기껍질을 약재로 쓴다.

채 취 봄부터 이른 여름까지 줄기의 껍질을 벗겨 겉껍질을 제거하고 햇볕에 말린다.

성 미 맛은 쓰고 성질은 차다.

효 능 거담, 건위, 방부, 살충, 소염, 소종, 억균, 이뇨, 이담, 지혈, 진해, 항균, 해독, 혈압강하

－고혈압, 골관절결핵, 뇌척수막염, 담석증, 대하, 만성간염, 목적현훈, 방광염, 설사, 소아 두통, 습진, 신장염, 옹종, 요슬산통, 유정, 음부소양, 이질, 인후염, 자궁염, 장결핵, 축농증, 폐결핵, 황달의 치료

사용법

• **황백** 30, 구판 45, 지황 30, 지모 30, 돼지 척수를 섞어 만든 **대보음환**(大補陰丸)은 음이 허하고 화가 성하여 생기는 이명(耳鳴), 골증열

등에 쓴다. 1회 8~10g씩 하루 3번 복용한다.

• **황백** · 창출 같은 양을 섞어 만든 **이묘환**(二妙丸)은 습열로 무릎이 아플 때 쓴다. 1회 3~5g씩 하루 3번 복용한다.

• **황백** · 산약 · 감인 · 차전자 · 백과 같은 양을 섞어 가루내어 습열로 오는 이슬, 자궁열증에 쓴다. 1회 6~8g씩 하루 3번 복용한다.

• **황백** 30g, 치자 8g, 감초 8g을 섞은 **치자백피탕**(梔子柏皮湯)은 황달에 쓴다. 달여서 1/3씩 나누어 하루 3번 복용한다..

• **황백** · 선황련 · 진피 각각 11g, 백두옹 8g을 섞은 **백두옹탕**(白頭翁湯)은 열리(熱痢), 이질에 쓴다. 하루 1~2첩을 달여서 3번에 나누어 복용한다.

• **황백** 8g, 저백피 8g, 구운 백반 6g, 지유 8g으로 가루약을 만들어 급성 대장염에 쓴다. 1회 3~4g씩 하루 3번 복용한다.

• **황백** 추출물 33, 봉밀 67을 섞어서 만든 **청생고**(靑生膏)는 골결핵루공(骨結核漏孔), 결핵성 궤양, 곪는 상처 등에 쓴다. 외용약으로 바른다.

주 의 비위가 허할 때는 쓰지 않는다.

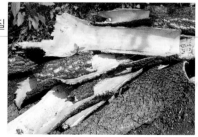
황벽나무 줄기껍질

속살이 선명한 노란색인 황벽나무

　황벽나무의 줄기껍질을 벗기면 노란색 속살이 드러난다. 이 속살과 줄기의 속껍질이 노란색인 데서 이름이 유래되었다. 또 황벽나무의 두꺼운 줄기껍질은 옛날부터 술병의 병마개(코르크 마개)를 만드는 데 쓰였다. 이 줄기껍질은 열을 내리게 하고 해독 작용을 하는 효능으로 한약재로 쓴다.

숙취를 없애주고 소화를 촉진하는 나무

유자나무

Citrus junos Tanaka
운향과 굴나무속

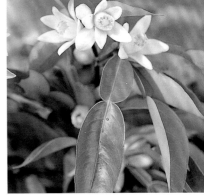
유자나무 꽃

한약명 **유자**(柚子) · **등자**(橙子)–열매

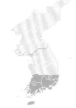
분포: 남부 지방

채취시기 | 1 2 3 4 5 6 7 8 **9** **10** 11 12
열매

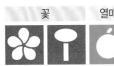
잎

긴타원형 둔한톱니모양 어긋나기

꽃 열매

꽃잎5 홑꽃 장과

높이 4m 정도 자라는 늘푸른큰키나무. 잎은 어긋나고 끝이 뾰족하고 긴 달걀 모양 타원형이며, 가장자리에 잔톱니가 있고 잎자루에 날개가 있다. 꽃은 5~6월에 흰색으로 피고 잎겨드랑이에서 1송이씩 달려 밑으로 처진다. 열매는 편구형 장과로 9~10월에 노란색으로 익는다. 열매를 식용하고 약재로도 쓴다.

채취 10월에 잘 익은 열매를 채취하여 그대로 쓰거나 열매껍질을 보아 햇볕에 말린 후 잘게 썰어서 쓴다.

성미 맛은 달고 시며 성질은 차다.

효능 관흉격(寬胸膈), 해열, 소화촉진, 제허로(除虛勞), 지갈, 지구, 하기(下氣), 해주독, 어해독, 해독, 화담

–목감기, 산기(疝氣), 요통, 음주구취, 임병, 흉복부 냉증의 치료

사용법 주치증에 유자나무 생열매를 그대로 먹거나 물로 달여서 복용한다. 말린 유자나무 열매껍질은 1회 4~8g씩 200㎖의 물로 달여서 복용하거나 가루내어 물로 복용한다.

• 감기에는 유자 1개에서 짜낸 즙에 꿀이나 설탕을 섞고 끓는 물을 타서 복용한다. 복용하고 잠을 자면 땀이 나서 해열하는 효과를 볼 수 있다.

• 냉증, 어깨결림, 요통, 신경통에는 유자 4개를 1/2씩 쪼갠 다음 설탕 300g과 함께 소주(35도) 1.8ℓ에 담가서 3개월 정도 숙성시킨 **유자주**(柚子酒)를 하루 1잔씩 마신다. 피로회복과 혈액순환 촉진 등의 효과도 볼 수 있다.

유자나무

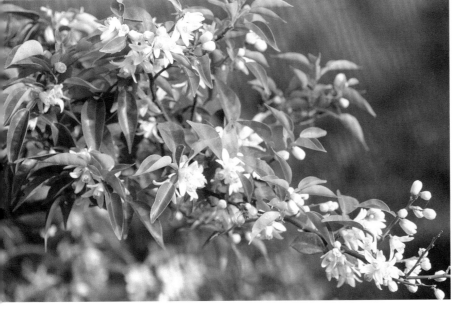

유자나무 열매

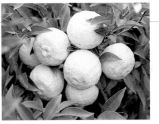

유자차

유자나무의 열매인 유자는 신맛이 매우 강하기 때문에 그대로 먹기는 어려우므로 대개는 **유자차**(柚子茶)를 만들어 신맛과 향기를 즐기며 마신다. 유자차는 생유자를 얇게 썰어 충분한 양의 설탕에 조려 두었다가 끓는 물을 부어 우려낸다. 수시로 마시면 혈액순환을 촉진하고 어린이의 감기를 예방하며 피부미용에도 좋은 효과를 볼 수 있다.

소화 작용을 돕고 가래를 삭게 하는 나무

귤나무

Citrus unshiu Marcov.
운향과 귤나무속

분포: 제주도

별 명 온주귤, 온주밀감, 하귤
한약명 **귤피**(橘皮)·**진피**(陳皮)·**청피**(靑皮)-열매껍질

채취시기	1	2	3	4	5	6	7	8	9	10	11	12

청피: 7~8월
열매: 9~11월

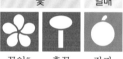

잎		
피침형	밋밋한모양	어긋나기

꽃	열매	
꽃잎5	홀꽃	장과

귤나무

과수로 재배하고 높이 3~5m 자라는 늘푸른 중키나무. 잎은 어긋나고 넓은 피침형이며 가장자리에 잔톱니가 있다. 꽃은 6월에 흰색으로 피고 잎겨드랑이에 1송이씩 달린다. 열매는 둥근 장과이고 10~11월

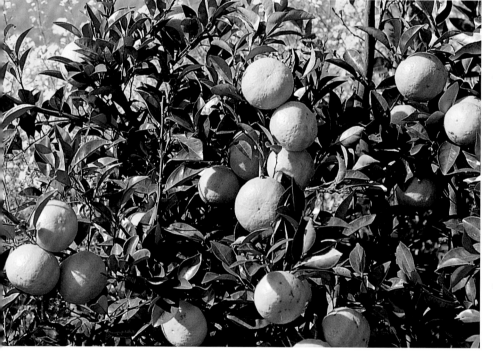

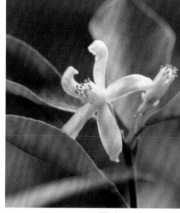

에 황적색으로 익는다. 열매를 식용하고 열매껍질을 약재로 이용한다.

채취 진피는 가을에 다 익은 열매를 따서 껍질을 벗겨 햇볕에 말린다. 청피는 여름에 덜 익어 노랗게 변하지 않은 열매를 따서 껍질을 벗겨 햇볕에 말린다.

귤나무 꽃

성미 맛은 쓰고 매우며 성질은 따뜻하다.

효능 건비, 소화촉진, 이기, 이뇨, 조습, 조중(調中), 통락, 화담

-가슴이 두근거리는 증세, 구토화역, 담음해수, 소화불량, 식적(食積), 어지럼증, 어해중독, 위염, 흉협위동통(胸脇胃疼痛)의 치료

사용법 소화불량, 구토에는 **진피**(陳皮)를 1회 6~10g씩 물 500㎖로 1/2이 되도록 달여서 1/3씩 나누어 하루 3번 달인 물이 따뜻할 때 복용한다.

• **진피**(陳皮) 8g, 반하 15g, 적복령 8g, 감초 4g, 생강 6g을 섞은 **이진탕**(二陳湯)은 가래와 기침이 나고 가슴이 답답하며 메스껍거나 토하고 어지러우며 가슴이 두근거릴 때 쓴다. 달여서 1/3씩 나누어 하루 3번 복용한다.

• **진피**(陳皮) 10, 창출 15, 후박 8, 감초 4, 생강 6, 대조 4를 섞

밀감

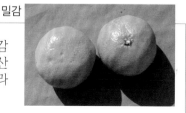

꿀처럼 단맛이 나는 밀감

귤나무는 열매가 꿀(밀;密)처럼 단맛이 강하다고 하여 단맛을 나타내는 감(甘)자를 넣어 한자명을 밀감(蜜柑)이라고 한 것이다. 또 중국의 유명한 귤 산지인 원저우(溫洲 ; 온주) 지방의 이름에서 유래되어 온주밀감(溫洲蜜柑)이라고도 부른다. 중국과 일본에서는 귤을 온주밀감이라고 한다.

어 만든 **평위산**(平胃散)은 식욕부진과 소화불량으로 명치끝이 아프며 설사할 때, 위염, 위무력증 등에 쓴다. 1회 6~8g씩 하루 3번 복용한다.

- **청피**(덜 익은 귤 껍질)를 볶아 가루를 만들어 술에 타 복용하면 산모의 젖이 부어 단단해지고 감각이 없어졌을 때 효과를 볼 수 있다.

- **청피**, 산사, 신곡, 맥아 같은 양을 섞어 가루내어 음식이 소화되지 않고 배가 불어나며 아플 때, 식체에 쓴다. 1회 4~5g씩 하루 3번 복용한다.

- 말린 귤씨는 산증(疝症)에 쓰고 말린 귤잎은 화농성 유선염, 유옹, 요통에 쓴다. 귤씨는

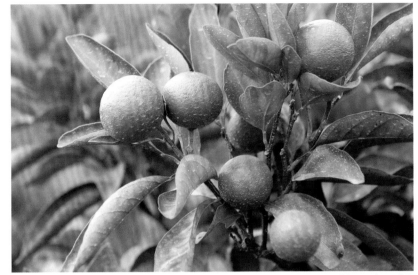

덜 익은 귤나무 열매

하루 3~9g, 귤잎은 하루 6~15g 쓴다.

주 의 임산부에게는 쓰지 않는다.

갈증을 풀어주고 식욕을 증진시키는 나무

금감

Fortunella japomica Swingle var. *margarita* (Swingle) Makino
운향과 금감속

별　명　금귤
한약명　**금귤**(金橘)-열매

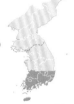

분포: 남부 지방

채취시기	1	2	3	4	5	6	7	8	9	10	11	12
										열매		

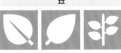

잎

피침형　밋밋한모양　어긋나기

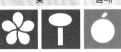

꽃　　**열매**

꽃잎5　홀꽃　장과

높이 4m 정도 자라는 늘푸른떨기나무. 잎은 어긋나고 피침형이다. 꽃은 7~8월에 흰색으로 피고 잎겨드랑이에 달린다. 열매는 장과이고 10~11월에 주황색으로 익는다. 열매를 식용하고 약재로도 쓴다.

채 취 가을에 열매가 익으면 열매를 따서 그대로 쓰거나 조각내어 햇볕에 말린다.

성 미 맛은 맵고 달며 성질은 따뜻하다.

효 능 이기, 해울(解鬱), 화담, 성주(醒酒)

- 가래, 기침, 감기, 간염, 위염, 주취의 치료

사용법 가래, 기침에는 **금감** 10개, 차전초 5g을 설탕과 함께 물 400㎖로 달여서 조금씩 나누어 하루에 여러 번 복용한다.

- 감기 초기에는 **금감**에서 짜낸 과즙 1~2잔에 생강을 넣고 끓는 물을 부은 것을 잠자기 전에 복용한다.

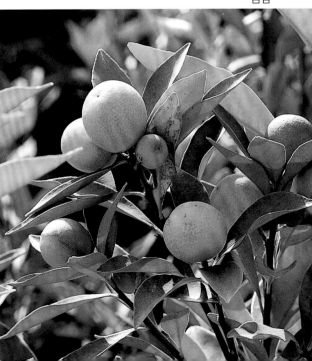

금감

마음을 강건하게 하고 음식의 소화를 돕는 나무

탱자나무

Poncirus trifoliata Raf.
운향과 탱자나무속

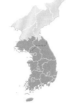

분포: 중부 이남

한약명 **지각**(枳殼)-열매껍질,
　　　 지실(枳實)-덜 익은 열매

채취시기	1	2	3	4	5	6	7	8	9	10	11	12

덜 익은 열매: 7~8월
익은 열매: 9~10월

잎

3겹잎　　둔한톱니모양　　어긋나기

꽃　　**열매**

꽃잎5　　홀꽃　　장과

인가 부근에서 식재하고 높이 3~5m 자라는 갈잎떨기나무. 가지에 억센 가시가 어긋나게 달린다. 잎은 어긋나고 타원형인 작은잎 3개로 이루어지며 가장자리에 둔한 톱니가 있다. 꽃은 5월에 흰색으로 피고 잎겨드랑이에 1~2송이씩 달린다. 열매는 장과이고 둥글며 9월에 노란색으로 익는다. 열매를 식용하고 약재로도 쓴다.

채취 가을에 익기 시작하는 열매를 따서 가로로 잘라 햇볕에 말린다. 덜 익은 열매는 여름에 따서 가로로 반씩 잘라 햇볕에 말린다.

성미 맛은 쓰고 시고 매우며 성질은 조금 차갑다.

탱자나무 꽃

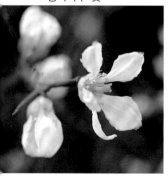

효능 강심, 거담, 건위, 소적(消積), 소화촉진, 이뇨, 이담, 진통, 파기(破氣), 혈압상승

-담낭 질환, 두드러기, 변비, 소양증, 소화불량, 위통, 자궁하수, 장출혈동통, 치질, 황달, 흉복팽창의 치료

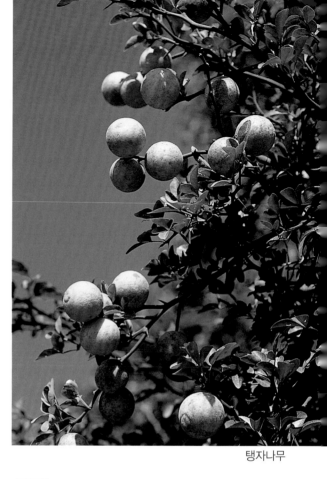

탱자나무

사용법 주치증에 **지실**을 1회 2~4g씩 물 200㎖로 뭉근하게 달이거나 가루내어 복용한다. 하루 4~10g 쓴다.

- **지각**(또는 **지실**) 10g, 진피(陳皮) 12g, 생강 10g을 섞어서 기체(氣滯)로 가슴이 그득하고 아플 때 쓴다. 달여서 1/3씩 나누어 하루 3번 복용한다.

- **지각**(또는 **지실**) · 길경 · 적복령 · 진피(陳皮) · 상백피 · 대복피 · 반하곡(신곡) · 소자 · 소엽 각각 8g, 초과 · 감초 · 대조 각각 4g, 생강 6g을 섞은 **분기음**(分氣飮)은 몸이 붓고 숨이 찰 때 쓴다. 달여서 1/3씩 나누어 하루 3번 복용한다.

귤나무 열매

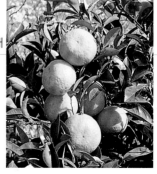

남귤북지

　남귤북지(南橘北枳)라는 말이 있다. 중국 남쪽 지방에서 재배하던 귤나무(橘;귤)가 양쯔강을 넘어 북쪽 지방에서 심으면 탱자나무(枳;지)가 된다는 뜻이다. 사실은 식물의 종이 변하는 것이 아니라 따뜻한 지방에서 잘 자라는 귤나무가 추운 북쪽 지방에서는 잘 자라지 못하고 열매도 탱자처럼 작은 열매가 달려 버린다. 우리나라에서도 제주도 이외의 지방에 귤나무를 심으면 열매가 작아지고 만다.

풍을 없애주고 열기를 식혀주는 풀

백선

Dictamnus dasycarpus Turcz.
운향과 백선속

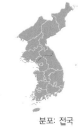

별　명 검화풀, 백양선, 양선초, 봉삼
한약명 **백선피**(白鮮皮)-뿌리껍질

분포: 전국

채취시기
뿌리

잎

깃꼴겹잎　잔톱니모양　마주나기

꽃　　　열매

꽃잎5　총상화서　삭과

산기슭에서 키 50~90cm 자라는 여러해살이풀. 잎은 마주나고 깃꼴겹잎이며 가장자리에 톱니가 있다. 꽃은 5~6월에 흰색이나 연홍색으로 피고 줄기 끝에 여러 송이가 모여 총상화서로 달리며 꽃잎은 5장이다. 열매는 삭과이고 8월에 익으며, 다 익은 열매는 5개로 갈라지고 털이 난다. 뿌리를 약재로 쓴다.

채취 늦은 봄부터 여름 사이에 뿌리를 캐어 물에 씻고 길이로 쪼개어 목질부를 제거하고 햇볕에 말린다.

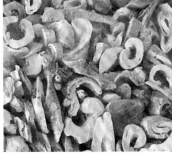
백선피(약재)

성미 맛은 쓰고 성질은 차다.

효능 거풍, 억균, 이담, 조습, 청열, 항균, 해독, 해열

－개선(疥癬), 대장염, 두통, 류머티즘성 비통, 만성 습진, 버짐, 옴, 풍습복통, 풍열창독, 황달의 치료

사용법 주치증에 **백선피**를 1회에 2~5g씩 물 200㎖로 달여서 복용한다.

• **백선피** 10g, 우슬·방기·창출·황백·의이인 각각 9g, 석곡 8g, 금은화 8g을 섞어 비증으로 다리가 아플 때 쓴다. 달여서 1/3씩 나누어 하루 3번 복용한다.

• 습진에는 **백선피**·방기·고삼·황백 각각 8g을 섞어 달인 물을 환부에 바른다.

• 종기 등 외상에는 백선 생뿌리를 찧어서 환부에 붙이거나 달인 물로 환부를 씻어낸다.

백선
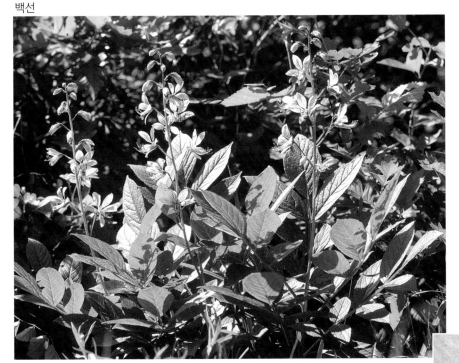
채취한 백선 뿌리

봉황을 닮은 뿌리

백선은 뿌리의 껍질을 흔히 피부병(皮膚病)을 치료하는 약재로 쓰는데 양(羊)의 냄새가 난다고 하여 백양선(白羊鮮)이라고도 한다. 또 백선의 뿌리가 봉황을 닮았고 인삼처럼 약효가 뛰어나다고 여겨 봉삼(鳳蔘) 또는 봉황삼(鳳凰蔘)이라는 별명이 붙었다.

열을 내리게 하고 해독 작용을 하는 나무

소태나무

Picrasma quassioides (D. Don) Benn.
소태나무과 소태나무속

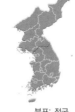
분포: 전국

별 명 황동수
한약명 **고목(苦木)**–가지

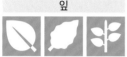
채취시기 1 2 3 4 5 **6 7 8** 9 10 11 12
가지

잎
깃꼴겹잎 물결모양 어긋나기

꽃 **열매**
꽃잎4,5 총상화서 핵과

소태나무

산지에서 높이 8m 정도 자라는 갈잎큰키나무. 잎은 어긋나고 깃꼴겹잎이며 가장자리는 물결 모양이다. 꽃은 암수딴그루로 5~6월에 황록색으로 피고 잎겨드랑이에 총상화서로 달린다. 열매는 달걀 모양 핵과이고 9월에 붉은색으로 익는다. 줄기와 열매를 약재로 쓴다.

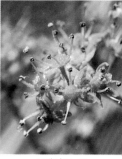
소태나무 꽃

채취 여름에 줄기와 가지를 50cm 정도의 길이로 잘라 겉껍질은 벗기고 바람이 잘 통하는 곳에서 햇볕에 말린다. 굵은 것은 세로로 가늘게 쪼개어 말린다.

성미 맛은 쓰고 성질은 차다.

효능 건위, 살충, 소종, 조습, 지혈, 청열, 항암, 해독

–당뇨, 담도감염, 세균성 이질, 소화불량, 습진, 요충증, 위장염, 인후염, 종기, 편도선염, 화상, 회충증의 치료

사용법 주치증에 **고목**을 1회 5~6g씩 물 200㎖로 달여서 이 달인 물을 1/3씩 나누어 하루 3번 식후에 복용한다.

- 세균성 이질에 **고목**을 1회 1~3g씩 곱게 가루내어 하루 3~4번 복용한다.
- **고목**을 1회 5~10g씩 물 600㎖로 1/2이 되도록 달여서 건위약으로 쓴다. 달인 물을 1/3씩 나누어 하루 3번 식후에 복용한다.
- 화상에는 **고목** 달인 물로 환부를 씻어낸다. 또는 소태나무 고약을 바르거나 **고목**을 가루내어 환부에 뿌려준다.
- 식욕부진에는 **고목**을 가루내어 1회 0.5g씩 식사 전에 복용한다.
- 타박상에는 소태나무의 생나무 껍질을 찧어서 환부에 붙이면 지혈 효과를 볼 수 있다.

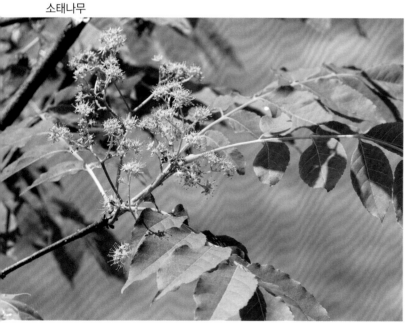

소태나무 가지

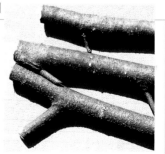

소의 태처럼 쓴 나무

소태나무는 가지를 약재로 이용하는데 약성이 소의 태(胎)처럼 몹시 쓰다고 하여 이름이 유래되었다. 옛날에는 이 쓴맛을 이용하여 아기가 젖을 떼게 하기 위해 소태나무 줄기에서 나오는 진액을 산모의 젖꼭지에 바르기도 하고, 소태나무 열매를 물에 끓여서 이 끓인 물을 냇물에 흘려보내어 물고기를 기절시켜 잡기도 하였다. 그리고 소태나무의 이 쓴맛은 맛을 보면 오랫동안 입 속에 남아 잘 가시지 않으므로 매우 곤란한 상황을 표현하는 대표적인 말이 되었다.

열을 내리게 하고 출혈을 멎게 하는 나무

가죽나무

Ailanthus altissima Swingle
소태나무과 가죽나무속

별 명 가중나무
한약명 **저백피**(樗白皮)-뿌리와 줄기의 껍질

분포: 전국

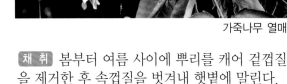
가죽나무 열매

채취시기 | | | 4 5 6 7 8 | | | |
뿌리

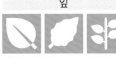

잎
깃꼴겹잎 물결모양 어긋나기

꽃   열매
꽃잎5 원추화서 날개모양

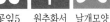

산지에서 높이 20m 정도 자라는 갈잎큰키나무. 잎은 어긋나고 깃꼴겹잎이며 작은잎은 넓은 달걀 모양이다. 꽃은 암수딴그루로 6월에 녹백색으로 피고 가지 끝에 원추화서로 달리며 꽃잎은 5개이다. 열매는 시과이고 3~5개씩 달리며 9월에 연한 적갈색으로 익는다. 뿌리껍질을 약재로 쓴다.

가죽나무

채 취 봄부터 여름 사이에 뿌리를 캐어 겉껍질을 제거한 후 속껍질을 벗겨내 햇볕에 말린다.

성 미 맛은 쓰고 떫으며 성질은 차다.

효 능 살충, 소염, 제습, 지사, 지혈, 해열

-대장염, 방광염, 설사, 요도염, 위염, 이슬, 이질, 자궁출혈, 장출혈, 치질의 치료

사용법 주치증에 **저백피**를 1회 5~10g씩 물 200㎖로 달여서 복용한다. 1일 6~12g.

• 대장염에 **저백피**를 1회 6~12g씩 달여서 1/3씩 나누어 하루 3번 복용한다. 또 가루내어 1회 3g씩 하루 3번 복용한다.

• **저백피** 6, 백작약 4, 토목향 4로 만든 가루약은 대장염 치료에 효과가 있다. 1회 3~4g씩 하루 3번 복용한다.

• **저백피** 12g, 인삼 6g을 섞어 오랜 이질에 쓴다. 달여서 1/3씩 나누어 하루 3번 복용한다.

주 의 허한증에는 쓰지 않는다.

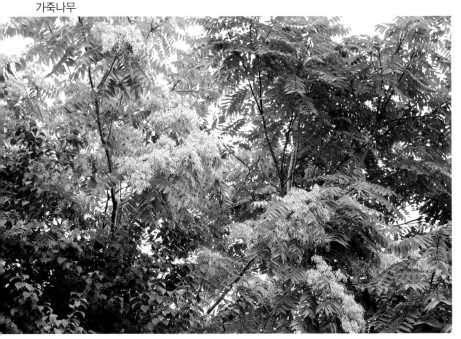

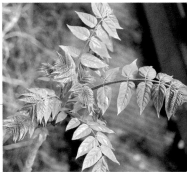
가죽나무 어린 새잎

산나물 요리

봄에 가죽나무의 어린 새잎을 채취하여 나물로 먹는다. 채취한 새잎을 끓는 물에 데친 후 찬물에 담가 우려낸 다음 나물 무침을 한다. 생잎은 전으로 부쳐 부침개를 만들거나 기름에 튀겨 튀각을 만들어 먹기도 한다.

정신을 안정시키고 기침을 멎게 하는 풀

애기풀

Polygala japonica Houtt.
원지과 원지속

별　명 과자초, 원사초, 중구자, 청어담
한약명 **과자금**(瓜子金) · **영신초**(靈神草)-전초

분포: 전국

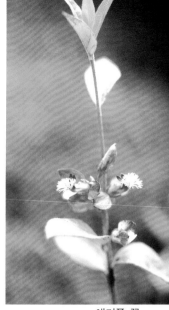

채취시기	1	2	3	4	5	6	7	8	9	10	11	12

전초

잎

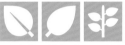

타원형　　밋밋한모양　어긋나기

꽃　　　　**열매**

특이모양　총상화서　　삭과

산지에서 키 20cm 정도 자라는 여러해살이풀. 잎은 어긋나고 타원형이다. 꽃은 4~6월에 연한 홍색으로 피고 꽃줄기에 총상화서로 달린다. 꽃받침 2개가 꽃잎처럼 보인다. 열매는 삭과이고 8~9월에 익는다. 어린순을 식용하고 전초를 약재로 쓴다.

채취 여름에서 가을까지 전초를 채취하여 물에 씻어 잡질을 제거하고 햇볕에 말린다.

성미 맛은 맵고 쓰며 성질은 평온하다.

효능 지해, 화담, 활혈, 지혈, 안신, 해독

－해수다담, 토혈, 혈변, 정충(怔忡), 불면, 인후종통, 사교상, 타박상의 치료

사용법 주치증에 **과자금** 8~15g을 물로 달여서 복용한다. 가루내어 복용하기도 한다.

- 골수염, 골관절결핵, 다발성 종기에는 **과자금** 300g을 소주(35도)에 7일 이상 담근 것을 짓찧어 하루 2번 복용한다.

- 불면증에는 **과자금** 40g을 물에 넣고 달여서 1/2씩 나누어 하루 2번 복용한다.

- 외상에는 **과자금** 달인 물로 환부를 씻어내거나 애기풀 생풀을 짓찧어 환부에 붙인다.

애기풀 꽃

애기풀

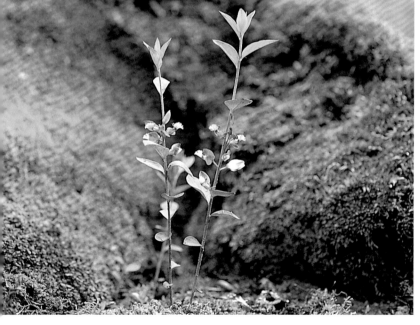

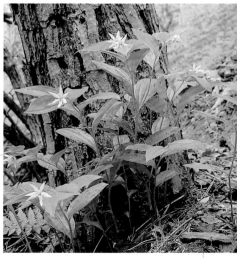

애기나리

아기처럼 약한 풀

애기풀은 전체적으로 키가 작고 줄기가 약하여 슬쩍 건드리기만 해도 잘 구부러져 이내 시들고 만다. 이렇게 작고 약한 모습이 어린아이와 같다고 하여 애기풀이라는 이름이 붙여진 것으로 추정된다. 애기원추리, 애기괭이밥, 애기기린초, 애기나리 등처럼 동속 식물에 비해 몸집이 작거나 여린 것에는 애기라는 이름이 붙는다.

열을 내리게 하고 해독 작용을 하는 나무

붉나무
Rhus chinensis Miller
옻나무과 옻나무속

별　명 소금나무, 뿔나무, 오배자나무
한약명 **오배자**(五倍子)-벌레집

분포: 전국

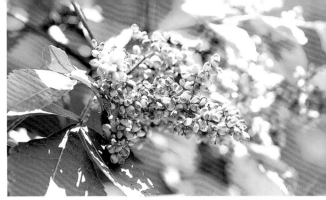
붉나무 열매

잎

깃꼴겹잎　톱니모양　어긋나기

꽃　　　열매

꽃잎5　원추화서　납작한핵과

산기슭에서 높이 7m 정도 자라는 갈잎중키나무. 잎은 어긋나고 깃꼴겹잎이다. 꽃은 암수 딴그루로 7~8월에 황백색으로 피고 줄기 끝에 원추화서로 달린다. 열매는 납작한 구형 핵과이고 10월에 황적색으로 익는다. 잎과 열매는 식용하고 수액과 잎

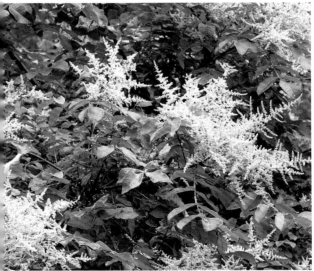
붉나무

에 달린 벌레집을 약재로 쓴다.

채취 가을에 잎에 달리는 붉나무 벌레집을 뜯어 증기에 쪄서 햇볕에 말린다.

성미 맛은 시고 성질은 평온하다.

효능 **산어, 지혈, 청열, 해독, 해열**

－구내염, 만성 해수, 설사, 유정, 이질, 종기, 탈항, 피부소양, 피부염의 치료

사용법 주치증에 **오배자**를 1회 4~6g씩 물 200㎖로 달이거나 가루내어 복용한다.

• **오배자** 3, 상실 10, 백반 2, 오미자 6을 섞어 환약을 만들어 오랜설사와 장출혈에 쓴다. 1회 3~4g씩 하루 3번 복용한다.

• **오배자** 3, 지유 2를 섞어 만든 **오배자산**(五倍子散)은 위장출혈 및 산후자궁출혈에 쓴다. 1회 3~4g씩 하루 3번 복용한다.

• 습진, 농가진에 **오배자** 달인 물을 환부에 바르면 효과를 볼 수 있다.

• 옴과 종기에는 **오배자** 가루를 기름에 개어서 환부에 바른다.

• 외상출혈, 피부염에 붉나무 줄기껍질을 불에 달궈서 나온 진을 환부에 바른다.

• 구내염에 붉나무 열매를 삶아서 물에 우린 후, 그 물을 입에 물고 가글하듯이 사용한다.

오배자(붉나무솜진딧물 벌레집)

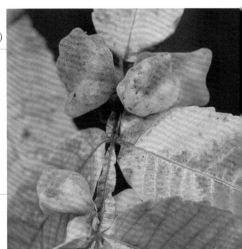

약으로 쓰는 벌레집과 소금

붉나무의 잎에는 오배자벌레(붉나무솜진디물; *Schlechtendalia chinensis*)가 기생한다. 오배자벌레가 자극성 물질을 내보내면 붉나무 잎이 주머니 모양으로 부풀어올라 울퉁불퉁한 벌레집이 생긴다. 가을에 뜯어내어 약재로 쓰는 이 벌레집을 오배자(五倍子)라고 한다.

붉나무를 소금나무라고 부르는 이유는 열매 사이에 짠맛이 나는 소금 결정이 생기기 때문이다. 또한, 나무의 잎과 줄기를 잘라서 가마솥에 넣고 오랫동안 끓이면 소금을 얻을 수 있다고 한다.

피를 잘 돌게 하고 벌레를 없애주는 나무

옻나무
Rhus verniciflua Stokes
옻나무과 옻나무속

분포: 전국

별 명 옻칠, 참옻, 칠목
한약명 **건칠**(乾漆)-줄기의 진액(수지)

채취시기 `1` `2` `3` `4` `5` `6` `7` `8` `9` `10` `11` `12`
줄기의 진액

잎		
깃꼴겹잎	밋밋한모양	어긋나기
꽃	열매	
꽃잎5	원추화서	납작한핵과

산과 들에서 높이 20m 정도 자라는 갈잎 큰키나무. 잎은 어긋나고 깃꼴겹잎이며 작은 잎은 9~11개이고 달걀 모양이며 가장자리가 밋밋하다. 꽃은 암수한그루로 6월에 황록색으로 피고 잎겨드랑이에 서 밑으로 처져 원추화서를 이룬다. 열매는 편평하고 둥근 핵과이고 9월에 연한 노란색으로 익는다. 어린 잎을 나물로 식용하고 전체를 약재로 쓴다.

• 개옻나무(*R. trichocarpa* Miq.)를 대용으로 쓸 수 있다.

개옻나무 꽃

채 취 4~6월에 4m 이상 자란 나무의 줄기에 칼로 상처를 낸 다음 흘러내린 진액을 긁어모아 말린다.

성 미 맛은 맵고 쓰며 성질은 따뜻하고 독성이 조금 있다.

효 능 살충, 소적, 파어

- 무월경, 복중경결(腹中硬結), 식체, 어혈, 월경폐지, 징가, 회충증의 치료

사용법 주치증에 **건칠**을 1회 1~2g씩 가루내어 복용한다.

• **건칠** 100g에 생지황 즙(생지황 3kg에서 짠 즙)을 넣고 환약으로 만들 수 있을 때까지 끓여서 1개 0.3g씩 알약으로 만들어 무월경, 징가에 쓴다. 1회 3개씩 하루 3번 복용한다.

• 편도선염에는 **건칠**을 불에 태우고 그 연기를 들이마시면 효과를 볼 수 있다.

주 의 옻나무의 수지(줄기의 진액)가 피부에 닿으면 사람에 따라 심한 염증을 일으킨다. 이렇게 옻이 오르면 모근(띠 뿌리) 달인 물을 복용하고 이 달인 물로 환부를 씻는다.

옻나무
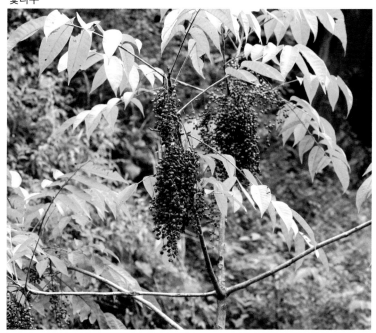

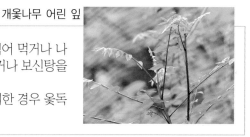
개옻나무 어린 잎

산나물 요리

봄에 옻나무 어린 잎을 채취하여 끓는 물에 삶아서 초장에 찍어 먹거나 나물 무침을 한다. 옻나무 줄기를 닭을 삶을 때 넣어 옻닭을 만들거나 보신탕을 끓일 때 넣으면 잡냄새를 없애준다.
옻을 타는 사람을 옻을 넣은 음식을 먹지 말아야 한다. 부득이한 경우 옻독 예방약을 복용한 후 먹는다.

풍과 습을 없애주고 뼈를 튼튼하게 해주는 나무

고로쇠나무

Acer pictum ssp. *mono* (Maxim.) Ohashi
단풍나무과 단풍나무속

분포: 전국

별 명 고래솔나무, 고로수, 물통나무
한약명 **지금축**(地錦槭)-줄기껍질,
　　　　고로쇠-수액

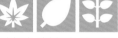
줄기껍질: 연중　　수액

잎

손바닥모양　밋밋한모양　마주나기

꽃　　열매

꽃잎다수　원추화서　날개모양

키 20m 정도 자라는 갈잎큰키나무. 잎은 마주나고 손바닥 모양으로 갈라진다. 꽃은 암수한그루로 잎이 나기 전인 4~5월에 노란색으로 피고 원추화서로 달린다. 열매는 시과이고 9~10월에 익는다. 어린

고로쇠나무

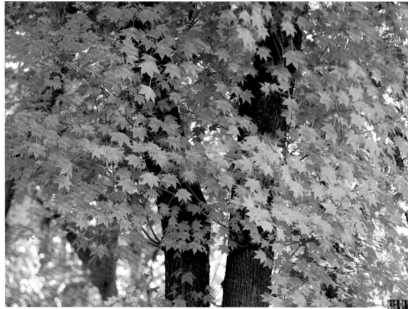

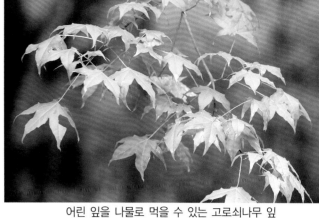
어린 잎을 나물로 먹을 수 있는 고로쇠나무 잎

잎을 나물로 식용하고 수액과 줄기껍질을 약재로 쓴다.

채 취 이른 봄에 줄기에 V자 모양의 상처를 내어 수액을 받는다. 줄기껍질은 필요할 때 수시로 채취하여 햇볕에 말린다.

성 미 맛은 맵고 성질은 따뜻하다.

효 능 거풍제습, 활혈거어

－**지금축**: 골절상, 풍습성 사지마비, 타박상의 치료

－**고로쇠**: 고혈압, 골다공증, 관절염, 당뇨, 변비, 비뇨기계 질환, 소화불량, 숙취, 신경통, 요로결석, 위장병, 치질, 폐병기침의 치료

사용법 주치증에 고로쇠나무 수액을 음료수처럼 수시로 복용하면 치료 효과를 볼 수 있다.

• 고로쇠나무 수액을 밥을 지을 때 넣거나 조청처럼 만들어서 차 대용으로 끓여 마신다. 위장병, 신경통, 고혈압, 숙취 등에 효과를 볼 수 있다.

고로쇠나무 줄기에서 수액을 모으는 모습

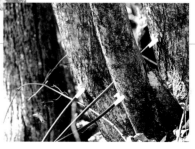

뼈에 도움이 되는 물

　고로쇠나무는 줄기에서 나오는 수액을 약재로 쓰는데 삼국 시대 때도 약으로 썼다는 전설이 있을 정도로 이 수액이 예로부터 뼈의 상처를 치료하는 데 특효가 있다고 하여 '뼈(骨;골)에 좋은(利;이) 물'이라는 뜻으로 골리수(骨利水)라고 하였다가 이 골리수가 변하여 고로쇠가 되어 고로쇠나무라는 이름이 유래된 것이다.

기를 북돋우고 염증을 치료하는 나무

칠엽수
Aesculus turbinata Blume
칠엽수과 칠엽수속

별　명 일본칠엽수
한약명 **사라자**(娑羅子)-씨

분포: 중부 이남

채취시기	1	2	3	4	5	6	7	8	9	10	11	12
									열매			

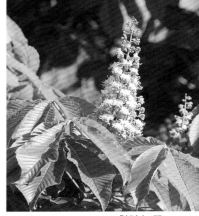

칠엽수 꽃

잎

손바닥모양　잔톱니모양　마주나기

꽃　　열매

꽃잎다수　원추화서　삭과

정원수로 심으며 높이 30m 정도 자라는 갈잎 큰키나무. 잎은 마주나고 손바닥 모양의 겹잎이며, 작은잎은 끝이 뾰족하고 긴 타원형이며 가장자리에 톱니가 있다. 꽃은 5~6월에 분홍색 반점이 있는 흰색으로 피고 가지 끝에서 원추화서를 이룬다. 열매는 삭과이고 9~10월에 익는다. 열매를 식용하고 씨를 약재로 쓴다.

채취 가을에 잘 익어 겉껍질이 벌어진 열매를 채취하여 씨를 꺼내어 햇볕에 말린다.

성미 맛은 맵고 쓰고 시며 성질은 평온하다.

효능 관중(寬中), 이기, 살충

-위한통증(胃寒痛症), 완복창만, 감적충통(疳積蟲痛), 말라리아, 이질의 치료

사용법 이질에는 **사라자** 10~15g을 물 400㎖로 1/2이 되도록 달여서 1/3씩 나누어 하루 3번 복용한다.

• 동상에는 **사라자**를 가루내어 물로 반죽하여 환부에 붙인다.

• 백선, 무좀에는 **사라자** 가루와 당약 가루를 섞어서 달인 물로 환부를 씻는다.

칠엽수

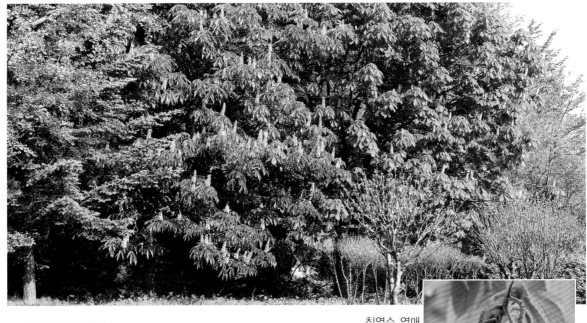

칠엽수 열매

칠엽수 떡

가을에 익는 칠엽수 열매는 두꺼운 껍질에 싸여 있으며 그 속에 들어 있는 하얀 속살을 먹을 수 있다. 이 속살은 떫은 맛이 강하므로 열매 껍질을 벗기고 속의 씨를 잘게 부수어 물 속에 여러 날 담가 우려내면서 밑에 가라앉은 전분을 모은다. 이 전분을 쌀가루와 섞어 칠엽수 떡을 만들어 먹는다.

피를 잘 돌게 하고 통증을 없애주는 풀

봉숭아

Impatiens balsamina L.
봉선화과 물봉선속

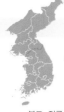

분포: 전국

별 명 금사화, 미인초, 봉선화, 소도홍, 투골초
한약명 **봉선**(鳳仙)-지상부, **급성자**(急性子)-씨

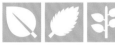

채취시기 | 1 | 2 | 3 | 4 | 5 | **6** | **7** | **8** | **9** | **10** | 11 | 12

전초: 6~10월　열매: 9~10월

잎

피침형　톱니모양　어긋나기

꽃　　열매

통모양　홀꽃　삭과

키 60cm 정도 자라는 한해살이풀. 잎은 어긋나고 피침형이며 가장자리에 톱니가 있다. 꽃은 7~8월에 빨간색, 흰색 등 여러 가지로 피고 잎겨드랑이에 밑으로 처져 2~3송이씩 달린다. 꽃잎은 통 모양이고 뒤로 돌출하는 거가 있다. 열매는 삭과로 9월에 익는다. 씨는 황갈색이다. 전초를 약재로 쓴다.

봉숭아

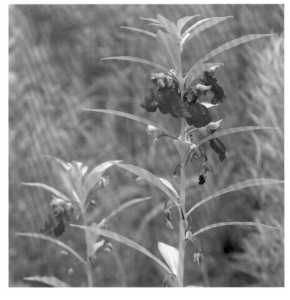

채 취 여름부터 가을 사이에 전초를 베어 햇볕에 말리거나 가을에 씨를 받아 햇볕에 말린다.

성 미 맛은 맵고 쓰며 성질은 따뜻하다.

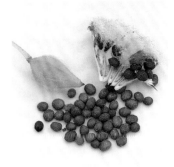

봉숭아 열매와 씨

효 능 거풍, 지통, 진통, 소종, 활혈, 해독

－봉선: 소변불리, 감기, 풍습편서(風濕偏接), 요협동통, 폐경복통, 산후어혈, 하사태(下死胎), 타박상, 옹감, 정창, 어육중독, 아장풍, 회지갑(灰指甲)의 치료

－급성자: 간염, 산후복통, 소아비적(小兒脾積), 외양견종(外瘍堅腫), 월경폐지, 일격구토, 적괴(積塊)의 치료

사용법 감기에는 **봉선**을 1회 3~6g씩 물 200㎖로 1/2이 되도록 달여서 복용한다.

• 무좀에는 **봉선**을 진하게 달인 물에 환부를 4~5회 담근다.

• 무월경에 **급성자**를 가루내어 1회 2g씩 하루 3번 당귀 10g을 달인 물로 복용한다.

• 어육중독에는 **급성자**를 1회 1.5~3g씩 물 200㎖로 1/2이 되도록 달여서 복용한다.

• 뱀이나 벌레에 물렸을 때는 봉숭아 생잎을 찧어 나온 즙을 환부에 바르거나 **급성자**를 가루내어 환부에 뿌린다.

• 주부습진에는 봉숭아 생잎을 찧어 나온 즙을 환부에 바른다. 가끔씩 여러 번 바르면 효과가 있다.

주 의 유독성 식물이므로 전문가와의 상담없이 남용하는 것은 위험하다.

봉숭아 꽃

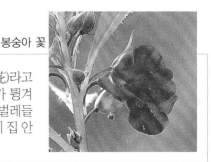

봉황을 닮은 꽃

봉숭아는 꽃의 모습이 펄떡이는 봉황을 닮았다고 여겨 봉선화(鳳仙花)라고 부른다. 또 열매가 익으면 살짝 건드리기만 해도 열매껍질이 터져 씨가 튕겨져 나오므로 성질이 급하다고 하여 급성자(急性子), 전초에서 뱀이나 벌레들이 싫어하는 냄새가 나기 때문에 울타리 밑에 심어두면 뱀, 개구리 등이 집 안으로 들어오지 않으므로 금사화(禁蛇花)라는 별명도 붙어 있다.

종기를 가라앉게 하고 해독 작용을 하는 풀

물봉선

Impatiens textori Miq.
봉선화과 물봉선속

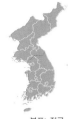
분포: 전국

별　명 들봉선화, 물봉숭아
한약명 **야봉선화**(野鳳仙花)-지상부

채취시기

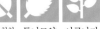
지상부

| 잎 |

넓은피침형　톱니모양　어긋나기

꽃　　　열매
통모양　총상화서　삭과

물가나 습지에서 키 40~80cm 자라는 한해살이풀. 잎은 어긋나고 넓은 피침형이며, 끝이 뾰족하고 가장자리에 예리한 톱니가 있다. 꽃은 8~9월에 홍자색으로 피고 가지 윗부분에 모여 달린다. 꽃잎은 3개이고 거가 있다. 열매는 피침형 삭과이고 10월에 익는다. 전초를 약재로 쓴다.

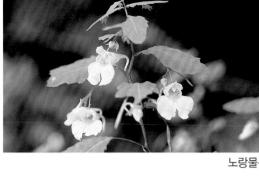
노랑물봉선

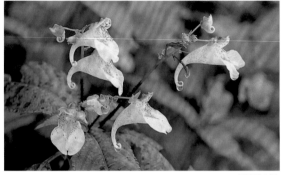
흰물봉선

• 노랑물봉선(*I. noli-tangere* L.), 흰물봉선(*I. textori* Miq. var. koreana Nakai)을 대용 약재로 쓸 수 있다.

채취 여름부터 가을 사이에 지상부를 베어 햇볕에 말린다.

성미 맛은 쓰고 성질은 차다.

효능 강장, 청량, 해독, 거부(祛腐), 산어혈(散瘀血), 소종

－종기, 악창궤상, 피부궤양, 사교상, 욕창, 타박상의 치료

사용법 종기, 욕창, 타박상, 사교상에는 **야봉선화** 달인 물로 환부를 씻어내고 물봉선 생풀을 짓찧어 환부에 붙인다.

• 어혈에는 물봉선의 말린 뿌리를 1회 2~3g씩 달여서 복용한다. 강장 효과도 볼 수 있다.

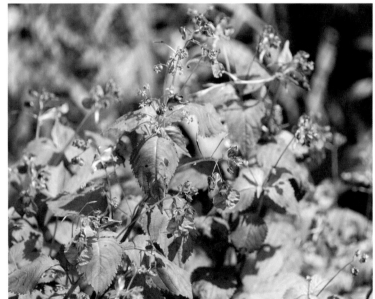
물봉선

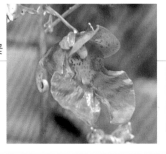
물봉선 꽃

산나물 요리

물봉선은 잎과 줄기가 연하므로 봄에 어린 새순을 나물로 먹을 수 있다. 그러나 독성이 들어 있으므로 채취한 새순을 끓는 물에 데치고 흐르는 물에 오래 담가두어 독 성분을 충분히 빼낸 뒤에 나물 무침을 하거나 기름에 튀겨 먹어야 한다.

풍을 없애주고 피를 잘 돌게 하는 덩굴나무

노박덩굴

Celastrus orbiculatus Thunb.
노박덩굴과 노박덩굴속

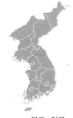

별 명 노방패너울, 노랑꽃나무,
　　　노파위나무, 노판구
한약명 **남사등**(南蛇藤)-가지

분포: 전국

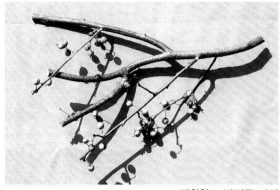

채취한 노박덩굴 가지

채취시기	1	2	3	4	5	6	7	8	9	10	11	12
	가지									가지		

잎

타원형　톱니모양　어긋나기

꽃　　　　열매

꽃잎 5　취산화서　삭과

노박덩굴

산지에서 길이 10m 정도 자라는 갈잎덩굴나무. 잎은 어긋나고 타원형이며 가장자리에 톱니가 있다. 꽃은 암수딴그루로 5~6월에 연두색으로 피고 잎겨드랑이에 취산화서로 달린다. 열매는 둥근 삭과이고 10월에 노란색으로 익으면 열매껍질이 갈라지고 빨간색 씨가 나온다. 어린 잎을 식용하고 줄기를 약재로 쓴다.

채 취 늦가을부터 겨울까지 가는 가지를 채취하여 햇볕에 말린다.

성 미 맛은 조금 맵고 성질은 따뜻하다.

효 능 거풍, 해독, 소종, 활혈

- 근골동통, 사지마비, 요통, 이질, 장염, 치질의 치료

사용법 주치증에 **남사등**을 1회 4~5g씩 물 200㎖로 뭉근하게 달여서 복용한다.

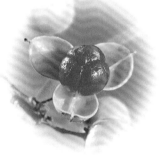

노박덩굴 열매

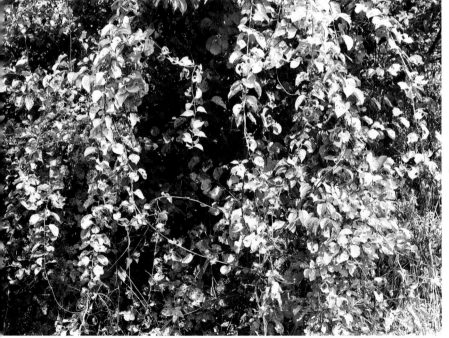

노박덩굴 꽃

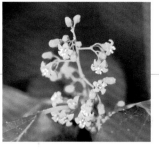

산나물 요리

봄에 노박덩굴의 어린순을 채취하여 나물로 먹는다. 노박덩굴의 새순은 약간 쓴맛이 나므로 끓는 물에 살짝 데친 후 찬물에 담가 헹구어 쓴맛을 우려내고 양념 무침을 한다.

피멍을 없애주고 월경을 잘 통하게 하는 나무

화살나무

Euonymus alatus (Thunb.) Sieb.
노박덩굴과 화살나무속

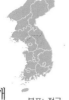
분포: 전국

별 명 참빗나무, 햇님나물, 홑잎나무
한약명 귀전우(鬼箭羽)-가지와 가지날개

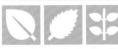
가지와 가지날개

잎		
타원형	잔톱니모양	마주나기

꽃	열매
꽃잎4	취산화서	삭과

산지에서 높이 3m 정도 자라는 갈잎떨기나무. 가지에는 날개가 있다. 잎은 마주나고 타원형이며 가장자리에 잔톱니가 있다. 꽃은 5~6월에 황록색으로 피고 잎겨드랑이에 취산화서로 달린다. 열매는 삭과이고 붉은색으로 익으며 씨는 흰색이다. 어린 잎을 식용하고 가지의 날개를 약재로 쓴다.

• 회잎나무(*E. alatus f. ciliatodentatus* (Franch. & Sav.) Hiyama)를 대용으로 쓸 수 있다.

채취 필요할 때 가지에 붙은 날개 모양의 코르크만을 따서 햇볕에 말린다.

성미 맛은 쓰고 성질은 차다.

효능 거담, 산어, 살충, 진정, 통경, 파혈(破血), 항암, 혈압강하

-가래기침, 동맥경화, 산후어혈복통, 생리불순, 충적복통, 폐경, 혈전증의 치료

사용법 주치증에 **귀전우**를 1회 2~4g씩 물 200㎖로 달이거나 가루내어 복용한다.

• **귀전우** · 홍화 · 당귀 각각 9g을 달여서 산후어혈복통에 쓴다. 달인 물을 1/3씩 나누어 하루 3번 복용한다.

• 생리불순에는 **귀전우** 15~20g을 물 600㎖로 1/3이 되도록 달여서 1/3씩 나누어 하루 3번

화살나무

식간에 복용한다.

• 무월경, 징가, 산후어혈복통, 충적복통에는 **귀전우** 6~9g을 물 500㎖로 약한 불에 달인 물을 1/3씩 나누어 하루 3번 공복에 복용한다. 꿀을 타서 복용해도 된다.

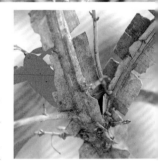
화살나무 가지날개

• 당뇨병에는 화살나무 뿌리를 달여서 복용하면 효과를 볼 수 있다.

주 의 화살나무 열매는 독성이 들어 있으므로 먹어서는 안 된다.

화살나무 열매

산나물 요리

봄에 어린 잎을 먹는다. 약간 쓴맛이 나므로 끓는 물에 삶아서 잠시 흐르는 물에 담가 쓴맛을 우려내고 쌈채나 겉절이를 만들어 먹고 나물 무침을 하며, 국거리로 쓰거나 쌀과 섞어 나물밥을 짓는다. 삶은 것은 말려서 묵나물로도 이용한다.

월경을 조절하고 어혈을 없애주는 나무

사철나무

Euonymus japonicus Thunb.
노박덩굴과 화살나무속

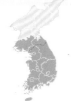

별 명 푸른나무
한약명 **조경초**(調經草)-뿌리와 줄기껍질

분포· 중부 이남

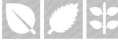
채취시기 | 1 | 2 | | | | | | | | 10 | 11 | 12
뿌리와 줄기껍질   뿌리와 줄기껍질

잎

| 타원형 | 둔한톱니모양 | 마주나기 |

꽃   열매

| 꽃잎4 | 산형화서 | 삭과 |

높이 3m 정도 자라는 늘푸른떨기나무. 잎은 마주나고 두꺼우며 타원형이다. 꽃은 6~7월에 연한 녹색으로 피고 잎겨드랑이에 여러 송이가 모여 달린다. 열매는 둥근 삭과이고 10월에 붉은색으로 익고 다 익으면 4개로 갈라져서 붉은 종피로 싸인 씨가 나온다. 뿌리와 줄기껍질을 약재로 쓴다.

사철나무 꽃

채 취 가을부터 겨울까지 뿌리를 캐거나 줄기껍질을 벗겨 잘게 조각내어 햇볕에 말린다.

성 미 맛은 맵고 성질은 따뜻하다.

효 능 조경(調經), 화어(和瘀)

-관절통, 생리불순, 생리통, 요통의 치료

사용법 주치증에 **조경초**를 1회 2~4g씩 물 200㎖로 뭉근하게 달이거나 **조경초**를 가루내어 복용한다.

• 부종, 생리불순에는 **조경초**를 1회 2~6g씩 물 300㎖로 1/2이 되도록 달여서 복용한다.

사철나무

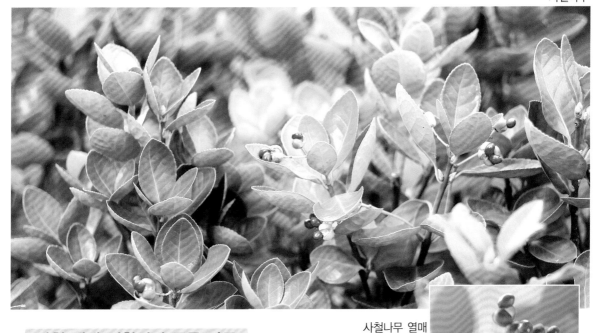

사철나무 열매

사철 내내 변함없이 푸른 나무

사철나무는 이름 그대로 사철 내내 낙엽이 지지 않고 녹색 잎을 달고 있는 데서 이름이 유래되었다. 북한에서는 푸른나무라고 부른다.

옛날부터 전통 혼례식에서는 부부가 변함없이 백년해로하며 살기를 바라는 의미에서 혼례상에 잎이 무성하게 달린 사철나무 가지를 올려놓는다.

약초 채취 상식 Ⅰ

● 채취 장소

우리나라의 산과 들, 그리고 개천이나 강은 모두 사유지 또는 국유지로서 주인이 없는 땅은 없다. 그러므로 어떤 식물이라도 소유주의 허가 없이 마음대로 출입하거나 채취할 수 있는 장소는 없다. 특히 국립공원이나 특정 자연보호 지역 등은 모든 동식물과 광물의 채취와 수렵을 법으로 금지하고 있다. 개인의 사유지는 특별히 출입 금지 표시가 없어도 반드시 허락을 얻은 후 출입하여 채취해야 한다.

공공 용지, 마을의 빈터, 길가, 하천 제방 등에서는 통상적으로 식물의 소량 채취가 비공식적으로 허락되는 곳이지만, 하천 제방에서 자라는 식물은 제방을 보호하는 역할을 하고 있으므로 지상부만 채취하는 것이 좋다.

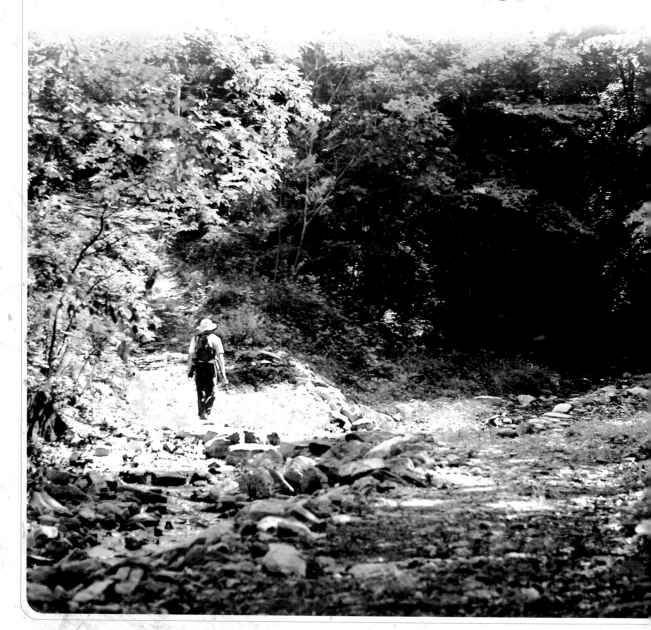

● 복장

마을 부근의 빈터나 하천 제방 등에서 약초를 채취할 때는 가벼운 반팔 셔츠, 간편한 운동화, 면장갑, 작은 비닐 봉투 등으로도 가능하다. 그러나 들이나 야산에서의 채취 작업은 대개 커다란 위험은 없겠지만 정해진 등산로를 걷는 일반 등산과는 다르므로, 뜻하지 않게 일어날 수 있는 사고로부터 몸을 지킬 수 있는 복장과 도구를 갖추어야 한다.

• **배낭** 집에서 가까운 마을 근처가 아니라면 채취한 약재를 간수하여 집까지 가져와야 한다. 채취 장소가 산이라면 비탈을 오르내리고 나무나 바위를 붙잡고 의지해야 하므로 양손을 자유롭게 운용할 수 있도록 등에 질 수 있는 배낭을 준비한다. 배낭 멜빵은 두껍고 튼튼한 것이 좋다.

• **장갑** 식물이 덤불을 이루고 있거나 날카로운 가시와 털이 있는 식물을 채취할 때 상처를 입거나 인체에 해로운 독성 물질에 접촉하는 경우가 있으므로 장갑은 필수품이다. 특별한 경우가 아니면 면장갑(또는 적색으로 비닐막이 코팅된 면장갑)이면 된다. 2켤레 정도 준비한다. 버섯 등 맹독성 식물을 채취할 경우를 대비해서는 가죽이나 비닐로 된 장갑을 준비하는 것도 좋다.

• **양말** 산에서는 숲길을 걸을 때 바위에 부딪히거나 나뭇가지와 가시에 찔리고, 또 뱀이나 지네 등의 공격을 받을 수 있으므로 무릎 정도까지 보호할 수 있는 두껍고 긴 양말을 준비한다. 그리고 양말은 바지 끝단 위로 덮어서 착용한다. 단 너무 꽉 죄어서 다리를 심하게 압박하는 것은 피로를 촉진하므로 다소 느슨한 것이 좋다.

• **모자** 장시간 활동해야 하는 야외에서 내리쬐는 햇볕의 자외선량은 생각보다 많다. 차양이 있는 모자는 햇볕의 차단뿐만 아니라 우거진 숲에서 잔가지에 얼굴이 쓸리거나 작은 벌레의 침입을 막는 데도 유용하다.

• **셔츠** 야외, 특히 숲이 우거진 야산에서의 식물 채취 작업은 독이 있는 작은 동물이나 벌레에 물리거나 풀독에 감염될 수 있으므로 소매가 긴 상의(셔츠)를 입어야 한다. 가급적이면 땀 등을 쉽게 흡수하고 공기가 잘 소통되는 면류를 택하며, 또 갑작스런 날씨 변화에 추위를 막을 수 있는 여벌 옷도 꼭 필요하다.

• **바지** 바지는 다리가 편하게 움직일 수 있도록 약간 헐겁고 발목까지 닿는 긴 것을 준비한다. 웃옷의 아랫단은 겉으로 나오지 않도록 하의 속에 넣어야 풀씨나 벌레 등이 옷 속으로 침입하는 것을 방지할 수 있다.

• **신발** 보행로가 잘 나 있지 않은 야산에 오르는 경우에는 발목을 덮을 수 있는 목이 긴 등산화를 신는다. 계곡이나 하천 가에서 작업할 때는 고무로 된 장화를 준비한다. 고무 장화는 오래 걸을 때 불편하므로 등산화와 별도로 준비하는 것이 요령이다.

출혈을 멎게 하고 오줌을 잘 나오게 하는 나무

고추나무

Staphylea bumalda DC.
고추나무과 고추나무속

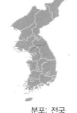
분포: 전국

별 명 개철초나무, 까자귀나무,
　　　 매대나무, 미영꽃나무, 철천엽
한약명 **성고유**(省沽油)-열매와 뿌리

채취시기 1 2 3 4 5 6 7 8 **9** **10** **11** 12
뿌리; 연중　　　　　　　　　열매

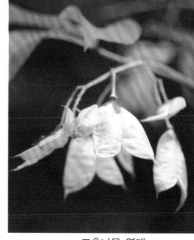

다. 씨는 달걀 모양이고 약간 납작한 노란색이다. 어린순을 식용하고 열매를 약재로 쓴다.

채 취 열매는 가을에 익은 열매를 채취하고 뿌리는 필요할 때 캐내어 햇볕에 말린다.

고추나무 열매

잎

3겹잎　톱니모양　마주나기

꽃　　　**열매**

꽃잎 5　총상화서　주머니모양

산골짜기와 냇가에서 높이 3~5m 자라는 갈잎떨기나무. 잎은 마주나고 3장으로 된 겹잎이며, 작은잎은 달걀 모양이고 가장자리에 잔톱니가 있다. 꽃은 5~6월에 흰색으로 피고 가지 끝에 여러 송이가 모여 달린다. 열매는 반원형 삭과로 9~10월에 여문

효 능 지혈, 이뇨

- 건해(乾咳), 산후어혈부정, 기관지염의 치료

사용법 건해에는 **성고유** 9~12g을 달여서 복용한다.

• 산후어혈부정에는 고추나무 생뿌리 90g, 홍화 15g, 천초 30g을 함께 넣고 충분히 달인 후 건더기를 걸러낸 다음 그 달인 물에 홍당(紅糖)이나 황주(黃酒)를 넣어서 아침저녁으로 하루 2번 복용한다.

고추나무

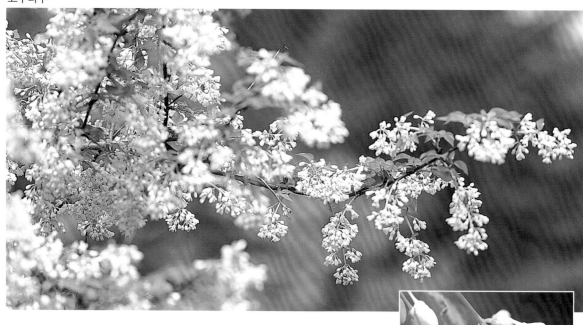

고추나무 꽃

산나물 요리

　고추나무 잎은 맛이 순하면서도 부드러워서 봄나물로 널리 이용된다. 봄에 채취한 연한 새잎을 생으로 튀기거나 샐러드를 만든다. 또, 소금물에 살짝 데쳐서 나물로 무치거나 기름에 볶아서 먹는다. 삶아서 말렸다가 묵나물로도 이용한다.

풍과 습을 없애주고 통증을 멎게 하는 나무

회양목

Buxus microphylla S. et Z. var. koreana Nakai
회양목과 회양목속

별 명 도장나무
한약명 **황양목**(黃楊木)-전초

분포: 전국

채취시기	1	2	3	4	5	6	7	8	9	10	11	12
전초												

잎

타원형   밋밋한모양   마주나기

꽃   열매

특이모양   홀꽃   삭과

높이 7m 정도 자라는 늘푸른떨기나무. 잎은 마주나고 타원형이다. 꽃은 4~6월에 노란색으로 피고 줄기 끝이나 잎겨드랑이에 여러 송이가 모여 단정화서로 달린다. 열매는 둥근 삭과로 6~8월에 갈색으로 익는다. 가지와 잎을 약재로 쓴다.

채취 필요할 때 잔가지와 잎을 채취하여 잡질을 제거하고 햇볕에 말린다.

회양목 꽃

성미 맛은 쓰고 성질은 평온하다.

효능 거풍습, 이기(理氣), 지통, 진통, 진해

– 근골동통, 류머티즘, 매독, 백일해, 안구충혈, 치통, 타박상, 흉복부 창만의 치료

사용법 주치증에 **황양목**을 1회 5~10g씩 물 200㎖로 달여서 복용한다.

주의 한 번에 너무 많이 쓰면 구토, 설사, 현기증 등의 부작용 증세가 일어날 수 있으므로 쓰는 양에 주의해야 한다.

회양목

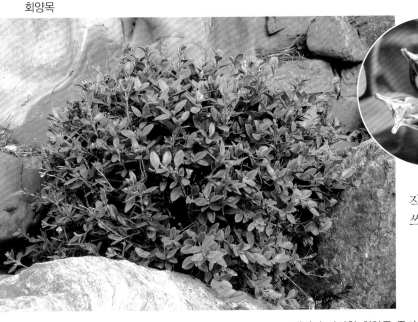

열매

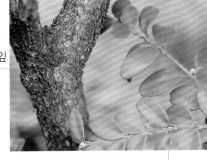

재질이 단단한 회양목 줄기와 잎

도장을 만드는 나무

회양목은 더디게 자라서 나무 모양(수형)이 쉽게 변하지 않으므로 정원의 경계 및 울타리용으로 식재한다. 또, 느린 생장 속도로 인하여 줄기의 재질이 매우 단단하고 치밀하며 무겁고 잘 뒤틀리지 않으므로 예로부터 도장이나 인쇄판을 만드는 데 이용되었기 때문에 도장나무라는 별명이 붙었다.

몸을 튼튼하게 하고 해독 작용을 하는 나무

대추나무

Zizyphus jujuba Mill. var. *inermis* (Bge.) Rehd.
갈매나무과 대추나무속

별 명 여초
한약명 대조(大棗)-열매

분포: 전국

채취시기 | 1 | 2 | 3 | 4 | 5 | 6 | 7 | 8 | 9 | 10 | 11 | 12
열매

잎		
달걀모양	톱니모양	어긋나기

꽃	열매
꽃잎 5	취산화서	핵과

대추나무

민가에서 과수로 재배하며 높이 5m 정도 자라는 갈잎큰키나무. 잎은 어긋나고 긴 달걀 모양이다. 꽃은 6월에 연황록색으로 피고 잎겨드랑이에 모여 짧은 취산화서로 달린다. 열매는 타원형 핵과이고 9월에 적갈색으로 익으며 겉이 윤이 난다. 열매를 식용하고 열매와 뿌리, 잎을 약재로 쓴다.

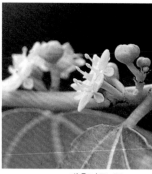

채 취 가을에 빨갛게 잘 익은 열매를 따서 햇볕에 말린다.

성 미 맛은 달고 성질은 따뜻하다.

대추나무 꽃

효 능 강장, 보비, 생진액, 완화, 이뇨, 익기, 진경(鎭痙), 진정, 항알러지, 항종양, 해독, 화위(和胃)

–건해, 백약독, 불면증, 비약연변(脾弱軟便), 신경과민, 위허식욕부진, 혈행불화의 치료

사용법 주치증에 대조를 1회 20개씩 물 1ℓ로 1/2이 되도록 달여서 1/3씩 나누어 하루 3번 식전에 복용한다.

• 만성 대장하혈에는 1회에 대조 10개, 황기 3.75g씩 달여서 하루 3회 복용한다.

• 불면증에는 대조 14개, 총백 7개를 물 600㎖로 1/3이 되도록 달여서 한 번에 복용한다.

• 장조증(히스테리)에는 대조 7g, 부소맥 150g, 구감초 33g을 섞은 감맥대조탕(甘麥大棗湯)을 쓴다. 달여서 1/3씩 나누어 하루 3번 복용한다.

• 대조 12g, 원화 · 감수 · 대극 각각 0.7g을 섞은 십조탕(十棗湯)은 삼출성 늑막염, 복수, 흉수에 쓴다. 대조를 빼고 나머지 약을 가루내어 1회 2~4g씩을 대조 달인 물로 하루 1번 복용해도 된다.

• 대추나무 씨의 핵을 불에 태운 가루를 가벼운 창상의 환부에 문질러 바르면 효과를 볼 수 있다.

주 의 뱃속이 그득한 감이 있을 때, 담열이 있을 때, 감질 등에는 대조를 쓰지 않는다.

대조(말린 대추)

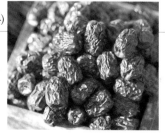

대추차

대추를 물(2배량)에 넣고 잘 풀어지게 푹 삶은 후 건져내어 헝겊에 싸서 즙을 짜낸다. 찌꺼기를 다시 끓여 걸쭉하게 하고 이 걸쭉한 즙을 매끈한 나무판자에 얇게 발라 햇볕에 말린 뒤 긁어 가루를 만든다. 이 가루를 1숟가락씩 끓인 설탕물에 타면 향기롭고 새콤달콤한 대추차가 된다. 대추차는 원기(元氣)를 보하며 위장을 조절하고 양기(陽氣)를 돕는다.

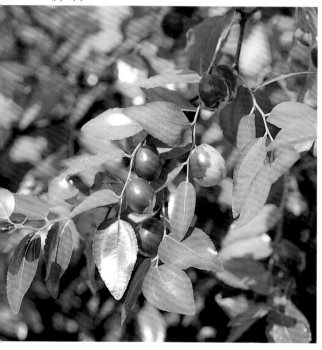
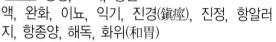

숙취를 풀어주고 오줌을 잘 나오게 하는 나무

헛개나무

Hovenia dulcis Thunb.
갈매나무과 헛개나무속

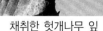

분포: 전국

별　명 볼게나무, 호리깨나무
한약명 **지구자**(枳棋子)-씨, **지구목**(枳棋木)-줄기,
　　　　지구목피(枳棋木皮)-줄기껍질

채취시기	1	2	3	4	5	6	7	8	9	10	11	12

줄기와 줄기껍질: 연중　　　　　　　열매

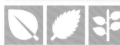

잎

넓은달걀모양　톱니모양　어긋나기

꽃　　　　열매

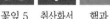

꽃잎 5　취산화서　핵과

산지에서 높이 10m 정도 자라는 갈잎큰키나무. 잎은 어긋나고 넓은 달걀 모양이다. 꽃은 5~7월에 피고 가지 끝에 취산화서로 달린다. 열매는 핵과이고 8~10월에 익는다. 열매와 줄기를 약재로 쓴다.

헛개나무 잎과 줄기

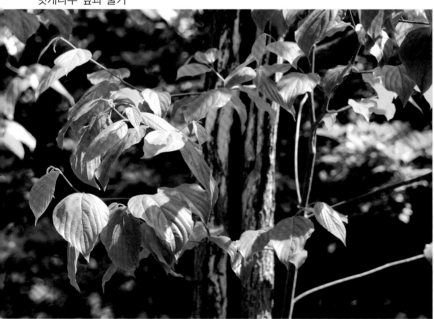

채취한 헛개나무 잎

채취 가을에 다 익은 열매를 채취하여 햇볕에 말린다. 줄기와 줄기껍질은 필요할 때 채취하여 햇볕에 말린다.

성미 맛은 달고 성질은 평온하다.

효능 이뇨, 지갈제번, 청열, 해주독(解酒毒)

-간경화, 구갈, 구토, 딸꾹질, 알코올성 간염, 알코올중독, 열병번열, 지방간, 황달의 치료

사용법 주치증에 **지구자**를 1회 10~15g씩 물 300mℓ로 1/3이 되도록 달여서 복용한다.

• 음주 후 구토, 갈증, 두통, 현기증이 날 때는 **지구자** 30g을 20분 정도 물에 불려서 물 2ℓ로 센 불에서 끓인 후 다시 약한 불에서 30분 정도 더 달인 물을 차를 마시듯 수시로 복용하면 효과를 볼 수 있다.

• 알코올중독증에 **지구목피**를 1회 35g 정도 달여서 찌꺼기는 버리고 달인 물을 따뜻하게 하여 복용한다. 이 처방은 소화불량에도 효과를 볼 수 있다.

• **지구목**을 얇게 썰어 물에 넣고 달인 물을 매일 음료수처럼 마시면 간 질환에 효과를 볼 수 있다.

헛개나무 열매

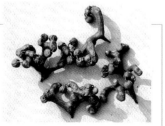

술을 물로 바꾸는 나무

　옛날에 어떤 사람이 실수로 술 항아리에 헛개나무 가지를 떨어뜨렸는데, 얼마 후에 항아리를 열어 보니 술이 물처럼 변해 버렸다는 전설(?)에서 헛개나무가 숙취 해소의 특효약으로 알려지게 되었다고 한다. 헛개나무는 열매와 가지에 이뇨와 청열 효능이 있어 예로부터 식욕촉진, 피로회복, 변비 및 간 질환 치료의 약재로 쓰였다.

근육과 뼈를 강하게 하고 위를 튼튼하게 하는 덩굴나무

포도나무

Vitis vinifera L.
포도과 포도속

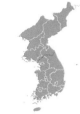
분포: 전국

별　명 유럽포도
한약명 포도(葡萄)-열매

채취시기	1	2	3	4	5	6	7	8	9	10	11	12
									열매			

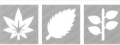
잎

손바닥모양　톱니모양　어긋나기

꽃　　　　　열매

꽃잎 5　원추화서　장과

포도나무

길이 3m 정도 자라는 갈잎덩굴나무. 잎은 어긋나고 가장자리에 톱니가 있다. 꽃은 5~6월에 황록색으로 피고 꽃잎은 5장이며 원추화서로 달린다. 열매는 송이를 이룬 장과이고 가을에 자줏빛을 띤 검은색

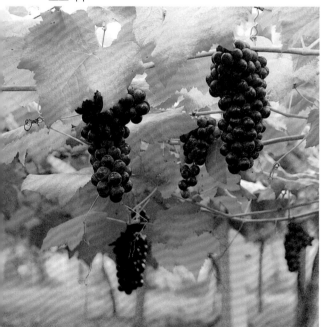

으로 익는다. 열매를 식용하고 약재로도 쓴다.

채취 가을에 잘 익은 포도를 수확하여 그대로 쓰거나 포도주를 담가서 쓴다.

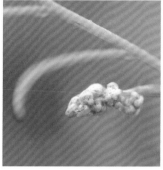
포도나무 꽃

성미 맛은 달고 시며 성질은 평온하다.

효능 강근골, 건위, 보기혈(補氣血), 이뇨, 생혈(生血), 자양강장, 조혈

－수종, 임병, 천식, 태기충격(胎氣衝擊), 해수의 치료

사용법 각종 임병에 포도로 신선음료를 만들어 쓴다. 포도즙·연근즙·생지황즙·꿀 각각 같은 양에 설탕 1/5배량을 섞어서 항아리에 담아 찜통에 넣어 3시간 정도 찐 후 이 항아리를 밀봉하여 바람이 잘 통하는 그늘진 곳에 두면 신선음료(神仙飮料)가 된다. 이 신선음료를 수시로 1 숟가락씩 끓인 물에 타서 복용하면 혈기를 보양하는 효과도 볼 수 있다.

• 태기충격에는 포도 한 사발이나 건포도, 포도나무의 뿌리·덩굴·잎을 삶은 물을 마시면 효과를 볼 수 있다.

• 구역질, 구토, 설사에는 포도나무의 뿌리·덩굴·잎에서 짜낸 즙을 짜서 마시면 효과를 볼 수 있다.

• 발의 통증에는 포도나무의 뿌리·덩굴·잎을 삶아서 그 삶은 물로 환부를 씻는다.

• 포도나무의 연한 잎 한 줌과 누고 7마리를 함께 가루로 빻아 약간 볶은 것을 신염수종(腎炎水腫)에 쓴다. 1회 19g씩 술을 탄 따뜻한 물로 하루 3번 식간마다 복용한다. 이때 자극성 있는 음식을 먹으면 안 된다.

포도주와 포도차

• 포도 37.5kg, 설탕 12kg을 잘 섞은 다음 용기에 밀봉해서 서늘하고 그늘진 곳에 두고 숙성시키면 **포도주**(葡萄酒)가 된다. 포도주를 매일 1~2잔씩 꾸준히 마시면 생혈·조혈을 돕고 근육을 튼튼하게 하며 양기를 보강한다. 포도주를 담글 때 주정으로 제조된 술을 넣으면 안 된다.

• 포도 6kg으로 즙을 짜 솥에 넣어 졸인 후 꿀 3kg(설탕 1.8kg)과 잘 섞는다. 이 즙액을 1숟가락씩 끓는 물에 타면 **포도차**(葡萄茶)가 된다. 포도차를 수시로 마시면 가슴의 답답증이 풀어지고 혈기를 보양하는 효과를 볼 수 있다.

몸을 튼튼하게 하고 종기를 가라앉게 하는 덩굴나무

왕머루
Vitis amurensis Rupr.
포도과 포도속

별　명 머레순, 멀구넝굴, 조선산포도
한약명 **산포도**(山葡萄)-열매,
　　　산등등앙(山藤藤秧)-뿌리와 줄기

분포: 전국

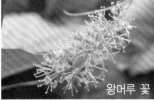
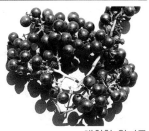
왕머루 꽃

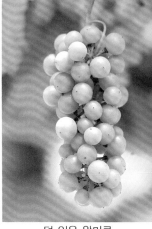

채취한 왕머루　　　덜 익은 왕머루

채취시기	1	2	3	4	5	6	7	8	9	10	11	12

뿌리, 줄기: 연중　　　　　열매

잎

넓은달걀모양　톱니모양　어긋나기

꽃　　　열매

꽃잎 5　원추화서　장과

왕머루

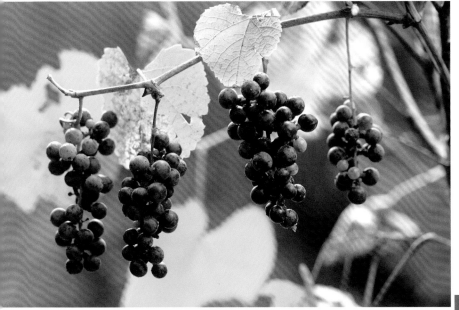

산지에서 길이 10m 정도 자라는 갈잎덩굴나무. 잎은 어긋나고 달걀 모양이다. 꽃은 6월에 황록색으로 피고 가지에 원추화서로 달린다. 열매는 둥근 장과이고 9월에 검은색으로 익는다. 열매를 먹거나 술을 담그고, 뿌리와 줄기를 약재로 쓴다.

채취 가을에 익은 열매를 따고 뿌리와 줄기는 필요할 때 채취하여 햇볕에 말린다.

성미 맛은 시고 성질은 서늘하다.

효능 강장, 보혈, 소종, 수렴, 식욕촉진, 자양, 지통, 청열, 해독

-금창, 동상, 두통, 복통, 산후복통, 신경통, 위장동통, 음위, 창종, 허약증, 화상의 치료

사용법 폐결핵의 자양제로는 산포도를 달여서 복용하면 효과를 볼 수 있다.

• 노인의 좌골신경통에는 **산등등앙**을 푹 삶은 후 욕탕에 넣고 매일 목욕을 계속한다.

• 신경통에는 왕머루 생열매를 따서 병 속에 30일 정도 두었다가 생긴 즙을 환부에 바른다.

• 소아의 두창, 옴에는 왕머루 생잎을 소금을 조금 넣은 물을 달인 물로 환부를 씻는다.

왕고들빼기
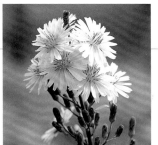

'왕'자가 붙는 식물 이름

　왕대, 왕별꽃, 왕제비꽃, 왕고들빼기, 왕벚나무 등은 같은 속 식물에 비해 모양이 웅장하고 크거나 억세다는 뜻으로 이름에 왕(王)이란 접두어가 붙었다. 왕머루의 잎(길이 7~15cm)은 새머루의 잎(길이 5~12cm)보다는 크지만 머루의 잎(길이 15~25cm)보다는 작고 두께가 얇은데도 이름에 '왕'자가 붙어 있다.

열을 내리게 하고 종기를 가라앉게 하는 덩굴나무

개머루

Ampelopsis brevipedunculata (Maxim.) Trautv.
포도과 개머루속

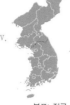

별　명　개멀구, 돌머루
한약명　**사포도**(蛇葡萄)-줄기

분포: 전국

채취시기	1	2	3	4	5	6	7	8	9	10	11	12

잎, 줄기

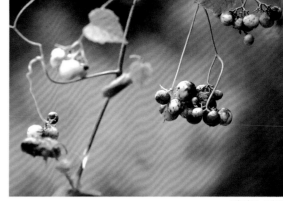

개머루 열매

잎

손바닥모양　톱니모양　어긋나기

꽃　　열매

꽃잎 5　취산화서　장과

산과 들에서 길이 5m 이상 자라는 갈잎덩굴나무. 잎은 어긋나고 둥글며, 손바닥처럼 3~5개로 갈라지고 가장자리에 둔한 톱니가 있다. 꽃은 6~7월에 녹색으로 피고 작은 꽃이 모여 잎과 마주하여 취산화서로 달린다. 열매는 둥근 장과이고 9월에 남색으로 익는다. 줄기를 약재로 쓴다.

 채 취 가을에 잎과 줄기를 채취하여 잡질을 제거하고 햇볕에 말린다.

성 미 맛은 달고 성질은 평온하다.

효 능 거풍, 소염, 이뇨, 해열

－간염, 급성맹장염, 급성복통, 만성신장염, 오줌이 붉고 잘 나오지 않을 때, 종기, 풍습성 관절통의 치료

사용법 주치증에 **사포도**를 1회 7~13g씩 물 200㎖로 1/2이 되도록 달여서 복용한다.

- 종기에는 **사포도**를 달인 물로 환부를 자주 닦아낸다.

- 급성복통, 급성맹장염에는 개머루의 덜익은 열매를 찧어 밀가루와 양조식초로 떡처럼 개어서 환부에 붙인다.

개머루

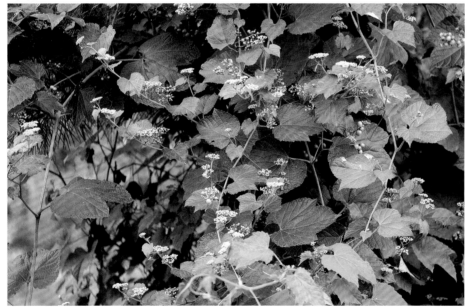

'개' 자가 붙는 식물 이름

꽃을 사람이 먹을 수 있는 진달래를 참꽃이라고 하고 꽃을 먹을 수 없는 철쭉을 개꽃이라고 한다. 개망초, 개맨드라미, 개박하, 개벚나무처럼 이름에 '개' 자를 붙은 식물은 비교 식물과 비슷하지만 대개 먹을 수 없거나 작거나 무엇인가 부족하다는 뜻이다. 개머루의 열매와 잎은 머루나 왕머루의 열매와 잎에 비해 확실히 크기가 작다.

개맨드라미

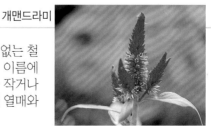

통증을 가라앉히고 출혈을 멎게 하는 덩굴나무

담쟁이덩굴

Parthenocissus tricuspidata (S. & Z.) Planch.
포도과 담쟁이덩굴속

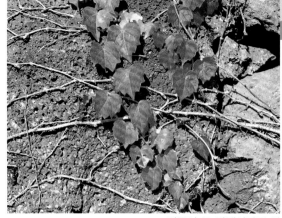

별 명 돌담장이, 상춘등
한약명 **지금**(地錦)-뿌리와 줄기

분포: 전국

채취시기	1	2	3	4	5	6	7	8	9	10	11	12
									줄기			

단풍이 든 담쟁이덩굴 잎

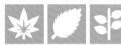

잎		
손바닥모양	톱니모양	어긋나기
꽃		열매
꽃잎 5	취산화서	장과

산지의 바위에 붙어 길이 10m 이상 벋는 갈잎덩굴나무. 잎은 어긋나고 손바닥 모양이며, 덩굴손은 잎과 마주난다. 꽃은 6~7월에 황록색으로 피고 가지 끝과 잎겨드랑이에서 나온 꽃줄기에 모여 취산화서로 달린다. 열매는 둥근 장과이고 8~10월에 검게 익는다. 뿌리와 잎을 약재로 쓴다.

담쟁이덩굴

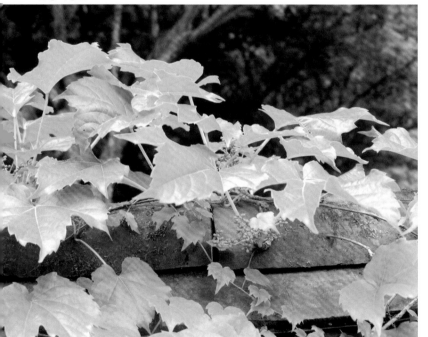

채 취 가을에 줄기를 채취하여 잎이 달린 채 그늘에서 말린다.

성 미 맛은 달고 성질은 따뜻하다.

효 능 지통, 지혈, 활혈

－관절통, 근육통, 당뇨병, 산후혈어, 암, 옹종, 장내출혈, 적백대하, 주침, 주파로혈(主破老血), 편두통, 풍습성 관절염의 치료

사용법 당뇨병에는 **지금**을 하루 15g 정도씩 달여서 장기간 복용한다.

• **지금**을 소주에 오래 담갔다가 만든 **지금약술**을 매일 마시면 풍습성관절염, 근육통, 장내출혈의 치료에 효과를 볼 수 있다.

• 피부육종이나 양성종양에는 **지금**을 곱게 가루내어 하루 10~15g씩 복용한다.

• 골절통이 심할 때는 담쟁이덩굴의 생줄기를 짓찧어 환부에 붙인다.

주 의 담쟁이덩굴을 약재로 쓸 때에는 반드시 덩굴줄기가 나무를 감고 올라간 것을 써야 한다. 바위를 타고 오른 것은 독성이 있으므로 주의해야 한다.

담쟁이덩굴 꽃

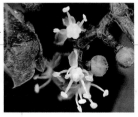

산나물 요리

봄에 담쟁이덩굴의 어린 줄기와 잎을 채취하여 나물로 먹는다. 독성이 약간 들어 있으므로 끓는 물에 데친 후 찬물에 담가 충분히 독성을 우려내고 양념 무침을 한다. 가능하면 나무를 타고 오른 담쟁이덩굴을 채취하는 것이 좋다.

소변을 잘 나오게 하고 해독 작용을 하는 풀

닥풀

Hibiscus manihot L.
아욱과 무궁화속

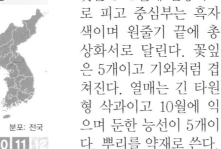
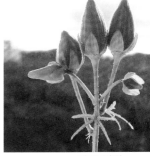

별 명 오꾸라, 황촉규
한약명 **황촉규근**(黃蜀葵根)-뿌리

분포: 전국

채취시기 | 1 | 2 | 3 | 4 | 5 | 6 | 7 | 8 | 9 | **10** | **11** | 12
뿌리

잎

손바닥모양 둔한톱니모양 어긋나기

꽃

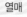
열매

꽃잎 5 총상화서 삭과

닥풀

주로 원예용으로 재배하고 키 1~1.5m 자라는 한해살이풀. 원줄기는 곧게 서고 가지는 거의 없다. 잎은 어긋나고 손바닥 모양이며, 깊게 5~9갈래 갈라지고 잎자루는 길며 잎 윗부분에 둔한 톱니가 있다.

꽃은 8~9월에 연황색으로 피고 중심부는 흑자색이며 원줄기 끝에 총상화서로 달린다. 꽃잎은 5개이고 기와처럼 겹쳐진다. 열매는 긴 타원형 삭과이고 10월에 익으며 둔한 능선이 5개이다. 뿌리를 약재로 쓴다.

닥풀 열매

채취 늦가을에 뿌리를 캐내어 겉껍질을 제거하고 잘게 잘라서 햇볕에 말린다.

성미 맛은 달고 성질은 차다.

효능 이수, 산어, 소종, 해독

-임병, 부종, 유즙분비장애, 이하선염, 옹종, 종기의 치료

사용법 주치증에 **황촉규근** 5~10g을 물 500㎖로 달여서 1/3씩 나누어 하루 3번 복용한다.

• 기침, 인후통에는 **황촉규근** 5g을 끓는 물에 5분 정도 넣어 우러난 물을 복용한다.

• 구내염, 편도선염에는 **황촉규근** 10g을 달인 물로 양치질을 하면 효과를 볼 수 있다.

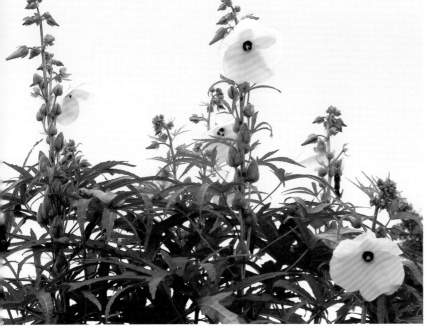

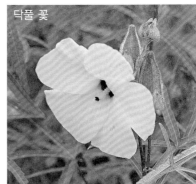
닥풀 꽃

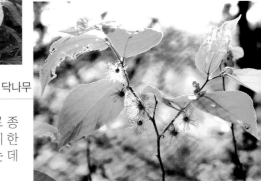
닥나무

종이를 만드는 풀

예로부터 닥나무(*Broussonetia kazinoki* Siebold)의 줄기껍질로 종이(한지)를 만들었다. 닥풀은 점성(粘性)이 강한 성분이 들어 있어 이 한지를 만드는 과정에 닥풀의 뿌리가 점액제(粘液劑)로 이용되고 있는 데서 이름이 유래된 것으로 추정된다.

해독 작용을 하고 종기를 가라앉히는 나무

무궁화

Hibiscus syriacus L.
아욱과 무궁화속

별 명 번리화, 어사화, 학질꽃, 진찬화
　　　　　　　　　　　　　　　　분포: 전국
한약명 **목근피**(木槿皮)-뿌리껍질과 줄기껍질
　　　　목근화(木槿花)-꽃

채취시기 `1` `2` `3` `4` `5` `6` `7` `8` `9` `10` `11` `12`
　　　　　　　가지, 뿌리

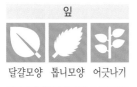

잎

달걀모양　톱니모양　어긋나기

꽃　　　　　**열매**

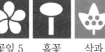

꽃잎 5　　홀꽃　　삭과

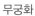
무궁화

높이 2~4m 자라는 갈잎떨기나무. 잎은 어긋나고 달걀 모양이다. 꽃은 7~10월에 분홍색으로 피고 잎겨드랑이에 1송이씩 달린다. 열매는 삭과이고 10월에 익는다. 뿌리껍질과 줄기껍질을 약재로 쓴다.

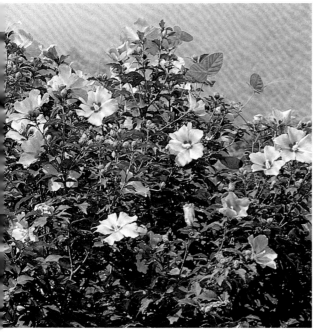

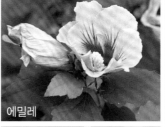
에밀레

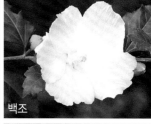
백조

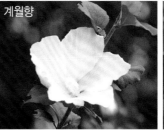
계월향

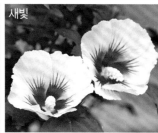
새빛

나라 꽃인 무궁화는 종류가 200종이 넘는다.

채 취 4~6월에 가지와 뿌리를 채취하여 잡질을 제거하고 햇볕에 말린다.

성 미 맛은 달고 쓰며 성질은 시원하다.

효 능 소종, 이습, 지양, 청열, 항균, 해독

－개선, 기관지염, 백대, 소갈, 심번불면, 옴, 이질, 장염, 장옹, 장풍사혈, 치창, 비출혈, 피부병, 탈항, 폐옹, 해수의 치료

사용법 주치증에 **목근피**를 1회 2~4g씩 물 200㎖로 달여서 복용한다. **목근화**는 1회 5~8g씩 물 200㎖로 달이거나 가루내어 복용한다.

• 무좀에는 잘게 조각낸 **목근피** 10g을 소주(35도) 200㎖에 담가 밀봉하여 서늘하고 어두운 곳에서 3개월 이상 숙성시킨 물을 환부에 바르면 효과를 볼 수 있다.

• 이질에는 **목근피** 3~6g을 물 200㎖로 1/2이 되도록 달여서 식기 전에 식간에 복용한다. **목근화** 달임약은 매회마다 따로 달여서 복용하는 것이 좋다.

• 피부병에는 무궁화 생꽃을 찧어 환부에 붙인다.

• 두통, 편두통, 기침에는 말린 무궁화 씨 5~10g을 달여서 복용하면 효과를 볼 수 있다.

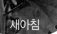
새아침

채취한 무궁화 줄기껍질

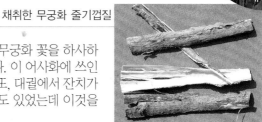

어사화

조선 시대 때 과거 시험에 장원 급제한 사람에게 왕이 무궁화 꽃을 하사하여 모자에 꽂게 하였는데 이를 어사화(御賜花)라고 하였다. 이 어사화에 쓰인 무궁화는 다홍색·보라색·노란색 등 다양했다고 한다. 또, 대궐에서 잔치가 있을 때 신하들의 관모인 사모에 무궁화 꽃을 꽂는 풍습도 있었는데 이것을 진찬화(進饌花)라고 한다.

231

몸의 기운을 조정하고 대소변을 잘 나오게 하는 풀

당아욱

Malva sylvestris Linné var. *mauritiana* Mill.
아욱과 아욱속

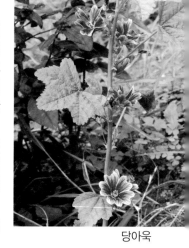
당아욱

한약명 **금규**(錦葵)-잎과 줄기

분포: 울릉도

채취시기 | 1 | 2 | 3 | 4 | 5 | **6** | **7** | 8 | 9 | 10 | 11 | 12
잎, 줄기

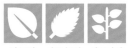

잎

| 원모양 | 잔톱니모양 | 어긋나기 |

꽃 **열매**

| 꽃잎 5 | 총상화서 | 삭과 |

바닷가 풀밭에서 야생 상태로 키 60~90cm 자라는 두해살이풀. 잎은 어긋나고 거의 원 모양이며, 얕게 손바닥처럼 둔하게 갈라지고 가장자리에 잔톱니가 있다. 꽃은 5월~가을에 연한 자주색으로 피고 잎겨드랑이에 여러 송이가 모여 총상화서로 달린다. 꽃잎은 5장이고 끝이 얕게 갈라진다. 열매는 삭과이고 가을에 갈색으로 여문다. 잎과 줄기를 약재로 쓴다.

채취 6~7월에 잎과 줄기를 채취하여 잡질을 제거하고 햇볕에 말린다.

효능 이기통변, 청열이습

－대소변불통, 이질, 대하, 구내염, 인후통, 림프절결핵, 제복동통(臍腹疼痛)의 치료

사용법 구내염, 인후통에는 **금규**(또는 당아욱 말린 꽃) 10~15g을 물 200㎖로 1/2이 되도록 달여서 이 달인 물로 양치질을 한다.

• 이질에는 **금규** 10g을 물 500㎖로 1/2이 되도록 달여서 하루에 복용한다.

젖을 잘 나오게 하고 장운동을 원활하게 하는 풀

아욱

Malva verticillata L.
아욱과 아욱속

별 명 동규, 활채
한약명 **동규자**(冬葵子)-씨

분포: 전국

채취시기 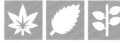 | 1 | 2 | 3 | 4 | 5 | 6 | 7 | 8 | **9** | **10** | **11** | 12
열매, 씨

잎

| 손바닥모양 | 둔한톱니모양 | 어긋나기 |

꽃 **열매**

| 꽃잎 5 | 총상화서 | 삭과 |

키 60~90cm 자라는 한해살이풀. 잎은 어긋나고 손바닥 모양이다. 꽃은 봄부터 가을까지 연분홍색으로 피고 잎겨드랑이에 모여 총상화서로 달린다. 열매는 삭과이고 9~10월에 여문다. 어린순을 식용하고 전초를 약재로 쓴다.

채취 가을에 익은 열매를 따서 햇볕에 말린 다음 비벼서 씨를 털고 잡질을 없앤다.

성미 맛은 달고 성질은 차다.

효능 이뇨, 이수, 최유, 활장

• 대소변불통, 변비, 유방종통, 유즙불통, 임병의 치료

사용법 주치증에 **동규자**를 1회 3~9g씩 물 200㎖로 달여서 1/3씩 나누어 하루 3번 복용한다.

• **동규자** 3, 사인 2를 섞어 가루내어 유즙불통에 쓴다. 1회 4~5g씩 하루 3번 복용한다.

• **동규자**, 복령 각각 같은 양을 섞어 만든 **규자복령산**(葵子茯苓散)은 임산부가 몸이 붓고 오줌을 누지 못하며, 오슬오슬 춥고 일어서면 현기증이 날 때 쓴다. 1회 8g씩 하루 2~3번 복용한다.

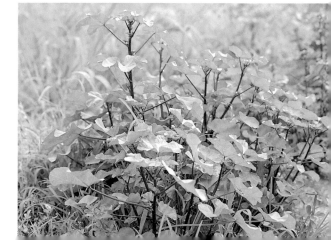
아욱

몸의 기운을 순조롭게 하고 소화를 돕는 나무

벽오동

Firmiana simplex (L.) W. F. Wight
벽오동과 벽오동속

별　명 청동목, 백오동
한약명 **오동자**(梧桐子)-씨

분포: 중부 이남

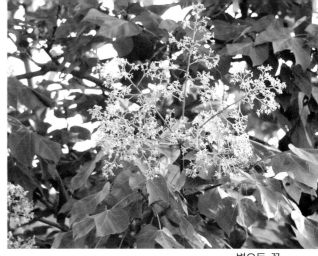

벽오동 꽃

채취시기 1 2 3 4 5 6 7 8 9 **10 11** 12
열매

잎
 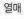
손바닥모양　밋밋한모양　어긋나기

꽃　　열매

꽃받침꽃　원추화서　주머니모양

인가 부근에서 재배하고 높이 15m 정도 자라는 갈잎큰키나무. 잎은 어긋나고 손바닥 모양으로 갈라지며 잎자루가 길다. 꽃은 암수한그루로 6~7월에 연한 노란색으로 피고 가지 끝에 여러 송이가 모여 원추화서로 달리는데 꽃잎은 없고 꽃받침 5개가 꽃잎처럼 보인다. 열매는 분과로 10월에 익는다. 씨를 약재로 쓴다.

줄기가 녹색인 벽오동

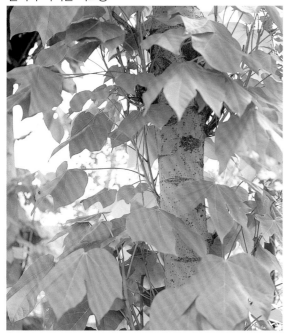

채취 가을에 잘 익은 씨를 채취하여 햇볕에 말린다.

성미 맛은 달고 성질은 평온하다.

효능 소식, 순기, 화위

– 백발증, 복통, 설사의 치료

사용법 기침, 구내염에는 **오동자**를 볶은 다음 가루로 만들어 복용한다.

• 위통, 복통에는 **오동자**(볶은 것) 2~6g을 달여서 하루에 복용한다.

• 고혈압에는 벽오동 말린 잎 10g을 물 600㎖로 1/2이 되도록 달여서 1/3씩 나누어 하루 3번 복용한다.

• 작은 상처의 출혈에는 벽오동 말린 잎을 가루내어 환부에 뿌리고, 가벼운 화상에는 벽오동 가지를 불에 태운 재를 환부에 바른다.

• 미역국을 먹고 체했을 때 벽오동 줄기를 삶은 물을 복용하면 효과를 볼 수 있다.

• 타박상 · 류머티즘 · 생리불순 · 단독에는 벽오동 줄기껍질을 달여서 복용하고, 부종 · 종기에는 벽오동 잎을 달여서 복용하면 효과를 볼 수 있다.

오동나무

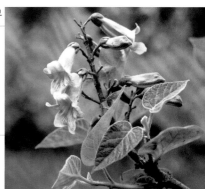

봉황이 서식하는 나무

벽오동과 식물인 벽오동과 현삼과 식물인 오동나무는 잎이 커다란 손바닥 모양인 것이 닮았고 이름이 비슷할 뿐 동속 식물은 아니다.
예로부터 봉황이 유일하게 둥지를 틀고 서식하는 나무로 알려진 벽오동은 줄기의 껍질이 오동나무와 다르게 푸른색(벽색; 碧色)인 데서 붙여진 이름이다. 한자명은 청동목(靑桐木)이며 북한에서는 청오동(靑梧桐)이라고 한다.

가래를 삭게 하고 오줌을 잘 나오게 하는 나무

팥꽃나무

Daphne genkwa S. et Z.
팥꽃나무과 팥꽃나무속

별 명 이팥나무, 조기꽃나무
한약명 **원화**(芫花)-꽃봉오리

분포: 전국

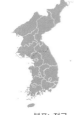

채취시기 1 2 **3** 4 5 6 7 8 9 10 11 12
꽃봉오리

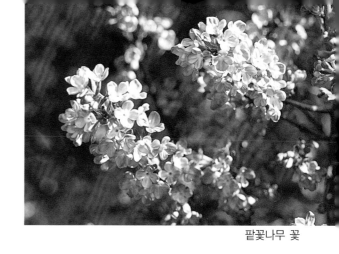

팥꽃나무 꽃

잎

피침형 밋밋한모양 마주나기

꽃   열매

통모양 산형화서 장과

바닷가의 산과 들에서 높이 1m 정도 자라는 갈잎떨기나무. 잎은 대개 마주나고 끝이 뾰족한 피침형이며 가장자리는 밋밋하다. 꽃은 3~5월에 홍자색으로 피고 전년도 가지 끝에서 3~7송이씩 산형화서로 달린다. 꽃잎과 꽃받침은 통 모양이고 끝은 4갈래이다. 열매는 둥근 장과이고 7월에 흰색으로 익는다. 꽃을 약재로 쓴다.

채 취 봄에 꽃이 피기 직전의 꽃봉오리를 따서 햇볕 또는 건조실에서 말린다.

성 미 맛은 쓰고 매우며 성질은 따뜻하고 독성이 있다.

효 능 척담, 축수, 이뇨, 해독

－독창(禿瘡), 복부창만, 요통, 종기, 천식, 해수의 치료

사용법 주치증에 **원화**를 물로 달여서 복용한다. 외용할 때는 **원화**를 가루내어 환부에 바르거나 **원화** 달인 물로 양치질을 한다.

• **원화** · 감수 · 대극 각각 0.7g, 대조 12g을 섞은 십조탕(十棗湯)은 삼출성 늑막염, 복수, 흉수에 쓴다. 또는 대조를 빼고 나머지 약재를 가루내어 1회 2~4g씩 대조 달인 물로 하루 1번 복용한다.

주 의 임산부 및 허약한 사람에게는 쓰지 않는다. 감초와 배합 금기다.

팥꽃나무

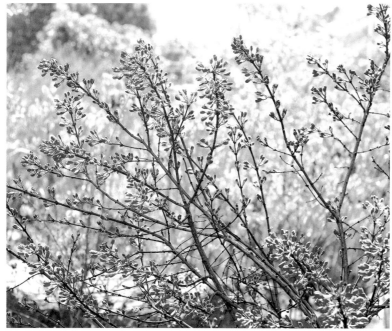

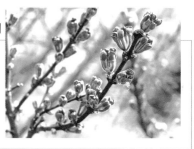

팥꽃나무 꽃봉오리

조기가 잘 잡힐 때 피는 꽃

팥꽃나무는 봄에 잎이 나기 전에 홍자색 꽃이 모여 피는데 가지에 꽃이 달린 모습이 붉은색 팥알을 붙여 놓은 것 같다고 하여 이름이 유래되었다. 또 조기가 잘 잡힐 때 꽃이 핀다고 하여 조기꽃나무, 가을에 달리는 흰색 열매가 하얀 쌀밥(이밥) 같다고 이밥나무라고 하다가 변하여 이팥나무라는 별명이 붙었다.

몸을 따뜻하게 하고 통증을 없애주는 나무

서향나무
Daphne odora Thunberg
팥꽃나무과 팥꽃나무속

별 명 수향, 천리향
한약명 **서향화**(瑞香花)-꽃

분포: 남부 지방

채취시기 1 2 3 **4 5** 6 7 8 9 10 11 12
꽃

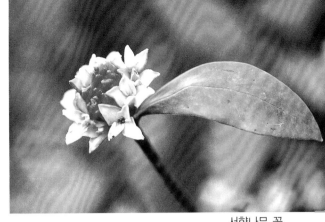

서향나무 꽃

잎

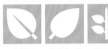

피침형　밋밋한모양　어긋나기

꽃　　　**열매**

꽃받침꽃　총상화서　맺지않음

관상용으로 정원과 화단에 식재하며 높이 1~2m 자라는 늘푸른떨기나무. 잎은 어긋나고 타원상 피침형이며, 두껍고 광택이 난다. 꽃은 암수딴그루로 4~5월에 피는데 바깥쪽은 홍자색이고 안쪽은 흰색이며, 전년도 가지 끝에 두상화서로 달리며 향기가 강하다. 열매는 장과이고 5~6월에 붉은색으로 익는다. 꽃을 약재로 쓴다.

채 취 봄에 꽃을 채취하여 햇볕에 말린다.

성 미 맛은 맵고 성질은 덥다.

효 능 온중산한(溫中散寒), 행기지통(行氣止痛)

- 감기, 인후종통, 치통, 협심증, 관상동맥장애, 혈전폐색성 맥관염, 관절통, 심복냉통의 치료

사용법 주치증에 **서향화**를 1회 3~6g씩 물 400㎖로 1/3이 되도록 달여서 복용한다.

- 치통, 인후종통에는 **서향화** 3~6g을 물 400㎖로 1/3이 되도록 달여서 복용하거나 달인 물로 양치질한다.

- 창양, 통풍 등에 외용약으로 쓸 때에는 서향나무 생잎을 짓찧어서 환부에 붙인다. 말린 잎을 가루내어 환부에 바르면 소종·지통의 효과를 볼 수 있다.

- 인후염에는 서향나무 뿌리를 짓찧어 나온 즙을 목 안에 흘려 넣는다.

서향나무

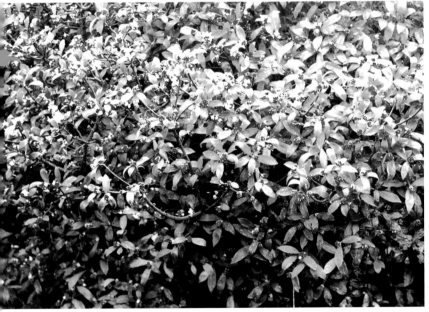

백서향

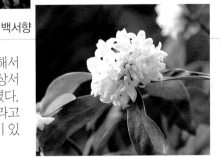

상서로운 향기가 나는 나무

서향나무는 봄에 피는 꽃에서 독특한 향기가 난다. 이 향기가 진해서 어두운 밤중에도 쉽게 이 꽃이 있는 곳을 알아차릴 수 있기 때문에, 상서로운 향기가 나는 나무라는 뜻으로 서향(瑞香)이라는 이름이 붙여졌다. 또, 진한 향기가 멀리 1,000리까지 간다고 하여 천리향(千里香)이라고도 부른다. 동속 식물로 흰색 꽃이 피는 백서향(*D. kiusiana* Miq.)이 있는데 열매에 독성이 있으며 약재로는 쓰지 않는다.

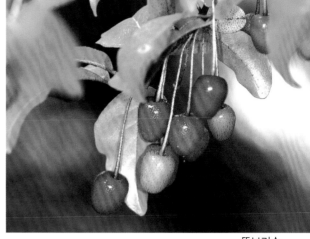

보리수나무과

기침을 멎게 하고 열기를 식혀주는 나무

보리수나무

Elaeagnus umbellata Thunberg
보리수나무과 보리수나무속

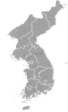

분포: 전국

별　명	보리똥나무, 뺄똥나무
한약명	목우내(木牛奶)-뿌리와 가지
	목우내자(木牛奶子)-열매

채취시기	1	2	3	4	5	6	7	8	9	10	11	12

뿌리와 가지

열매: 9~11월
뿌리와 가지: 9~12월

똘보리수

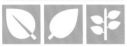

잎

긴타원형　밋밋한모양　어긋나기

꽃　　　열매

꽃받침꽃　산형화서　장과

보리수나무 열매

산비탈의 풀밭에서 높이 3~4m 자라는 갈잎떨기나무. 가지는 은회색 또는 갈색이다. 잎은 어긋나고 긴 타원형이며 은백색의 비늘털로 덮인다. 꽃은 5~6월에 피고 처음에는 흰색이었다가 연한 노란색으로 변하며 잎겨드랑이에 달린다. 열매는 둥근 장과이고 10월에 붉은색으로 익는다. 열매를 식용하고 열매와 뿌리와 가지를 약재로 쓴다.

채취 가을에 잘 익은 열매를 따서 햇볕에 말린다. 뿌리와 가지는 가을에서 겨울까지 채취하여 햇볕에 말린다.

성미 맛은 쓰고 시며 성질은 서늘하다.

효능 보허, 이습, 지사, 지혈, 청열, 행기, 활혈
－대하, 기침, 발열성 해수, 천식, 설사, 이질, 자궁출혈, 치창, 타박상의 치료

사용법 주치증에 목우내를 1회 3~8g씩 물 200㎖로 뭉근하게 달여서 복용한다.

• 기침과 이질에는 목우내5g(또는 목우내자 3~5g)을 물 400㎖로 1/2이 되도록 달여서 1/3씩 나누어 하루 3번 복용한다.

• 천식에는 보리수나무의 생열매를 설탕에 재운 것을 달여서 복용한다.

• 땀띠에는 보리수나무 생잎을 찧어 나온 즙액을 환부에 바른다.

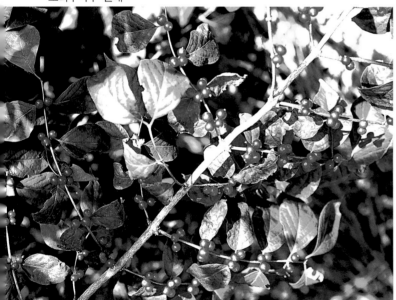

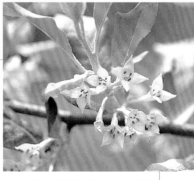

보리수나무 꽃

보리수나무와 보리수

우리나라에 있는 보리수나무(甫里樹)와 석가모니가 그늘에 앉아 수행했다는 인도의 보리수(菩提樹; *Ficus religiosa*)는 이름이 비슷하지만 전혀 다른 나무이다. 보리수나무는 보리수나무과의 낙엽이 지는 갈잎떨기나무이고, 보리수는 뽕나무과의 낙엽이 지지 않는 늘푸른큰키나무이다. 또, 보리수나무 열매는 붉은색이고 보리수 열매는 흑자색인데 모두 익은 열매를 먹을 수 있다. 불교계에서는 보리수를 구분하기 위해 보제수(菩提樹) 또는 인도보리수라고도 부른다.

열을 내리게 하고 해독 작용을 하는 풀

제비꽃

Viola mandshurica W. Becker
제비꽃과 제비꽃속

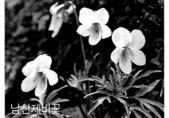
남산제비꽃

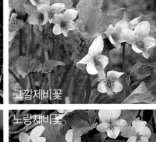
고깔제비꽃

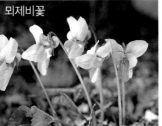
뫼제비꽃

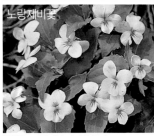
노랑제비꽃

별　명　근채, 반지꽃나물, 씨름꽃,
　　　　앉은뱅이꽃, 오랑캐꽃, 장수꽃
한약명　**자화지정**(紫花地丁)-지상부

분포: 전국

채취시기	1	2	3	4	5	6	7	8	9	10	11	12

지상부

잎
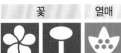
피침형　둔한톱니모양　밑동모여나기

꽃　　　**열매**

꽃잎 5　거가있음　삭과

제비꽃은 종류가 많아 이름을 모두 알기 어렵다.

산이나 들판에서 키 10cm 정도 자라는 여러해살이풀. 잎은 밑동에서 모여나고 피침형이며 가장자리에 톱니가 있다. 꽃은 4~5월에 보라색으로 꽃줄기 끝에 1송이씩 옆을 향해 달린다. 열매는 넓은 타원형 삭과이고 6~7월에 갈색으로 익는다. 어린 잎은 식용하고 전초를 약재로 쓴다.

• 노랑제비꽃(*V. orientalis* W. Becker), 서울제비

제비꽃
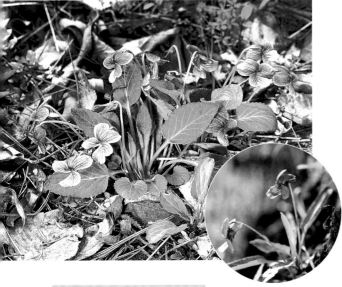

꽃(*V. seoulensis* Nakai), 종지나물(*V. papilionacea* Pursh.)을 대용으로 쓸 수 있다.

채취 여름에 지상부를 채취하여 바람이 잘 통하는 그늘에서 말린다.

성미 맛은 쓰고 매우며 성질은 차다.

효능 소염, 소종, 이뇨, 이습, 지사, 청열, 최토, 해독, 해열

-간염, 관절종통, 급성 유선염, 나력, 독사교상, 목적종통, 방광염, 설사, 소변불리, 위염, 이질, 임파선염, 적목, 정창, 종기, 비출혈, 혈변, 화농성 염증, 황달, 후비의 치료

사용법 주치증에 **자화지정**을 1회 5~10g씩 물 200㎖로 달이거나 가루내어 복용한다.

• **자화지정**, 포공영, 감국, 금은화 각각 12g을 달여서 급성화농성 염증에 달인 물을 1/3씩 나누어 하루 3번 복용한다.

• 종기, 옹종, 유옹, 단독 등에는 제비꽃 생물 60g을 짓찧어 나온 즙액을 3번에 나누어 복용하고 찌꺼기는 환부에 붙인다.

• 종기, 독사교상에는 제비꽃 생물을 찧어 환부에 붙인다.

서울제비꽃

알록제비꽃
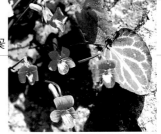

제비가 올 때 피는 꽃

　제비꽃은 봄에 꽃이 피는데 이 때는 철새인 제비가 우리나라에 돌아오는 때이기도 하다. 제비가 올 때쯤 꽃이 피는 데서 이름이 유래되었다. 또, 옛날에 봄이 되면 북쪽 지방의 오랑캐들이 식량을 구하러 남쪽으로 쳐들어오고는 했는데 오랑캐가 올 때 피는 꽃이라는 뜻으로 오랑캐꽃이라는 별병이 붙었다.

오줌을 잘 나오게 하고 종기를 낫게 하는 풀

하늘타리

Trichosanthes kirilowii Max.
박과 하늘타리속

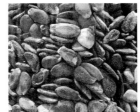
과루인(약재)

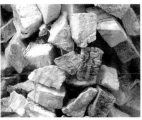
천화분(약재)

별　명　대원과, 조과, 쥐참외, 천과,
　　　　하늘수박
한약명　**과루인**(瓜蔞仁)–씨,
　　　　천화분(天花粉)·**과루근**(瓜蔞根)–뿌리

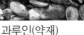
분포: 중부 이남

채취시기 1 2 3 4 5 6 7 8 9 **10 11** 12
　　　　　　　　　　　　　　　　열매

잎

손바닥모양　톱니모양　어긋나기

꽃	열매

꽃받침꽃　홑꽃　박과

들과 산기슭에서 길이 5m 정도 자라는 여러해 살이덩굴풀. 잎은 어긋 나고 손바닥 모양이며 덩굴손은 잎과 마주난 다. 꽃은 암수딴그루로 7~8월에 노란색으로 피고 꽃자루에 1송이씩 달린다. 열매는 둥근 박

과이고 10월에 주황색으로 익는다. 뿌리의 녹 말은 식용하고 열매와 뿌리를 약재로 쓴다.

채 취 가을에 익은 열매를 갈라서 씨를 받고, 뿌리를 캐내어 겉껍질을 벗겨낸 후 잘게 쪼개 어 햇볕에 말린다.

성 미 맛은 조금 달고 쓰며 성질은 따뜻하다.

효 능 배농, 생진, 소종, 이뇨, 청열, 항암, 화담
– 기관지천식, 당뇨병, 생리불순, 소갈, 열사상 진(熱邪傷津), 옹종창양, 유방암, 종기, 폐암, 폐열조해, 황달, 변비, 종기, 해수의 치료

사용법 주치증에 **천화분**(또는 **과루인**)을 1회 9~12g씩 물 200㎖로 달여서 복용한다.

• 소갈병에는 **천화분**을 1회 12g 달여서 1/3씩 나누어 하 루 3번 복용한다. 또 **천화분** 가루를 1회 3~4g씩 하루 3 번 복용한다.

• **천화분**·인삼·맥문동 각각 10g을 소갈병에 쓴다. 달여 서 1/3씩 나누어 하루 3번 복 용한다.

• **과루인** 38g, 패모 19g, 반하 8g으로 만든 **억담환**(抑痰丸) 은 끈적한 가래가 있고 기침 을 할 때와 마른기침을 할 때 에 쓴다. 1회 5g씩 하루 3번 복용한다.

하늘타리 꽃

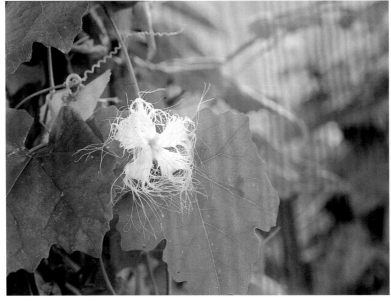

하늘타리 열매

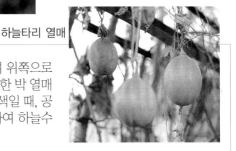

하늘에 떠 있는 열매

　하늘타리는 자신의 덩굴손을 이용하여 다른 식물 등에 의지하여 위쪽으로 덩굴을 뻗으며 자란다. 가을에 하늘 높이 올라간 이 덩굴에 주먹만한 박 열매 가 매달리는 데서 이름이 유래되었다. 하늘타리 열매가 덜 익어 녹색일 때, 공 중에 매달린 커다란 열매가 하늘에 떠 있는 수박처럼 보인다고 하여 하늘수 박이라는 별명이 붙었다.

갈증을 풀어주고 오줌을 잘 나오게 하는 풀

수박

Citrullus vulgaris Schrader

박과 수박속

한약명 **서과**(西瓜)-열매

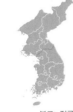

분포: 전국

채취시기	1	2	3	4	5	6	7	8	9	10	11	12
							열매					

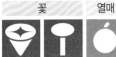

잎
긴타원형 톱니모양 어긋나기

꽃 **열매**
꽃잎5갈래 홀꽃 장과

길이 3~4m 자라는 한해살이덩굴풀. 잎은 어긋나고 긴 타원형이며, 깃 모양으로 깊게 갈라지고 가장자리에 불규칙한 톱니가 있다. 꽃은 암수한그루로 5~6월에 연한 노란색으로 피고 잎겨드랑이에 1송이씩 달린다. 열매는 공 모양 박과로 7~8월에 익는다. 열매를 식용하고 약재로도 쓴다.

수박 열매

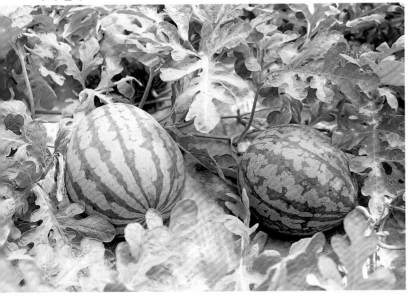

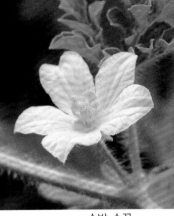

수박 수꽃

채취 여름에 익은 열매를 따서 이용한다. 익은 열매의 껍질은 햇볕에 말린다.

성미 맛은 달고 담백하며 성질은 차다.

효능 이뇨, 제번지갈, 청열, 해서(解暑)
-구설생창, 급성 신장염, 서열번갈, 소변불리, 수종, 주취, 화상, 후비(喉痺)의 치료

사용법 주치증에 수박의 과즙을 내어 복용하거나 수박 과즙에 생지황 즙을 섞어 복용한다.

• 오줌이 잘 나오지 않을 때에는 **서과** 달인 물을 물에 희석하여 하루에 3번 계속 복용한다.

• 수박 생열매를 먹으면 오줌을 잘 나오게 하고 부종을 없애주므로 급성 신장염의 치료에 효과를 볼 수 있다.

• 신장염, 수종에는 수박 열매를 잘게 잘라서 약한 불로 하루 정도 졸이고 찌꺼기를 제거한 다음 다시 졸여서 물엿처럼 만들어 물에 희석하여 복용하면 효과를 볼 수 있다.

• **서과피**(西瓜皮-수박 껍질을 말린 것) 20g, 동과피 20g을 함께 넣고 달여서 서열증에 쓴다.

• 신장염의 부종에는 **서과피** 40g, 생띠 뿌리 60g을 달여서 1/3씩 나누어 하루 3번 복용한다.

• 수양성 이질에는 수박의 뿌리나 잎을 1회 60~90g씩 달여서 복용한다.

주의 수박은 약성이 차가우므로 비위가 약한 사람은 쓰는 양에 주의해야 한다.

호박 열매

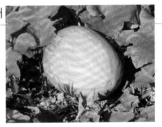

서과 · 남과

수박은 고려 때 몽골을 통해 우리나라에 전해졌다. 수박의 원산지는 열대아프리카로 추정되며 고대 이집트에서도 재배되었는데 900년경에 중국으로 전해졌다고 한다. 중국에서는 '서쪽 땅(西)에서 나는 박(瓜)'이라는 뜻으로 서과(西瓜)라고 하였다. 남만(南蠻; 동남아시아)에서 전해진 호박을 중국에서는 '남쪽 땅에서 나는 박'이라는 뜻으로 남과(南瓜)라고 한다.

가래를 삭게 하고 열기를 식혀주는 풀

수세미외

Lufa cylindrica Roemer

박과 수세미오이속

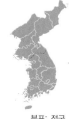

분포: 전국

별　명 수세미, 수세미오이
한약명 **사과**(絲瓜)-열매,
　　　 천라수(天羅水)-줄기의 즙액

줄기의 즙액: 7~10월
열매:9~10월

잎		
손바닥모양	톱니모양	어긋나기

꽃	열매
꽃잎5갈래	총상화서 원통형장과

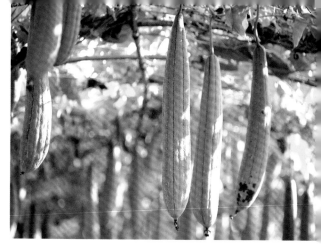

수세미외 열매

민가의 정원이나 울타리 등에서 재배하며 길이 12m 정도 자라는 한해살이덩굴풀. 잎은 어긋나고 손바닥 모양이며 가장자리에 톱니가 있다. 꽃은 암수한그루로 8~9월에 노란색으로 피며 잎겨드랑이에서 수꽃은 총상화서를 이루고 암꽃은 1송이씩 달린다. 열매는 긴 원통형 액과이고 밑으로 늘어지며 9~10월에 익는다. 어린 열매는 식용하고, 지상부와 줄기의 즙액을 약재로 쓴다.

채취 여름부터 초가을까지 줄기에서 즙액을 받는다. 열매는 가을에 익은 것을 채취하여 햇볕에 말린다.

성미 맛은 달고 성질은 평온하다.

수세미외

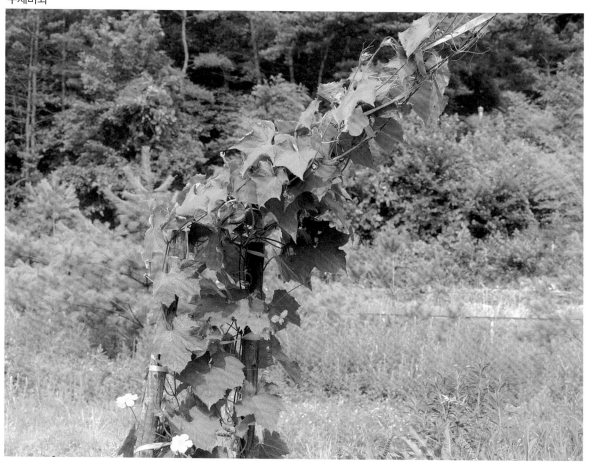

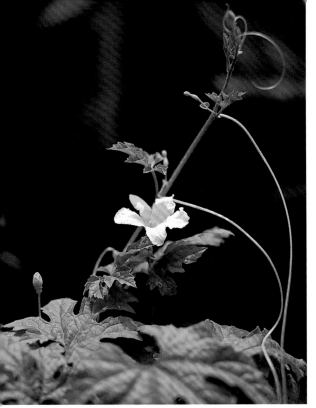

수세미외 꽃

효능 양혈(凉血), 청열, 해독, 화담

－ 담천해수, 열병신열번갈, 각기, 감모, 두통, 복통, 수종, 폐옹, 금창, 소아두창, 인후종통, 무월경, 옹종정창, 요통, 유즙불통, 장풍치루, 혈변, 혈붕, 쌍단아, 부종, 석림의 치료

사용법 치근종통에는 **사과**(絲瓜) 600g, 생강 75g을 물 1ℓ로 3시간 정도 달인 물을 차 마시

듯 수시로 복용하면 효과를 볼 수 있다.

- 구취, 변비, 전신산통, 요도염에는 **사과**(絲瓜) 1~2개에 약간의 식염을 넣고 물 1ℓ로 1/2이 되도록 달인 물을 차 마시듯 수시로 복용한다.
- 수종, 부종, 소변불순에는 **사과**(絲瓜) 12g, 총백 12g을 달여서 복용한다.
- 유즙부족, 유즙불통에는 **사과**(絲瓜) 2개, 생강 37.5g, 백편두(볶은 것) 540g을 물로 달여서 복용한다.
- 자궁출혈에는 수세미외 전초를 1회 12~15g씩 생즙을 내어 하루에 2번 1주일 정도 복용한다.
- 기침, 가래에는 **천라수** 600㎖를 1/2이 되도록 졸여서 1/3씩 나누어 설탕을 가미하여 하루 3번 식간에 복용한다.
- **천라수** 500㎖, 알코올 300㎖, 글리세린 100㎖에 기타 향료를 섞어 만든 **화장수**(化粧水)를 복용하면 살이 트거나 거친 피부를 예방하는 데 효과를 볼 수 있다.
- 외상에는 수세미 생잎과 생뿌리 30g, 부추 생뿌리 30g, 풍화석회 30g, 생석회 30g을 함께 섞고 찧어 떡처럼 되면 그늘에서 말려 가루로 만든 **외상신선산**(外傷神仙散)을 환부에 바른다. 지혈, 소염, 진통의 효과를 볼 수 있다.

천라수 모으기

여름부터 초가을까지 아직 수세미외의 잎과 줄기가 싱싱할 때 땅에서 30~40cm 높이로 줄기를 자르고 뿌리 쪽 줄기 끝을 페트병 등의 용기에 꽂아 놓으면 줄기에서 나오는 즙액을 모을 수 있다. 이 수세미외 즙액을 천라수(天羅水)라고 하는데 가래를 삭게 하고 기침을 멎게 하며 열을 내리게 하는 효능이 있어 폐옹, 폐위, 해수, 감기, 두통 등의 치료에 쓴다. 또, 피부를 부드럽게 하는 효능이 있어 피부 미용에도 좋은 효과를 볼 수 있다.

즙액을 모으는 동안에도 수세미외 주변에 물을 충분히 주면 하룻밤 사이에 1ℓ 정도의 천라수를 모을 수 있다.

지상에서
30~40cm

참외

더위를 식혀주고 오줌을 잘 나오게 하는 풀

Cucumis melo Linné var. *makuwa* Makino
박과 참외속

별　명　감과, 진과

분포: 전국

한약명　**과체**(瓜蒂)·**첨과체**(甛瓜蒂)-열매 꼭지

채취시기 | 1 | 2 | 3 | 4 | 5 | 6 | **7** | **8** | 9 | 10 | 11 | 12
열매

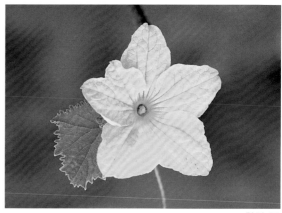

참외 꽃

잎

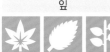

손바닥모양　톱니모양　어긋나기

꽃　　　　**열매**

꽃잎 5갈래　홑꽃　장과

농가의 밭에서 재배하는 한해살이덩굴풀. 줄기는 길게 옆으로 뻗는다. 잎은 어긋나고 손바닥 모양으로 얕게 갈라지며, 가장자리에 톱니가 있고 잎겨드랑이에 덩굴손이 난다. 꽃은 암수한그루로 6~7월에 노란색으로 피고 잎겨드랑이에 1송이씩 달린다. 열매는 타원형 장과이고 7~8월에 노란

참외 열매

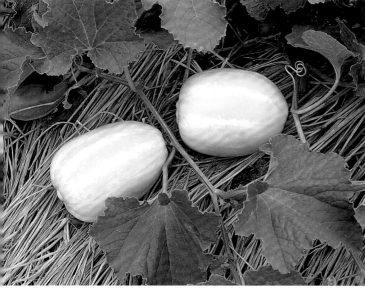

색·황록색으로 익는다. 열매를 식용하고 약재로도 쓴다.

채취 여름에 익은 열매를 채취하고 열매 꼭지는 열매껍질의 일부와 함께 도려내어 햇볕에 말린다.

성미 맛은 달고 성질은 조금 차다.

효능 이뇨, 청서열, 해번갈

－사지동통, 풍습마비, 간염, 사지부종, 상복부 폐색, 습열황달, 인후통, 전간, 축농증, 풍담, 후비, 흉중비편의 치료

사용법 구토, 이질에는 **과체**를 1회 2~4g씩 물 200㎖로 1/2이 되도록 달여서 복용한다. 참외를 생식해도 효과를 볼 수 있다.

• **과체** · 적소두 같은 양을 가루내어 섞어 만든 **과체산**(瓜蒂散)을 식체, 전간 등에 구토약으로 쓴다. 1회 0.6~1.8g을 복용한다.

• 대변불통에는 **과체** 7개를 가루로 빻아 탈지면으로 잘 싸서 참기름에 찍어 항문에 집어넣으면 효과를 볼 수 있다.

주의 참외를 땅콩과 함께 먹으면 안 된다. 참외의 찬 성질과 땅콩의 더운 성질이 서로 자극하기 때문에 몸에 해롭다.

멜론

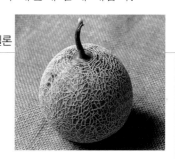

참외와 멜론

참외는 별명인 감과(甘瓜)·진과(眞瓜)에서 짐작할 수 있듯이 박·호박·오이·수박 등 박과 식물 중에서 단맛이 가장 강한 데서 '참' 자를 붙여 이름이 유래된 것으로 추정된다. 참외는 원래 인도 원산의 야생종이 고대 이집트와 유럽에 전해져 멜론(*C. melo* L. var. *reticulatus* (Naud.) Ser.)이 되었고, 멜론이 다시 동양으로 전해져 참외가 되었다고 한다.

기침을 멎게 하고 해독 작용을 하는 채소

오이
Cucumis sativus L.
박과 참외속

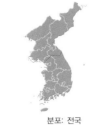

별　명 물외, 호과
한약명 **황과**(黃瓜)-열매

분포: 전국

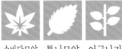
열매

손바닥모양　톱니모양　어긋나기

꽃　　　　열매

꽃잎 5갈래　홑꽃　원통형장과

농가에서 재배하는 한해살이덩굴풀. 잎은 어긋나고 얕게 갈라진 손바닥 모양이며 가장자리에 톱니가 있다. 꽃은 암수한그루로 5~6월에 노란색으로 피고 꽃자루에 1송이씩 달린다. 열매는 원기둥 모양 장과이고 8~10월에 황갈색으로 익으며 씨는 황백색이다. 열매를 식용하며 약재로도 쓴다.

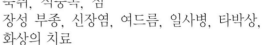

[채 취] 여름에 열매를 채취하여 얇고 둥글게 썰어 햇볕에 말린다.

[성 미] 맛은 달고 성질은 서늘하다.

[효 능] 이뇨, 지해, 항종양, 해독

－각기, 구토, 두통, 숙취, 식중독, 심장성 부종, 신장염, 여드름, 일사병, 타박상, 화상의 치료

오이 꽃

[사용법] 여름에 오이덩굴의 중간(지상에서 약 30cm 정도)을 잘라 뿌리 쪽 덩굴을 병에 넣어서 즙을 모아 기침, 감기에 복용한다. 화상에는 이 오이 즙을 환부에 바른다.

• 신장염, 각기부종에는 **황과**를 하루에 10g 정도 달여서 복용한다.

• 타박상에는 **황과** 가루, 밀가루, 후춧가루를 반죽한 것으로 환부를 습포한다.

• 여드름에는 생오이 2개를 갈아 즙을 내어 하루 2번씩 장기간 복용하면 얼굴이 깨끗하게 된다.

• 수종, 복창, 소변불통에는 노각(늙은 오이) 1개를 식초 200㎖, 물 600㎖로 삶아 즙을 내어 1회 200㎖씩 하루 3번 복용하면 효과를 볼 수 있다.

• 식중독에는 오이의 잎과 줄기 말린 것을 1회 10g씩 달여서 복용한다.

오이

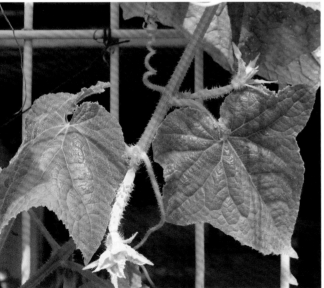

오이 열매

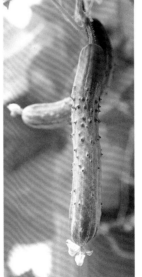

노각

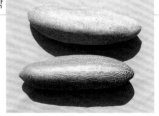

황과상

늦가을에 노각(늙은 오이)의 꼭지를 잘라 버리고 속을 제거한 뒤 그 속에 망초(芒硝)를 가득 넣어 봉한 다음 바람이 잘 통하는 그늘에 매달아 말린다. 어느 기간이 지나면 오이 표면에 서리 같은 백상(白霜)이 생긴다. 이 백상을 긁어내어 모은 것이 **황과상**(黃瓜霜)이다. 해수, 담, 인후통에 황과상을 1회 1순가락씩 끓인 물에 풀어 따뜻할 때 하루 3번 복용한다.

오줌을 잘 나오게 하고 종기를 가라앉게 하는 풀

박

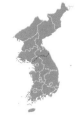

Lagenaria leucantha Rusby
박과 박속

한약명 **고호로**(苦壺盧)-열매

분포: 전국

채취시기 | 1 | 2 | 3 | 4 | 5 | 6 | 7 | 8 | 9 | **10** | **11** | 12
열매

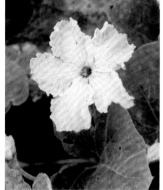
박 꽃

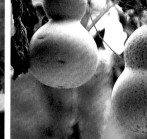
표주박

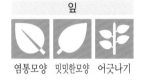

잎

염통모양　밋밋한모양　어긋나기

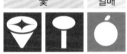

꽃　　　　열매

꽃잎 5갈래　홀꽃　　장과

농가에서 재배하는 한해살이덩굴풀. 잎은 어긋나고 염통 모양이며 얕게 갈라진다. 꽃은 암수한그루로 7~9월에 흰색으로 피고 잎겨드랑이에 1송이씩 달린다. 열매는 둥근 박과이고 10월에 연노란색으로 익는다. 열매를 약재로 쓴다.

• 표주박(*L. leucantha* Rusby var. *gourda* Makino)을

박 열매

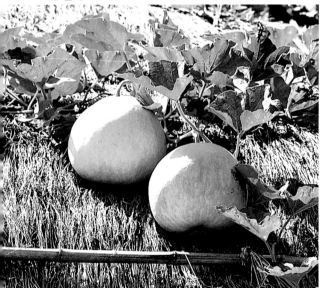

대용으로 쓸 수 있다.

채 취 가을에 익은 열매를 따서 그대로 그늘에서 보관하거나 씨를 빼내어 햇볕에 말린다.

성 미 맛은 쓰고 성질은 차다.

효 능 소종, 이뇨, 이수(利水), 통림(通淋)

－간염, 대하, 버짐, 복창(腹脹), 소변불리, 수종, 악창, 옴, 임병, 치간화농, 치루, 치아동통, 혈붕, 황달의 치료

사용법 주치증에 **고호로** 20~30g을 물 1.5ℓ에 달인 물을 하루에 여러 번 나누어 복용한다.

• 수종, 각기, 치질, 생리불순에는 **고호로**를 달여서 복용하거나 박 생열매의 살을 요리하여 먹는다. 이뇨 효과도 있다.

• 어류, 게류, 버섯류의 중독에는 **고호로** 달인 물이나 박 생열매의 즙을 내어 복용한다.

• 전신부종에는 **고호로** 0.8g, 정력자 2g을 가루내어 콩 크기로 환약을 5알 정도 만들어 1회 5개씩 하루 3번 복용한다.

• 복부수종에는 껍질을 얇게 볶은 **고호로** 40g, 볶은 행인 40g을 가루내어 물을 넣고 죽처럼 끓인 다음 콩 크기로 환약을 만들어 1회 10개씩 미음과 함께 복용한다.

• 백일해, 기침에는 **고호로**에 감초나 죽엽을 함께 달여서 복용하기도 한다.

• 치질에는 박의 말린 씨를 달인 물로 환부를 씻어낸다.

채취한 박 열매

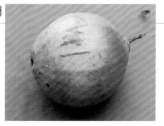

바가지

박은 익으면 겉은 노란색이지만 열매의 속살은 흰 쌀밥처럼 하얗다. 이 열매살을 긁어모아 양념에 버무려 먹거나 열매살에 엿을 넣고 졸여서 정과를 만든다. 그리고 잘 익은 열매를 반으로 자르고 속살을 파낸 후 말려서 바가지를 만들었다. 바가지는 플라스틱이 없던 옛날에는 서민들이 아주 요긴하게 쓰던 그릇이었다.

위장을 튼튼하게 하고 기생충을 없애주는 풀

호박
Cucurbita moschata Duchesne ex Poir
박과 호박속

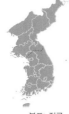

한약명 **남과자**(南瓜子)-씨

분포: 전국

채취시기 1 2 3 4 5 6 7 8 9 **10 11** 12
열매,

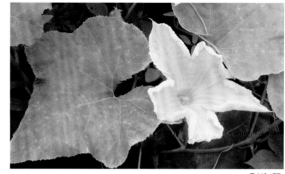
호박 꽃

잎

손바닥모양　톱니모양　어긋나기

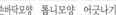
꽃　　**열매**

꽃잎 5갈래　홑꽃　장과

작물로 재배하는 한해살이덩굴풀. 잎은 어긋나고 손바닥 모양으로 가장자리가 얕게 갈라진다. 꽃은 암수한그루로 노란색으로 피고 잎겨드랑이에 1송이씩 달린다. 열매는 둥근 박과이고 9~10월에 익는다. 어린 잎과 열매를 식용하며 약재로도 쓴다.

채취 가을에 잘 익은 호박의 씨를 받아 물에 씻어 햇볕에 말린다.

성미 맛은 달고 성질은 평온하다.

효능 건위, 살충, 이뇨, 자양강장

－불면증, 백일해, 야맹증, 일사병, 촌충증, 회충증의 치료

사용법 주치증에 **남과자**를 겉껍질만 벗겨내고 부드럽게 갈아 물을 넣고 유제를 만들어 복용하거나 겉껍질째 갈아서 복용한다.

- **남과자**를 1회 40g씩 가루내어 물을 약간 넣고 거즈로 짜서 즙을 내어 촌충을 구제하는 데 쓴다. 공복에 복용하며 1회로 효과가 없으면 3일 간격으로 다시 복용한다.

- 산모의 유즙부족에는 **남과자** 30~50개를 볶은 후 껍질을 제거하고 복용한다. 또는 볶은 **남과자**를 달여서 1/3씩 나누어 하루 3번 식간에 복용한다.

- 감기에는 호박 생열매를 쪄서 먹는다. 체력회복, 피로회복 등 자양강장에 효과를 볼 수 있다.

- 단독에는 생호박을 짓찧어 종이에 발라 환부에 붙인다.

- 독충에 물렸을 때는 호박의 잎이나 꽃을 짓찧어 환부에 붙인다.

호박 열매

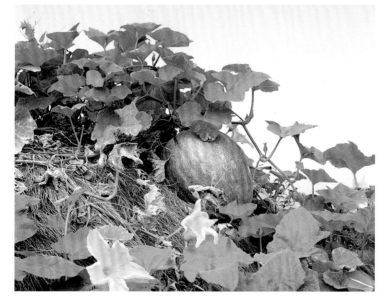

오랑캐 땅에서 들어온 식물

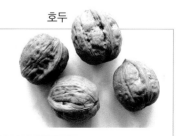
호두

호박, 호밀, 호두, 호마, 호초 등 식물에는 '호(胡)' 자가 붙는 이름이 많다. 호(胡)는 우리나라 북쪽의 오랑캐를 가리키는 말로 북방 민족을 통해 들어온 식물의 이름에 붙였다. 나중에는 중국에서 들어온 것에는 모두 호자를 붙이다가 외국에서 들어온 것에도 붙이게 되었다. 호박은 원래 동남아시아에서 재배하던 것이 일본을 통하여 우리나라에 전해진 식물이다.

종기를 가라앉히고 출혈을 멎게 하는 나무

배롱나무

Lagerstroemia indica L.
부처꽃과 배롱나무속

별 명	간지럼나무, 게으름뱅이나무, 목백일홍, 부끄럼나무, 파양화
한약명	자미화(紫微花)-꽃

분포: 충청 이남

채취시기 1 2 3 4 5 6 **7 8 9** 10 11 12
꽃봉오리

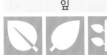

잎		
타원형	밋밋한모양	마주나기

꽃	열매
꽃잎 6	원추화서	삭과

주로 공원이나 정원에서 관상수로 재배하며 높이 5m 정도 자라는 갈잎큰키나무. 잎은 마주나고 타원형이며 겉면에 윤이 난다. 꽃은 7~9월에 붉은색으로 피고 가지 끝에 작은 꽃이 많이 모여 원추화서를 이룬다. 꽃잎은 6장이고 주름이 많다. 열매는 넓은 타원형 삭과이고 10월에 익는다. 꽃을 약재로 쓴다.

채 취 여름부터 가을까지 꽃이 완전히 피었을 때 꽃봉오리째 채취하여 잡질을 제거하고 햇볕에 말린다.

성 미 맛은 조금 시고 성질은 차다.

효 능 지혈, 소종, 활혈

- 개선(疥癬), 대하, 대하임리, 방광염, 버짐, 산후출혈, 설사, 소아의 난두태독(爛頭胎毒), 악창, 옴, 외상출혈, 생리과다, 장염, 징하, 혈격(血隔)의 치료

사용법 주치증에 **자미화**를 1회 2~4g씩 물 200㎖로 달여서 복용한다.

- 외상출혈에는 **자미화** 가루를 환부에 뿌리거나 배롱나무 생꽃을 찧어 환부에 붙인다.
- 생리불순에는 배롱나무 생꽃잎을 꿀이나 설탕에 2주 이상 재워 숙성된 꽃잎을 1회 2순가락씩 뜨거운 물 200㎖에 타서 차를 마시듯 수시로 마신다.
- 방광염으로 인한 오줌소태에는 배롱나무 말린 줄기를 1회 35~40g씩 달여서 복용한다.
- 어린이의 백일해와 기침에는 배롱나무의 말린 뿌리를 1회 35~40g씩 달여서 1/3씩 나누어 하루 3번 복용한다.

배롱나무

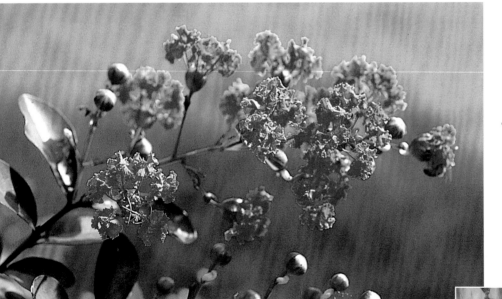

배롱나무 수피

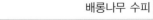

100일 동안 피어 있는 꽃

배롱나무는 백일홍나무가 변한 것이다. 백일홍(百日紅)은 100일 동안 붉은색 꽃이 핀다는 뜻인데, 꽃 1송이가 오래 피어 있는 것이 아니고 많은 꽃들이 피고 지면서 만발한 꽃을 백 일 이상 오래 볼 수 있다는 뜻이다.
배롱나무의 줄기를 긁으면 가지 끝이 흔들린다고 하는데 이것을 간지럼을 탄다고 하여 간지럼나무, 부끄럼을 탄다고 하여 부끄럼나무라고도 한다.

출혈을 멎게 하고 살균 작용을 하는 풀

부처꽃

Lythrum anceps (Koehne) Makino.
부처꽃과 부처꽃속

별 명 두렁꽃, 우렁꽃
한약명 **천굴채**(千屈菜) 지상부

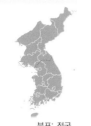

분포: 전국

채취시기  8 9
지상부

잎
피침형   밋밋한모양   마주나기

꽃   열매
꽃잎6   집산화서   삭과

산과 들의 습지에서 키 1m 정도 자라는 여러해살이풀. 줄기는 곧게 서며 가지가 많다. 잎은 마주나고 피침형이며 잎자루가 없다. 꽃은 5~8월에 홍자색으로 피고 잎겨드랑이에 3~5송이가 층층이 달려

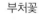
부처꽃

집산화서를 이룬다. 열매는 긴 타원형 삭과이고 꽃받침통에 싸이며 8~9월에 익으면 2개로 쪼개져 씨가 나온다. 지상부를 약재로 쓴다.

채취 8~9월에 지상부를 채취하여 잡질을 제거하고 햇볕에 말린다.

성미 맛은 쓰고 성질은 차다.

효능 살균, 양혈(凉血), 지혈, 청혈, 항균

-세균성 이질, 이질, 자궁출혈, 피부궤양, 혈붕(血崩)의 치료

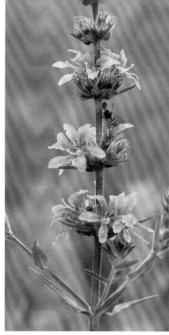
부처꽃 꽃

사용법 설사, 이질, 혈붕 등에는 **천굴채**를 1회 5~10g씩 물 200㎖로 달여서 하루에 3번 복용한다.

• 이질에는 **천굴채**를 1회 6~12g씩 물 600㎖로 1/2이 되도록 달여서 1/3씩 나누어 하루 3번 식사 30분 전에 복용한다.

• 땀띠, 살갗이 쓸린 상처, 습진, 가려움증, 절상의 지혈에는 **천굴채** 달인 물을 차갑게 식혀서 헝겊에 적셔 환부에 냉습포한다.

• 피부궤양에는 **천굴채**를 가루내어 기름에 개어서 환부에 바르거나 부처꽃의 생잎을 찧어 환부에 붙인다.

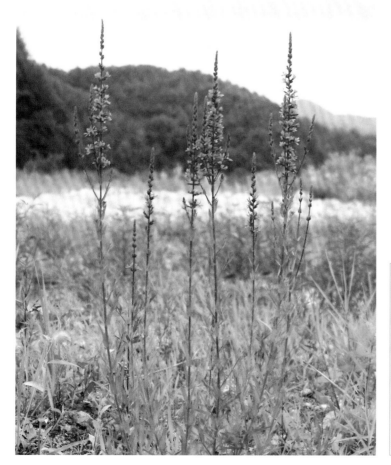

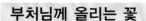
부처님께 올리는 꽃

부처꽃은 키 1m 정도로 곧게 서는데, 햇볕을 좋아하여 논둑이나 초원의 언덕에 군락을 이루어 붉은색 꽃이 피므로 멀리서도 쉽게 발견할 수 있다. 그래서 높은 곳에서 중생을 살피는 부처님을 연상하여 이름을 지었다고 한다. 또 옛날에는 이 붉은색 꽃을 주로 절간의 부처상 앞에 꽂아 놓았으므로 부처꽃이라는 이름을 붙였다고도 한다.

설사를 멎게 하고 기생충을 없애주는 나무

석류나무

Punica granatum L.
석류나무과 석류나무속

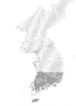
분포: 남부 지방

별 명 안석류
한약명 **석류피**(石榴皮)-줄기껍질,
　　　 석류과피(石榴果皮)-열매껍질

채취시기	1	2	3	4	5	6	7	8	9	10	11	12
줄기껍질: 연중　　　　　　　　　　　　열매

잎
달걀모양　밋밋한모양　마주나기

꽃　　　열매
꽃잎 6　홀꽃　갈라지는열매

정원에서 관상용으로 많이 재배하며 높이 5~7m 자라는 갈잎중키나무. 짧은 가지 끝은 가시로 변한다. 잎은 마주나고 긴 타원형이며 가장자리가 밋밋하다. 꽃은 5~7월에 등홍색으로 피고 가지 끝에 1~5송이씩 달리며 꽃잎 6장이 포개져 종 모양이 된다. 열매는 둥근 모양이고 9~10월에 홍황색으로 익으며 다육질의 껍질이 터져 연분홍색 종자가 드러난다. 열매를 식용하고 전체를 약재로 쓴다.

[채취] 필요할 때 석류나무 줄기의 껍질을 벗겨 물에 씻어 햇볕에 말린다. 가을에 익은 열매(석류)를 채취하여 씨를 제거하고 열매껍질을 벗겨내어 햇볕에 말린다.

[성미] 맛은 달고 떫고 시며 성질은 따뜻하다.

[효능] 구충, 지혈, 삽장, 억균, 지대, 지갈, 지리
-개선, 구리, 백대하, 설사, 세균성 이질, 신경통, 자궁출혈, 적백대하, 촌백충증, 충복통, 탈항, 혈변, 회충증의 치료

• **석류화**(石榴花-꽃): 화상, 치통, 중이염 등의 치료
• **산석류**(酸石榴-열매): 위장병, 구사구리(久瀉久痢), 붕루, 대하의 치료

[사용법] 주치증에 **석류피**를 1회 10~14g씩 달여

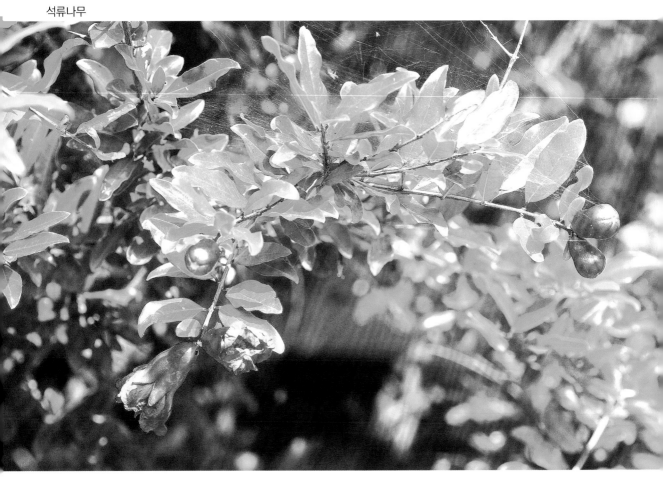
석류나무

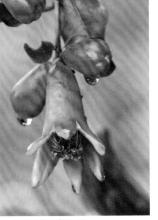
석류나무 꽃

서 1/3씩 나누어 하루 3번 복용한다.

- **석류피**를 조충 및 회충구제약으로 쓸 수 있다. 석류를 약재로 쓸 때 빈랑을 섞어 쓰면 구충 효과가 더 좋아진다.
- 구내염, 편도염에는 **석류과피**를 1회 10g씩

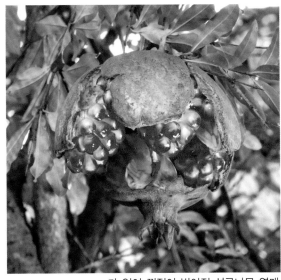
다 익어 껍질이 벌어진 석류나무 열매

물 300㎖로 1/2이 되도록 달인 후 차갑게 식힌 다음 그 물로 양치질을 하면 치료 효과를 볼 수 있다.

- 적백리에는 노랗게 볶은 **석류과피** 1개, 대조(씨를 뺀 것) 7개를 함께 넣고 찧어 가루로 만들어 이 가루약을 1/3씩 나누어 하루 3번 식전에 따뜻한 물로 복용한다.
- 요퇴신경통, 사지마비무력에는 석류주를 쓴다. **석류피** 1.8kg을 잘게 조각내어 약간 볶은 다음 술(35도) 18ℓ에 담가 1개월 이상 숙성시킨 석류주(石榴酒)를 1회 1컵씩 하루 3번 식전 또는 식후에 복용한다.
- 경수과다(經水過多)에는 말린 석류 1~2개를 으깨어서 물 600㎖로 1/2이 되도록 달여서 1/3씩 나누어 하루 3번 식전에 복용한다. 이 처방은 모든 설사에도 효과를 볼 수 있다.
- 석류나무 말린 꽃 300g, 생석회 300g을 함께 섞어 물로 개어 그늘에 말린 다음 부수어 가루로 만들면 지혈분(止血粉)이 된다. 이 지혈분을 외상의 상처에 조금씩 바르면 곧 지혈된다.

- 토혈, 비출혈에는 석류나무 꽃 1~2개를 물에 삶아 복용하면 지혈 효과를 볼 수 있다. 비출혈에는 석류나무 꽃을 구워 말린 다음 가루로 만들어 콧구멍에 불어넣으면 코피는 곧 멎는다.
- 적혈이질에는 석류나무 말린 꽃 12g(생꽃 3.75g)을 물 300㎖로 2/3가 되도록 달여서 하루 3번 식전에 복용한다.

주의 **석류피**는 위 점막을 자극하는 성분이 들어 있으므로 위염 환자에게는 쓰지 않는다.

혹이 난 것처럼 보이는 석류나무 열매
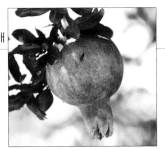

혹처럼 생긴 열매

석류는 지중해 지방 원산으로 중국을 거쳐 우리나라에 들어왔다. 옛날 중국 한나라 때 안석국(安石國; 페르시아)에 사신으로 간 장건이 씨앗을 중국에 가져와 심었는데 열매가 혹(瘤; 류)처럼 울퉁불퉁하여 '안석국에서 들어온 혹처럼 생긴 열매'라는 뜻으로 안석류(安石瘤)라고 부르다가 후에 석류(石瘤)로 이름이 바뀌었다고 한다. 중국 고서의 기록이다.

열기를 식혀주고 비장을 튼튼하게 하는 풀

마름

Trapa japonica Flerov.
바늘꽃과 마름속

별 명 골뱅이
한약명 **능실**(菱實)·**능인**(菱仁)-열매

분포: 전국

채취시기 | 1 | 2 | 3 | 4 | 5 | 6 | 7 | 8 | 9 | **10** | **11** | 12
열매

잎

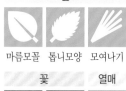

마름모꼴   톱니모양   모여나기

꽃   열매

꽃잎4   홑꽃   세모꼴핵과

연못 등에서 자라는 한해살이물풀. 잎은 줄기 끝에 나고 마름모꼴이며 가장자리에 불규칙한 톱니가 있다. 꽃은 7~8월에 흰색으로 피고 잎겨드랑이에 1송이씩 달린다. 열매는 딱딱한 역삼각형 핵과이며 10월에 여문다. 씨를 식용하고 열매와 줄기와 잎을 약재로 쓴다.

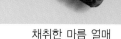

채취한 마름 열매

채 취 가을에 익은 열매를 채취하여 물에 씻어서 햇볕에 말린다.

성 미 맛은 쓰고 성질은 서늘하다.

효 능 건비(健脾), 소종, 양혈(凉血), 익기, 제번지갈, 청서해열, 청열, 해독

-급성황달형 간염, 사지마비, 열독, 요퇴근골통, 위장병, 종기, 주독, 초오중독의 치료

사용법 위암에는 **능인**을 1회 3~5g씩 물 200㎖로 달여서 복용하면 효과를 볼 수 있다.

• 주독, 태독에는 **능인**을 1회 5~10g씩 물 500㎖로 1/2이 되도록 달여서 1/3씩 나누어 하루 3번 복용한다.

• 마름 생열매를 쪄서 익힌 다음 껍질을 벗기고 다시 말려 가루가 되면 꿀로 반죽하여 떡을 만들어 말린 것을 먹으면 간을 튼튼하게 하며 눈을 맑게 하는 효능 외에 주독, 태독을 푸는 데 효과를 볼 수 있다. 또, 따로 저장해 두면 비상시 훌륭한 구급 식량도 된다.

• 소변불금, 유정, 조루, 자궁염, 백대하에는 **능인** 10개, 생강 3~5 조각을 물 600㎖로 1/2이 되도록 달여서 1/3씩 나누어 하루 3번 식전에 따뜻한 물로 복용한다.

• 설사, 이질에는 **능인**을 태운 가루를 1회 7.5g씩 하루 3번 식전에 따뜻한 물로 복용한다.

주 의 너무 많이 복용하면 발기부전 등의 부작용이 생길 수 있다.

마름

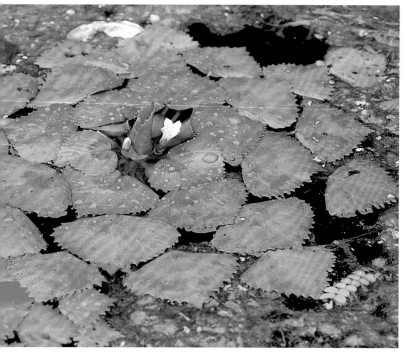

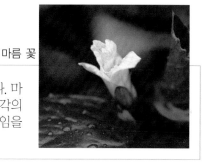

마름 꽃

마름모

수학에 나오는 사각형의 한 종류인 마름모는 마름에서 유래한 용어이다. 마름모는 4변의 길이가 같고 마주 보는 2쌍의 변이 평행하며 마주 보는 2각의 크기가 서로 같다. 물 위에 떠 있는 마름의 잎 모양을 보면 거의 마름모꼴임을 알 수 있다.

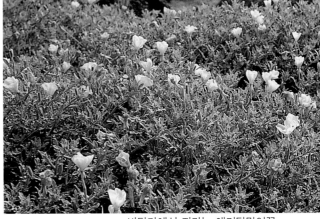

염증을 아물게 하고 열을 내리게 하는 풀

달맞이꽃
Oenothera biennis L.
바늘꽃과 달맞이꽃속

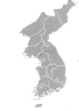

별 명 야래향
한약명 **월견초**(月見草)-뿌리

분포: 전국

채취시기 | | | | | | | | 9 10 11 |
뿌리

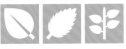

잎
긴피침형 둔한톱니모양 어긋나기

꽃   열매
꽃잎4 홀꽃   삭과

달맞이꽃

바닷가에서 자라는 애기달맞이꽃

산과 들에서 키 50~90cm 자라는 두해살이풀. 잎은 어긋나고 끝이 뾰족한 긴피침형이며 가장자리에 둔한 톱니가 있다. 꽃은 7월에 노란색으로 피고 잎겨드랑이에 1송이씩 달린다. 열매는 긴 타원형 삭과이고 9월에 익으면 4개로 갈라져 씨가 나온다. 전초를 약재로 쓴다.

• 애기달맞이꽃(*O. laciniaca* Hill.), 큰달맞이꽃(*O. erythrosepala* Borba´s)을 대용으로 쓸 수 있다.

채취 가을에 뿌리를 캐내어 햇볕에 말린다. 잎은 생풀을 그대로 쓴다.

성미 맛은 쓰고 성질은 차갑다.

효능 소염, 해열

–감기, 기관지염, 인후염, 피부염의 치료

사용법 주치증에 **월견초**를 1회 4~6g씩 물 200㎖로 달여서 복용한다.

• 고열감기, 인후염에는 **월견초** 6~12g을 달여서 복용한다.

• 피부염에는 **월견초**를 가루내어 기름으로 개어서 환부에 바르거나, 달맞이꽃 생잎을 찧어 환부에 붙인다.

• 고혈압에는 달맞이꽃 말린 씨를 1회 4~6g씩 달여서 쓴다. 하루에 3회씩 1주일 정도 복용한다.

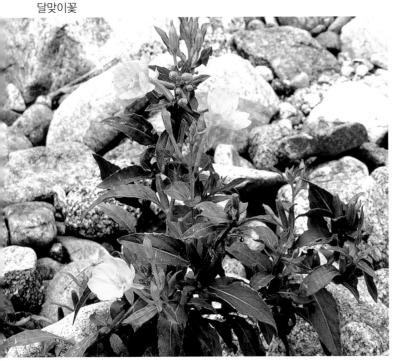

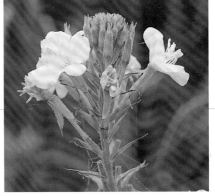

큰달맞이꽃

산나물 요리

이른 봄에 달맞이꽃의 어린순을 채취하여 나물로 먹는다. 매운 맛이 있으므로 끓는 물에 데친 후 잠시 찬물에 담가 우려내고 양념 무침을 한다. 꽃을 채취하여 그대로 기름에 넣어 튀김을 만들기도 한다. 또, 가을에 여문 씨로 기름을 짜서 식용유로 사용한다.

풍을 없애주고 통증을 멎게 하는 나무

박쥐나무

Alangium platanifolium var. trilobum (Miq.) Ohwi

박쥐나무과 박쥐나무속

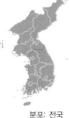

별 명 과목, 누른대나무, 팔각풍

한약명 **백룡수**(白龍須)-뿌리

분포: 전국

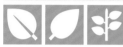

채취시기	1	2	3	4	5	6	7	8	9	10	11	12

뿌리

잎

염통모양	밋밋한모양	어긋나기

꽃 / **열매**

꽃잎8	산형화서	핵과

높이 3m 정도 자라는 갈잎떨기나무. 잎은 어긋나고 염통 모양이다. 꽃은 6~8월에 연황색으로 피고 잎겨드랑이에 취산화서로 달린다. 열매는 핵과이고 9월에 진청색으로 익는다. 뿌리를 약재로 쓴다.

채 취 필요시 뿌리를 캐내어 햇볕에 말린다.

성 미 독성이 약간 있다.

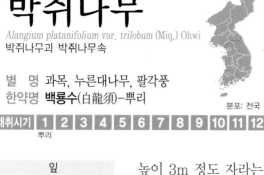

박쥐나무

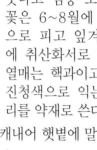

꽃

효 능 거풍, 근육이완, 마취, 산어(散瘀), 지통, 통락

–관절통, 근육통, 노상요통, 반신불수, 사지마비, 심력쇠갈, 타박상의 치료

사용법 주치증에 **백룡수**를 1회 2~4g씩 물 200㎖로 달여서 복용한다. 또 **백룡수**를 소주(35도) 10배량에 담가서 술(백룡수약술)을 만들어 오래 두었다가 하루에 2번 아침 저녁으로 소량 복용하면 효과를 볼 수 있다.

종기를 낫게 하고 해독 작용을 하는 나무

식나무

Aucuba japonica Thunb.

층층나무과 식나무속

별 명 넓적나무, 청목

한약명 **도엽산호**(桃葉珊瑚) · **천각판**(天脚板)-잎

분포: 남부 지방

채취시기	1	2	3	4	5	6	7	8	9	10	11	12

잎

잎

타원형	톱니모양	마주나기

꽃 / **열매**

꽃잎4	원추화서	핵과

높이 3m 정도 자라는 늘푸른떨기나무. 잎은 마주나고 타원형이며 가장자리에 톱니가 있다. 꽃은 암수딴그루로 3~4월에 흑자색으로 피고 가지 끝에 원추화서로 달린다. 열매는 핵과이고 10~12월에 붉은색으로 익는다. 잎과 열매를 약재로 쓴다.

채 취 필요할 때 수시로 잎을 채취하여 생잎을 이용한다.

성 미 맛은 맵고 쓰며 성질은 따뜻하다.

효 능 소종, 해독, 거풍습, 활혈산어

–습진, 종기, 치질, 화상, 절상출혈, 독사교상의 치료

사용법 주치증에 **도엽산호** 가루를 참기름에 개어 환부에 바른다. 찰과상에는 생즙을 내어 자주 바르면 효과를 볼 수 있다.

• 식나무 생잎을 짓찧어 찰과상, 화상, 치질의 환부에 붙인다.

• 동상, 화상, 종기에는 식나무 생잎을 약한 불로 구워서 환부에 붙이고 탈지면 등으로 감싸준다.

식나무

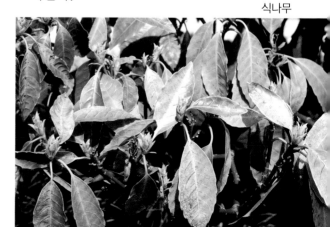

정력을 북돋우고 혈압을 내리게 하는 나무

산수유나무
Cornus officinalis Siebold & Zucc.
층층나무과 층층나무속

별　명 춘황금화
한약명 **산수유**(山茱萸) · **석조**(石棗)-열매

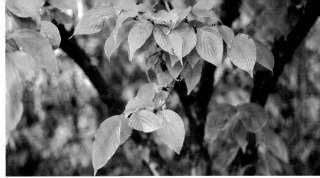
산수유나무 잎

분포: 전국

채취시기	1	2	3	4	5	6	7	8	9	10	11	12
									열매	열매	열매	

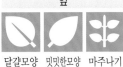

잎		
달걀모양	밋밋한모양	마주나기

꽃	열매
꽃잎4	
원추화서	핵과

산지와 마을 부근에서 과수로 재배하고 높이 7m 정도 자라는 갈잎중키나무. 잎은 마주나고 달걀 모양이다. 꽃은 3~4월에 노란색으로 피고 가지 끝에 20~30송이가 무리지어 산형화서로 달린다. 열매는 긴 타원형 핵과이고 8~10월에 붉은색으로 익는다. 열매를 식용하고 약재로도 쓴다.

채취 가을에 잘 익은 열매를 따서 씨를 제거하고 햇볕에 말린다.

성미 맛은 시고 성질은 조금 따뜻하다.

효능 강장, 강정, 보간, 보익간신(保益肝腎), 이뇨, 정기수렴, 허탈고삽, 혈압강하

－간허한열, 구사, 빈뇨, 심요산맥, 양위, 요슬둔통, 생리과다, 유정, 이명, 난청, 허한부지, 현훈의 치료

사용법 주치증에 **산수유**를 1회 2~4g씩 물 200㎖로 달이거나 가루내어 복용한다.

• **산수유**를 1회 6~8g씩 달여서 늑막염에 쓴다. 하루에 2~3회씩 5~6일 복용한다.

• **산수유**, 오미자, 파고지 각각 4g씩을 섞어 난청에 쓴다. 물을 충분히 넣고 한번 끓인 후 다시 약한 불로 오랫동안 달여서 하루 2번 1잔씩 복용한다.

• **산수유** · 오미자 · 복분자 · 익지인 · 상표초 각각 10g을 섞어 빈뇨에 쓴다. 달여서 1/3씩 나누어 하루 3번 복용한다.

• **산수유** 15, 산약 15, 숙지황 30, 택사 11, 목단피 11, 복령 11을 섞어 만든 **육미환**(六味丸)은 신음허증, 만성신장염, 폐결핵, 당뇨병, 신경쇠약 등에 쓴다. 1회 8~10g씩 하루 3번 복용한다.

• 산수유 생열매를 소주(35도)에 넣어 **산수유약술**을 담가 이명증에 쓴다. 숙성시킨 후 매일 자기 전에 1잔씩 마신다.

주의 소변이 잘 나오지 않을 때와 몸에 열이 많을 때는 복용을 삼가는 것이 좋다.

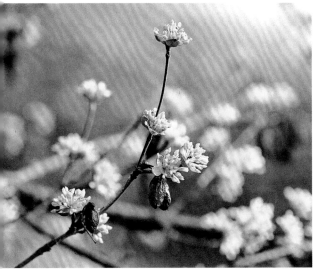
산수유나무

채취한 산수유나무 열매(산수유)
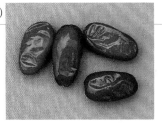

산수유차

산수유(씨를 제거한 것) 30g, 물 600㎖에 넣고 끓인 후 건더기는 걸러내 버리고 끓인 물에 약간의 꿀을 타면 향긋한 **산수유차**(山茱萸茶)가 되는데 이 차를 하루에 3~8번 정도로 나누어 차 대용으로 마신다. 산수유차는 양기를 돋우면서 정기를 수렴시키는 효능이 있다. 야뇨증이나 소변이 잦은 사람들이 자주 마시면 효과를 볼 수 있다.

풍을 없애주고 통증을 멎게 하는 풀

독활

Aralia cordata var. *continentalis* (Kitag.) Y. C. Chu
두릅나무과 두릅나무속

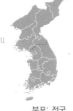
분포: 전국

별 명 땅두릅, 뫼두릅나무
한약명 총목(楤木)-뿌리

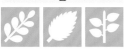

채취시기	1	2	3	4	5	6	7	8	9	10	11	12
			뿌리							뿌리		

잎
깃꼴겹잎 톱니모양 어긋나기

꽃   열매
꽃잎 5 산형화서 액과

산지에서 키 1.5m 정도 자라는 여러해살이풀. 잎은 어긋나고 깃꼴겹잎이며, 작은잎은 끝이 뾰족한 달걀 모양이고 가장자리에 톱니가 있다. 꽃은 암수한그루로 7~8월에 연한 녹색 산형화서로 달린다. 열매는 둥근 액과로 9~10월에 흑자색으로 여문다. 어린순을 식용하고 뿌리를 약재로 쓴다.

독활

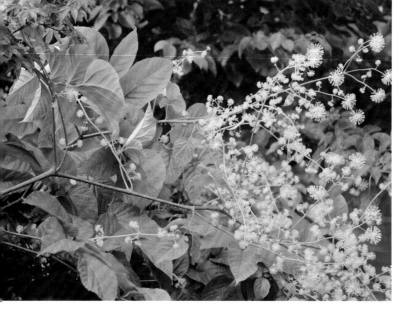

채 취 봄과 가을에 뿌리를 캐어 물에 씻고 줄기와 잔뿌리를 다듬어 햇볕에 말린다.

성 미 맛은 맵고 쓰며 성질은 따뜻하다.

효 능 거풍, 발한, 보허(補虛), 소종, 소풍, 승습(勝濕), 이뇨, 조습, 지통, 화혈(和血), 활혈

-감모(感冒), 두통, 류머티즘, 소갈, 신경통, 편두통, 풍습요퇴통, 피부습양의 치료

사용법 주치증에 총목을 1회 3~9g씩 물 200㎖로 달여서 복용한다.

• 두통, 현훈 등에는 총목을 1회 15g씩 물 400㎖로 1/2이 되도록 달여서 1/3씩 나누어 하루 3번 복용한다.

• 감기, 치통, 신경통에 총목을 1회 5~10g씩 물 500㎖로 1/2이 되도록 달여서 1/3씩 나누어 하루 3번 복용한다.

• 총목 12g, 세신 4g을 섞어 소음두통에 쓴다. 달여서 1/3씩 나누어 하루 3번 복용한다.

• 총목·상기생·당귀·숙지황·생강 각각 6g, 진교·세신·산궁궁·방풍·육계·복령·인삼·두충·우슬 각각 4g, 감초 2g을 섞어 만든 독활기생탕(獨活寄生湯)은 풍한습비로 인한 요슬산통에 쓴다. 달여서 1/3씩 나누어 하루 3번 복용한다.

• 총목으로 만든 독활주(獨活酒)는 신경통, 관절류머티즘 등에 쓴다. 총목 200g을 55% 알코올로 우리고 찌꺼기를 수증기 증류하여 알코올 우림액과 수증기 증류액을 합한다. 이때 전체의 양을 1,000㎖가 되게 한다. 독활주의 알코올 함량은 47~52% 되게 한다. 1회 7~15㎖씩 하루 3번 복용한다.

주 의 음허 및 혈조(血燥)의 증세가 있을 때는 신중하게 써야 한다.

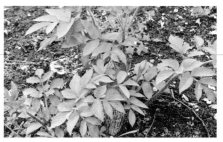
어린 독활

산나물 요리

봄에 독활의 어린순을 뿌리째 채취하여 나물로 먹는다. 끓는 물에 데친 후 찬물에 우려내고 나물 무침을 한다. 또 날것을 생채로 된장에 찍어 먹거나 연한 줄기, 꽃봉오리와 함께 튀김을 만든다. 또 된장에 박아 장아찌를 만들기도 한다.

정신을 안정시키고 혈액순환을 좋게 하는 나무

두릅나무
Aralia elata (Miq.) Seemann
두릅나무과 두릅나무속

별 명 두목말채, 벙구나무
한약명 **자노아**(刺老鴉)−뿌리와 줄기의 껍질

분포: 전국

채취시기	1	2	3	4	5	6	7	8	9	10	11	12

뿌리껍질, 줄기껍질

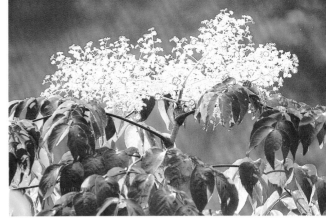
두릅나무 꽃

잎

깃꼴겹잎   톱니모양   어긋나기

꽃   **열매**

꽃잎 5   총상화서   장과

산록의 골짜기에서 높이 3~4m 자라는 갈잎 떨기나무. 잎은 어긋나고 깃꼴겹잎이다. 꽃은 7~9월에 흰색으로 피고 가지 끝에 겹총상화서로 달린다. 열매는 장과이고 10월에 검은색으로 익는다. 어린순은 식용하고 줄기 껍질·뿌리는 약재로 쓴다.

두릅나무

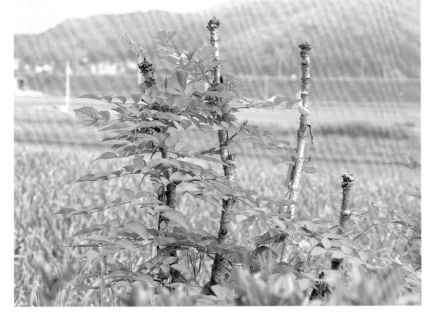

채취 봄에 뿌리의 껍질 또는 줄기의 껍질을 벗겨 햇볕에 말린다.

성미 맛은 맵고 성질은 평온하다.

효능 강정자신(强精滋腎), 거풍, 구어혈, 보기(補氣), 소염, 안신(安神), 이뇨, 활혈

−간경변, 기허증, 당뇨병, 류머티즘성 관절염, 만성간염, 신경쇠약, 신양부족, 신염, 심장신경증, 위장병, 저혈압, 정신분열증의 치료

사용법 주치증에 **자노아** 6~12g을 물 200㎖로 달여서 1/3씩 나누어 하루 3번 복용한다.

· 당뇨병, 신장병, 위장병에는 **자노아** 5~10g을 물 400㎖로 1/2이 되도록 달여서 1/3씩 나누어 하루 3번 복용한다.

· 고혈압에는 두릅나무의 가시가 달린 줄기를 말려서 1회 5~10g씩 물 500㎖로 달여서 복용한다. 이 처방은 위장장애 등의 부작용에 주의해야 한다.

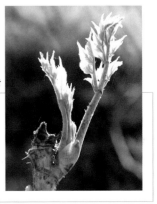
두릅나무 어린순

산나물 요리

봄에 두릅나무의 새순을 채취하여 생으로 구워 먹거나 찜을 하며 김치를 담가 먹기도 한다. 또 새순을 끓는 물에 살짝 데친 후 잠시 찬물에 담가 떫고 쓴맛을 우려내고 초장을 찍어 먹는다. 새순을 데친 것을 양념 무침을 하거나 장아찌, 전, 튀김 등을 만들고 된장국의 국거리로도 쓴다. 때를 넘겨 다소 크게 자란 것도 튀김을 만들면 가시가 연해지고 떫은 맛과 쓴맛도 없어져 먹을 수 있다.

원기를 북돋워주고 비장과 폐를 강하게 하는 풀

인삼

Panax ginseng Meyer.
두릅나무과 인삼속

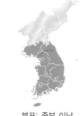

별 명 산삼, 삼, 심, 지정
한약명 **인삼**(人蔘)-뿌리

분포: 중부 이남

채취시기	1	2	3	4	5	6	7	8	9	10	11	12

뿌리

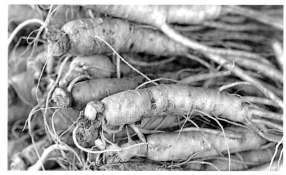

약재로 가공한 인삼(약재)

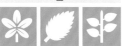

잎		
손바닥모양	톱니모양	어긋나기

꽃	열매
꽃잎 5	산형화서	핵과

농가에서 재배하고 키 1~2.5m 자라는 여러해살이풀. 잎은 손바닥 모양 겹잎으로 밑부분은 마주나고 윗부분은 어긋난다. 작은잎은 피침형이고 가장자리에 톱니가 있다. 꽃은 암수딴그루로 7~8월에 연녹색으로 피는데 수꽃은 원추화서이고 암꽃은 수상화서로 달린다. 열매는 납작한 수과이고 단단하며 10월에 회색으로 익는다. 전초를 약재로 쓴다.

채 취 가을에 뿌리를 캐내어 가공한다.

성 미 맛은 달고 조금 쓰며 성질은 조금 따뜻하다.

효 능 보비익폐, 생진지갈, 안신증지, 원기회복

－건망증, 경계, 구토설사, 기함설사, 기혈부족, 노상허손, 동측기천, 반위토식, 붕루, 빈뇨, 상복부팽만, 소갈, 소식, 식욕부진, 양위, 자한폭탈, 허해천촉, 현훈두통의 치료

인삼

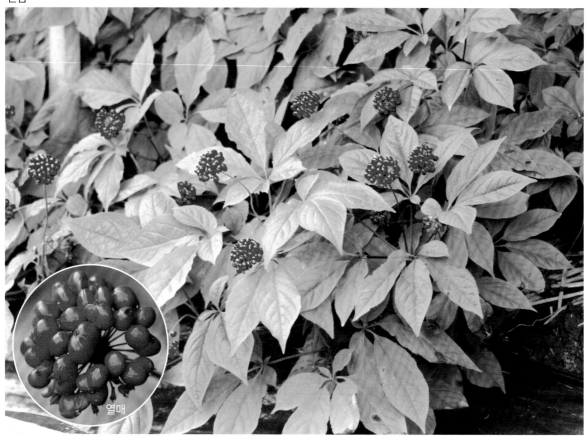

열매

사용법 주치증에 **인삼**을 가루내어 1회 1~3g씩 하루 2~3번 복용한다.

- 식욕부진, 신체허약에는 **인삼**을 1회 2~6g씩 물 180㎖로 1/2이 되도록 달여서 복용한다.

- **인삼** 8g, 백출 8g, 복령 8g, 감초 2g을 섞은 **사군자탕**(四君子湯)은 기를 보하는 처방으로서 몸이 허약하고 기운이 없을 때, 만성위장염, 위무력증 등에 쓴다. 물로 달여서 1/3씩 나누어 하루 3번 복용한다.

- **인삼**·백출·백복령·감초·숙지황·백작약·산궁궁·당귀·황기·육계 각각 같은 양으로 만든 **십전대보환**(十全大補丸)은 기혈이 부족한 허약자의 보약으로 쓴다. 1회 2.5~5g씩 하루 3번 복용한다.

- **인삼** 90g, 생지황 95g, 백복령 180g, 봉밀 60g을 섞어 만든 **경옥고**(瓊玉膏)는 몸이 허약

한 사람에게 보약으로 쓰는데 특히 폐결핵 환자에게 쓰면 좋다. 1회 10~20g씩 하루 3번 복용한다.

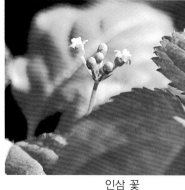
인삼 꽃

- **인삼** 한 가지로 된 **독삼탕**(獨蔘湯)은 원기가 몹시 허약한 허탈증에 쓴다. 1회 18~37g을 달여서 2~3번에 나누어 복용한다.

주 의 열증 및 고혈압 환자에게는 **인삼**을 쓰지 않는다. **인삼**을 쓸 때 어지러움, 두통, 출혈, 꽃돋이, 발열 등 부작용이 나타나면 인삼 쓰기를 곧 끊어야 한다. **인삼**은 박새 뿌리 및 오령지와 배합 금기다.

산삼(80년근 추정)

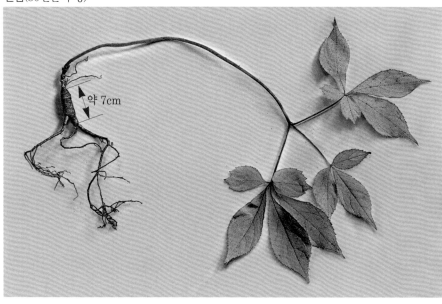

약 7cm

인삼(6년근)

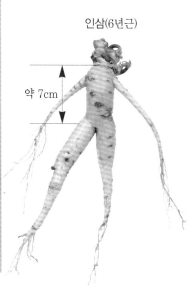

약 7cm

인삼 · 산삼 · 장뇌삼

인삼(人蔘)은 사람의 모습을 닮은 삼이라는 뜻이다. 일반적으로 말하는 인삼은 농가의 밭에서 5~6년 동안 기른 삼(蔘)이다. 산삼(山蔘)은 인삼이 깊은 산지에서 자연적으로 발아하여 야생 상태로 오랜 기간 생장한 것이다. 산삼은 척박한 생장 조건을 견뎌냈으므로 인삼보다 약효가 뛰어나다고 알려진다. 장뇌삼(樟腦蔘)은 인위적으로 인삼의 씨를 산지에 뿌리고 야생 상태로 자라게 한 것으로 6년이 지나면 수확한다.

인삼은 가공 방법에 따라 수삼(水蔘; 말리지 않은 것), 백삼(白蔘; 겉껍질을 벗기고 햇볕에 말린 것), 홍삼(紅蔘; 인삼을 증기에 찐 후 말린 것), 당삼(糖蔘; 설탕을 넣고 가공한 것) 등으로 구분한다.

가래를 삭게 하고 피멍을 없애주는 나무

팔손이나무

Fatsia japonica Decne. et Planch.
두릅나무과 팔손이나무속

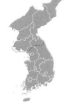

한약명 **팔각금반**(八角金盤)-뿌리와 잎

분포: 남부 지방

채취시기	1	2	3	4	5	6	7	8	9	10	11	12

뿌리와 잎

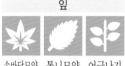

잎

손바닥모양　톱니모양　어긋나기

꽃　　　　열매

꽃잎 5　산형화서　핵과

산록에서 높이 2~3m 자라는 늘푸른떨기나무. 잎은 어긋나고 8~9개로 갈라지는 손바닥 모양이며 가장자리에 톱니가 있다. 꽃은 10~11월에 흰색으로 피고 가지 끝에 산형화서로 달린다. 열매는 둥근 장과이고 다음 해 5월에 검은색으로 익는다. 뿌리와 잎을 약재로 쓴다.

팔손이나무

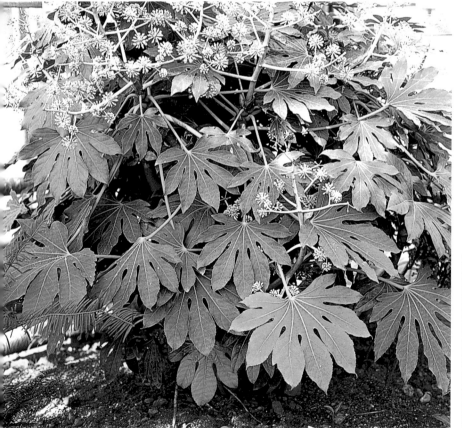

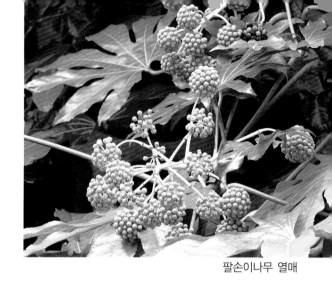

팔손이나무 열매

채취 필요할 때 수시로 뿌리와 잎을 채취하여 잘게 썰어서 햇볕에 말린다.

성미 독성이 들어 있다.

효능 거담, 산어, 진해, 진통

－기침, 천식, 가래가 끓는 증세, 통풍, 류머티즘의 치료

사용법 진해, 거담에는 **팔각금반**을 1회 3~8g씩 물 200㎖로 1/2이 되도록 달여서 1/3씩 나누어 하루 3번 복용한다.

• 기침과 천식에는 **팔각금반**을 1회 1~2g씩 물 200㎖로 달여서 하루 3번 복용한다.

• 통풍, 류머티즘에는 **팔각금반**을 1회 200~500g 정도 입욕제로 목욕물에 넣어 목욕하면 효과를 볼 수 있다.

주의 이 약재는 독성이 있으므로 복용할 때 조심해야 한다.

8갈래 손바닥

팔손이나무는 잎이 8~9 갈래로 깊이 갈라지는 모양이 손바닥을 펼친 모양과 닮은 데서 이름이 유래되었다. 한약명 역시 잎이 노랗게 마른 모양이 팔각형 반상(盤床)과 비슷하여 팔각금반(八角金盤)이라고 붙여진 것 같다.

풍과 습을 없애주고 뼈를 튼튼하게 하는 나무

가시오갈피

Eleutherococcus senticosus (Rupr. & Max.) Max.

두릅나무과 오갈피나무속

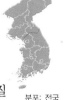

별 명 백침, 섬오갈피, 잔가시오갈피
한약명 **자오가**(刺五加)-뿌리와 줄기 껍질

분포: 전국

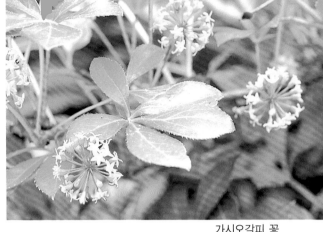
가시오갈피 꽃

체취시기 1 2 **3 4 5 6 7** 8 9 10 11 12
뿌리껍질, 줄기껍질

잎
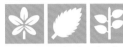
손바닥모양   톱니모양   어긋나기

꽃   열매

꽃잎 5   산형화서   핵과

가시오갈피

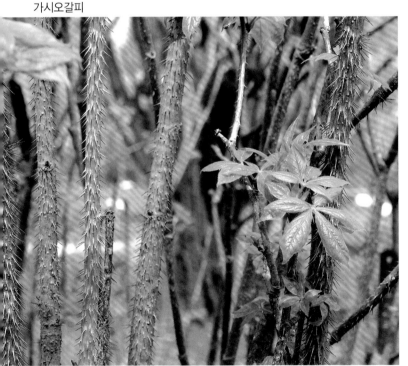

깊은 산 골짜기에서 높이 2~3m 자라는 갈잎떨기나무. 전체에 가시가 많다. 잎은 어긋나고 손바닥 모양의 겹잎이며, 작은잎은 긴 타원형이고 가장자리에 겹톱니가 있다. 꽃은 7월에 자황색으로 피고 가지 끝에 모여 산형화서로 달린다. 열매는 둥근 핵과이고 9~10월에 검은색으로 익는다. 어린 순을 식용하고 뿌리껍질과 줄기껍질을 약재로 쓴다.

채 취 봄부터 이른 여름까지 뿌리껍질 또는 줄기껍질을 벗겨 햇볕에 말린다. 줄기, 뿌리, 잎을 채취하여 쓰기도 한다.

성 미 맛은 맵고 약간 쓰며 성질은 따뜻하다.

효 능 거풍습, 장근골, 보간신, 활혈(活血)

-각기, 구강암, 근골경련, 류머티즘, 수종, 요통, 소아발육부진, 유뇨, 유선암, 음위, 족요동통, 창저종독, 타박로상, 풍한습비의 치료

사용법 주치증에 **자오가** 5~15g을 물 200㎖로 달여서 1/3씩 나누어 하루 3번 복용한다.

• **자오가**를 1회 6~8g씩 달여서 관절염에 쓴다. 하루에 2~3번씩 10일 정도 복용한다.

• 자양강장, 피로회복에는 **자오가**를 1회 5g씩 물 300~400㎖로 1/2이 되도록 달여서 복용한다.

주 의 발열, 고혈압 등에는 쓰지 않는다.

가시오갈피 열매
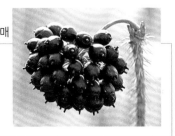

자오가 약주

자오가 80g, 설탕 150g을 소주(35도) 1ℓ에 담가 밀봉하여 어두운 곳에서 2~3개월 숙성시키면 **자오가 약주**(刺五加藥酒)가 된다. 이 자오가 약주를 매일 1회 20~40㎖씩 오래 복용하면 소종, 발과 허리의 냉증, 동통, 음위의 치료 효과를 볼 수 있을 뿐만 아니라 강장(强壯)과 피로 회복의 효과도 볼 수 있다.

심장을 강화하고 근육과 뼈를 튼튼하게 하는 나무

오갈피나무

Eleutherococcus sessiliflorus (Rupr. & Max.) S. Y. Hu
두릅나무과 오갈피나무속

별 명 나무인삼, 단편오가
한약명 **오가피**(五加皮)-줄기와 뿌리껍질

분포: 전국

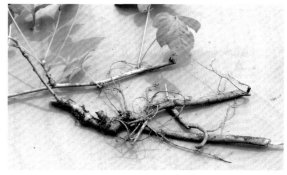

채취한 오갈피나무 줄기와 뿌리

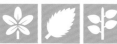

잎
손바닥모양 톱니모양 어긋나기

꽃
꽃잎 5 산형화서

열매
핵과

산과 들의 숲에서 높이 3~4m 자라는 갈잎떨기나무. 잎은 어긋나고 손바닥 모양의 겹잎이며 가장자리에 겹톱니가 있다. 꽃은 8~9월에 자주색으로 피고 가지 끝에 산형화서로 달린다. 열매는 타원형 장과이고 10월에 검은색으로 익는다. 어린 잎을 식용하고 뿌리와 나무 껍질을 약재로 쓴다.

채 취 여름에 뿌리 또는 줄기를 채취하여 겉껍질을 제거하고 속껍질을 햇볕에 말린다.

성 미 맛은 맵고 쓰며 성질은 따뜻하다.

효 능 강장, 거어, 거풍습, 보간신, 이수, 장근골, 진통, 해독, 활혈

－각기, 관절류머티즘, 근골경련, 수종(水腫), 신경통, 신체허약, 옴, 요통, 유뇨, 음위, 족요냉동통(足腰冷疼痛), 종기, 창저종독, 타박상, 풍습마비동통의 치료

사용법 주치증에 **오가피**를 1회 2~4g씩 물 200

오갈피나무

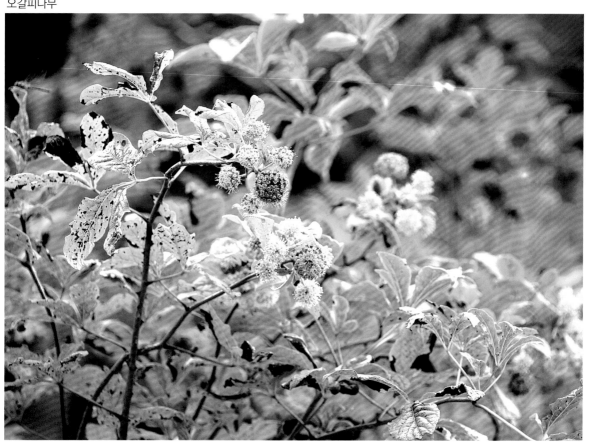

㎖로 달이거나 가루내어 복용한다.

- 어린이의 소아마비에 **오가피**를 1회 6~8g씩 달여서 하루 2~3회씩 1주일 정도 복용한다.
- 관절통에 **오가피**를 1회 6~12g씩 물 200㎖로 달여서 1/3씩 나누어 하루 3번 복용한다.
- **오가피** 12g, 원지 10g을 섞어 달여서 각기로 다리가 붓고 아플 때 쓴다. 달인 물을 1/3씩 나누어 하루 3번 복용한다.
- **오가피** 10g, 위령선 12g을 섞어 풍습으로 관절이 아플 때, 관절염, 관절류머티즘에 쓴다. 달여서 1/3씩 나누어 하루 3번 복용한다.
- **오가피**와 음양곽으로 만든 **오가피환**(五加皮丸)은 관절통, 신경통, 관절염 치료약으로 쓴다. 1알의 무게가 0.5g 되는 오가피환을 1회 2~3개씩 하루 2~3번 복용한다. 오가피환은 보약으로도 쓴다.
- **오가피** 5, 위령선 10, 창출 15, 초오두(법제한 것) 5, 독활 5, 황백 5, 천남성 5로 만든 **신경환**(神經丸)은 관절염, 신경통, 류머티즘에 쓴다. 1회 1알(1g)씩 하루 3번 복용한다.

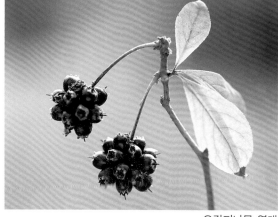

오갈피나무 열매

- **오가피** 25, 우슬 15, 모과 15로 만든 **오가피산**(五加皮散)은 소아의 발육부진에 쓴다. 1회 1g씩 미음에 타서 하루 3번 복용한다.
- 냉증, 불면증, 갱년기장애 등에는 **오가피** 150~200g을 소주(35도) 1.8ℓ에 담가 밀봉하여 어두운 곳에서 6개월 이상 숙성시킨 **오가피주**(五加皮酒)를 자기 전에 1잔씩 마시면 효과를 볼 수 있다. 오가피주는 강정, 강장, 피로 회복의 효과도 볼 수 있다.
- **오가피** 38g, 자추수피 38g, 우슬 38g, 산궁궁·강활·지골피·의이인·생지황 각각 19g, 감초 8g으로 **오가피 약술**을 만들어 풍습요슬통에 쓴다. 1회 20㎖씩 하루 3번 복용한다.
- **오가피** 38g, 호골 75g, 독활 75g, 강활 38g을 섞어 1ℓ의 술로 추출한 **호골주**(虎骨酒)는 관절통, 신경통, 관절염, 류머티즘성 관절염 등에 쓴다. 1회 20~30㎖씩 하루 3번 복용한다.

오갈피나무의 꽃과 잎

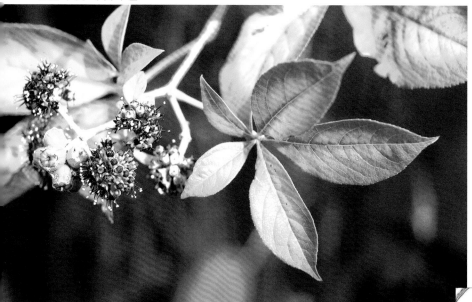

오갈피나무의 나물 무침

산나물 요리

봄에 오갈피나무의 어린순을 채취하여 나물로 먹는다. 끓는 물에 살짝 데친 후 잠시 찬물에 담가 우려내고 나물 무침을 하거나 날것으로 초장을 찍어 먹는다. 튀김이나 장아찌를 만들어 먹기도 한다. 또 잘게 썰어서 밥을 지을 때 넣어 **오가반**(五加飯)을 짓는다.

근육의 마비를 풀어주고 종기를 없애주는 나무

음나무

Kalopanax septemlobus (Thunb.) Koidz.
두릅나무과 음나무속

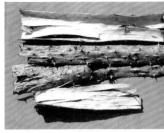

별　명　개두릅나무, 엄나무, 엄나무
　　　　며느리채찍나무
한약명　**자추수피**(刺楸樹皮), **해동피**(海桐皮)-줄기껍질

분포: 전국

채취시기	1	2	3	4	5	6	7	8	9	10	11	12
줄기껍질					■							

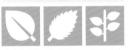

잎
손바닥모양　톱니모양　어긋나기

꽃　　　　　열매
꽃잎다수　산형화서　핵과

음나무

산지에서 높이 25m 정도 자라는 갈잎큰키나무. 잎은 어긋나고 손바닥 모양이며 가장자리에 톱니가 있다. 꽃은 7~8월에 황록색으로 피고 햇가지 끝에 산형화서로 달린다. 열매는 핵과이고 10월에 검은색으로 익는다. 어린 순을 식용하고 줄기껍질을 약재로 쓴다.

채취　늦은 봄부터 이른 가을 사이에 줄기의 껍질을 벗겨 겉껍질을 깎아내고 햇볕에 말린다.

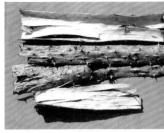

채취한 줄기껍질

성미　맛은 쓰고 매우며 성질은 평온하다.

효능　거풍, 살충, 소종(消腫), 제습, 진통, 활혈

-개선, 관절염, 구내염, 근육통, 신경통, 류머티즘, 심역상기, 악창, 옴, 옹저, 요통, 저루, 종기, 창, 치질, 타박상, 풍치, 하감의 치료

사용법　주치증에 **자추수피**를 1회 3~8g씩 물 200㎖로 뭉근하게 달여서 복용한다.

• 타박상, 류머티즘에는 **자추수피**를 1회 5~10g씩 물 400㎖로 1/2이 되도록 달여서 1/3씩 나누어 하루 3번 복용한다.

• 옴과 종기에는 **자추수피**를 가루내어 기름으로 개어서 환부에 바른다.

• **자추수피** 38g, 우슬 38g, 오가피 38g, 산궁궁 · 강활 · 지골피 · 의이인 · 생지황 각각 19g, 감초 8g으로 약술을 만들어 풍습요슬통에 쓴다. 1회 20㎖씩 하루 3번 복용한다.

• 풍치에는 음나무의 말린 가지를 1회 8~10g씩 달여 하루 2~3회씩 1주일 정도 복용한다.

• 신경통, 관절염, 근육통, 근육마비, 신허요통에는 음나무 생뿌리를 갈아서 즙을 내어 큰 컵으로 하루 1잔씩 복용한다.

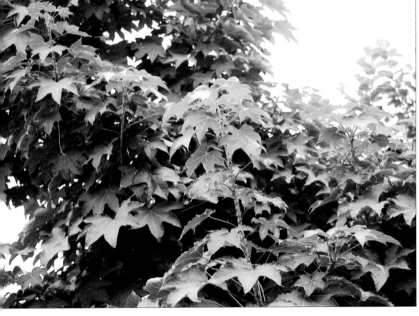

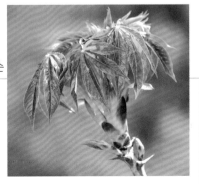

음나무 순

산나물 요리

봄에 음나무의 새순을 채취하여 끓는 물에 삶아서 찬물에 담가 우려내고 나물 무침을 하거나 초장을 찍어 먹으며, 튀김을 만들고 전을 부쳐 먹는다. 또 장아찌를 만들거나 김치를 담그기도 한다. 삶은 것을 말려서 묵나물로 이용한다. 임나무의 가지나 나무 껍질을 백숙을 끓일 때 넣으면 잡내를 제거하고 약효를 볼 수 있다.

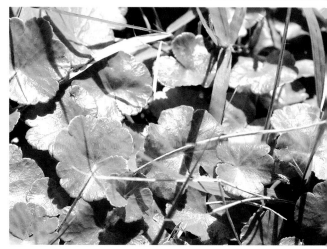

출혈을 멎게 하고 오줌을 잘 나오게 하는 풀

피막이

Hydrocotyle sibthorpioides Lamarck
산형과 피막이풀속

별　명　피막이풀
한약명　**천호유**(天胡荽)-잎

<table>
<tr><td>채취시기</td><td>1</td><td>2</td><td>3</td><td>4</td><td>5</td><td>6</td><td>7</td><td>8</td><td>9</td><td>10</td><td>11</td><td>12</td></tr>
</table>
잎

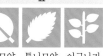

잎
콩팥모양　톱니모양　어긋나기

꽃　　　열매
특이모양　산형화서　분과

밭이나 풀밭의 습지에서 땅을 기며 자라는 늘 푸른여러해살이풀. 잎은 어긋나고 콩팥 모양이며 잎자루는 길고 얕게 7~9갈래로 갈라지며 갈래에 이 모양의 톱니가 있다. 꽃은 7~8월에 흰색이나 자주색으

피막이

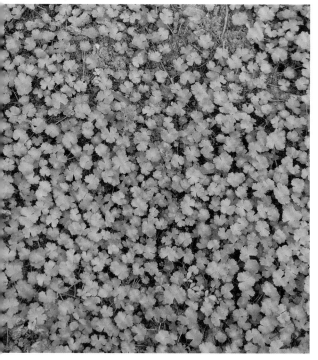

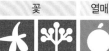

로 피고 잎겨드랑이에 3~5송이씩 산형화서로 달리며 화축은 길다. 열매는 납작하고 둥근 분과이고 8~9월에 익는다. 잎을 약재로 쓴다.

• 큰피막이(*H. ramiflora* Max.), 선피막이(*H. maritima* Honda)를 대용 약재로 쓸 수 있다.

채취 여름에서 가을까지 잎을 채취하여 햇볕에 말리거나 생잎으로 사용한다.

성미 맛은 쓰고 매우며 성질은 차다.

효능 이뇨, 소염, 지혈, 청열, 소종(消腫), 해독

－황달, 적백리(赤白痢), 임병, 소변불리, 목예, 후종(後腫), 옹저정창, 타박어혈, 류머티즘통, 염좌, 종통의 치료

사용법 주치증의 내과 질환에는 **천호유**를 1회에 3~6g씩 물 200㎖로 달여서 복용하거나 피막이 생물로 녹즙을 내어 복용한다. 외상의 지혈 등의 외용약으로 쓸 때는 피막이 생물을 짓찧어서 환부에 붙인다.

• 감기로 인한 발열이나 부종에는 **천호유**를 1회 10~15g씩 물 600㎖로 1/2이 되도록 달여서 1/3씩 나누어 하루 3번 식간에 복용한다. 해열, 이뇨의 효과를 볼 수 있다.

• 악성종기에는 피막이 생물을 짓찧어서 환부에 붙인다.

피를 막는 풀

피막이는 상처의 출혈을 막는 다는 뜻이다. 예로부터 논에서 일하던 농부들이 거머리에 물려 피가 나면 근처에 있던 이 풀의 잎을 따 손으로 비벼서 지혈제로 쓰는 데서 이름이 유래하였다. 한방에서는 이 효능을 살려서 소변이 잘 나오지 않는 증세와 신장염, 신장결석, 간염, 황달, 인후염 등을 다스리는 약으로 쓰며 백내장이나 악성종기의 치료약으로도 사용한다.

간의 열을 내리게 하고 양기를 북돋워주는 풀

시호

Bupleurum falcatum L.
산형과 시호속

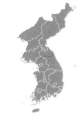

한약명 **시호**(柴胡)-뿌리줄기

분포: 전국

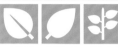

채취시기 | 1 2 **3 4 5** 6 7 8 9 **10 11** 12
뿌리줄기 ... 뿌리줄기

잎
피침형 / 밋밋한모양 / 어긋나기

꽃 / **열매**
꽃잎 5 / 산형화서 / 분과

키 40~70cm 자라는 여러해살이풀. 줄기잎은 어긋나고 피침형이다. 꽃은 8~9월에 노란색으로 피고 줄기 끝에 산형화서로 달린다. 열매는 분과이고 9~10월에 갈색으로 익는다. 뿌리줄기를 약재로 쓴다.

채취 봄과 가을에 뿌리줄기를 캐내어 줄기와 잔뿌리를 제거하고 햇볕에 말린다.

성미 맛은 맵고 쓰며 성질은 조금 차다.

시호
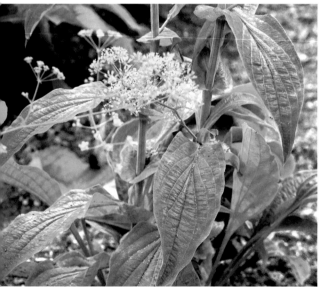

효능 발한, 보간(補肝), 소염, 승양(昇陽), 이담, 진정, 진통, 진해, 해독

-간염, 고혈압, 담낭염, 말라리아, 두통, 이명, 자궁하수, 탈항, 현기증, 황달의 치료

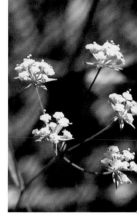
시호 꽃

사용법 주치증에 **시호**를 1회 2~4g씩 물 200㎖로 달이거나 가루내어 복용한다.

• 위염에는 **시호**를 1회 3~9.5g씩 물 400㎖로 1/2이 되도록 달여서 그 달인 물을 1/3씩 나누어 하루 3번 복용한다.

• **시호** · 전호 · 독활 · 강활 · 지각 · 길경 · 산궁궁 · 적복령 각각 4g, 생강 3g을 가루내어 만든 **패독산**(敗毒散)은 감기에 널리 쓴다. 패독산에 인삼 4g을 더 넣은 **인삼패독산**(人蔘敗毒散)은 기가 허약한 사람의 감기에 쓴다.

• **시호** 22g, 반하 8g, 인삼 8g, 황금 16g, 감초 4g, 생강 6g, 대조 4g을 섞어 만든 **소시호탕**(小柴胡湯)은 반표반리증으로 오한과 발열이 바뀌고 옆구리가 결리고 아프며 입이 쓰고 귀에서 소리가 날 때, 간염에 쓴다. 달여서 1/3씩 하루에 3번 복용한다.

• **시호** 12g, 반하 8g, 생강 4g, 황금 6g, 백작약 6g, 지실 4g, 대황 4g을 섞은 **대시호탕**(大柴胡湯)은 옆구리가 결리고 명치 아래가 트직하고 그득한 감이 있으며 변비일 때, 급성간염, 담낭병에 쓴다. 달여서 1/3씩 나누어 하루 3번 복용한다.

• **시호** · 백출 · 백작약 · 복령 · 당귀 · 맥문동 각각 8g, 감초 · 박하 · 생강 각각 4g를 섞어 만든 **소요산**(逍遙散)은 간기울결로 옆구리가 결리고 아플 때, 생리불순, 현기증, 불면증, 신경쇠약 등에 쓴다. 1회 4~6g씩 하루 3번 복용한다.

주의 구토 환자에게는 쓰지 않는다.

채취한 시호 뿌리
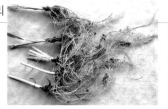

병을 고치는 땔감

옛날 중국에서는 다 자란 시호의 굵어진 뿌리를 캐내어 말려서 땔감으로 썼다고 한다. 그리고 호(胡)씨 성을 가진 사람이 병이 들자 이 풀로 병을 고쳤다는 전설에서 유래하여 '호(胡)씨의 병을 고친 땔감(柴;시)'이라는 뜻으로 이름이 붙여진 것이라고 한다.

풍과 습을 없애주고 벌레를 죽이는 풀

사상자

Torilis japonica (Houtt.) DC.
산형과 사상자속

별　명 뱀도랏, 진들개미나리, 파자초
한약명 **사상자**(蛇床子)-열매

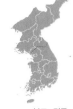
분포: 전국

채취시기 | 1 | 2 | 3 | 4 | 5 | 6 | 7 | **8** | **9** | 10 | 11 | 12
열매, 씨

잎
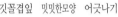

깃꼴겹잎　밋밋한모양　어긋나기

꽃　　　열매

꽃잎 5　산형화서　분열과

사상자

들에서 키 30~70cm 자라는 두해살이풀. 잎은 어긋나고 깃꼴겹잎이다. 꽃은 6~8월에 흰색으로 피고 줄기나 가지 끝에 겹산형화서로 달린다. 열매는 달걀 모양 분열과이고 8~9월에 익는다. 어린순을 식용하고 열매를 약재로 쓴다.

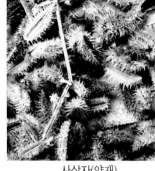
사상자(약재)

채취 늦여름부터 초가을 사이에 잘 여문 열매를 따서 햇볕에 말린다.

성미 맛은 맵고 쓰며 성질은 조금 따뜻하다.

효능 거풍, 구충, 습조살충, 온신, 장양(壯陽)

－개선습창, 대하음상, 발기부전, 설사, 양위, 음낭습양, 음중종통(陰中腫痛), 자궁한냉불임, 풍습비통, 회충증의 치료

사용법 주치증에 **사상자**를 1회 2~4g씩 물 200㎖로 뭉근하게 달여서 복용한다.

• 음낭소양, 습진에는 **사상자** 10g, 백반 6g(또는 **사상자** 10g, 금은화 10g)을 섞어 달인 물로 환부를 씻거나 약재를 모두 가루내어 환부에 뿌린다.

• 옴, 악창에는 **사상자** 9g, 고삼 9g, 초룡담 8g을 섞어서 달인 물로 환부를 씻는다.

• **사상자** 4, 백반 8, 유황 6을 섞고 가루내어 옴에 외용한다.

• 종기에는 **사상자** 5~10g, 명반 2~4g을 물 400㎖로 달이고 그 달인 물을 헝겊에 적셔 환부를 씻는다.

• **사상자**·오미자·토사자 같은 양을 섞고 꿀로 개어서 환약을 만들어 1회 1알씩 하루 3번 복용하면 강장에 효과를 볼 수 있다.

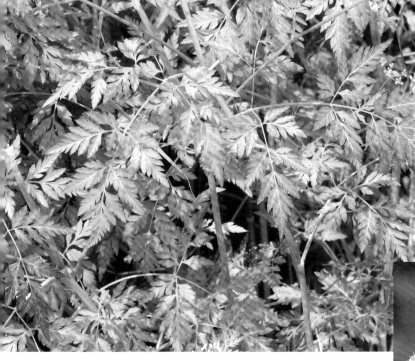

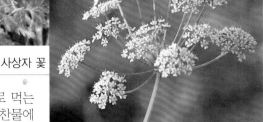
사상자 꽃

산나물 요리

이른 봄에 사상자의 어린순을 뿌리째 채취하여 나물로 먹는다. 쓴맛이 강하므로 채취한 새순을 끓는 물에 데친 후 찬물에 오래 담가 쓴맛을 충분히 우려내고 요리해야 한다.

위를 튼튼하게 하여 음식의 소화를 돕는 풀

고수
Coriandrum sativum L.
산형과 고수속

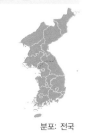

분포: 전국

별 명 고수나물, 향채
한약명 **호유**(胡荽)-전초

채취시기 1 2 3 4 5 6 **7 8** 9 10 11 12
열매, 씨

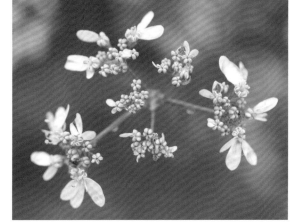

고수 꽃

잎

깃꼴겹잎 밋밋한모양 어긋나기

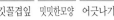
꽃 **열매**

꽃잎 5 산형화서 분과

키 30~60cm 자라는 한해살이풀. 뿌리잎은 깃꼴겹잎이고 잎자루가 길며, 줄기잎은 어긋나고 위로 갈수록 잎자루가 짧아진다. 꽃은 6~7월에 흰색으로 피고 줄기 끝에 산형화서로 달린다. 열매는 분과이고 7~8월에 여문다. 어린 잎을 향미료로 식용하고 전초를 약재로 쓴다.

채취 늦여름에 열매가 익을 때 전초를 베어

고수

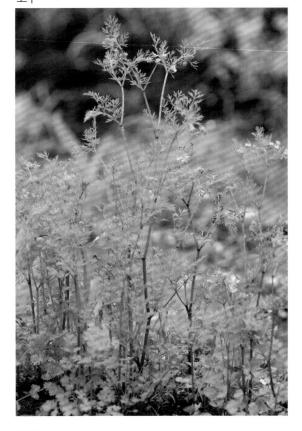

바람이 잘 통하는 그늘에서 말린다. 열매는 따로 분리하여 햇볕에 말린다.

성미 맛은 맵고 성질은 따뜻하다.

효능 건위, 발한, 소식(消食), 투진(透疹), 하기(下氣), 항진균

－미발진마진, 소화불량의 치료

－**호유자**(胡荽子-말린 씨); 미발진의 천연두, 소화불량, 이질, 치창을 치료

사용법 주치증에 **호유**를 하루에 3~6g씩 물 200㎖로 달여서 복용한다.

• 고수 말린 줄기를 달여서 오줌소태 치료에 복용한다.

• 식체, 소화불량에는 **호유자** 3~7개를 넣은 홍차를 마시면 효과를 볼 수 있다.

채취한 고수 열매

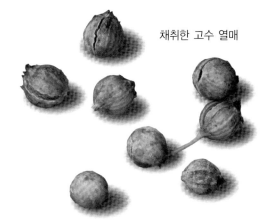

빈대 냄새가 나는 풀

고수의 속명 coriandrum은 그리스어 koris(빈대)와 annon(좋은 향이 나는 아니스 열매)이 합쳐진 영어 coriander(빈대 냄새)에서 유래되었다. 고수의 줄기와 어린 잎에서 노린내 비슷한 특유의 냄새가 나는 것을 뜻한다. 중국에서는 '좋은 향기가 나는 나물' 이라는 뜻으로 향채(香菜)라고 한다.

피를 잘 돌게 하고 종기를 없애주는 풀

파드득나물

Cryptotaenia japonica Hassk.
산형과 반디나물속

별　명 반디나물, 참나물
한약명 **압아근**(鴨兒芹)-줄기와 잎

분포: 전국

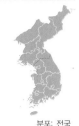

채취시기 　　　　　6　7　　　　　　　　
　　　　　　　잎과 줄기

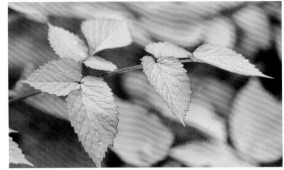

파드득나물 잎

잎		
3겹잎	톱니모양	어긋나기

꽃	열매
꽃잎 5	산형화서	분과

파드득나물

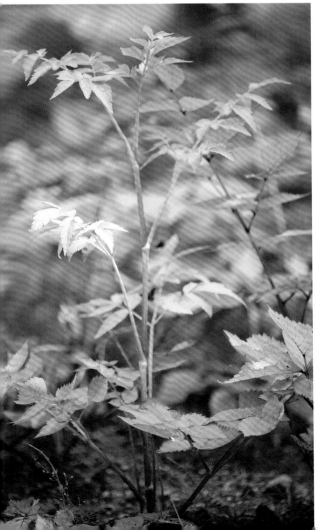

산지 숲 속에서 키 30~60cm 자라는 여러해살이풀. 줄기는 곧게 서고 굵은 뿌리줄기가 있다. 줄기잎은 어긋나고 3출엽이며, 작은잎은 긴 타원형이고 가장자리에 불규칙한 톱니가 있다. 뿌리잎은 잎자루가 길다. 꽃은 6~7월에 흰색으로 피고 원줄기 끝과 윗부분의 잎겨드랑이에서 작은 꽃이 많이 모여 겹산형화서로 달린다. 열매는 타원형 분과이고 가을에 검게 익는다. 전초를 식용하고 지상부를 약초로 쓴다.

채 취 6~7월에 꽃이 피었을 때 잎과 줄기를 채취하여 햇볕에 말린다.

성 미 맛은 쓰고 매우며 성질은 평온하다.

효 능 소염, 소종, 해독, 활혈

-감기, 대상포진, 산기(疝氣), 생리불순, 안구충혈, 옹저정종, 요도염, 임병, 종기, 천식, 타박상, 폐농종, 폐렴, 풍화치통, 피부소양, 해수의 치료

사용법 주치증에 **압아근**을 1회 15~30g씩 물 200㎖로 달이거나 가루내어 복용한다.

• 종기나 옹저정종 등의 외과 질환에는 파드득나물 생풀을 찧어 환부에 바르거나, **압아근**을 가루내어 환부에 뿌린다.

• 풍한감모, 습성해수에는 **압아근근**(鴨兒芹根 -뿌리)을 1회 9~30g씩 달이거나 가루내어 복용한다.

• 소화불량에는 **압아근과**(鴨兒芹果; 열매)를 1회 6~9g씩 달여서 차 대신 수시로 마시면 효과를 볼 수 있다.

산나물 요리

　봄에 파드득나물의 연한 잎과 꽃줄기를 채취하여 생으로 튀김을 만들어 먹고, 잘게 썰어 국거리로 쓰거나 요리할 때 향신료로 이용한다. 채취한 연한 잎을 끓는 물에 삶은 후 쌈채로 먹거나 양념무침을 하고 겉절이도 만든다. 또, 삶은 것을 말려서 묵나물로 이용하는데 국에 넣을 때는 달걀을 풀어 건더기에 엉기게 한다.

오줌을 잘 나오게 하고 해독 작용을 하는 풀

미나리

Oenanthe javanica (Blume.) DC.
산형과 미나리속

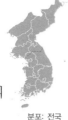
분포: 전국

별 명 돌미나리, 물미나리, 언양미나리
한약명 **수근**(水芹)-지상부

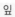 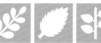
채취시기 | 1 | 2 | 3 | 4 | 5 | 6 | 7 | 8 | 9 | 10 | 11 | 12
지상부

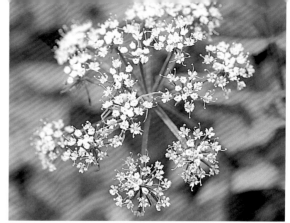
미나리 꽃

잎

깃꼴겹잎 톱니모양 어긋나기

꽃 / 열매

꽃잎 5 산형화서 분과

습지와 물가에서 키 80cm 정도 자라는 여러해살이물풀. 잎은 어긋나고 깃꼴겹잎이며, 작은잎은 달걀 모양이고 가장자리에 톱니가 있다. 꽃은 7~9월에 흰색으로 피고 줄기 끝에 모여 겹산형화서로 달

린다. 열매는 타원형 분과이고 9~10월에 익으며 가장자리에 모가 나 있다. 전체를 식용하고 지상부를 약재로 쓴다.

[채취] 여름에 지상부를 베어 햇볕에 말린다. 생풀을 그대로 쓰기도 한다.

[성미] 맛은 맵고 달며 성질은 서늘하다.

[효능] 강장, 이뇨, 이수, 청열, 해독

- 결막염, 나력, 대하, 류머티즘성 신경동통, 수종(水腫), 유행성이하선염, 임병, 폭열번갈, 황달, 맥일(脈溢)의 치료

[사용법] 주치증에 **수근** 30~60g을 물 200㎖로 달이거나 생미나리 200g의 즙을 내어 1/3씩 나누어 하루 3번 복용한다.

- 결막염에는 생미나리를 1회 20~25g씩 즙을 내어 4~5회 공복에 복용한다.
- 고혈압에는 미나리의 뿌리를 1회 0.3~0.5g씩 달여서 쓴다. 하루에 1~2회씩 1주일 정도 복용한다.
- 류머티즘, 신경통에는 **수근** 1 다발을 천주머니에 넣어 입욕제로 써서 목욕한다.

미나리
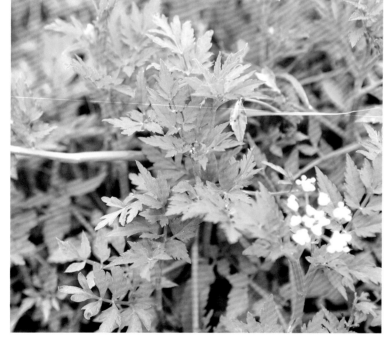

채취한 미나리
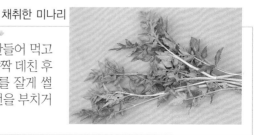

산나물 요리
봄에 미나리의 어린순을 채취하여 생으로 튀김이나 전을 만들어 먹고 생선 등의 찜 요리에도 넣는다. 또 채취한 새순을 끓는 물에 살짝 데친 후 찬물에 헹구고 양념 무침을 한다. 초여름에는 미나리의 줄기를 잘게 썰어 생으로 양념에 버무려 먹으며, 겉절이·물김치를 담그고 전을 부치거나 장아찌를 만들며 국거리로도 쓴다.

피를 잘 돌아가게 하고 통증을 멎게 하는 풀

천궁
Cnidium officinale Makino
산형과 갯사상자속

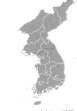

별 명 사천궁궁, 토천궁
한약명 **천궁**(川芎)-뿌리줄기

분포: 전국

잎		
깃꼴겹잎	톱니모양	어긋나기

꽃	열매
꽃잎 5	산형화서	여물지않음

약초로 재배하며 키 30~60cm 자라는 여러해살이풀. 잎은 어긋나고 깃꼴겹잎이며 가장자리에 날카로운 톱니가 있다. 꽃은 8~9월에 흰색으로 피고 가지 끝에 산형화서로 달리며 꽃잎은 5개이다. 열매는

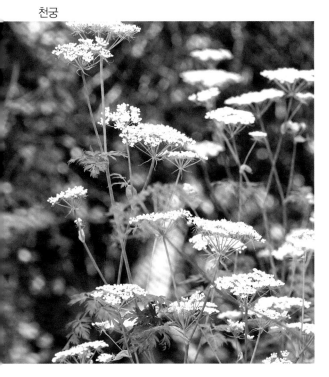
천궁

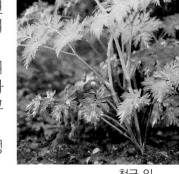
천궁 잎

잘 맺지 않는다. 어린 순을 식용하고 뿌리줄기를 약재로 쓴다.

채 취 가을에 뿌리줄기를 캐어 줄기와 잔뿌리를 제거하고 햇볕에 말린다.

성 미 맛은 맵고 성질은 따뜻하다.

효 능 개울(開鬱), 거풍, 조습, 지통, 진정, 진통, 항궤양, 항균, 행기, 활혈

−난산, 산후어저괴통, 생리불순, 옹저창양, 풍냉두통선훈, 한사근육마비, 협복동통의 치료

사용법

- **천궁** · 세신 · 천남성 · 진피(陳皮) · 적복령 각각 8g, 반하 16g, 탱자 4g, 감초 4g, 생강 14g을 섞은 **궁신도담탕**(芎辛導痰湯)은 담궐두통에 쓴다. 달여서 1/3씩 나누어 하루 3번 복용한다.

- **천궁** 18g, 당귀 18g을 섞어 만든 **궁귀탕**(芎歸湯)은 산전산후의 어혈병과 현기증에 쓴다. 달여서 1/3씩 나누어 하루 3번 복용한다.

- **천궁** · 오약 같은 양을 섞어 만든 **궁오산**(芎烏散)은 산후두통에 쓴다. 1회 8g씩 하루 2~3번 먹는다.

- **천궁** · 숙지황 · 백작약 · 당귀 각각 10g을 섞은 **사물탕**(四物湯)은 혈허증, 생리불순, 생리통 등에 쓴다. 달여서 1/3씩 나누어 하루 3번 복용한다.

- **천궁** · 강활 · 백지 · 감초 각각 19, 박하 75, 형개수 38, 방풍 9, 세신 9를 섞은 **천궁다조산**(川芎茶調散)은 풍한감기로 머리가 아플 때 쓴다. 1회 7~8g씩 하루 3번 복용한다.

주 의 음허두통, 생리과다, 임산부에게는 쓰지 않는다.

채취한 천궁 뿌리

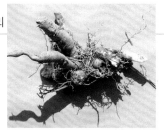

중국 사천 지방에서 많이 나는 약재

천궁은 중국 원산으로 원래는 궁궁(芎芎)이라고 하였다. 그리고 궁궁의 생산량이 많고 약효가 뛰어난 중국 사천(四川) 지역에서 생산된 궁궁을 사천궁궁(四川芎芎)이라고 하여 다른 지역에서 생산된 궁궁과 구별하다가 모든 궁궁을 사천궁궁이라고 부르게 되었다. 후에 이 사천궁궁이 변하여 천궁(川芎)이 되었다고 한다.

월경을 순조롭게 하고 몸을 튼튼하게 하는 풀

왜당귀

Angelica acutiloba (S. et Z.) Kitag.
산형과 왜당귀속

별 명 고산근, 좀당귀, 산당귀
한약명 **일당귀**(日當歸)-뿌리

분포: 중부 이남

채취시기 1 2 3 4 5 6 7 8 9 **10 11** 12
뿌리

잎		
3겹잎	톱니모양	마주나기

꽃	열매
꽃잎 5	산형화서	분과

농가에서 약초로 재배하고 키 60~90cm 자라는 여러해살이풀. 줄기는 흑자색이다. 잎은 3출겹잎으로 삼각형이며, 작은잎은 깊게 3갈래지고 갈래는 피침형이며 가장자리에 예리한 톱니가 있다. 꽃은 7~8월에 흰색으로 피고 줄기 끝에 겹산형화서로 달린다. 열매는 납작한 타원형 분과이고 가장자리에 좁은 날개가 있으며 10월에 익는다. 뿌리를 약재로 쓴다.

채 취 가을에 뿌리를 캐내어 바람이 잘 통하는 그늘에서 말린다.

성 미 맛은 달고 매우며 성질은 따뜻하다.

효 능 강장, 보혈, 조경, 진통(鎭痛), 조윤, 활장
-생리불순, 생리통, 복통, 징하결취, 붕루, 혈허두통, 빈혈, 현훈, 장조변란, 적리후종, 옹저창양, 타박상의 치료

사용법 주치증에 **일당귀**를 1회 10g씩 물 200㎖로 달여서 복용한다.

• 부인병에 **일당귀** 5~10g을 물 500㎖로 달여서 그 달인 물을 1/3씩 나누어 하루 3번 복용한다.

• 왜당귀의 잎과 줄기를 베어 그늘에서 말린 후 목욕제로 쓴다. 보온 효과와 함께 신경통, 냉증, 어깨 결림, 요통 등의 치료에 효과를 볼 수 있다.

어린 왜당귀

왜당귀 꽃과 전초

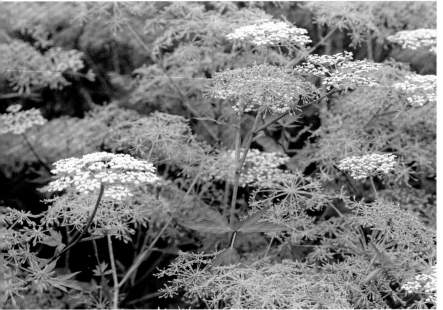

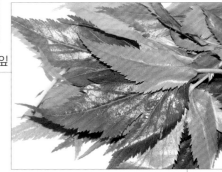

채취한 왜당귀 잎

일본에서 전해진 당귀

왜당귀는 일반적으로 당귀라고 불리는 참당귀보다 개체가 작아서 좀당귀라고도 하는데 일본에서 전해졌다고 하여 왜(倭)자를 붙인 것 같다. 왜당귀는 일제시대에 토당귀의 대용 약재로 일본에서 들여와 재배하기 시작한 것이므로 한약명이 일당귀(日當歸)라고 붙여졌다. 원래 일본에서는 깊은 산지에서 자라므로 심산당귀(深山當歸)라고 한다.

풍증을 없애주고 통증을 멎게 하는 풀

고본

Angelica tenuissima Nakai
산형과 왜당귀속

한약명 **고본**(藁本)−뿌리줄기

분포: 전국

채취시기 채취시기 1 2 **3** **4** **5** 6 7 8 **9** **10** **11** 12
　　　　　　　뿌리　　　　　　　뿌리

잎

깃꼴겹잎　밋밋한모양　어긋나기

꽃　　　**열매**

꽃잎 5　산형화서　분과

깊은 산의 기슭에서 키 30~80cm 자라는 여러해살이풀. 잎은 어긋나고 3회깃꼴겹잎이며 갈래잎은 선형이고 뿌리잎과 밑부분의 잎은 잎자루가 길다. 꽃은 8~9월에 흰색으로 피고 가지끝에 겹산형화서로 달린다. 꽃잎은 5개이고 도란형이며 꽃밥은 자주색이다. 열매는 긴 타원형 분과이고 9월에 익으며 뒷면에 날개 모양의 능선이 있다. 뿌리를 약재로 쓴다.

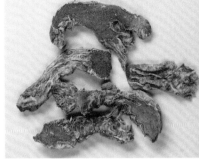
고본(약재)

체취 봄과 가을에 뿌리를 캐어 줄기와 잔뿌리를 다듬고 물에 씻어 햇볕에 말린다.

성미 맛은 맵고 성질은 따뜻하다.

효능 거풍지통, 발표산한, 억균, 진정, 진통, 항염, 해열

−골동(骨疼), 두통목종, 상한, 설사, 옴, 치통, 풍습통양, 풍한표증, 하복통의 치료

사용법 주치증에 **고본**을 하루 1회 3~9g씩 물 200㎖로 달여서 복용한다.

• **고본**·방풍·승마·시호 각각 10g을 섞어서 전정통(巓頂痛)에 쓴다. 달여서 1/3씩 나누어 하루 3번 복용한다.

• **고본** 10g, 국화 250g, 설탕 400g을 소주(35도) 1.8ℓ에 담가 밀봉하여 어두운 곳에서 1개월 정도 숙성시킨 약술을 두통에 쓴다. 하루에 1잔씩 마시면 효과를 볼 수 있다.

주의 허열로 머리가 아플 때에는 쓰지 않는다.

고본

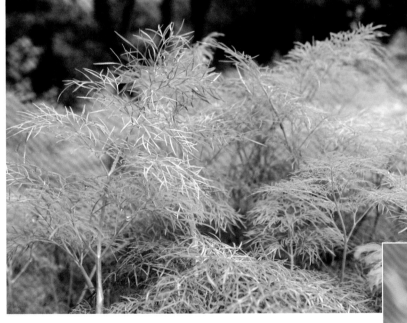
어린 고본

산나물 요리

　봄에 고본의 뿌리를 채취하여 나물로 먹는다. 채취한 뿌리는 매운 맛이 들어 있으므로 끓는 물에 데친 후 물에 잠시 담가서 헹구어 매운 맛을 우려낸 다음 양념 무침을 한다. 또, 고본의 뿌리를 소주에 담가 숙성시키면 술이 약해지면서 향이 좋은 **고본약술**이 된다.

한기를 몰아내고 통증을 없애주는 풀

회향

Foeniculum vulgare Miller
산형과 회향속

별　명 가음초, 야회향, 소회향, 토회향
한약명 **회향**(茴香)-열매

분포: 전국

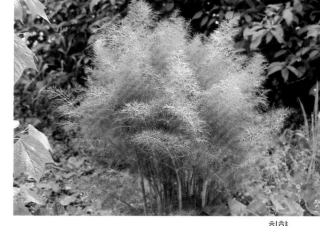
회향

채취시기 1 2 3 4 5 6 7 **8 9** 10 11 12
열매

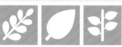

잎
깃꼴겹잎　밋밋한모양　어긋나기

꽃　　　　열매
꽃잎 5　산형화서　분과

키 2m 정도 자라는 여러해살이풀. 잎은 어긋나고 깃꼴겹잎이다. 꽃은 7~8월에 노란색으로 피고 줄기 끝에서 산형화서로 달린다. 열매는 타원형 분과로 8~9월에 익는다. 열매를 약재로 쓴다.

채취 8~9월경 열매가 익었을 때 전초를 베어 햇볕에 말리고 두드려서 열매를 털어낸다.

성미 맛은 맵고 성질은 따뜻하다.

효능 난간(煖肝), 산한, 온신, 이기개위, 지통
-고환염, 구토, 복부냉증, 신허요통, 흉협동통의 치료

사용법 **회향** · 귤씨 · 목통 · 고련자 각각 8g, 육계 6g, 오수유 6g을 섞어 한산으로 고환이 붓고 단단하며 아플 때 쓴다. 달여서 1/3씩 나누어 하루 3번 복용한다.

• **회향** 4, 후박 3, 건강 4, 부자 4, 감초 2를 섞어 소화불량으로 헛배가 부르고 배가 아플 때 쓴다. 1회 3~4g씩 하루 3번 복용한다.

주의 열증에는 쓰지 않는다.

혈액순환을 좋게 하고 두통을 멈추게 하는 풀

구릿대

Angelica dahurica (F., ex H.) Benth. & Hook. f. ex Franch. & Sav.
산형과 바디나물속

한약명 **백지**(白芷)-뿌리

분포: 전국

채취시기 1 2 3 4 5 6 7 8 9 **10 11** 12
뿌리

잎
깃꼴겹잎　톱니모양　어긋나기

꽃　　　　열매
꽃잎 5　산형화서　분과

산지에서 키 1~2m 자라는 여러해살이풀. 잎은 어긋나고 깃꼴겹잎이다. 꽃은 6~8월에 흰색으로 피고 줄기와 가지 끝에 산형화서로 달린다. 열매는 편평한 타원형 분과이고 10월에 익는다. 어린순을 식용하고 뿌리를 약재로 쓴다.

채취 가을에 줄기가 나오지 않은 구릿대의 뿌리를 캐내어 햇볕에 말린다.

성미 맛은 맵고 성질은 따뜻하다.
효능 거풍, 소염, 소종, 조습, 지통, 통규, 항균
• 개선, 두통, 축농증, 옹저창양, 장풍치루, 적백대하, 치통, 피부조양, 한습복통, 비연, 종기의 치료

사용법 두통에는 **백지** 20g을 물 600㎖로 1/2이 되도록 달여서 1/3씩 나누어 하루 3번 복용한다. 또 **백지** 1가지로 만든 **도량환**(都梁丸)은 두통에 쓴다. 1회 1~2g씩 복용한다.

• 비연(鼻淵)에는 **백지** 4g, 세신 4g, 방풍 4g을 달여서 1/3씩 나누어 하루 3번 복용한다.

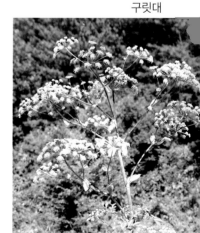
구릿대

• **백지** · 당귀 · 금은화 · 천화분 각각 10g, 감초 4g을 섞어 종기, 옹종에 쓴다. 달여서 1/3씩 나누어 하루 3번 복용한다.

열기를 식혀주고 가래를 없애주는 풀

바디나물

Angelica decursiva (Miq.) Fr. et Sav.
산형과 바디나물속

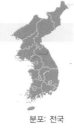

분포: 전국

별 명 개당나물, 까치발나물, 사약채, 연삼
한약명 **전호**(前胡)-뿌리

 1 2 3 4 5 6 7 8 **9 10 11** 12
뿌리

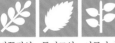

잎

깃꼴겹잎   톱니모양   어긋나기

꽃   열매

꽃잎다수   산형화서   분과

산과 들의 습지에서 키 80~150cm 자라는 여러해살이풀. 잎은 어긋나고 깃꼴겹잎이다. 꽃은 8~9월에 흰색으로 피고 긴 꽃줄기 끝에 큰 겹산형화서를 이루며 달린다. 열매는 납작한 타원형 분과이고 9~10월에 익는다. 뿌리를 약재로 쓴다.

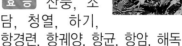 가을에 뿌리를 캐어 줄기와 잔뿌리를 다듬고 물에 씻어 햇볕에 말린다.

성 미 맛은 맵고 쓰며 성질은 조금 치디.

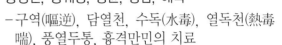

바디나물

효 능 산풍, 소담, 청열, 하기, 항경련, 항궤양, 항균, 항암, 해독

-구역(嘔逆), 담열천, 수독(水毒), 열독천(熱毒喘), 풍열두통, 흉격만민의 치료

사용법 **전호**·상백피·패모·맥문동 각각 8g, 행인 10g, 감초 4g, 생강 6g을 섞어 기침에 쓴다. 달여서 1/3씩 나누어 하루 3번 복용한다.

• **전호** 10g, 길경 10g, 행인 10g, 상백피 8g, 형개 8g을 섞어 감기기침에 쓴다. 달여서 1/3씩 나누어 하루 3번 복용한다.

통증을 멎게 하고 열기를 내리게 하는 풀

궁궁이

Angelica polymorpha Max.
산형과 바디나물속

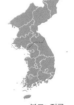

분포: 전국

별 명 거른대, 백봉천궁, 심산천궁
한약명 **산궁궁**(山芎窮)-뿌리줄기

채취시기 1 2 3 4 5 6 7 8 **9 10 11** 12
뿌리줄기

잎

3겹잎   톱니모양   어긋나기

꽃   열매

꽃잎 5   산형화서   분과

키 1~1.5m 자라는 여러해살이풀. 잎은 어긋나고 깃꼴겹잎이다. 꽃은 8~9월에 흰색으로 피고 줄기 끝에 산형화서로 달린다. 열매는 분과이고 9~10월에 익는다. 어린순을 식용하고 뿌리를 약재로 쓴다.

채 취 가을에 뿌리줄기를 캐어 햇볕에 말린다.

성 미 맛은 맵고 쓰며 성질은 따뜻하다.

효 능 거풍, 산한, 지통, 청열

• 두통, 발열, 사지마비, 산후출혈, 오한, 임신

이질, 치질출혈, 타박상, 피부소양의 치료

사용법 **산궁궁** 18g, 당귀 18g을 섞어서 만든 궁귀탕(芎歸湯)은 산전·산후 어혈과 현기증에 쓴다. 달여서 1/3씩 나누어 하루 3번 복용한다. 여기에 애엽·아교 각각 15g, 감초 8g을 더 섞은 **교애궁귀탕**(膠艾芎歸湯)은 임산부의 자궁출혈에 쓴다. 달여서 1/3씩 나누어 하루 3번 복용한다.

• **산궁궁**·세신·천남성·진피(陳皮)·적복령 각각 8g, 반하 16g, 지각 4g, 감초 4g, 생강 14g을 섞은 **궁신도담탕**(芎辛導痰湯)은 담궐두통에 쓴다. 달여서 1/3씩 나누어 하루 3번 복용한다.

궁궁이

• **산궁궁**·오약 같은 양을 섞어 만든 **궁오산**(芎烏散)은 산후 두통에 쓴다. 1회 8g씩 하루 2~3번 복용한다.

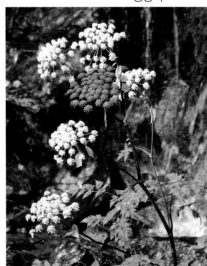

몸을 튼튼하게 하고 통증을 멎게 하는 풀

참당귀

Angelica gigas Nakai
산형과 바디나물속

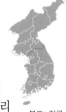

별　명 당귀, 승검초, 조선당귀, 한당귀
한약명 **토당귀**(土當歸)·**당귀**(當歸)-뿌리

분포: 전국

채취시기 1 2 3 4 5 6 7 8 9 10 11 12
　　　　　　　　　　　　　　　뿌리

잎

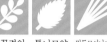

깃꼴겹잎　톱니모양　밑둥모여나기

꽃　　　　**열매**

꽃잎 5　산형화서　분과

키 1~2m 자라는 여러해살이풀. 잎은 깃꼴겹잎이고 가장자리에 톱니가 있다. 꽃은 8~9월에 자주색으로 피고 줄기 끝에 산형화서로 달린다. 열매는 분과이고 10월에 익는다. 뿌리를 약재로 쓴다.

채 취 가을에 줄기가 나오지 않은 뿌리를 캐어 잎을 제거하고 햇볕에 말린다.

성 미 맛은 달고 쓰며 성질은 따뜻하다.

효 능 강장, 거풍, 구어혈(驅瘀血), 산어(散瘀), 조경, 진정, 진통, 화혈(和血)

참당귀

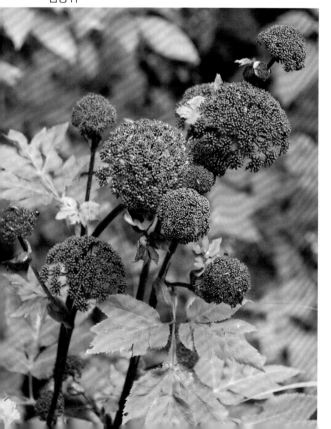

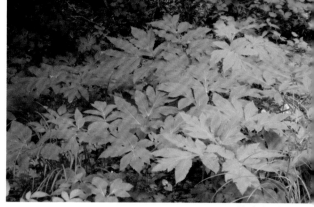

참당귀 잎

-관절통, 당뇨병, 두통, 변비, 복통, 생리불순, 신체허약, 염좌, 타박손상, 현훈의 치료

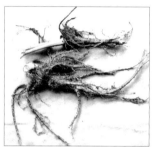

채취한 참당귀 뿌리

사용법 **당귀**·산궁궁·숙지황·백작약 각각 9g을 섞은 **사물탕**(四物湯)은 혈허증과 혈허 또는 어혈로 인한 생리불순에 쓴다. 달여서 1/3씩 나누어 하루 3번 복용한다.

• **당귀**·황기 16g, 생지황·숙지황 각각 8g, 선황련·황백·황금 각각 5g을 섞은 **당귀육황탕**(當歸六黃湯)은 식은땀이 날 때 쓴다. 달여서 1/3씩 나누어 하루 3번 복용한다.

• **당귀** 8g, 황기 20g을 섞은 **당귀보혈탕**(當歸補血湯)은 혈허증에 쓴다. 달여서 1/3씩 나누어 하루 3번 복용한다.

• **당귀** 12g, 백작약 12g, 계지·감초·생강·대조 각각 8g을 섞은 **당귀건중탕**(當歸建中湯)은 혈허복통과 산후복통에 쓴다. 달여서 1/3씩 나누어 하루 3번 복용한다.

• **당귀** 2.8, 산궁궁 5.6, 복령 2.8, 백출 2.8, 택사 5.6, 백작약 7.4를 섞은 **당귀작약산**(當歸芍藥散)은 복통에 쓴다. 1회 6~8g씩 하루 2~3번 복용한다.

주 의 설사하는 환자에게는 쓰지 않는다.

산나물 요리

이른 봄에 참당귀의 어린순을 채취하여 쌈채로 쓰거나 나물 무침을 하고, 장아찌를 만들거나 겉절이를 담가 먹는다. 참당귀의 부드러운 줄기와 잎을 끓는 물에 살짝 데친 후 찬물에 헹구어 나물 무침을 한다. 또 고기를 삶을 때 참당귀 잎을 넣어 잡냄새를 제거한다.

풍증을 없애주고 통증과 경련을 진정시키는 풀

강활

Ostericum praeteritum Kitag.
산형과 멧미나리속

별　명 강호리, 조선강활
한약명 **강활**(羌活)-뿌리

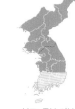
분포: 중부 이북

채취시기

1	2	3	4	5	6	7	8	9	10	11	12
		뿌리						뿌리			

잎

 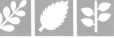

깃꼴겹잎　톱니모양　어긋나기

꽃　　**열매**

꽃잎 5　산형화서　분과

산지에서 키 2m 정도 자라는 여러해살이풀. 잎은 어긋나고 깃꼴겹잎이며 가장자리에 톱니가 있다. 꽃은 8~9월에 흰색으로 피고 겹산형화서를 이룬다. 열매는 타원형 분과이고 날개가 있으며 10월에 익는다. 어린순은 식용하고 뿌리를 약재로 쓴다.

채 취 가을 또는 봄에 줄기가 없는 강활의 뿌리를 캐어 잎을 잘라 내고 햇볕에 말린다.

성 미 맛은 맵고 쓰며 성질은 따뜻하다.

효 능 거풍습, 발표산한, 지통, 진통, 해열

－골절산통, 두통무한, 옹저창독, 승풍불어, 풍한감모, 부종, 항강근급(項强筋急)의 치료

사용법 주치증에 **강활**을 1회 5~7g씩 물 200㎖로 달이거나 곱게 가루를 내어 복용한다.

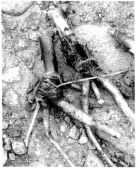
채취한 강활 뿌리

- **강활** 8~12g을 달여서 두통에 쓴다. 1회 3g씩 하루에 2~3번 복용한다.

- **강활** 12g, 방풍 12g, 산궁궁·백지·창출·황금·생지황 각각 10g, 세신 4g, 감초 4g을 배합한 **구미강활탕**(九味羌活湯)은 풍한습사에 외감되어 오슬오슬 춥고 열이 나며 머리와 관절이 아프고 땀은 나지 않는 증세에 쓴다. 달여서 1/3씩 나누어 하루 3번 복용한다.

- **강활** 12g, 승마 12g, 독활 8g, 창출·방기·위령선·백출·당귀·적복령·택사·감초 각각 6g을 섞은 **대강활탕**(大羌活湯)은 풍습관절통에 쓴다. 달여서 1/3씩 나누어 하루 3번 복용한다.

- **강활** 15g, 독활 15g, 고본 8g 만형자 4g, 산궁궁 4g, 감초 8g을 섞어 만든 **강활승습탕**(羌活勝濕湯)은 풍습에 상하여 머리와 등이 아플 때 쓴다. 달여서 1/3씩 나누어 하루 3번 복용하면 효과를 볼 수 있다.

주 의 혈과 진액이 부족한 환자에게는 강활을 쓰지 않는다.

산나물 요리

봄에 강활의 어린순을 채취하여 나물로 먹는다. 강활은 쓴맛이 강하므로 채취한 새순을 끓는 물로 데친 후 찬물에 담가 쓴맛을 우려내는 작업을 여러 번 반복하고 요리해야 한다.

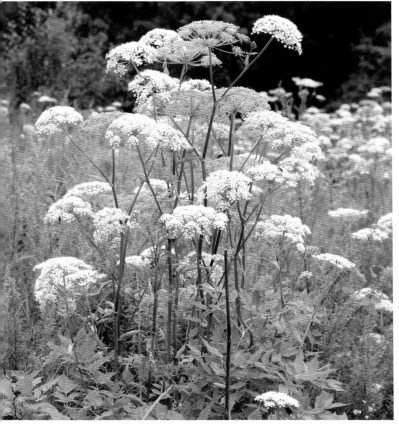
강활

열을 내리게 하고 통증을 멎게 하는 풀

방풍

Ledebouriella seseloides (Hoffm.) H. Wolff
산형과 방풍속

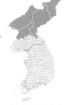

별 명 가는잎방풍, 개방풍, 산방풍
한약명 **방풍**(防風)-뿌리

분포: 북부 지방

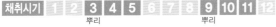
채취시기 | 1 2 **3** 4 5 6 7 8 **9** 10 11 12
뿌리   뿌리

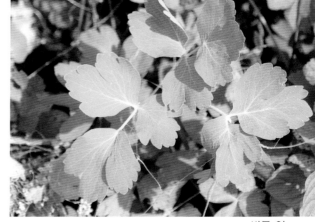

방풍 잎

잎

깃꼴겹잎   밋밋한모양   어긋나기

꽃   열매

꽃잎 5   산형화서   분과

키 1m 정도 자라는 세해살이풀. 줄기잎은 어긋나고 깃꼴겹잎이다. 꽃은 7~8월에 흰색으로 피고 줄기와 가지 끝에서 겹산형화서를 이룬다. 열매는 편평한 분과이고 8월에 여문다. 전초를 약재로 쓴다.

채 취 봄과 가을에 뿌리를 캐어 줄기와 잔뿌리를 다듬고 물에 씻어 햇볕에 말린다.

빽빽하게 무리를 이룬 방풍(열매)

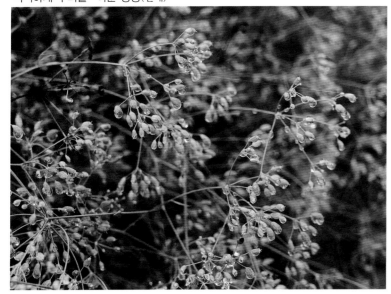

성 미 맛은 맵고 달며 성질은 조금 따뜻하다.

효 능 거풍, 발표(發表), 승습(勝濕), 지통(止痛), 항궤양, 항균, 항염, 해열

-근골산통, 두통, 목현, 수근경직, 외감풍한, 파상풍, 풍한습비의 치료

사용법 **방풍** 12g, 당귀·적복령·행인·독활·육계·감초 각각 8g, 황금 2g, 진교 2g, 갈근 2g, 마황 4g, 생강 6g, 대조 4g을 섞어 만든 **방풍탕**(防風湯)은 풍습으로 인한 통증에 쓴다. 달여서 1/3씩 나누어 하루 3번 복용한다.

• **방풍** 12g, 강활 12g, 산궁궁·백지·창출·황금·생지황 각각 10g, 세신 4g, 감초 4g을 섞은 **구미강활탕**(九味羌活湯)은 감기로 오슬오슬 춥고 머리가 아프며 뼈마디가 쑤시고 열이 나며 땀은 나지 않을 때 쓴다. 달여서 1/3씩 나누어 하루 3번 복용한다.

• **방풍** 15g, 감초 15g을 섞은 **방풍감초탕**(防風甘草湯)은 오두·부자·초오두의 중독에 쓴다. 달여서 1/3씩 나누어 하루 3번 복용한다.

방풍(약재)

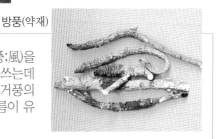

바람을 막아주는 풀

방풍은 줄기가 무성하게 모여나고 군락을 이루며 자라므로 바람(풍;風)을 막아준다(방;防)고 하여 이름이 지어졌다. 또 방풍의 뿌리를 약재로 쓰는데 약성이 따뜻하여 풍한습비·풍사로 인한 근골산통 등을 치료하므로, 거풍의 효능을 나타내고 있어 바람을 막는다는 의미로 방풍(防風)이라는 이름이 유래되었다고도 한다.

위를 튼튼하게 하고 폐를 건강하게 하는 풀

당근

Daucus carota subsp. *sativa* (Hoffm.) Arcang.
산형과 당근속

별 명 홍당무

분포: 전국

한약명 **학슬풍**(鶴膝風) · **홍라복**(紅蘿蔔)−뿌리,
남학슬(南鶴膝)−씨

채취시기	1	2	3	4	5	6	7	8	9	10	11	12
	뿌리; 연중								씨			

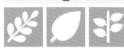

잎

깃꼴겹잎   밋밋한모양   어긋나기

꽃   열매

꽃잎 5   산형화서   분과

밭에서 재배하며 키 1m 정도 자라는 두해살이풀. 잎은 어긋나고 깃꼴겹잎이다. 꽃은 7~8월에 흰색으로 피고 줄기 끝과 잎겨드랑이에서 산형화서로 달린다. 열매는 긴 타원형 분과이고 9월에 여문다. 뿌리를 식용하고 뿌리와 씨를 약재로 쓴다.

당근 꽃

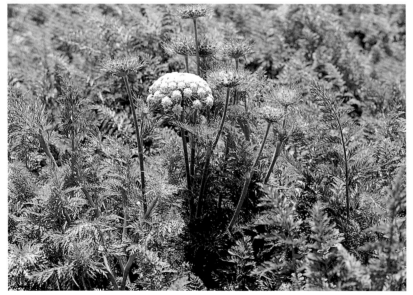

채취 필요할 때 뿌리를 캐내어 생으로 쓴다. 씨는 가을에 수확하여 햇볕에 말린다.

성미 맛은 달고 성질은 평하다.

효능 건비, 건위, 화체(化滯), 소종

−학슬풍: 소화불량, 위장쇠약, 식욕부진, 장기 이질, 해수(咳嗽), 심장쇠약, 심장병, 불면증의 치료

−남학슬: 구리(久痢), 담천(痰喘), 대장염, 이질, 복통의 치료

사용법 주치증에 **남학슬** 5~10g을 물 500㎖로 달여서 1/3씩 나누어 하루 3번 복용한다.

• 대장염, 오래 된 이질에는 **남학슬**을 노랗게 볶아서 1회 7.5g씩 생강차에 타서 하루 3번 식전에 마시면 효과를 볼 수 있다.

• 위장쇠약, 식욕부진에는 당근을 1/2개씩 잿불에 구워서 식전에 먹는다. 오래 먹으면 위를 튼튼하게 하고 허파를 강하게 하는 효과도 볼 수 있다.

• 심장쇠약, 심장병, 불면증에는 당근을 매일 1개씩 하루 3번 장기간 먹으면 효과를 볼 수 있다.

• 당근 1개, 사과 1개를 껍질째 강판에 갈아서 즙을 내어 꿀을 조금 넣어 매일 아침 1잔씩 먹으면 원기가 좋아지고 몸이 더워진다.

• 구내염, 편도염에는 당근의 생줄기와 잎 30g을 잘게 잘라 물 500㎖로 1/2이 되도록 삶은 물로 양치질을 한다. 하루에 30g 쓴다.

• 냉증에는 당근의 생줄기와 잎을 천주머니에 넣고 목욕탕의 입욕제로 쓴다.

채취한 당근 뿌리

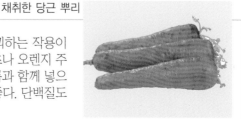

당근 요리 상식

당근에 들어 있는 ascorbinase라는 효소는 비타민 C를 파괴하는 작용이 있다. 이 효소는 산과 열에 약하므로 가열하여 조리하거나 식초나 오렌지 주스 등을 첨가하면 된다. 또 caroten은 지용성(脂溶性)으로 기름과 함께 넣으면 흡수율이 올라간다. 우엉 볶음, 버터 구이, 야채 볶음 등이 좋다. 단백질도 caroten의 흡수를 돕기 때문에 육요리의 곁들임에도 적당하다.

입 냄새를 없애주고 식중독을 예방하는 풀

파슬리
Petroselinum crispum
산형과 파슬리속

별　명　파셀리
한약명　화란근(和蘭芹)-잎과 줄기

분포: 전국

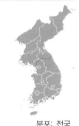

채취시기	1	2	3	4	5	6	7	8	9	10	11	12

잎, 줄기

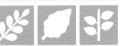

잎

깃꼴겹잎　물결모양　어긋나기

꽃　　　　열매

꽃잎다수　산형화서　여물지않음

파슬리

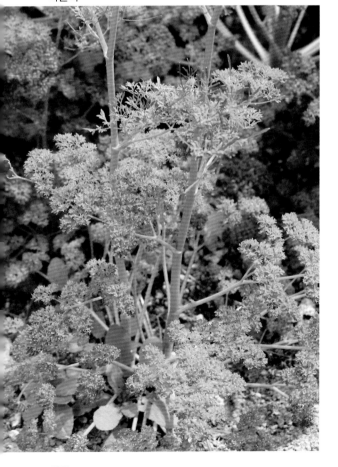

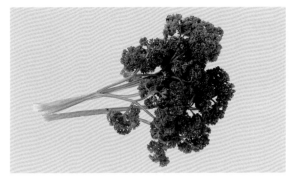

채취한 파슬리

농가에서 채소로 재배하고 키 20~50cm 자라는 늘푸른두해살이풀. 잎은 어긋나고 3장으로 된 깃꼴겹잎이며, 작은잎은 윤이 나고 가장자리가 물결 모양으로 꼬불꼬불하다. 꽃은 4~5월에 황록색으로 피고 꽃줄기 끝에 잔꽃이 모여 겹산형화서로 달린다. 우리나라에서는 열매를 잘 맺지 않는다. 잎과 줄기를 식용하고 잎을 약재로 쓴다.

채취 4~6월에 줄기의 밑부분을 돌려가며 잎과 줄기를 채취하여 생으로 쓴다.

성미 맛이 상큼하고 진한 향기가 난다.

효능 이뇨, 건위, 혈액정화, 살균, 해독, 통경, 소화촉진

-식욕부진, 빈혈, 생리불순, 구취, 류머티즘, 타박상, 염좌상의 치료

사용법 식욕부진, 빈혈, 생리불순 등에는 파슬리 잎을 하루 30g씩 생식하거나 파슬리의 잎과 줄기를 갈아 녹즙을 만들어 마신다. 피로회복의 효과도 볼 수 있다.

• 파슬리에 들어 있는 아피올(apiol) 성분은 식중독을 예방하고 구취를 없애주는 작용이 있으므로 식사 후에 파슬리 잎을 조금씩 먹으면 효과를 볼 수 있다.

• 타박상, 염좌에는 파슬리 잎을 잘게 잘라서 환부에 붙이고 찬 수건으로 덧대어 감싸면 부기가 가라앉는 효과를 볼 수 있다.

네덜란드에서 전해진 향신료

파슬리는 잎과 줄기에서 풍기는 독특한 향기로 서양 요리의 생선·육류·수프·소스·샐러드 등에 중요한 향신료로 쓴다. 파슬리는 18세기경 네덜란드에서 일본으로 전해져서 네덜란드파슬리라는 별명이 붙고 한약명은 네덜란드(和蘭)에서 전해진 미나리(芹)라는 뜻으로 화란근(和蘭芹)이 되었다.
우리나라에서는 일본을 통해 전해졌으므로 주로 잎이 우굴쭈굴한 품종(모스카르도파슬리)이, 서양에서는 잎이 펴진 품종(이탈리안파슬리)이 재배·이용되고 있다. 이탈리안파슬리가 약간 향이 더 부드럽다.

근육과 뼈를 튼튼하게 하고 출혈을 멎게 하는 풀

노루발풀

Pyrola japonica Klenze. ex DC.
노루발과 노루발풀속

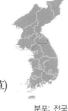

분포: 전국

별 명	금강초, 노근방초, 애기노루발
한약명	녹제초(鹿蹄草) · 녹수초(鹿壽草) 전초

채취시기 | 1 | 2 | 3 | 4 | 5 | **6** | **7** | 8 | 9 | 10 | 11 | 12
전초

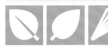
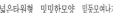

잎

넓은타원형　밋밋한모양　밑동모여나기

꽃　　**열매**

꽃잎 5　총상화서　삭과

산지에서 키 25cm 정도 자라는 늘푸른여러해살이풀. 잎은 밑동에서 모여나고 넓은 타원형이다. 꽃은 6~7월에 황백색으로 피고 긴 꽃줄기에 총상화서로 달린다. 열매는 삭과이고 9월에 갈색으로 여문다. 전초를 약재로 쓴다.

채취 꽃이 피는 초여름에 전초를 채취하여 햇볕에 말린다.

성미 맛은 달고 쓰며 성질은 따뜻하다.

효능 거풍, 강건근골, 보폐신, 보허, 수렴, 익신, 제습, 조경, 지혈

–노상토혈, 류머티즘성 관절통, 반신불수, 붕루, 대하, 외상출혈, 요슬무력(腰膝無力)의 치료

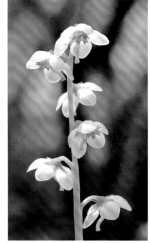

노루발풀 꽃

사용법 주치증에 **녹제초**를 1회 4~8g씩 물 200㎖로 달여서 복용한다.

• 급성 위염, 방광염, 임신부증에는 **녹제초** 10g을 물 600㎖로 1/2이 되도록 달여서 1/3씩 나누어 하루 3번 식간에 복용한다.

• 구내염, 편도선염, 잇몸부종, 감기의 가래에는 **녹제초** 달인 물로 하루에 여러 번 양치질을 한다.

• 땀띠, 풀독, 옻 등의 피부습진과 가려움증에는 **녹제초** 달인 물을 식힌 후 헝겊에 적셔 환부에 여러 번 냉습포한다.

• 절상, 벌레에 물렸을 때에는 노루발풀의 생물을 찧어 환부에 붙인다.

노루발풀

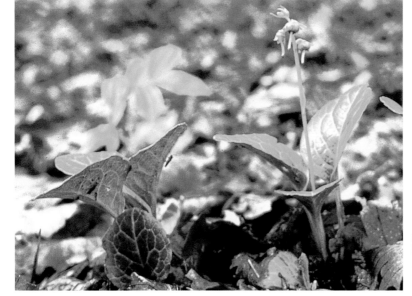

분홍노루발

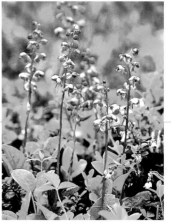

분홍노루발

노루발풀은 밑을 향해 달린 하얀 꽃의 모양이 노루의 발굽과 닮았다 하여 이름이 유래된 것이다. 노루발풀속은 전세계에 약 25종, 우리나라에는 8종이 분포하는데, 그 중 노루발풀과 가장 비슷하고 예쁜 분홍색 꽃이 피는 것이 분홍노루발이다. 분홍노루발도 전초를 강장 · 진정 · 진통 등의 효능이 있는 약재로 쓰는데 한약명은 **홍화녹제초**(紅花鹿蹄草)라고 한다.

279

몸을 튼튼하게 하고 최음제로 쓰이는 나무

만병초

Rhododendron brachycarpum D.Don ex G. Don
진달래과 진달래속

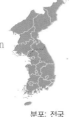

별 명 뚝갈나무, 석남화
한약명 **우피두견**(牛皮杜鵑)-잎

분포: 전국

채취시기	1	2	3	4	5	6	7	8	9	10	11	12
잎												

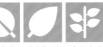

잎		
타원형	밋밋한모양	어긋나기

꽃		열매
꽃잎 5갈래	총상화서	삭과

깊은 산지에서 높이 4m 정도 자라는 늘푸른 떨기나무. 잎은 어긋나고 끝이 둔한 타원형이며 가죽질이다. 꽃은 7월에 흰색 또는 연홍색으로 피고 가지 끝에 총상화서로 달린다. 열매는 타원형 삭과이고 9월에 갈색으로 익는다. 잎을 약재로 쓴다.

• 노랑만병초(*R. aureum* Georgi)를 대용으로 쓸

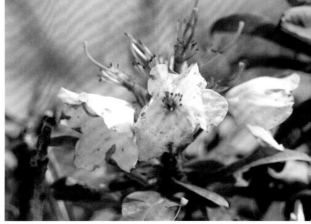

만병초 꽃

수 있다.

채취 필요시 잎을 채취하여 햇볕에 말린다.

성미 독성이 조금 있다.

효능 강심, 강장, 거풍, 발한, 수렴(收斂), 이뇨, 지통, 진통, 최음, 항균

－감기, 고혈압, 관절통, 두통, 발기부전, 불임증, 생리불순, 신장염, 신허요통, 양위, 요배산통, 위장병의 치료

사용법 주치증에 **우피두견**을 1회 2~4g씩 물 200㎖로 달여서 복용한다.

• 피부병에는 **우피두견**을 달인 물로 목욕을 한다. 또 만병초 생잎을 삶아 먹으면 효과를 볼 수 있고 간이나 위에도 좋다.

• 만병초 잎으로 차를 끓이거나 만병초 잎을 소주(35도)에 담가 7일 정도 숙성시킨 **부부화합주**(夫婦和合酒)를 조금씩 계속 마시면 간과 위를 튼튼하게 하는 효과가 있다.

주의 만병초는 독성이 있으므로 많이 복용해서는 안 된다.

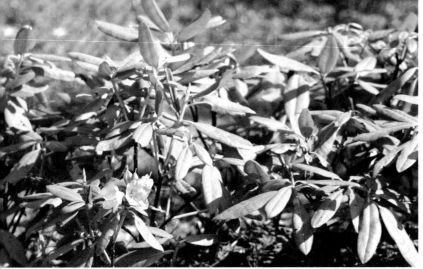

만병초

눈 속에서도 꽃을 피우는 노랑만병초

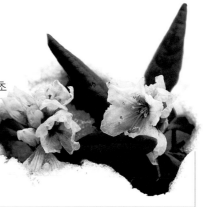

만병 통치약

만병초는 이름 그대로는 '만 가지 병을 치료할 수 있는 풀'이라는 뜻이지만 실제 약으로 쓰이는 병은 제한된다. 다만, 건조할 때나 추운 겨울에는 잎을 둥글게 말아 스스로를 보호하며 견뎌내는 이 식물의 강인함에 모든 병(만병; 萬病)을 고칠 것이라는 희망에서 만병초(萬病草)라고 이름지었을 것이라고 추정된다.

심한 상처에 마취제로 이용하는 나무

철쭉나무

Rhododendron schlippenbachii Max.
진달래과 진달래속

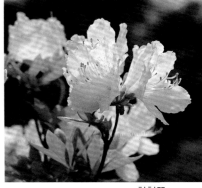
흰철쭉

별 명 개꽃, 산객

분포: 전국

한약명 **척촉**(躑躅)-꽃, **양척촉**(羊躑躅)-뿌리

채취시기 | 1 | 2 | 3 | **4** | **5** | 6 | 7 | 8 | 9 | 10 | 11 | 12
뿌리: 연중　꽃잎

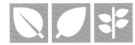
잎

달걀모양　밋밋한모양　어긋나기

꽃　　　열매

꽃잎 5갈래　총상화서　삭과

산지에서 높이 2~5m 자라는 갈잎떨기나무. 잎은 어긋나고 달걀 모양이다. 꽃은 4~5월에 연분홍색으로 피고 꽃잎 안쪽에 갈색 반점이 있다. 열매는 삭과이고 10월에 익는다. 꽃과 뿌리를 약재로 쓴다.

• 산철쭉(*R. yedoense* var. *poukhanense* Nakai), 흰철쭉(*R. schlippenbachii* Max. var. *albiflora* Uyeki)을

대용 약재로 쓸 수 있다.

[채 취] 봄에 꽃이 필 때 꽃잎을 채취하여 바람이 잘 통하는 그늘에서 말린다. 뿌리는 필요한 때 채취하여 바람이 잘 통하는 그늘에서 말린다.

[성 미] 독성이 있다.

[효 능] 경련발작, 마취, 강장, 이뇨, 건위(健胃)

– 사지마비, 악독, 악창, 적풍(賊風), 대두온(大頭瘟), 고혈압의 치료

[사용법] **척촉**은 달임약, 가루약, 환약, 약술 등을 만들어 쓴다.

• 대두온(大頭瘟)에는 **척촉**을 가루내어 조금씩 콧속에 넣어 재채기를 하면 효과를 볼 수 있다. 재채기의 약으로 **척촉** 9.5g, 현호색 56g, 조각자 37.5g, 천궁 37.5g, 여로 19g을 가루로 만들어 조금씩 콧속에 넣어 재채기를 하게 한다.

• 탈모가 심할 때는 **양척촉**을 달인 물로 머리를 감는다.

• 봄에 소가 털이 빠지는 병에 걸렸을 때, 철쭉나무의 뿌리를 삶아서 그 삶은 물을 환부에 발라주면 효과를 볼 수 있다.

[주 의] 맹독 식물이므로 한의사 등 전문가의 처방없이 쓰면 안 된다.

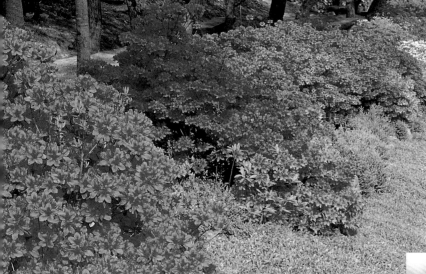
철쭉

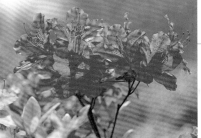
철쭉 꽃

발길을 멈추고 바라보는 꽃

철쭉의 한약명은 척촉(躑躅)이다. 꽃이 너무 아름다워 지나가던 나그네가 자꾸 발길을 멈추고 바라본다고 하여 철쭉 '척(躑)'자에 '머뭇거릴 촉(躅)'자'를 썼다고 한다. 이 척촉이 변하여 철쭉이 된 것으로 추정된다. 또 산에 올라간 나그네가 철쭉 꽃을 바라보다 그 아름다움에 취한다고 하여 산객(山客)이라는 별명이 생겼다.

진달래

가래를 삭게 하고 혈압을 내리게 하는 나무

Rhododendron mucronulatum Turcz.
진달래과 진달래속

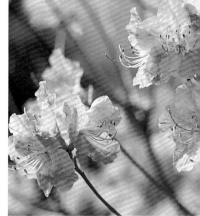

분포: 전국

별　명 두견화, 산척촉, 참꽃나무
한약명 **영산홍**(迎山紅)-꽃, **두견엽**(杜鵑葉)-잎

채취시기	1	2	3	4	5	6	7	8	9	10	11	12

꽃:4~5월 잎: 6~8월

잎

피침형　밋밋한모양　어긋나기

꽃

꽃잎 5갈래　총상화서

열매

삭과

산지의 양지쪽에서 높이 2~3m 자라는 갈잎 떨기나무. 잎은 어긋나며 양끝이 뾰족하고 긴 피침형이며 표면에 사마귀 같은 비늘조각이 있고 가장자리는 밋밋하다. 꽃은 4~5월에 연한 홍색 깔때기 모양으로 피고 가지 끝 부분에서 2~5송이가 모여 달린다. 열매는 삭과이고 9~10월에 익는다. 꽃을 식용하며 약재로도 쓴다.

채취 꽃은 봄에 채취하여 햇볕에 말린다. 여름에 잎을 채취하여 바람이 잘 통하는 그늘에서 말린다.

효능 거담, 산어(散瘀), 조경(調經), 진해, 청폐(淸肺), 해독, 혈압강하, 화혈(和血)

－감기두통, 고혈압, 관절염, 기관지염, 기침, 생리불순, 신경통, 이질, 장풍하혈, 종기, 타박상, 토혈, 혈붕의 치료

사용법 주치증에 **영산홍**을 1회 5~10g씩 물 200㎖로 달여서 복용한다. 또 진달래 생꽃을 소주(35도) 10배량에 담가 숙성시킨 **두견주**(杜鵑酒)를 만들어 하루 2~3번 조금씩 마신다.

* **두견엽**을 1회 9~15g씩 달여서 가래와 기침이 나고 숨이 차는 증세, 고혈압에 쓴다. 달인 물을 1/3씩 나누어 하루 3번 복용한다.

* **영산홍** 6~12g을 소주(35도) 10배량에 담가 우려낸 **영산홍약술**을 가래가 있고 기침이 나며 숨이 찰 때, 고혈압 등에 쓴다. 우려낸 술을 1/3씩 나누어 하루 3번 복용한다.

* 잇몸에서 피가 나오는 증세에는 진달래의 말린 뿌리를 1회 4~5g씩 달여서 하루 2~3번씩 3~4일 복용한다.

진달래 꽃

진달래

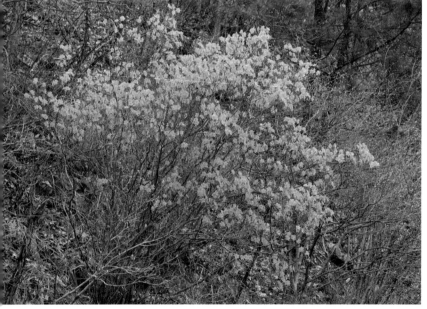

채취한 진달래 꽃잎

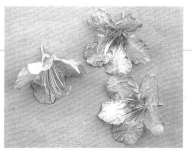

먹을 수 있는 진짜 꽃

진달래의 다른 이름은 '참꽃' 이다. 여기에 대해서 철쭉꽃은 '개꽃' 이라고 한다. 참꽃은 꽃을 따서 먹을 수 있는 진짜 꽃이라는 뜻이고, 개꽃은 꽃에 독성이 있어 먹을 수 없으니 참꽃보다 못한 꽃이라는 뜻이다. 참나무·참나리 등 식물 이름에 '참' 자가 붙은 것은 비교 식물보다 크거나 화려하거나 맛이 특별하다는 것을 나타내고 있다.

장운동을 촉진하고 오줌을 잘 나오게 하는 나무

산앵두나무

Vaccinium hirtum var. koreanum (Nakai) Kitam.
진달래과 정금나무속

별　명　물앵도나무, 산앵도
한약명　**욱리인**(郁李仁)-씨

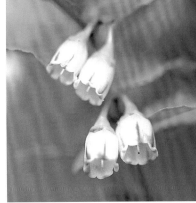

분포: 전국

채취시기 1 2 3 4 5 6 7 8 **9** **10** 11 12
　　　　　　　　　　　　　　열매

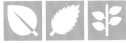

잎

타원형　　잔톱니모양　　어긋나기

꽃　　**열매**

종모양　　총상화서　　장과

　　　　산지의 높은 곳에서 높이 1m 정도 자라는 갈잎떨기나무. 잎은 어긋나고 타원형이며 가장자리에 구부러진 가는 톱니가 있다. 꽃은 5~6월에 연분홍색 종모양으로 피고 전년도 줄기 끝에 총상화서로 아래를 향해 처져 달린다. 꽃받침이 5개로 갈라

산앵두나무 열매

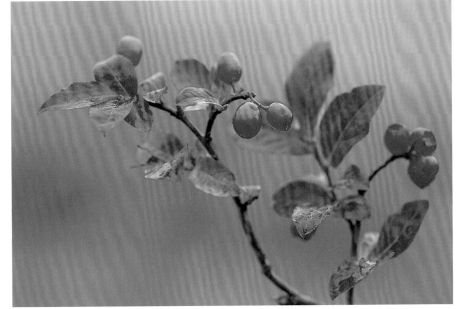

진다. 열매는 절구 모양 장과이고 8~9월에 붉은색으로 익는다. 열매를 식용하고 약재로도 쓴다.

채취　초가을에 익은 열매를 따서 씨를 받아 딱딱한 열매의 속껍질을 까 버리고 씨알만 모아 햇볕에 말린다.

산앵두나무 꽃

성미　맛은 달고 쓰고 매우며 성질은 평하다.

효능　완하(緩下), 윤조, 이뇨, 이수, 하기, 활장
　-각기, 대복수종, 대장기체, 변비, 사지부종, 소변불리, 조삽불통의 치료

사용법　주치증에 **욱리인**을 1회 2~4g씩 물 200㎖로 뭉근하게 달이거나 가루내어 복용한다.

• **욱리인** · 행인 · 해송자 · 진피(陳皮) 각각 4g, 도인 2g, 백자인 2g을 섞어 만든 **오인환**(五仁丸)은 허약한 사람의 변비에 쓴다. 하루에 10g씩 계속 복용한다.

• **욱리인** 8g, 적복령 8g, 진피(陳皮) 6g, 감수 2g, 정력자 2g, 구맥 6g을 섞어 만든 **욱리인환**(郁李仁丸)은 온몸이 붓고 복부팽만, 오줌과 대변이 나오지 않을 때 쓴다. 1회 4~6g씩 하루 3번 복용한다.

주의　임산부에게는 쓰지 않는다.

욱리인(약재)

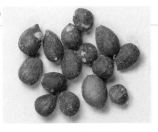

욱리인차

　욱리인 4~8g을 물 500㎖에 넣고 5분 정도 끓인 후 찌꺼기를 제거한 **욱리인차**(郁李仁茶)를 1/3씩 나누어 하루 3번에 나누어 공복에 마신다. 도인 4g, 행인 4g, 백자인 4g을 함께 넣고 끓이기도 한다. 차처럼 계속 마시면 장을 윤택하게 하여 오래 된 변비와 시원치 않은 소변, 부증에 좋은 효과를 볼 수 있다.

농작물의 해충이나 파리를 구제하는 나무

마취목

Pieris japonica (Thunb.) D. Don ex G. Don
진달래과 마취목속

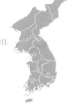

한약명 **마취목**(馬醉木)-줄기와 잎

분포: 전국

채취시기 1 2 3 4 5 6 7 8 9 10 11 12
줄기, 잎

잎

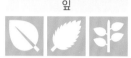

피침형 　 잔톱니모양 　 어긋나기

꽃 　　　　　 **열매**

단지모양 　 총상화서 　 삭과

주로 관상용으로 식재하며 높이 1~4m 자라는 늘푸른떨기나무. 잎은 어긋나고 피침형이며 가죽질이고 가장자리에 얇은 톱니가 있다. 꽃은 4~5월에 약한 붉은 빛을 띤 흰색 단지 모양으로 피고 가지 끝에 겹총상화서로 늘어서며 달린다. 꽃통 끝과 꽃받침은 5갈래로 갈라진다. 열매는 납작한 공 모양 삭과이다. 줄기와 잎을 약재로 쓴다.

채취 필요할 때 수시로 줄기와 잎을 채취하여 햇볕에 말린다.

성미 독성이 들어 있다.

효능 마취, 구충, 살균

-농작물의 살충제, 가축의 기생충 구제약으로 쓴다.

사용법 마취목의 줄기와 잎을 물 10배량으로 1/2 이하가 되도록 달인 후 그 달인 물에 10배량의 물로 희석시켜 사용한다.

- 수세식 변기가 설치되지 않은 재래식 변소에는 마취목 생줄기와 잎을 잘게 잘라서 변기에 넣어 구더기를 없애는 데 쓴다.

- 마취목의 생잎을 삶아서 농작물의 해충이나 파리와 모기를 구제하는 데 사용한다.

주의 마취목은 구토, 설사, 마비, 경련, 호흡곤란 등의 증세를 발생시키고 심하면 사망에 이르기도 하므로 특히 주의해야 한다.

마취목

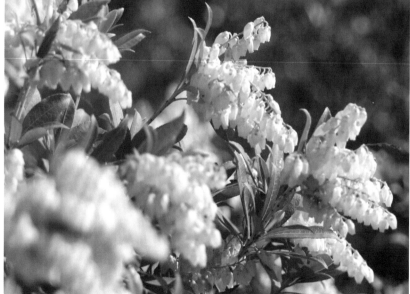

마취목 잎

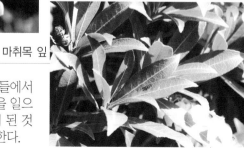

마비와 경련을 일으키는 나무

마취목의 잎과 줄기에는 유독 성분인 diterpenoid가 있는데, 산과 들에서 방목하던 소나 말이 마취목의 잎을 뜯어 먹으면 이 성분 때문에 중독을 일으키고 사지의 마비와 경련을 일으키므로 마취목(馬醉木)이라고 부르게 된 것으로 추정된다. 특히, 어린이들이 마취목 꽃을 따서 먹지 않도록 해야 한다.

종기를 가라앉게 하고 설사를 멎게 하는 풀

좁쌀풀

Lysimachia vulgaris L. var. *davurica* (Ledebour) R. Knuth
앵초과 까치수영속

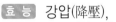

별　명 큰좁쌀풀
한약명 **황련화**(黃連花) · **황률채**(黃栗茱)-지상부

분포: 전국

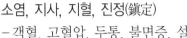

채취시기	1	2	3	4	5	6	7	8	9	10	11	12

지상부

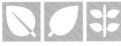

잎

 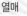
달걀모양　밋밋한모양　마주나기

꽃　　　　열매
꽃잎 5갈래　원추화서　삭과

산과 들의 습지에서 키 1m 정도 자라는 여러해살이풀. 잎은 마주나고 달걀 모양이며 가장자리는 밋밋하다. 꽃은 6~8월에 노란색으로 피고 줄기 끝에 원추화서로 달리며 꽃잎은 5갈래로 갈라진다. 열매는 둥근 삭과이고 8~9월에 익는다. 어린 잎을 식용하고 전초를 약재로 쓴다.

채취 꽃이 피어 있는 여름에 지상부를 채취하여 잡질을 제거하고 햇볕에 말린다.

효능 강압(降壓), 소염, 지사, 지혈, 진정(鎭定)

－객혈, 고혈압, 두통, 불면증, 설사, 위염, 위궤양, 인후염, 자궁탈수, 적리(赤痢), 치질출혈의 치료

사용법 주치증에 **황련화**를 1회 3~6g씩 물 200㎖로 달여서 복용한다. 좁쌀풀의 생물을 1회 30~60g씩 갈아서 생즙을 내어 복용해도 효과를 볼 수 있다.

참좁쌀풀

좁쌀풀

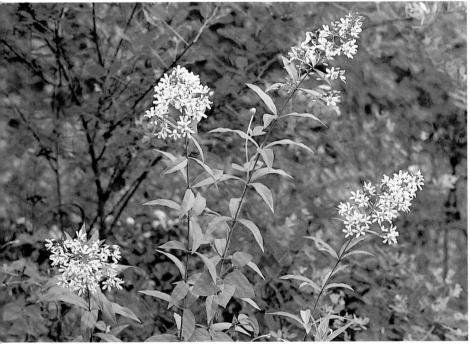

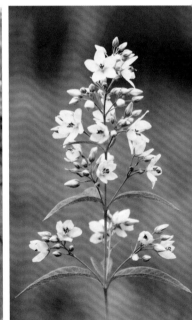

좁쌀풀 꽃

채취한 좁쌀풀 잎과 줄기

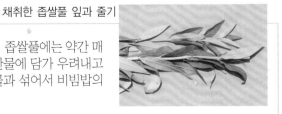

산나물 요리

　이른 봄에 좁쌀풀의 어린순을 채취하여 나물로 먹는다. 좁쌀풀에는 약간 매운맛과 신맛이 있으므로 끓는 물에 살짝 데친 후 잠시 찬물에 담가 우려내고 양념 무침을 해서 먹는다. 같은 시기에 나는 다른 산나물과 섞어서 비빔밥의 재료로 써도 좋다.

기침을 멎게 하고 가래를 삭게 하는 풀

앵초

Primula sieboldii E. Morren
앵초과 앵초속

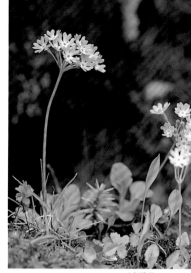
설앵초

별 명 연앵초, 취란화, 프리뮬라
한약명 **앵초**(櫻草)-전초

분포: 전국

채취시기 | 1 2 3 **4 5** 6 7 8 9 10 11 12
전초

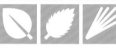

잎
달걀모양 톱니모양 밑동모여나기

꽃 / 열매
깔때기모양 산형화서 삭과

산 계곡과 냇가 근처의 습한 지역에서 키 20cm 정도 자라는 여러해살이풀. 잎은 뿌리에서 모여나고 달걀 모양이며, 겉이 우글쭈글하고 가장자리가 얕게 갈라진다. 꽃은 4~5월에 연홍자색 깔때기 모양으로 피고 잎 사이에서 나온 긴 꽃줄기 끝에 7~20송이가 산형화서로 달린다. 열매는 둥근

삭과이고 8월에 익는다. 잎과 줄기를 식용하며 전초를 약재로 쓴다.

• 설 앵 초 (*P. modesta* var. *fauriae* Takeda), 큰앵초(*P. jesoana* Miq.)를 대용으로 쓸 수 있다.

채취 봄에 꽃이 필 무렵에 전초를 채취하여 햇볕에 말린다.

성미 맛은 달고 성질은 평온하다.

효능 지해, 화담(化痰)

-가래, 담옹해수, 천식, 기관지염, 열성습독(熱性濕毒), 절상, 종기의 치료

사용법 주치증에 **앵초**를 1회 3~5g씩 물 200㎖로 뭉근하게 달여 복용한다.

• 거담, 진해에는 앵초의 말린 뿌리 10~15g을 물 300㎖로 1/2이 되도록 달여서 1/3씩 나누어 하루 3번 복용한다.

• 종기에는 앵초 생풀을 찧어 환부에 붙인다.

• 앵초의 말린 꽃잎으로 약차를 끓여 마시면 천식과 기침의 치료에 효과를 볼 수 있다.

앵초

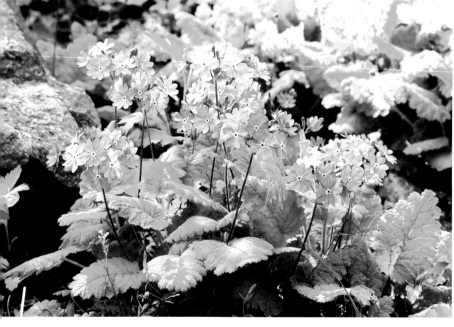

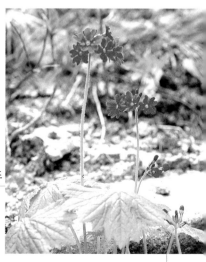
큰앵초

산나물 요리

이른 봄에 앵초의 어린순을 채취하여 나물로 먹는다. 채취한 어린 새순은 쓴맛이 거의 없으므로 끓는 물에 살짝 데친 후 찬물에 헹군 다음 나물 무침을 하여 먹는다. 큰앵초의 어린순도 나물로 먹는다.

딸꾹질과 설사를 멎게 하는 나무

감나무

Diospyros kaki Thunb.
감나무과 감나무속

분포: 중부 이남

별 명 단감나무, 땡감나무, 풋감, 홍시
한약명 **시체**(柿蒂)-열매꼭지

채취시기	1	2	3	4	5	6	7	8	9	10	11	12

열매

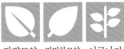

잎		
달걀모양	밋밋한모양	어긋나기

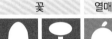

꽃	열매

종모양	홀꽃	장과

높이 6~14m 자라는 갈잎큰키나무. 잎은 어긋나고 가죽질이며 타원형이다. 꽃은 5~6월에 황백색 종 모양으로 피고 잎겨드랑이에 1송이씩 달린다. 열매는 달걀 모양 장과이고 10월에 주황색으로 익는다.

감나무 열매

열매를 식용하고 열매 꼭지를 약재로 쓴다.

채취 가을에 익은 감을 따서 열매 꼭지를 뜯어 햇볕에 말린다.

성미 맛은 쓰고 성질은 평온하다.

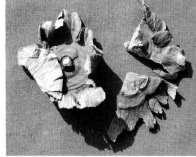
채취한 감꼭지(시체)

효능 강기(降氣), 난기지애(暖氣止厄), 양혈(涼血), 지혈

-딸꾹질, 야뇨증, 치창, 혈리, 혈붕의 치료

사용법 딸꾹질할 때는 **시체** 4~10g을 달여서 1/3씩 나누어 하루 3번 복용한다. 또는 시체 5g, 생강 5g을 물 200㎖로 달여서 복용한다.

• **시체**·정향·인삼·백복령·진피(陳皮)·양강·반하 각각 19g, 감초 9g, 건강 4g을 섞은 정향시체산(丁香柿蒂散)은 딸꾹질할 때 쓴다. 1회 6~8g씩 하루 3번 복용한다.

• 고혈압에는 감나무 말린 잎 20g을 달여서 복용한다. 이 달인 물을 무즙(강판에 간 것)과 섞어서 매일 1잔씩 복용하면 고혈압 예방 효과를 볼 수 있다.

• 치질에는 감나무의 말린 잎 20g을 달인 물에 명반 3g을 섞어서 환부에 바른다.

• 감에는 알코올 분해를 촉진하는 성분이 있으므로 숙취해소에는 잘 익은 감을 먹으면 효과를 볼 수 있다.

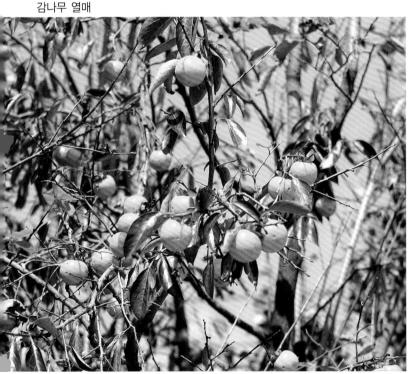

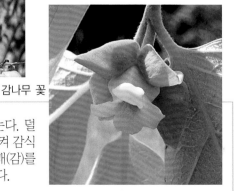
감나무 꽃

산나물 요리

봄에 나오는 감나무의 어린 잎을 채취하여 튀김을 만들어 먹는다. 덜 익은 채 땅에 떨어진 열매(땡감)는 잘게 썰어 용기에 넣고 숙성시켜 감식초를 만들어 향신료로 쓴다. 또 완전히 익어 홍시가 되기 전의 열매(감)를 껍질을 벗겨내고 바람이 잘 통하는 그늘에서 말려서 곶감을 만든다.

근육과 뼈를 강하게 하고 간 기능을 좋게 하는 나무

광나무

Ligustrum japonicum Thunb.
물푸레나무과 쥐똥나무속

별 명 여정목, 여정실나무
한약명 **여정실**(女貞實)-열매

분포: 전남, 경남, 울릉도

채취시기	1	2	3	4	5	6	7	8	9	10	11	12
											열매	

잎		
타원형	밋밋한모양	마주나기

꽃	열매
꽃잎4갈래 / 총상화서	장과

낮은 산지에서 높이 3~5m 자라는 갈잎떨기나무. 가지는 회색이다. 잎은 마주나고 양끝이 뾰족한 타원형이며, 가죽질로 광택이 난다. 꽃은 6~8월에 흰색으로 피고 새 가지 끝에 겹총상화서로 달린다. 화관은 통 모양이고 꽃잎은 4개로 갈라진다. 열매

광나무

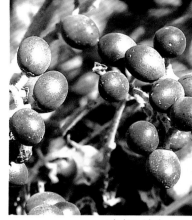

광나무 열매

는 타원형 장과이고 10월에 흑자색으로 익는다. 열매를 약재로 쓴다.

채 취 가을에 잘 익은 열매를 따서 햇볕에 말린다.

성 미 맛은 달고 쓰며 성질은 시원하다.

효 능 강근골, 보간신(補肝腎)

- 간신음허로 인한 현기증, 조백발증, 시력저하, 시신경염, 신경쇠약, 요슬산통, 이명, 조기백내장, 중심성 망막염의 치료

사용법

• 허약체질 개선과 병후 체력회복에는 **여정실** 10g을 물 600㎖로 1/2이 되도록 달여서 1/3씩 나누어 하루 3번 식간에 복용한다.

• **여정실** 15g, 한련초 20g, 상심자 12g을 섞고 가루내어 간신음허로 인한 현기증, 시력저하, 요슬산통, 이명, 조백발증에 쓴다. 1회 4~6g씩 하루 3번 복용한다.

• 피부병, 습진에는 **여정실**을 두 웅큼 정도 천주머니에 넣어 욕조에 입욕제로 넣고 목욕하면 효과를 볼 수 있다.

• 종기에는 광나무 생잎을 삶아 흐물흐물하게 된 것을 환부에 붙인다.

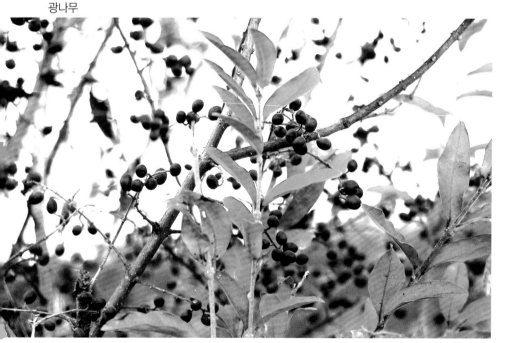

정절을 지키는 여인 같은 나무

광나무는 겨울에도 잎이 떨어지지 않고 잎이 사철내내 녹색을 유지하는 늘푸른나무이다. 이 나무가 겨울의 매서운 추위 속에서도 푸른 잎을 유지하는 것이 갖은 풍상에도 정절(貞節)을 지키는 고고한 여인(女人)의 모습과 같다고 하여 여정목(女貞木)이라고도 부르고, 한약재로 쓰는 열매를 여정실(女貞實)이라고 한다. 약재는 근육과 뼈를 튼튼하게 하여 건강을 돕는 효능을 갖고 있다.

열을 내려주고 눈을 밝게 해주는 나무

물푸레나무
Fraxinus rhynchophylla Hance
물푸레나무과 물푸레나무속

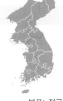
분포: 전국

별 명 부푸레나무, 쉬청나무, 광릉물푸레나무
한약명 **진피**(秦皮)-줄기껍질

채취시기 1 2 **3 4 5 6** 7 8 9 10 11 12
뿌리줄기

잎

깃꼴겹잎 물결모양 마주나기

꽃   열매

통모양 원추화서 날개모양

높이 10m 정도 자라는 갈잎큰키나무. 잎은 마주나고 깃꼴겹잎이다. 꽃은 암수딴그루로 5월에 흰색으로 피고 가지의 끝에 원추화서로 달린다. 열매는 시과이고 9월에 여문다. 줄기껍질을 약재로 쓴다.

채 취 봄부터 초여름까지 줄기의 껍질을 벗겨 겉껍질을 제거하고 햇볕에 말린다.

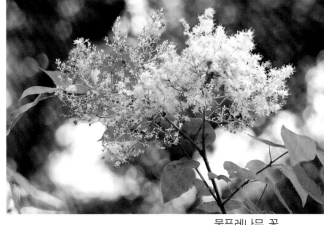
물푸레나무 꽃

물푸레나무

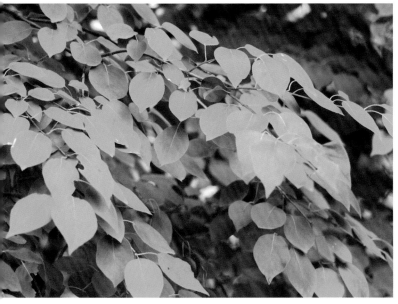

성 미 맛은 쓰고 성질은 차다.

효 능 명목(明目), 소염, 조습, 지해, 진통, 청간(淸肝), 청열, 평천(平喘), 해독,

－누액분비과다증, 만성기관지염, 목적종통, 결막염, 백대하, 세균성 이질, 어린선(魚鱗癬), 대장염, 이질, 급성간염의 치료

사용법 주치증에 **진피**(秦皮)를 1회 2~5g씩 물 200㎖로 달이거나 가루내어 복용한다.

• 대장염에는 **진피**(秦皮) 6~12g을 달여서 1/3씩 나누어 하루 3번 복용한다.

• 이질에는 **진피**(秦皮)를 1회 3~6g씩 물 300㎖로 1/2이 되도록 달여서 1/3씩 나누어 하루 3번 복용하면 효과를 볼 수 있다.

• 이질에는 **진피**(秦皮)를 1회 5~6g씩 달여서 하루 3~4회 복용한다.

• 결막염에는 **진피**(秦皮)를 1회 6g씩 달여서 2~3회 복용하면서 그 달인 물로 환부를 씻어낸다.

• 급성간염에 **진피**(秦皮) 9g, 한인진 12g, 포공영 9g 대황(법제한 것) 2g을 쓴다. 달여서 하루에 3번 나누어 복용한다.

주 의 비위가 허한 데는 쓰지 않는다. **진피**(秦皮)는 오수유와 배합 금기이다.(상오)

채취한 물푸레나무 줄기껍질

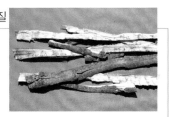

농기구를 만드는 나무

물푸레나무는 가지를 잘라 물에 넣으면 물빛이 파랗게 변하는 데서 이름이 유래되었다. 물푸레나무는 나무가 질기고 단단해서 도끼 자루, 괭이 자루, 호미 자루, 쟁기 자루, 써레, 도리깨 등 예로부터 농기구를 만드는 데 사용했다. 또 목재의 무늬가 아름다워서 목기를 만들 때 이용하기도 한다.

열을 내리게 하고 종기를 가라앉게 하는 나무

개나리

Forsythia koreana (Rehder) Nakai
물푸레나무과 개나리속

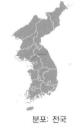

별　명 신리화, 어사리
한약명 **연교**(連翹)-열매

분포: 전국

채취시기 | 1 | 2 | 3 | 4 | 5 | 6 | 7 | 8 | 9 | 10 | 11 | 12 |
열매

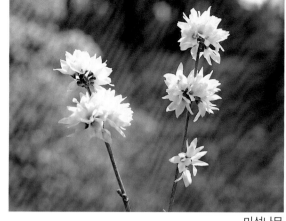

미선나무

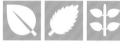
잎

타원형　톱니모양　마주나기

꽃　　　　열매

꽃잎4갈래　홀꽃　　삭과

산기슭 양지에서 높이 3m 정도 자라는 갈잎떨기나무. 가지 끝이 밑으로 처지며 잔가지는 녹색에서 점차 회갈색으로 변한다. 잎은 마디마다 2장씩 마주나고 타원형이며 가장자리에 톱니가 있다. 꽃은 4월에 노란색 종 모양으로 피고 잎겨드랑이에 1~3송이씩 달린다. 열매는 달걀 모양 삭과이고 9월에 갈색으로 익는다. 열매를 약재로 쓴다.

• 미선나무(*Abeliophyllum distichum* Nakai)를 대용으로 쓸 수 있다.

[채취] 가을에 갈색으로 잘 익은 열매를 따서 햇볕에 말린다.

[성미] 맛은 쓰고 성질은 조금 차다.

개나리

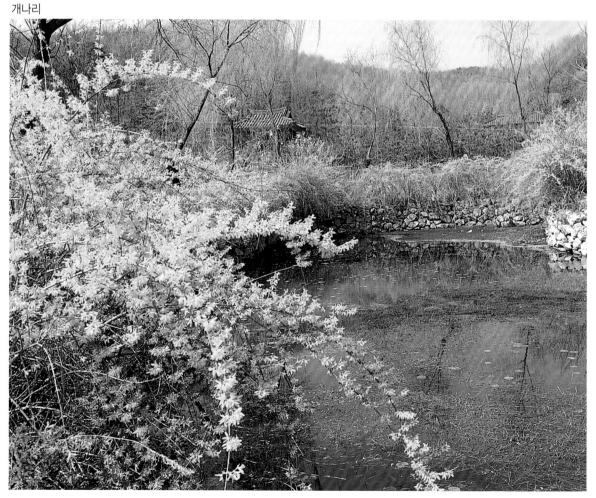

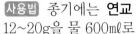 산결(散結), 소종, 청열, 해독

– 나력, 단독, 맹장염, 성홍열, 방광염, 악창, 연주창, 영류, 오림, 온열병, 옹양종독, 요도염의 치료

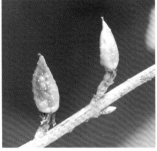
개나리 열매

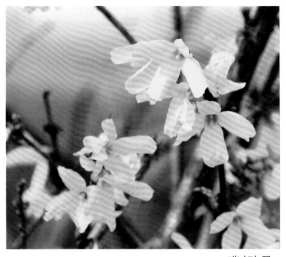
개나리 꽃

사용법 종기에는 **연교** 12~20g을 물 600㎖로 1/3이 되도록 달인 후 달인 물을 1/3씩 나누어 하루 3번 복용한다. 소염·해독·이뇨의 효과도 볼 수 있다.

• **연교** · 하고초 · 현삼 · 진피(陳皮) 각각 12g을 섞어 만든 달임약을 연주창에 쓴다. 달여서 1/3씩 나누어 하루 3번 복용한다.

• **연교** · 금은화 · 강활 · 땃두릅 · 시호 · 전호 · 길경 · 산궁궁 · 적복령 · 지각 · 방풍 · 형개 · 박하 · 감초 · 생강 각각 6g을 섞어 만든 **연교패독산**(蓮翹敗毒散)은 부스럼 초기에 열이 나고 오슬오슬 추우며 머리가 아플 때 쓴다. 달여서 1/3씩 나누어 하루 3번 복용한다.

• **연교** 16g, 상엽 10g, 감국 4g, 박하 3g, 감초 3g, 행인 8g, 길경 8g, 갈대뿌리 8g으로 만든 **상국음**(桑菊飮)은 풍열표증으로 열이 나고 머리가 아프며, 감기로 코가 메이고 갈증이 약간 나며 기침을 할 때 쓴다. 달여서 하루 2~3번에 나누어 복용한다.

• **연교** 40, 금은화 40, 길경 24, 죽엽 16, 대두황권 20, 박하 24, 우방자 24, 형개수 16, 감초 20으로 만든 **은교산**(銀翹散)은 감기 또는 급성 열병의 초기에 열이 나고 머리가 아프며 갈증이 나고 인후두가 아플 때 쓴다. 1회 8~12g씩 달여서 1/3씩 나누어 하루에 3번 복용한다.

• 개나리의 말린 꽃을 1회 3g씩 끓는 물에 타서 복용하면 이뇨·완하 효능과 함께 고혈압의 예방 효과도 볼 수 있다.

주의 허한증에는 쓰지 않는다.

진짜가 아닌 가짜 꽃

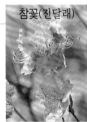
참꽃(진달래)

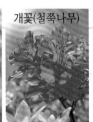
개꽃(철쭉나무)

  개나리는 꽃 모양이 나리 꽃과 비슷하나 크기가 작고 볼품이 없으므로 진짜 나리가 아니라는 의미로 이름에 '개'자를 붙였다. 식물 이름에 붙은 '개'라는 접두어는 본래의 나무와 비슷하지만 크기·색깔·향기 등 무엇인가는 부족하다는 의미가 들어 있다. 꽃을 먹을 수 있는 진달래를 참꽃, 먹을 수 없는 철쭉꽃을 개꽃이라고 부르는 것과 같다.

열을 내리게 하고 위를 튼튼하게 하는 풀

쓴풀

Swertia japonica (Schult.) Makino
용담과 쓴풀속

한약명 **당약**(當藥)-지상부

분포: 전국

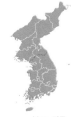

채취시기 | 1 2 3 4 5 6 7 8 **9** **10** 11 12
지상부

자주쓴풀

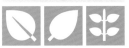

잎

선모양 · 밋밋한모양 · 마주나기

꽃 / 열매

꽃잎 5 · 총상화서 · 삭과

산과 들의 풀밭에서 키 5~20cm 자라는 한(두)해살이풀. 줄기는 곧게 서고 자줏빛이 돈다. 잎은 마주나고 끝이 뾰족한 선형이며, 가장자리는 밋밋하고 잎자루가 없다. 꽃은 9~10월에 흰색으로 피고 줄기나 가지 끝에 3~5송이씩 달린다. 꽃잎은 5개이고 자주색 줄이 여러 개 나 있다. 열매는 피침형 삭과이고 10~11월에 익는다. 전체를 약재로 쓴다.

• 자주쓴풀(*S. pseudochinensis* H. Hara)을 대용 약재로 쓸 수 있다.

채취 가을에 꽃이 필 때 지상부를 베어 바람이 잘 통하는 그늘에서 말린다.

성미 맛은 쓰고 성질은 차다.

효능 청열, 해독, 건위, 항염증

- 식욕부진, 골수염, 인후염, 편도선염, 결막염, 옴, 버짐의 치료

사용법 주치증에 **당약**을 1회 0.3~1g씩 물 200㎖로 달이거나 곱게 가루내어 복용한다.

• 식욕부진, 복통, 소화불량, 이질에는 **당약** 0.3~1.5g을 물 500㎖에 30분 정도 담근 후 약한 불로 1/3이 되도록 졸여서 이 달인 물을 물로 희석하여 복용한다. 또는 **당약**을 가루내어 1회 0.03~0.05g씩 식전이나 식후 30분 정도에 복용한다.

• 원형탈모증에는 **당약** 3g을 진하게 달이고 그 달인 물을 탈모 부분에 바르면 효과를 볼 수 있다.

쓴풀

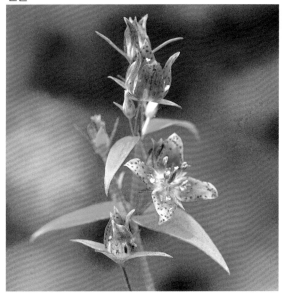

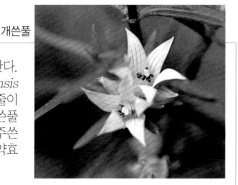

개쓴풀

개쓴풀 · 자주쓴풀

쓴풀속 식물은 전세계에 약 80종, 우리나라에는 6종이 분포한다. 개쓴풀(*S. didulate* (turcz.) Bentham & Hooker var. *tosaensis* (Mak.) Hara)은 쓴풀보다 개체가 조금 크고 흰색 꽃에 자주색 줄이 있는 것이 다르다. 개쓴풀도 약재로 쓰지만 쓴맛이 적고 약효도 쓴풀보다 약하므로 개자를 붙인 것으로 추정된다. 꽃이 자주색인 자주쓴풀(*S. pseudochinensis* H. Hara)은 쓴풀보다 쓴맛은 약하지만 약효가 비슷하여 건위제 등 쓴풀의 대용 약재로 이용하고 있다.

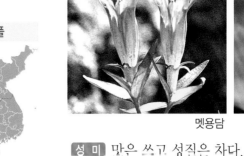

멧용담   비로용담

간과 쓸개의 열을 내리게 하고 소화를 돕는 풀

용담

Gentiana scabra Bunge var. *buergeri* (Miq.) Max.
용담과 용담속

별　명 삼화용담, 웅담, 초룡담
한약명 **용담초**(龍膽草)-뿌리줄기아 뿌리

분포: 전국

채취시기	1	2	3	4	5	6	7	8	9	10	11	12

뿌리줄기, 뿌리

잎

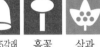

피침형　밋밋한모양　마주나기

꽃　　**열매**

꽃잎 5갈래　홀꽃　삭과

산과 들의 풀밭에서 키 20~60cm 자라는 여러해살이풀. 잎은 마주나고 피침형이다. 꽃은 8~10월에 자주색으로 피고 줄기 끝의 잎겨드랑이에 달린다. 열매는 좁은 삭과로 10~11월에 익는다. 어린 잎을 식용하고 뿌리줄기와 뿌리를 약재로 쓴다.

• 비로용담(*G. jame-sii* Hemsley)을 대용으로 쓸 수 있다.

【채취】 가을에 뿌리줄기와 뿌리를 캐내어 줄기를 제거하고 햇볕에 말린다.

용담

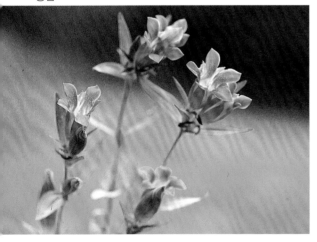

【성미】 맛은 쓰고 성질은 차다.

【효능】 간기능항진, 거습열, 건위, 생담즙, 소염, 항염, 해열

– 간경열성, 경간광조, 뇌염, 두통, 방광염, 소화불량, 열리, 옹종창양, 요도염, 위염, 음낭종통, 음부습양, 인후통, 적안, 황달의 치료

【사용법】 주치증에 **용담초**를 1회 1~3g씩 물 200ml로 달이거나 가루내어 복용한다.

• 소화불량, 위하수, 위산과다에는 **용담초** 3g을 물 600ml로 1/2이 되도록 달여서 1/3씩 나누어 하루 3번 복용한다. 용담초 가루 3~5g을 식후에 복용해도 효과를 볼 수 있다.

• **용담초** 6g, 시호 12g을 섞어 적안(赤眼)에 쓴다. 달여서 1/3씩 하루 3번 복용한다.

• **용담초** 8g, 택사 8g, 시호 8g, 황금·치자·목통·차전자·적복령·생지황·당귀·감초 각각 4g을 섞은 **용담사간탕**(龍膽瀉肝湯)은 간경열성, 귀가 잘 안 들릴 때, 음낭종통, 음부습양, 소변불리, 방광염, 요도염, 자궁내막염 등에 쓴다. 달여서 1/3씩 나누어 하루 3번 복용한다.

• **용담초** 11, 방풍 11, 선황련 38, 우황 0.9, 청대 11, 사향 0.9, 빙편 1.9를 섞어 만든 **양경환**(凉驚丸)은 어린이급경풍에 쓴다. 한 살 이하의 갓난아이에게는 1회 0.4~0.6g씩 하루 3번 나누어 복용한다.

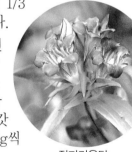

진퍼리용담

【주의】 비위가 허한하여 설사할 때에는 용담초를 쓰지 않는다.

채취한 용담 뿌리

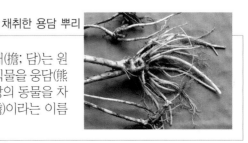

용의 쓸개

용담은 뿌리를 약재로 쓰는데 그 맛이 매우 쓰다. 동물의 쓸개(膽; 담)는 원래 쓴맛이 강한데 그 중 가장 쓰다는 곰의 쓸개를 연상하여 이 식물을 웅담(熊膽)이라고 부르기도 한다. 그리고 쓴맛을 강조하기 위해 전설상의 동물을 차용하여 용(龍)의 쓸개(膽)만큼이나 맛이 쓰다고 여겨 용담(龍膽)이라는 이름을 붙인 것으로 추정된다.

몸을 튼튼하게 하고 해독 작용을 하는 풀

박주가리

Metaplexis japonica (Thunberg) Makino
박주가리과 박주가리속

별 명 새쪽배기, 하수오
한약명 **라마**(蘿藦)-전초

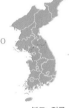
분포: 전국

채취시기 1 2 3 4 5 **6** **7** **8** 9 10 11 12
전초

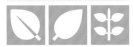

잎		
긴염통모양	밋밋한모양	마주나기

꽃	열매
꽃잎 5갈래 총상화서	골돌과

박주가리

들판의 풀밭에서 길이 3m 정도 자라는 여러해살이덩굴풀. 잎은 마주나고 긴 염통 모양이며 뒷면이 뽀얗다. 꽃은 7~8월에 흰색으로 피고 잎겨드랑이에 모여 달린다. 열매는 표주박 모양 골돌과이고 10월에 익으며 사마귀 모양의 돌기가 있다. 연한 잎과 열매를 식용하고 잎과 열매를 약재로 쓴다.

채취 여름에 꽃이 필 때 전초를 채취하여 햇볕에 말린다.

성미 맛은 맵고 달며 성질은 평온하다.

효능 보익정기, 생기(生肌), 지혈, 통유(通乳), 해독, 화담

-금창출혈, 단독, 대하, 발기부전, 백일해, 사교상, 양위, 유즙부족, 창종, 해수다담(咳嗽多痰), 허손로상, 허약피로의 치료

사용법 주치증에 **라마**를 1회 5~10g씩 물 200㎖로 달여서 복용한다. 또 박주가리의 잎과 씨를 말린 것을 가루내어 복용하면 강정 효과도 볼 수 있다.

• 종기, 사충교상에는 박주가리의 생잎을 찧어 환부에 붙인다.

• 손과 발의 사마귀가 난 곳이나 뱀·거미 등에 물린 상처에는 박주가리의 생줄기에서 나오는 흰 유액을 환부에 바른다.

• 금창출혈에는 박주가리 열매 속의 명주실 같은 털을 채취하여 환부에 붙이면 지혈 효과를 볼 수 있다.

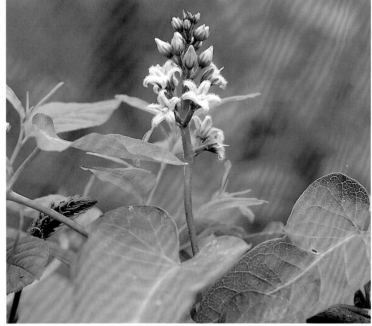

박주가리 열매

박주가리 어린순

산나물 요리

봄에 박주가리의 어린순을 채취하여 나물로 먹는다. 줄기에서 나오는 즙액에 경련을 일으키는 독 성분이 들어 있으므로 끓는 물에 데친 후 찬물에 오래 담가 독 성분을 충분히 우려내고 양념 무침을 한다. 옛날에는 덜 익은 열매속은 약간 단맛이 나므로 어린이들이 군것질거리로 먹기도 했다. 이 덜 익은 열매를 튀김으로 만들어 먹기도 한다.

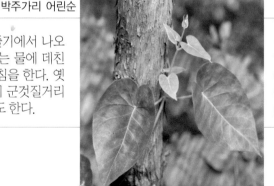

기침을 멎게 하고 위장을 튼튼하게 하는 풀

민백미꽃
Cynanchum ascyrifolium (Fr. et Sav.) Matsumura
박주가리과 백미꽃속

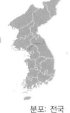
분포: 전국

별 명 흰백미꽃, 조풍초
한약명 **백진**(白前)-뿌리

뿌리

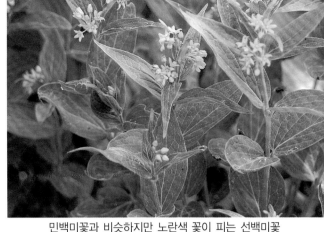
민백미꽃과 비슷하지만 노란색 꽃이 피는 선백미꽃

잎
타원형 · 밋밋한모양 · 마주나기

꽃 · **열매**
꽃잎 5갈래 · 취산화서 · 골돌과

산이나 들에서 키 30~60cm 자라는 여러해살이풀. 잎은 마주나고 양 끝이 뾰족한 타원형이며 가장자리는 밋밋하다. 꽃은 5~7월에 흰색으로 피고 줄기 끝에 취산화서로 달린다. 꽃잎과 꽃받침은 깊게 5 갈래로 갈라진다. 열매는 뿔 모양 골돌과로 8~9월에 익으면 벌어져 흰솜이 달린 씨가 나온다. 뿌리를 약재로 쓴다.

채 취 여름에 뿌리를 채취하여 햇볕에 말린다.

성 미 맛은 달고 매우며 성질은 평온하다.

효 능 강기(降氣), 거담, 건위, 사폐(瀉肺), 지해, 해열, 화위(和胃)

－담동불리(痰冬不利), 비장종대(脾臟腫大), 위완동통(胃脘疼痛), 천식, 해수의 치료

사용법 주치증에 **백전**을 하루에 1회 6~12g씩 물 200㎖로 달여서 복용한다. 외용약으로는 **백전** 달인 물로 환부를 씻어낸다.

• 가래가 있고 기침을 할 때에는 **백전**을 5~10g씩 물 200㎖로 달여서 복용한다.

민백미꽃

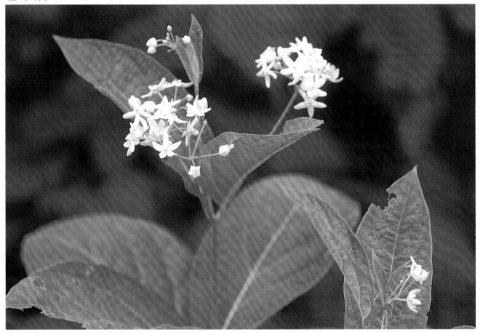

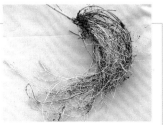
채취한 민백미꽃 뿌리

대용 약재

한약재로서 백전(白前)은 중국 남부 지역에서 자라는 백전(*C. stauntoni* (Decne) Schltr. ex Levl.)의 뿌리를 말린 것이다. 백전은 박주가리과 백미꽃속 여러해살이풀로 키 30~60cm 자라고 여름에 붉은색 꽃이 피고 가을에 삼각형 대과를 맺는데, 우리나라에서는 기후가 맞지 않아 잘 자라지 않으므로 약성이 비슷한 민백미꽃의 뿌리를 대용 약재로 쓰고 있다.

몸을 튼튼하게 하고 정력을 증진시켜주는 풀

큰조롱

Cynanchum wilfordii (Max.) Hemsl.
박주가리과 백미꽃속

별 명 백하수오, 새박풀, 은조롱, 화조
한약명 **백수오**(白首烏)-뿌리

분포: 전국

채취시기	1	2	3	4	5	6	7	8	9	10	11	12
			덩이뿌리							덩이뿌리		

잎		
염통모양	밋밋한모양	마주나기

꽃		열매
꽃잎 5갈래	산형화서	골돌과

양지바른 산록의 풀밭 또는 바닷가의 경사지에서 길이 1~3m 자라는 여러해살이덩굴풀. 잎은 마디마다 2개씩 마주나고, 삼각상 염통 모양이며 가장자리에 톱니가 없다. 꽃은 7~8월에 연한 황록색으로 피고 잎겨드랑이에서 산형화서로 달린다. 꽃받침

과 화관은 5갈래로 갈라진다. 열매는 골돌과이고 피침형이다. 뿌리를 약재로 쓴다.

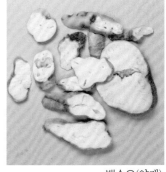

백수오(약재)

채취 가을 또는 봄에 덩이뿌리를 캐내어 물에 씻고 겉껍질을 벗겨내고 햇볕에 말린다.

성미 맛은 달고 쓰고 떫으며 성질은 조금 따뜻하다.

효능 보혈(補血), 소종, 자양강장, 정력증진, 피로회복

-노인성 변비, 만성 풍비(風痺), 병후허약, 빈혈, 선질병, 신경통, 양기부족, 요슬산통, 조기백발증, 탈모의 치료

사용법 주치증에 **백수오**를 1회 2~5g씩 물 200㎖로 뭉근하게 달이거나 가루내어 하루 3번 복용한다. 결핵 환자의 보약으로 쓰기도 한다.

• **백수오** · 우슬 · 두충 같은 양을 섞어 가루내어 허리와 무릎이 아프고 연약하여 걷지 못하는 데 쓴다. 1회 4~6g씩 하루 3번 복용한다.

큰조롱 열매

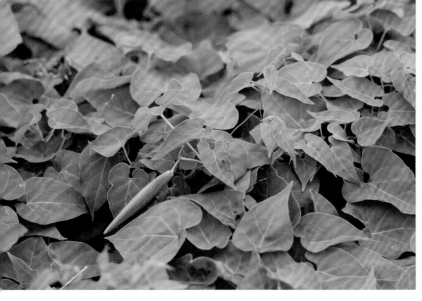

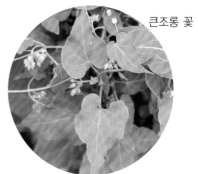

큰조롱 꽃

큰조롱과 비슷한 하수오

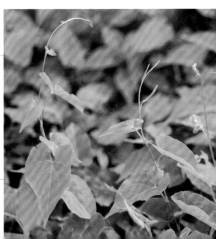

백수오 · 백렴 · 하수오

한약명 백수오(白首烏)인 큰조롱의 뿌리는 중국의 귀주 · 사천 지방에서는 백렴(白薟), 산동 지방에서는 하수오(何首烏)라고 한다. 우리나라에서 백렴은 포도과 덩굴나무인 가위톱(*Ampelopsis japonica* (Thunb.) Makino)의 덩이뿌리를 말린 것으로 종기 · 화상 등의 치료에 쓰인다. 하수오는 마디풀과 여러해살이풀 하수오(*Pleuropterus multiflorus* Turcz.)의 덩이뿌리를 말린 것으로 강장 · 사하약으로 쓰이고 있다.

열기를 식혀주고 출혈을 멎게 하는 나무

치자나무
Gardenia jasminoides Ellis
꼭두서니과 치자나무속

별 명 지자, 산치자
한약명 **치자**(梔子)-열매

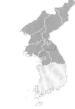
분포: 경기도 이남

채취시기 1 2 3 4 5 6 7 8 **9 10** 11 12
열매

잎
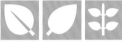
긴타원형　밋밋한모양　마주나기

꽃　　열매

꽃잎 6갈래　홀꽃　삭과

높이 4m 정도 자라는 늘푸른떨기나무. 잎은 마주나고 긴 타원형이다. 6~7월에 흰색으로 피고 줄기 끝에 1송이씩 달린다. 열매는 긴 타원형 삭과이고 9월에 황홍색으로 익는다. 전체를 약재로 쓴다.

채 취 가을에 열매를 따서 햇볕에 말린다.

치자나무

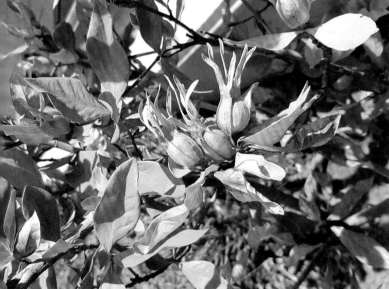

성 미 맛은 쓰고 성질은 차다.

효 능 사화, 양혈(凉血), 이뇨, 지혈, 진통, 청열

-결막염, 불면증, 소갈, 열병, 임병(淋病), 좌상통, 창양, 비출혈, 토혈, 혈뇨, 혈리, 황달의 치료

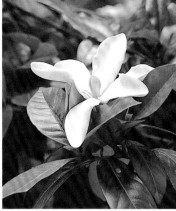
치자나무 꽃

사용법 주치증에 **치자**를 1회 2~5g씩 물 200㎖로 뭉근하게 달이거나 가루내어 복용한다. 하루 6~10g 쓴다.

• 요통에는 **치자** 5~10g을 물 600㎖로 1/2이 되도록 달여서 1/3씩 나누어 하루 3번 복용한다.

• 황달, 간염에는 **치자**를 1회 5~8g씩 물 400㎖로 달여서 1/3씩 나누어 하루 3번 따뜻하게 하여 복용한다.

• **치자** 8g, 두시 40g을 섞은 **치시탕**(梔豉湯)을 불면증에 쓴다. 달여서 1/3씩 나누어 하루 3번 복용한다.

• **치자** 10g, 선황련 10g, 황금 10g, 황백 10g으로 만든 **황련해독탕**(黃連解毒湯)은 상한으로 열이 몹시 나고 가슴이 답답하여 잠을 자지 못할 때와 토혈, 비출혈, 부스럼, 패혈증 등에 쓴다. 달여서 1/3씩 나누어 하루 3번 복용한다.

• 타박상, 염좌에 **치자**를 가루내고 보릿가루 1/3량과 섞어 식초로 반죽한 것을 헝겊에 펴발라서 환부를 냉습포한다.

주 의 비위가 허한 데에는 쓰지 않는다.

채취한 치자나무 열매

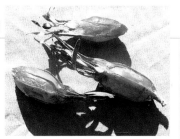

식용 천연 색소

노란색 과육이 들어 있는 치자 열매는 음식물을 노랗게 물들이는 식용 천연 색소로 쓴다. 잘 익은 열매를 물에 담그면 노란색 색소가 녹아나오는데 이 물에 빈대떡이나 튀김 또는 단무지를 담그면 노랗게 물든다. 예로부터 노란색을 귀하게 여겨 제사나 결혼식 등 중요한 집안 행사에는 전과 부침개를 치자로 노랗게 물들여서 상에 올렸다.

염증을 가라앉히고 오줌을 잘 나오게 하는 풀

계요등

Paederia scandens (Lour.) Merr.
꼭두서니과 계요등속

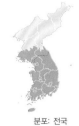

별 명 구렁내덩굴, 취등, 취피등
한약명 **계시등**(鷄屎藤)-전초

분포: 전국

채취시기 | 1 | 2 | 3 | 4 | 5 | 6 | 7 | 8 | **9** | **10** | **11** | 12
뿌리줄기, 열매

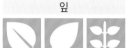

잎
달걀모양 밋밋한모양 마주나기

꽃   열매
꽃잎 5갈래 원추화서 둥근핵과

해변의 산기슭과 골짜기에서 길이 5~7m 자라는 갈잎덩굴나무. 전체에서 닭똥 냄새가 난다. 맹아력이 강하여 마디마다 새싹이 돌아난다. 잎은 마주나고 달걀모양이며 잎자루가 길다. 꽃은 7~9월에 흰색

계요등

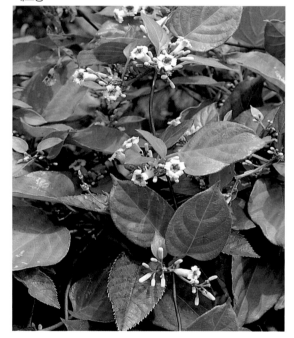

계요등

계요등 꽃

으로 피고 자주색 반점이 있으며 줄기 끝이나 잎겨드랑이에 모여 달린다. 열매는 둥근 핵과이고 9~10월에 황갈색으로 익는다. 전체를 약재로 쓴다.

채취 가을에 열매가 익을 때 뿌리줄기를 채취하여 햇볕에 말리고 열매는 채취하여 생으로 쓴다.

성미 맛은 달고 성질은 평온하다.

효능 소염, 이뇨, 진통

－감기, 무월경, 비괴(痞塊), 식적, 이질, 황달의 치료

사용법 주치증에 **계시등**을 1회 3~6g씩 물 200㎖로 뭉근하게 달여서 복용한다. 또 **계시등**을 소주(35도) 10배량에 담가 3개월 이상 숙성시킨 **계시등주**(鷄屎藤酒)를 하루 2~3번 조금씩 복용하면 효과를 볼 수 있다.

• 신장병, 이질에는 **계시등** 10g을 물 600㎖로 1/2이 되도록 달여서 1/3씩 나누어 하루 3번 복용한다.

• 동상에는 잘 익은 계요등 열매를 짓찧어 핸드크림(화장품) 5배량과 섞어 환부에 두껍게 바르고 붕대로 두껍게 싸맨다.

• 타박상, 종기에는 계요등 생풀을 짓찧어 환부에 붙인다.

시계 반대 방향으로 감는 칡(왼쪽)과 시계 방향으로 감는 등나무(오른쪽)

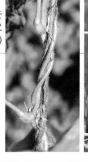
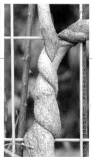

덩굴 식물의 갈등

이름에 덩굴이라는 말이 붙은 식물은 줄기로 다른 물체를 감거나 덩굴손으로 붙잡고 감아오르며 자라는 식물을 말한다. 그런데 인동덩굴과 칡은 오른쪽으로 감아오르고 '계요등'과 등나무는 왼쪽으로 감으며 자란다. 문제 해결을 고민하는 사람들은 대표적으로 칡(葛;갈)과 등나무(藤;등) 덩굴의 감는 방향이 다른 것을 꼬집어 갈등(葛藤)이라는 단어를 만들었다.

출혈을 멎게 하고 혈액순환을 좋게 하는 풀

꼭두서니

Rubia akane Nakai
꼭두서니과 꼭두서니속

별 명 가삼자리, 꼭두선이, 신경초
한약명 **천초근**(茜草根)-뿌리

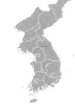

분포: 전국

채취시기		3	4	5			9	10	11	
		뿌리					뿌리			

잎

염통모양　잔가시모양　돌려나기

꽃　　**열매**

꽃잎 5갈래　원추화서　장과

산과 들의 숲에서 길이 1m 정도 자라는 여러해살이풀. 원줄기는 사각형이다. 잎은 4개씩 돌려나고 염통 모양이며 가장자리에 잔가시가 있다. 꽃은 7~8월에 연황색으로 피고 잎겨드랑이와 원줄기 끝에 원추화서로 달리며 화관은 5갈래로 갈라진다. 열매는 둥근 장과이고 2개씩 달리며 8월에 검은색으로 익는다. 뿌리를 약재로 쓴다.

• 갈퀴꼭두서니(*R. cordifolia* var. pratensis Maxim.)를 대용으로 쓸 수 있다.

채 취 가을이나 봄에 뿌리를 캐어 줄기와 잔뿌리를 제거하고 물에 빨리 씻어 햇볕에 말린다.

꼭두서니

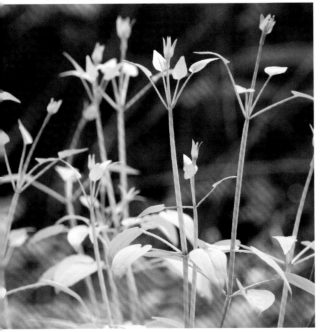

성 미 맛은 쓰고 성질은 차다.

효 능 거담, 지해, 지혈, 통경활락, 행혈

－만성기관지염, 혈변, 어체종통, 혈뇨, 월경폐지, 타박상, 풍습비통, 비출혈, 토혈, 혈붕(血崩), 황달의 치료

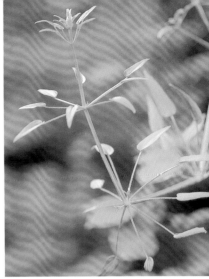

갈퀴꼭두서니

사용법 주치증에 **천초근**을 1회 3~5g씩 물 200㎖로 달이거나 가루내어 복용한다.

• 신장병에는 **천초근** 4~6g을 물 600㎖로 1/2이 되도록 달여서 1/3씩 나누어 하루 3번 복용한다.

• 비출혈의 지혈에는 **천초근** 5~8g을 물 600㎖로 1/2이 되도록 달여서 1/3씩 나누어 하루 3번 복용한다.

• 편도염, 구내염, 치통에는 **천초근** 10~15g을 물 600㎖로 1/2이 되도록 달여서 그 달인 물로 양치질을 한다.

• **천초근**으로 만든 **천초전**(茜草煎)은 토혈, 비출혈, 혈변, 자궁출혈 등에 쓴다. 6~10g을 달여서 1/3씩 나누어 하루 3번 복용한다.

• **천초근** · 아교 · 황금 · 측백엽 · 건지황 각각 38, 석위 · 목통 · 활석 각각 75를 섞어 만든 **가미천근산**(加味茜根散)은 비출혈, 혈뇨 및 위장출혈에 쓴다. 1회 12g씩 달여서 2~3번 나누어 복용한다.

• 생리불순, 생리통에는 꼭두서니의 말린 열매 8~10g을 물 600㎖로 1/2이 되도록 달여서 복용한다.

산나물 요리

봄에 꼭두서니의 어린 잎을 채취하여 나물로 먹는다. 꼭두서니는 쓴맛이 강하므로 채취한 잎을 끓는 물에 데친 후 1~2일 동안 흐르는 물에 담가 쓴맛을 충분히 우려낸 다음 건져내어 나물 무침을 하여 먹는다. 데친 것을 햇볕에 말려 묵나물로 보관한다.

열을 내리게 하고 해독 작용을 하는 풀

솔나물

Galium verum var. asiaticum Nakai
꼭두서니과 갈퀴덩굴속

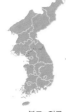

분포: 전국

별 명 유부용호, 황미화, 황우미
한약명 **봉자채**(蓬子菜)-전초

채취시기	1	2	3	4	5	6	7	8	9	10	11	12
						전초						

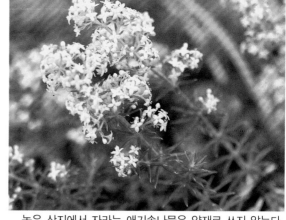

높은 산지에서 자라는 애기솔나물은 약재로 쓰지 않는다.

잎

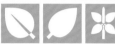

선모양 밋밋한모양 돌려나기

꽃   열매

꽃잎 4갈래 원추화서 분열과

산과 들의 양지에서 키 70~100cm 자라는 여러해살이풀. 줄기는 곧게 서고 윗부분에서 가지가 갈라진다. 잎은 8~10장씩 돌려나고 끝이 뾰족한 선 모양이며 뒷면에 털이 있다. 꽃은 6~8월에 노란색으로 피고 줄기 끝이나 잎겨드랑이에 원추화서로 달린다. 열매는 타원형 분열과이고 2개씩 달리며 9~10월에 익는다. 꽃에서 강한 향기가 나는 방향성 식물이다. 어린잎은 식용하고 전초를 약재로 쓴다.

채취 여름에 꽃이 필 때 전초를 채취하여 햇볕에 말린다.

성미 맛은 쓰고 담백하며 성질은 조금 차다.

효능 소종, 지양(止痒), 청열, 해독, 행혈(行血) - 간염, 골절, 도전피부(稻田皮膚), 사교상, 생리불순, 생리통, 인후염, 정창절종, 주마진, 피부염, 혈기통, 황달, 후아(喉蛾)의 치료

사용법 주치증에 **봉자채**를 1회 7~10g씩 물 200㎖로 달여서 복용한다.

• 피부염과 종기 등의 외과 질환에는 솔나물 생풀을 찧어 환부에 바르거나 **봉자채**를 가루 내어 기름에 개어서 환부에 붙인다.

솔나물

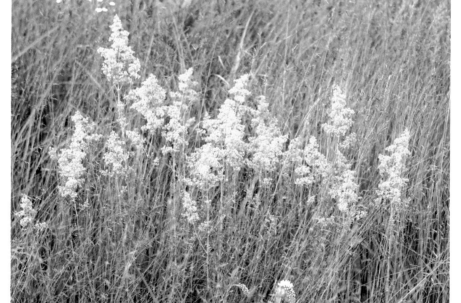

채취한 솔나물 줄기

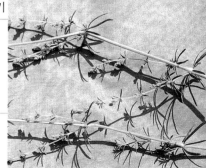

바람에 흔들리는 황소 꼬리

솔나물은 봄에 어린순을 채취하여 나물로 먹을 수 있고 가지에 달린 가느다란 잎이 소나무의 잎과 닮은 데서 이름이 유래하였다. 또 노란색 작은 꽃들이 뭉쳐서 달려 있는 가냘픈 가지가 바람에 흔들리는 것이 황소(黃牛)가 꼬리(尾)를 흔드는 것 같다고 여겨 황우미(黃牛尾)라고도 부른다.

오줌을 잘 나오게 하고 복통을 치료하는 풀

나팔꽃

Pharbitis nil (L.) Choisy

메꽃과 나팔꽃속

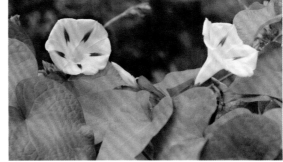

나팔꽃(흰색 꽃)

별 명 견우자

한약명 **흑축**(黑丑) · **견우자**(牽牛子)-씨

분포: 전국

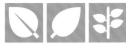

채취시기 1 2 3 4 5 6 7 8 **9** **10** **11** 12

열매

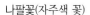

잎

염통모양   밋밋한모양   어긋나기

꽃   열매

나팔모양   홀꽃   삭과

나팔꽃(자주색 꽃)

길이 2~3m 자라는 한해살이덩굴풀. 잎은 어긋나고 염통 모양이며 잎자루가 길다. 꽃은 7~8월에 붉은색 · 자주색 · 흰색 등으로 피고 잎겨드랑이에서 나온 꽃줄기에 1~3송이씩 달린다. 열매는 둥근 삭과이고 9~10월에 익는다. 씨를 약재로 쓴다.

채 취 여름과 가을에 다 익은 씨를 채취하여 햇볕에 말린다.

성 미 맛은 맵고 쓰며 성질은 차다.

효 능 사하, 이뇨

– 대소변불통, 복수, 복통, 부종, 식체, 오랜 체증, 천식, 해수의 치료

사용법 주치증에 **흑축**을 1회 2~4g씩 물 200㎖로 달여서 하루 1번 복용한다.

• 변비에는 **흑축** 0.2~0.3g을 달여서 하루에 2~3번 나누어 공복에 복용한다. 또는 **흑축** 2~3개를 가루내어 공복에 복용한다.

• 감수 2g, **흑축** 4g을 섞어 배가 부을 때 쓴다. 달여서 1/3씩 나누어 하루 3번 복용한다.

• 온몸이 붓고 오줌과 대변을 보기 힘들 때는 **흑축**을 가루내어 1회 1~1.5g씩 물로 복용한다. 또 **흑축** 4, 백출 · 토목향 · 상백피 · 목통 · 육계 · 진피(陳皮) 각각 9를 섞어 만든 가루약을 1회 5~6g씩 하루 3번 복용한다.

주 의 위장이 약한 사람이나 임산부는 복용을 금한다.

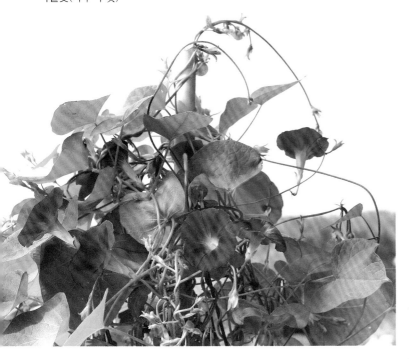

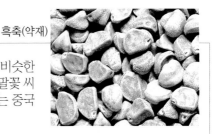

흑축(약재)

왕의 병을 고친 씨앗

나팔꽃은 통꽃인 꽃의 모양이 우리나라 전통 관악기인 나발(나팔)과 비슷한 데서 이름이 유래하였다. 또 옛날에, 어느 의원이 중병에 걸린 왕을 나팔꽃 씨를 약으로 써서 치료하고 사례로 소(牛;우)를 받아서 끌고 갔다(牽;견)는 중국 전설에서 유래하여 견우자(牽牛子)라는 별명이 붙었다.

위장을 튼튼하게 하고 오줌을 잘 나오게 하는 풀

메꽃

Calystegia sepium var. *japonicum* (Choisy) Makino
메꽃과 메꽃속

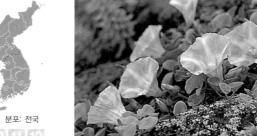

분포: 전국

별 명 강아지꽃, 메싹, 모매싹, 선화
한약명 **구구앙**(狗狗秧)-전초

채취시기	1	2	3	4	5	6	7	8	9	10	11	12
						전초						

잎

긴피침형　밋밋한모양　어긋나기

꽃　　　　**열매**

나팔모양　홑꽃　맺지않음

길이 2m 정도 자라는 여러해살이덩굴풀. 잎은 어긋나고 긴 피침형이다. 꽃은 6~8월에 연분홍색 나팔 모양으로 피고 잎겨드랑이에 1송이씩 달린다. 열매는 삭과이고 10월에 익는다. 우리나라에서는 대개 열매를 맺지 않는다. 어린순과 뿌리줄기를 식용하고 전초를 약재로 쓴다.

메꽃

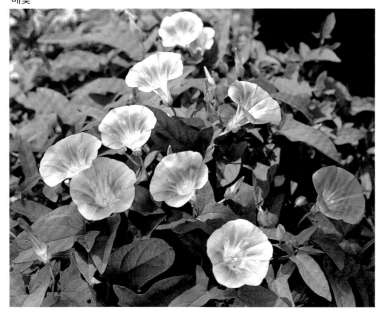

바닷가에서 자라는 갯메꽃은 한약명을 노편초근(老扁草根)이라 하며 관절염 등의 약재로 쓴다.

채 취 초여름에 꽃이 필 무렵 뿌리줄기와 지상부를 채취하여 햇볕에 말린다.

성 미 맛은 달고 성질은 차다.

효 능 강압(降壓), 강장, 건위, 보로손, 사하, 소식(消食), 이뇨, 익정기, 자음, 청열

－금창(金瘡), 단독, 당뇨병, 복중한열사기, 소아열독, 소화불량의 치료

사용법 주치증에 **구구앙**을 1회 7~13g씩 물 200㎖로 달이거나 메꽃 생풀로 즙을 내어 복용한다.

• 급성신염으로 부기가 있을 때는 **구구앙** 10g을 물 600㎖로 1/2이 되도록 달여서 1/3씩 나누어 하루 3번 식간에 복용한다.

• 신경통에는 **구구앙** 50g을 천주머니에 넣어 입욕제로 쓰고 목욕을 한다.

• 메꽃 뿌리를 쪄서 먹으면 얼굴의 주름을 없애주고 얼굴색을 좋게 하는 효과가 있다.

• 벌레에 물렸을 때, 근육이 상했을 때에는 메꽃 생뿌리와 잎으로 즙을 내어 환부에 바른다.

채취한 메꽃 뿌리줄기와 지상부

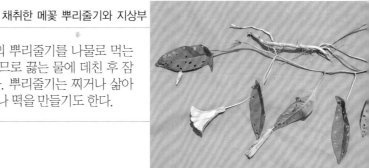

산나물 요리

메꽃의 어린순과 줄기의 연한 끝부분, 땅속의 뿌리줄기를 나물로 먹는다. 봄에 채취한 새순과 줄기는 떫은맛이 있으므로 끓는 물에 데친 후 잠시 찬물에 담가 우려낸 다음 무침 나물을 한다. 뿌리줄기는 찌거나 삶아서 먹고, 말려서 가루내어 쌀과 함께 죽을 쑤거나 떡을 만들기도 한다.

몸을 튼튼하게 하고 눈에 좋은 풀

새삼

Cuscuta japonica Chois
메꽃과 새삼속

별　명　토사
한약명　**토사자**(菟絲子)-씨

분포: 전국

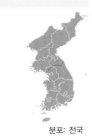

채취시기	1	2	3	4	5	6	7	8	9	10	11	12
									씨	씨		

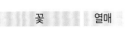

꽃	열매

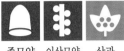

종모양　이삭모양　삭과

산과 들에서 다른 식물에 기생하며 길이 5m 정도 자라는 한해살이 덩굴풀. 줄기는 통통하고 노란색이며 잎이 없다. 꽃은 8~9월에 흰색으로 피고 줄기에 이삭처럼 달린다. 열매는 달걀 모양 삭과이고 9~10월에 익는다. 전초를 약재로 쓴다.

• **실새삼**(*C. australis* R. Brown)을 대용으로 쓸 수 있다.

새삼

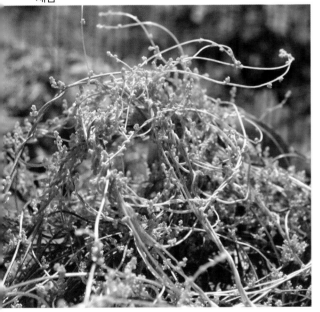

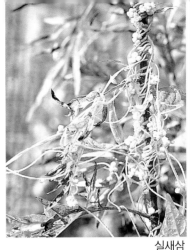

실새삼　　　　새삼 꽃

【채취】 가을에 열매가 여물면 지상부를 베어 씨를 털어내고 햇볕에 말린다.

【성미】 맛은 달고 매우며 성질은 평온하다.

【효능】 강정, 강장, 고정축뇨(固精縮尿), 명목(明目), 보간신(補肝腎), 보골수, 보양익음, 안태, 익정수, 지갈, 지사, 해독, 해열

–냉증, 당뇨병, 몽설, 빈뇨, 설사, 소갈, 소변불금, 소변여력, 습관성유산, 시력감퇴, 신체허약, 신허양위, 요슬산통, 음위, 유정, 비출혈, 토혈, 황달의 치료

【사용법】 주치증에 **토사자** 3~5g을 물 200㎖로 달여서 복용한다. 또 **토사자** 10g을 가루내어 끓는 물 300㎖에 넣고 충분히 우려낸 물을 차처럼 수시로 마시면 효과를 볼 수 있다. 이때 기호에 따라 약간의 꿀을 타서 마시기도 한다. **토사자**는 하루에 10g 쓴다.

• **토사자** · 숙지황 · 차전자 같은 양을 섞어 가루내어 시력약화에 쓴다. 1회 6~8g씩 하루 3번 복용한다.

• **토사자**, 택사, 육계, 부자, 복령, 산약, 산수유, 보골지를 섞어 환약을 만들어 요슬산통에 쓴다. 1회 2~3g씩 하루 3번 복용한다.

• 땀띠, 여드름, 주근깨에는 **토사자** 10g을 물 600㎖로 1/2이 되도록 달여서 그 달인 물을 차게 하여 환부에 바른다.

새삼 씨

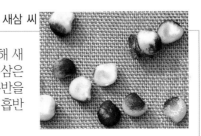

뿌리가 없는 기생 식물

　새삼은 익은 열매를 터트려 씨를 퍼트린다. 땅에 떨어진 씨앗은 이듬해 새싹이 나오고 덩굴이 자라는 생을 시작한다. 그런데 덩굴이 조금 자란 새삼은 이내 주변의 식물에 기대어 감고 오르면서 그 식물과 맞닿은 줄기에 흡반을 만들어 달라붙고 땅에 있는 자신의 뿌리를 없애버린다. 그리고 새삼은 흡반을 통해 그 식물에서 양분을 흡수해 살아가는 기생 식물이 된다.

비장과 위장을 튼튼하게 하고 출혈을 멎게 하는 풀

캄프리
Symphytum officinale Linné
지치과 캄프리속

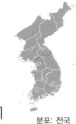

별 명 컴프리, 콤푸레
한약명 **감부리**(甘富利)–잎과 뿌리줄기

분포: 전국

채취시기 | 1 | 2 | 3 | 4 | 5 | 6 | 7 | 8 | 9 | 10 | 11 | 12
잎, 뿌리줄기

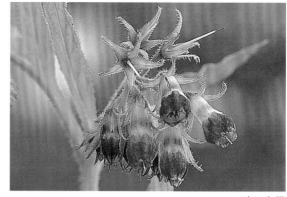

캄프리 꽃

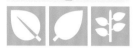

잎		
피침형	밋밋한모양	어긋나기

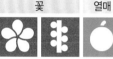

꽃	열매
꽃잎 5	이삭모양	소견과

캄프리

농가에서 주로 약재로 심으며 키 60~90cm 자라는 여러해살이풀. 전체에 거친 흰색 털이 빽빽하게 난다. 잎은 어긋나고 피침형이며 끝이 뾰족하다. 꽃은 6~7월에 자주색·분홍색·흰색 종 모양으로 피고 끝이 꼬리처럼 말린 꽃줄기에 달린다. 열매는 달걀 모양 소견과이고 9~10월에 익는다. 전초를 식용하고 약재로도 쓴다.

채취 꽃이 피는 여름에 잎과 뿌리줄기를 채취하여 햇볕에 말린다.

효능 강장, 보비위(補脾胃), 보혈, 조잡(嘈雜), 지천(止喘), 지혈, 청간(淸肝), 탄산(呑酸)

－간염, 골절, 구토, 빈혈, 설사, 소화불량, 신체허약, 악창, 외상출혈, 위궤양, 위염, 육혈(衄血), 장염, 종기, 종독, 천식, 피부염, 황달의 치료

사용법 이질에는 **감부리** 5~10g을 물 300㎖로 1/3이 되도록 달여서 그 달인 물을 하루에 2~3번 나누어 복용한다.

주의 예전에는 어린 잎을 나물로 먹고 뿌리와 잎을 약재로 썼는데 최근의 연구에서 캄프리에 발암 물질이 들어 있다는 것이 알려져 식용은 물론 약재로서도 이용에는 주의가 필요하다.

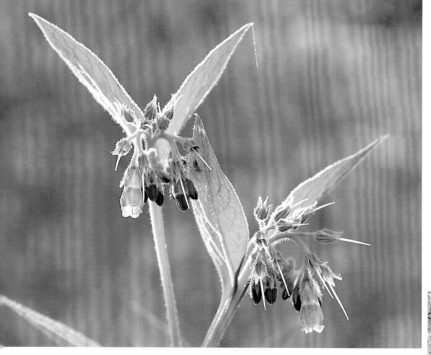

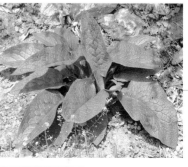

캄프리 어린 잎

산나물 요리

봄에 캄프리의 어린 잎과 꽃을 채취하여 생으로 튀김을 하거나 기름에 볶아서 먹는다. 또 삶아서 물에 헹구어낸 다음 양념 무침을 한다. 캄프리 생잎으로 녹즙을 만들어 마시기도 한다.

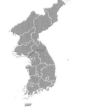

분포: 전국

피를 잘 돌게 하고 종기를 가라앉게 하는 풀
지치
Lithospermum erythrorhizon S. et Z.
지치과 지치속

별 명 지주, 지초
한약명 **자조(紫草)**-뿌리

채취시기	1	2	3	4	5	6	7	8	9	10	11	12
			뿌리						뿌리			

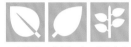

잎
피침형 · 밋밋한모양 · 어긋나기

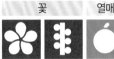

꽃 / **열매**
꽃잎 5갈래 · 수상화서 · 분과

산과 들의 풀밭에서 키 30~70cm 자라는 여러해살이풀. 잎은 마디마다 어긋나고 양 끝이 뾰족한 피침형이며 가장자리는 밋밋하다. 꽃은 5~6월에 흰색으로 피고 가지 끝의 잎겨드랑이에 수상화서로 달린다. 열매는 견과이고 8월에 회색으로 익는다. 뿌리를 약재로 쓴다.

지치

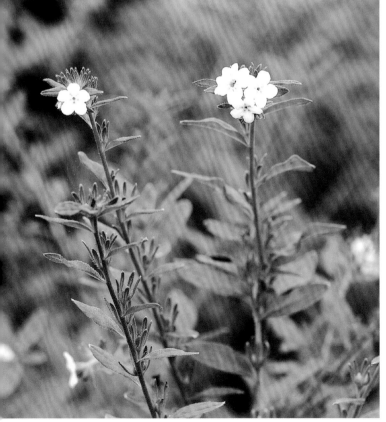

채 취 가을 또는 봄에 뿌리를 캐내어 줄기를 제거하고 햇볕에 말린다.

성 미 맛은 달고 성질은 차다.

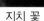
지치 꽃

효 능 상심, 소송, 양혈(凉血), 제창(臍瘡), 투진(透疹), 항균, 항염, 해독, 해열, 활혈

- 경기, 단독, 동상, 변비, 혈뇨, 수두, 습진, 자반병, 종양, 천연두, 비출혈, 토혈, 피부화농성 질병, 홍역, 화상, 황달의 치료

사용법 주치증에 **자초**를 1회 2~5g씩 물 200㎖로 달이거나 가루내어 복용한다.

- **자초** 10g, 선태 3g, 목통 10g, 백작약 10g, 감초 4g을 섞어 반진 및 천연두에 쓴다. 달여서 1/3씩 나누어 하루 3번 복용한다.

- 화상, 피부 화농성 질병 등 외과 질환에는 **자초** 가루를 기름(또는 바셀린)으로 개어서 환부에 바른다.

- 10% **자초유**(紫草油;지치 기름 추출액)를 만들어 화상, 동상, 습진, 자궁경미란의 환부에 바른다.

주 의 설사하는 환자에게는 쓰지 않는다.

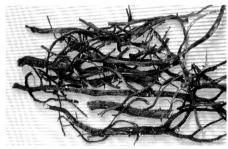
자초(약재)

산나물 요리

봄에 지치의 어린 잎을 채취하여 나물로 먹는다. 채취한 어린 잎을 끓는 물에 삶아서 양념 무침을 한다. 또, 지치의 뿌리를 삶으면 빨간색 물이 나오는데 이 물을 한과나 떡을 만들 때 이용한다.
지치의 뿌리는 자색(紫色)인데 예로부터 이 뿌리를 염료로 이용한 데서 한약명이 자초(紫草)가 되었다.

열을 내리게 하고 학질을 치료하는 풀

마편초

Verbena officinalis Linné
마편초과 마편초속

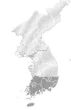

별　명 말초리풀
한약명 **마편초**(馬鞭草)-지상부

분포: 남부 지방

채취시기 | 1 | 2 | 3 | 4 | 5 | 6 | **7** | **8** | 9 | 10 | 11 | 12
지상부

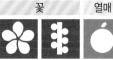

잎		
3갈래잎	밋밋한모양	마주나기

꽃	열매
꽃잎 5갈래	수상화서	분과

키 30~60cm 자라는 여러해살이풀. 잎은 마주나고 3갈래로 갈라지는 깃 모양이다. 꽃은 7~8월에 연한 벽자색으로 피고 원줄기나 가지 끝에서 수상화서를 이루며, 꽃받침은 통 모양이고 화관은 5갈래로 갈라진다. 열매는 긴 타원형 소견과이고 뒷면에 줄이 있다. 전초를 약재로 쓴다.

채 취 여름에 꽃이 필때 지상부를 베어 햇볕에 말린다.

마편초

성 미 맛은 쓰고 성질은 조금 차다.

효 능 활혈, 산어, 청열, 해독, 절학(截瘧), 이수, 소종, 살충, 소염, 억균

－혈체경폐(血滯經閉), 통경(痛經), 징가적취, 관절산통, 질박손상, 열독창옹, 이질, 학질, 열림, 황달, 복수, 감기, 종기의 치료

사용법 주치증에 **마편초**를 1회 4~9g씩 물 200㎖로 달여서 복용한다.

• 감기에는 **마편초** 30g, 강활 15g, 청호 15g을 달여서 하루 2~3번에 나누어 복용한다. 인두가 아프면 길경 15g을 더 넣는다.

• **마편초** 15g, 감초 9g을 달여서 1/3씩 나누어 하루 3번 복용하면 유행성간염의 예방 효과를 볼 수 있다. 4일 동안 계속 복용한다.

• 생리불순, 생리통, 산후대하에는 **마편초** 6~10g을 물 600㎖로 1/2이 되도록 달여서 1/3씩 나누어 하루 3번 식간에 복용한다.

• 피부병, 종기에는 **마편초** 10~20g을 물 600㎖로 1/2이 되도록 달여서 그 달인 물로 환부를 씻는다. 또는 마편초 생잎과 줄기에서 즙을 내어 환부에 발라도 효과를 볼 수 있다.

주 의 임신부는 사용을 금한다.

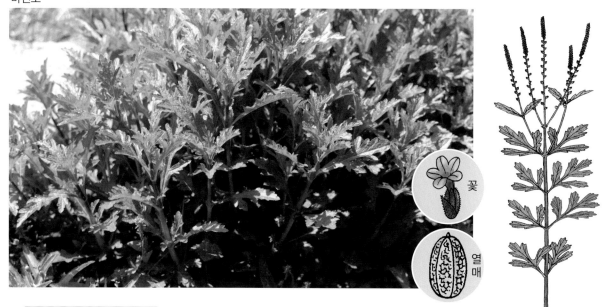

말 채찍을 닮은 풀

　마편초는 열매 이삭이 말채찍(馬鞭;마편)과 비슷하기 때문에 붙여진 이름이다. 또 이 풀의 줄기 끝에서 나온 긴 꽃줄기의 마디마다 자주색 꽃이 달려 이삭 모양을 이루고 있는 것이 말채찍의 마디와 비슷하다고 하여 마편(馬鞭)이라는 이름이 붙여졌다고 한다.

풍열을 없애주고 통증을 멎게 하는 나무

순비기나무

Vitex rotundifolia Linné fil.
마편초과 순비기나무속

별 명 만형자나무, 풍나무
한약명 **만형자**(蔓荊子)-열매

분포: 중부 이남

채취시기	1	2	3	4	5	6	7	8	9	10	11	12

열매

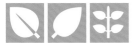
잎

넓은달걀모양　밋밋한모양　마주나기

꽃　　열매

입술모양　원추화서　둥근핵과

바닷가 모래 땅에서 높이 30~60cm 자라는 늘푸른떨기나무. 잎은 마주나고 달걀 모양이며, 두껍고 뒷면은 은백색이다. 꽃은 7~9월에 벽자색으로 피고 가지 끝에 수상화서 모양의 원추화서로 달리며, 꽃

받침은 잔 모양이고 5갈래로 갈라지며 꽃잎은 입술 모양이다. 열매는 둥근 핵과이고 9~10월에 흑갈색으로 익는다. 열매를 약재로 쓴다.

채취 가을에 완전히 익은 열매를 따서 햇볕에 말린다.

성미 맛은 맵고 쓰며 성질은 서늘하다.

효능 개규, 명목, 소염, 진통, 풍열소산

-감기, 관절염, 두통, 목청내통, 부종, 습비구련, 신경통, 생리불순, 적안, 치통, 타박상, 편두통, 풍습비통, 혼암다루(昏暗多涙)의 치료

사용법 주치증에 **만형자**를 1회 2~5g씩 물 200㎖로 뭉근하게 달이거나 가루내어 복용한다.

• 두통, 감기로 인한 발열과 두통에는 **만형자** 10g을 물 600㎖로 1/2이 되도록 달여서 1/3씩 나누어 하루 3번 복용한다.

• **만형자** · 적복령 · 감국 · 맥문동 · 전호 · 생지황 · 상백피 · 적작약 · 목통 · 승마 · 감초 각각 8g, 생강 · 대조 각각 4g을 섞어 만든 **만형자산**(蔓荊子散)은 귓속이 아프고 고름이 나며 혹은 귀에서 소리가 나거나 귀가 잘 안 들릴 때 쓴다. 달여서 1/3씩 나누어 하루 3번 복용한다.

• 요통, 신경통, 근육통, 어깨결림, 수족마비에는 순비기나무의 말린 줄기와 잎 210~350g, **만형자** 90~150g을 천주머니에 넣어서 물 1ℓ에 담가 삶은 것을 입욕제로 넣어서 목욕한다.

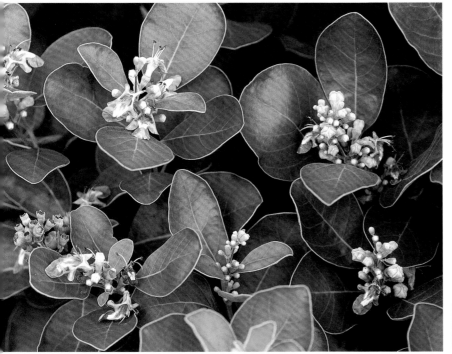
순비기나무

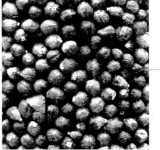
만형자(약재)

바닷가 식물의 씨 퍼트리기

　바닷가에서 자라는 식물은 해류에 의존하여 열매나 씨를 퍼트리며 번식한다. 순비기나무 열매의 껍질이 코르크질인 것은 바닷물의 침투를 방지하고 바닷물에 잘 뜨게 하기 위한 생존 방식이다. 또 해녀콩, 갯메꽃, 갯완두의 씨 속에 빈 공간이 있는 것도 바닷물에 잘 뜨기 위한 나름대로의 생존법이다.

풍과 습을 없애주고 종기를 가라앉게 하는 나무

누리장나무

Clerodendrum trichotomum Thunb.
마편초과 누리장나무속

별 명 개똥나무, 노나무, 누룬나무,
누린대나물, 이라리나무
한약명 **취오동엽**(臭梧桐葉)-잎,
취오동(臭梧桐)-뿌리와 가지

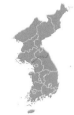

분포: 황해도 이남

채취시기 | 1 | 2 | 3 | 4 | 5 | 6 | 7 | **8** | **9** | 10 | 11 | 12 |
뿌리, 가지, 잎

잎

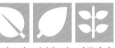

달걀모양　밋밋한모양　마주나기

꽃　　　**열매**

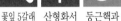

꽃잎 5갈래　산형화서　둥근핵과

산기슭이나 계곡 또는 바닷가의 비옥한 땅에서 높이 2m 정도 자라는 갈잎떨기나무. 잎은 마주나고 끝이 뾰족한 달걀 모양이며 양면에 잔털이 있다. 꽃은 8~9월에 연한 홍색으로 피고 새 가지 끝에 모여 취산화서로 달린다. 열매는 둥근 핵과이고 10월에 진한 남색으로 익는다. 어린 잎을 식용하

누리장나무

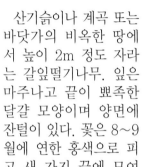

누리장나무 열매

고 잎·뿌리·가지를 약재로 쓴다.

채취 여름에 꽃이 핀 뒤 뿌리와 가지와 잎을 채취하여 햇볕에 말린다.

성미 맛은 맵고 달고 쓰며 성질은 서늘하다.

효능 **강혈압**(降血壓), 거풍습, 소종, **평천**(平喘), 진정, 진통

- 고혈압, 류머티즘비통, 말라리아, 반신불수, 소아감질, 식체복부창만, 옹저, 이질, 치창, 타박상, 편두통, 풍습비통, 학질의 치료
- 꽃: 두통, 산기(疝氣), 이질의 치료

사용법 **취오동**을 1회 4~6g씩 물 200㎖로 뭉근하게 달이거나 가루내어 복용한다.

- 류머티즘, 고혈압, 이질에는 **취오동엽** 10~15g을 물 600㎖로 1/2이 되도록 달여서 1/3씩 나누어 하루 3번 복용한다.
- **취오동엽** 가루 500g, 희렴 가루 250g을 졸인 꿀로 반죽하여 1알이 0.3g씩 되게 꿀 환을 만들어 풍한습비증에 쓴다. 1회 8g씩 하루 3번 복용한다.
- 고혈압에 **취오동엽** 가루 10~16g을 하루 3~4번에 나누어 복용한다. 고혈압 환자에게는 하루 30g까지 쓸 수 있다.
- 종기에는 누리장나무 생잎을 찧어 환부에 붙인다.

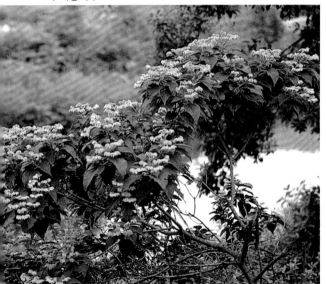

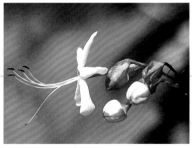

누리장나무 꽃

산나물 요리

봄부터 초여름까지 누리장나무의 어린 잎을 채취하여 나물로 먹는다. 누리장나무는 독특한 냄새가 나고 약간 독 성분이 있으므로 끓는 물에 데친 후 오래도록 찬물에 담가 충분히 우려내고 양념 무침을 한다.

기침을 멎게 하고 열기를 식혀주는 풀

금란초

Ajuga decumbens Thunb.
꿀풀과 조개나물속

별 명 가지조개나물, 금창초
한약명 백모하고초(白毛夏枯草)-지상부

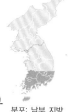

분포: 남부 지방

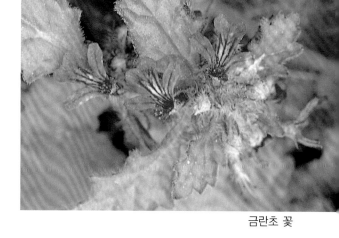

금란초 꽃

잎

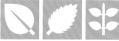

피침형 톱니모양 마주나기

꽃　　　　**열매**

입술모양 총상화서 　분과

금란초

산과 들에서 키 10cm 정도 자라는 여러해살 이풀. 전체에 털이 있 다. 뿌리잎은 모여나고 넓은 피침형이며, 줄기 잎은 마주나고 긴 타원 형이며 가장자리에 톱 니가 있다. 꽃은 3~6월 에 자주색으로 피고 잎

겨드랑이에 여러 송이가 돌려 달린다. 열매는 둥근 소견과로 8~10월에 익으며 그물 무늬가 있다. 어린순을 식용하고 전초를 약재로 쓴다.

채취 봄에 꽃이 필 때 전초를 채취하여 햇볕 에 말린다.

성미 맛은 쓰고 성질은 차다.

효능 양혈(凉血), 소종, 지해, 청열, 화담, 해독
－기관지염, 옹종, 인후종통, 임병, 적리, 정창,
비출혈, 타박상, 토혈의
치료

사용법 주치증에 **백모하고초** 를 1회 10~15g씩 물 400㎖로 1/3이 되도록 달여서 그 달인 물을 1/3씩 나누어 하루 3번 복용한다.

• 이질, 기침, 가래에는 **백모 하고초** 10~15g을 물 600㎖ 로 1/2이 되도록 달여서 1/3 씩 나누어 하루 3번 복용한 다. 이 처방은 해열 효과도 볼 수 있다.

• 벌레에 물렸을 때, 종기에는 금란초 생풀을 짓찧어 나온 즙액을 환부에 바른다.

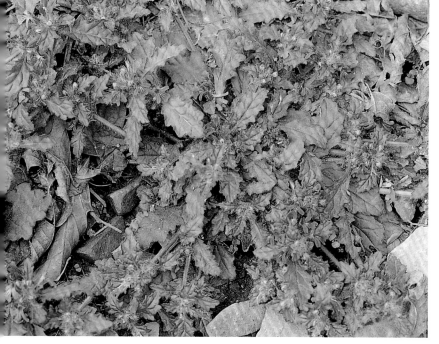

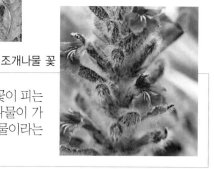

조개나물 꽃

가지가 많은 풀

　금란초는 같은 조개나물속이면서 전체에 솜털이 많이 나고 자주색 꽃이 피는 것이 조개나물(*Ajuga multiflora* Bunge)과 비슷하다. 그러나 조개나물이 가 지를 치지 않는 것과 달리 금란초는 가지를 많이 치므로 가지조개나물이라는 별명이 붙었다.

오줌을 잘 나오게 하고 종기를 가라앉게 하는 풀

조개나물

Ajuga multiflora Bunge
꿀풀과 조개나물속

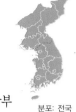

별 명 백하초
한약명 **다화근골초**(多花筋骨草)-지상부

분포: 전국

채취시기 | 1 | 2 | 3 | 4 | **5** | **6** | 7 | 8 | 9 | 10 | 11 | 12
지상부

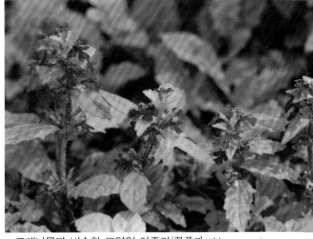

조개나물과 비슷한 모양인 아주가(꿀풀과; *Ajuga reptans* cv.Atropurpurea)는 약재로는 쓰지 않는 유럽 원산의 원예 식물이다.

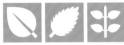

잎
타원형 / 톱니모양 / 마주나기

꽃 / 열매
입술모양 / 총상화서 / 소견과

산과 들의 양지바른 곳에서 키 30cm 정도 자라는 여러해살이풀. 전체에 긴 흰 털이 빽빽하게 난다. 잎은 마주나고 가장자리에 톱니가 있다. 뿌리잎은 달걀 모양이며 줄기잎은 타원형이다. 꽃은 5~6월에 자주색으로 피고 잎겨드랑이에 빽빽하게 모여 달린다. 열매는 둥글납작한 소견과로 8월에 익는다. 어린순은 식용하고 전초를 약재로 쓴다.

채취 5~6월에 꽃이 필 때 지상부를 베어 햇볕에 말린다.

성미 맛은 쓰고 성질은 차갑다.

효능 소종, 양혈(凉血), 이뇨, 청열, 해독, 활혈, 생기, 강압(降壓)

－고혈압, 소변불리, 악성종기, 임파선염, 타박상의 치료

사용법 주치증에 **다화근골초**를 1회 4~6g씩 물로 달여서 복용한다.

• 악성종기에는 조개나물의 생풀을 찧어 환부에 붙인다. 또, **다화근골초**의 가루를 기름으로 개어서 환부에 붙여도 같은 효과를 볼 수 있다.

조개나물

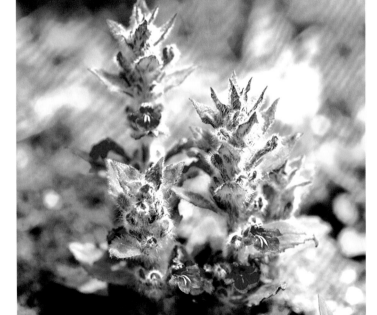

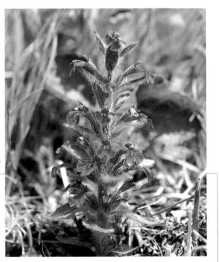

붉은색의 조개나물 꽃

조개를 닮은 꽃

초여름에 활짝 피는 조개나물의 꽃은 화관이 자주색 긴 통 모양이고 화관통 끝이 상하로 깊게 갈라져 입을 벌린 모양이 된다. 이 꽃의 모습이 조가비를 벌리고 있는 조개와 비슷하고, 또 봄에 나온 어린 순을 나물로 먹을 수 있으므로 조개나물이라는 이름이 되었다.

출혈을 멎게 하고 열을 내리게 하는 풀

황금

Scutellaria baicalensis Georgi
꿀풀과 골무꽃속

별 명 고금, 골무꽃, 속썩은풀, 편금
한약명 **황금**(黃芩)-뿌리

분포: 전국

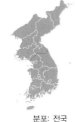

채취시기	1	2	3	4	5	6	7	8	9	10	11	12
			뿌리						뿌리			

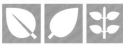

잎

 피침형   밋밋한모양   마주나기

꽃 **열매**

입술모양 총상화서 소견과

키 60cm 정도 자라는 여러해살이풀. 잎은 마주나고 피침형이다. 꽃은 7~9월에 자주색으로 피고 줄기 끝에 총상화서로 달린다. 열매는 소견과이고 9월에 익는다. 어린순을 식용하고 뿌리는 약재로 쓴다.

채 취 가을 또는 봄에 뿌리를 캐내어 줄기와 잔뿌리를 제거하고 햇볕에 말린다.

성 미 맛은 쓰고 성질은 차다.

효 능 사화, 소염, 소종, 안태(安胎), 이뇨, 이담, 조습, 지사, 지혈, 청열, 해독, 해열

- 결막염, 고혈압, 동맥경화, 기침, 담낭염, 발열, 복통, 불면증, 설사, 성홍열, 악성종기, 오

황금

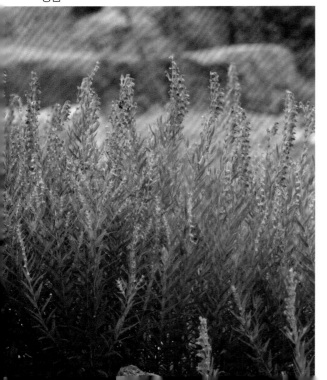

줌소태, 요산통, 위염, 이질, 비출혈, 폐렴, 하혈, 황달, 후증(喉症)의 치료

사용법 내과 질환의 주치증에는 **황금**을 1회 2~4g씩 달이거나 가루로 복용한다. 하루 4~12g 쓴다.

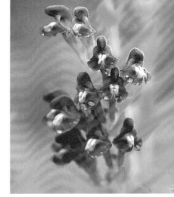

황금 꽃

- **황금**·대황·연교·치자·행인·지각·길경·박하·감초 각각 6g을 섞어 폐열로 기침이 나고 숨이 찰 때, 변비(이실증)에 쓴다. 달여서 1/3씩 나누어 하루 3번 복용한다.

- **황금**·치자·길경·적작약·상백피·맥문동·형개·박하·연교 각각 4g, 감초 1.2g을 섞은 **황금탕**(黃芩湯)을 급성 위염으로 고열이 나고 설사를 할 때, 식중독에 의한 위염에 달여서 복용한다.

- **황금** 15g, 백작약 15g, 감초 8g을 섞어 만든 **황금작약탕**(黃芩芍藥湯)은 이질로 피고름이 나오고 몸에 열이 나며 배가 아플 때와 위장염에 쓴다. 달여서 1/3씩 나누어 하루 3번 복용한다.

- **황금** 12g, 백출 15g, 당귀 8g, 백작약 4g, 숙지황 4g, 사인 8g, 진피(陳皮) 8g, 산궁궁 6g, 소엽 6g, 감초 3g을 섞은 **안태음**(安胎飮)은 태동불안에 쓴다. 달여서 1/3씩 나누어 하루 3번 복용한다.

- 부스럼, 악성종기에는 **황금**을 가루내어 환부에 뿌리거나 **황금**을 달인 물로 환부를 씻어낸다.

- **황금** 가루·황백 가루 같은 양을 섞어 기름에 개어 습진의 환부에 바른다.

주 의 비위가 허한 데는 쓰지 않는다.

뿌리의 색깔이 노란색이라서 황금이라고 부른다.(약재)

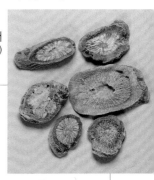

산나물 요리

봄에 황금의 새순을 채취하여 나물로 먹는다. 채취한 새순을 끓는 물에 삶아서 물에 헹군 다음에 양념 무침을 한다.

간을 깨끗하게 하고 혈압을 내리게 하는 풀

꿀풀

Prunella vulgaris var. *lilacina* Nakai
꿀풀과 꿀풀속

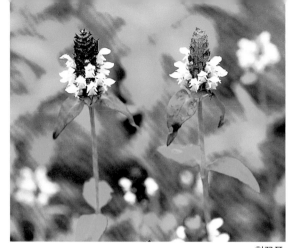

흰꿀풀

| 별 명 | 가두대기, 가지골나물, 꿀방망이, 봉두초, 양호초, 철색초, 화살통풀 |
| 한약명 | **하고초**(夏枯草)-지상부 |

분포: 전국

채취시기 | 1 | 2 | 3 | 4 | 5 | 6 | **7** | **8** | 9 | 10 | 11 | 12
지상부

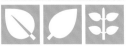

잎

긴달걀모양　밋밋한모양　마주나기

꽃　　　**열매**

입술모양　이삭모양　소견과

산기슭의 풀밭에서 키 30cm 정도 자라는 여러해살이풀. 전체에 짧은 흰 털이 흩어져 난다. 잎은 마주나고 긴 달걀 모양이며 끝이 뾰족하다. 꽃은 7~8월에 자주색으로 피고 원줄기 끝에 모여 빽빽하게 층을 이루며 수상화서로 달린다. 열매는 소견과이고 9월에 황갈색으로 익는다. 어린 잎을 식용하고 전초를 약재로 쓴다.

• 흰꿀풀(*P. vulgaris* L. var. *lilacina* Nakai for. albiflora Nakai)을 대용으로 쓸 수 있다.

채 취 여름에 꽃이 반 정도 마를 때 지상부를 베어 채취하여 햇볕에 말린다.

성 미 맛은 맵고 쓰며 성질은 차다.

효 능 산결, 소종, 이뇨, 청간, 혈압강하

-구안와사, 근골동통, 급성 유선염, 급성황달형전염성 간염, 나력, 대하, 두목현훈, 영류, 유암, 폐결핵, 혈붕의 치료

꿀풀

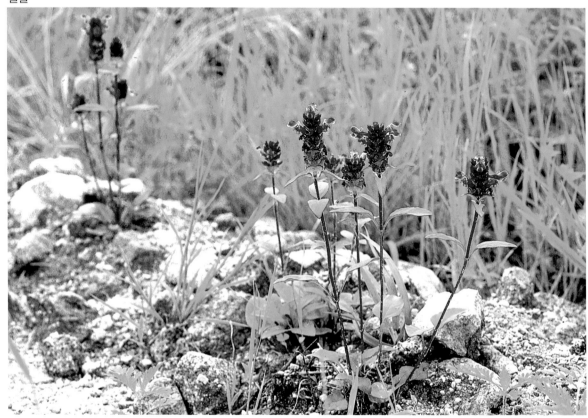

사용법 주치증에 **하고초**를 1회 3~6g씩 물 200㎖로 달이거나 가루내어 복용한다.

• 인통, 편도염에는 **하고초** 3~5g을 물 300㎖로 1/2이 되도록 달여서 찌꺼기를 제거하고 그 달인 물로 여러 번 양치질을 한다.

• 결막염 등 안질에는 **하고초** 달인 물을 탈지면으로 미세한 찌꺼기를 길러낸 후 그 달인 물로 눈의 환부를 씻는다.

• **하고초** 12g, 현삼 12g, 모려 12g을 섞어 연주창에 쓴다. 달여서 1/3씩 나누어 하루 3번 복용한다.

• 유선염, 종양에는 꿀풀의 생풀을 찧어 환부에 붙인다.

• 방광염, 신염에는 꿀풀의 말린 꽃이삭 10g을 물 500㎖로 1/2이 되도록 달인 후 건더기를 제기한 달인 물을 1/3씩 나누어 하루 3번 식간에 복용한다.

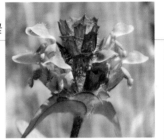
꿀풀 꽃

꿀이 많은 꽃

꿀풀은 꽃이삭을 따서 입으로 빨면 단맛이 강한 즙이 나오는데 이것을 꿀이 나오는 풀이라고 한 데서 이 이름이 붙었다. 그리고 꿀풀은 하지(夏至)가 지나면 전초가 시들기 시작하는 데서 하고초(夏枯草)라는 한약명이 붙었다. 일본에서는 작은 꽃들이 모여 둥근 통 모양을 이룬 꿀풀의 꽃이삭이 화살을 넣은 화살통을 닮았다고 하여 화살통풀(ウツボグサ)이라고 부른다.

땀을 잘 나게 하고 종기를 가라앉게 하는 풀

긴병꽃풀

Glechoma hederacea var. longituba
꿀풀과 긴병꽃풀속

별 명 장군덩이
분포: 중부 이북
한약명 **금전초**(金錢草)·**연전초**(連錢草) –지상부

채취시기 | 1 2 3 4 5 6 **7 8 9 10** 11 12
지상부

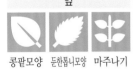
잎
콩팥모양 둔한톱니모양 마주나기

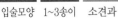
꽃 열매
입술모양 1~3송이 소견과

산지에서 키 5~20cm 자라는 여러해살이풀. 잎은 마주나고 공팥 모양이다. 꽃은 4~5월에 연한 자주색으로 피고 잎겨드랑이에 1~3송이씩 달린다. 열매는 타원형 소견과이다. 전초를 약재로 쓴다.

채취 여름부터 가을까지 지상부를 베어 햇볕에 말린다.

성미 맛은 맵고 쓰며 성질은 서늘하다.

효능 발한, 소종, 이뇨, 진해, 청열, 해독

–급성간염, 황달, 대하, 방광결석, 소변불통, 수종, 습진, 종기, 풍습성 사지마비, 하복부 통증의 치료

사용법 주치증에 **금전초** 15~30g을 달여서 1/3씩 나누어 하루 3번 복용한다.

• 신장병, 당뇨병에는 **금전초** 15g을 물 600㎖로 1/2이 되도록 달여서 1/3씩 나누어 하루 3번 식간에 복용한다. **금전초**의 1일 복용량은 15g이다.

• 소아감질이나 허약 체질에는 **금전초** 5~10g을 물 600㎖로 1/2이 되도록 달여서 1/3씩 나누어 하루 3번 식간에 복용한다.

• 습진에는 **금전초**를 진하게 달인 물을 환부에 바른다.

• 무좀, 백선에는 긴병꽃풀의 생잎을 환부에 대고 여러 번 반복하여 문지르면 효과를 볼 수 있다.

긴병꽃풀
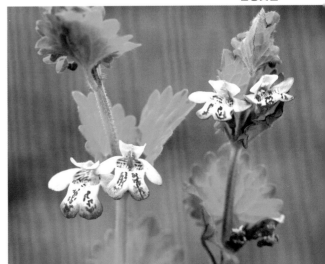

소화를 돕고 토하는 것을 멈추게 하는 풀

배초향

Agastache rugosa (Fisch. & Mey.) Kuntze
꿀풀과 배초향속

별　명 깨나물, 방아풀, 중개풀
한약명 **곽향**(藿香)-지상부

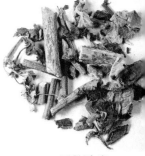

분포: 전국

채취시기 | 1 | 2 | 3 | 4 | 5 | 6 | 7 | 8 | 9 | 10 | 11 | 12
지상부

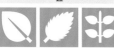
잎

염통모양　둔한톱니모양　마주나기

꽃　　　　열매

입술모양　총상화서　소견과

산과 들의 양지쪽에서 키 40~100cm 자라는 여러해살이풀. 잎은 마주나고 염통 모양이며 가장자리에 둔한 톱니가 있다. 꽃은 7~9월에 자주색으로 피고 원줄기와 가지 끝에 총상화서로 달린다. 열매는 납작한 타원형 소견과이고 10월에 익는다. 어린 잎을 식용하고 전초를 약재로 쓴다.

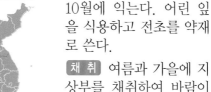
곽향(약재)

채취 여름과 가을에 지상부를 채취하여 바람이 통하는 그늘에서 말린다.

성미 맛은 맵고 성질은 조금 따뜻하다.

효능 건위, 구풍, 소화촉진, 지사, 지토, 진통

－감기, 두통, 복통, 설사, 소화불량, 식상(食傷), 어한(禦寒), 토사의 치료

사용법 주치증에 **곽향**을 1회 2~6g씩 뭉근하게 달이거나 가루내어 복용한다.

- 두통, 풍한감기에는 **곽향** 7~20g을 달여서 1/3씩 나누어 하루 3번 복용한다.

- 구토, 설사에 **곽향** 10g, 향부자 6g, 감초 3g을 달여서 1/3씩 나누어 하루 3번 복용한다.

- **곽향** 12g, 소엽 8g, 백지·백복령·후박·백출·진피(陳皮)·반하·길경·대복피·감초·대조 각각 4g, 생강 6g을 섞어 만든 **곽향정기산**(藿香正氣散)은 풍한에 상하고 또 음식에 상하여 오슬오슬 춥고 열이 나며, 머리가 아프고 가슴이 답답하며, 복부팽만으로 아프고 토하며 설사할 때 쓴다. 또 여름철 감기, 서습증, 이질, 설사, 학질 등에도 쓴다. 달여서 1/3씩 나누어 하루 3번 복용한다.

주의 음허증에는 쓰지 않는다. 위장이 약하여 헛구역질하거나 위열로 인하여 구역질할 때는 복용을 삼가야 한다.

배초향

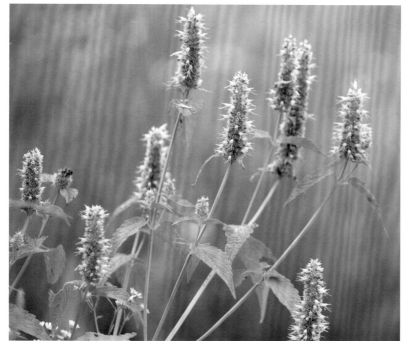

배초향 꽃

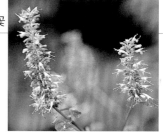

산나물 요리

봄에 배초향의 어린순을 채취하여 나물로 먹는다. 약간 쓴맛이 있으므로 끓는 물에 데치고 찬물에 담가 우려내기를 서너 번 한 후 나물 무침을 한다. 국거리로도 쓴다. 배초향의 잎에서 특유의 향이 나기 때문에 생선이나 육류를 요리할 때 배초향의 생잎을 넣으면 비린내와 잡냄새를 없애는 데 효과를 볼 수 있다. 또 추어탕, 매운탕 등에 넣는 향신료로도 사용한다.

어혈을 없애주고 월경을 순조롭게 하는 풀

익모초

Leonurus japonicus Houtt.
꿀풀과 익모초속

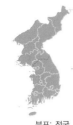

분포: 전국

별 명 암눈비앗, 충위, 곤초
한약명 **익모초**(益母草) 지상부,
　　　　충위자(茺蔚子)-씨

채취시기	1	2	3	4	5	6	7	8	9	10	11	12
						지상부				씨		

잎

깃꼴갈래잎　톱니모양　마주나기

꽃　　열매

입술모양　충층꽃차례　소견과

익모초

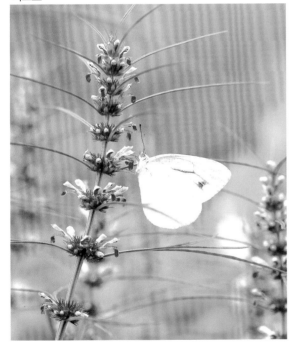

키 1m 정도 자라는 두해살이풀. 잎은 마주나고 깃처럼 갈라진 겹잎이다. 꽃은 6~9월에 연홍색으로 피고 잎겨드랑이에 달린다. 열매는 넓은 달걀 모양 소견과이고 9~10월에 여문다. 전초를 약재로 쓴다.

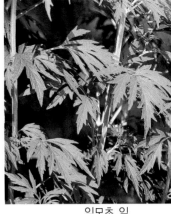
익모초 잎

채취 초여름에 꽃이 피기 전에 지상부를 베어 바람이 잘 통하는 그늘에서 말린다. 10월경에 익은 씨를 채취하여 햇볕에 말린다.

성미 맛은 맵고 쓰며 성질은 조금 차다.

효능 거어, 소수(消水), 이뇨, 조경, 활혈

-급성신염, 붕중루하, 사혈, 산후어혈복통, 산후자궁수축, 산후출혈, 생리불순, 생리통, 소변불리, 식욕부진, 옹종창양, 태루난산, 포의불하(胞衣不下), 혈뇨의 치료

사용법 주치증에 **익모초** 6~10g을 물 400mℓ로 1/2이 되도록 달여서 1/3씩 나누어 하루 3번 식간에 복용하거나 **익모초**를 가루내어 복용한다.

• 생리불순, 생리통, 산후복통에는 **익모초** 6~18g을 달여서 1/3씩 나누어 하루 3번 식간에 복용한다.

• 설사에는 **익모초**를 1회 7~8g씩 달여서 복용한다. 또는 익모초 생풀로 즙을 내어 2~3회 복용한다.

• 종기에는 **익모초**를 1회 7~8g씩 달여서 4~5회 복용하면서 달인 물을 환부에 바른다.

• **익모초** 300g, 당귀 38g, 백작약 75g, 토목향 75g을 섞은 **익모환**(益母丸)은 생리불순, 징가 등에 쓴다. 1회 6g씩 하루에 2~3번 복용한다.

• 누낭염에는 **충위자**를 1회 3~5g씩 달이거나 가루내어 1/3로 나누어 하루 3번씩 4~5일 복용한다.

• 부종에는 **충위자** 5g을 물 600mℓ로 1/2이 되도록 달여서 1/3로 나누어 하루 3번 식간에 복용한다.

주 의 임산부에게는 쓰지 않는다.

익모초(약재)

익모초차

　여름에 식욕을 잃었을 때는 익모초 60g을 물 300mℓ에 넣고 약한 불로 은근히 끓인 후 찌꺼기는 제거하고 즙액만 따라낸 **익모초차**(益母草茶)에 흑설탕 50g을 타서 수시로 마신다. 또, 익모초 생풀을 찧어 즙을 내어 1컵씩 마시면 식욕을 돋우고 소화를 촉진하는 효과를 볼 수 있다.

가래를 삭게 하고 종기를 가라앉게 하는 풀

석잠풀

Stachys riederi var. *japonica* Miq.
꿀풀과 석잠풀속

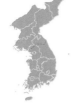

별 명 수소
한약명 **초석잠**(草石蠶)-전초

분포: 전국

채취시기	1	2	3	4	5	6	7	8	9	10	11	12
						전초						

잎		
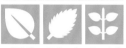		
피침형	톱니모양	마주나기

꽃		열매
통모양	총상꽃차례	분과

산이나 들의 습한 곳에서 키 30~60cm 자라는 여러해살이풀. 잎은 마주나고 피침형이며 가장자리에 톱니가 있다. 꽃은 6~9월에 연한 자주색 통 모양으로 피고 잎겨드랑이에 들러붙거나 줄기 끝에 모여 층을 이루며 촘촘히 돌려 달린다. 열매는 분과로 꽃받침 속에 들어 있으며 9~10월에 익는다. 어린 싹을 식용하고 전초를 약재로 쓴다.

채취 여름부터 가을까지 꽃이 필 때 전초를 채취하여 햇볕에 말린다.

성미 맛은 달고 쓰며 성질은 시원하다.

효능 소종, 청열, 항균, 화담

-감기, 기관지염, 대상포진, 두통, 백일해, 생리불순, 생리과다, 이질, 인후종통, 자궁염, 종기, 비출혈, 토혈, 풍열해수, 폐병, 혈뇨, 혈변의 치료

사용법 주치증에 **초석잠**을 1회 3~6g씩 달이거나 가루내어 하루 3번 복용한다.

• 종기 등에는 석잠풀 생잎을 찧어 환부에 붙이거나 초석잠 달인 물로 환부를 씻어낸다.

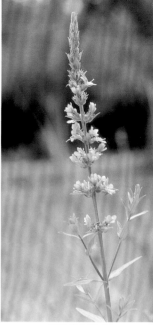

개석잠풀(약재로 쓰지 않는다.)

무리를 이루며 자라는 석잠풀

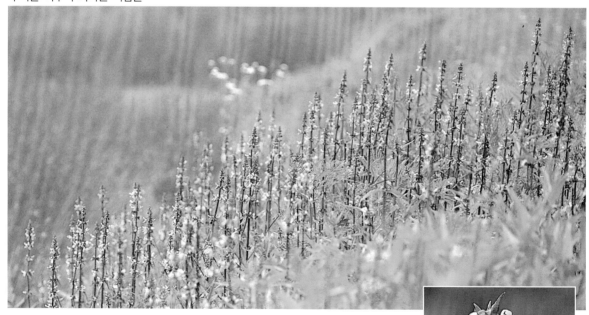

석잠풀 꽃

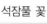

산나물 요리

봄에 석잠풀의 어린순을 채취하여 나물이나 국거리로 먹는다. 채취한 어린순은 약간 쓴맛이 있으므로 끓는 물에 데친 후 잠시 찬물에 담가 우려낸 다음 된장이나 간장에 무쳐 요리한다. 다른 나물과 섞어 샐러드를 만들거나 비빔밥의 재료로 쓰기도 한다.

정신을 안정시키고 어혈을 풀어주는 풀

단삼
Salvia miltiorrhiza Bunge
꿀풀과 살비아속

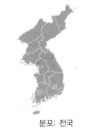

별 명 혈생근, 적삼, 혈삼
한약명 **단삼(丹蔘)-뿌리**

분포: 전국

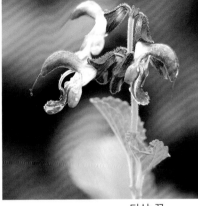

단삼 꽃

채취시기 1 2 3 4 5 6 7 8 **9** **10** 11 12
뿌리

잎

깃꼴겹잎 둔한톱니모양 마주나기

꽃　　**열매**

입술모양 층층꽃차례 소견과

약초로 재배하고 키 40~80cm 자라는 여러해살이풀. 전체에 털이 빽빽하게 난다. 잎은 마주나고 2번 갈라지는 깃꼴겹잎이며, 가장자리에 둔한 톱니가 있고 잎자루는 길다. 꽃은 6~8월에 자주색으로 피고 줄기 끝에 층층으로 달리며, 화관은 입술 모양이고 꽃받침은 통 모양이다. 열매는 달걀 모양 소견과이고 2~3개가 달린다. 뿌리를 약재로 쓴다.

채 취 가을에 뿌리를 캐어 줄기와 잔뿌리를 다듬고 물에 씻어 햇볕에 말린다.

성 미 맛은 쓰고 성질은 조금 차다.

효 능 양혈소옹(養血消癰), 안신, 진정, 항균, 항암, 항염, 활혈거어(活血祛瘀)

－고열정신혼몽, 번조, 불면증, 산후복통, 생리불순, 생리통, 심복부동통, 유방염 초기, 타박상, 피부발진의 치료

사용법 주치증에 **단삼** 5~20g을 달여서 복용한다. 단삼을 가루내어 복용하기도 한다.

• 생리불순, 생리통, 이슬에 **단삼**을 가루내어 1회 3~4g씩 복용하거나 **단삼**·당귀·향부자·홍화·산궁궁 각각 10g을 섞어 달여서 복용한다.

• **단삼**·연교·금은화·지모·과루인 각각 10g을 섞어 유옹 초기에 쓴다. 달여서 1/3씩 나누어 하루 3번 복용한다.

주 의 단삼과 여로는 배합 금기다.

단삼

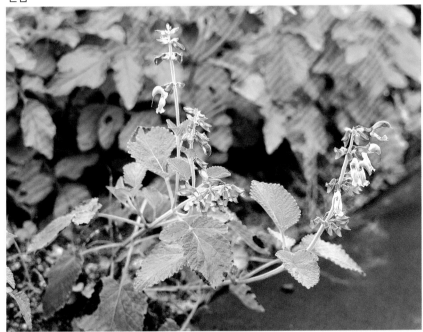

단삼(약재)

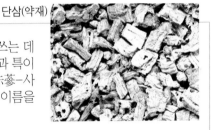

붉은색 뿌리

단삼은 뿌리가 굵고 붉은색(丹 ; 단)이며 인삼(人蔘)처럼 한약재로 쓰는 데서 단삼(丹蔘)이라는 이름이 유래된 것으로 추정된다. 뿌리에서 쓴맛과 특이한 냄새가 나는 단삼을 중국에서는 혈생근(血生根-요녕 지역), 적삼(赤蔘-사천 지역), 혈삼(血蔘-하남), 자단삼(紫丹蔘-산동, 강서) 등 여러 가지 이름을 쓴다. 모두 뿌리가 붉은 것을 나타내고 있다.

피를 잘 돌게 하고 멍든 것을 없애주는 풀

쉽싸리

Lycopus lucidus Turcz.
꿀풀과 쉽싸리속

별 명 개조박이, 털쉽사리
한약명 **택란**(澤蘭)-지상부

분포: 전국

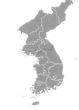

채취시기 | 1 | 2 | 3 | 4 | 5 | **6** | **7** | **8** | 9 | 10 | 11 | 12
지상부

잎

깃꼴겹잎　둔한톱니모양　마주나기

꽃　　　**열매**

 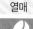

나비모양　산형화서　협과

쉽싸리

습지 근처에서 키 1m 정도 자라는 여러해살이풀. 잎은 마주나고 넓은피침형이고 양끝이 좁으며 가장자리에 날카로운 톱니가 있다. 꽃은 암수딴그루로 6~8월에 흰색으로 피고 잎겨드랑이에 둥글게 모이는 윤산화서로 달린다. 꽃받침은 종 모양이고 화관은 입술 모양이다. 열매는 협과이고 9~10월에 익는다. 연한 잎을 식용하고 전초를 약재로 쓴다.

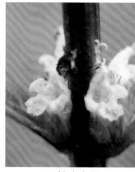

쉽싸리 꽃

채취 여름에 꽃이 필 때 지상부를 베어 햇볕에 말린다.

성미 맛은 맵고 쓰며 성질은 조금 따뜻하다.

효능 거어, 소종, 이뇨퇴종(利尿退腫), 행수(行水), 활혈

－금창, 산후복통, 산후어체복통, 생리통, 습열종기, 신면부종(身面浮腫), 옹종, 월경폐지, 타박상, 흉협동통의 치료

사용법 주치증에 **택란** 10~15g을 물 400㎖로 1/3이 되도록 달여서 1/3씩 나누어 하루 3번 복용한다. 또는 택란을 가루내어 복용한다.

• 생리불순, 전신부종에는 **택란** 10g을 물 600㎖로 1/2이 되도록 달여서 1/3씩 나누어 하루 3번 복용한다.

• **택란** 15g, 당귀 · 적작약 · 감초 각각 8g을 섞은 **택란탕**(澤蘭湯)은 무월경에 쓴다. 달여서 1/3씩 나누어 하루 3번 복용한다.

• **택란** 10g, 목방기 10g을 섞어 산후부종에 쓴다. 달여서 1/3씩 나누어 하루 3번 복용한다.

• 종기, 타박상에는 쉽싸리 생풀을 찧어 환부에 붙인다.

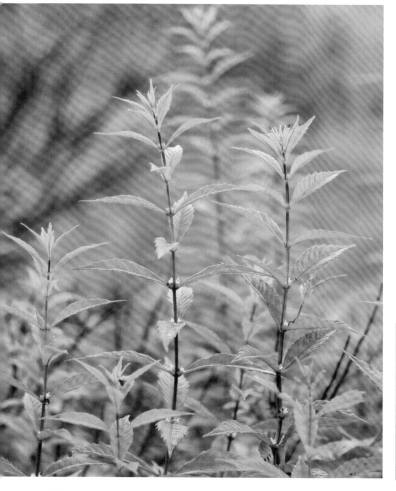

산나물 요리

이른 봄에 쉽싸리의 어린순을 채취하여 나물로 먹는다. 채취한 새순은 쓴맛이 나므로 끓는 물에 데친 후 찬물에 담가 쓴맛을 충분히 우려낸 다음 양념 무침을 한다. 가을에는 쉽싸리의 땅속줄기를 채취하여 삶아서 먹는다.

갈증을 없애주고 피부를 곱게 해주는 풀

들깨

Perilla frutescens Britton var. *japonica* (Hassk) Hara
꿀풀과 들깨속

분포: 전국

별 명 백소
한약명 **임자**(荏子)-씨, **백소엽**(白蘇葉)-잎

채취시기 1 2 3 4 5 6 **7 8 9 10 11** 12
잎: 7~11월   씨: 9~11월

잎

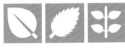

달걀모양   둔한톱니모양   마주나기

꽃   **열매**

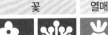

통모양   총상화서   분과

농가에서 재배하고 키 60~90cm 자라는 한해살이풀. 줄기는 네모졌다. 잎은 마주나고 넓은 달걀 모양이며 가장자리에 톱니가 있다. 꽃은 8~9월에 흰색으로 피고 줄기 끝에 통꽃이 빽빽하게 모여 총상화서로 달리며 화관은 입술 모양이다. 열매는 소견과이고 그물 무늬가 있는 공 모양이며 10월에 익는다. 잎과 씨를 식용하고 약재로도 쓴다.

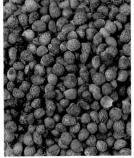

임자(약재)

채 취 가을에 씨가 여물면 씨를 털어 물에 담가 쭉정이를 골라내고 그늘에서 말린다. 잎은 여름부터 가을까지 채취하여 바람이 잘 통하는 그늘에서 말린다.

성 미 맛은 달고 쓰며 성질은 따뜻하다.

효 능 강장, 보간, 보수(補水), 보익(補益), 소갈, 소화촉진, 온중, 하기(下氣), 항암

－음종, 충독, 숙취, 토기(吐氣), 담이 있는 기침, 해수의 치료

사용법 주치증에 **백소엽** 3~6g을 물 200㎖로 달여서 복용한다. 이 달인 물을 복용하면 땀이 잘 나고 가래와 기침이 없어지는 효과를 볼 수 있다.

• 위산과다에는 **임자**를 1회 25~30g씩 하루에 2~3회 생식한다. 1주일 정도 복용하면 효과를 볼 수 있다.

• **임자**를 볶은 다음 가루내어 물에 타서 수시로 차처럼 마시고 그 가루를 천에 싸서 피부를 문지르면 거친 살결이 부드러워지고 주근깨도 없어진다.

• 옹종, 독충교상, 백선에는 들깨 생잎을 짓찧어 나오는 즙액을 환부에 바른다.

• 뱀에 물렸을 때는 들깨 생잎을 짓찧어 환부에 붙인다.

• 들깨(씨)와 쌀을 가루내어 죽을 쑨 **들깨죽**을 먹으면 피부가 고와진다. 들깨죽은 노인의 보신과 병후의 회복에 많이 쓰인다.

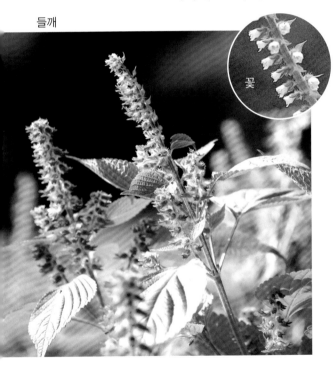

들깨

꽃

꽃

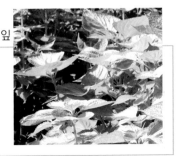

들깨 잎

산나물 요리

들깨 잎에는 perillaketone, perillaldehyde 등의 방향(芳香) 성분이 들어 있어 독특한 향기가 난다. 그래서 생잎으로 깻잎 쌈을 먹거나 기름에 볶아서 나물 무침도 하고 깻잎 부각·깻잎 김치·깻잎 장아찌 등의 음식을 만들어 먹는다. 또, 들깨의 씨와 잎을 가루내어 보신탕·추어탕·찌개 등에 향신료로 넣으면 잡내를 없애주고 독특한 풍미를 맛볼 수 있다.

가래를 삭게 하고 물고기 독을 해독하는 풀

차즈기

Perilla frutescens var. acuta Kudo
꿀풀과 들깨속

별　명 소, 야소, 자소, 자주깨, 홍소
한약명 **소엽**(蘇葉)-잎,
　　　　소자(蘇子) · **자소자**(紫蘇子)-씨

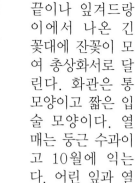

분포: 전국

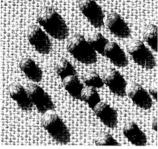

소자(약재)

채취시기 1 2 3 4 5 6 7 **8** **9** **10** **11** 12

잎; 8~9월

씨; 10~11월

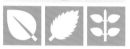

잎

넓은달걀모양

톱니모양　마주나기

꽃　　　　열매

입술모양　총상화서　수과

약초로 재배하며 키 20~80㎝ 자라는 한해살이풀. 줄기는 네모지며 전체적으로 자주색을 띤다. 잎은 마주나고 넓은 달걀 모양이며 가장자리에는 톱니가 있다. 꽃은 8~9월에 연한 자주색으로 피고 줄기 끝이나 잎겨드랑이에서 나온 긴 꽃대에 잔꽃이 모여 총상화서로 달린다. 화관은 통 모양이고 짧은 입술 모양이다. 열매는 둥근 수과이고 10월에 익는다. 어린 잎과 열매는 식용하고 전초를 약재로 쓴다.

채 취 여름에 꽃이 피기 시작할 때 잎을 채취하여 바람이 잘 통하는 그늘에 말린다. 씨는 가을에 완전히 여문 후 전초를 베어 햇볕에 말린 다음 씨를 털어낸다.

성 미 맛은 맵고 성질은 따뜻하다.

효 능 거담, 건위, 발한, 발한해표, 안태, 이뇨, 지혈, 진정, 진통, 해어해독(海魚解毒), 해열, 행기관중(行氣寬中)

차즈기

－각기, 감기, 구토, 기침, 뇌 질환, 몽정, 생선 중독, 설사, 소화불량, 악감발열(惡感發熱), 오한, 유방염, 천식, 치질, 태동불안, 풍질, 해수, 흉복창만, 담천기정체(痰喘氣停滯), 변비, 해역, 호흡곤란의 치료

사용법 주치증에 **소엽**을 1회 3~5g씩 달여서 복용하고, **소자**는 1회 2~4g씩 달이거나 가루내어 복용한다.

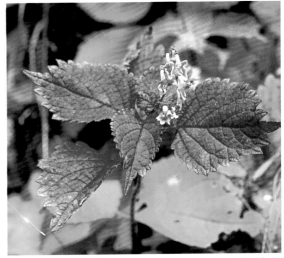

차즈기 꽃

• **소엽** 15g, 향부자 15g, 창출 12g, 진피(陳皮) 8g, 감초 4g, 생강 6g, 총백 4g을 섞은 **향소산**(香蘇散)을 풍한표증, 풍습표증, 감기 및 온역에 쓴다. 달여서 1/3씩 나누어 하루 3번 복용한다.

• **소엽** · 인삼 · 전호 · 반하 · 갈근 · 적복령 각각 8g, 진피(陳皮) · 길경 · 지각 · 감초 · 생강 각각 6g, 대조 4g을 섞은 **삼소음**(蔘蘇飮)은 몸이 허약한 사람이 감기에 걸려 열이 나고 머리가 아프며 가래가 있고 기침이 나며 가슴이 답답할 때 쓴다. 달여서 1/3씩 나누어 하루에 3번 복용한다.

• **소엽** · 형개 · 목통 · 진피(陳皮) · 당귀 · 육계 · 석창포 각각 8g을 섞어 만든 **형소탕**(荊蘇湯)은 풍한감기로 목이 쉬어 말을 못할 때와 여러 가지 목 쉰 증세에 쓴다. 달여서 1/3씩 나누어 하루 3번 복용한다.

• **소엽** · 모근 · 백합 · 황기 · 생지황 · 아교 각각 8g, 맥문동 · 길경 · 포황 · 상백피 · 감초 · 패모 각각 4g, 생강 6g을 섞은 **계소산**(鷄蘇散)은 비출혈에 쓴다. 달여서 1/3씩 나누어 하루에 3번 복용한다.

• **소자** 8g, 백개자 8g, 나복자 8g을 섞은 **삼자양친탕**(三子養親湯)은 기관지염, 가래가 있어 기침할 때 쓴다. 달여서 1/3씩 나누어 하루에 3번 복용한다.

• **소자** 8g, 반하곡 8g, 육계 6g, 진피(陳皮) 6g, 생강 6g, 당귀 · 전호 · 후박 · 구감초 · 소엽 · 대조 각각 4g을 섞은 **소자강기탕**(蘇子降氣湯)은 기관지염, 기관지천식, 폐결핵 등에 기침약으로 쓴다. 달여서 1/3씩 나누어 하루에 3번 복용한다.

• **소자** · **소엽** · 지각 · 길경 · 적복령 · 진피(陳皮) · 상백피 · 대복피 · 반하곡(신곡) 각각 8g, 초과 4g, 감초 4g, 대조 4g, 생강 6g을 섞어 만든 **분기음**(分氣飮)은 몸이 붓고 숨이 찰 때 쓴다. 달여서 1/3씩 나누어 하루 3번 복용한다.

주의 땀이 많이 나는 환자에게는 이 약을 쓰지 않는다.

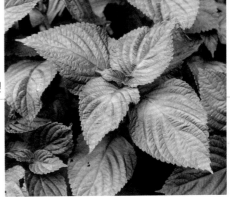

차즈기 어린 잎

산나물 요리

봄에 차즈기 어린 잎을 채취하여 나물로 먹는다. 채취한 어린 잎은 생으로 쌈채로 쓰거나 된장이나 간장에 절여서 장아찌로 만들어 먹는다. 또, 생선회의 비린내를 없애주는 향신료로도 쓴다. 차즈기 잎을 매실장아찌를 만들 때 넣어 자주색을 만드는 데에 쓴다.

풍열을 없애주고 통증을 멎게 하는 풀

박하

Mentha arvensis var. piperascens Malinv. ex Holmes
꿀풀과 박하속

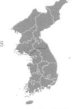

별 명 야박하, 영생이
한약명 **박하**(薄荷)-지상부

분포: 전국

채취시기	1	2	3	4	5	6	**7**	8	9	**10**	11	12

지상부

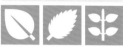

잎

긴타원형   톱니모양   마주나기

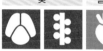

꽃 / 열매

입술모양   이삭모양   분과

습지에서 키 60~100cm 자라는 여러해살이풀. 전체에 짧은 털이 있고 향내가 난다. 잎은 마주나고 긴 타원형이며 가장자리에 날카로운 톱니가 있다. 꽃은 7~10월에 흰색으로 또는 연자주색 통 모양으로 피고 잎겨드랑이에 모여 이삭처럼 달린다. 열매는 달걀 모양 소견과이고 9~11월에 익는다. 잎을 식용하고 전초를 약재로 이용한다.

채 취 여름부터 가을 사이에 꽃이 필 때 전초를 베어 바람이 통하는 그늘에서 말린다.

성 미 맛은 맵고 성질은 서늘하다.

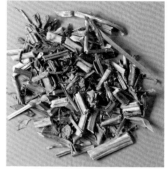

박하(약재)

효 능 거풍, 건위, 산예(酸穢), 소염, 해독, 해열
-구창, 두통, 식체기창, 외감풍열, 인후종통, 적목, 창개, 치통, 홍역의 치료

사용법 주치증에 **박하**를 1회 2~4g씩 물 200㎖로 달이거나 가루내어 복용한다.

• **박하**, 강활, 마황, 시호, 길경, 산궁궁 각각 10g, 감초 4g을 섞어 풍열표증, 감기, 온역 초기에 열이 나고 머리가 아프며 땀이 나지 않을 때 쓴다. 달여서 1/3씩 나누어 하루 3번 복용하면 효과를 볼 수 있다.

• **박하** 10g, 형개 10g, 황금 10g을 섞어 풍열로 인한 인후두염에 쓴다. 달여서 1/3씩 나누어 하루 3번 복용한다.

• **박하** 10g, 우방자 10g, 부평초 8g을 섞어 두드러기 돋는 데 쓴다. 달여서 1/3씩 나누어 하루 3번 복용한다.

• **박하** 2g, 선태 1g, 전갈 0.5g을 섞어 소아경풍에 쓴다. 달여서 1/3씩 나누어 하루 3번 복용한다.

주 의 땀이 많이 나는 데는 쓰지 않는다.

박하

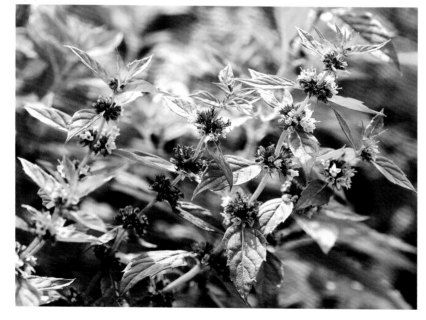

박하 꽃

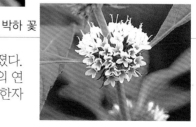

요정의 이름

박하는 동남아시아 원산으로 먼 옛날 실크로드를 통해 유럽으로 전해졌다. 박하의 영어 이름인 Mint는 그리스의 신화에 나오는 지옥의 신 하데스의 연인이었던 요정 Minte의 이름에서 유래되었다. 그리고 박하(薄荷)라는 한자 이름은 그리스어 bacaim에서 발음을 따 만들었다고 한다.

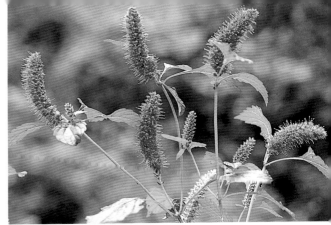
꽃향유

염증을 가라앉게 하고 오줌을 잘 나오게 하는 풀

향유

Elsholtzia ciliata (Thunb.) Hylander
꿀풀과 향유속

별　명 노야기, 향여
한약명 **향유**(香薷)-지상부

분포: 전국

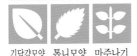
채취시기 | 1 2 3 4 5 6 7 8 **9 10 11** 12
지상부

잎		
긴달걀모양	톱니모양	마주나기

꽃	열매
입술모양	수상화서	소견과

키 60cm 정도 자라는 한해살이풀. 잎은 마주나고 긴 달걀 모양이다. 꽃은 8~9월에 연한 홍자색으로 피고 줄기끝에서 수상화서로 달린다. 열매는 소견과이고 10월에 익는다. 전초를 약재로 쓴다.

• 꽃향유(*E. splendens* Nakai ex F. Maekawa)를 대용으로 쓸 수 있다.

향유 꽃

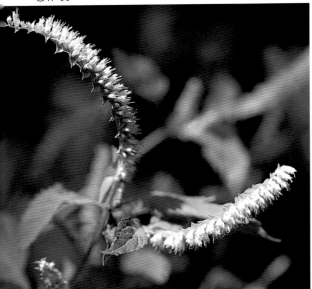

채취 가을에 열매가 익을 무렵에 지상부를 베어 바람이 잘 통하는 그늘에서 말린다.

성미 맛은 맵고 성질은 조금 따뜻하다.

효능 거담, 발한, 소염, 억균, 이뇨, 지혈, 해열
-각기, 감기, 구취, 구토, 두통, 복통, 설사, 소변불리, 수종, 오한, 종기의 치료

사용법 주치증에 **향유**를 1회 2~4g씩 물 200㎖로 달이거나 가루내어 복용한다.

• 복통, 감기로 인한 발한·해열에는 **향유** 5~10g을 물 600㎖로 1/2이 되도록 달여서 1/3씩 나누어 하루 3번 복용한다.

• **향유** 12g, 후박 6g, 백편두 6g, 적복령 6g, 감초 2g을 섞은 **향유산**(香薷散)은 여름철에 오슬오슬 춥고 열이 나며, 머리가 아프고 땀은 나지 않으며 가슴이 답답하고 배가 아프며 토하고 설사할 때 쓴다. 달여서 1/3씩 나누어 하루 3번 복용한다.

• 종기에는 향유의 생풀을 찧어 헝겊에 발라 환부에 붙인다.

• 신경통, 류머티즘에는 **향유**를 천주머니에 넣어 입욕제로 욕탕에 넣고 목욕을 하면 효과를 볼 수 있다.

• 구취에는 **향유**를 달인 물을 한동안 입에 넣고 있으면 효과를 볼 수 있다.

주의 땀이 많은 환자는 쓰지 않는다.

산나물 요리

향유

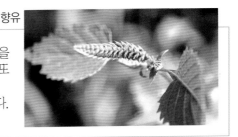

　봄에 향유의 어린 잎을 채취하여 나물로 먹는다. 채취한 어린 잎을 끓는 물에 삶아서 찬물에 헹군 다음 양념 무침이나 튀김을 한다. 또 향유의 익은 열매로 기름을 짜서 요리에 이용한다.
　향유는 풀 전체에서 강한 향기가 나는 데서 이름이 유래한 것이다. 그래서 예로부터 목욕탕의 향료 입욕제로도 이용했다.

열기를 식혀주고 종기를 가라앉게 하는 풀

속단

Phlomis umbrosa Turcz.
꿀풀과 속단속

한약명 **조소**(糙蘇)-전초

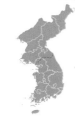

분포: 전국

채취시기	1	2	3	4	5	6	7	8	9	10	11	12

전초

잎

염통모양   둔한톱니모양   마주나기

꽃   열매

입술모양   원추화서   분과

속단

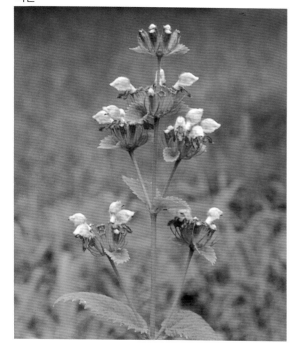

산지에서 키 1m 정도 자라는 여러해살이풀. 잎은 마주나고 끝이 뾰족한 염통 모양이며, 가장자리에 둔한 톱니가 있고 잎자루가 길다. 꽃은 7월에 붉은빛으로 피고 줄기 윗부분의 잎겨드랑이에 윤산화서가 마주나서 큰 원추화서로 된다. 열매는 넓은 달걀 모양 수과이고 꽃받침에 싸여 9~10월에 익는다. 어린 잎을 식용하고 전초를 약재로 쓴다.

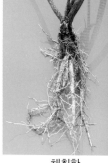

채취한
속단 뿌리

채취 가을에 뿌리를 캐어 햇볕이나 밝은 그늘에서 말린다.

성미 맛은 떫고 성질은 평온하다.

효능 보간신, 소종, 속근골, 안태, 지혈, 진통, 청열, 활혈

– 감기, 골절, 두통, 발열, 외상출혈, 요통, 자궁질환, 종기, 중풍, 창옹종독, 타박상, 하지동통의 치료

사용법 주치증에 **조소**를 1회 2~6g씩 물 200㎖로 뭉근하게 달이거나 가루내어 복용한다.

• **조소**·숙지황·당귀·우슬·산수유·복령·두충·백작약·청피·오갈피 각각 8g을 섞어 신허 또는 타박상으로 인한 요통에 쓴다. 달여서 1/3씩 나누어 하루 3번 식후에 복용한다.

• **조소**·당귀·황기·오미자·용골·적석지·숙지황·애엽·산궁궁·지유 각각 10g을 달여 생리과다에 쓴다. 달여서 1/3씩 나누어 하루 3번 식후에 복용한다.

• **조소**·두충 같은 양을 섞어 만든 **두충환**(杜沖丸)은 요통, 태동불안에 쓴다. 1회 5~6g씩 하루 3번 복용한다.

• **조소**·두충·구기자·토사자 같은 양을 섞은 알약을 만들어 신허요통, 다리에 맥이 없을 때 등에 쓴다. 1회 5~6알씩 하루에 3번 복용한다.

• 종기, 타박상 등의 외과 질환에는 **조소**를 가루내어 환부에 뿌리거나 기름으로 개어서 환부에 붙인다.

들엉겅퀴

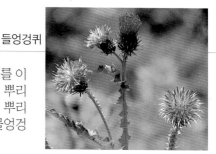

끊어진 근육과 뼈를 이어주는 풀

속단(續斷)은 근골절상(筋骨切傷)의 치료, 즉 '끊어진(斷) 근육과 뼈를 이어준다(續)'는 뜻이다. 우리나라에서는 속단(*P. umbrosa* Turcz.)의 뿌리를 말하는데, 중국에서는 산토끼꽃(*Dipsacus japonicus* Miquel)의 뿌리줄기를, 일본에서는 들엉겅퀴(*Cirsium tanakae* Matsumura)와 물엉겅퀴(*C. nipponicum* (Max.) Makino)의 뿌리줄기를 속단이라고 한다.

설사와 통증을 멎게 하는 풀

미치광이풀
Scopolia japonica Maxim.
가지과 미치광이풀속

별 명 미친풀, 광대작약
한약명 **동랑탕**(東莨菪)-뿌리줄기,
천선자(天仙子)·**낭탕자**(莨菪子)-씨

분포: 전국

채취시기	1	2	3	4	5	6	7	8	9	10	11	12
			뿌리줄기			씨						

잎

긴타원형 / 밋밋한모양 / 어긋나기

꽃 / **열매**

꽃잎5갈래 / 홑꽃 / 삭과

깊은 산지의 그늘에서 키 30~60cm 자라는 여러해살이풀. 잎은 어긋나고 끝이 뾰족한 긴 타원형이며 가장자리는 밋밋하다. 꽃은 4~5월에 짙은 보라색 종 모양으로 피고 잎겨드랑이에 1송이씩 밑을 향해 달린다. 열매는 둥근 삭과이고 꽃받침에 싸이

미치광이풀

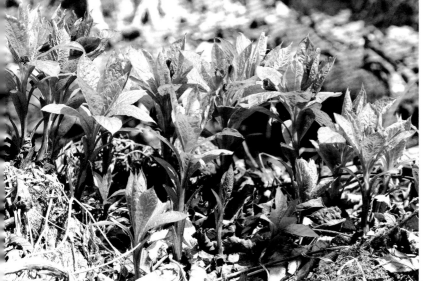

며 7~8월에 익는다. 뿌리와 씨를 약재로 쓴다.

채취 봄에 뿌리줄기와 뿌리를 캐내어 물에 씻고 햇볕에 말린다. 여름에 열매가 익은 후 지상부를 베어 햇볕에 말리고 털어서 씨를 모은다.

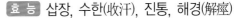
미치광이풀 꽃

성 미

- 동랑탕: 맛은 달고 성질은 따뜻하며 독성이 있다.

- 천선자: 맛은 쓰고 매우며 성질은 따뜻하고 독성이 있다.

효 능 삽장, 수한(收汗), 진통, 해경(解痙)

- 십이지장궤양, 옹창종독, 외상출혈, 위경련, 위궤양, 위산과다, 정신광조, 주독수전증, 탄저병, 전간, 비증, 기침이 나고 숨이 찰 때, 도한, 침흘리기, 만성 이질, 만성 설사, 탈홍, 충아통(蟲牙痛), 악창의 치료

사용법 **동낭탕**을 1회 0.7g씩 달여서 위산과다에 쓴다. 하루에 2~3회씩 1주일 이상 복용하면 효과를 볼 수 있다.

- 충아통에는 **동낭탕**을 태워서 나오는 연기를 환부에 쐰다.

- **천선자**(법제한 것) 9g, 초오두(법제한 것) 15g, 감초 15g, 오령지 30g을 가루내어 알약(1알; 0.3~0.4g)을 만들어 행비로 아플 때 쓴다. 1회 10알씩 하루 3번 복용한다.

주 의 이 약은 유독 성분이 강하여 잘못 먹으면 현기증, 환각증, 경련을 일으키므로 약재로 쓸 때는 반드시 전문가와 상담해야 한다.

미치광이풀 어린순

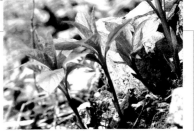

먹으면 미쳐 날뛰게 하는 풀

미치광이풀은 식물체 내에 hyoscyamine이 들어 있다. 이 성분은 중추신경을 흥분시키고 마비시키는 작용을 한다. 그래서 사람이나 동물이 미치광이풀을 먹으면 미친 듯이 날뛰다 심하면 죽는다는 데서 이 이름이 유래되었다. 미치광이풀의 씨와 뿌리는 hyoscyamine 성분을 이용하여 진통·진경·부교감신경마비 약 등으로 사용한다.

325

간과 콩팥을 튼튼하게 하고 눈을 밝게 하는 나무

구기자나무

Lycium chinense Miller
가지과 구기자나무속

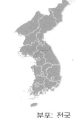

분포: 전국

별 명	구고추, 선인장, 지선
한약명	**구기자**(枸杞子)-열매,
	지골피(地骨皮)-뿌리껍질

채취시기 1 2 **3** 4 5 6 7 **8** 9 **10** 11 12
뿌리껍질: 3~5월, 9~10월   열매: 8~9월

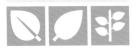

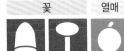

높이 1~2m 자라는 갈잎떨기나무. 잎은 어긋나고 달걀 모양이며 가장자리는 밋밋하다. 꽃은 6~9월에 자주색으로 피고 잎겨드랑이에 달린다. 열매는 타원형 장과이고 8~9월에 붉은색으로 익는다. 어린순을 식용하고 열매를 약재로 쓴다.

채취 봄 또는 가을에 뿌리를 캐어 물에 씻고 껍질을 벗겨 햇볕에 말린다. 열매는 가을에 익은 것을 따서 햇볕에 말린다.

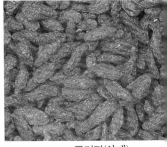

구기자(약재)

성미 맛은 달고 성질은 평온하다.

효능 익정명목, 자보간신

- 간신음훼, 요슬산연, 두훈목현, 소갈, 유정, 허로해수, 객열두통, 고혈압, 도한, 쇠약피로, 악창, 오장사기 옹종, 조열, 주비, 비출혈, 토혈, 폐열해수, 혈림의 치료

사용법 주치증에 **구기자**를 가루내어 1회 3~4g씩 하루 3번 복용한다.

• **구기자** · 두충 · 조소 · 토사자 같은 양을 섞어 환약을 만들어 신허로 인한 요통, 다리에 맥이 없을 때 등에 쓴다. 1회에 5~6g씩 하루

구기자나무 꽃

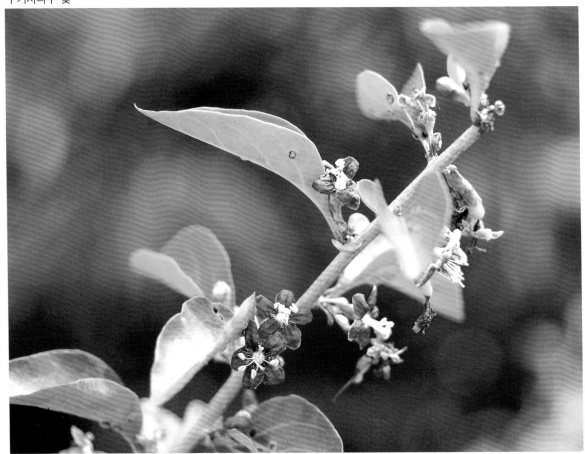

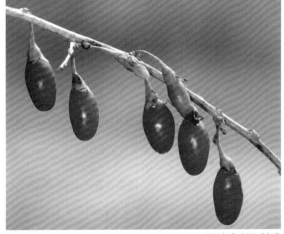
구기자나무 열매

에 3번 나누어 복용한다.

- **구기자** · 백자인 · 맥문동 · 당귀 · 수창포 · 복신 · 현삼 · 숙지황 각각 10g, 감초 4g을 섞어 심혈이 부족하여 잘 놀라고 가슴이 두근거리며 잠을 자지 못하고 잘 잊어버리며 정신이 몽롱할 때 쓴다. 달여서 1/3씩 나누어 하루 3번 복용한다.

- **구기자** · 석결명 · 숙지황 · 백작약 · 감국을 각각 12g씩 섞어 혈허로 어지러울 때 쓴다. 달여서 1/3씩 나누어 하루 3번 복용한다.

- **구기자** · 충위자 · 택사 · 청상자 · 석결명 · 차전자 각각 9, 지각 · 생지황 · 맥문동 · 선황련 각각 8, 세신 2를 섞어 가루내어 눈이 보이지 않을 때, 예막 등에 쓴다. 1회 6~8g씩 하루 3번 복용한다.

- 간신음허로 인한 어지럼증, 요산통, 머리카락이 일찍 희어질 때, 골증열에는 **구기자** · 한련초 · 여정실 · 백수오 같은 양을 섞어 만든 환약을 쓴다. 1회 5~6g씩 하루 3번 복용한다.

- **구기자** 15, 산약 15, 숙지황 30, 산수유 15, 택사 · 목단피 · 복령 각각 11을 섞은 **기국지황환**(杞菊地黃丸)은 간과 신이 허하여 어지럽고 눈이 잘 보이지 않으며 바람을 쐬면 눈물이 날 때, 오후에 열이 나고 잘 때 식은땀이 나며 다리에 맥이 없을 때 쓴다. 1회 6~8g씩 하루에 3번 복용한다.

- **구기자** 150, 의이인 50, 숙지황 유동추출물 200, 산사 유동추출물 12, 사탕 480, 그리고 방부제 적당량을 넣어 만든 **구기자고**(枸杞子膏)는 신체허약, 병후조리, 동맥경화증, 빈혈, 만성 소모성 질병 등에 쓴다. 1회 10~20g씩 하루 3번 복용한다.

- **구기자** · 적복령 · 우슬 · 당귀 · 토사자 각각 32, 하수오 · 백수오 · 백복령 각각 60, 파고지 15를 섞어 만든 **칠보미염단**(七寶美髥丹)은 신기를 보하고 머리카락을 검어지게 하며 몸을 건강하게 한다. 1회 6~8g씩 하루 3번 복용한다.

- **지골피** · 별갑 · 지모 · 당귀 각각 10g, 은시호 8g, 진범 8g, 패모 6g을 섞어 오후에 낮은 열이 날 때 쓴다. 달여서 1/3씩 나누어 하루 3번 복용한다.

- **지골피** · 은시호 · 청호 · 별갑 · 지모 · 진범 각각 10g, 감초 4g을 섞어 골증열에 쓴다. 달여서 1/3씩 나누어 하루 3번 복용한다.

- **지골피** · 산궁궁 · 강활 · 의이인 · 생지황 각각 19g, 자추수피 38g, 우슬 38g, 오가피 38g, 감초 8g으로 약술을 만들어 풍습요슬통에 쓴다. 1회 20㎖씩 하루 3번 복용한다.

- **지골피** 15g, 상백피 15g, 감초 8g을 섞은 **사백산**(瀉白散)은 폐열(肺熱)로 기침이 나고 숨이 차는 증세에 쓴다. 달여서 1/3씩 나누어 하루에 3번 복용한다.

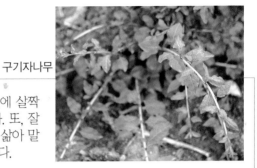
구기자나무

산나물 요리

봄에 구기자나무의 새순이나 어린 잎을 채취하여 끓는 물에 살짝 데친 후 찬물에 헹군 다음 양념 무침을 하거나 튀김을 만든다. 또, 잘게 썰어서 밥을 할 때 넣어서 나물밥을 만들어 먹는다. 잎을 삶아 말려서 묵나물로 이용하고, 말린 것을 가루로 만들어 떡을 만든다.

열을 내리게 하고 해독 작용을 하는 풀

꽈리

Physalis alkekengi L. var. *francheti* (Masters) Hort.
가지과 꽈리속

분포: 전국

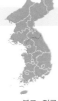

별 명 등롱초, 때깔, 뚜까리, 왕모주, 홍고랑
한약명 **산장**(酸漿)-지상부, **산장자**(酸漿子)-열매

채취시기	1	2	3	4	5	6	7	8	9	10	11	12

지상부, 뿌리; 7~8월 열매; 9~11월

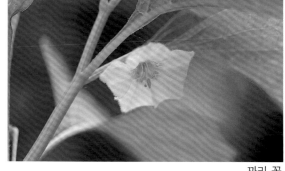

꽈리 꽃

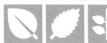
잎

넓은달걀모양 톱니모양 어긋나기

꽃 열매

꽃잎5갈래 홀꽃 장과

키 40~90cm 자라는 여러해살이풀. 잎은 어긋나고 넓은 달걀 모양이며 가장자리에 톱니가 있다. 꽃은 7~8월에 연한 노란색으로 피고, 잎겨드랑이에서 나온 꽃줄기 끝에 1송이씩 달린다. 열매는 둥근 장과

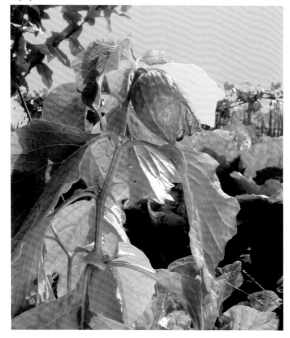

꽈리

이고 9~10월에 빨갛게 익는다. 전초를 약재로 쓴다.

채취 여름에 꽃이 필 때 뿌리를 캐내거나 지상부를 베어 햇볕에 말린다. 열매는 가을에 빨갛게 익었을 때 따서 바람이 잘 통하는 그늘에 매달아 말린다.

성미 맛은 쓰고 시며 성질은 차다.

효능 이뇨, 청열, 해독, 항균

-단독, 부종, 열해(熱咳), 이질, 정창, 황달, 말라리아, 헤르니아(Hernia), 골증로열(骨蒸勞熱)의 치료

사용법 주치증에 **산장**[또는 산장근(酸漿根-뿌리)]을 1일 3~10g씩 물 200㎖로 달여서 1/3씩 나누어 하루 3번 복용한다.

• 기침, 부종에는 **산장근** 3~10g을 물 600㎖로 1/2이 되도록 달여서 1/3씩 나누어 하루 3번 복용한다.

• **산장자** · 현삼 · 황금 · 우방자 각각 10g을 인후두염에 쓴다. 달여서 1/3씩 나누어 하루 3번 복용한다.

• 오십견에는 꽈리 생열매를 으깨어 헝겊에 발라 환부에 붙인다.

• 손발에 난 사마귀의 제거에는 꽈리 생열매를 짓찧어 나오는 즙액을 환부에 바른다.

꽃받침주머니 속에 들어 있는 꽈리 열매

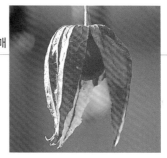

부끄러움이 많은 꽈리 소녀

꽈리는 몹시 부끄러움을 타는 꽈리 소녀에 얽힌 전설에서 식물 이름이 유래하였다. 꽈리의 열매가 다 익으면 주홍색 꽃받침주머니가 아래를 향해 조금 벌어지고 그 안에 새빨간 열매가 보이게 되는데, 이것이 부끄러움이 많아 얼굴이 빨개진 소녀가 안에 숨어 있는 모습이라고 한다. 또, 이 열매가 밤길을 밝히는 초롱을 닮았다고 하여 등롱초(燈籠草)라는 별명이 있다.

풍을 없애주고 해독 작용을 하는 풀

배풍등
Solanum lyratum Thunb.
가지과 까마중속

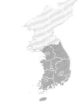

별　명 북풍등, 설하홍
한약명 **백모등**(白毛藤)-지상부

분포: 경기 이남

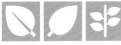

채취시기	1	2	3	4	5	6	7	8	9	10	11	12
								지상부				

잎
달걀모양　밋밋한모양　어긋나기

꽃　　　　　열매

꽃잎5갈래　산형화서　장과

낮은 산의 자갈밭에서 길이 3m 정도 자라는 여러해살이풀. 줄기 끝은 덩굴 같다. 잎은 어긋나고 달걀 모양이다. 꽃은 8~9월에 흰색으로 피고 잎과 마주 난 꽃차례에 여러 송이가 달린다. 화관은 수레바퀴 모양이고 5개로 깊게 갈라지며 갈래조각은 피침형으로 뒤로 젖혀진다. 열매는 둥근 장과

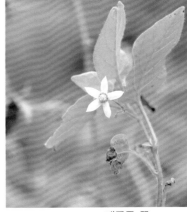

배풍등 꽃

이고 가을에 붉게 익는다. 전초를 약재로 쓴다.

채취 여름에서 가을까지 열매가 달린 지상부를 베어 햇볕에 말린다.

성미 맛은 달고 쓰며 성질은 차갑고 독성이 있다.

효능 거풍, 이습, 청열, 항종양, 항진균, 해독
-단독, 관절통, 말라리아, 수종, 임병, 정창, 황달, 습진, 대상포진의 치료

사용법 주치증에 **백모등**을 1회 5~10g씩 물 300㎖로 1/2이 되도록 달여서 뭉근하게 복용한다.

• 해열에는 **백모등** 5~10g을 물 600㎖로 1/2이 되도록 달여서 1/3씩 나누어 하루 3번 식간에 복용한다.

• 대상포진에는 **백모등**(식초에 재워 둔 것)을 환부에 붙이고 헝겊으로 가볍게 눌러준다.

• 피부병과 같은 외용에는 **백모등** 5~10g을 물 300㎖로 1/2이 되도록 달여서 그 달인 물을 환부에 바른다. 또, **백모등**을 검게 태운 재를 같은 양의 참기름으로 반죽한 것을 환부에 바르면 효과를 볼 수 있다.

• 종기와 습진에는 배풍등 생풀을 짓찧어 환부에 붙인다.

주의 구토와 현기증을 유발할 수 있으므로 한꺼번에 많이 복용하지 않도록 주의해야 한다.

배풍등 열매

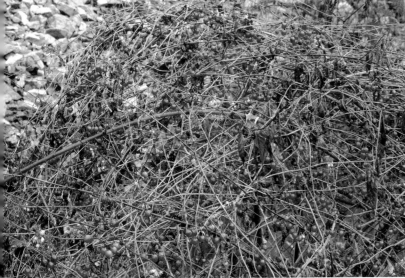

배풍등 열매

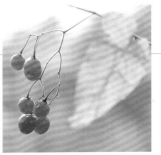

북풍이 불 때까지 달려 있는 열매

배풍등은 열매가 쉽게 떨어지지 않고 매서운 북풍(北風)이 부는 겨울까지 덩굴 같은 줄기(등; 藤)에 매달려 있으므로 북풍등(北風藤)이라는 한자명이 붙었는데 나중에 이것이 변하여 붙여진 이름이다. 또, 흰눈(설; 雪)이 쌓이는 겨울에도 배풍등에 붉은색(홍; 紅) 열매가 달려 있는 데서 설하홍(雪下紅)이라는 별명으로도 불린다.

329

통증을 멎게 하고 열기를 식혀주는 풀

가지

Solanum melongena Linné
가지과 까마중속

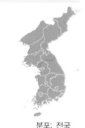

분포: 전국

한약명 **가자**(茄子)-열매,
가체(茄蒂)-열매꼭지

채취시기 1 2 3 4 5 6 7 **8** 9 **10** 11 12
열매

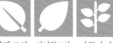
잎

달걀모양 밋밋한모양 어긋나기

꽃 열매

꽃잎5 홀꽃 원통형장과

키 60~100cm 자라는 한해살이풀. 잎은 어긋나고 달걀 모양이다. 꽃은 6~9월에 자주색으로 피고 줄기의 마디 사이에 달린다. 꽃받침과 꽃잎은 각각 5개이다. 열매는 장과이고 8~10월에 흑자색으로 익는다. 열매를 식용하고 전초를 약재로 쓴다.

채 취 여름부터 가을까지 열매를 따서 햇볕에 말린다. 열매꼭지를 따로 말리기도 한다.

가지 전초

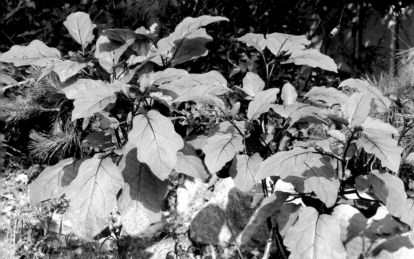

성 미 맛은 달고 성질은 서늘하다.

효 능 소종, 지통, 청열, 활혈

－열독창옹, 오장피로, 장풍하열, 피부궤양, 충치의 치료

사용법 자궁하혈, 대장하혈, 소변하혈, 토혈, 임병에는 **가체**를 1회 3.75~7.5g씩 달여서 1/3씩 나누어 하루 3번 식전에 복용한다.

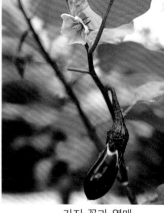
가지 꽃과 열매

• 부종에는 **가체** 10g을 물 600㎖로 1/2이 되도록 달인 물로 환부를 냉습포한다.

• 충치에는 **가체**를 까맣게 구운 후 소금을 묻혀서 아픈 이나 잇몸에 붙인다.

• 타박상, 염좌, 가벼운 화상에는 가지 생열매를 차갑게 하여 세로로 잘라 환부에 붙인다.

• 손과 발의 사마귀와 티눈에는 가지의 생가지를 갈아 나온 즙을 환부에 바르고 문지른다.

• 가지의 말린 줄기를 삶은 물에 무좀이나 동상에 걸린 손과 발을 담그면 효과를 볼 수 있다.

• 가지의 말린 뿌리를 1회 5~6g씩 달여서 인두염과 후두염에 쓴다. 하루에 2~3번씩 3~4일 복용한다.

• 가지의 말린 뿌리를 1회 5~6g씩 달이거나 가루내어 치은염에 쓴다. 하루에 2~3회 4~5일 복용한다.

• 숙취에는 가지의 말린 꽃 5g, 갈화 5g을 섞어 물 400㎖로 1/2이 되도록 달여서 복용하면 효과를 볼 수 있다.

채취한 가지 열매

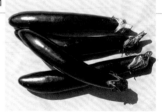

가지의 유효 성분-나스닌(nasnine)

가지의 열매 껍질에 들어 있는 나스닌은 안토시아닌(anthocyanin)계 색소로 폴리페놀(polyphenol)의 일종이다. 강한 항산화 작용을 하고 간 질환 발생의 억제 작용과 눈 피로의 완화 작용을 한다고 알려져 있다. 가지에서 나스닌을 섭취하려면 열매 껍질까지 먹을 필요가 있다. 또 나스닌은 수용성이어서 끓는 물에 녹으므로 된장국 등 국물까지 먹는 요리가 좋다.

열기를 식혀주고 해독 작용을 하는 풀

까마중
Solanum nigrum L.
가지과 까마중속

별 명 강태, 깜또라지, 먹달나무, 용안초
한약명 **용규**(龍葵)-지상부

분포: 전국

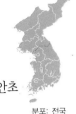

채취시기							7	8	9	10	11	

지상부

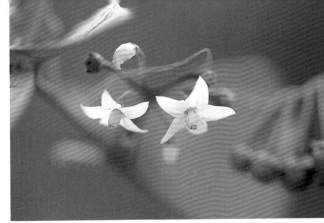
까마중 꽃

잎

 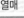
넓은달걀모양　밋밋한모양　어긋나기

꽃　　열매

꽃잎5갈래　산형화서　장과

까마중

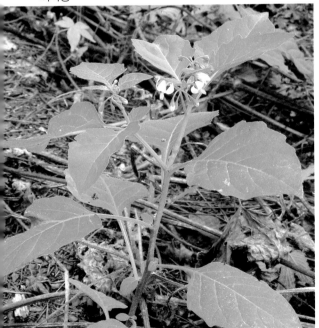

들이나 길가에서 키 20~90cm 자라는 한해살이풀. 잎은 어긋나고 달걀 모양이며 가장자리는 밋밋하다. 꽃은 5~9월에 흰색으로 피고 줄기에서 산형화서로 달린다. 열매는 둥근 장과이고 7~11월에 검은색으로 익는다. 어린 잎과 열매를 식용하고 전초를 약재로 쓴다.

채 취 여름부터 가을 사이에 지상부를 베어 햇볕에 말린다.

성 미 맛은 조금 쓰고 성질은 차다.

효 능 소종, 이뇨통림, 청열, 해독, 활혈

-급성신염, 단독, 만성기관지염, 암, 옹종, 인후염, 정창, 타박염좌, 피부소양의 치료

사용법 주치증에 **용규**를 1회 5~13g씩 물 200 ㎖로 1/2이 되도록 달여서 복용한다.

- 악성종양에는 **용규**를 1회 30g씩 달여서 1/3씩 나누어 하루 3번 복용한다. 이 처방에 사매, 백모등 등 다른 약을 섞어 쓰기도 한다.

- 인후두염에는 **용규** 15g, 대청엽 10g, 사매 10g, 황금 10g을 달여 1/3씩 나누어 하루 3번 복용한다.

- 만성기관지염에는 **용규** 30g, 길경 9g, 감초 3g을 달여 1/3씩 나누어 하루 3번 복용한다.

- 종기, 옹종, 단독에는 까마중 생물을 찧어 환부에 붙이거나 생물에 소금을 약간 첨가한 후 비벼서 나오는 즙액을 환부에 바른다. 또, **용규**를 달인 물로 환부를 씻어내도 효과를 볼 수 있다.

주 의 너무 많은 양을 쓰면 두통, 복통, 구토, 설사, 정신착란 등의 부작용이 나타날 수 있다.

까마중 열매

용의 눈

까마중은 까만 열매가 많이 열리므로 이름이 유래된 것으로 추정된다. 또 검은 색으로 윤이 나는 열매의 모양이 용의 눈알 같다고 하여 용안초(龍眼草)라는 한자 이름이 붙었다. 까마중의 열매는 단맛이 있어 예로부터 어린이들이 따 먹기도 했는데 유독 성분이 들어 있으므로 가급적 먹지 않도록 주의해야 한다.

감자

Solanum tuberosum Linné

가지과 까마중속

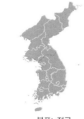

분포: 전국

별　명 마령서, 하지감자
한약명 양우(洋芋)-덩이줄기

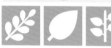
덩이줄기

잎		
깃꼴겹잎	밋밋한모양	어긋나기

꽃	열매
꽃잎5갈래	총상화서	장과

감자

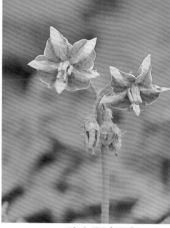
감자 꽃(자주색)

주로 농가의 밭에서 작물로 재배하고 키 60~100cm 자라는 여러해살이풀. 잎은 어긋나고 깃꼴겹잎이며 작은잎은 달걀 모양이다. 꽃은 5~6월에 엷은 자주색 또는 흰색 별 모양으로 피고 잎겨드랑이에서 나온 긴 꽃줄기끝에 모여 달리며 꽃잎은 5개이다. 열매는 둥근 장과이고 9월에 황록색으로 익는다. 덩이줄기를 식용하고 약재로도 쓴다.

채취 하지를 전후한 초여름에 덩이줄기(감자)를 캐내어 수확한다.

성미 맛은 달고 성질은 평온하다.

효능 건비, 건위, 보기, 소염, 해독

-이하선염(耳下腺炎), 타박상, 피부병, 화상, 인두염(咽頭炎)의 치료

사용법

• 화상, 타박상, 농가진에는 **양우**의 껍질을 벗기고 강판에 갈아 물기를 짜낸 후 헝겊에 두껍게 발라 환부에 붙인다. 약재가 마르면 바꾸어 준다.

• 인두염, 후두염에는 껍질을 벗긴 **양우**를 강판에 갈아서 밀가루 같은 양과 식초 약간을 섞어서 반죽하여 목에 붙인 다음 헝겊으로 싸맨다. 약재가 마르면 갈아준다.

• **양우**를 갈아서 생즙을 내어 마시면 위장이 좋아진다. 위·십이지장궤양의 치료 효과를 볼 수 있다.

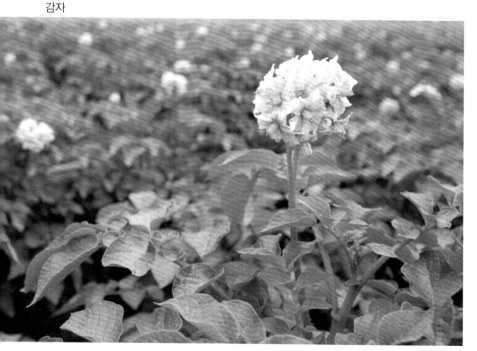

채취한 감자 덩이줄기(감자)

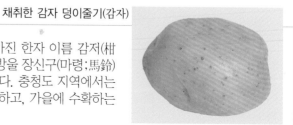

하지 때 수확하는 감자

　감자는 '단맛(감;甘)이 나는 마(저;藷)'라는 뜻을 가진 한자 이름 감저(柑藷)가 변한 것이다. 또 감자의 덩이줄기가 말에 다는 방울 장신구(마령;馬鈴)와 비슷하다고 하여 한자명이 마령서(馬鈴薯)가 되었다. 충청도 지역에서는 감자를 하지(6월 말경) 때 수확하므로 '하지감자'라 하고, 가을에 수확하는 고구마를 '감자'라고 부르기도 한다.

해독 작용을 하고 염증을 제거하는 풀

토마토
Lycopersicon esculentum Miller
가지과 토마토속

별 명 일년감
한약명 **번가**(蕃茄)-열매

분포: 전국

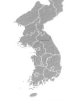

채취시기	1	2	3	4	5	6	7	8	9	10	11	12
						열매						

잎

깃꼴겹잎   톱니모양   어긋나기

꽃   **열매**

꽃잎5갈래   총상화서   장과

토마토

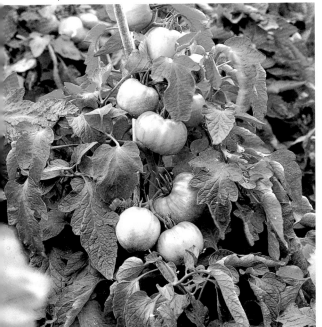

키 1m 정도 자라는 한해살이풀. 잎은 어긋나고 깃꼴겹잎이다. 꽃은 5~6월에 노란색으로 피고 마디에서 총상화서로 달린다. 열매는 장과이고 6~8월에 적색으로 익는다. 열매를 식용하고 약재로도 쓴다.

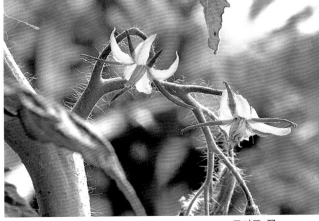

토마토 꽃

채 취 여름에 잘 익은 과일을 채취하여 그대로 쓴다.

성 미 맛은 달고 시며 성질은 조금 차다.

효 능 강혈압(降血壓), 건위소식, 보간신, 생진, 소염, 안심, 억균, 정력강화, 지갈, 해독

-각습, 간염, 간장쇠약, 고혈압, 괴혈병, 구감증, 당뇨병, 만성감기, 불면증, 식중독, 신경통, 심장병, 안질, 양기부족, 위산과소, 풍습성 피부병, 혈관경화의 치료

사용법 혈관경화, 고혈압에는 토마토 1개를 작은 조각으로 썰고, 파 5~7조각, 큰 마늘 5~7쪽, 토란 1개, 미나리 150g을 물 1ℓ정도로 1/2이 되도록 달인 물을 하루 3~5번 복용한다. 장복하면 효과를 볼 수 있다.

• 위산과소에는 매일 토마토 1~2개를 식후마다 먹거나 토마토 주스를 1컵씩 장기간 복용하면 위산을 조절하고 소화를 촉진하는 효과를 볼 수 있다.

• 심장쇠약, 가슴이 뛰고 열이 날 때, 가슴이 답답하고 부을 때, 불면증에는 매일 3차례 식후마다 토마토 주스를 1컵씩 장기간 복용하면 보조 치료의 효과를 볼 수 있다. 당뇨병에도 효과를 볼 수 있다.

주 의 위산과다, 위장이 냉한 환자는 복용하지 말아야 한다.

채취한 토마토 열매

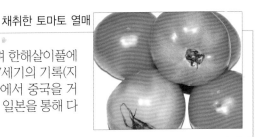

풀에서 열리는 감

토마토는 여름에 빨간 열매를 맺고 그 모양이 감을 닮았으며 한해살이풀에서 열리므로 일년감(一年柿)이라고 하는 것으로 추정된다. 17세기의 기록(지봉유설)에 토마토를 남만시(南蠻柿)라고 한 데서 동남아시아에서 중국을 거쳐 우리나라에 들어온 것을 알 수 있다. 근래에는 20세기초에 일본을 통해 다양한 품종이 들어와 전국에서 재배하게 되었다.

333

위를 튼튼하게 하고 해독 작용을 하는 풀

고추

Capsicum annuum L.
가지과 고추속

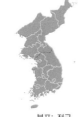
분포: 전국

별　명 개자초, 고초, 날초, 남만초,
　　　 당초, 신가, 신초
한약명 번초(蕃椒)-열매

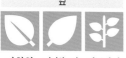
채취시기 1 2 3 4 5 **6 7 8 9 10** 11 12
　　　　　　　　　　열매

잎

피침형　밋밋한모양　어긋나기

꽃　　　　열매
꽃잎5갈래　홀꽃　원통형장과

키 60~90cm 자라는 한해살이풀. 전체에 털이 약간 난다. 잎은 어긋나고 피침형이다. 꽃은 6~8월에 흰색으로 피고 잎겨드랑이에 1송이씩 밑을 향해 달린다. 열매는 긴 원통형 장과이고 8~10월에 붉게 익는다. 잎과 열매를 식용하고 약재로도 쓴다.

채취 여름에 청고추를 따거나 가을에 붉은 고추를 따서 햇볕에 말린다.

성미 맛은 맵고 성질은 따뜻하다.

효능 건위, 항암, 해독

-각기, 구교상, 근육통, 동상, 수창, 신경통, 이질의 치료

고추 꽃

사용법 냉증, 냉복통증에 번초를 1회 8~10g씩 달여서 하루에 2~3회씩 3일 정도 복용한다.

• 원형탈모증에는 번초 10g을 잘게 썰어 약용 알코올 100㎖에 넣고 7일 정도 숙성시킨 후 환부에 바르고 마사지를 해 준다.

• 설사에는 번초 2~3개, 감주 200㎖를 달여서 하루 2~3번 복용한다.

• 어깨결림, 신경통, 근육통 등에는 고춧가루를 쌀밥과 섞어 반죽한 것을 헝겊에 발라 환부에 붙이면 효과를 볼 수 있다.

• 잘 익은 생고추를 세로로 갈라 씨를 뺀 것을 양말 안쪽에 넣고 다니면 겨울철 동상을 예방할 수 있다.

주의 고추에 들어 있는 캡사이신(capsicine) 성분은 자극성이 강하므로 많이 먹으면 위장이 헐 수도 있다.

고추

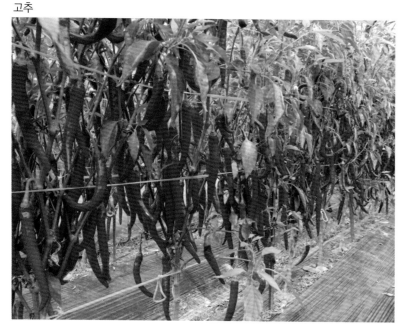

채취한 고추 열매
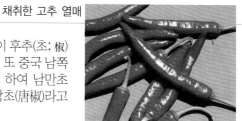

후추처럼 매운 열매

고추는 매운맛(신; 辛) 때문에 신초(辛草)라고 불렀는데 그 맛이 후추(초; 椒)처럼 매운맛이 나는 데서 고초(苦椒)라고 하다가 변한 이름이다. 또 중국 남쪽의 오랑캐 나라(남만;南蠻-동남아시아)에서 전해진 후추라고 하여 남만초(南蠻椒), 우리나라에서는 중국에서 전해진 후추라는 뜻으로 당초(唐椒)라고도 한다.

풍을 없애주고 통증을 멎게 하는 풀

독말풀

Datura stramonium var. chalybea Koch.
가지과 독말풀속

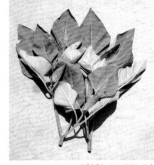

별 명 과부꽃, 네조각독말풀
한약명 **만타라**(曼陀羅)-꽃과 잎

분포: 전국

채취시기	1	2	3	4	5	6	7	8	9	10	11	12
								꽃, 잎				

잎

달걀모양   톱니모양   어긋나기

꽃   **열매**

꽃잎5갈래   홀꽃   삭과

들이나 길가에서 키 1~2m 자라는 한해살이풀. 잎은 어긋나고 달걀 모양이며 가장자리에 톱니가 있다. 꽃은 8~9월에 연한 자주색 나팔 모양으로 피고 가지 끝에 달린다. 열매는 달걀 모양 삭과이며 표면에 가시 같은 돌기가 있고 10월에 익으며 씨는 검은색이다. 꽃, 잎, 뿌리를 약재로 쓴다.

독말풀

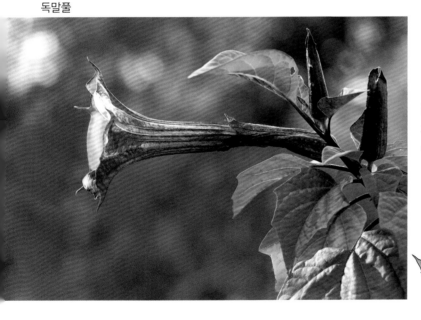

채취 여름부터 가을까지 잎은 꽃이 필 때 잎을 따서 그늘에서 말린다. 꽃은 피는 대로 곧 채취하여 그늘에서 말린다. 씨는 열매가 잘 익은 것을 골라 채취하여 햇볕에 말린다.

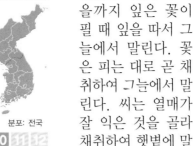

채취한 독말풀 잎

성미 강한 독성이 들어 있다.

효능 거풍, 마취, 지통, 평천

– 각기, 간장통, 경간, 고창, 류머티즘, 비통, 생리통, 위산과다, 장신경통(腸神經痛), 창양동통, 천식, 탈항, 폐로야한(肺勞夜寒), 경련, 천해(喘咳), 타박상, 풍한습비, 이질의 치료

사용법 주치증에 **만타라엽**(曼陀羅葉; 잎)을 가루 내어 1회 0.03g씩 하루 3번 복용한다.

• 탄산칼륨 1g, 염소산칼륨 4g, 질산나트륨 200g을 물 400㎖에 풀어서 **만타라엽**(말린 독말풀 잎) 600g에 뿌린 후 이 마른 잎으로 **천식담배**를 만든다. 천식에는 1회 4g씩 천식담배를 궐련으로 말아서 피운다. 이 천식담배에 제니와 회향을 섞어서 쓰기도 한다.

주의 독성이 매우 강하므로 약으로 쓸 때에는 반드시 한의사의 지시와 처방에 의해서만 써야 한다.

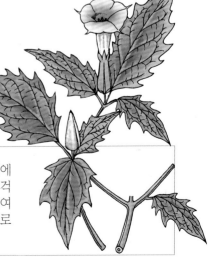

오후 늦게 피는 꽃

독말풀은 무궁화나 나팔꽃 등, 다른 식물들이 햇볕이 들기 시작하는 오전에 꽃이 피는 것과는 다르게 오후 늦게 꽃이 핀다. 이것이 게으름을 피워도 살림 걱정이 없으므로 아침 늦게 일어나는 과부를 빗대어 '과부꽃' 이라는 별명이 붙여졌다. 남편이 독말풀을 먹고 죽어 과부가 되었다는 설화에서 유래된 이름으로도 추정된다.

통증과 기침을 멎게 하는 풀

흰독말풀

Datura metel L.
가지과 독말풀속

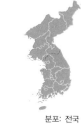
분포: 전국

별　명 만타라화
한약명 **양금화**(洋金花)-꽃,
　　　 만타라자(曼陀羅子)-씨

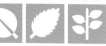

잎
넓은달걀모양　톱니모양　어긋나기

꽃　　**열매**
꽃잎5갈래　홑꽃　삭과

들에서 키 1~2m 자라는 한해살이풀. 잎은 어긋나거나 마주나며 넓은 달걀 모양이다. 꽃은 6~7월에 흰색으로 피고 잎겨드랑이에 1송이씩 달리며 화관은 깔때기 모양이다. 열매는 둥근 삭과이고 가시 모양의 돌기가 밀생한다. 꽃과 씨를 약재로 쓴다.

채취 여름에 꽃이 필 때 꽃을 채취하여 바람이 잘 통하는 그늘에서 말린다. 씨는 가을에 여문 씨를 채취하여 햇볕에 말린다.

성미 맛은 맵고 성질은 따뜻하다.

효능 거풍, 지통(止痛), 지해평천(止咳平喘), 진경지축(鎭痙止搐)

- 양금화: 기관지천식, 만경풍, 만성기관지염, 사지마비동통, 심복냉통, 전간(癲癇), 천식, 타박상, 해수의 치료

- 만타라자: 경련발작, 어혈통증, 천식, 풍한습 사지마비, 해수의 치료

사용법 해수, 천식, 기관지천식, 만성기관지염에는 **양금화**를 1회 0.3~09g씩 달여서 하루에 2~3번 쓴다.

주의 독성이 매우 강하므로 반드시 한의사의 지시와 처방에 의해서만 약으로 써야 한다.

흰독말풀

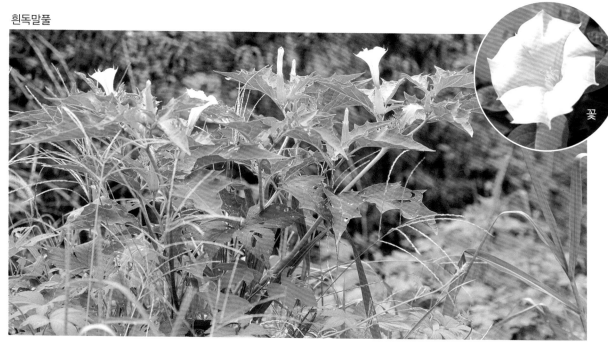

꽃

채취한 흰독말풀 열매

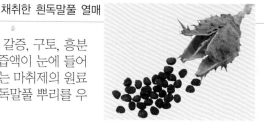

위험한 약초

흰독말풀에는 tropanealkaloid가 들어 있어 잘못 먹으면 갈증, 구토, 흥분 상태 등을 일으키고 심하면 사망에 이르게 된다. 또, 이의 즙액이 눈에 들어가면 동공이 확장되는데 심하면 실명할 수도 있다. 잎과 씨는 마취제의 원료로 쓰이는데 민간에서 약재로 쓰는 것은 매우 위험하다. 흰독말풀 뿌리를 우엉 뿌리로 잘못 알고 먹는 경우도 있다고 한다.

열기를 식혀주고 종기를 가라앉게 하는 풀

현삼

Scrophularia buergeriana Miq.
현삼과 현삼속

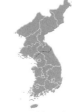

한약명 **현삼**(玄蔘)-뿌리줄기

분포: 전국

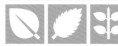
채취시기 1 2 3 4 5 6 7 8 **9 10 11** 12
　　　　　　　　　　　　　　　뿌리줄기

잎
긴달걀모양　톱니모양　마주나기

꽃　　　　**열매**
입술모양　원추화서　삭과

키 80~150cm 자라는 여러해살이풀. 잎은 마주나고 긴 달걀 모양. 꽃은 8~9월에 황록색으로 피고 줄기 끝에 원추화서로 달린다. 열매는 달걀 모양 삭과이고 9~10월에 익는다. 뿌리줄기를 약재로 쓴다.

채취 가을에 뿌리줄기를 캐어 줄기와 잔뿌리를 제거하고 물에 씻어 햇볕에 말린다.

현삼

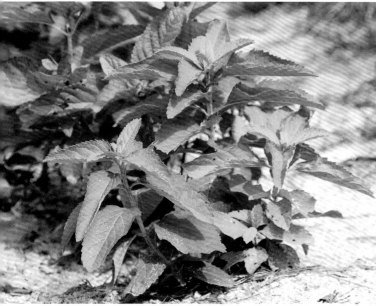

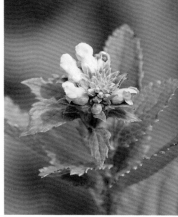

현삼 꽃

성미 맛은 달고 쓰며 성질은 차다.

효능 소종, 양음(養陰), 자음(滋陰), 지번(止煩), 청열, 해독

－고혈압, 기관지염, 변비, 종기, 식은땀, 연주창, 인후염, 임파선염, 토혈, 편도선염의 치료

사용법 주치증에 **현삼**을 1회 4~7g씩 물 200㎖로 달이거나 가루내어 복용한다. 하루 6~12g 쓴다.

• **현삼** · 서각 · 생지황 · 죽엽 · 단삼 · 맥문동 · 금은화 · 연교 · 선황련 각각 8g을 섞어 열이 나고 가슴이 답답하며, 갈증이 나고 때때로 헛소리할 때 쓴다. 달여서 1/3씩 나누어 하루 3번 복용한다.

• **현삼** · 천패모 · 방풍 · 천화분 · 황백(덖은 것) · 백복령 · 백지 · 만형자 · 천마 · 반하(법제한 것) 각각 4g, 감초 2g, 생강 3쪽을 섞어 만든 **현삼패모탕**(玄蔘貝母湯)은 담화(痰火)로 인해 귀에서 열감이 나고 연한 고름이 나오며 가려울 때, 중이염에 쓸 수 있다. 물에 달여서 식후에 복용한다.

• **현삼** 12g, 승마 12g, 감초 12g을 섞어 만든 **현삼승마탕**(玄蔘升麻湯)은 상한으로 반진이 돋으면서 번조해하고 헛소리를 하며 목이 붓고 아플 때 쓴다. 물에 달여서 복용한다.

• 종기, 연주창 등에는 현삼 생뿌리를 짓찧어 환부에 붙인다.

주의 설사하는 환자에게는 현삼을 쓰지 않는다.

채취한 현삼 뿌리줄기

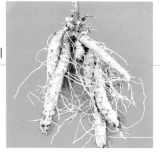

검은색 삼

현삼은 땅속에 길이 5~10cm · 지름 2~3cm 되는 길쭉하고 살찐 뿌리줄기가 여러 개 달린다. 특이하고 역한 냄새가 나는 이 뿌리줄기를 약재로 쓰는데 겉은 다른 약초와 같이 황갈색이지만 속살은 검은색을 띤다. 그러므로 '검은색(玄; 현)의 삼(蔘)'이라는 뜻으로 이름이 지어졌다.

통증을 없애주고 해독 작용을 하는 풀

냉초

Veronicastrum sibiricum (L.) Pennell
현삼과 냉초속

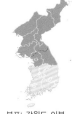

별　명 숨위나물, 좁은잎냉초, 털냉초
한약명 **참룡검**(斬龍劍)-뿌리줄기

분포: 강원도 이북

채취시기	1	2	3	4	5	6	7	8	9	10	11	12

뿌리줄기

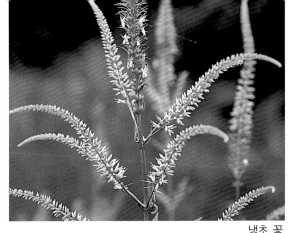

냉초 꽃

잎

피침형　잔톱니모양　돌려나기

꽃　　　열매

통모양　총상화서　삭과

냉초

산지의 습한 숲에서 키 50~90cm 자라는 여러해살이풀. 잎은 층을 이루며 돌려나고 타원형이다. 꽃은 7~8월에 홍자색으로 피고 줄기 끝에 총상화서로 달린다. 열매는 뾰족한 달걀 모양 삭과이고 9~10월에 익는다. 어린순은 식용하고 뿌리줄기를 약재로 쓴다.

채취 여름에 꽃이 필 때 뿌리줄기를 채취하여 햇볕에 말린다.

성미 맛은 조금 쓰고 성질은 차다.

효능 거풍, 소염, 이뇨, 제습, 지통, 진통, 해독, 해열, 화담(化痰)

－난청, 감기, 근육통, 독사교상, 독충자상, 방광염, 절상출혈, 폐결핵해수, 풍습요슬통의 치료

사용법 주치증에 **참룡검** 10~15g씩 물 400㎖로 1/3이 되도록 천천히 달여서 1/3씩 나누어 하루 3번 식간에 복용한다.

• 난청 증세에 **참룡검**을 1회 4~6g씩 달여서 하루 2~3회씩 1주일 정도 복용한다.

• 근육통, 독사교상, 독충자상에는 냉초 생품을 찧어 환부에 붙인다.

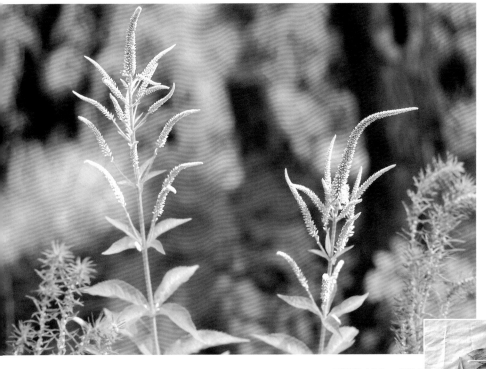

채취한 냉초 지상부

산나물 요리

이른 봄에 냉초의 어린순을 채취하여 나물로 먹는다. 채취한 어린순은 생으로 된장에 찍어 먹는다. 또, 약간 쓴맛이 있으므로 끓는 물에 데친 후 잠시 찬물에 담가 우려낸 다음 나물 무침을 한다.

열기를 식혀주고 갈증을 풀어주는 풀

지황

Rehmannia glutinosa (Gaertn.) Libosch. ex Steud.
현삼과 지황속

별 명 하, 기, 지수
한약명 생지황(生地黃)-뿌리

분포: 전국

잎		
긴타원형	톱니모양	어긋나기

꽃	열매
종모양	삭과
	총상화서

키 30cm 정도 자라는 여러해살이풀. 뿌리잎은 모여나고 잎은 어긋나며 긴 타원형이다. 꽃은 6~7월에 연홍색으로 피고 줄기 끝에 총상화서로 달린다. 열매는 긴 타원형 삭과이다. 전초를 약재로 쓴다.

채취 늦가을에 뿌리를 캐내어 잔뿌리와 잡질

지황

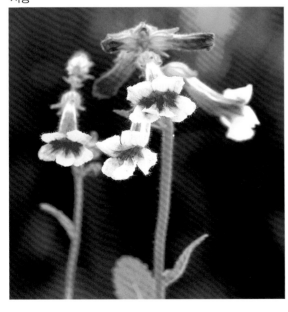

을 제거한 후 모래에 묻어 보관하거나(생지황), 햇볕에 말리거나(건지황), 술 등에 넣고 쪄서 말린다(숙지황).

성미 생지황: 맛은 달고 쓰며 성질은 차다.
건지황: 맛은 달고 성질은 차다.
숙지황: 맛은 달고 성질은 약간 온화하다.

효능 생진, 양혈(凉血), 지갈, 청열, 부혈, 자음(滋陰)

– 대열번갈, 반진, 변비, 설강(舌絳), 소갈, 온병상음(溫病傷陰), 신혼(神昏), 비출혈, 토혈, 해수출혈, 허로골증, 혈붕, 생리불순, 음허발열, 태동불안, 요슬위약, 유정, 음허혈소, 이농의 치료

사용법 생지황 16g, 현삼 9g, 맥문동 9g을 섞어 진액 부족으로 오는 변비에 쓴다. 달여서 1/3씩 나누어 하루 3번 복용한다.

• 생지황 22g, 적작약 16g, 서각 8g, 목단피 8g을 섞어 만든 서각지황탕(犀角地黃湯)은 주로 비출혈, 토혈, 혈소판 감소성 자반병, 혈우병 등에 쓴다. 달여서 1/3씩 나누어 하루 3번 복용한다.

• 생지황 66g, 숙지황 · 천문동 · 오미자 · 과루인 · 당귀 · 천화분 각각 9g, 마자인 8g, 감초 4g을 섞어 소갈병(당뇨병)에 쓴다. 달여서 1/3씩 나누어 하루 3번 복용한다.

• 숙지황 30, 산약 15, 산수유 15, 택사 11, 목단피 11, 복령 11을 섞어 만든 육미지황환(六味地黃丸)은 신음허증, 허약자, 만성 신장염, 폐결핵, 당뇨병, 신경쇠약 등에 쓴다. 1회 8~10g씩 하루 3번 복용한다.

• 건지황 20g, 맥문동 12g, 양유근 10g 아교 9g, 은시호 10g을 섞어 골증열에 쓴다. 달여서 1/3씩 나누어 하루 3번 복용한다.

주의 비위가 허한한 데는 쓰지 않는다. 지황은 패모와 배합 금기이다(상오).

건지황(약재)

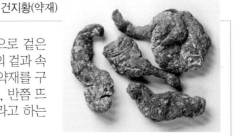

지황 · 인황 · 천황

지황의 뿌리는 길이 10~20cm, 지름 1~4cm의 원기둥 모양으로 겉은 황적색이고 단면은 연한 황백색이며 방사상의 무늬가 있다. 뿌리의 겉과 속이 모두 노란빛이어서 이름에 황(黃)자를 붙인 것으로 추정된다. 약재를 구분할 때 지황의 생뿌리를 물에 담가서 물에 뜨는 것을 천황(天黃), 반쯤 뜨는 것을 인황(人黃), 바닥에 완전히 가라앉는 것을 지황(地黃)이라고 하는데, 지황이 가장 귀하고 좋은 것이라고 한다.

심장의 근력을 강화시키고 이뇨 작용을 하는 풀

디기탈리스

Digitalis purpurea Linné
현삼과 디기탈리스속

별 명 디기타리스풀
한약명 **양지황**(洋地黃)-잎

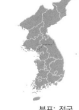
분포: 전국

채취시기 1 2 3 4 5 6 **7** 8 9 **10** 11 12
잎

잎

달걀모양   물결모양   어긋나기

꽃   열매

종모양   이삭모양   삭과

키 1m 정도 자라는 여러해살이풀. 잎은 어긋나고 달걀 모양이며 가장자리는 물결 모양이다. 꽃은 7~8월에 홍자색 또는 흰색으로 피고 줄기 끝에 이삭처럼 달린다. 열매는 삭과이다. 잎을 약재로 쓴다.

채 취 여름부터 가을까지 잎을 채취하여 햇볕에 말린다.

성 미 독성이 들어 있다.

효 능 이뇨, 강심

－심기능부전, 만성 판막증, 부종의 치료

사용법 **주 의** 디기탈리스의 잎에 들어 있는 digi-toxin 성분은 심장의 근력을 강화시키는 작용과 이뇨 작용을 하는 효능이 있어 심장 질환의 치료약을 만드는 데 중요한 약재이다. **양지황**은 가루약, 탕약, 주사약 등으로 쓰이지만 구토, 이질, 부정맥, 발진 등의 부작용이 심해 전문가 이외의 사용은 엄격히 금하고 있다. 캄프리 (*Symphytum officinale* Linné)와 비슷하여 잘못 알고 먹으면 사망에 이르기도 한다. 약재로 쓰려면 반드시 의사의 처방에 따라야 한다.

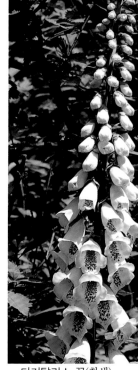

디기탈리스 꽃(흰색)

디기탈리스

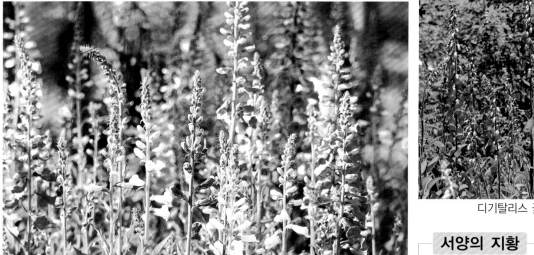

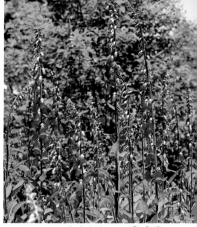

디기탈리스 꽃(홍자색)

서양의 지황

디기탈리스는 꽃이 지황처럼 종 모양이고 디기탈리스의 잎 표면에 주름이 있는 것이 주름이 많은 지황의 잎과 비슷하다고 하여 '서양(西洋)에서 들어온 지황(地黃)'이라는 뜻으로 한약명을 양지황(洋地黃)이라고 한다.

개오동

해독 작용을 하고 열기를 식혀주는 나무

개오동

Catalpa ovata G. Don
능소화과 개오동나무속

분포: 전국

별 명 노나무, 대각두, 추수, 향오동
한약명 재백피(梓白皮)-뿌리껍질과 줄기껍질,
　　　 재실(梓實)-열매

채취시기	1	2	3	4	5	6	7	8	9	10	11	12

뿌리껍질, 줄기껍질: 10~다음해 3월　　열매: 10~11월

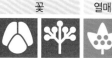

잎		
넓은달걀모양	밋밋한모양	마주나기

꽃	열매
입술모양	원추화서
	삭과

개오동

높이 10~20m 자라는 갈잎큰키나무. 잎은 마주나고 넓은 달걀 모양이다. 꽃은 6~7월에 황백색으로 피고 가지 끝에 모여 달린다. 꽃잎에 황색 선과 자주색 점이 있다. 열매는 긴 선 모양 삭과이고 10월에 암

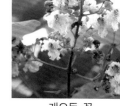

개오동 꽃

갈색으로 익으며 씨는 갈색이다. 열매, 뿌리껍질과 줄기껍질을 약재로 쓴다.

• 꽃개오동(*C. bignonioides* Walter)을 대용으로 쓸 수 있다.

채취 열매는 가을에 따서 햇볕에 말린다. 뿌리껍질과 줄기껍질은 가을부터 이른 봄 사이에 채취하여 잘게 썬 후 햇볕에 말린다.

성미 맛은 쓰고 성질은 차다.

효능 살충, 청열, 해독

- 두통, 각기, 반위(反胃), 버짐, 소아발열, 옴, 창개, 피부소양, 황달, 단백뇨, 만성신염, 부종의 치료

사용법 주치증에 **재실** 10~15g을 달여서 1/3씩 나누어 하루 3번 복용한다.

• 감기로 인한 고열에는 **재백피**를 하루에 10g 정도씩 달여서 복용한다.

• 신장염, 각기, 부종에는 **재실**을 하루에 10~15g씩 달여서 복용하면 효과가 있다.

• 신염에는 **재실** 10~20g을 물 600㎖로 1/2이 되도록 달여서 1/3씩 나누어 하루 3번 식간에 복용한다.

• 종기, 피부소양증에는 **재백피** 달인 물을 헝겊에 적셔서 환부를 냉습포한다.

• 무좀에는 개오동의 생잎을 찧어서 나오는 즙액을 환부에 바르면 효과를 볼 수 있다.

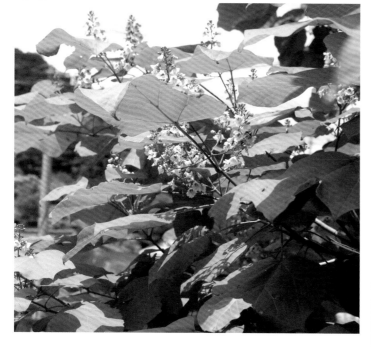

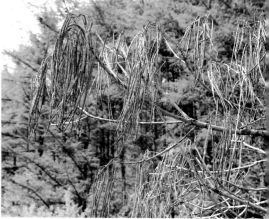

길게 늘어지는 개오동 열매

오동나무를 닮은 나무

　개오동의 잎과 꽃의 모양이 오동나무를 닮았고 나무에서 풍기는 향기도 오동나무와 비슷하지만 진짜 오동나무는 아니라고 하여 이름에 '개' 자가 붙었다. 또, 개오동의 열매가 노끈처럼 길다고 하여 노나무라고도 부른다.

열기를 식혀주고 혈액순환을 활성화시키는 풀

쥐꼬리망초

Justicia procumbens Linné
쥐꼬리망초과 쥐꼬리망초속

별 명 서미홍
한약명 **작상**(爵床)-지상부

분포: 경기도 이남

채취시기	1	2	3	4	5	6	7	8	9	10	11	12
							지상부					

잎

달걀모양　밋밋한모양　마주나기

꽃　　**열매**

입술모양　수상화서　삭과

쥐꼬리망초

산기슭이나 밭둑에서 키 30cm 정도 자라는 한해살이풀. 전체에 짧은 털이 있다. 잎은 마주나고 양끝이 뾰족한 달걀 모양이며 가장자리는 밋밋하다. 꽃은 7~9월에 연한 자홍색으로 피고 줄기나 가지

끝에 이삭화서로 달리며 꽃잎에 붉은 반점이 있다. 열매는 긴 타원형 삭과이고 10월에 익는다. 전초를 약재로 쓴다.

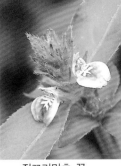

쥐꼬리망초 꽃

채 취 여름에 지상부를 채취하여 잡질을 제거하고 햇볕에 말린다.

성 미 맛은 맵고 짜며 성질은 차다.

효 능 소체(消滯), 이습, 지통, 청열, 해독, 활혈

–감기발열, 근골동통, 말라리아, 세균성 설사, 소아감적, 신염부종, 신우신염, 영양불량 빈혈증, 옹저정창, 이질, 인후통, 종기, 타박상, 해수, 황달, 류머티즘, 통풍의 치료

사용법 감기로 인한 고열과 가래, 목구멍의 통증에는 **작상** 5~15g을 물 400㎖로 1/2이 되도록 달여서 1/3씩 나누어 따뜻하게 해서 하루 3번 복용한다.

• 요통, 근육통, 신경통, 류머티즘, 통풍에는 **작상**을 2웅큼 정도 천주머니에 넣어서 물에 삶아 그 삶은 물과 천주머니를 욕탕에 넣고 목욕을 하면 효과를 볼 수 있다.

• 어혈에는 **작상**을 달인 물을 환부에 바르면 통증이 가시고 부기가 가시는 효과를 볼 수 있다.

• 요배산통에는 쥐꼬리망초의 생풀에 소금을 약간 넣고 짓찧어 환부에 바른다.

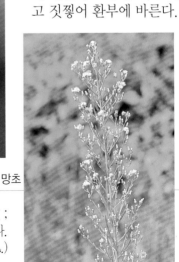

망초

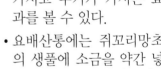

쥐꼬리만큼 작은 꽃이삭

쥐꼬리망초의 꽃이삭이 작은 쥐의 꼬리(鼠尾 ; 서미)처럼 작고 붉은색(紅 ; 홍) 꽃아 피므로 서미홍(鼠尾紅)이라는 한자 이름이 생긴 것으로 추정된다. 여기에 쥐꼬리망초의 꽃이 피기 전의 모습이 망초(*Conyza canadensis* (L.) Cronquist)의 어린 싹과 비슷하여 이름이 유래된 것으로 추정된다.

간과 콩팥을 보하고 해독 작용을 하는 풀

참깨

Sesamum indicum L.
참깨과 참깨속

별 명 거승, 방경초, 지마, 호마, 흑임자
한약명 흑지마(黑芝麻)-검은깨 씨,
　　　백지마(白脂麻)-참깨 씨

분포: 전국

채취시기 | 1 | 2 | 3 | 4 | 5 | 6 | 7 | 8 | **9** | **10** | 11 | 12
씨

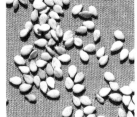
참깨 씨

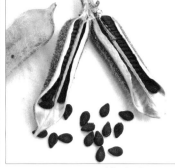
검은깨 씨

잎

긴타원형　밋밋한모양　마주나기

꽃　　　열매

입술모양　홑꽃　삭과

키 1m 정도 자라는 한해살이풀. 잎은 마주나고 긴 타원형이다. 꽃은 7~8월에 연한 자줏빛으로 피고 잎겨드랑이에 달린다. 열매는 삭과이고 9~10월에 익는다. 씨를 식용하고 지상부를 약재로 쓴다.

참깨

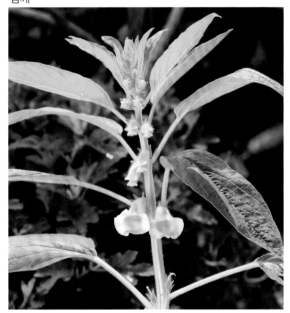

채취 가을에 씨가 여물 때 전초를 베어 햇볕에 말린 후 씨를 털고 잡질을 없앤다.

성미 맛은 달고 성질은 평온하다.

효능 보간신, 윤오장, 항염, 해독, 활장

－간신부족, 대변조결, 병후허리(病後噓贏), 옹양, 유소, 풍비, 허풍현훈(虛風眩暈), 조백발증, 변비, 소아두창의 치료

사용법 머리를 들면 눈이 어두워지는 두운(頭暈)에는 **흑지마** 75g, 용안육 75g을 물 600㎖로 1/2이 되도록 달여서 1/3씩 나누어 하루에 3번 식사 때 복용한다.

• **흑지마** · 도인 · 행인 · 백자인 · 해송자 같은 양을 섞어 가루내어 몸이 허약한 사람의 변비에 쓴다. 1회 8~10g씩 복용한다.

• 변비에는 볶은 **흑지마** 가루 1~2찻숟가락에 달걀 1개를 섞고 끓는 물에 넣어 반숙 상태가 된 것을 복용한다.

• **백지마** 6, 소금 4의 비율로 깨소금을 만들어 현미밥이나 생야채에 뿌려 먹으면 강장 효과가 있고, 노쇠하여 연약한 사람에게 좋은 건강식이 된다.

• 화상, 악성종기에는 참깨로 짜낸 참기름을 환부에 바르면 효과를 볼 수 있다.

참깨 꽃

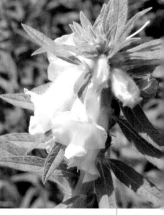

참깨, 검은깨, 들깨

　깨는 참깨와 들깨로 나누며 참깨는 다시 참깨(백지마)와 검은깨(흑지마)로 구분한다. 들깨는 꿀풀과 식물로 7~8월에 흰색 통 모양의 작은 꽃들이 모여 달리고 씨는 그물 무늬가 있는 회갈색 공 모양이다. 참깨는 연한 자줏빛을 띤 흰색 종 모양의 꽃이 달리며 씨는 납작한 염통 모양인데 씨껍질이 흰색인 것을 참깨, 검은색인 것을 검은깨라고 한다. 모두 씨를 약재로 쓰는데 검은깨의 약효가 가장 좋고 들깨, 참깨순이다.

몸을 튼튼하게 하고 해독 작용을 하는 풀

야고
Aeginetia indica L.
열당과 야고속

분포: 한라산 남쪽

별 명 담배대더부살이, 자기생,
사탕수수겨우살이
한약명 **야고**(野菰)-전초

채취시기 1 2 3 4 5 6 7 8 **9** **10** 11 12
전초

잎

비늘잎 밋밋한모양 어긋나기

꽃 / 열매

꽃잎5갈래 홀꽃 삭과

주로 억새밭에서 키 10~20cm 자라는 한해살이더부살이풀. 줄기는 거의 없고 여러 개의 적갈색 비늘잎이 어긋난다. 꽃은 9월에 연한 홍자색으로 피고 꽃자루 끝에 1송이씩 옆을 향해 달리며, 화관은 통모양이고 가장자리는 얕게 5갈래로 갈라지며 꽃받침은 배 모양이다. 열매는 둥근 달걀 모양 삭과이고 10월에 익으며 씨가 많다. 전초를 약재로 쓴다.

채취 가을에 전초를 채취하여 햇볕에 말린다.

효능 자양강장, 점활(粘滑), 해독

-인후종통, 요로감염, 골수염, 정창(疔瘡), 변비의 치료

사용법 주치증에 **야고**를 1회 15~25g씩 물 400㎖로 1/3이 되도록 달여서 하루 2~3번 나누어 복용한다. 이 달인 물을 계속 복용하면 강장 효과를 볼 수 있다.

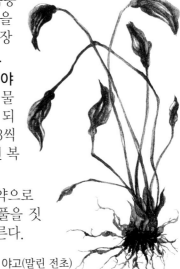

- 인후종통에는 **야고** 10~20g을 물 600㎖로 1/2이 되도록 달여서 1/3씩 나누어 하루 3번 복용한다.

- 정창 등에 외용약으로 쓰려면 야고 생물을 짓찧어 환부에 바른다.

야고(말린 전초)

억새의 양분을 빼앗는 더부살이풀

야고는 땅에서 스스로 양분을 흡수하지 않고 다른 식물의 뿌리에 기생하면서 양분을 빼앗으며 자란다. 그러므로 한 식물에 야고가 너무 많이 붙으면 그 식물이 말라죽는 경우도 있다. 야고는 주로 억새에 기생하며 양하와 사탕수수의 뿌리에도 기생하여 사탕수수겨우살이라는 별명도 있다. '새삼', '실새삼'도 다른 식물에 기생하며 자라는 더부살이식물이다.

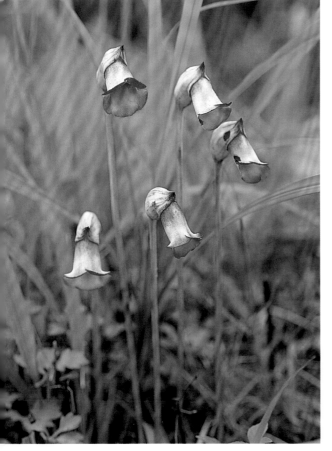
야고

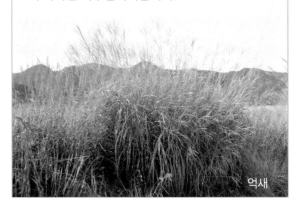
억새

오리나무더부살이

콩팥을 보하고 양기를 북돋우는 풀

Boschniakia rossica (Cham. et Schlecht.) Fedtsch. et Flerov
열당과 오리나무더부살이속

별 명 불로초
한약명 **육종용**(肉蓯蓉) · **초종용**(草蓯蓉)–전초

분포: 백두산 지역

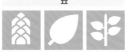

채취시기 | 1 | 2 | 3 | 4 | 5 | 6 | **7** | **8** | 9 | 10 | 11 | 12
전초

잎		
비늘잎	밋밋한모양	어긋나기

꽃	열매
특이모양	수상화서	삭과

고산지대에서 두메오리나무의 뿌리에 기생하며 키 15~30cm 자라는 한해살이더부살이풀. 삼각형 비늘잎이 밀생하여 껍질을 이룬다. 꽃은 7~8월에 암자색으로 피고 원줄기 끝에 수상화서로 달린다. 꽃받침은 5갈래로 갈라지고 열매는 삭과이며 전초를 약재로 쓴다.

채취 여름에 꽃이 필 때 전초를 채취하여 바람이 잘 통하는 그늘에서 말린다.

성미 맛은 달고 성질은 차다.

효능 보신(補腎), 자양, 윤장, 지혈

– 변비, 신장염, 유정, 양위, 조루, 불임, 요슬산통, 방광염, 방광출혈의 치료

사용법 주치증에 **육종용** 6~10g을 물 300㎖로 1/3이 되도록 달여서 1/3씩 나누어 하루 3번 복용한다.

• 오리나무더부살이의 생뿌리를 술에 담가 복용하면 자양, 강장의 효과를 볼 수 있다. 이 술을 불로주(不老酒)라고 한다.

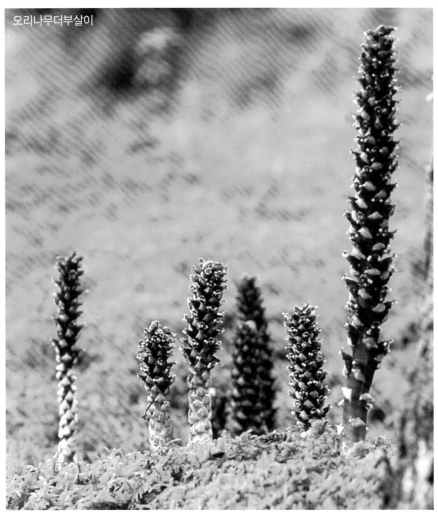

오리나무더부살이

주로 콩과 식물의 줄기에 붙어 기생하는 새삼

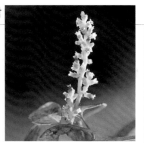

기생 뿌리

다른 식물에 붙어 기생하는 더부살이 식물들의 뿌리를 기생 뿌리(기생근; 寄生根)라고 한다. 더부살이 식물들은 이 기생 뿌리로 자신의 체부와 물관부를 숙주의 체부와 물관부에 결합하여 수분과 양분을 얻는다. 새삼이나 겨우살이 등은 숙주 식물의 줄기에 기생 뿌리를 내려서 양분을 얻고, 초종용이나 오리나무더부살이 등은 숙주 식물의 뿌리에 기생 뿌리를 박는다. 기생 뿌리에는 보통 뿌리에서 보이는 뿌리의 끝을 보호하는 조직인 뿌리골무가 없다.

해독 작용을 하고 벌레에 물린 상처를 치료하는 풀

파리풀

Phryma leptostachya var. *asiatica* H. Hara
파리풀과 파리풀속

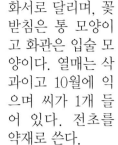

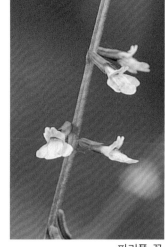

분포: 전국

별 명 꼬리창풀, 승독초, 약풀
한약명 **노파자침전**(老婆子針錢)-뿌리

채취시기

1	2	3	4	5	6	7	8	9	10	11	12
					뿌리						

잎

타원형

톱니모양

마주나기

꽃

입술모양

이삭모양

열매

삭과

산과 들의 풀밭에서 키 50~70cm 자라는 여러해살이풀. 전체에 잔털이 난다. 잎은 마주나고 타원형이며 가장자리에 톱니가 있고 잎자루가 길다. 꽃은 7~9월 자색으로 피고 원줄기 끝과 가지 끝에 수상화서로 달리며, 꽃받침은 통 모양이고 화관은 입술 모양이다. 열매는 삭과이고 10월에 익으며 씨가 1개 들어 있다. 전초를 약재로 쓴다.

채 취 여름부터 가을까지 뿌리를 채취하여 햇볕에 말린다.

성 미 맛은 쓰고 성질은 서늘하다.

효 능 살충, 해독

-악창, 옴, 종기, 창독감염, 충교상의 치료

사용법 종기의 독기를 제거할 때에는 **노파자침전**을 1회 1~2g씩 물 200㎖로 1/2이 되도록 달여서 복용한다.

• 부스럼, 벌레에 물렸을 때에는 **노파자침전** 20g을 물 400㎖로 1/2이 되도록 달인 물로 환부를 씻는다.

• 옴이나 벌레에 물려 생긴 부스럼에는 파리풀의 생풀을 찧어 환부에 붙이거나 **노파자침전**을 가루내어 기름에 개어서 환부에 바른다.

파리풀 꽃

파리풀

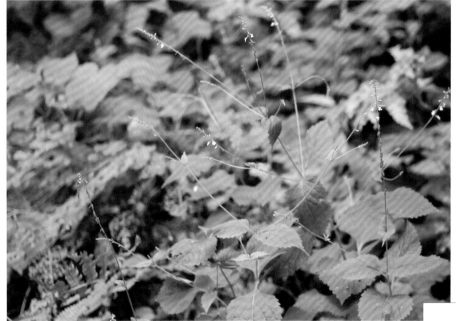

채취한 파리풀 뿌리

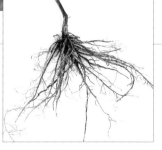

파리를 잡는 풀

파리풀에 들어 있는 leptostachyol 성분은 살충 작용이 강하다고 알려져 있다. 그러므로 파리풀의 생뿌리를 찧어 나온 즙액을 종이에 흡수시키고 이 종이를 바닥에 놓아 두거나, 파리풀 생풀을 잘게 잘라서 쌀밥과 버무려 종이에 두껍게 발라 두면 파리가 모여들어 즙액을 빨아먹다 죽는다. 이렇게 예로부터 '파리 잡는 약'으로 써왔기 때문에 파리풀이라는 이름이 유래되었다.

풍을 없애주고 혈액순환을 원활하게 해주는 나무

딱총나무

Sambucus williamsii var. *coreana* (Nakai) Nakai
인동과 딱총나무속

분포: 전국

별　명 개똥나무, 말채나물, 지렁쿠나무
한약명 **접골목**(接骨木)-가지

채취시기	1	2	3	4	5	6	7	8	9	10	11	12
가지												

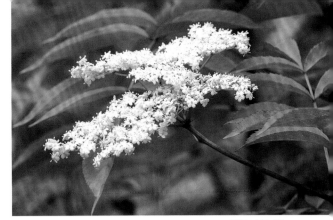

딱총나무 꽃

잎

깃꼴겹잎　톱니모양　마주나기

꽃　　열매

꽃잎5갈래　원추화서　둥근핵과

산지에서 높이 3m 정도 자라는 갈잎떨기나무. 잎은 마주나고 깃꼴겹잎이며 가장자리에 예리한 톱니가 있다. 꽃은 암수한그루로 5~6월에 황백색으로 피고 촘촘히 모여 원추화서를 이룬다. 열매는 둥근

핵과이고 9~10월에 검은 홍색으로 익는다. 어린순은 식용하고 가지를 약재로 쓴다.

채 취 필요할 때 수시로 가지를 채취하여 껍질째 햇볕에 말린다.

성 미 맛은 달고 쓰며 성질은 평온하다.

효 능 거풍, 소염, 이뇨, 이습, 지통, 활혈

- 각기, 골절, 관절염, 류머티즘성 근골동통, 산후빈혈, 수종, 신장염, 요통, 은진, 주마진, 창상출혈, 타박종통, 풍양의 치료

사용법 주치증에 **접골목**을 1회 4~6g씩 물 200㎖로 달이거나 가루내어 복용한다.

- 부증에는 **접골목** 10g을 물 600㎖로 1/2이 되도록 달여서 그 달인 물을 1/3씩 나누어 하루 3번 복용한다.

- 타박상, 염좌에는 **접골목** 20g을 물 600㎖로 1/2이 되도록 달여서 이 달인 물을 차게 하여 헝겊에 적셔서 환부를 냉습포한다.

- 땀띠, 옻독, 습진, 신경통에는 **접골목** 300g을 천주머니에 넣어 입욕제로 욕탕에 담그고 목욕하면 효과를 볼 수 있다.

- 딱총나무 열매는 술을 담가 마시면 피로회복과 감기, 신경통의 치료 효과가 있다. 또 타박상이나 골절의 고통을 덜어주므로 병후회복에도 도움이 된다.

딱총나무

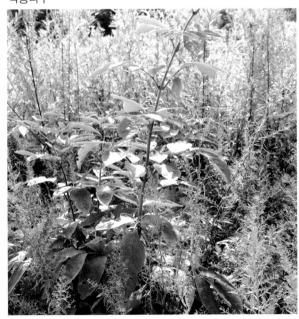

채취한 딱총나무 가지

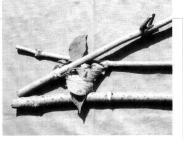

딱총을 만드는 나무

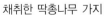

딱총나무의 가지는 정초와 보름의 민속놀이로 아이들이 딱총을 만드는 재료로 쓰는 데서 이름이 유래되었다. 딱총은 딱총나무의 가지를 잘라 가운데 속심을 빼내 속을 비운 후 종이를 씹어서 총알을 만들어 그 구멍에 넣고 쏜다. 그리하면 "딱" 하고 요란한 소리를 내면서 총알이 나가므로 딱총이라고 한 것이다. 또, 속명 sambucus는 이 나무로 고대 그리스 전통 악기인 삼부카(sambuca)라는 악기를 만든 데서 유래되었다.

열을 내리게 하고 염증과 종기를 없애주는 풀

인동덩굴

Lonicera japonica Thunberg

인동과 인동덩굴속

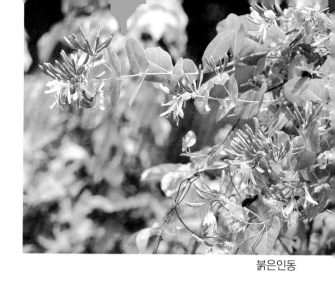

붉은인동

별 명	겨우살이덩굴, 금차고, 노사등, 밀보등, 좌전등, 통령초
한약명	**금은화**(金銀花)-꽃, **인동등**(忍冬藤)-잎과 줄기

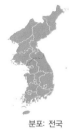

분포: 전국

채취시기	1	2	3	4	5	6	7	8	9	10	11	12
						꽃			잎, 줄기			

잎

긴타원형　밋밋한모양　어긋나기

꽃　　**열매**

입술모양　2송이씩　　장과

산과 들의 양지바른 곳에서 길이 5m 정도 자라는 반늘푸른덩굴나무. 줄기는 길게 벋어 오른쪽으로 다른 물체를 감으면서 올라간다. 잎은 마주나고 긴 타원형이다. 꽃은 6~7월에 연홍색을 띤 흰색으로 피었다가 나중에 노란색으로 변하고 잎겨드랑이에 2송이씩 달린다. 열매는 둥근 장과이고

인동덩굴

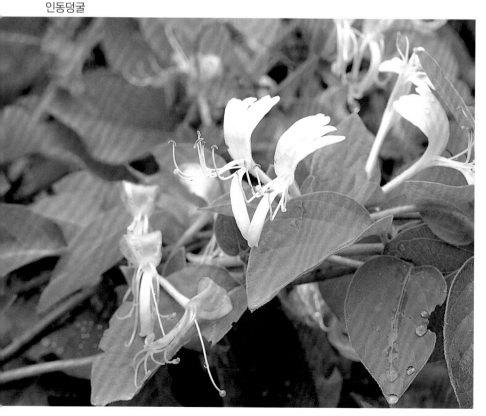

9~10월에 검은색으로 익는다. 꽃과 잎은 약재로 쓴다.

• 붉은인동(*L. japonica* for. *rubra*)을 대용으로 쓸 수 있다.

[채취] 꽃은 6~7월에 채취하여 바람이 잘 통하는 그늘에서 말린다. 잎과 줄기는 가을에 채취하여 햇볕에 말린다.

[성미] 맛은 달고 성질은 차다.

[효능] 소서(消暑), 소종(消腫), 수렴(收斂), 양혈(養血), 지갈, 청열, 해독

-간염, 감기, 나력, 마진, 매독, 맹장염, 서온구갈, 세균성 적리, 열독창절, 열독혈리, 온병발열, 외감발열해수, 외상감염, 이질, 이하선염, 장염, 종기, 치루, 패혈증, 혈리, 근골동통, 옹종창독, 전염성 간염의 치료

[사용법] 주치증에 **금은화**(또는 **인동등**)를 1회 4~10g씩 물 300㎖로 달여서 복용한다.

• **금은화** 40, 연교 40, 길경 24, 죽엽 16, 대두황권 20, 박하 24, 우방자 24, 형개수 16, 감초 20의 비율로 섞어 만든

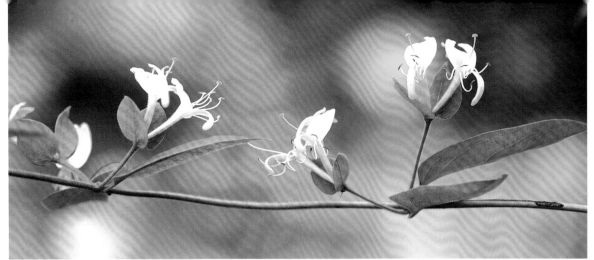

인동덩굴의 꽃은 처음에는 흰색이었다가 시간이 지나면서 노란색으로 변한다.

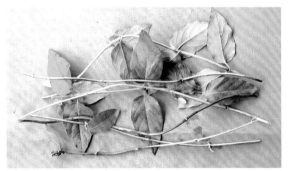

채취한 인동덩굴 줄기

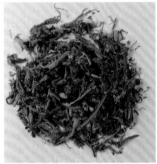

금은화(약재)

은교산(銀翹散)은 감기 또는 급성 열병 초기에 열이 나고 머리가 아프며, 갈증이 나고 인후두가 아플 때 쓴다. 1회 8~12g씩 달여서 1/3씩 나누어 하루 3번 복용한다.

• **금은화** 12g, 진피(陳皮) 12g, 황기 8g, 천화분 8g, 방풍 · 당귀 · 산궁궁 · 백지 · 길경 ·

후박 · 천산갑 · 조각자 각각 4g으로 만든 **탁리소독산**(托裏消毒散)은 화농성 염증에 쓰는데, 곪지 않은 것은 삭게 하고 곪은 것은 고름이 빠지면서 낫게 한다. 1회 8~12g씩 달여서 1/3씩 나누어 하루 3번 복용한다.

• **금은화** 12g, 선황련 10g, 백두옹 6g, 진피 8g, 당귀 8g을 섞어 열리, 세균성 이질, 대장염 등에 쓴다. 달여서 1/3씩 나누어 하루 3번 복용한다.

• 세균성 이질에 **금은화**를 약 30g 달여서 1/3씩 나누어 하루 3번 복용한다.

• **인동등** 15g, 상지 12g, 목방기 8g, 의이인 20g을 달여서 관절염에 쓴다. 달인 물을 1/3씩 나누어 하루 3번 복용한다.

• 종기에는 **인동등** 5~15g을 물 600㎖로 1/2이 되도록 달여서 1/3씩 나누어 하루 3번 식후 30분에 복용한다.

• 구내염, 편도염, 인두염에는 **인동등** 15g을 물 600㎖로 1/2이 되도록 달여서 그 달인 물로 양치질한다.

인동덩굴 열매

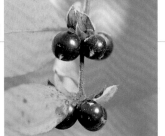

겨울 추위를 견뎌내는 덩굴 나무

  인동덩굴은 겨울에도 덩굴이 마르지 않고 살아 있으며 간혹 푸른 잎도 살아 있어 겨우살이덩굴이라는 별명이 있다. 그리고 겨울의 추위를 견뎌낸다는 뜻으로 인동(忍冬)이라고 한다. 또 인동덩굴의 꽃은 처음에는 흰색이었다가 노란색으로 변하는데, 한 덩굴에 흰색(銀) 꽃과 노란색(金) 꽃이 섞여 있어 금은화(金銀花)라고도 부른다.

오줌을 잘 나오게 하고 기침을 멎게 하는 풀

질경이
Plantago asiatica L.
질경이과 질경이속

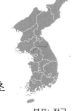
분포: 전국

별 명 마의초, 배부장이, 와엽, 철관초
한약명 **차전초**(車前草)-지상부,
         차전자(車前子)-씨

채취시기 1 2 3 4 5 **6 7 8 9 10** 11 12
지상부: 6~8월 씨: 9~10월

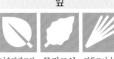
잎
넓은달걀모양 물결모양 밑둥모여나기

꽃   **열매**
꽃잎4갈래 수상화서 삭과

키 10~50cm 자라는 여러해살이풀. 잎은 뿌리에서 뭉쳐나고 넓은 달걀 모양이다. 꽃은 6~8월에 흰색으로 피고 꽃줄기 윗부분에 수상화서로 달린다. 열매는 방추형 삭과이고 10월에 익는다. 어린 잎을 식용하고 전초를 약재로 쓴다.

채 취 여름에 잎을 채취하여 그늘에서 말린다.

질경이

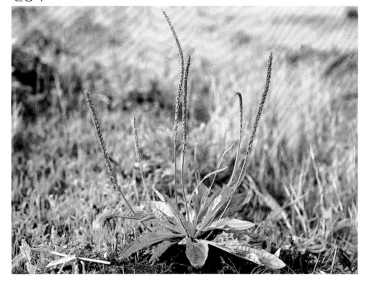

가을에 꽃대를 잘라 햇볕에 말리고 씨를 털어낸다.

성 미 맛은 달고 성질은 차다.

효 능 거담, 명목, 이뇨, 이수(利水), 청열

– **차전초**: 간염, 감기, 급성 결막염, 기관지염, 대하, 소변불리, 수양성 이질, 수종, 열리, 인후염, 비출혈, 피부궤양, 해수, 혈뇨, 황달의 치료

– **차전자**: 간염, 기침, 목적장예, 방광염, 설사, 소변불통, 요도염, 해수다담, 혈뇨의 치료

사용법 주치증에 **차전초**를 1회 4~8g씩 물 200㎖로 달여서 복용한다. 차전자는 1회 2~4g씩 달이거나 가루내어 복용한다.

• 기침, 가래, 이질, 부종에는 **차전초** 10~15g을 물 600㎖로 1/2이 되도록 달여서 1/3씩 나누어 하루 3번 식간에 복용한다. 차전자는 5~10g씩 쓴다.

• **차전자** 9, 백복령 9, 저령 7, 향유 9, 인삼 4를 섞어 만든 가루약은 여름에 더위를 먹어 토하고 설사하며, 가슴이 답답하고 갈증이 나며 오줌을 누지 못할 때 쓴다. 1회 4~6g씩 하루 3번 복용한다.

• **차전자** · 담죽엽 · 적복령 · 형개 · 등심초 각각 같은 양으로 만든 가루약은 오줌이 잘 나가지 않고 음부가 아플 때 쓴다. 1회 4~6g씩 하루 3번 복용한다.

• 비출혈에는 질경이 생풀을 찧어서 만든 즙액을 적신 탈지면으로 콧구멍을 막는다.

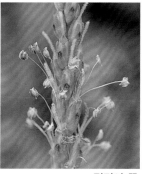
질경이 꽃

길가에서 흔하게 자라는 질경이

생명력이 질긴 풀

질경이는 주로 햇볕이 잘 드는 길가나 밭둑에서 흔하게 나서 자라는 풀이다. 그러므로 수레(車 ; 차)가 많이 오가는 길에서 발길에 밟히거나 수레바퀴에 눌려도 죽지 않고 살아가는 풀이라고 하여 한자 이름이 차전초(車前草)가 되었다. 또, 그 끈질긴 생명력에서 유래하여 '질긴 풀' 이라는 뜻으로 '질경이' 라고 부른다.

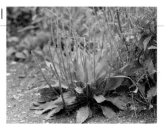

간을 튼튼하게 하고 종기를 가라앉게 하는 풀

마타리

Patrinia scabiosaefolia Fisch. ex Trevir.
마타리과 마타리속

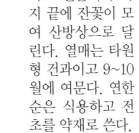

별 명 가얌취, 녹장, 대감취, 여랑화,
　　　택패, 토룡초, 황화용아초
한약명 **패장**(敗醬)-뿌리

분포: 전국

채취시기	1	2	3	4	5	6	7	8	9	10	11	12

뿌리

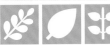

잎		
깃꼴겹잎	밋밋한모양	마주나기

꽃	열매
꽃잎5갈래	산방화서	깍정이열매

마타리

산과 들의 양지바른 곳에 무리지어 나서 키 60~150cm 자라는 여러해살이풀. 줄기는 곧게 서고 약간 가지를 친다. 잎은 마주나고 깃 모양이며 양면에 누운 털이 있다. 꽃은 7~9월에 노란색 산방화서로

피고 원줄기와 가지 끝에 잔꽃이 모여 산방상으로 달린다. 열매는 타원형 건과이고 9~10월에 여문다. 연한 순은 식용하고 전초를 약재로 쓴다.

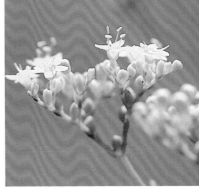

마타리 꽃

[채취] 가을에 뿌리를 캐내어 줄기를 잘라 버리고 물에 씻어 햇볕에 말린다.

[성미] 맛은 맵고 쓰며 성질은 조금 차다.

[효능] 배농파어(排膿破瘀), 보간, 소종, 진정, 진통, 청열, 항균, 해독, 활혈

－간농양, 간염, 목적종통, 산후어체복통, 옴, 옹종개선, 위궤양, 자궁내막염, 장옹, 적백대하, 종기, 이질의 치료

[사용법] 주치증에 **패장**을 1회 4~6g씩 물 200㎖로 달여서 복용한다.

• 자궁출혈, 산후복통, 생리불순, 이질에는 **패장** 6~10g을 물 600㎖로 1/2이 되도록 달여서 1/3씩 나누어 하루 3번 복용한다. 이 달인 물로 눈을 씻으면 결막염에도 효과를 볼 수 있다.

• **패장** 2g, 작약 8g을 섞어 종기에 쓴다. 물 600㎖로 1/2이 되도록 달여서 1/3씩 나누어 하루 3번 식간에 복용한다.

• **패장** 12g, 의이인 18g, 부자 4g으로 만든 **패장산**(敗醬散)은 장옹에 쓴다. 달여서 1/3씩 나누어 하루 3번 복용한다.

• 피부 질환에는 마타리 생풀을 찧어 환부에 붙인다.

[주의] 임산부에게는 쓰지 않는다.

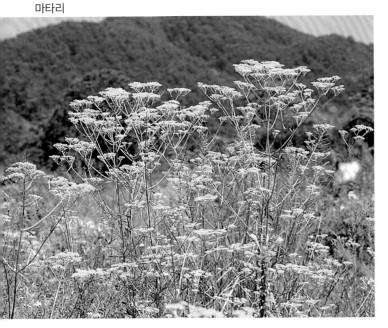

채취한 마타리 어린 싹

산나물 요리

　봄에 마타리의 어린 싹을 채취하여 나물로 먹는다. 마타리의 싹은 생채로도 이용하지만 쓴맛이 있으므로 끓는 물에 데친 후 찬물에 잠시 담가 쓴맛을 우려낸 후 나물 무침이나 튀김을 만들어 먹으며 된장국의 국거리로도 쓴다. 또, 마타리의 싹을 잘게 썰어 밥을 할 때 넣어 갬추밥을 만든다. 데친 것을 말려서 묵나물로도 이용한다.

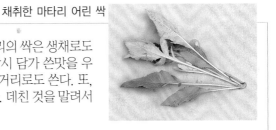

통증을 멎게 하고 종기를 없애주는 풀

뚝갈

Patrinia villosa (Thunb.) Juss.
마타리과 마타리속

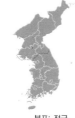

별 명 뚜깔, 흰미역취
한약명 **패장**(敗醬)-뿌리

분포: 전국

채취시기 | 1 | 2 | 3 | 4 | 5 | 6 | 7 | 8 | 9 | 10 | 11 | 12
뿌리

잎

깃꼴갈래잎 톱니모양 마주나기

꽃 **열매**

꽃잎5갈래 산방화서 수과

뚝갈

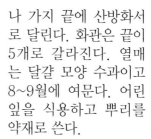

뚝갈 꽃

산과 들의 양지쪽에서 키 1m 정도 자라는 여러해살이풀. 전체에 짧은 털이 밀생한다. 잎은 마주나고 타원형이며, 잎몸이 깃 모양으로 갈라지고 가장자리에 톱니가 있다. 꽃은 7~8월에 흰색으로 피고 줄기나 가지 끝에 산방화서로 달린다. 화관은 끝이 5개로 갈라진다. 열매는 달걀 모양 수과이고 8~9월에 여문다. 어린 잎을 식용하고 뿌리를 약재로 쓴다.

채취 가을에 뿌리를 캐내어 햇볕에 말린다.

성미 맛은 맵고 쓰며 성질은 조금 차다.

효능 거어(祛瘀), 배농, 소종, 지통, 진통, 청열, 파어(破瘀), 해독

-간기능 장애, 간농양, 목적종통, 산후어체복통, 안질, 옹종개선, 위궤양, 유행성이하선염, 자궁내막염, 장옹, 적백대하, 종기, 충수염, 치질, 이질의 치료

사용법 주치증에 **패장**을 1회 5~10g씩 물 300ml로 달여서 복용한다.

• 누낭염에는 **패장**을 1회 4~6g씩 달여서 하루에 2~3회씩 5~6일 복용한다.

• 종기 등의 외과 질환에는 뚝갈 생풀을 찧어 환부에 붙인다.

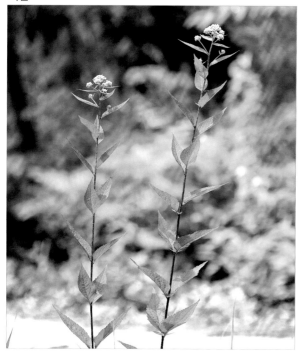

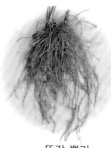

뚝갈 뿌리

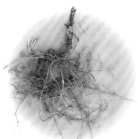

마타리 뿌리

한약재 패장

뚝갈의 뿌리에서는 독특한 냄새가 나는데 이 냄새가 간장이 썩을 때 나는 냄새와 비슷하다고 하여 한약명을 패장(敗醬)이라고 한다. 그런데 마타리의 뿌리도 비슷한 냄새가 나므로 역시 패장(敗醬)이라고 부른다. 뚝갈과 마타리의 뿌리는 약성이 비슷하므로 서로 대용 약재로 쓰인다. 중국에서는 말냉이(*Thlaspi arvense* L.)와 사데풀(*Sonchus brachyotus* De Candolle)의 뿌리도 약재로서 '패장'이라고 한다.

경련을 진정시키고 혈압을 내리게 하는 풀

쥐오줌풀

Valeriana fauriei Briquet
마타리과 쥐오줌풀속

분포: 전국

별 명 꽃나물, 바구니나물, 은댕가리
한약명 **힐초(纈草)**-뿌리

 채취시기 1 2 **3 4 5** 6 7 8 **9 10 11** 12
뿌리

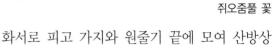

쥐오줌풀 꽃

잎

깃꼴겹잎   톱니모양   마주나기

꽃   열매

꽃잎 5갈래 산방화서 수과

산골짜기 습지에서 키 40~100cm 자라는 여러해살이풀. 땅속줄기가 옆으로 뻗는다. 잎은 마주나고 깃꼴겹잎이며, 갈래는 달걀 모양이고 가장자리에 드문드문 톱니가 있다. 꽃은 5~8월에 담홍색 산방 화서로 피고 가지와 원줄기 끝에 모여 산방상으로 달린다. 열매는 피침형 수과이고 8월에 여문다. 어린 잎을 식용하고 뿌리는 약재로 쓴다.

채 취 가을에 뿌리를 캐내어 햇볕에 말린다.

성 미 맛은 쓰고 매우며 성질은 따뜻하다.

효 능 진경(鎭痙), 진정

-고혈압, 관절염, 동계(動悸), 류머티즘성 심장병, 심근염, 심장쇠약, 만성 신경증, 무월경, 생리불순, 신경쇠약, 외상출혈, 요붕증(尿崩症), 요통, 위약, 위장경련, 위통, 타박상의 치료

사용법 주치증에 **힐초**를 1회 1~2g씩 물 200㎖로 달이거나 가루내어 복용한다. 또 힐초를 소주(35도) 10배량에 담가 두었다가 매일 조금씩 복용한다.

• 히스테리, 신경과민에는 **힐초**를 1회 5g씩 컵에 넣고 뜨거운 물을 부은 후 5분 정도 두어 충분히 우러나도록 한 다음 찌꺼기를 제거하고 남은 물을 1/3씩 나누어 하루 3번 식간에 복용한다.

쥐오줌풀

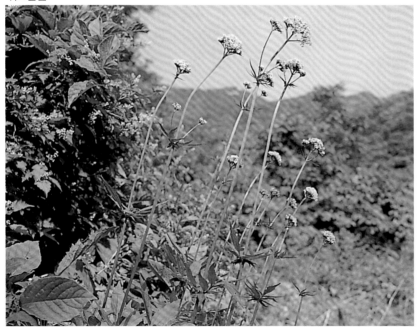

채취한 쥐오줌풀 뿌리

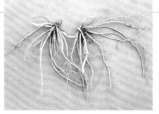

쥐의 오줌 냄새가 나는 풀

쥐오줌풀의 뿌리에서 독특한 냄새가 나는데 이것이 쥐의 오줌 냄새와 비슷하다고 하여 이름이 유래되었다. 또 쥐오줌풀의 꽃은 줄기 끝에 아주 작은 꽃들이 모여 우산 모양으로 꽃차례를 이루고 있는데, 이 꽃차례를 위에서 보면 활짝 핀 꽃과 아직 피지 않은 꽃이 서로 섞여서 얼룩덜룩하게 보이는 것이 마치 쥐가 오줌을 눈 것 같다고 하여 이름이 유래되었다고도 한다.

기침을 멎게 하고 해독 작용을 하는 풀

모싯대

Adenophora remotiflora (S. et Z.) Miq.
초롱꽃과 잔대속

별 명 굴나물, 무잔대, 행엽사삼
한약명 제니(薺苨)-뿌리

분포: 전국

채취시기 | 1 | 2 | **3** | 4 | 5 | 6 | 7 | 8 | **9** | **10** | **11** | 12
뿌리　　　　　　　　　뿌리

잎

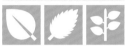

달걀모양　톱니모양　어긋나기

꽃　　　열매

꽃잎 5갈래　원추화서　삭과

깊은 산에서 군락을 이루어 키 40~100cm 자라는 여러해살이풀. 잎은 어긋나고 달걀 모양이다. 꽃은 7~9월에 보라색 종 모양으로 피고 원줄기 끝에서 밑을 향해 엉성한 원추화서로 달린다. 꽃받침은 5 갈래로 갈라진다. 열매는 삭과로 10월에 익는다. 전초를 식용하고 뿌리를 약재로 쓴다.

채취 봄과 가을에 뿌리를 캐내어 물에 씻고 햇볕에 말린다.

성미 맛은 달고 성질은 차다.

효능 거담, 소갈, 소염, 진해, 청열, 해독

-기관지염, 기침, 소갈, 인후염, 정창종독, 종기, 폐결핵, 후통의 치료

사용법 주치증에 제니를 1회 2~4g씩 물 200㎖로 달여서 복용한다.

• 제니 12g, 감초 38g, 흑대두 38g으로 만든 가미감두탕(加味甘豆湯)은 예로부터 전해오는 중요한 해독약 처방으로서 약물 중독, 식중독 등에 쓴다. 달여서 1/3씩 나누어 하루에 3번 복용한다.

• 종기는 모싯대 생뿌리를 찧어 환부에 붙인다. 또 제니를 가루내어 기름에 개어서 환부에 바른다.

모싯대

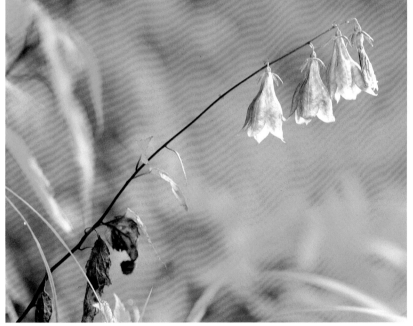

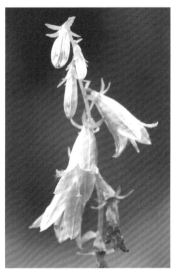

도라지모싯대(*A. grandiflora* Nakai; 뿌리를 대화사삼(大花沙參)이라 하며 폐열, 기관지염, 기침, 두통, 인후염 등의 치료에 쓴다.)

채취한 모싯대 뿌리

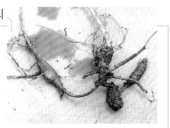

산나물 요리

봄에 모싯대의 새순을 채취하여 생으로 튀김을 만들어 먹는다. 또 살짝 데친 후 찬물에 헹구어 양념 무침·튀김을 만들고 국거리로도 쓴다. 모싯대의 뿌리는 봄이나 가을에 캐어 삶아 먹거나 두들겨 부드럽게 만든 후 생채로 양념 무침을 하고 기름에 볶기도 하며, 된장이나 고추장에 박아 장아찌를 만든다. 모싯대의 꽃은 튀김을 만들어 먹는다.

기침을 멎게 하고 혈압을 내리게 하는 풀

잔대

Adenophora triphylla var. japonica (Regel) H. Hara
초롱꽃과 잔대속

별　명 기러기싹, 딱주, 양유, 잠도라지
한약명 **사삼**(沙蔘)-뿌리

분포: 전국

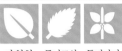
채취시기

1	2	3	4	5	6	7	8	9	10	11	12
									뿌리		

잎		
타원형	톱니모양	돌려나기

꽃	열매
종모양	원추화서	삭과

키 40~120cm 자라는 여러해살이풀. 줄기잎은 돌려나고 타원형이며 가장자리에 겹톱니가 있다. 꽃은 7~9월에 종 모양으로 피고 원줄기 끝에 원추화서로 달린다. 열매는 삭과이고 10월에 익는다. 어린 잎과 뿌리를 식용하고 뿌리는 약재로 쓴다.

• 층층잔대(*A. verticillata* Fisch.), 가는층층잔대

잔대

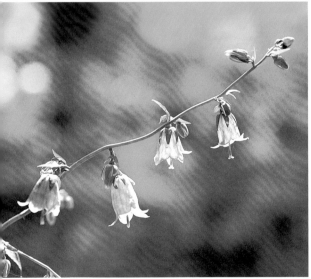

(*A. radiatifolia* Nakai var. *angustifolia* Nakai)를 대용 약재로 쓸 수 있다.

채취 가을에 지상부가 마를 때 뿌리를 캐내어 햇볕에 말린다.

성미 맛은 달고 조금 쓰며 성질은 조금 차다.

효능 강장, 강혈압(降血壓), 거담, 보음, 소종, 지해, 진해, 청폐(清肺)

－감기, 구해, 음상인건후통(陰傷咽乾喉痛), 종기, 폐결핵기침, 폐 질환의 치료

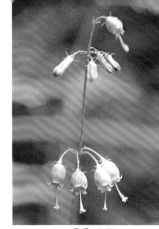
층층잔대

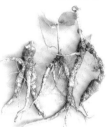
채취한 잔대 뿌리

사용법 주치증에 **사삼**을 1회 4~8g씩 물 200㎖로 달이거나 가루내어 복용한다.

• 기침, 가래에는 **사삼** 5~10g을 물 500㎖로 1/2이 되도록 달여서 1/3씩 나누어 하루 3번 식후에 복용한다. 기호에 따라 설탕을 넣어도 된다.

• 아기가 밤중에 갑자기 울거나 보채는 경우에는 말린 **사삼**을 1회 12~15g씩 달여서 하루에 2~3회씩 10일 정도 복용한다.

• 노랗게 익은 늙은호박의 속을 파내고 그 안에 **사삼**을 가득 채워 넣어 푹 곤 후 즙액을 짜내어 산후풍으로 뼈마디가 쑤실 때 쓴다. 생리불순, 자궁출혈 등 부인병의 치료에도 효과를 볼 수 있다.

• 종기에는 잔대의 생뿌리를 짓찧어 환부에 붙인다.

• 포도구균, 연쇄구균, 화농균의 감염으로 생긴 농가진에는 잔대의 말린 전초를 달인 물로 환부를 2~3회 씻어낸다.

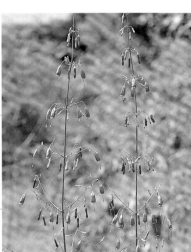
가는층층잔대

산나물 요리

봄에 잔대의 어린순을 채취하여 나물로 먹는다. 어린순은 생쌈채로 먹기도 하지만 쓴맛이 나므로 끓는 물에 데친 후 찬물에 담가 우려내고 요리한다. 뿌리는 짓찧어 어느 정도 쓴맛을 우려낸 후 고추장을 발라 불에 굽는다. 또 생뿌리를 고추장에 박아 장아찌를 만들어 먹는다.

가래를 삭게 하고 젖을 잘 나가게 하는 풀

더덕

Codonopsis lanceolata (S. et Z.) Trautv
초롱꽃과 더덕속

분포: 전국

별　명 사삼, 사엽당삼, 산해라, 윤엽당삼
한약명 **양유근**(羊乳根)-뿌리

채취시기	1	2	3	4	5	6	7	8	9	10	11	12
			뿌리						뿌리			

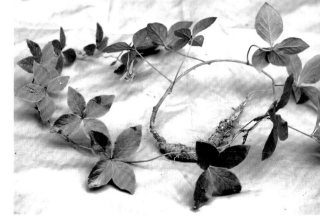
채취한 더덕 뿌리와 잎

잎

피침형　　밋밋한모양　　어긋나기

꽃　　　　열매
종모양　원추화서　삭과

깊은 산지 숲 속에서 길이 2m 정도 자라는 여러해살이덩굴풀. 덩굴을 자르면 흰 유액이 나온다. 잎은 어긋나고 피침형이며 가지 끝에서는 모여 달린 것처럼 보인다. 꽃은 8~9월에 자주색 종 모양으로 피고 가지 끝에 1송이씩 밑을 향해 달린다. 열매는 원추형 삭과이고 9월에 익는다. 어린 잎과 뿌리를 식용하고 뿌리는 약재로도 쓴다.

채취 봄과 가을에 뿌리를 캐내어 줄기와 잔뿌리를 제거하고 물에 씻어 햇볕에 말린다.

성미 맛은 달고 매우며 성질은 평온하다.

효능 거담, 배농, 소종, 최유, 하유즙, 해독

-나력, 기관지염, 백대, 양옹, 열성병갈증, 오랜기침, 유선염, 유즙부족, 종독, 편도선염, 폐괴저, 폐농양, 후아의 치료

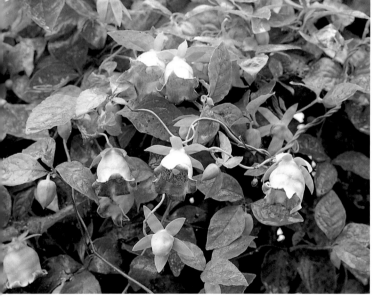
더덕

사용법 주치증에 **양유근**을 1회 4~10g씩 물 200㎖로 달이거나 가루내어 복용한다.

• 폐열기침에 **양유근**을 1회 10~12g씩 달여서 1/3씩 나누어 하루 3번 복용한다. 양유근을 가루내어 쓰기도 한다.

• **양유근** 22g, 맥문동 12g, 옥죽 22g, 감초 12g, 상엽 12g, 백편두 12g, 천화분 12g을 섞은 **사삼맥문동탕**(沙參麥門冬湯)은 폐음이 부족하여 열이 나고 기침하는 데 쓴다. 달여서 1/3씩 나누어 하루 3번 복용한다.

• 종기, 사충교상에 더덕 생뿌리를 찧어 환부에 붙이거나 **양유근** 달인 물로 환부를 닦아낸다.

주의 폐가 허하여 기침하는 환자에게는 쓰지 않는다.

채취한 더덕 뿌리
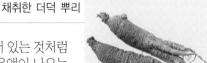
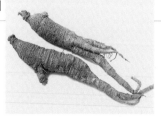

혹이 더덕더덕 붙은 뿌리

　더덕은 뿌리 전체에 잔주름이 많아서 작은 혹이 더덕더덕 붙어 있는 것처럼 보이는 데서 이름이 유래하였다. 또 더덕의 줄기를 자르면 흰 유액이 나오는데 이 유액이 양(羊)의 젖(乳; 유) 같다고 하여 한약명을 양유(羊乳)라고 하고, 뿌리가 인삼의 뿌리와 비슷하고 잎이 4장씩 모여 달려 있으므로 사엽당삼(四葉黨蔘)이라고도 부른다.

면역력을 증진시키고 생기를 높여주는 풀

만삼

Codonopsis pilosula (Fr.) Nannf.
초롱꽃과 더덕속

별　명 삼승더덕, 단더덕
한약명 **만삼**(蔓蔘)－뿌리

분포: 중부 이남

채취시기	1	2	**3**	**4**	**5**	6	7	8	9	**10**	**11**	12
			뿌리							뿌리		

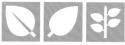

잎

달걀모양　밋밋한모양　어긋나기

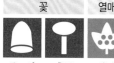

꽃　　열매

종모양　홑꽃　삭과

깊은 산속에서 길이 2m 정도 자라는 여러해살이덩굴풀. 잎은 어긋나거나 마주나고 달걀 모양이며 양면에 잔털이 난다. 꽃은 7~8월에 연한 녹색 종 모양으로 피고 가지 끝과 잎겨드랑이에 1개씩 달린다. 꽃받침은 5개로 갈라지며 피침형이다. 열매는 원추형 삭과이고 10월에 익으며 꽃받침이 남아

있다. 뿌리를 약재로 쓴다.

채취 봄과 가을에 뿌리를 캐내어 물에 잘 씻어 햇볕에 말린다.

성미 맛은 달고 성질은 평온하다.

효능 강장, 면역증강, 보중(補中), 부정거사(扶正祛邪), 생진액, 양혈(養血), 익기

－구갈, 구사(久瀉), 기혈양휴(氣血兩虧), 번갈, 비위허약, 식욕부진, 정신불안, 체권무력(體倦無力), 폐허해수, 탈항의 치료

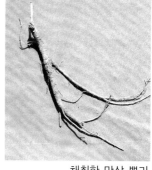

채취한 만삼 뿌리

사용법 주치증에 **만삼**을 1회 6~10g씩 물 200㎖로 달이거나 가루내어 복용한다.

• 빈혈에는 **만삼**을 1회 10~15g씩 달여서 하루에 2~3회씩 4~5일 복용한다.

• 탈항에는 **만삼**을 1회 12~15g씩 달여서 하루에 2~3회씩 7일 정도 복용한다.

• **만삼** 130g, 옥죽 20g에 꿀을 섞어 만든 **만삼환**(蔓蔘丸)은 허약한 사람에게 강장·보중(補中)의 보약으로 쓴다. 1회 5~6g씩 하루에 3번 복용한다.

• **만삼** 생뿌리, 마늘, 대추, 밤, 호두, 은행, 참깨, 잣, 찹쌀로 만든 **만삼탕**(蔓蔘湯)은 산전 산후의 부인에게 보양식으로 쓰고 천식의 치료에도 효과가 있으며 식욕증진의 강정식(强精食)이 된다.

주의 열증에 속한 병증에는 금기이다.

만삼 꽃

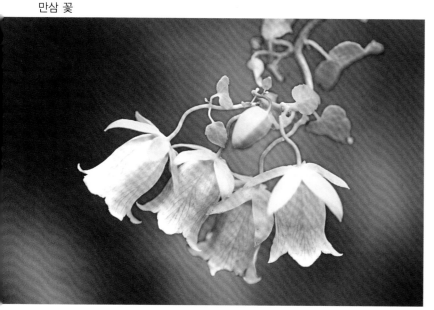

채취한 만삼 어린 잎

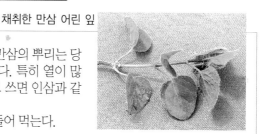

인삼의 대용 약재

만삼(蔓蔘)은 줄기가 덩굴(蔓; 만)인 삼(蔘)이라는 뜻이다. 만삼의 뿌리는 당삼(黨參)이라고도 부르며 인삼처럼 강장·보양의 약재로 쓴다. 특히 열이 많거나 하여 인삼을 쓰면 부작용이 있는 사람들이 대용 약재로 쓰면 인삼과 같은 효능을 얻을 수 있다고 한다.

봄에 어린 잎을 채취하여 생채로 요리하거나 장아찌를 만들어 먹는다.

가래를 삭게 하고 인후부를 튼튼하게 하는 풀

도라지

Platycodon grandiflorum (Jacq.) A. DC.
초롱꽃과 도라지속

별 명 도대, 돌가지, 참도라지
한약명 **길경**(桔梗)-뿌리

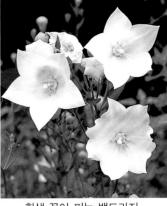

분포: 전국

채취시기	1	2	3	4	5	6	7	8	9	10	11	12
										뿌리		

잎		
긴달걀모양	톱니모양	어긋나기

꽃	열매
꽃잎5갈래	총상화서	삭과

키 40~100cm 자라는 여러해살이풀. 잎은 어긋나고 긴 달걀 모양이며 가장자리에 톱니가 있다. 꽃은 7~8월에 하늘색 또는 흰색 종 모양으로 피고 줄기 끝에 1송이씩 달린다. 열매는 삭과이고 9~10월에 여문다. 뿌리를 식용하고 약재로도 쓴다. 흰색 꽃이 피는 품종을 백도라지라고 한다.

도라지

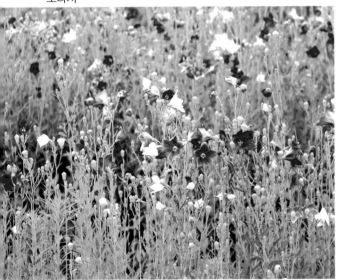

채 취 가을에 지상부가 마르면 뿌리를 캐내어 물에 씻고 겉껍질을 제거한 후 햇볕에 말린다.

성 미 맛은 맵고 쓰며 성질은 평온하다.

효 능 거담, 배농, 이인(利咽), 폐기선개(肺氣宣開)

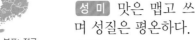

흰색 꽃이 피는 백도라지

- 기침, 기관지염, 목이 쉰 데, 이질복통, 인후종통, 폐농양가래, 해수, 흉만협통의 치료

사용법 주치증에 **길경**을 1회 2~4g씩 물 200㎖로 달이거나 가루내어 복용한다.

- 가래, 기침에는 **길경** 6~12g을 달여서 1/3씩 나누어 하루 3번 복용한다.

- **길경** 12g, 지각 8g, 진피(陳皮) 8g, 반하 6g, 복령 6g, 감초 4g, 선황련 8g, 치자 6g을 섞어 담열로 기침이 나고 숨이 찰 때 쓴다. 달여서 1/3씩 나누어 하루 3번 복용한다.

- **길경** 12g, 감초 4g을 섞은 **감길탕**(甘桔湯)은 인후두염에 쓴다. 달여서 1/3씩 나누어 하루 3번 복용한다.

- 인후두염, 편도염에 **길경** 12g, 금은화 10g, 연교 10g, 감초 4g을 쓴다. 달여서 1/3씩 나누어 하루 3번 복용한다.

- **길경** 8g, 마황 12g, 행인 12g, 형개수 8g, 감초 12g을 섞어 만든 **오요탕**(五拗湯)은 풍한감기로 기침이 나고 숨이 찰 때 쓴다. 달여서 1/3씩 나누어 하루 3번 복용한다.

- 옻독에는 도라지 생풀을 찧어 나온 즙액을 환부에 바른다.

주 의 각혈하는 환자에게는 쓰지 않는다.

채취한 도라지 뿌리

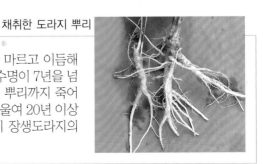

장생도라지

여러해살이풀인 도라지, 더덕, 인삼 등은 겨울에 지상부가 마르고 이듬해 봄에 땅속의 뿌리에서 다시 싹이 나와 자라기를 반복하는데 수명이 7년을 넘기지 못한다고 한다. 도라지는 대개 3~4년이 지나면 땅속의 뿌리까지 죽어 버리고 만다. 도라지를 3~5년마다 옮겨 심는 등의 노력을 기울여 20년 이상 키운 도라지를 '장생(長生)도라지'라고 부른다. 예로부터 이 장생도라지의 약효가 산삼보다도 뛰어나다는 속설이 전해진다.

풍한을 없애주고 염증을 가라앉게 하는 풀

떡쑥

Gnaphalium affine D. Don
국화과 떡쑥속

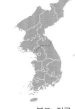

분포: 전국

별 명 모자떡, 솜쑥
한약명 **서국초**(鼠麴草)−지상부

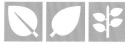

잎

주걱모양　밋밋한모양　어긋나기

꽃　　　　　　**열매**

특이모양　산방화서　털달린수

키 15~40cm 자라는 두해살이풀. 잎은 어긋나고 주걱 모양이며 가장자리가 밋밋하다. 꽃은 5~7월에 노란색으로 피고 원줄기 끝에 산방화서로 쌀알처럼 달린다. 열매는 수과이고 6~8월에 황갈색으로 익는다. 지상부를 약재로 쓴다.

채 취 꽃이 피는 5~7월에 지상부를 베어 햇볕에 말린다.

성 미 맛은 달고 성질은 평온하다.

효 능 거풍한, 소염, 지해, 진해, 혈압강하, 화담

−가래, 감기, 관절염, 근육통, 기관지염, 요통, 위궤양, 창상, 천식, 타박상, 피부소양, 해수의 치료

사용법 주치증에 **서국초**를 1회 4~8g씩 물 200㎖로 달여서 복용한다.

• 급성신염으로 부었을 때는 **서국초** 10~20g을 물 600㎖로 1/2이 되도록 달여서 1/3씩 나누어 하루 3번 식간에 복용한다. 이뇨 효과를 볼 수 있다.

• 감기로 기침과 가래가 나올 때, 급성 편도염에는 **서국초** 10~20g을 물 600㎖로 1/2이 되도록 달인 물로 양치질을 한다.

• 습진에는 떡쑥 생물을 찧어 환부에 붙인다. 또, **서국초**를 달인 물로 환부를 씻으면 효과를 볼 수 있다.

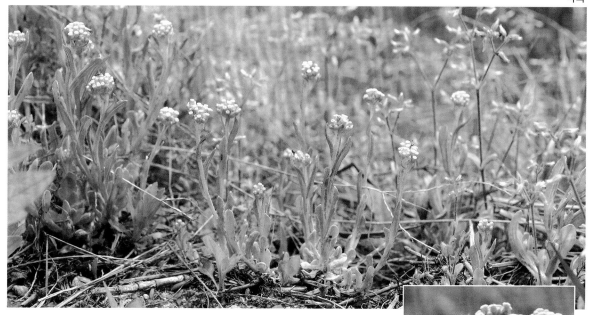

떡쑥

떡쑥 꽃

산나물 요리

봄에 떡쑥의 연한 어린 잎을 채취하여 끓는 물에 삶아서 물에 헹구어 낸 다음 죽을 쑬 때 넣거나 국거리로 이용하여 먹는다. 또 쑥잎처럼 떡을 만들 때도 부재료로 넣는다. 옛날, 어머니와 아들(母子 ; 모자)이 이른 봄인 3월 3일에 이 풀을 뜯어서 떡을 빚어 먹었다는 전설에서 유래하여 '모자떡' 이라고도 불렀다.

가래를 삭게 하고 오줌을 잘 나가게 하는 풀

금불초

Inula britannica var. japonica (Thunb.) Franch. & Sav.
국화과 금불초속

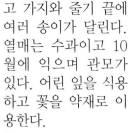

별 명 금전초, 대화선복화, 옷풀, 하국
한약명 **선복화**(旋覆花)-꽃

분포: 전국

채취시기	1	2	3	4	5	6	7	8	9	10	11	12
							꽃					

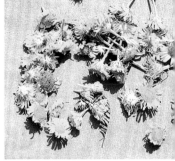

채취한 금불초 꽃

잎

긴타원형 밋밋한모양 어긋나기

꽃　　　　**열매**

설상화다수 산형화서 털달린수과

금불초

산과 들의 습지에서 키 30~60cm 자라는 여러해살이풀. 전체에 털이 난다. 뿌리잎은 꽃이 필 때 없어진다. 줄기잎은 어긋나고 긴 타원형이며 가장자리에 잔톱니가 있다. 꽃은 7~9월에 노란색으로 피고 가지와 줄기 끝에 여러 송이가 달린다. 열매는 수과이고 10월에 익으며 관모가 있다. 어린 잎을 식용하고 꽃을 약재로 이용한다.

채취 여름에 꽃을 따서 햇볕에 말린다.

성미 맛은 맵고 쓰고 짜며 성질은 조금 따뜻하다.

효능 소담, 연견, 이뇨, 하기, 행수

－구토, 대복수종, 딸꾹질, 만성 위염, 소변불행, 심하부비경, 오랜 애기(噯氣), 해역, 해천, 협하창만, 흉중담결의 치료

사용법 주치증에 **선복화**를 1회 2~4g씩 물 200㎖로 달이거나 가루를 만들어 복용한다.

• **선복화** 12g, 형개수 15g, 전호 12g, 반하 6g, 마황 8g, 오매 6g, 세신 2g, 적복령 8g, 감초 2g, 생강 6g, 대조 4g으로 만든 **금불초산**(金沸草散)은 가래가 있어서 기침이 나고 숨이 찰 때 쓴다. 달여서 1/3씩 나누어 하루에 3번 복용한다.

• **선복화** 8g, 대자석 12g, 반하 8g, 인삼 8g, 감초 6g, 생강 6g, 대조 4g으로 만든 **선복대자석탕**(旋覆代柘石湯)은 비위가 허한하여 명치끝이 더부룩하고 트림이 날 때, 구토, 위염에 쓴다.

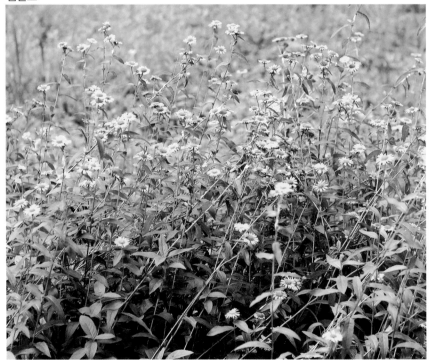

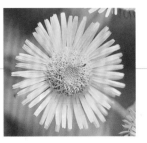

금불초 꽃

산나물 요리

봄에 금불초의 어린 잎을 채취하여 나물로 먹는다. 금불초는 맵고 쓴맛이 강하므로 끓는 물에 데친 후 하루 정도 흐르는 물에 담가 쓴맛을 충분히 우려낸 다음 무침 나물을 하거나 된장국 등의 국거리로 쓴다.

몸을 튼튼하게 하고 통증을 멎게 하는 풀

해바라기

Hellanthus annuus L.
국화과 해바라기속

별 명 향일화
한약명 **향일규자**(向日葵子)-씨

분포: 전국

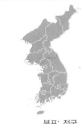

채취시기 1 2 3 4 5 6 7 8 **9 10** 11 12
씨

잎

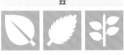

넓은달걀모양　톱니모양　어긋나기

꽃　　열매

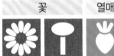

설상화다수　홑꽃　타원형수과

마을 부근의 밭 가장자리에서 재배하며 키 2m 정도 자라는 한해살이풀. 잎은 어긋나고 넓은 달걀 모양이며 가장자리에 거친 톱니가 있다. 꽃은 8~9월에 노란색으로 피고 줄기 끝에 큰 두상화서로 달린다. 열매는 수과이고 9~10월에 익으며, 씨는 달걀

모양이고 회색 바탕에 검은색 줄이 있다. 열매를 식용하고 약재로도 쓴다.

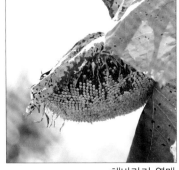

해바라기 열매

채 취 9~10월에 다 익은 씨를 채취하여 햇볕에 말린다.

성 미 맛은 달고 성질은 따뜻하다.

효 능 보익, 소종, 이뇨, 자양강장, 정장, 진통, 해열

－류머티즘, 설사, 식욕부진, 식체, 이질, 혈리의 치료

사용법 주치증에 **향일규자**를 1회 15~20g씩 물 400㎖로 1/2이 되도록 달여서 1/3씩 나누어 하루 3번 복용한다.

• 감기의 해열에는 **향일규자** 5g을 물 300㎖로 1/2이 되도록 달여서 1/3씩 나누어 하루 3번 복용한다.

• 해바라기씨를 살짝 볶아서 매일 조금씩 먹으면 자양강장과 동맥경화 예방, 병후회복에 효과를 볼 수 있다.

• 씨를 빼낸 해바라기의 꽃받침(씨앗이 박혀 있던 부분)을 잘게 썰어 햇볕에 말린 것을 고혈압, 현기증에 쓴다. 하루 60~90g을 물 200㎖로 1/2이 되도록 달여서 복용한다.

• 치통에는 해바라기 속줄기를 태운 재를 매실 열매살에 싸서 아픈 이로 물고 있으면 통증이 가라앉는다.

해바라기

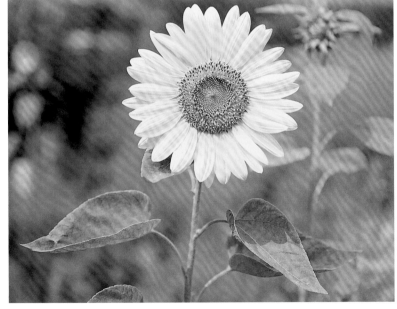

해바라기 씨

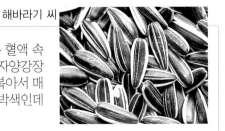

해바라기 씨의 용도

해바라기 씨에는 리놀산(linolic acid)이 많이 들어 있다. 리놀산은 혈액 속의 콜레스테롤을 감소시켜 동맥경화를 예방한다. 또 해바라기 씨는 자양강장의 효능을 가지고 있다. 해바라기 씨를 한 움큼을 프라이팬에 살짝 볶아서 매일 먹으면 효과를 볼 수 있다. 해바라기 씨에서 짜낸 기름은 엷은 호박색인데 향이 좋으며 식용유 외에 등화용과 비누를 만드는 원료로 쓰인다.

통증을 멎게 하고 몸을 튼튼하게 해주는 풀

뚱딴지

Helianthus tuberosus L.
국화과 해바라기속

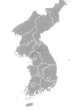

분포: 전국

별 명	돼지감자, 뚝감자, 왜감자
한약명	국우(菊芋)-덩이뿌리

채취시기

1	2	3	4	5	6	7	8	9	10	11	12
									덩이뿌리		

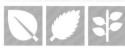

잎

긴타원형　톱니모양　어긋나기

꽃　　열매

설상화다수　홑꽃　수과

집 부근 밭둑이나 길가에서 키 1.5~3m 자라는 여러해살이풀. 줄기에 억센 털이 있다. 잎은 마주나거나 어긋나고 끝이 뾰족한 긴 타원형이며 가장자리에 톱니가 있다. 꽃은 8~10월에 노란색으로 피고 줄기와 가지 끝에 두상화가 1송이씩 달리며 꽃잎은 10개이다. 열매는 수과이고 10월에 익는다. 덩이뿌리를 식용하고 약재로도 쓴다.

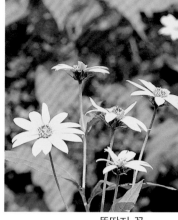

뚱딴지 꽃

채 취 늦가을에 꽃이 진 뒤 땅에서 덩이뿌리를 캐내어 깨끗이 씻은 후 햇볕에 말린다.

성 미 맛은 달고 성질은 차다.

효 능 양혈(凉血), 지혈, 진통, 청열, 해열, 활혈, 거어(祛瘀)

－당뇨병, 대량출혈, 류머티즘성 관절통, 변비, 신경통, 열병, 골절의 치료

사용법 주치증에 **국우**를 1회 10~20g씩 물 200㎖로 1/3이 되도록 달여서 복용한다.

• 뚱딴지 덩이뿌리를 날것으로 먹으면 당뇨병에 효과를 볼 수 있다.

뚱딴지

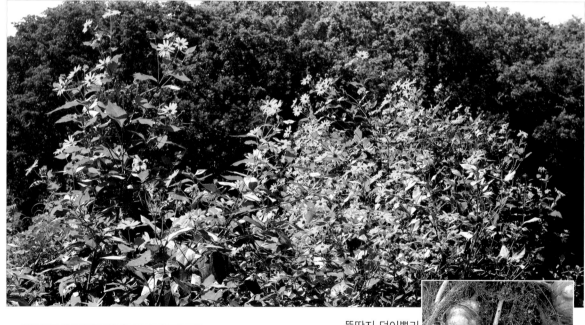

뚱딴지 덩이뿌리

돼지나 먹을 수 있는 감자

　뚱딴지는 해바라기처럼 아름다운 꽃을 피우는 데 반해 너무 맛이 없는 덩이뿌리를 달고 있는 것이 엉뚱하다고 하여 뚱딴지라는 이름이 붙은 것으로 추정된다. 또 덩이뿌리가 감자처럼 생겼는데 맛이 없으며, 질이 물러서 수분이 많아 익히면 질척거려서 '돼지나 먹을 수 있는 감자'라는 뜻으로 돼지감자라고도 한다. 그러나 요즘은 건강 약재로 인식이 바뀌고 있다.

열기를 식혀주고 해독 작용을 하는 풀

담배풀

Carpesium abrotanoides L.
국화과 담배풀속

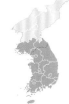

별 명 여호오줌, 풀속나물, 호의뇨
한약명 **학슬**(鶴虱)-잎, 줄기, 열매

분포: 전국

| 채취시기 | 1 | 2 | 3 | 4 | 5 | 6 | 7 | 8 | 9 | **10** | **11** | 12 |

잎, 줄기, 열매

잎

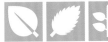

타원형　톱니모양　어긋나기

꽃　　열매

단지모양　홀꽃　수과

담배풀

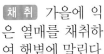

키 50~100cm 자라는 여러해살이풀. 잎은 어긋나고 끝이 뭉툭한 타원형이며, 잎자루에 날개가 있고 가장자리는 불규칙한 톱니가 있다. 꽃은 8~9월에 노란색으로 피고 잎겨드랑이에서 1송이씩 두상화로 달린다. 총포는 둥근 종 모양이다. 열매는 수과이고 10~11월에 검은 갈색으로 익는다. 잎과 줄기와 열매를 약재로 쓴다.

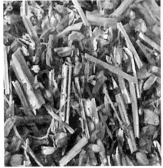

학슬(약재)

채 취 가을에 익은 열매를 채취하여 햇볕에 말린다.

성 미 맛은 맵고 쓰며 성질은 평하고 독성이 있다.

효 능 거담, 살충, 지혈, 청열, 파혈, 해독

-급성간염, 급·만성 경련, 급성 편도선염, 기생충복내경결, 말라리아, 신장염, 정종창독, 비출혈, 피와소양(皮蛙搔痒), 혈림, 혈하, 후비, 하지궤양의 치료

사용법 회충, 요충을 없애는 데 **학슬**을 가루내어 복용한다.

• **학슬** 18g, 백부 10g, 대황 10g을 섞어 회충, 요충을 없애는 데 쓴다. 가루내어 1회 6~8g씩 하루 3번 복용한다.

• 화상에는 담배풀의 말린 전초를 가루내어 참기름으로 개어서 연고 상태로 만들어 환부에 바른다.

• 담배풀의 말린 전초를 달인 물로 타박상으로 부은 환부를 씻으면 효과를 볼 수 있다.

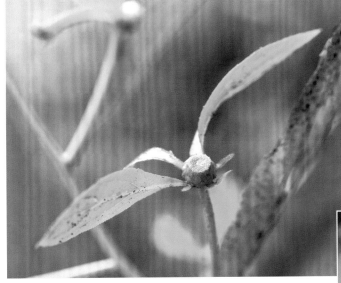

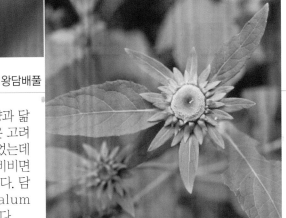

왕담배풀

여우의 오줌 냄새

담배풀은 꽃 모양이 담배를 채운 담뱃대 머리 모양과 닮은 데서 이름이 유래된 것으로 추정된다. 또 담배풀은 고려 시대의 이두향명으로 '호의뇨(狐矢尿)'라고 표기되었는데 이것은 '여우의 오줌'이라는 뜻으로 담배풀의 잎을 비비면 오줌 냄새 같은 독특한 냄새가 나는 데서 유래한 것이다. 담배풀과 동속 식물인 왕담배풀(C. macrocephalum Franch. & Sav.)은 '여우오줌'이라는 별명으로 불린다.

풍과 습을 없애주고 통증을 멎게 하는 풀

도꼬마리

Xanthium strumarium L.
국화과 도꼬마리속

별 명 도꼬말때, 이당, 저이
한약명 **창이자**(蒼耳子)-열매

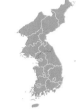

분포: 전국

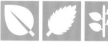

잎

깃꼴겹잎 톱니모양 어긋나기

꽃　　　**열매**

넓은삼각형 원추화서 타원형수과

들이나 길가에서 키 1.5m 정도 자라는 한해살이풀. 전체에 억센 털이 많이 나 있다. 잎은 어긋나고 넓은 삼각형이며 끝이 뾰족하고 잎자루가 길다. 꽃은 8~9월에 노란색으로 피고 가지 끝에 달린다. 열매

도꼬마리

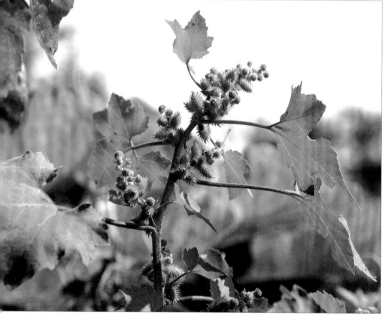

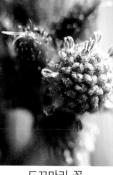

도꼬마리 꽃

는 넓은 타원형 수과이고 10월에 여물며 갈고리 가시가 있다. 열매를 약재로 쓴다.

[채 취] 가을에 열매가 다 여문 후 채취하여 햇볕에 말린다.

[성 미] 맛은 맵고 쓰며 성질은 따뜻하다.

[효 능] 거풍습, 산풍, 소종, 지통, 진통, 진해, 청열, 통비규(通鼻竅), 해독
-급성 두드러기, 두통, 마른버짐, 발진, 비염, 수족동통, 중이염, 치통, 풍습성 관절염, 피부소양의 치료

[사용법] 주치증에 **창이자**를 1회 4~5g씩 물 200㎖로 달여서 하루 2~3회씩 4~5일 복용한다.

• 두통에는 **창이자** 8~10g을 물 600㎖로 1/2이 되도록 달여서 1/3씩 나누어 하루 3번 식간에 복용한다.

• 축농증에는 **창이자** 6~9g을 가루내어 1/3씩 나누어 하루 3번 물로 복용한다.

• 발진, 급성 두드러기, 마른버짐, 피부병(몸이 가려울 때)은 **창이자**를 달인 물로 환부를 닦아낸다.

• 머리가 빠지거나 머리에 부스럼이 생겼을 때 **창이자**를 삶은 물로 머리를 감으면 효과를 볼 수 있다.

• 치질에는 그늘에서 말린 도꼬마리 잎을 가루내어 1회 3~5g씩 물로 복용한다.

• 땀띠, 피부염에는 그늘에서 말린 도꼬마리 잎을 입욕제로 욕탕에 넣고 목욕을 하면 효과를 볼 수 있다.

• 치통에는 도꼬마리의 말린 전초를 1회 4~5g씩 달여서 하루 3~4번 복용한다.

채취한 도꼬마리 열매

씨 퍼트리기

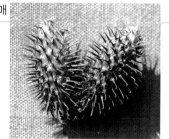

식물은 씨를 보다 넓은 지역에 퍼트리기 위해 여러 가지 방법을 강구한다. 민들레는 열매에 가벼운 털이나 날개를 달아 바람을 이용하고, 순비기나무는 열매의 무게를 가볍게 하여 물에 떠서 이동하며, 벚나무는 열매 육질의 맛을 내어 동물이 잘 먹게 하여 나중에 동물의 배변지를 서식지로 삼는다. 그리고 도꼬마리나 도깨비바늘은 열매에 갈고리 같은 가시를 달아 사람의 옷이나 동물의 털에 달라붙어 분포지를 넓히기도 한다.

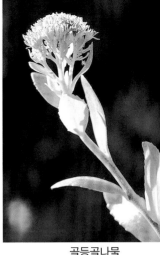

풍과 습을 없애주고 해독 작용을 하는 풀

등골나물

Eupatorium japonicum Thunb.
국화과 등골나물속

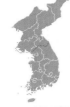

별 명 새등골나물
한약명 **패란**(佩蘭)-지상부

분포: 전국

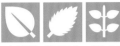
채취시기 1 2 3 4 5 6 **7** 8 9 10 11 12
지상부

잎

긴타원형 톱니모양 마주나기

꽃   열매

통모양 산형화서 원통형수과

등골나물

산과 들에서 키 2m 정도 자라는 여러해살이풀. 잎은 마주나고 긴 타원형이며 가장자리에에 규칙적인 톱니가 있다. 꽃은 7~10월에 흰색 또는 연자색으로 피고 작은 꽃이 원줄기 끝에 모여 산방화서로 달린다. 열매는 원통 모양 수과이고 11월에 익는다. 어린순을 식용하고 전초를 약재로 쓴다.

• 골 등 골 나 물 (*E. lindleyanum* De Candolle) 을 대용으로 쓸 수 있다.

채 취 꽃이 피어 있는 지상부를 베어 햇볕에 말린다.

성 미 맛은 맵고 성질은 평온하다.

효 능 거습, 거풍, 발표, 산한, 투진, 해독, 해열, 화습, 활혈

－갈증, 감기해수, 류머티즘성 요통, 미발진홍역, 소갈, 타박종통, 탈항의 치료

사용법 주치증에 **패란**을 1회 4~8g씩 물 200㎖로 달이거나 생즙을 내어 복용한다.

• 신염 등의 부종에는 **패란** 10g을 물 600㎖로 1/2이 되도록 달여서 1/3씩 나누어 하루 3번 복용한다.

• **패란**·연전초·비파엽·총목 각각 5g을 섞어 당뇨병에 쓴다. 물 400㎖로 1/2이 되도록 달여서 1/3씩 나누어 하루 3번 복용한다. 이 처방은 당뇨병 예방에도 효과를 볼 수 있다.

• 어깨결림, 신경통, 가려움증에는 **패란** 300~500g을 잘게 잘라서 천주머니에 넣어 입욕제로 욕탕에 넣고 목욕을 하면 효과를 볼 수 있다.

• 종기, 사충교상에는 등골나물 생풀을 찧어 환부에 붙인다. **패란**을 진하게 달인 물로 환부를 씻어내도 효과를 볼 수 있다.

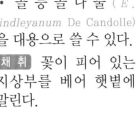
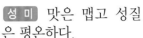
골등골나물

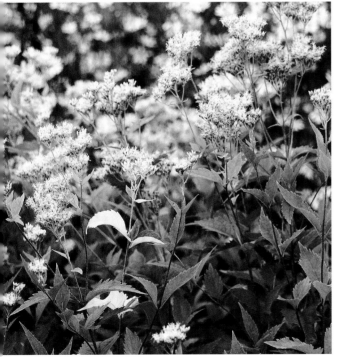

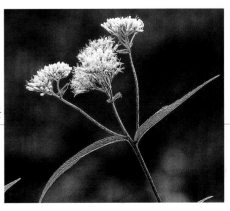
등골나물 꽃

산나물 요리

봄에 등골나물의 어린순을 채취하여 나물로 먹는다. 쓰고 매운맛이 나므로 끓는 물에 데친 후 찬물에 담가 충분히 우려내고 건져낸 것을 나물 무침을 하거나 국거리로 쓴다. 또 데친 것을 말려서 묵나물로 이용한다.

위장을 튼튼하게 하고 해독 작용을 하는 풀

미역취

Solidago virgaurea ssp. *asiatica* Kitam. ex Hara
국화과 미역취속

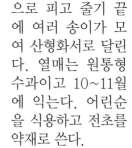

분포: 전국

별　명 돼지나물
한약명 **일지황화**(一枝黃花)-지상부

채취시기	1	2	3	4	5	6	7	8	9	10	11	12

지상부

잎

달걀모양　톱니모양　어긋나기

꽃　　　열매

설상화다수　산형화서　원통형수과

미역취

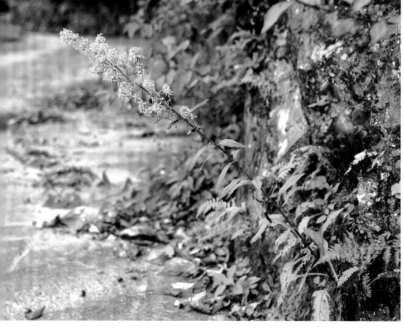
미역취

산과 들에서 키 30~80cm 자라는 여러해살이풀. 줄기 윗부분에서 가지가 갈라지고 잔털이 나 있다. 잎은 어긋나고 달걀 모양이며, 가장자리에 톱니가 있고 잎자루에 날개가 있다. 꽃은 7~10월에 노란색으로 피고 줄기 끝에 여러 송이가 모여 산형화서로 달린다. 열매는 원통형 수과이고 10~11월에 익는다. 어린순을 식용하고 전초를 약재로 쓴다.

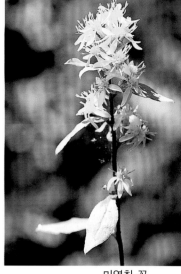
미역취 꽃

채취 여름부터 가을까지 꽃이 피어 있을 때 지상부를 채취하여 햇볕에 말린다.

성미 맛은 맵고 쓰며 성질은 차다.

효능 건위, 소종, 소풍, 이뇨, 진해, 청열, 해독

-감기, 두통, 방광염, 백일해, 소아경련, 신장염, 아장풍(鵝掌風), 옹종발배(癰疽發背), 인후염, 인후종통, 타박상, 편도선염, 피부염, 황달의 치료

사용법 주치증에 **일지황화**를 1회 3~6g씩 물 200㎖로 뭉근하게 달여서 복용한다.

• 감기로 인한 두통, 종기에는 **일지황화** 10~15g을 물 400㎖로 1/2이 되도록 달여서 1/3씩 나누어 하루 3번 식전 30분에 복용한다.

• 인후통에는 **일지황화** 15~20g을 물 400㎖로 달인 물로 양치질을 한다.

• 피부염에는 미역취 생물을 짓찧어 환부에 붙인다.

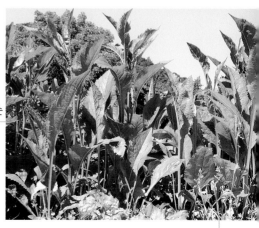
미역취 어린순

산나물 요리

봄에 미역취 어린순을 채취하여 나물로 먹는다. 쓴맛이 강하므로 끓는 물에 데친 후 찬물에 오래도록 담가 충분히 우려내고 나물 무침을 만들어 먹고 국거리로 쓴다. 말려서 묵나물로 보관한다.
미역취는 나물로 먹을 때 미역처럼 미끈미끈하다고 하여 이름이 유래된 것으로 추정된다.

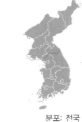

가래를 삭게 하고 기침을 멎게 하는 풀

개미취

Aster tataricus L. fil.
국화과 개미취속

별 명 개미초, 자완, 탱알
한약명 **자원(紫菀)-뿌리**

분포: 전국

채취시기 1 2 **3** 4 5 6 7 8 **9** **10** **11** 12
　　　　　　뿌리　　　　　　　　뿌리

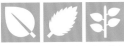

잎		
타원형	톱니모양	어긋나기

꽃		열매
설상화수	산형화서	수과

키 1.5m~2m 자라는 여러해살이풀. 잎은 어긋나고 타원형이며 가장자리에 톱니가 있다. 꽃은 7~10월에 연한 자주색으로 피고 줄기와 가지 끝에서 산형화서로 달린다. 열매는 수과이고 10~11월에 익

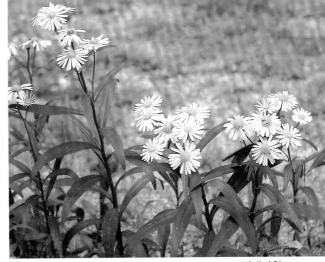

벌개미취

개미취

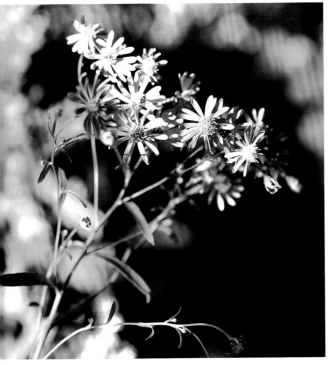

는다. 어린순을 식용하고 뿌리를 약재로 쓴다.

• 벌개미취(*A. koraiensis* Nakai)를 대용으로 쓸 수 있다.

채 취 봄과 가을에 뿌리를 캐어 줄기를 잘라 버리고 물에 씻어 햇볕에 말린다.

성 미 맛은 쓰고 달며 성질은 조금 따뜻하다.

효 능 거담, 이뇨, 진해, 항균

- 가래기침으로 숨이 차는 증세, 감기기침, 급성기관지염, 소변불통, 천식, 폐결핵기침, 폐농양, 혈담의 치료

사용법 주치증에 **자원** 3~10g을 물 300㎖로 1/3이 되도록 달여서 1/3씩 나누어 하루 3번 복용한다.

• 가래, 기침에는 **자원** 5~10g을 물 600㎖로 1/2이 되도록 달여서 1/3씩 나누어 하루 3번 식간에 복용한다.

• **자원** 12g, 지모 10g, 패모 10g, 아교·인삼·길경·복령·오미자 각각 8g, 감초 4g을 섞어 폐결핵으로 기침이 나고 피가래가 나올 때 쓴다. 달여서 1/3씩 나누어 하루 3번 복용한다.

• **자원** 12g, 백부 10g, 오매 8g, 생강 8g을 섞어 오랜 기침에 쓴다. 달여서 1/3씩 나누어 하루 3번 복용한다.

채취한 개미취 어린순

산나물 요리

봄에 개미취의 어린순을 채취하여 나물로 먹는다. 쓴맛이 강하므로 끓는 물에 데친 후 3~4일 동안 흐르는 물에 담가 충분히 우려낸 다음 요리한다. 우려낸 것을 햇볕에 말려 묵나물로 보관한다.

367

가래와 기침을 없애주고 해독 작용을 하는 풀

머위

Petasites japonicus (Siebold & Zucc.) Maxim.
국화과 머위속

별　명 관동, 모기취, 봉두엽, 산머위
한약명 **관동화**(款冬花)-꽃,
　　　　봉두채(蜂斗菜)-잎과 뿌리

분포: 중부 이남

채취시기	1	2	3	4	5	6	7	8	9	10	11	12

꽃봉오리, 잎 / 뿌리

잎		
콩팥모양	톱니모양	밑둥모여나기
꽃	열매	
특이모양	이삭모양	원통형수과

산과 들의 습지에서 키 50cm 정도 자라는 여러해살이풀. 잎은 땅속줄기에서 나오고 콩팥 모양이며 가장자리에 불규칙한 톱니가 있다. 꽃은 암수딴그루로 4월에 흰색으로 피고 꽃줄기 끝에 잔꽃이 빽빽하게 모여 두상화서로 달린다. 열매는 원통 모양 수과이고 6월에 익는다. 잎자루와 꽃을 식용하며 꽃은 약재로도 사용한다.

채취 봄에 꽃봉오리와 잎을 채취하여 바람이 잘 통하는 그늘에서 말린다. 뿌리는 가을에 채취하여 햇볕에 말린다.

성미 맛은 맵고 성질은 따뜻하다.

효능 거담, 산어, 소종, 윤폐하기, 지통, 지해, 진해, 해독

－가래, 기관지염, 기침, 독사교상, 옹종정독, 인후염, 천식, 타박상, 편도선염의 치료

사용법 주치증에 **관동화**를 1회 10~15g씩, 뿌리를 말린 약재는 1회 3~6g씩 물 600㎖로 1/2이 되도록 달여서 1/3씩 나누어 하루 3번 복용한다. 또 머위 생풀로 즙을 내어 복용한다.

- 기관지염, 기관지확장증, 천식, 폐농양 등에는 **관동화** 40, 백합 50을 섞어 환약(알약)을 만들어서 1회 8~12g씩 하루에 3번 복용한다.
- 위체, 위통에는 **봉두채**를 1회 10~20g씩 물 500㎖로 1/2이 되도록 달인 후 찌꺼기를 걸러내고 그 달인 물을 1/3씩 나누어 하루 3번 식간에 복용한다.
- 종기, 사충교상에는 머위 생뿌리를 찧어 환부에 붙이고, 타박상, 찰상, 절상에는 머위 생잎을 찧어 환부에 붙인다.

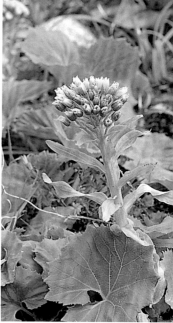

머위 꽃과 잎

머위

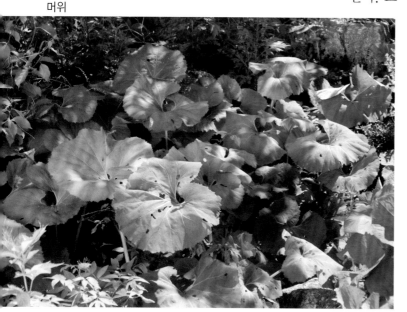

관동화

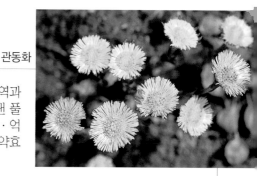

머위와 관동

원래 관동화(款冬花 : *Tussilago farfara* Linné)는 중국 동북 지역과 몽골에서 자라며, 이른 봄에 싹이 나와 꽃이 피므로 겨울을 잘 견뎌낸 풀이라는 뜻으로 이름이 유래되었다. 관동화는 꽃봉오리를 소종·지해·억균 효능을 가진 약재로 쓰는데, 우리나라에서는 잘 자라지 않으므로 약효가 비슷한 머위를 대용 약재로 쓰고 한약명을 관동(款冬)이라고 한다.

열을 내리게 하고 종기를 없애주는 풀

털머위

Farfugium japonicum Kitamura

국화과 털머위속

별 명 간대라풀, 갯머위, 말곰취
한약명 **연봉초**(連峰草)-지상부

분포: 남부 지방
· 울릉도

채취시기 | 1 | 2 | 3 | 4 | 5 | 6 | **7** | **8** | **9** | **10** | 11 | 12
지상부

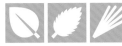

잎

염통모양 톱니모양 밑동모여나기

꽃   열매

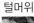

설상화다수 산형화서 털달린수과

해안가와 들에서 키 30~50cm 자라는 늘푸른여러해살이풀. 전체에 연한 갈색 솜털이 있다. 잎은 밑동에서 모여나고 염통 모양이며, 광택이 나고 가장자리에 톱니가 있다. 꽃은 암수딴그루로 9~10월에 노란색 두상화로 피고 꽃줄기 끝에 산방화서로 달린다. 열매는 수과이고 11~12월에 익으며 갈색의 긴 관모가 있다. 잎자루는 식용하고 지상부를 약재로 쓴다.

채 취 여름부터 가을 사이에 지상부를 채취하여 햇볕에 말린다.

성 미 맛은 맵고 성질은 따뜻하다.

효 능 소종(消腫), 지사, 청열, 해독, 해열

-감기, 기관지염, 물고기식중독, 설사, 인후부종, 인후염, 임파선염, 종기, 타박상의 치료

사용법 주치증에 **연봉초**를 1회 3~6g씩 물 200㎖로 달여서 복용한다. 또는 털머위 생잎을 1회 40g 정도 갈아 즙을 내어 식간에 복용한다.

• 이질, 물고기중독증에는 **연봉초**를 1회 10~20g씩 물 400㎖로 1/2이 되도록 달여서 식간에 복용한다. 이 처방은 건위의 효과도 볼 수 있다.

• 치질에는 **연봉초** 10~15g을 물 400㎖로 1/2이 되도록 달여서 1/2씩 나누어 하루에 2번 복용한다. 또는 털머위 생잎 10g을 달인 물로 환부를 씻는다.

• 타박상, 종기에는 털머위 생풀을 찧어 환부에 붙이면 효과를 볼 수 있다.

• 가벼운 화상, 치질에는 털머위 생잎을 불에 약간 구운 후 잎의 겉껍질을 벗겨내고 속의 눅진한 부분을 환부에 붙이고 헝겊으로 싸맨다.

털머위

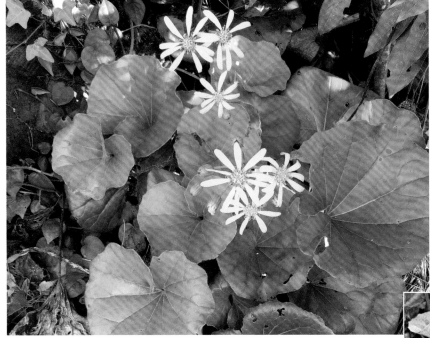

솜털이 많은 털머위 잎

산나물 요리

봄에 털머위의 새순을 채취하여 나물로 먹는다. 솜털을 덮어쓰고 있는 어린 새순을 밑동까지 채취하여 잎은 떼어버리고 잎자루를 이용하는데, 잎자루의 껍질을 벗기고 삶아서 떫은 맛을 우려낸 후 불에 굽거나 된장을 찍어 먹으며, 튀김·조림·찜을 하거나 국거리로 쓴다.

기침을 멎게 하고 혈액순환을 돕는 풀

곰취

Ligularia fischeri (Ledeb.) Turcz.
국화과 곰취속

별　명 곤달채, 곰달래, 마제엽, 왕곰취
한약명 **호로칠**(葫蘆七)-뿌리

분포: 전국

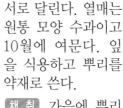

채취시기 | 1 | 2 | 3 | 4 | 5 | 6 | 7 | 8 | **9** | **10** | **11** | 12

뿌리

잎

염통모양　톱니모양　밑둥모여나기

꽃　　　열매

설상화다수　두상화서　원통형수과

고원이나 깊은 산의 습지에서 키 1~2m 자라는 여러해살이풀. 뿌리잎은 둥근 염통 모양이고 가장자리에 톱니가 있으며 잎자루가 길다. 줄기잎은 3장으로 된 겹잎이고 잎자루가 줄기를 감싼다. 꽃은 7~9월에 노란색으로 피고 줄기 끝에서 두상화 서로 달린다. 열매는 원통 모양 수과이고 10월에 여문다. 잎을 식용하고 뿌리를 약재로 쓴다.

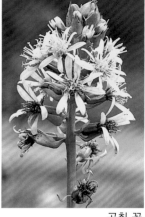

곰취 꽃

채취 가을에 뿌리를 캐내어 줄기를 제거하고 물에 씻어 햇볕에 말린다.

성미 맛은 달고 매우며 성질은 따뜻하다.

효능 거담, 이기, 지통, 지해, 진해, 활혈

- 노상, 백일해, 요퇴통(腰腿痛), 타박상, 폐옹객혈, 해수기천의 치료

사용법 주치증에 **호로칠**을 1회 2~4g씩 물 200㎖로 달이거나 가루내어 복용한다.

• 어린이의 백일해에는 **호로칠**을 1회 4~6g씩 달여서 하루에 2~3회씩 7일 정도 계속 복용한다.

곰취 밭

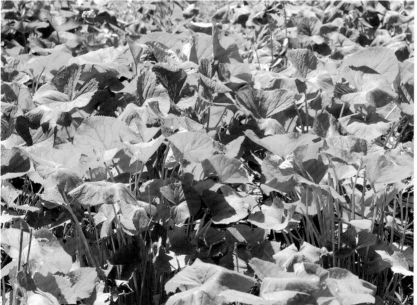

곰취 전초

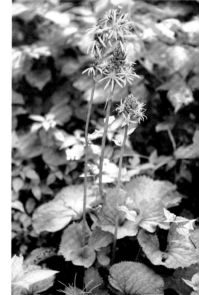

말발굽을 닮은 곰취 잎

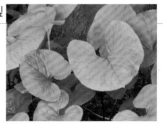

곰처럼 큰 나물

곰취는 다 자란 잎이 지름 40cm 정도 되는데 취나물 중에서 가장 큰 잎을 가지고 있다. 이 잎이 큰 나물을 중국에서는 '곰(熊; 웅)처럼 큰 나물(蔬; 소)'이라는 뜻으로 웅소(熊蔬)라고 하고 우리나라에서는 곰취라고 부른다. 또, 곰취의 둥글고 넓적한 잎이 말발굽(馬蹄; 마제)과 비슷하다고 하여 마제엽(馬蹄葉)이라고도 한다.

풍과 습을 없애주고 종기를 가라앉게 하는 풀

우산나물

Syneilesis palmata (Thunb.) Maxim.
국화과 우산나물속

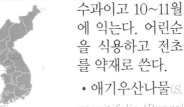

별 명 꼬깔나물, 삿갓나물
한약명 **토아산**(兎兒傘)-전초

분포: 전국

채취시기	1	2	3	4	5	6	7	8	9	10	11	12
											전초	

잎		
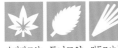		
손바닥모양	톱니모양	밑동모여나기

꽃	열매
꽃잎5갈래 원추화서	수과

깊은 산지에서 키 70~120cm 자라는 여러해살이풀. 잎은 밑동에서 나고 우산 모양이며, 손바닥처럼 5~9갈래로 갈라지며 가장자리에 톱니가 있다. 꽃은 6~10월에 흰색으로 피고 긴 꽃줄기 끝에 원추상 두상화서로 달린다. 총포는 원통 모양이다.

열매는 원통 모양 수과이고 10~11월에 익는다. 어린순을 식용하고 전초를 약재로 쓴다.

• 애기우산나물(*S. aconitifolia* (Bunge) Maxim.)을 대용 약재로 쓴다.

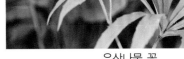
우산나물 꽃

채 취 가을에 전초를 채취하여 햇볕에 말린다.

성 미 맛은 맵고 쓰며 성질은 따뜻하다.

효 능 거풍, 소종, 제습, 지통, 진통, 해독, 활혈
-관절동통, 관절염, 독사교상, 사지마비, 옹저창종, 요통, 타박상, 풍습마비의 치료

사용법 주치증에 **토아산**을 1회 3~6g씩 물 200㎖로 달여서 복용한다.

• 종기, 독사에 물린 상처에는 우산나물 생풀을 짓찧어 환부에 붙인다.

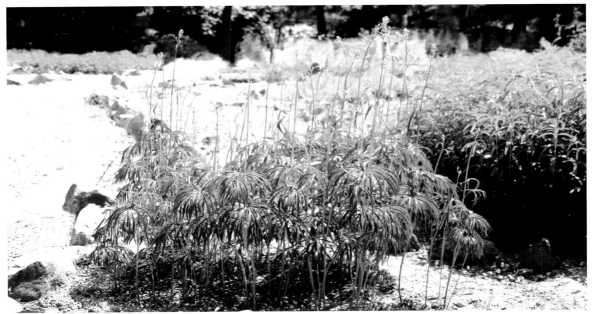
우산나물

우산을 닮은 어린 우산나물

우산을 닮은 풀

우산나물은 봄에 새순이 올라와서 잎이 완전히 벌어지기 전의 모습이 우산을 펼친 모양이어서 이름이 유래되었다. 이 잎의 모양이 삿갓이나 고깔을 닮았다고 하여 삿갓나물 또는 꼬깔나물이라고도 부른다. 또, 어린 토끼(兎兒; 토아)가 비를 피할 수 있는 우산(傘; 산)이라는 뜻으로 한약명을 토아산(兎兒傘)이라고 붙였다.

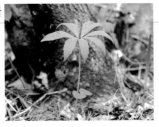

피를 잘 돌게 하고 통증을 멎게 하는 풀

톱풀
Achillea sibirica Ledebour.
국화과 톱풀속

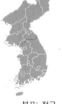
분포: 전국

별　명 가새풀, 가회톱, 거초, 신룡검,
　　　 일묘호, 지네풀, 천엽기
한약명 **일지호**(一枝蒿)-지상부

채취시기	1	2	3	4	5	6	7	8	9	10	11	12
지상부					5	6	7	8	9			

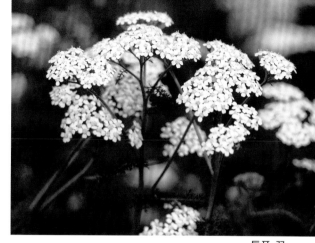
톱풀 꽃

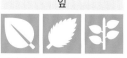
잎
긴피침형　톱니모양　어긋나기

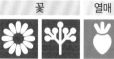
꽃　　　　　열매
설상화다수　산방화서　타원형수과

키 50~110cm 자라는 여러해살이풀. 잎은 어긋나고 긴 피침형이다. 꽃은 7~10월에 흰색으로 피고 가지 끝에 산방화서로 달린다. 열매는 수과로 10~11월에 여문다. 어린순을 식용하고 지상부를 약재로 쓴다.

채 취 봄부터 가을까지 꽃이 필 때 채취하여 햇볕에 말린다.

성 미 맛은 쓰고 매우며 성질은 조금 따뜻하고 독성이 있다.

효 능 거풍, 소염, 억균, 지혈, 진통, 해독, 해열, 활혈

－경간(驚癇), 관절염, 연주창, 옹종, 장출혈동통, 종기, 치루, 타박상, 풍습마비통증, 화상의 치료

사용법 주치증에 **일지호**를 1회 1~2g씩 물 200㎖로 달여서 복용한다. 일지호를 소주(35도) 10배량에 담가 숙성시킨 **일지호약주**(一枝蒿藥酒)를 하루에 2번 조금씩 복용한다.

- 감기에는 **일지호** 2~4g을 물 200㎖로 1/3이 되도록 달여서 복용한다.

- 건위, 강장에는 **일지호** 5~15g을 물 600㎖로 1/2이 되도록 달여서 1/3씩 나누어 하루 3번 복용한다.

- 출혈이 심한 치질에는 **일지호**를 진하게 달여서 복용한다. 차 대용으로 자주 마시면 출혈이 멎고 치료 효과도 볼 수 있다.

- 타박상, 종기에는 톱풀의 생풀을 찧어 환부에 붙인다. 또 **일지호**를 가루내어 환부에 바른다.

톱풀

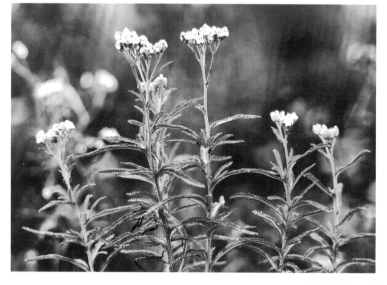

톱날처럼 보이는 톱풀 잎
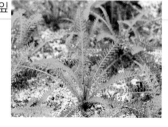

목수의 약초

톱풀은 잎의 가장자리가 톱니처럼 잘게 찢겨져 있어 이름지어졌다. 톱풀의 속명 achillea는 그리스 트로이 전쟁의 영웅 아킬레우스(achilleus)가 톱풀로 부상당한 병사들을 치료하여 낫게 했다는 전설에서 아킬레우스의 이름을 딴 것이다. 프랑스에서는 지금도 톱·대패·칼·낫 등 금속에 다친 상처를 잘 낫게 한다고 해서 톱풀을 '목수의 약초'라고 부른다.

풍한과 염증을 없애주는 풀

카밀레
Matricaria chamomilla Linné
국화과 족제비쑥속

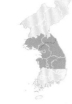

별 명 번대국화
한약명 **모국**(母菊)-꽃

분포: 중부 지방

채취시기 1 2 3 4 5 **6 7 8 9** 10 11 12
꽃

잎

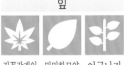

깃꼴갈래잎　밋밋한모양　어긋나기

꽃　　**열매**

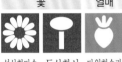

설상화다수　두상화서　타원형수과

키 30~60cm 자라는 두해살이풀. 잎은 어긋나고 깃꼴겹잎이다. 꽃은 6~9월에 흰색으로 피고 가지 끝에 엉성한 산방상두상화로 달린다. 열매는 조금 구부러진 타원형 수과이다. 꽃을 약재로 쓴다.

채 취 여름부터 가을까지 꽃이 필 때 두상화를 채취하여 바람이 잘 통하는 그늘에서 말린다.

성 미 맛은 달고 성질은 평온하다.

효 능 구풍(驅風), 강장, 소염, 해경(解痙), 해표

-감기, 과민성 위장염, 기관지천식, 풍습성 전신통증의 치료

사용법 주치증에 **모국** 6~10g을 물 600㎖로 달여서 복용한다.

• 감기 초기, 신경통, 위장염에 **모국** 5~10g을 물 500㎖로 1/2이 되도록 달여서 1/3씩 나누어 하루 3번 식간에 복용한다.

• 가스로 인한 복부창만에는 **모국** 4~5개를 끓인 물에 넣고 우려낸 물을 복용하면 효과를 볼 수 있다. 이 물을 자기 전에 마시면 숙면을 취할 수 있다.

• 신경통, 요통에는 **모국** 20~30개를 천주머니에 넣어서 입욕제로 욕탕에 넣고 목욕하면 효과를 볼 수 있다.

카밀레 군락　　　　　　　　　　　　카밀레

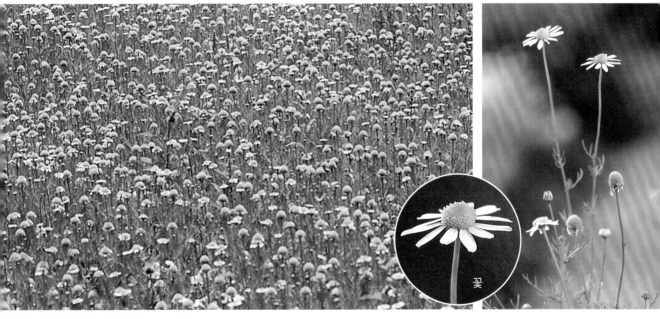

꽃

로만캐모마일

카밀레와 캐모마일

　카밀레의 속명 matricaria는 라틴어 matrix(자궁)에서 온 것으로 이 식물이 부인병에 약효가 있는 데서 유래되었다. 카밀레란 네델란드어 kamille를 영어식으로 발음한 것이다. 허브 식물인 캐모마일 (chamomile)은 로만카밀레(*Anthemis nobilis* L.)를 일컫는 것으로 카밀레와 비슷한 약효를 가지고 있다. 카밀레는 쓴맛이 약하므로 약용으로 많이 쓰인다. 로만카밀레는 향이 더 진하기 때문에 허브 식물로 많이 이용하고 있다.

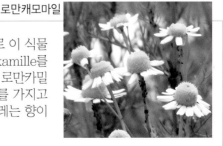

혈압을 내리게 하고 해독 작용을 하는 풀

산국
Dendranthema boreale (Makino) Ling ex Kitam.
국화과 국화속

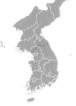

분포: 전국

별 명 개국화, 고의
한약명 **야국화**(野菊花)-꽃봉오리

채취시기 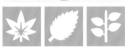 1 2 3 4 5 6 7 8 **9 10** 11 12
꽃

잎		
깃꼴갈래잎	톱니모양	어긋나기

꽃		열매
설상화다수	두상화서	수과

산국

키 1~1.5m 자라는 여러해살이풀. 잎은 어긋나고 깃꼴로 깊게 갈라진다. 꽃은 9~10월에 노란색 두상화서로 피고 줄기 끝에 여러 송이가 모여 산방상으로 달린다. 열매는 수과로 10~11월에 익는다. 어

린순은 식용하고 전초를 약재로 쓴다.

채 취 가을에 꽃이 피었을 때 모여 핀 꽃들을 훑어 채취하여 햇볕에 말린다.

성 미 맛은 맵고 쓰며 성질은 조금 차다.

효 능 소종, 진정, 항균, 해독, 해열, 혈압강하

-고열감기, 고혈압, 구내염, 기관지염, 두통, 적목, 악성종기, 안질, 위염, 임파선염, 폐렴, 현기증, 화농성 종창의 치료

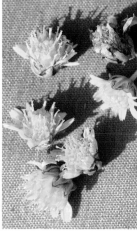

채취한 산국 꽃

사용법 주치증에 **야국화**를 1회 3~5g씩 물 200㎖로 뭉근하게 달여서 복용한다.

• 안질은 **야국화** 달인 물로 환부를 씻어낸다.

• 소염, 소종, 지혈에는 **야국화** 20g을 참기름 200㎖에 담가 6개월 이상 어두운 곳에 두었다가 이 기름을 환부에 바른다. 쓰고 남은 것은 **야국화**를 넣은 채 밀봉하여 차고 어두운 곳에 보관하면서 가정 상비약으로 쓴다.

• 종기 등의 피부 질환에는 산국의 생잎을 찧어 환부에 붙이거나 **야국화** 달인 물로 환부를 씻어낸다.

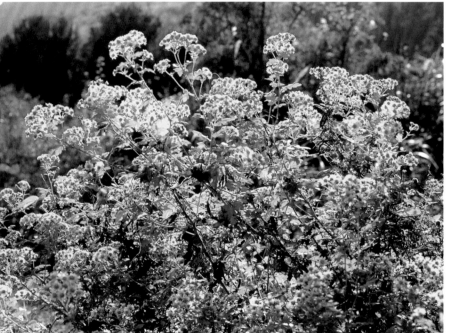

대표적인 들국화라고 불리는 구절초

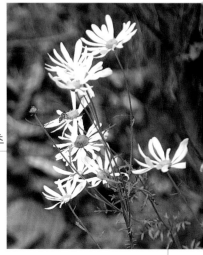

들국화

야국화(野菊花)란 들국화를 말하는 것이다. 일반적으로 국화과에 속하는 식물 중 산과 들에서 야생 상태로 자라는 식물을 들국화라고 부르고 있으나 실제로는 그런 이름을 가진 식물은 없다. 들국화란 가을에 꽃이 피는 쑥부쟁이류, 산국, 감국(*D. indicum* (L.) Des Moul.), 구절초(*D. zawadskii* var. *latilobum* (Max.) Kitag.) 등 국화과 야생화들의 통칭이다.

풍열을 없애주고 눈을 밝게 하는 풀

감국

Dendranthema indicum (L.) Des Moul.
국화과 국화속

별　명 가을국화, 고의, 산황국, 요리국
한약명 **감국**(甘菊)-꽃

분포: 전국

채취시기 1 2 3 4 5 6 7 8 **9 10** 11 12
꽃

잎

깃꼴갈래잎　톱니모양　어긋나기

꽃　　　　**열매**

꽃잎5개　두상화서　수과

키 30~60cm 자라는 여러해살이풀. 잎은 어긋나고 깃 모양으로 갈라진다. 꽃은 9~10월에 노란색으로 피고 줄기 끝에 산방상 두상화서가 달린다. 열매는 10~11월에 여문다. 전초를 약재로 쓴다.

감국

채 취 가을에 꽃을 따서 바람이 잘 통하는 그늘에서 말린다.

성 미 맛은 쓰고 매우며 성질은 조금 서늘하다.

효 능 청열, 해독, 진정, 소풍, 소종

－옹종, 정창, 습진, 풍열 표증, 간열두통, 목적, 관절통, 고혈압, 토혈, 구창의 치료

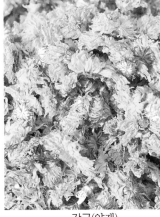
감국(약재)

사용법 **감국** 6g을 뜨거운 물에 넣어 1시간 동안 우려낸 후 이 우린 물을 30분 동안 달여서 복용하면 감기를 예방하는 데 좋다. 감기가 유행할 때는 1주일에 한 번씩 복용한다.

• **감국** 10g, 석고 15g, 산궁궁 8g을 섞어 풍열 두통에 쓴다. 달여서 1/3씩 나누어 하루 3번 복용한다.

• **감국** · 포공영 · 자화지정 · 연교 각각 10g을 종기, 옹종, 점막의 염증 등에 쓴다. 달여서 1/3씩 나누어 하루 3번 복용한다.

• **감국** · 산궁궁 · 형개 · 강활 · 감초 · 백지 각각 38, 박하 9, 방풍 28, 선태 9, 세신 19, 백강잠 9를 섞어 만든 **국화다조산**(菊花茶調散)은 풍열로 머리가 어지럽고 아프며 눈이 붉어지고 코가 막힐 때 쓴다. 1회 8g씩 하루 3번 복용한다.

• 종기, 부스럼은 감국 생꽃을 찧어서 환부에 붙인다. 눈이 붉게 충혈되었을 때는 **감국** 달인 물로 눈을 씻는다.

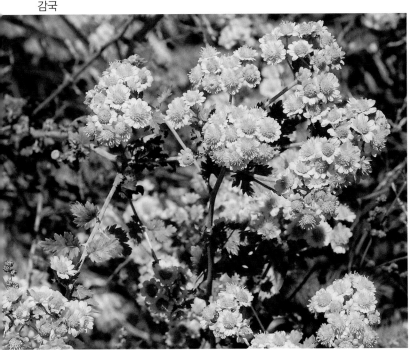

감국차

감국차

감국 200g을 꿀 200㎖에 넣고 15일 정도 재워 감국청을 만든다. 이 감국청을 1회 15g씩 찻잔에 넣고 끓는 물을 천천히 부으면 **감국차**(甘菊茶)가 된다. 감국차를 마시면 간열로 머리가 어지럽고 아프거나 눈이 충혈되고 눈물이 날 때 효과를 볼 수 있다. 또한 신경통, 두통, 기침 등에 유효하고 피부를 아름답게 하는 성분도 들어 있다.

열을 내리게 하고 눈을 밝게 하는 풀

국화

Chrysanthemum morifolium Ramat.
국화과 국화속

한약명 **국화**(菊花)-꽃봉오리

분포: 전국

채취시기 1 2 3 4 5 6 7 8 **9** **10** **11** **12**
꽃

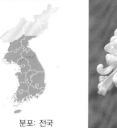
국화(황진이)

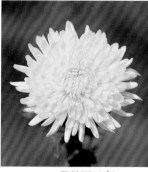
국화(금구슬)

잎

깃꼴갈래잎 톱니모양 어긋나기

꽃   **열매**

설상화다수 두상화서 수과

키 1m 정도 자라는 여러해살이풀. 잎은 어긋나고 깃꼴로 깊게 갈라진다. 꽃은 9~10월에 노란색으로 피고 가지 끝에 두상화서로 달린다. 열매는 수과이고 10~11월에 익는다. 꽃봉오리를 약재로 쓴다.

채 취 가을에 꽃봉오리를 채취하여 총포를 제거하고 꽃잎만 모아서 햇볕에 말린다.

성 미 맛은 맵고 달고 쓰며 성질은 조금 차다.

효 능 소풍, 청열, 평간, 명목, 해독

-두통현훈, 목적종통, 풍열감모, 피부발진, 위산과다, 소화불량, 구취의 치료

사용법 주치증에 **국화** 5~10g을 물 200㎖로 달인 물을 식혀서 이 달인 물을 1/3씩 나누어 하루 3번 복용한다.

• 감기로 인한 발열과 두통, 현기증, 이명에는 **국화** 10~20g을 물 400㎖로 달여서 1/3씩 나누어 하루 3번 복용한다.

정원에 심어져 있는 국화

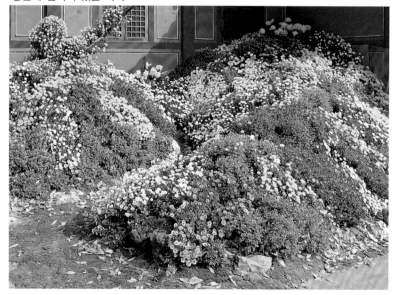

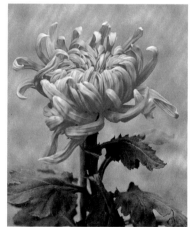
국화(도월;국화는 품종에 따라 모양이 다양하고 크기나 꽃빛깔도 다르다. 또 원예용으로 많은 품종이 만들어졌으며 우리나라는 390여 종이 알려져 있다.)

국화과 식물

국화, 구절초, 코스모스, 해바라기 등 국화과 식물의 꽃은 가운데의 꽃밥을 많은 혀 모양 꽃잎(설상화)이 둘러싸고 있으며 사람의 머리처럼 줄기 끝에 1송이씩 달린다(두상화). 국화과 꽃의 주변부에 있는 설상화들은 각각 수술과 암술을 가진 독립적인 꽃 1송이에 해당하며, 수정 과정이 끝나면 설상화의 수만큼 열매가 생긴다. 그러므로 국화 1송이는 수많은 생물학적 꽃들의 집합체인 것이다. 이런 꽃의 형태는 국화과 식물의 특징이다. 국화를 뜻하는 한자(菊;국)에서 가운데의 米 부분은 이런 국화과 꽃의 특징을 나타낸 것이다.

몸을 따뜻하게 하고 소화 작용을 돕는 풀

구절초

Dendranthema zawadskii var. latilobum (Max.) Kitag.
국화과 국화속

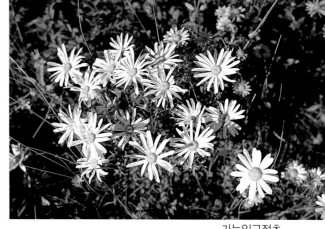

별 명 가을국화, 고봉, 들국화
한약명 **구절초**(九折草) · **선모초**(仙母草)-전초

분포: 전국

채취시기	1	2	3	4	5	6	7	8	9	**10**	**11**	12

전초

가는잎구절초

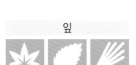

잎

달걀모양 톱니모양 밑동모여나기

꽃   열매

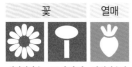

설상화다수 두상화서 타원형수과

키 50~100cm 정도 자라는 여러해살이풀. 밑둥에서 나는 잎은 달걀 모양이다. 꽃은 8~10월에 흰색으로 피고 가지 끝에서 1송이씩 달린다. 열매는 수과이고 10~11월에 익는다. 전초를 약재로 쓴다.

• 가는잎구절초(*Chrysanthemum zawadskii* Herbich ssp. *acutilobum* (DC.) Kitagawa)를 대용 약재로 쓸 수 있다.

구절초

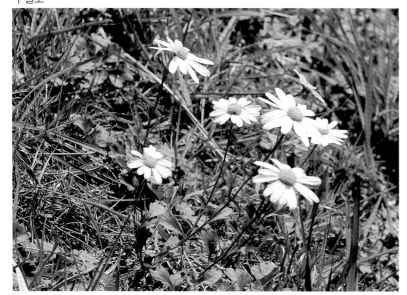

채 취 늦가을에 지상부를 채취하여 햇볕에 말린다.

성 미 맛은 쓰고 성질은 따뜻하다.

효 능 난단전, 소화촉진, 온중, 조경

－불임증, 생리불순, 생리통, 소화불량, 위냉, 자궁허냉의 치료

사용법 주치증에 **구절초**를 1회 10~20g씩 물 200㎖로 달여서 복용한다.

• 자궁냉증에 **구절초**를 1회 3~4g씩 달여서 복용한다. 이 달인 물로 엿을 고아 보름 정도 복용하면 부인들의 냉병에 효과를 볼 수 있다.

• 산후조리, 위장장애에는 구절초 꽃이 필 때 전초를 뿌리째 뽑아 그늘에 말린 후 달여서 복용한다.

• 가을에 구절초 뿌리를 채취하여 말렸다가 달여서 다리 아플 때, 담(膽)이 저릴 때 복용하면 효과를 볼 수 있다.

• 구절초 꽃을 말려서 베갯속으로 사용하면 향기가 좋고 두통에 효과를 볼 수 있다.

구절초 잎

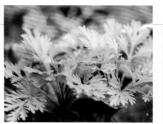

9월 9일에 잘라서 쓰는 구절초

구절초는 전초를 약재로 쓰는데 민간에서 음력 9월 9일에 잘라서(折; 절) 쓰는 것이 약효가 가장 좋다고 여기는 데서 구절초(九折草) 이름이 유래하였다고 한다. 특히 부인병의 치료에 많이 쓰이므로 선모초(仙母草)라고도 부른다. 또 구절초는 봄에는 5마디였다가 자라서 9월에는 9마디가 된다고 하여 구절초(九節草)라고 하다가 변하여 구절초(九折草)가 되었다고도 한다.

열을 내리게 하고 학질을 치료하는 풀

개똥쑥

Artemisia annua Linné

국화과 쑥속

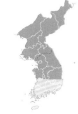

분포: 중부 이북

별 명 개땅쑥, 잔잎쑥
한약명 황화호(菁花蒿)-지상부

채취시기	1	2	3	4	5	6	7	8	9	10	11	12
						지상부						

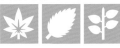

잎		
깃꼴겹잎	빗살모양	어긋나기

꽃	열매
특이모양 원추화서	수과

인가 부근이나 길가의 황무지와 강가에서 키 1m 정도 자라는 한해살이풀. 잎은 어긋나고 3회 갈라지는 깃꼴겹잎이며, 가장자리는 빗살모양이고 표면에 가루 같은 잔털이 있다. 꽃은 6~8월에 노란색으로 피고 잎겨드랑이에서 나온 꽃줄기에 원추화서로 달린다. 열매는 수과이고 9월에 담갈색으로 여문다. 전초를 약재로 쓴다.

개똥쑥

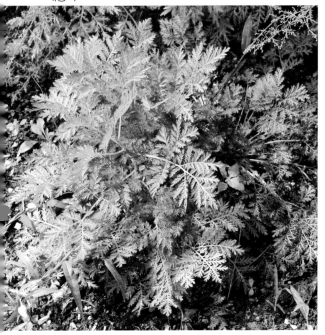

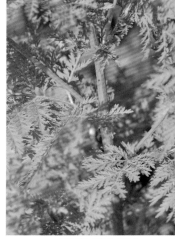

개똥쑥 잎과 가지

채취 여름에 꽃이 필 때 지상부를 베어 햇볕에 말린다.

성미 맛은 맵고 쓰며 성질은 차다.

효능 거담, 양혈(凉血), 진해, 청열절학(淸熱截虐), 퇴허열, 항균, 해서(解暑), 해열, 혈압강하

– 결핵, 만성기관지염, 말라리아, 이질, 천식, 피부병, 학질, 도한, 황달의 치료

사용법 주치증에 황화호 10~20g을 물 2ℓ에 넣고 끓인 후 다시 약한 불로 20분 정도 더 달여서 이 달인 물을 하루 5번에 나누어 복용한다. 또는 황화호를 가루내어 환약으로 만들어 1회 20알 정도 복용하면 효과를 볼 수 있다.

• 해열에는 황화호 5~10g을 물 300㎖로 1/3이 되도록 달여서 복용한다.

• 기생성 피부병, 음부습진, 백선에는 황화호 20g을 물 300㎖로 1/2이 되도록 달인 물로 환부를 씻는다.

• 도한(盜汗)에는 개똥쑥의 말린 열매 2~6g을 달여서 복용한다. 피로회복의 효과도 볼 수 있다.

주의 혈액이 부족하고 기력이 약한 허증이나 냉증이 있는 환자와 임산부에게는 쓰지 않는다.

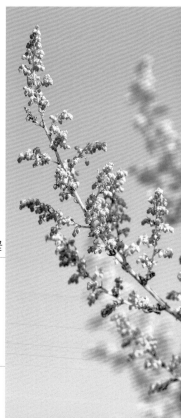

개똥쑥 꽃

개똥 냄새가 나는 향쑥

개똥쑥은 특유의 냄새를 풍기는데 이 냄새를 개똥 냄새라고 여겨 이름이 유래되었다. 서양에서는 개똥쑥을 허브 식물로 취급하며 영어 이름은 sweet wormwood(향쑥)이다. 성경에서는 이 향쑥을 쓴맛이 강하여 먹을 수 없으므로 고통과 심판의 상징으로 표현하고 있다. 속명 artemisia는 옛 소아시아 카리아왕국의 왕비(artemisia)의 이름을 딴 것이라고 한다.

뜨거운 피를 식혀주고 간 기능을 활성화하는 풀

개사철쑥
Artemisia apiacea Hance ex Walp.
국화과 쑥속

별　명 갯사철쑥, 향호
한약명 **청호**(菁蒿)-지상부

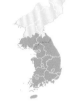
분포: 중부 이남

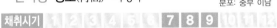
채취시기　1　2　3　4　5　6　**7**　**8**　**9**　10　11　12
지상부

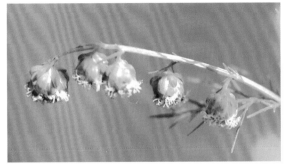
개사철쑥 꽃

잎

깃꼴갈래잎　머리모양꽃차례　어긋나기

꽃　열매

특이모양　총상화서　타원형수과

개사철쑥

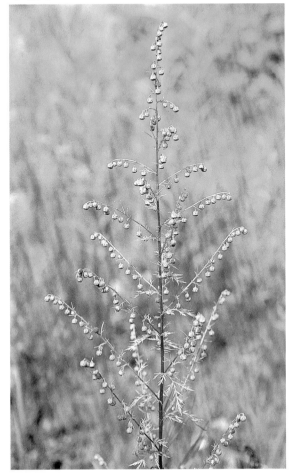

키 100~150cm 자라는 두해살이풀. 잎은 긴 타원형이고 깃꼴로 깊게 갈라진다. 꽃은 7~9월에 녹황색으로 피고 가지 끝에 두상화가 원추상으로 배열하고 한쪽으로 치우쳐서 총상으로 달린다. 열매는 긴

타원형 수과이고 10월에 익는다. 어린 잎은 식용하고 전초를 약재로 쓴다.

채취 여름에 꽃이 필 때 지상부를 베어 바람이 잘 통하는 그늘에서 말린다.

성미 맛은 쓰고 성질은 차다.

효능 청열, 양혈(凉血), 퇴허열, 해서, 이담

-폐결핵, 학질, 감기, 담낭염, 황달, 간염, 혈변, 옴의 치료

사용법 주치증에 **청호** 2~4g을 물 200㎖로 달이거나 가루내어 복용한다.

• 해열에는 **청호** 5g을 물 400㎖로 1/2이 되도록 달여서 1/3씩 나누어 하루 3번 복용한다.

• 개사철쑥의 말린 열매이삭 3~5g을 물 400㎖로 1/2이 되도록 달여서 복용하면 시력 회복의 효과를 볼 수 있다.

• 개선 등 기생성 피부병에는 **청호** 2~4g을 물 200㎖로 달인 물로 환부를 씻는다. 또 개사철쑥의 생풀로 짜낸 즙액을 환부에 바른다. **청호** 50~100g을 천주머니에 넣어 입욕제로 욕탕에 담근 후 그 물에 들어가 목욕을 하면 효과를 볼 수 있다.

• 옴, 종기에는 개사철쑥 생풀을 찧어 환부에 붙인다. 또 향호를 가루내어 환부에 바르거나 기름으로 개어서 환부에 붙인다.

산나물 요리

봄에 개사철쑥의 어린순을 채취하여 나물로 먹는다. 개사철쑥은 맛이 쓰고 독특한 냄새가 나므로 채취한 순을 끓는 물에 데친 후 여러 번 바꾸면서 물에 담가 잘 우려낸 후 양념 무침을 해서 먹는다. 개사철쑥은 잎에서 특유의 냄새가 나기 때문에 '향기(香氣)나는 쑥(蒿; 호)'이라는 뜻으로 향호(香蒿)라고도 부른다.

379

열을 내리게 하고 통증을 멎게 하는 풀

사철쑥

Artemisia capillaris Thunb.
국화과 쑥속

별 명 머리쑥, 애탕쑥, 인진쑥
한약명 **인진호**(茵蔯蒿)-어린 줄기와 잎

분포: 전국

채취시기 | 1 2 3 4 5 6 7 8 9 10 11 12
줄기, 잎

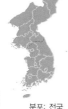

사철쑥 꽃

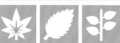

잎

깃꼴갈래잎　톱니모양　어긋나기

꽃　　　　열매

특이모양　두상화서　수과

냇가나 해안의 모래땅에서 키 30~100cm 자라는 여러해살이풀. 잎은 어긋나고 깃 모양으로 갈라진다. 꽃은 8~9월에 녹황색으로 피고 줄기 끝에서 원추상 두상화서로 달린다. 열매는 수과이다. 어린 전초를 식용하고 약재로도 쓴다.

채 취 늦은 봄부터 초여름 사이에 어린 전초를

사철쑥

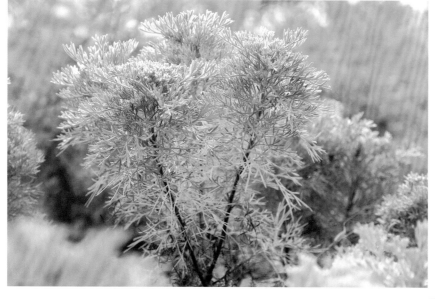

베어 햇볕에 말린다.

성 미 맛은 쓰고 성질은 차다.

효 능 발한, 이뇨, 이습, 정혈, 진통, 청열, 항균, 해열

-간염, 급성 열병, 담낭염, 담석증, 두통, 소변 불리, 습열, 요독증, 입 안이 헐 때, 풍습한열 사기, 풍양창개, 황달의 치료

사용법 주치증에 **인진호**를 1회 4~8g씩 물 200㎖로 달여서 복용한다.

• 황달에는 **인진호** 22g, 대황 8g, 치자 8g을 섞어 달여서 1/3씩 나누어 하루 3번 복용한다. 또 사철쑥 말린 열매이삭 10~20g을 물 600㎖로 1/2이 되도록 달여서 1/3씩 나누어 하루 3번 복용한다.

• 유행성간염, 황달 초기, 알레르기에는 **인진호** 15g을 달여서 1/3씩 나누어 하루 3번 복용한다.

• 구내염에는 **인진호** 달인 물로 하루에 여러 번 양치질을 한다.

사철쑥 잎

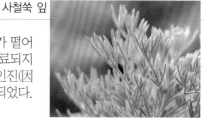

오래 되면 약효가 떨어지는 쑥

중국 한나라 때 명의로 알려진 화타(華陀)가 다 자란 사철쑥은 약효가 떨어져 황달이 잘 낫지 않는다는 것을 알아냈다. 그러자 화타는 '황달이 치료되지 않은 것은 오래 된(陳; 진) 쑥이 원인(原因)'이라는 뜻으로 사철쑥을 '인진(茵陳)'이라 불렀다고 한다. 이후 인진(茵蔯)으로 변하여 그대로 약명이 되었다. 그래서 사철쑥은 봄에 채취한 어린 잎과 줄기를 약재로 쓴다.

열을 내리게 하고 오줌을 잘 나가게 하는 나무

더위지기

Artemisia gmelini Weber ex Stechm.
국화과 쑥속

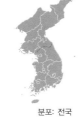

별 명 부덕쑥, 산쑥, 인진쑥
한약명 **한인진(韓茵蔯)**−지상부

분포: 전국

채취시기	1	2	3	4	5	6	**7**	**8**	9	10	11	12

지상부

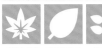

잎

깃꼴갈래잎 · 밋밋한모양 · 어긋나기

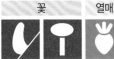

꽃 **열매**

꽃잎없음 · 두상화서 · 수과

더위지기

높이 1m 정도 자라는 갈잎작은떨기나무. 잎은 어긋나고 깃 모양으로 갈라진다. 꽃은 8월에 노란색으로 피고 잎겨드랑이에 두상화서가 모여 달린다. 열매는 수과이고 11월에 익는다. 전초를 약재로 쓴다.

채 취 여름에 꽃이 피기 전에 잎이 붙은 윗부분을 베어 그늘에서 말린다.

성 미 맛은 쓰고 성질은 서늘하다.

효 능 보중익기(補中益氣), 이뇨, 정열이습, 항균

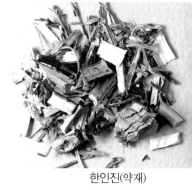

한인진(약재)

−간염, 개나악창, 소변불리, 열리, 오장사기, 옹종, 위염, 풍한습비, 황달의 치료

사용법 간염, 소화불량, 속쓰림에는 **한인진**을 1회 10~20g씩 달여서 1/3씩 나누어 하루 3번 복용한다.

• **한인진** 22g, 치자 8g, 대황 8g을 섞어 만든 **인진호탕(茵蔯蒿湯)**은 양황(陽黃), 유행성간염, 갈증이 많이 나고 대소변이 잘 나오지 않을 때 쓴다. 달여서 1/3씩 하루에 3번 복용한다.

• **한인진** · 부자 · 건강 · 감초 각각 4g을 섞은 **인진사역탕(茵蔯四逆湯)**은 음황(陰黃)에 쓴다. 달여서 1/3씩 나누어 하루 3번 복용한다.

• **한인진** 56, 택사 9, 저령 6, 복령 6, 백출 6, 육계 4를 섞어 만든 **인진오령산(茵蔯五苓散)**은 간염, 신염, 황달에 쓴다. 1회 8g씩 하루 2~3번 복용한다.

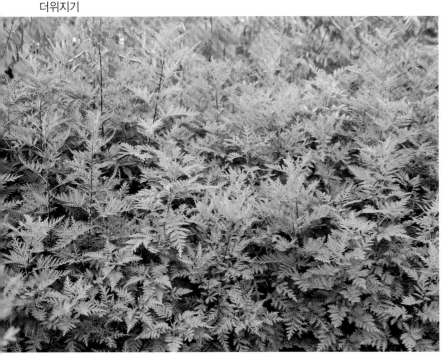

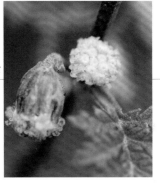

더위지기 꽃

풀 같은 나무

더위지기는 쑥, 개똥쑥, 사철쑥 등과 더불어 쑥속이지만 여러해살이풀인 다른 쑥들과 달리 떨기나무이다. 그래서 가을이면 잎이 낙엽이 되어 모두 떨어지고 이듬해 봄에 지상에 남아 있던 줄기에서 새잎이 나고 꽃이 핀다. 그러나 더위지기는 초본형 목본이어서 다른 수목처럼 줄기가 치밀하거나 단단하지 못해 약재 이외에 목재로는 전혀 쓸모가 없다.

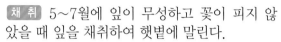

국화과

몸을 따뜻하게 하고 출혈을 멎게 하는 풀

쑥

Artemisia princeps Pamp.
국화과 쑥속

| 별　명 | 약쑥, 애초, 사재밭쑥, 참쑥 |
| 한약명 | **애엽**(艾葉)-잎 |

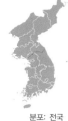

분포: 전국

| 채취시기 | 1 2 3 4 **5** 6 **7** 8 9 10 11 12 |

잎

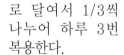
황해쑥

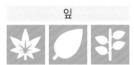

잎		
깃꼴갈래잎	밋밋한모양	어긋나기

꽃	열매
특이모양	두상화서	수과

　들의 풀밭에서 키 60~120cm 자라는 여러해살이풀. 전체에 흰색 털이 빽빽하게 난다. 잎은 어긋나고 타원형이며 깃털 모양으로 갈라진다. 작은잎은 긴 피침형이고 뒷면에 흰 털이 있다. 꽃은 7~10월에 연한 홍자색으로 피고 줄기 끝에 잔꽃이 모여 원추화서로 달린다. 열매는 수과이다. 어린 잎을 식용하고 잎과 열매는 약재로 쓴다.

　• 황해쑥(*A. levéillé* et Vaniot)을 대용으로 쓸 수 있다.

쑥

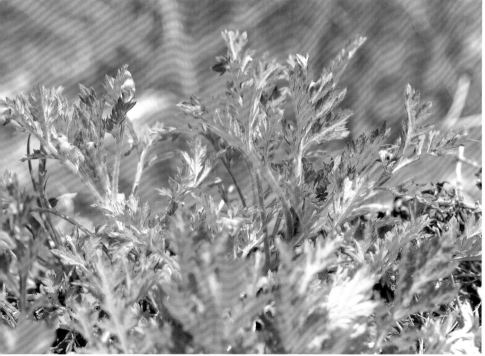

채취 5~7월에 잎이 무성하고 꽃이 피지 않았을 때 잎을 채취하여 햇볕에 말린다.

성미 맛은 맵고 쓰며 성질은 따뜻하다.

효능 안태, 산한, 온경, 제습, 지양, 지통, 지혈

－개선(疥癬), 대하, 만성 이질, 복부냉통, 복통, 붕루, 생리불순, 설사전근, 옹양, 비출혈, 태동불안, 토혈, 하혈의 치료

사용법 주치증에 **애엽** 2~5g을 물 200㎖로 달여서 복용한다.

• 이질에는 **애엽** 5~8g을 물 600㎖로 1/2이 되도록 달여서 1/3씩 나누어 하루 3번 복용한다. 이 달인 물을 계속 복용하면 건위 효과도 볼 수 있다.

• 복통, 지혈에 **애엽** 5~20g을 물 600~700㎖로 달여서 1/3씩 나누어 하루 3번 복용한다.

• **애엽** 8g, 당귀 9g, 향부자 8g을 섞어 생리불순(허한증), 임산부의 자궁출혈, 복통에 쓴다. 달여서 1/3씩 나누어 하루 3번 복용한다.

• **애엽** 15g, 아교 15g, 산궁궁 15g, 당귀 15g, 감초 8g을 섞어 만든 **교애궁귀탕**(膠艾芎歸湯)은 임산부의 자궁출혈 또는 유산 후의 자궁출혈에 쓴

다. 달여서 1/3씩 나누어 하루 3번 복용한다.

- **애엽** · 아교주 · 황금 · 백출 · 사인 · 향부자 각각 4g · 당귀 · 산궁궁 · 숙지황 · 백작약 각각 9g을 섞어 만든 **교애사물탕**(膠艾四物湯)은 임산부의 자궁출혈에 쓴다. 2첩을 달여서 1/3씩 나누어 하루 3번 복용한다.

- 습진, 땀띠에는 **애엽** 10g을 물 600㎖로 1/2이 되도록 달이고 그 달인 물을 차가운 헝겊에 적셔서 환부를 냉습포한다. 치통, 인후통에는 이 달인 물로 양치질을 한다.

- 어깨결림, 요통, 신경통, 류머티즘, 치질 등에는 **애엽** 200~300g을 천주머니에 싸서 물에 넣고 따뜻한 물로 목욕하면 효과를 볼 수 있다. 애엽은 더 많이 넣어도 된다.

- 외상 등의 출혈에 쑥 생풀을 찧어 나오는 즙액을 환부에 바르면 지혈 효과를 볼 수 있다.

주 의 열증에는 쓰지 않는다.

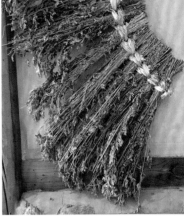

약재로 쓸 쑥 말리기

여름에 잎이 무성하게 자라는 쑥

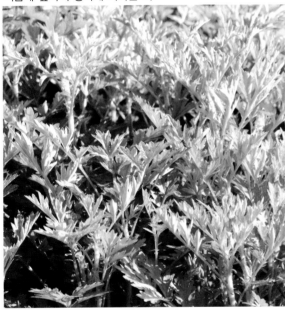

채취한 쑥

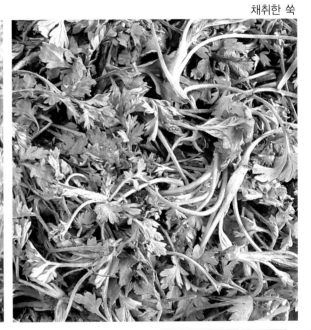

쑥 꽃

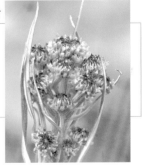

산나물 요리

봄에 쑥의 새순을 채취하여 생으로 튀김을 만들어 먹는다. 또 삶아서 양념 무침을 하고 튀김을 만들거나 전을 부치기도 하며 국거리로 쓴다. 삶은 것을 잘게 썰어 쑥떡을 만들 때 쓰고 밥을 지을 때도 넣는다. 쑥잎을 삶은 상태로 냉동 보관하여 묵나물로 이용한다.

폐를 맑게 하고 양기를 북돋우는 풀

제비쑥

Artemisia japonica Thunb.
국화과 쑥속

별　명 자불쑥
한약명 모호(牡蒿)-지상부

분포: 전국

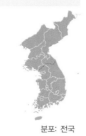

채취시기	1	2	3	4	5	6	7	8	9	10	11	12

지상부

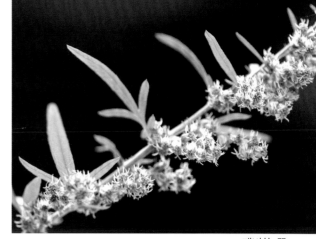

제비쑥 꽃

잎

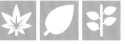

깃꼴갈래잎　밋밋한모양　어긋나기

꽃　　　**열매**

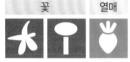

특이모양　두상화서　수과

산과 들의 볕이 잘 드는 양지쪽 풀밭에서 키 30~90cm 자라는 여러해살이풀. 잎은 어긋나고 깃 모양으로 갈라지며, 양면에 털이 드물게 나고 가장자리는 밋밋하다. 꽃은 7~9월에 연한 노란색으로 피고 줄기 끝에 두상화서가 원추화서처럼 달린다. 열매는 수과이고 8~10월에 익는다. 어린 잎을 식용하고 전초를 약재로 쓴다.

채취 여름부터 가을까지 꽃이 필 때 지상부를 베어 햇볕에 말린다.

성미 맛은 쓰고 조금 달며 성질은 차다.

효능 해표, 청열, 살충, 발한, 소종

－감기, 학질, 폐결핵, 노상해수, 조열, 소아감열, 말라리아, 편도선염, 구내염, 개선, 습진, 옴, 버짐, 외상출혈의 치료

사용법 주치증에는 **모호**를 1회에 2~4g씩 200cc의 물로 뭉근하게 달인 후 달인 물을 1/3씩 나누어 하루 3번 복용한다.

• 습진, 개선, 버짐, 옴, 외상출혈에는 제비쑥 생풀을 짓찧어서 환부에 붙인다. 또는 **모호** 달인 물로 환부를 씻어내면 치료 효과를 볼 수 있다.

제비쑥

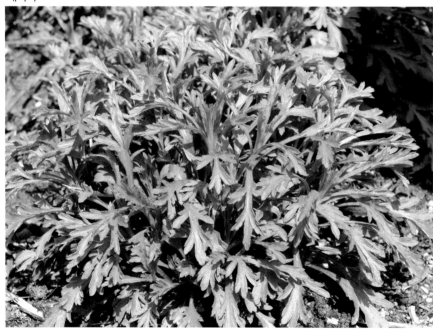

제비 꼬리를 닮은 풀

　제비쑥은 잎 모양이 제비의 꼬리와 비슷하다고 하여 이름이 유래된 것으로 추정된다. 제비쑥의 한약명 모호(牡蒿)는 수컷(牡; 모)의 쑥(蒿; 쑥)이라는 뜻이다. 제비쑥의 씨는 아주 작아서 없는 것처럼 보는데 이것을 자식을 직접 낳지 않는 수컷이라고 보는 것이다. 일본명 オトコヨモギ(男艾; 남애)도 같은 뜻이다. 상대적으로 일본명 ヒメヨモギ(媛艾; 완애)인 뺑쑥(*Artemisia feddei* H. Lev. & Vaniot)은 여성(媛; 아름다울 완)의 쑥(艾)이라는 뜻을 가지고 있다.

풍과 습을 없애주고 혈압을 낮춰주는 풀

진득찰

Siegesbeckia glabrescens Makino
국화과 진득찰속

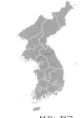

분포: 전국

별 명 희첨
한약명 **희렴**(豨薟)-지상부

채취시기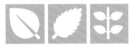

| | | | | | | | 8 | 9 | | | |

지상부

잎

 달걀모양
 톱니모양
 마주나기

꽃   **열매**

설상화다수   두상화서   수과

키 35~100cm 자라는 한해살이풀. 잎은 마주나고 달걀 모양이며 가장자리에 불규칙한 톱니가 있다. 꽃은 8~9월에 노란색으로 피고 가지와 줄기 끝에 산방상 두상화서로 달린다. 꽃받침에 점액을 분비하는 선모가 있다. 열매는 달걀 모양 수과이고 9~10월에 익는다. 전초를 약재로 쓴다.

채 취 여름부터 초가을까지 꽃이 필 때 전초를 베어 그늘에서 말린다.

성 미 맛은 쓰고 성질은 차다.

효 능 거풍습, 소종, 진통, 혈압강하

-간염, 두통, 류머티즘성 관절염, 반신불수, 악창, 어지럼증, 요슬냉통, 종기, 중풍, 중풍으로 인한 언어장애, 풍습동통, 풍습마비, 황달의 치료

사용법 주치증에 **희렴**을 1회 4~8g씩 물 200㎖로 달이거나 **희렴**을 곱게 가루내어 복용한다. 또는 진득찰 생품을 찧어서 나오는 즙액을 복용한다.

• **희렴** 가루 250g, 취오동엽 가루 500g을 함께 넣어 섞고 졸인 꿀로 반죽하여 1알 0.3g씩 환약을 만들어 풍한습비증에 쓴다. 1회 8g씩 하루 3번 복용한다. 소염 효과도 볼 수 있다.

• **희렴**으로 만든 **희렴환**(豨薟丸)은 중풍(뇌출혈)에 쓴다. 1회 8~10g씩 하루 3번 복용한다.

• 종기에는 생품을 찧어 헝겊에 싸서 환부에 붙인다.

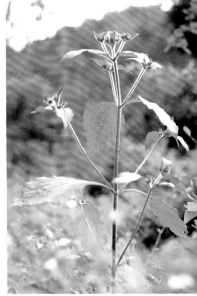

털진득찰

진득찰

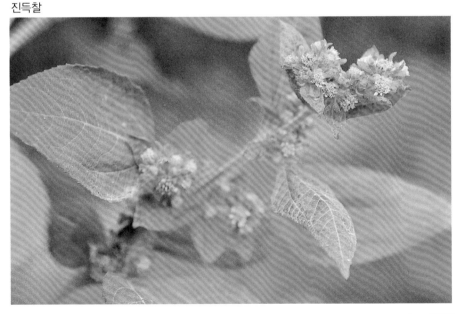

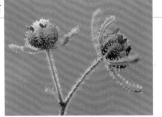

털진득찰 꽃

찐득찐득하게 달라붙는 열매

　진득찰은 열매에 끈적거리는 점액을 분비하는 선모가 있는 꽃받침이 남아 있어 사람의 옷이나 짐승의 털에 잘 달라붙는다. 열매를 손으로 만지면 찐득찐득하고 일단 옷에 붙으면 진드기나 찰거머리처럼 잘 떨어지지 않는다고 하여 진득찰이라는 이름이 유래된 것으로 추정된다. 진득찰의 열매가 끈적거리는 것은 씨를 더 널리 퍼트리기 위한 식물의 노력이다.

385

근육과 뼈를 튼튼하게 하고 흰 머리를 검게 하는 풀

한련초

Eclipta prostrata Linné
국화과 한련초속

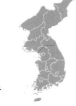

별　명　묵두초, 묵연초, 묵채, 예장초
한약명　**한련초**(旱蓮草)-지상부

분포: 경기도 이남

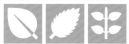

채취시기	1	2	3	4	5	6	7	8	9	10	11	12

지상부

잎

피침형　　잔톱니모양　　마주나기

꽃　　　　열매

설상화다수　두상화　세모골수과

한련초

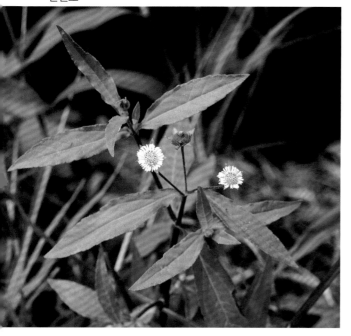

키 10~60cm 자라는 한해살이풀. 잎은 마주 나고 피침형이다. 꽃은 8~9월에 흰색으로 피고 줄기와 가지 끝에 1송이씩 달린다. 열매는 세모진 수과이고 10월에 검은색으로 여문다. 전초를 약재로 쓴다.

채취 여름부터 가을 사이에 꽃이 핀 전초를 베어 그늘에서 말린다.

성미 맛은 달고 시며 성질은 차다.

효능 강근골, 보신(補腎), 보음, 양혈(凉血), 지혈, 항균

－대장염, 대하, 디프테리아, 외상출혈, 음위, 이질, 조기백발증, 비출혈, 토혈, 혈뇨, 혈변의 치료

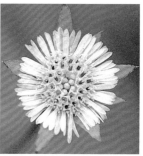

한련초 꽃

사용법 주치증에 말린 **한련초**를 1회 3~10g씩 물 600㎖로 1/2이 되도록 달이거나 가루내어 복용한다. 또는 한련초 생풀로 즙을 내어 복용한다. 하루 10~30g 쓴다.

• 혈뇨에는 **한련초** 20g, 차전초 15g을 달여서 1/3씩 나누어 하루 3번 복용한다.

• **한련초** 12g, 괴화 10g, 지유 10g을 섞어 위장출혈에 쓴다. 달여서 1/3씩 나누어 하루 3번 복용한다.

• 간신음허로 인한 어지럼증, 요통, 조기백발증, 골증열에는 **한련초**·여정실·백수오·구기자 같은 양을 섞어 만든 알약을 1회 5~6g씩 하루에 3번 복용한다.

• **한련초** 20g, 여정실 15g, 상심자 12g을 가루내어 간신음허로 인한 어지럼증, 시력저하, 이명, 조기백발증에 쓴다. 1회 4~6g씩 하루 3번 복용한다.

• 급성간염에 한련초 생풀 120g, 돌나물 생풀 120g을 섞어 달여서 하루 2번에 나누어 복용한다. 한 치료 기간은 15일이다.

• 외상출혈, 음부습양에는 한련초 생풀을 찧어 환부에 붙이거나 한련초를 가루내어 환부에 뿌린다.

채취한 후 검게 변한 한련초 뿌리

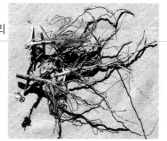

검은색으로 변하는 뿌리

　한련초는 줄기를 꺾으면 투명한 즙액이 나오는데 이 즙액은 잠시 후에는 검은색으로 바뀐다. 또 한련초를 뽑으면 처음에는 흰색이던 뿌리가 차츰 검은색으로 변해 버린다. 이것은 한련초에 들어 있는 wedelolactin 성분이 공기와 닿으면서 화학 반응을 일으키는 현상이다. 이 때문에 옛날부터 한련초를 수염이나 머리카락을 검게 물들이는 데 썼다.

열을 내리게 하고 어혈을 없애주는 풀

도깨비바늘

Bidens biternata Linné
국화과 도깨비바늘속

별 명 까치발나무, 까치발이
한약명 **귀침초**(鬼針草)-지상부

분포: 전국

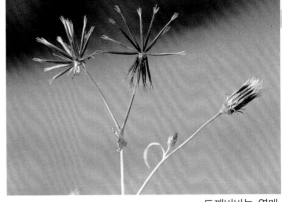

도깨비바늘 열매

채취시기 `1` `2` `3` `4` `5` `6` **7** **8** **9** **10** **11** `12`
지상부

잎

깃꼴갈래잎 톱니모양 마주나기

꽃 **열매**

설상화다수 두상화 선모양수과

도깨비바늘

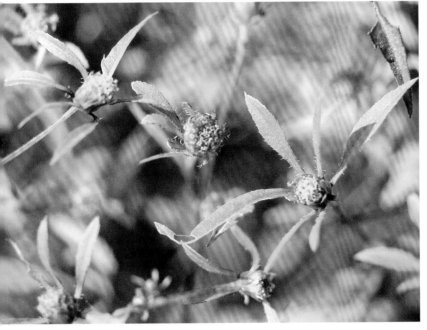

산과 들의 황무지에서 키 25~85cm 자라는 한해살이풀. 잎은 마주나고 2회 깃털 모양으로 갈라지며 가장자리에 이빨 모양의 톱니가 있다. 꽃은 8~9월에 노란색 통 모양으로 피고 가지나 줄기 끝에 1송이씩 달린다. 열매는 선 모양 수과이고 10~11월에 익으며 끝에 가시 같은 털이 있다. 어린순을 나물로 식용하고 전초를 약재로 쓴다.

[채취] 여름부터 가을까지 지상부를 베어 햇볕에 말린다.

[성미] 맛은 쓰고 성질은 평온하다.

[효능] 산어, 소염, 소종, 억균, 이뇨, 청열, 해독, 해열

- 간염, 급성신염, 기관지염, 독사교상, 맹장염, 설사, 위통, 이질, 인후두염, 장염, 타박상, 이질, 학질, 황달의 치료

[사용법] 주치증에 **귀침초**를 1회 30g씩 물 200㎖로 달여서 1/3씩 나누어 하루 3번 복용한다.

• 타박상에는 **귀침초** 15~30g(도깨비바늘 생풀은 30~60g)을 달여서 1/3씩 나누어 하루 3번 복용하고 찌꺼기는 짓찧어 환부에 붙인다.

• 멍이 들었을 때, 뱀이나 벌레에 물렸을 때에는 도깨비바늘 생풀을 찧어 환부에 붙이거나 귀침초 달인 물로 환부를 닦아내면 치료 효과를 볼 수 있다.

도깨비바늘 열매의 가시

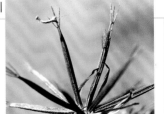

도깨비처럼 나타나는 열매

도깨비바늘의 가늘고 긴 열매 끝에는 밑을 향한 가시 같은 털이 있어 사람의 옷이나 짐승의 털에 잘 붙는다. 숲을 헤치고 다니다 보면 옷자락에 다닥다닥 작은 바늘 같은 것이 붙어 있는 경우가 많은데 바로 도깨비바늘의 열매이며 툭툭 털어도 잘 떨어지지 않는다. 언제 붙는지 모르게 도깨비같이 달라붙어 살을 쿡쿡 찌른다고 하여 도깨비바늘이라는 이름이 유래되었다.

병균을 없애주고 염증을 가라앉히는 풀

가막사리

Bidens tripartita L.
국화과 도깨비바늘속

별　명 괴침, 넙적닥싸리, 우두초
한약명 **낭파초**(狼巴草)-지상부

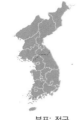

분포: 전국

채취시기 | 1 | 2 | 3 | 4 | 5 | 6 | **7** | **8** | **9** | **10** | **11** | 12
지상부

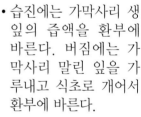
가막사리 열매

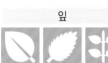

잎

피침형　톱니모양　마주나기

꽃　　　**열매**

꽃잎없음　두상화　선모양수과

키 20~150cm 자라는 한해살이풀. 잎은 마주 나고 피침형이며 가장 자리에 톱니가 있다. 꽃 은 8~10월에 노란색으 로 피고 가지와 줄기 끝 에 1개씩 달린다. 열매 는 수과이고 가장자리 에 아래를 향한 가시가 있어 다른 물체에 붙어서 씨를 퍼뜨린다. 어린 순을 식용하고 전초를 약재로 쓴다.

채 취 여름부터 가을까지 지상부를 베어 햇볕 에 말린다.

성 미 맛은 쓰고 달며 성질은 평온하다.

효 능 살균, 소염, 윤폐

-기관지염, 단독, 도한, 만성 적백리, 버짐, 선 창, 소아의 복강적괴(腹腔積塊), 습진, 이질, 인후염, 장염, 편도선염, 폐결핵의 치료

사용법 주치증에 **낭파초**를 1회 3~6g씩 달여서 복용한다. 또 가막사리의 생풀로 즙을 내어 복 용하기도 한다.

• 인후종통에는 가막사 리의 말린 뿌리 15g을 달여서 1/3씩 나누어 하루 3번 복용한다. 여 기에 사간 10g을 섞어 쓰기도 한다.

• 습진에는 가막사리 생 잎의 즙액을 환부에 바른다. 버짐에는 가 막사리 말린 잎을 가 루내고 식초로 개어서 환부에 바른다.

가막사리

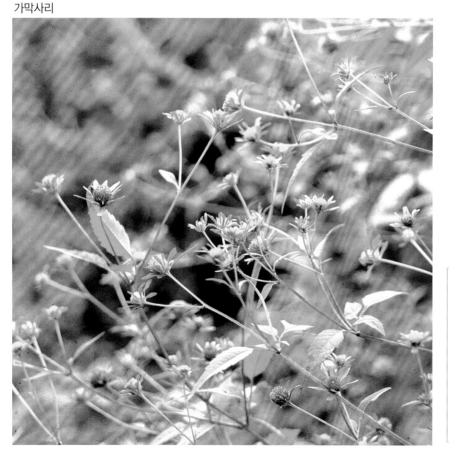

산나물 요리

봄에 가막사리의 어 린순을 채취하여 나물 로 먹는다. 가막사리는 쓴맛이 나므로 채취한 어린순을 끓는 물에 살 짝 데친 후 2~3시간 찬물에 담가 쓴맛을 우 려내고 나물 무침을 하 거나 국거리로 쓴다.

열을 내리게 하고 염증을 가라앉게 하는 풀

지느러미엉겅퀴

Carduus crispus L.
국화과 지느러미엉겅퀴속

별　명　사모비렴, 산계
한약명　**비렴**(飛廉)-전초

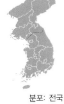
분포: 전국

채취시기 |１|２|３|４|**５**|**６**|**７**|**８**|**９**|**10**|11|12
전초

잎

깃꼴갈래잎　가시모양　어긋나기

꽃　　**열매**

종모양총포　두상화　수과

지느러미엉겅퀴

산이나 들판의 습지 및 밭둑에서 키 70~100cm 자라는 두해살이풀. 줄기에 지느러미 같은 날개가 붙어 있다. 잎은 어긋나고 긴 피침형이며, 깃 모양으로 갈라지고 가장자리에 가시가 많다. 꽃은

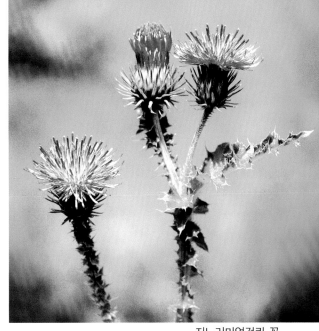

지느러미엉겅퀴 꽃

5~10월에 홍자색이나 흰색으로 피고 줄기와 가지 끝에 두상화로 달린다. 열매는 수과이고 11월에 익는다. 어린 잎과 줄기를 식용하고 전초를 약재로 이용한다.

[채취] 봄부터 가을에까지 꽃이 피고 있을 때 전초를 채취하여 햇볕에 말린다.

[성미] 맛은 쓰고 성질은 평온하다.

[효능] 거풍, 양혈(凉血), 산어, 소염, 지혈, 청열

－감기, 관절염, 대하, 두통, 부종, 소양증, 요도염, 타박상, 화상, 치질의 치료

[사용법] 주치증에 **비렴**을 1회 3~6g씩 물 200㎖로 달이거나 가루내어 복용한다. 또 **비렴**을 소주(35도) 10배량에 담가 두었다가 하루에 2번 조금씩 복용한다.

• 부종, 치질, 타박상에는 지느러미엉겅퀴 생물을 찧어 환부에 붙이고, 화상에는 **비렴**을 태워 나온 재를 환부에 바른다.

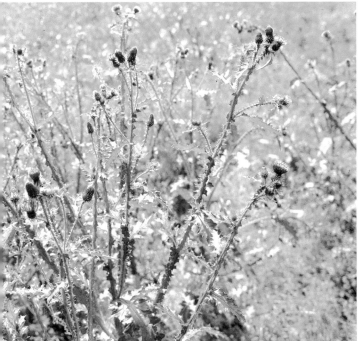

로젯 상태로 겨울을 보낸 이른 봄의 지느러미엉겅퀴

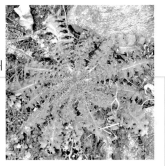

산나물 요리

봄에 지느러미엉겅퀴의 어린 잎을 채취하여 나물이나 국거리로 먹는다. 또 채취한 어린 잎을 끓는 물에 살짝 데친 후 잠시 찬물에 담가 우려낸 다음 요리한다. 연한 줄기는 껍질을 벗겨서 기름 볶음을 하거나 된장이나 고추장에 박아 장아찌를 만들어 먹는다.

출혈을 멎게 하고 종기를 없애주는 풀

엉겅퀴

Cirsium japonicum var. maackii (Max.) Matsum.
국화과 엉겅퀴속

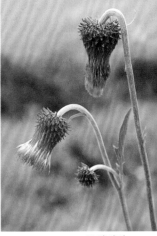

별　명　가시나물, 야홍화, 항강새
한약명　**대계(大薊)**-전초

분포: 전국

채취시기 | 1 2 3 4 5 **6 7 8** 9 10 11 12
전초

잎

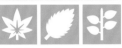

깃꼴갈래잎　톱니모양　어긋나기

꽃　　열매

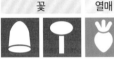

공모양총포　두상화　수과

엉겅퀴

키 0.5~1.5m 자라는 여러해살이풀. 줄기잎은 어긋나고 깃 모양으로 갈라진다. 꽃은 6~8월에 적자색으로 피고 3~4개의 두상화가 줄기 끝에 달린다. 열매는 수과이고 9~10월에 여물며 관모가 달린다.

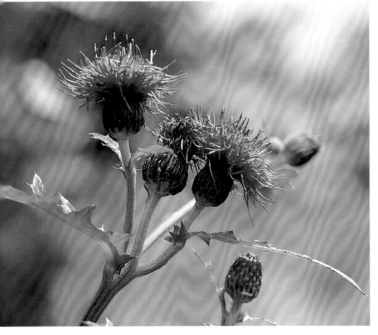

• 큰엉겅퀴(*C. pendulum* Fisch. ex DC.)를 대용으로 쓸 수 있다.

[채취] 여름에 꽃이 필 때 전초를 채취하여 햇볕에 말린다.

[성미] 맛은 달고 쓰며 성질은 시원하다.

[효능] 거어, 소종, 양혈(凉血), 지혈, 해열

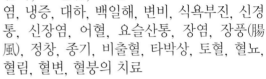

큰엉겅퀴

-감기, 고혈압, 관절염, 냉증, 대하, 백일해, 변비, 식욕부진, 신경통, 신장염, 어혈, 요슬산통, 장염, 장풍(腸風), 정창, 종기, 비출혈, 타박상, 토혈, 혈뇨, 혈림, 혈변, 혈붕의 치료

[사용법] 주치증에 **대계**를 1회 1~4g씩 물 200㎖로 달이거나 가루내어 복용한다.

• 각종 출혈 증세에 **대계**를 1회 10~12g씩 달여서 1/3씩 나누어 하루 3번 복용한다.

• **대계**·측백엽·소계·하엽·모근·치자·대황·목단피·천초근·종려피를 각각 검게 닦아 가루내어 같은 양으로 섞어 만든 **십회산(十灰散)**은 토혈, 피가래, 각혈, 비출혈 등에 지혈약으로 쓴다. 1회 20g씩 하루 2~3번 복용한다.

• 코피가 날 때는 말린 엉겅퀴 뿌리를 1회 5~7g씩 달여서 하루에 2~3회씩 4~5일 복용한다.

• 난청 증상에는 엉겅퀴 생뿌리를 갈아서 즙을 내어 헝겊이나 솜에 묻혀 귓속에 넣으면 효과를 볼 수 있다.

• 하혈에는 엉겅퀴 생뿌리로 생즙을 내어 복용한다.

• 종기 등 외과 질환에는 엉겅퀴 생잎이나 생뿌리를 찧어 환부에 붙인다.

로젯 상태로 겨울을 보낸 이른 봄의 엉겅퀴

산나물 요리

봄에 엉겅퀴의 새순과 어린 잎을 채취하여 나물로 먹는다. 어린 잎은 생으로 튀김을 하고, 잘게 썰어서 국거리로도 이용한다. 또 끓는 물에 살짝 데친 후 잠시 찬물에 담가 우려내어 양념 무침을 하거나 튀김을 만들어 먹으며 국거리로도 쓴다. 데친 것을 말려서 묵나물로 이용한다. 연한 줄기는 껍질을 벗기고 된장이나 고추장에 박아 장아찌를 만든다.

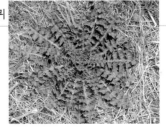

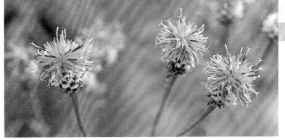

조뱅이 꽃

몸을 튼튼하게 하고 출혈을 멎게 하는 풀

조뱅이

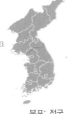

Cephalonoplos segetum (Bunge) Kitamura
국화과 조뱅이속

별 명 삐쟁이, 아홍화, 자계, 자아채
한약명 **소계(小薊)**-지상부

분포: 전국

채취시기	1	2	3	4	5	6	7	8	9	10	11	12
						지상부						

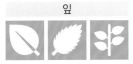

잎

피침형 / 톱니모양 / 어긋나기

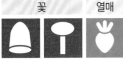

꽃 / 열매

종모양총포 / 두상화 / 수과

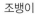

조뱅이

산기슭과 들, 밭 가장자리에서 키 25~50cm 자라는 여러(두)해살이풀. 잎은 어긋나고 피침형이며, 끝이 둔하고 가장자리에 잔톱니와 더불어 가시 같은 털이 있다. 꽃은 암수딴그루로 5~8월에 자주색으로 피고 줄기나 가지 끝에 두상화서로 달린다. 열매는 수과이고 9~10월에 흰색으로 익는다. 어린순을 식용하고 전초를 약재로 쓴다.

채 취 여름에 꽃이 필 때 지상부를 베어 햇볕에 말린다.

성 미 맛은 달고 성질은 서늘하다.

효 능 강장, 강혈압(降血壓), 거담, 양혈(凉血), 이뇨, 지혈, 진정, 항균, 항바이러스, 항염

－감기, 금창, 급성간염, 대하, 부종, 안태, 옹독, 정창, 종기, 사교상, 창상출혈, 창종, 비출혈, 토혈, 혈담, 혈뇨, 혈림, 혈변, 혈붕, 황달의 치료

사용법 주치증에 **소계**를 1회 4~8g씩 물 200㎖로 달이거나 가루내어 복용한다.

• **소계**를 지혈약으로 쓴다. 1회 6~12g(조뱅이 생풀은 30~60g)을 달여서 1/3씩 나누어 하루 3번 복용하면 효과를 볼 수 있다.

• **소계** · 측백엽 · 대계 · 하엽 · 모근 · 치자 · 대황 · 목단피 · 천초근 · 종려피 각각 검게 닦아 가루내어 같은 양을 섞어 만든 **십회산**(十灰散)은 토혈, 혈담, 각혈, 비출혈 등에 지혈약으로 쓴다. 1회 20g씩 하루 2~3번 복용한다.

• 종기와 외상출혈에는 조뱅이 생풀을 찧어 환부에 붙인다. 또는 **소계** 달인 물로 환부를 씻어낸다.

무기를 든 병사

조뱅이의 속명(cephalonoplos)은 그리스어의 cephalos(머리)와 hoplon(무기)의 합성어로 '무기를 들고 있는 병사'를 뜻한다. 조뱅이의 잎 가장자리에 날카로운 가시가 있고 꽃이 줄기 끝에서 1송이씩 두상화로 달리는 것이 근엄한 모습으로 무기를 지니고 성루를 지키는 병사를 연상시킨다고 하여 유래한 것이다.
봄에 조뱅이의 어린순을 끓는 물에 데친 후 찬물에 헹구어 나물 무침을 하여 먹거나 기름에 볶아 먹으며 된장국에 넣는 국거리로도 쓴다.

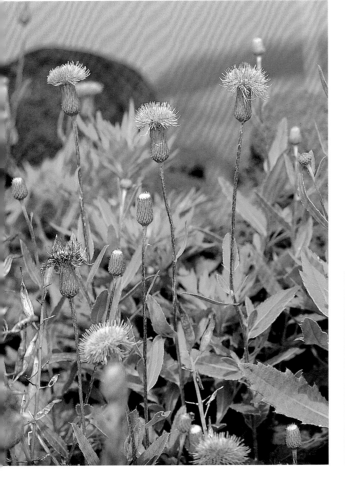

비장을 튼튼하게 하고 풍한을 몰아내는 풀

삽주

Atractylodes ovata (Thunb.) DC.
국화과 삽주속

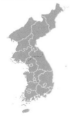

별　명 관창출, 산초
한약명 **창출**(蒼朮)-묵은 뿌리줄기
　　　　백출(白朮)-햇뿌리줄기

분포: 전국

채취시기 | 1 | 2 | **3** | **4** | **5** | 6 | 7 | 8 | **9** | **10** | **11** | 12
뿌리줄기　　　　　　　　　　뿌리줄기

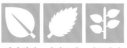

잎

긴타원형　가시모양　어긋나기

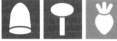

꽃　　　　　**열매**

종모양총포　홑꽃　수과

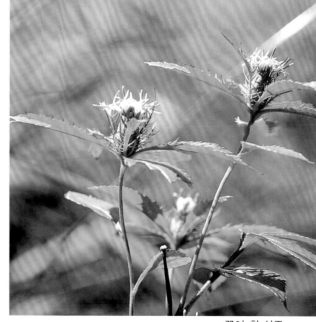

꽃이 흰 삽주

산과 들의 건조한 양지쪽 풀밭에서 키 30~100cm 자라는 여러해살이풀. 잎은 어긋나고 긴 타원형이며 가장자리에 바늘 모양의 가시가 있다. 꽃은 암수딴그루로 7~10월에 백색 또는 홍색으로 피고 줄기와 가지 끝에 1송이씩 달리며 총포는 종 모양이다. 열매는 수과이고 10~11월에 여물며 갈색 관모가 있다. 어린순을 식용하고 뿌리를 약재로 쓴다.

채 취 봄 또는 가을에 뿌리줄기를 캐내어 잔뿌리를 제거하고 햇볕에 말린다. 햇뿌리(백출)는 겉껍질을 벗겨내고 말리며, 묵은 뿌리(창출)는 겉껍질을 벗겨내지 않고 말린다.

삽주

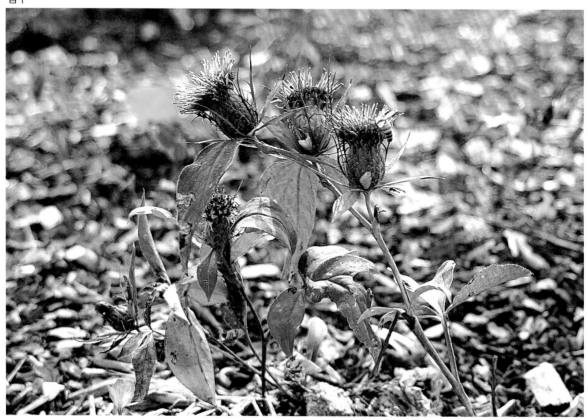

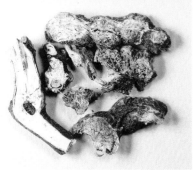
창출(약재)

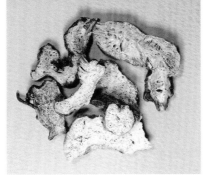
백출(약재)

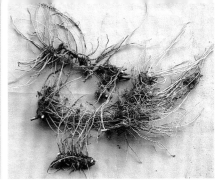
채취한 삽주 뿌리

성미 창출-맛은 맵고 쓰며 성질은 따뜻하다.
백출-맛은 맵고 달며 성질은 따뜻하다.

효능 거풍, 건비, 명목, 발한, 산예, 조습, 해울(解鬱), 고표지한(固表止汗), 보비, 안태, 익위

－창출: 계절성 감기, 구토, 권태기와, 담음, 말라리아, 수양성 이질, 수종, 습성 인비(咽痺), 야맹증, 이질, 족위, 풍한습비의 치료

－백출: 각기, 관절염, 권태소기, 담음(痰飮), 도한, 비위기약, 사지수종, 소변곤란, 수종, 식욕부진, 자한, 태기불안, 이질, 설사, 허창(虛脹), 현훈, 황달의 치료

사용법 건위와 정장에는 **창출(백출)** 6~10g을 물 400㎖로 1/2이 되도록 달여서 1/3씩 나누어 하루 3번 복용한다.

• 부종에는 **창출(백출)** 5~8g을 물 600㎖로 1/2이 되도록 달여서 1/3씩 나누어 하루 3번 복용한다. 이뇨의 효과를 볼 수 있다.

• **창출** 16g, 마황 22g, 석고 8g, 감초 8g, 생강 10g, 대조 4g을 섞은 **월비탕(越婢湯)**은 윗몸이 붓고 기침이 나고 숨이 찰 때, 신장염으로 몸이 붓고 오줌량이 적을 때, 관절염 등에 쓴다. 달여서 1/3씩 나누어 하루 3번 복용한다.

• **창출** 15, 진피(陳皮) 10, 후박 8, 감초 4, 생강 6, 대조 4를 섞어 만든 **평위산(平胃散)**은 비위에 습이 있어 입맛이 없고 소화가 잘 안되며 복부팽만, 명치 끝이 아프고 설사할 때, 급성 및 만성 위염, 위무력증, 위확장증 등에 쓴다. 1회 6~8g씩 하루 3번 복용한다.

• **창출** 15, 황백 15, 우슬 15, 의이인 15를 섞어 알약으로 만든 **사묘환(四妙丸)**은 습열로 무릎이 붓고 아플 때 쓴다. 1회 3~5g씩 하루 3번 복용한다.

• **창출** 가루 80, 백복령 145, 봉밀 적당량을 원료로 하여 만든 **창출고(蒼朮膏)**는 식욕부진과 소화불량에 건위약으로 쓴다. **창출고**를 1회 6~10g씩 하루 3번 복용한다. 이 약은 보약으로도 쓴다.

• **백출** · 인삼 · 곽향 · 백복령 · 토목향 · 감초 각각 4g, 갈근 8g을 섞어 만든 **백출산(白朮散)**은 주로 어린이들에게서 비위가 허약하여 오는 만성적인 구토, 설사증에 쓴다. 1회 1~2g씩 하루 3번 복용한다.

• **백출** 10g, 지실 5g을 섞어 만든 **지출환(枳朮丸)**은 소화불량으로 뱃속이 트릿할 때 쓴다. 1회 5~7g씩 하루 3번 복용한다.

• **백출** · 당귀 · 황금 · 백작약 각각 12g, 산궁궁 8g을 섞어 만든 **당귀산(當歸散)**은 혈허로 오는 태동불안에 쓴다. 1회 6~8g씩 하루 3번 복용한다.

주의 진액이 부족하고 열이 있는 환자에게는 쓰지 않는다.

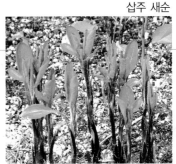
삽주 새순

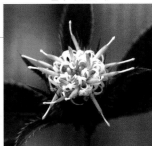
삽주 꽃(흰색)

산나물 요리

봄에 솜털로 덮인 삽주의 새순(삽주 싹)을 채취하여 나물로 먹는다. 채취한 새순을 생으로 쌈채를 하거나 튀김을 만들어 먹는다. 또 새순을 끓는 물에 데친 후 찬물에 담가 우려내어 양념무침을 하거나 쌈채로 쓴다. 데쳐서 물에 우려낸 것을 말려서 묵나물로 이용한다. 또 김치나 고추장을 만들 때 넣기도 한다.

열기를 식혀주고 해독 작용을 하는 풀

지칭개

Hemistepta lyrata Bunge
국화과 지칭개속

별　명　야고마, 지치광이
한약명　**이호채**(泥胡菜)–지상부

분포: 전국

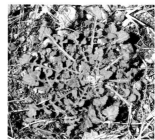
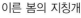
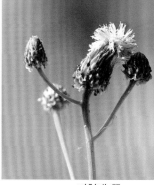

이른 봄의 지칭개　　　　지칭개 꽃

채취시기

1	2	3	4	5	6	7	8	9	10	11	12
				지상부							

잎

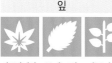

깃꼴갈래잎　톱니모양　어긋나기

꽃　　　**열매**

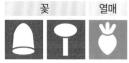

통모양총포　두상화　타원형수과

밭이나 들에서 키 60 ~80cm 자라는 두해살이풀. 잎은 어긋나고 긴 타원형이며, 깃털 모양으로 갈라지고 가장자리에 톱니가 있다. 꽃은 5~7월에 붉은 자주색으로 피고 가지와 줄기 끝에 1송이씩 두상화로 달린다. 열매는 긴 타원형 수과이고 9월에 검은빛이 도는 갈색으로 익는다. 어린순을 나물로 먹

고 전초를 약재로 쓴다.

채취 초여름에 꽃이 필 때 지상부를 베어 햇볕에 말린다.

성미 맛은 쓰고 성질은 서늘하다.

효능 거어, 소종, 청열, 해독

–골절, 도창(刀瘡), 옹종정창, 외상출혈, 유방염, 치루, 소화불량, 종기의 치료

사용법 주치증에 **이호채**를 1회 4~6g씩 물 200㎖로 달여서 복용한다.

- 치루에는 **이호채** 달인 물로 환부를 자주 씻어낸다.
- 종기, 외상출혈에는 지칭개 생품을 찧어서 환부에 붙인다.
- 낫이나 칼 등 금속에 베인 상처에는 지칭개 생꽃을 찧어 환부에 붙이면 지혈 효과를 볼 수 있다.

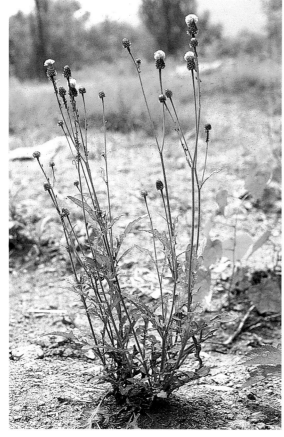

지칭개

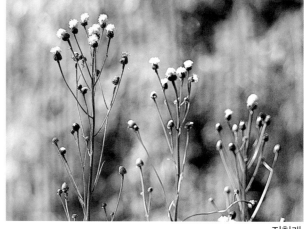

지칭개

산나물 요리

봄에 지칭개의 어린 잎을 채취하여 콩가루를 입혀서 국을 끓여 먹는다. 또 지칭개 잎을 끓는 물에 삶아서 나물 무침을 하여 먹거나 된장국의 국거리로 쓴다. 삶은 것은 말려서 묵나물로 이용한다.

오줌을 잘 나오게 하고 풍열을 없애주는 풀

우엉
Arctium lappa L.
국화과 우엉속

별 명 대력자, 서섬자, 토대동자
한약명 **우방자**(牛蒡子)-씨,
　　　우방근(牛蒡根)-뿌리

분포: 전국

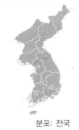

채취시기	1	2	3	4	5	6	7	8	9	10	11	12

뿌리: 8~다음해 5월　　　　　　　열매: 9~11월

잎

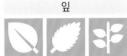

염통모양　톱니모양　어긋나기

꽃　　　**열매**

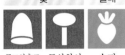

통모양총포　두상화서　수과

키 1.5m 정도 자라는 두해살이풀. 잎은 어긋나고 큰 염통 모양이다. 꽃은 5~7월에 짙은 자주색 또는 흰색으로 피고 줄기 끝에 모여 두상화서로 달린다. 열매는 수과이고 9월에 여물며 갈색 관모가 달린다. 뿌리와 어린 잎을 식용하고 씨를 약재로 쓴다.

채 취 가을에 열매를 따서 햇볕에 말린다. 뿌리는 가을부터 다음해 봄까지 캐내어 햇볕에

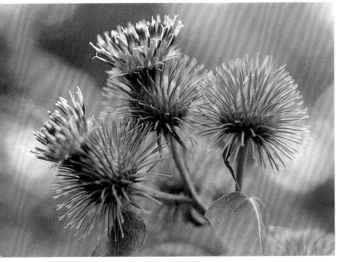

우엉

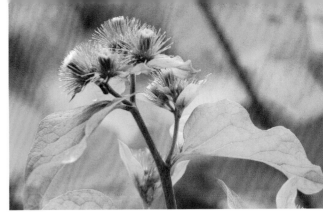

우엉 전초

말린다.

성 미 맛은 맵고 쓰며 성질은 차다.

효 능 거풍열, 소종, 이뇨, 이인, 청열, 투진, 해독

우엉 뿌리

－관절염, 반진불투, 소양풍진, 옹종창독, 인후종통, 풍열해수, 맹장염, 소갈, 현훈(眩暈)의 치료

사용법 부종에는 **우방자** 3~6g을 가루내고 1/3씩 나누어 하루 3번 식간에 복용한다. 이뇨의 효과도 볼 수 있다.

• 화농성 종양, 인후종통에는 **우방자** 5~8g을 물 200㎖로 1/2이 되도록 달여서 1/3씩 나누어 하루 3번 식간에 복용한다.

• **우방자** 10g, 현삼 10g, 길경 10g, 감초 4g을 섞어 인후두의 염증에 쓴다. 달여서 1/3씩 나누어 하루 3번 복용하면 효과를 볼 수 있다.

• **우방자** 10g, 박하 10g, 부평초 8g을 섞어 두드러기에 쓴다. 달여서 1/3씩 나누어 하루 3번 복용한다.

• **우방자**·감초·형개수 같은 양을 섞고 가루내어 풍열로 기침이 나고 숨이 차며 인후두가 붓고 아플 때 쓴다. 가루를 1회 3~4g씩 하루 3번 복용한다.

• 쇠붙이에 다친 상처 등 외상에는 우엉의 생잎과 생뿌리를 짓찧어 환부에 붙인다.

주 의 설사에는 쓰지 않는다.

채위한 우엉 열매

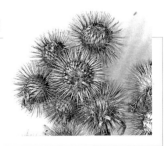

기원 전부터 재배한 채소

우엉의 원산지는 지중해 연안과 서부아시아라고 하는데 유럽, 시베리아, 만주 등에 야생종이 아직 남아 있다고 한다. 유럽에서는 17세기에 우엉 꽃으로 안질을 치료한 기록이 있지만 식용하지 않았다. 중국에서는 기원전부터 우엉을 채소로 재배했다는 기록이 있다. 현재 우리나라와 일본은 우엉을 식용·약용하고 있으며 중국에서는 주로 약재로만 쓰이고 있다.

해독 작용을 하고 젖이 잘 나가게 하는 풀

뻐꾹채

Rhapontica uniflora DC.
국화과 뻐꾹채속

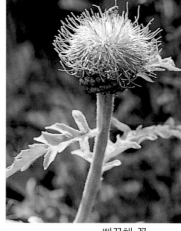
뻐꾹채 꽃

별 명 야란, 야홍화
한약명 **누로**(漏蘆)-뿌리

분포: 전국

채취시기	1	2	3	4	5	6	7	8	9	10	11	12
			뿌리						뿌리			

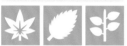

잎

깃꼴갈래잎	톱니모양	어긋나기

꽃 / **열매**

반구형총포	두상화서	타원형수과

뻐꾹채

산과 들의 건조한 양지에서 키 1m 정도 자라는 여러해살이풀. 잎은 어긋나고 긴 타원형이며, 깃 모양으로 6~8갈래로 길게 갈라지고 흰 털이 밀생하며 가장자리에 거친 톱니가 있다. 꽃은 6~8월에 홍자색으로 피고 곧게 선 줄기 끝에 1송이씩 달리며 총포는 반구형이다. 열매는 긴 타원형 수과이고 7~10월에 여물며 연한 갈색 관모가 여러 줄 있다. 어린 잎과 꽃을 식용하고 뿌리를 약재로 쓴다.

• 절국대(*Siphonostegia chinensis* Benth.)의 뿌리를 대용 약재로 쓴다.

[채취] 봄과 가을에 뿌리를 캐어 줄기와 잔뿌리를 제거하고 물에 씻어 햇볕에 말린다.

[성미] 맛은 쓰고 성질은 차다.

[효능] 근맥소통, 소염, 소종, 지혈, 진통, 청열, 해독, 하유(下乳), 항노화

–골절동통, 나력악창, 습비근맥구련, 습진, 옹저발배, 배통, 유방종통, 유선염, 유즙불통, 열독혈리, 임파선염, 종기, 치창출혈의 치료

[사용법] 주치증에 **누로**를 1회 2~4g씩 물 200㎖로 달이거나 가루내어 복용한다.

• **누로** 12g, 연고 10g, 대황 4g을 섞어 부스럼 초기에 열이 나며 붓고 아플 때 쓴다. 달여서 1/3씩 나누어 하루 3번 복용한다.

• **누로** · 과루인 · 포공영 · 패모 각각 10g을 섞어 젖앓이 초기, 젖몸이 붓고 아프며 젖이 나오지 않을 때 쓴다. 달여서 1/3씩 나누어 하루 3번 복용한다.

• 습진, 종기, 치질에는 **누로**를 가루내어 환부에 뿌리거나 누로 달인 물로 환부를 씻어낸다.

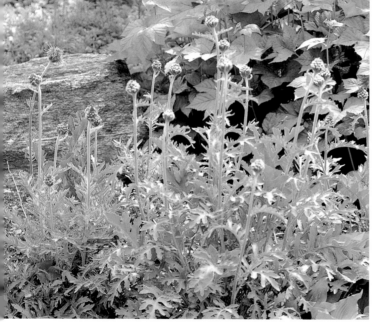

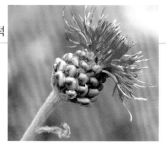
뻐꾸기 가슴털을 닮은 뻐꾹채 꽃턱

뻐꾸기가 울 때 피는 꽃

뻐꾹채는 꽃봉오리를 감싸고 비늘잎의 모습이 뻐꾸기의 가슴 깃털 문양처럼 보인다고 하여 이름이 유래되었다. 또 봄에 어린순을 채취하여 나물로 먹을 수 있으며, 여름 철새인 뻐꾸기가 남쪽 지방에서 월동을 마치고 우리나라로 돌아와 울기 시작하는 계절에 꽃이 피는 데서 '뻐꾸기가 울 때 꽃이 피는 나물'이라는 뜻으로 뻐꾹채라는 이름이 붙은 것으로도 추정된다.

통증을 멎게 하고 피를 잘 돌게 하는 풀

잇꽃

Carthamus tinctorius L.
국화과 잇꽃속

별 명 이시꽃, 홍람화
한약명 홍화(紅花)-꽃, 홍화자(紅花子)-씨

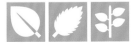

채취시기 | 1 | 2 | 3 | 4 | 5 | 6 | **7** | **8** | 9 | 10 | 11 | 12
꽃

분포: 전국

잎

넓은피침형 / 톱니모양 / 어긋나기

꽃 / **열매**

특이모양 / 두상화서 / 타원형수과

잇꽃

키 1m 정도 자라는 두해살이풀. 잎은 어긋나고 넓은 피침형이며 가장자리에 가시 같은 톱니가 있다. 꽃은 7~8월에 붉은빛이 도는 노란색으로 피고 가지 끝에 1송이씩 두상화로 달린다. 열매는 윤기가 있는 수과이고 9월에 흰색으로 익는다. 어린 잎은 식용하고 꽃과 씨를 약재로 쓴다.

채 취 여름에 꽃을 채취하여 바람이 잘 통하는 그늘에서 말린다. 씨는 초가을에 채취하여 햇볕에 말린다.

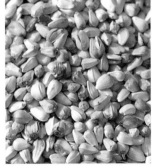
채취한 잇꽃 씨(홍화자)

성 미 맛은 맵고 성질은 따뜻하다.

효 능 지통, 통경, 화어, 활혈

- 난산, 무월경, 사산, 산후오로부전(産後惡露不全), 설사, 어혈통증, 옹종, 위장병, 타박상, 천연두, 혈기 정체로 인한 복통의 치료

사용법 어혈복통에는 **홍화** 3~6g, 산궁궁 10g, 당귀 10g을 섞어 달여서 1/3씩 나누어 하루 3번 복용한다. 또 **홍화** 3~6g을 물로 달여서 1/3씩 나누어 하루 3번 복용한다.

- 복통, 생리불순, 산전산후의 정혈(精血) 부족 등의 부인병에는 **홍화**를 1회 1g씩 차가운 술 1잔에 넣어 복용한다. 통경에도 효과를 볼 수 있다.

- **홍화** 12g, 행인 12g, 현호색 8g을 섞은 **홍화탕**(紅花湯)은 월경이 없어지고 배가 아플 때 쓴다.

- 토혈, 각혈에는 **홍화** 2, 도인 1을 함께 넣고 달여서 복용한다.

- 골절에는 **홍화자**를 살짝 볶아 가루내어 복용한다.

- 타박상, 종기 등에는 잇꽃의 어린 싹을 찧어 환부에 붙인다.

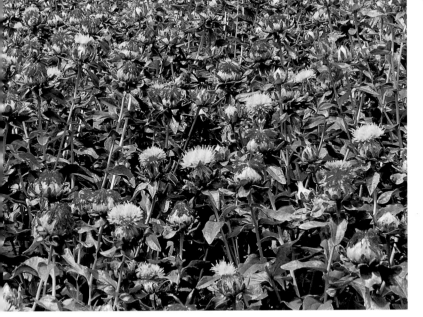

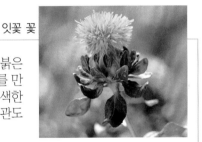
잇꽃 꽃

산나물 요리

잇꽃은 꽃을 염색용 색소로 쓰는데 고대 이집트에서 미라를 덮는 천을 붉은색으로 염색하는 데 썼으며, 중국에서는 고대 은나라 때 화장품인 연지를 만드는 데 썼다고 한다. 우리나라에서는 낙랑시대 고분에서 잇꽃으로 염색한 천이 발견되었고, 신라 때는 잇꽃 재배를 관리하는 홍전(紅典)이라는 기관도 있었다. 이처럼 잇꽃은 옛날부터 천연 염색제로 쓰였다.

열을 내리게 하고 오줌을 잘 나가게 하는 풀

민들레

Taraxacum platycarpum Dahlst.
국화과 민들레속

별　명 앉은뱅이, 지정, 호디기풀
한약명 **포공영**(蒲公英)-전초

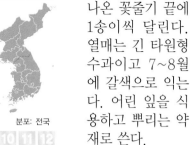

분포: 전국

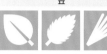

채취시기	1	2	3	4	5	6	7	8	9	10	11	12
			전초									

잎

피침형

톱니모양

밑동모여나기

꽃　　**열매**

설상화다수　두상화　타원형수과

산과 들판의 초원 양지쪽에서 키 30cm 정도 자라는 여러해살이풀. 원줄기가 없다. 잎은 뿌리에서 뭉쳐나고 피침형이며, 잎몸은 깊게 갈라지고 가장자리에 톱니가 있다. 꽃은 4~5월에 노란색으로 피

고 잎 사이에서 나온 꽃줄기 끝에 1송이씩 달린다. 열매는 긴 타원형 수과이고 7~8월에 갈색으로 익는다. 어린 잎을 식용하고 뿌리는 약재로 쓴다.

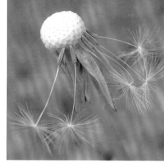
민들레 열매

• 서양민들레(*T. officinale* Weber), 산민들레(*T. ohwianum* Kitamura), 흰민들레(*T. coreanum* Nakai)등 민들레속 식물을 대용으로 쓸 수 있다.

채취 봄부터 여름까지 꽃이 피어 있을 때 전초를 뿌리째 뽑아 잡질을 제거하고 물에 씻어 햇볕에 말린다.

성미 맛은 달고 쓰며 성질은 차다.

효능 건위, 발한, 산결, 소염, 억균, 이뇨, 이담

민들레

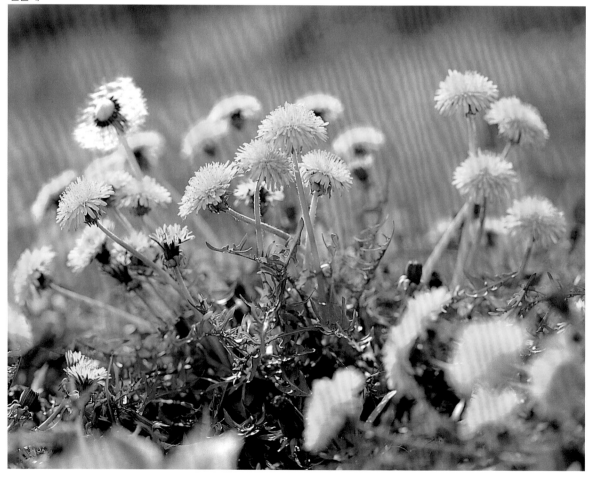

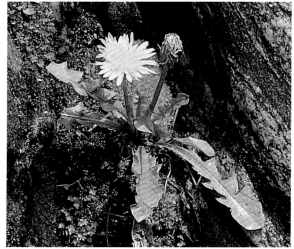

산민들레

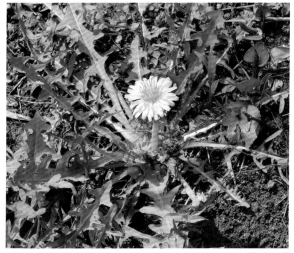

흰민들레

-간염, 감기발열, 급성 결막염, 급성기관지염, 급성 유선염, 나력, 늑막염, 담낭염, 식중독, 요도감염, 위염, 임파선염, 정독창종, 종기의 치료

사용법 주치증에 **포공영**을 1회 5~10g씩 물 600㎖로 1/2이 되도록 달여서 이 달인 물을 1/3씩 나누어 하루 3번 식후에 복용한다. 유방염에는 민들레 생풀을 찧어 환부에 붙이는 방법을 함께 쓴다.

• 유선염에는 **포공영** 12g, 인동등 12g을 섞어 물 600㎖로 1/2이 되도록 달여서 1/3씩 나누어 하루 3번 복용한다.

• **포공영** 10g, 천산갑 10g, 왕불류행 10g을 섞어 젖이 잘 나오지 않을 때 쓴다. 달여서 1/3씩 나누어 하루 3번 복용한다.

• **포공영** 10g, 왕불류행 10g, 천화분 8g, 하고초 8g을 섞어 젖앓이에 쓴다. 달여서 1/3씩 나누어 하루 3번 복용한다.

• **포공영** · 자화지정 · 감국 · 금은화 각각 12g을 섞어 급성화농성 염증에 쓴다. 달여서 1/3씩 나누어 하루 3번 복용한다.

• 급성간염에 **포공영** 9g, 진피(秦皮) 9g, 한인진 12g, 대황 2g(술에 불려서 닦은 것)을 달임약으로 쓴다. 달여서 1/3씩 나누어 하루 3번 복용한다.

• 종기, 옹종, 점막의 염증 등에 **포공영** · 감국 · 자화지정 · 연교 각각 10g을 달여서 1/3씩 나누어 하루 3번 복용한다.

주의 한꺼번에 너무 많은 양을 쓰면 설사가 일어날 수 있으므로 주의해야 한다.

흰노랑민들레

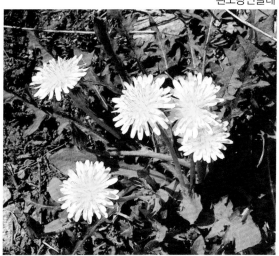

의원 포공

옛날에 포(浦)씨 성을 가진 의원이 민들레를 약초로 써서 유방에 종기가 생긴 여인을 치료했다는 전설에서 유래하여, 중국에서는 민들레를 포공영(蒲公英)이라고 하는데 우리나라에서는 이를 한약명으로 쓴다. 또 민들레 열매가 여물어 바람에 모두 날아가 버리면 꽃줄기 끝에 남은 둥근 꽃턱이 민둥머리처럼 되는 데서 '민들레'라는 이름이 유래된 것으로 추정된다.

채취한 민들레 전초

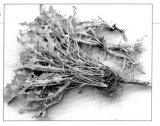

열을 내리게 하고 종기를 치료하는 풀

왕고들빼기

Lactuca indica L.
국화과 왕고들빼기속

별　명 방가지나물, 새밥나물, 수예취,
　　　 토끼쌀밥, 황새나물
한약명 **산와거**(山萵苣)-전초

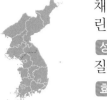
분포: 전국

채취시기 1 2 **3** 4 **5** 6 7 8 9 10 11 12
전초

잎		
피침형	톱니모양	어긋나기

꽃	열매
설상화다수	원추화서	타원형수과

키 1~2m 자라는 한(두)해살이풀. 잎은 어긋나고 피침형이며 가장자리에 톱니가 드물게 있다. 꽃은 7~9월에 연황색으로 피고 줄기와 가지 끝에 원추화서로 달린다. 열매는 타원형 수과이고 10월에 여문다. 어린순은 식용하고 전초를 약재로 쓴다.

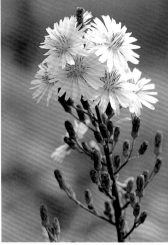
왕고들빼기 꽃

채취 봄에 전초를 채취하여 햇볕에 말린다.

성미 맛은 쓰고 성질은 차다.

효능 건위, 마취, 소종, 소화촉진, 양혈(凉血), 진정, 해열

－감기열증, 사마귀, 산후출혈, 옹종, 외상, 유선염, 인후염, 자궁염, 뾰루지, 종기, 편도선염, 혈붕(血崩)의 치료

사용법 주치증에 **산와거**를 1회 5~10g씩 물 200㎖로 달여서 복용한다.

• 종기에는 왕고들빼기 생뿌리를 찧어 환부에 붙인다.

• 피부에 난 사마귀의 제거에는 왕고들빼기의 잎과 줄기를 말려서 가루낸 것을 환부에 바른다.

왕고들빼기

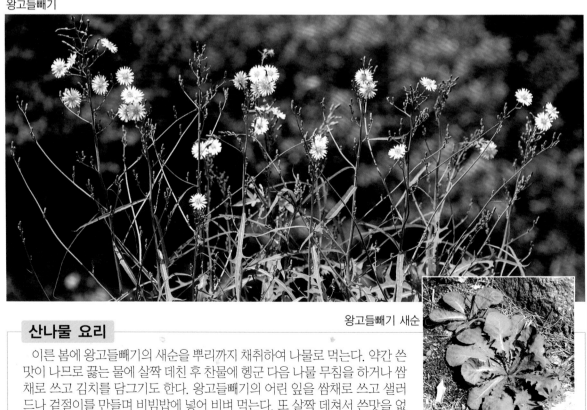
왕고들빼기 새순

산나물 요리

이른 봄에 왕고들빼기의 새순을 뿌리까지 채취하여 나물로 먹는다. 약간 쓴맛이 나므로 끓는 물에 살짝 데친 후 찬물에 헹군 다음 나물 무침을 하거나 쌈채로 쓰고 김치를 담그기도 한다. 왕고들빼기의 어린 잎을 쌈채로 쓰고 샐러드나 겉절이를 만들며 비빔밥에 넣어 비벼 먹는다. 또 살짝 데쳐서 쓴맛을 없앤 후 나물 무침을 하거나 부침개를 만들어 먹고 국거리로도 이용한다.

열기를 식혀주고 위장을 튼튼하게 하는 풀

씀바귀

Ixeridium dentatum (Thunb, ex Mori) Tzvelev
국화과 씀바귀속

별 명 속재, 쓴나물, 씸배나물, 유동,
　　　 참새투리, 황과채
한약명 **고채**(苦菜) · **산고매**(山苦䔷)-전초

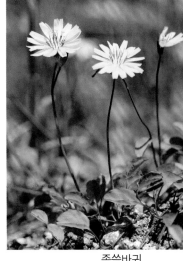

분포: 전국

채취시기 | 1 | 2 | **3** | **4** | **5** | 6 | 7 | 8 | 9 | 10 | 11 | 12
전초

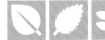
잎

긴타원형　톱니모양　어긋나기

꽃　　　　열매

설상화다수　두상화서　수과

씀바귀

키 25~50cm 자라는 여러해살이풀. 잎은 어긋나고 긴 타원형이다. 꽃은 5~7월에 노란색으로 피고 가지 끝에 산방상두상화로 달린다. 열매는 수과이고 7~8월에 연한 노란색으로 여문다. 뿌리와 어린순을 식용하고 전초를 약재로 쓴다.

• 좀씀바귀(*Ixeris stolonifera* A. Gray)를 대용으로 쓸 수 있다.

[채 취] 봄에 뿌리째 전초를 개내어 물에 깨끗이 씻어 햇볕에 말린다.

[성 미] 맛은 쓰고 성질은 차다.

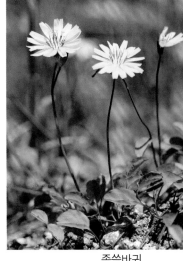
좀씀바귀

[효 능] 거부(祛腐), 건위, 사폐, 생기, 소종, 양혈(凉血), 지리, 청열, 해독

-골절, 독사교상, 종독, 소화불량, 악창, 외이염, 요도결석, 음낭습진, 이질, 종기, 타박상, 폐렴의 치료

[사용법] 주치증에 **고채**를 1회 2~4g씩 물 200㎖로 달여서 복용한다.

• 부비강염에는 **고채** 3~5g을 물 300㎖로 1/2이 되도록 달여서 복용한다.

• **고채** 15~20g을 물 400㎖로 1/2이 되도록 달여서 건위제로 쓴다. 달인 물을 1/3씩 나누어 하루 3번 복용한다.

• 음낭습진에는 **고채**를 달인 물로 환부를 씻어낸다.

• 종기, 타박상 등에는 씀바귀 생풀을 찧어 환부에 붙인다.

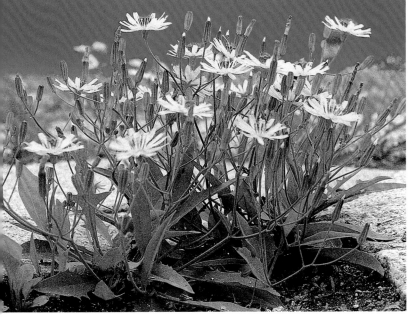

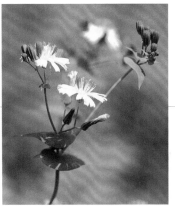
고들빼기

씀바귀와 고들빼기

우리 나라에는 여러 가지 씀바귀가 있는데 대부분의 씀바귀는 어린 잎과 뿌리를 모두 나물로 먹을 수 있고 식욕을 돋우는 역할을 한다. 고들빼기(*Crepidiastrum sonchifolium* (Bunge) Pak & Kawa.)와 씀바귀를 혼동하기 쉬운데, 고들빼기는 씀바귀와 같은 과에 속하지만 잎이 크고 깊게 갈라져 있으며 밑부분이 줄기를 감싸고 있는 것이 씀바귀와는 다르다.

가래를 삭게 하고 기침을 멎게 하는 풀

관동

Tussilago farfara Linné
국화과 관동속

분포: 백두산 지역

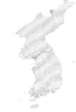

한약명 **관동화**(款冬花)-꽃봉오리

채취시기	1	2	**3**	**4**	5	6	7	8	9	**10**	**11**	12
			꽃							열매, 씨		

잎

긴타원형 톱니모양 밑둥모여나기

꽃   **열매**

설상화다수 두상화서 타원형수과

높은 산지에서 키 10~25cm 자라는 여러해살이풀. 뿌리잎은 염통 모양이고 가장자리에 거친 톱니가 있으며 잎자루가 길다. 줄기잎은 둥근 피침형이고 흰색 털이 있다. 꽃은 4~5월에 노란색으로 피고 줄기 끝에 두상화서가 달린다. 바깥쪽의 꽃은 설상화이며 암꽃이다. 열매는 긴 타원형 수과이고 5~6월에 익는다. 꽃봉오리를 약재로 쓴다.

채취 이른 봄과 늦가을에 꽃봉오리를 잘라 바람이 잘 통하는 그늘에서 말린다.

성미 맛은 맵고 달며 성질은 따뜻하다.

효능 지해화담, 윤폐하기, 거담, 이뇨

-폐허해수, 객혈, 기관지염, 기관지천식, 기관지확장증, 폐농양, 후두염의 치료

사용법 주치증에 **관동화** 5~9g을 물 200㎖로 달여서 복용한다.

• **관동화** 4g, 지모 4g, 상백피 4g, 아교 15g, 마황 15g, 패모 15g, 행인 8g, 감초 8g, 반하 4g, 생강 6g을 섞어 만든 **관동화산**(款冬花散)은 폐에 한사가 침입하여 기침이 나고 숨이 찰 때 쓴다. 달여서 1/3씩 나누어 하루에 3번 복용한다.

• 거담, 진해, 이뇨에 **관동화**를 1회 2~6g씩 달이거나 가루내어 복용한다. 또는 **관동엽**(款冬葉-관동의 뿌리잎을 말린 것)으로 차를 끓여 마시면 지해(止咳)의 효과를 볼 수 있다.

주의 관동은 해혈과 폐옹의 해수농혈(咳嗽膿血)에는 쓰지 않는다.

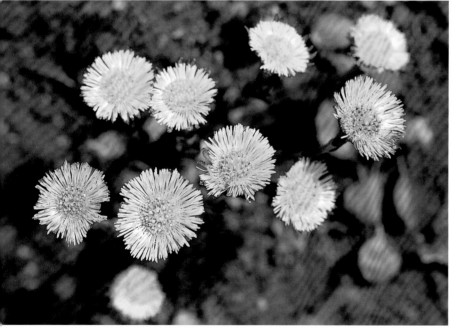

관동

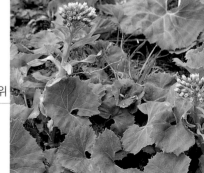

머위

관동화와 머위

관동화는 중국 동북 지역과 몽골에서 자라는 식물로 이른 봄에 싹이 나와 꽃이 피므로 겨울을 잘 견뎌낸 풀이라는 뜻으로 이름이 유래되었다. 관동화는 우리나라에서는 잘 자라지 않으므로 약효가 비슷한 머위(*Petasites japonicus* (Siebold & Zucc.) Maxim.)를 대용 약재로 쓰고 있다. 머위도 이른 봄에 꽃이 피므로 한약명을 관동(款冬)이라고 한다.

파리, 모기, 진딧물, 기생충 등 해충을 없애주는 풀

제충국

Tanacetum cinerariifolium (Trev.) Sch. Bip.
국화과

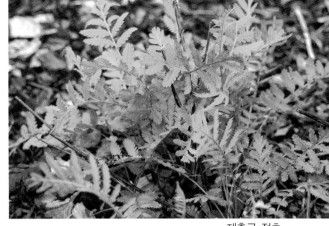
제충국 전초

한약명 **제충국**(除蟲菊)-꽃

분포: 남부 지방

채취시기
꽃

잎		
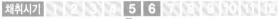		
깃꼴갈래잎	밋밋한모양	어긋나기
꽃		열매
반구형총포	두상화서	수과

들이나 강가의 풀밭 등 축축한 곳에서 키 60cm 정도 자라는 여러해살이풀. 잎은 어긋나고 깃꼴로 여러 번 깊게 갈라지며, 갈래는 선 모양이고 뒷면에 털이 많다. 꽃은 5~6월에 흰색으로 피고 줄기와 가지 끝에 1개씩 두상화로 달린다. 중심의 관상화는 노란색이다. 열매는 수과이고 끝에 관모가 있다. 꽃을 해충을 구제하는 약재로 쓴다.

채취 5~6월에 꽃이 활짝 피었을 때 꽃을 따서 햇볕에 말린다.

성미 맛은 쓰고 강한 독성이 있다.

효능 마비, 살충

- 제충국은 모기향, 가루, 휘발유 추출액, 석유 유제 등으로 만들어 모기, 파리, 빈대, 벼룩, 바퀴벌레 등의 살충약으로 쓴다.

사용법 **제충국**을 가루 내어 해충의 구충제로 사용한다. 제충국의 줄기나 잎도 해충 구제용으로 쓰인다.

- 채소, 원예 화초 등의 살충제로 쓰려면 **제충국** 가루를 목초액 2~3배량에 타서 채소 또는 원예 화초에 직접 살포하면 효과를 볼 수 있다.

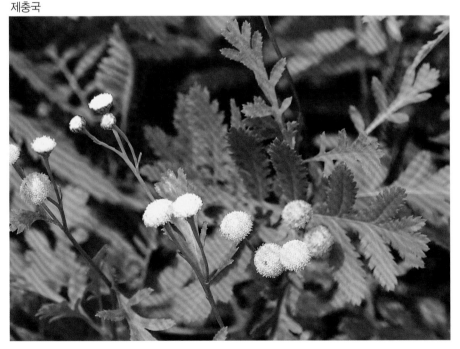
제충국

살충제 원료

제충국의 꽃에는 담황적색 기름 성분인 피레트린(pyrethrin)과 치네린(cinerine)이 많이 들어 있는데, 이 성분은 냉혈 동물, 특히 곤충에 대한 독 작용이 강하여 운동 신경을 마비시키고 죽음에 이르게 한다. 그러므로 벌레를 죽이는 풀이라는 뜻으로 이름이 유래되었다. 그렇지만 제충국은 사람이나 가축 등의 온혈 동물에는 해독 작용이 없으므로 농작물의 해충을 없애는 농업용 살충제와 파리 · 모기 · 벼룩 등을 없애기 위한 가정용 고급 구충제의 원료로 많이 쓰인다.

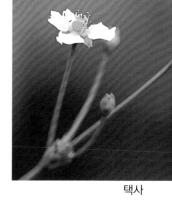

택사

설사를 멎게 하고 오줌을 잘 나오게 하는 풀

질경이택사

Alisma plantago-aquatica Linné var. orientale G. Samuels.

택사과 택사속

한약명 **택사**(澤瀉)-덩이줄기

분포: 중부 이남

채취시기	1	2	3	4	5	6	7	8	9	10	11	12
			덩이줄기							덩이줄기		

 잎

타원형　밋밋한모양　밑둥모여나기

꽃　　　　열매

꽃잎3　총상화서　납작한수과

물에서 키 60~90cm 자라는 여러해살이풀. 잎은 뿌리에서 모여나고 타원형이다. 꽃은 7~8월에 흰색으로 피고 총상화서로 달린다. 열매는 편평한 수과이다. 뿌리줄기를 약재로 쓴다.

질경이택사

• 택사(*A. canaliculatum ALL. BR. et Bouche*)를 대용 약재로 쓴다.

채취 봄과 가을에 덩이줄기를 캐어 줄기와 잔뿌리를 제거하고 햇볕에 말린 후 겉껍질을 벗겨낸다.

성미 맛은 달고 담백하며 성질은 차다.

효능 거습열, 이뇨, 지갈, 지사

-각기, 고혈압, 구갈, 구토, 담음, 당뇨병, 방광염, 빈뇨, 설사, 수종, 신장염, 요도염, 위내정수, 위염, 임병, 장만, 현훈, 혈뇨의 치료

사용법 주치증에 **택사**를 1회 3~5g씩 물 200㎖로 뭉근하게 달이거나 가루내어 복용한다.

• 부종, 위염, 현훈에는 **택사** 5~15g을 물 500㎖로 1/2이 되도록 달여서 1/3씩 나누어 하루 3번 따뜻하게 하여 복용한다. 이뇨에 효과를 볼 수 있다.

• **택사** · 상백피 · 적복령 · 지각 · 빈랑 · 목통 각각 12g, 생강 10g을 섞은 **택사탕**(澤瀉湯)은 습열로 인한 임산부의 배뇨장애에 쓴다. 달여서 1/3씩 나누어 하루 3번 복용한다.

• **택사** 10, 적복령 · 백출 · 저령 각각 6, 육계 2를 섞어 만든 **오령산**(五苓散)은 오줌이 잘 나오지 않고 감증이 날 때, 심장성 및 콩팥성 부종, 복수, 방광염, 요도염 등에 쓴다. 1회 4~6g씩 하루 3번 복용한다.

• **택사** 12g, 백출 12g을 섞어 부증에 쓰기도 한다. 달여서 1/3씩 나누어 하루 3번 복용한다.

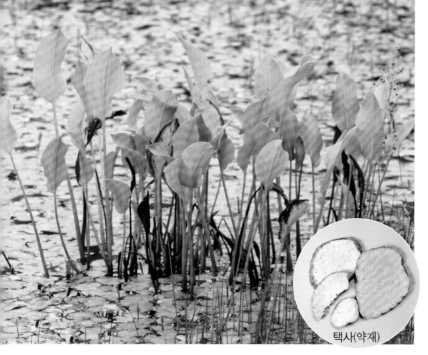

택사(약재)

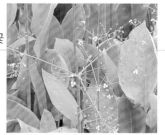

질경이택사 꽃

산나물 요리

여름에 질경이 택사의 연한 잎을 채취하여 나물로 먹는다. 독성이 있으므로 끓는 물에 데친 후 여러 번 물을 갈아가면서 찬물에 담가 충분히 우려낸 다음 조리한다. 또 가을에 땅 속의 덩이줄기를 캐내 조려 먹기도 하는데 독성을 충분히 우려내야 한다.

종기를 없애주고 해독 작용을 하는 풀

벗풀

Sagittaria aginashi Makino
택사과 벗풀속

별 명 보풀, 전두초, 쇠굴나물
한약명 **야자고**(野慈姑)-지상부

채취시기 『 』『 』『 』『 』『 』『 』『 **7** 』『 **8** 』『 **9** 』『 **10** 』『 』『 』
지상부

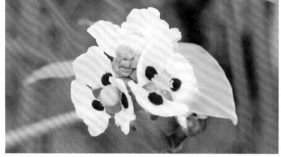

벗풀 꽃

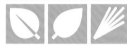
잎
화살촉모양 밋밋한모양 밑둥모여나기

꽃 열매

꽃잎3 3송이씩 납작한수과

물가에서 키 80cm 정도 자라는 여러해살이물풀. 잎은 밑에서 서로 감싸면서 모여나고 화살촉 모양으로 갈라지며 끝이 뾰족하다. 꽃은 암수한그루로 7~10월에 흰색으로 피고 긴 꽃줄기에 층층이 돌려 달리며 꽃받침과 꽃잎은 3개씩이다. 열매는 납작한 달걀 모양 수과이고 10월에 여문다. 전초를 약재로 쓴다.

채 취 여름부터 가을 사이에 지상부를 채취하여 햇볕에 말린다.

성 미 맛은 달고 성질은 차다.

효 능 강장, 보로손(補勞損), 소염, 소종, 이뇨, 지갈, 최유, 해독

－간염, 나력, 독사교상, 봉자상, 부종, 산후혈민, 소갈, 수종, 옹종, 임질, 정창, 창종, 태의불하(胎衣不下), 황달의 치료

사용법 주치증에 **야자고**를 1회 7~10g씩 물 200㎖로 달여서 복용한다.

• 종기에는 벗풀의 생물을 찧어 환부에 붙인다. 또 **야자고**를 가루내어 기름으로 개어서 환부에 붙인다.

벗풀

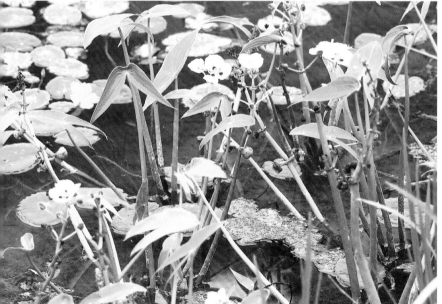

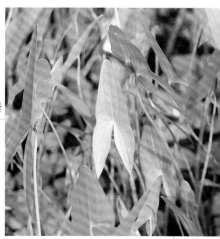

소귀나물

소귀나물

벗풀과 동속 식물인 소귀나물(*S. trifolia* Linne var. *edulis* (Schltr.) Ohwi)은 벗풀처럼 흰색 꽃잎 3장으로 된 꽃이 피고 잎이 화살촉을 닮은 모양이어서 두 식물은 쉽게 구별하기 어렵다. 다만 소귀나물은 식물체가 전체적으로 벗풀보다 크며 잎의 윗부분이 소귀나물은 넓은 달걀 모양인 것이 다르다. 이런 잎의 모양이 소귀를 닮았다고 여겨 이름이 유래되었다. 소귀나물은 땅속의 덩이줄기를 약재로 쓰며 한약명을 '자고(慈姑)'라고 한다.

약초 채취 상식 Ⅱ

● 도구

어떤 약초를 채취할 것인지, 어느 부분을 약재로 쓸 것인지에 따라서 여러 가지 다양한 도구가 필요하다. 채취 도구는 많이 있으면 편리하지만 운반이나 보관에 번거로움이 따르므로 약초의 채취 목적에 알맞은 도구를 최소한으로 선택한다.

• **가위** 식물의 줄기나 잎을 손으로 거칠게 뜯거나 꺾으면 채취한 약초가 빨리 시들어 버리는 원인이 된다. 식물의 가지나 줄기는 전지 가위로 깨끗하게 잘라내는 것이 좋다. 전지 가위, 꽃꽂이용 가위 등 어느 것이든 안전 케이스가 있는 것이 휴대나 보관에 편리하다.

• **칼 · 낫** 부드러운 새싹과 가는 가지를 자를 때는 칼이, 줄기나 뿌리의 껍질(수피, 근피)을 벗길 때는 낫이 편리하다. 또 뱀이나 독충이 서식할 것 같은 곳은 낫으로 근처의 풀을 베어 버리는 것이 좋다. 칼과 낫은 너무 큰 것은 배제하고 날카로운 칼날이 있으므로 안전 케이스에 넣어서 가지고 다녀야 한다.

• **모종삽(부삽)** 약초의 뿌리나 뿌리줄기와 덩이줄기를 채취할 때에 쓴다. 커다란 구덩이를 팔 수 있는 공사용이나 군용 삽이 아니라 삽날의 폭이 좁고 손잡이가 작은 소형 모종삽을 준비한다.

• **소형 바구니, 비닐 봉투** 채취한 약초를 운반할 때 쓴다. 비닐 봉투는 소량씩 채취한 약초를 종류별로 구별하여 배낭 등에 간수할 때 편리하지만, 입구를 밀봉하면 식물이 떠서 상하기 쉽기 때문에 봉투 입구는 묶지 않는 것이 좋다. 채취 장소가 가까운 곳이거나 다소 양이 많을 때는 대나무 소쿠리나 플라스틱 바가지 등을 쓰기도 한다.

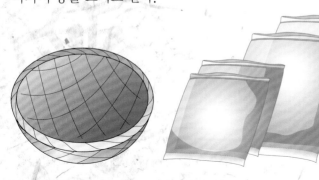

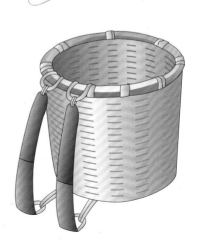

● 채취할 때 주의사항

약초를 채취할 때는 채취 작업을 끝낸 이후 '해당 약초 식물이 채취 장소에서 계속 서식할 수 있게' 하는 것이 중요하므로 다음의 4원칙을 지키도록 노력한다.
①필요한 약초만 ②필요한 부분만 ③최소 필요량으로 채취하고 ④생육지를 보존한다.
즉, 필요한 약초 외에 다른 식물을 채취하지 않고, 열매만을 약으로 써야 하는데도 줄기를 통째로 꺾거나 뿌리째 뽑아 식물을 고사시키는 등 용도에 맞지 않은 다른 부분은 가급적 훼손하지 않도록 한다. 필요 이상으로 많은 양을 채취하지 않고 채취할 때 주변의 다른 식물이 훼손되지 않도록 주의하며, 채취 작업이 끝난 후 원상 복구하는 것을 잊지 말아야 한다.

• **전초** 뿌리부터 줄기와 잎까지 모두 약용하는 식물은 개체수가 많지 않은 곳에서는 채취하지 않는다. 자연 생물은 개체수가 급격하게 줄면 결국 멸종되는 경우가 있으므로 주의해야 한다. 많은 개체가 모여 있는 군락인 경우에도 필요량 이상으로 많은 양을 채취하지 말아야 한다.

• **부분** 약으로 쓰려는 부분이 잎이나 지상부인데 뿌리까지 들추어 캐내면 결국 그 식물은 말라 죽게 된다. 줄기가 다치지 않게 잎만을 일부 떼어내고, 지상부는 뿌리를 상하지 않게 낫으로 깨끗하게 베어내면 다시 새순이 올라와 자라게 된다.

• **뿌리(지하부)** 땅속의 뿌리나 뿌리줄기, 덩이줄기를 약용하는 식물은 가급적 꽃이 피고 열매가 익어 땅에 떨어진 후에 지상부가 마르면 채취한다. 뿌리와 뿌리줄기는 줄기의 밑동이던 부분에서 새싹이 나오므로 그 부분을 일부 남겨 땅에 묻어두면 이듬해 새순이 나올 확률이 높다.

• **열매** 완전히 익은 열매는 말라 버리거나 땅에 떨어져 훼손되고, 또 열매 속에 곤충이 알을 낳아 놓는 경우가 많다. 약간 덜 익어 가지에 매달려 있는 열매를 골라 채취한다. 또 열매를 따기 위해 무분별하게 가지를 꺾지 말아야 한다.

• **줄기껍질** 나무는 줄기의 껍질을 같은 높이로 한바퀴 빙둘러 벗겨 버리면 말라죽는 경우가 많으므로 작은 가지로 대용하는 것이 좋다. 부득이한 경우 세로로 조금씩 줄기껍질을 벗긴다. 봄에 식물이 한창 물이 오를 때 줄기껍질이 잘 벗겨진다.

• **독초의 채취** 약초를 채취할 때는 목적하는 약초를 잘 구별해야 한다. 야생에서는 약초와 비슷한 독초가 적지 않으므로 주의가 필요하다. 특히 버섯류의 경우에는 피부에 스치는 것만으로도 염증이 생기고 심하면 중독되어 위험한 상태에 이르기도 한다. 또 식물도감이나 사진만으로는 구별이 쉽지 않은 것도 있으므로 확실하게 식별할 수 있는 것 외에는 채취하지 말아야 한다. 부득이한 경우에는 전문가의 도움을 받아서 채취한다.

열을 내리게 하고 해독 작용을 하는 풀

가래

Potamogeton distinctus A. Benn.
가래과 가래속

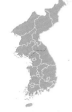

한약명 **안자채**(眼子菜)-전초

분포: 전국

채취시기
잎, 줄기

잎

긴타원형　밋밋한모양　어긋나기

꽃　　　　**열매**

꽃잎없음　이삭모양　핵과

들의 하천가 및 논이나 연못의 물 속에서 키 50cm 정도 자라는 여러해살이물풀. 물 속에 잠긴 잎은 가늘고 얇으며, 물에 뜨는 잎은 어긋나고 긴 타원형이고 잎자루가 길다. 꽃은 7~8월에 황록색으로 피고 잎겨드랑이에서 나온 긴 꽃대에 작은 꽃이 막대 모양으로 뭉쳐서 수상화서로 달린다. 열매는 넓은 달걀 모양 핵과이고 9월에 익는다. 전초를 약재로 쓴다.

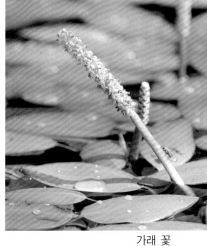

가래 꽃

채취 8~9월에 잎과 줄기를 채취하여 잘 씻은 다음 그대로 햇볕에 말린다.

성미 맛은 쓰고 성질은 차다.

효능 소종, 이수, 지혈, 청열, 해독

－간염, 독사교상, 독충교상, 소변불리, 소화불량, 인후염, 종기, 치질, 화상, 황달의 치료

사용법 주치증에 **안자채**를 1회 2~5g씩 물 200㎖로 달여서 복용한다. 종기 등 외상에는 가래 생풀을 찧어 나온 즙액을 환부에 바른다.

- 뜨거운 물에 데었을 때는 **안자채**를 가루내어 간장과 설탕을 섞어 갠 것을 환부에 붙인다.
- 생선이나 돼지고기로 인한 식중독에는 가래 뿌리를 말린 것을 달여서 복용한다.

가래

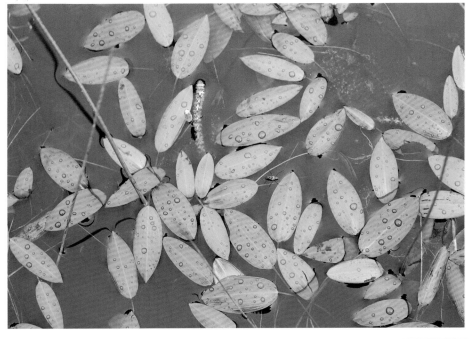

가래(농기구)

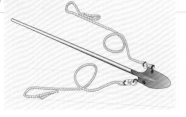

가래

　순우리말인 가래는 떡이나 엿 따위를 둥글고 길게 늘여서 만든 토막을 가리키는 말이다. 물 속에 사는 가래의 잎이나 수상화서가 둥글고 긴 원통 모양인 데서 이름이 유래된 것을 추정된다. 또 이 식물의 길쭉하고 타원형인 잎에 긴 잎자루가 달린 모양이 흙을 떠서 던지는 농기구인 가래와 비슷하여 이름이 붙은 것이라고도 한다.

구토를 촉진하고 벌레 독을 해독하는 풀

박새

Veratrum oxysepalum Turcz.
백합과 여로속

별 명 대화여로, 동운초
한약명 여로(黎蘆) · 백여로(白黎蘆)-뿌리줄기

분포: 전국

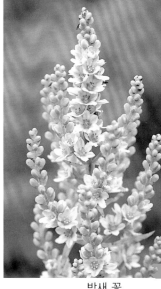

채취시기		3	4	5	6							

뿌리줄기

잎

넓은타원형　밋밋한모양　어긋나기

꽃　　　열매

꽃잎6　이삭모양　타원형삭과

깊은 산의 습지에서 무리지어 나며 키 1.5m 정도 자라는 여러해살이풀. 잎은 어긋나고 넓은 타원형이며 주름이 많다. 꽃은 7~8월에 연한 노란빛을 띤 흰색으로 피고 줄기 끝에 많이 모여 달린다. 화관은 깔때기 모양이고 꽃잎은 6개이다. 열매는 타원형 삭과이고 8~9월에 익으면 3개로 갈라진다. 뿌리를 약재로 쓴다.

[채 취] 봄에 꽃줄기가 자라기 전에 뿌리줄기를 캐내어 햇볕에 말린다.

[성 미] 맛은 맵고 쓰며 성질은 차갑고 독성이 있다.

[효 능] 살충, 최토, 충독 제거

- 두통, 설리(泄痢), 비식(鼻瘜), 악창, 오랜 학질, 옴, 중풍담용(中風痰湧), 편도선염, 풍간 전질(風癎癲疾), 황달, 후두염의 치료

[사용법] 주치증에 여로를 0.1~0.2g씩 곱게 가루 내어 복용한다. 하루의 용량은 0.3~0.6g으로, 절대로 과용해서는 안 된다.

- 피부 질환에는 여로를 가루내어 기름으로 개어 환부에 바른다.

- 박새 생물을 잘게 썰어 구더기가 생긴 화장실에 뿌리면 며칠 내로 구더기가 없어진다. 또 박새 생물을 우려낸 물을 찬밥과 비벼서 파리잡이 약을 만든다.

[주 의] 박새는 독성이 강하므로 먹는 약으로 쓰지 않는다. 특히 허약한 사람과 임산부에게는 먹는 약으로 쓰지 말아야 한다. 여로는 인삼, 양유근, 현삼, 단삼, 세신, 백작약과 배합 금기이다.

박새 꽃

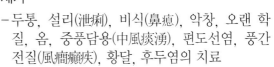

박새

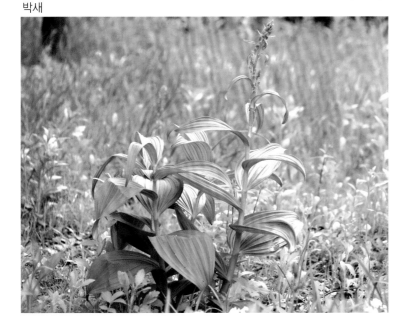

여로

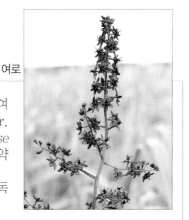

한약명이 여로(黎蘆)인 식물

　　박새의 한약명인 여로(黎蘆)는 갈대처럼 생긴 줄기가 검은색 껍질에 싸여 있는 것을 나타내고 있다. 박새와 동속 식물인 여로(*V. maackii* var. *japonicum* (Baker) T. Shimizu), 참여로(*V. nigrum* var. *ussuriense* Lose.f.), 흰여로(*V. versicolor* Nakai)의 뿌리줄기도 약재로 쓰며 모두 한약 명을 여로(黎蘆)라고 하며 약효가 비슷하여 박새의 대용 약재로 쓴다.
　　박새의 어린순은 '산마늘'과 비슷하기 때문에 채취하여 식용하다가 중독 되기도 하므로 주의를 요한다.

혈압을 낮춰주고 벌레를 없애주는 풀

여로

Veratrum maackii var. japonicum (Baker) T. Shimizu
백합과 여로속

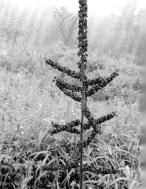
분포: 전국

별　명 붉은여로
한약명 **여로**(藜蘆)−뿌리줄기

채취시기

1	2	3	4	5	6	7	8	9	10	11	12

뿌리줄기

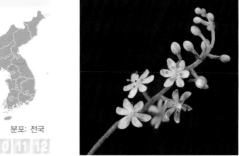

파란여로	참여로

잎

긴피침형　밋밋한모양　어긋나기

꽃　　열매

꽃잎6갈래　원추화서　타원형삭과

여로 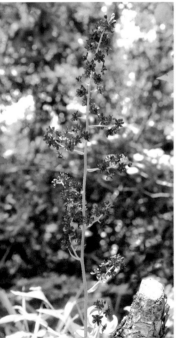　흰여로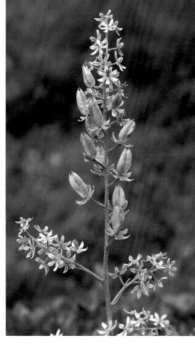

키 40~60cm 자라는 여러해살이풀. 잎은 어긋나고 긴 피침형이다. 꽃은 암수한그루로 7~8월에 자갈색으로 피고 줄기에 원추화서로 달린다. 열매는 삭과로 8~9월에 익는다. 뿌리줄기를 약재로 쓴다.

채취 봄에 꽃줄기가 자라기 전에 뿌리줄기를 캐내어 햇볕에 말린다.

성미 맛은 맵고 쓰며 성질은 차갑고 독성이 있다.

효능 **구충, 살균, 최토, 충독제거, 토풍담**

−개선, 구학, 두통, 비식(鼻瘜), 설리, 악창, 옴, 중풍담용, 편도선염, 풍간전질(風癎癲疾), 황달, 후두염, 후비의 치료

사용법 주치증에 **여로**를 0.1~0.2g씩 곱게 가루내어 복용한다. 하루의 용량은 0.3~0.6g으로, 절대로 과용해서는 안 된다.

• 피부 질환에는 **여로** 가루를 기름으로 개어서 환부에 바른다.

• 여로의 생풀을 썰어서 구더기가 생긴 화장실에 뿌리면 며칠 내로 구더기가 없어진다. 또, 여로의 생풀을 우려낸 물을 찬밥에 비벼서 파리잡이 약을 만든다.

주의 독성이 강하므로 몸이 허약한 사람과 임산부에게는 복용약으로 쓰지 말아야 한다. **여로**는 인삼, 양유근, 현삼, 단삼, 세신, 백작약과 배합 금기이다.

채취한 여로 뿌리줄기

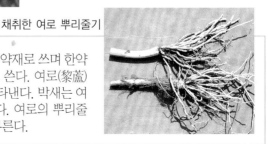

여로와 박새

　여로와 박새(*V. oxysepalum* Turcz.)는 모두 뿌리줄기를 약재로 쓰며 한약명이 여로(藜蘆)로 같고 약효가 비슷하여 서로 대용 약재로 쓴다. 여로(藜蘆)는 갈대처럼 생긴 줄기가 검은색 껍질에 싸여 있는 것을 나타낸다. 박새는 여로와 동속 식물이지만 잎이 넓은 타원형이고 꽃이 흰색이다. 여로의 뿌리줄기가 파의 뿌리줄기와 닮아서 총관여로(葱筈藜蘆)라고도 부른다.

혈기를 시원하게 하고 종기를 가라앉게 하는 풀

원추리

Hemerocallis fulva (L.) L.
백합과 원추리속

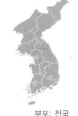

별　명 넘나물, 망우초, 의남초, 훤초
한약명 훤초근(萱草根)-뿌리

분포: 전국

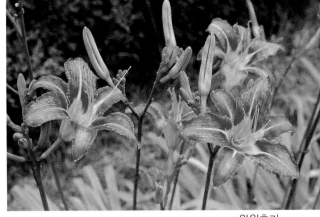

왕원추리

채취시기 `9` `10` `11`
뿌리

잎

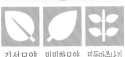

긴선모양　밋밋한모양　밑둥마주나기

꽃　　　　열매

꽃잎6갈래　1~2송이　삭과

원추리

산과 들의 양지쪽 풀밭에서 키 1m 정도 자라는 여러해살이풀. 잎은 2줄로 뿌리에서 겹치며 마주나고 긴 선 모양이다. 꽃은 6~8월에 노란색으로 피고 꽃줄기 끝에 달린다. 열매는 삭과로 7~9월에 익는다.

어린순은 식용하고 뿌리를 약재로 쓴다.

• 각시원추리(*H. dumortieri* Morren), 왕원추리(*H. fulva* var. *kwanso* Regel.)를 대용으로 쓸 수 있다.

채취 가을에 뿌리를 캐내어 잔뿌리와 줄기를 제거하고 햇볕에 말린다.

성미 맛은 달고 성질은 서늘하다.

효능 소종, 양혈(凉血), 이수, 지혈

－대하, 변비, 붕루, 생리불순, 석림, 소변불리, 수종, 유선염, 유옹, 임탁, 비출혈, 혈변, 황달의 치료

사용법 주치증에 훤초근을 1회 2~4g씩 물 200㎖로 달여서 복용한다.

• 방광염, 불면증에는 **훤초근** 20~30g을 물 600㎖로 달여서 1/3씩 나누어 하루 3번 복용한다.

• 해열에는 원추리의 말린 꽃봉오리 5~10g을 물 400㎖로 1/2이 되도록 달여서 복용한다.

• 코피가 날 때나 몸에 열이 많을 때는 원추리 생뿌리로 즙을 내어 복용한다.

주의 원추리에는 독성이 약간 있으므로 생으로 먹거나 한꺼번에 너무 많이 먹지 않도록 주의해야 한다.

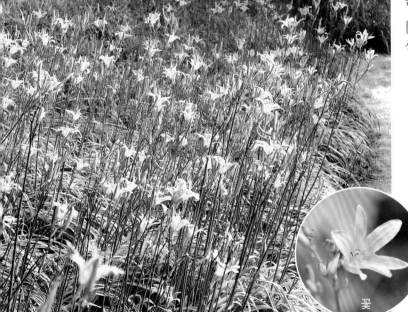

꽃

산나물 요리

봄에 원추리의 어린 잎을 끓는 물에 삶아서 찬물에 헹구고 양념 무침을 하거나 기름에 볶아 먹으며, 튀김 또는 찌개거리나 국거리로도 쓴다. 삶은 것을 말려서 묵나물로 이용한다. 또 녹색 꽃봉오리를 살짝 데쳐서 초장에 찍어 먹으며 기름에 볶거나 조림을 한다. 원추리의 꽃잎은 볶거나 화전을 만들어 먹으며, 살짝 데쳐서 양념 무침을 하거나 말려서 잡채를 만들 때 넣기도 한다.

원추리 새순

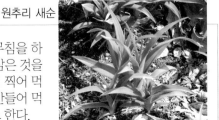

양파

혈압을 낮춰주고 혈액순환을 좋게 하는 풀

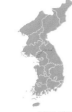

Allium cepa L.
백합과 파속

별 명 둥글파, 옥파
한약명 **양총**(洋葱)-비늘줄기

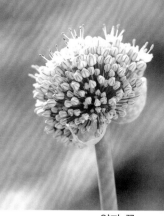
분포: 전국

채취시기	1	2	3	4	5	6	7	8	9	10	11	12
비늘줄기

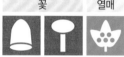

잎		
원기둥모양	밋밋한모양	어긋나기

꽃		열매
꽃잎6갈래	공모양	삭과

농가에서 재배하고 키 50~100cm 자라는 두해살이풀. 땅 속의 비늘줄기는 납작한 공 모양이며 매운맛이 난다. 잎은 속이 빈 원기둥 모양이며 꽃이 필 때 마르고 밑부분이 두꺼운 비늘 조각으로 되어 있다. 꽃은 9월에 흰색으로 피고 잎 사이에서 나온 꽃줄기 끝에 잔꽃이 많이 모여 공 모양이 된다. 전체를 식용하고 뿌리줄기를 약재로 쓴다.

채 취 초여름에 꽃대가 나오기 전에 땅속의 비늘줄기를 캐내어 햇볕에 말린다.

성 미 맛은 달고 매우며 성질은 따뜻하다.

효 능 강혈압(降血壓), 항당뇨

－감기, 고지혈증, 관상동맥 질환, 괴혈병, 당뇨병, 독창, 만성폐렴, 질염(膣炎), 창상, 피부궤양, 화상의 치료

사용법 복통에는 **양총**을 1회 5~10g씩 물 300㎖로 1/3이 되도록 달여서 식간에 복용한다.

• 무좀, 백선에는 양파의 생비늘줄기를 찧어 환부에 붙인다.

• 화상에는 생양파로 양파즙을 내어 환부에 자주 바른다. 소염과 진통 효과를 볼 수 있다.

• 구내염에는 양파즙을 내어 물 5배량으로 희석한 물로 양치질을 한다.

• 냉증, 저혈압에는 양파 300g을 소주(35도) 1.8ℓ에 넣어 숙성시킨 **양파약술**을 자기 전에 1잔씩 마시면 효과를 볼 수 있다.

• 감기에는 양파 600g과 쇠고기 300g을 넣고 국을 끓여 조미를 한 다음 부식으로 식사 때마다 먹는다. 1~2일이면 효과를 볼 수 있다.

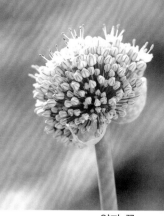
양파 꽃

양파

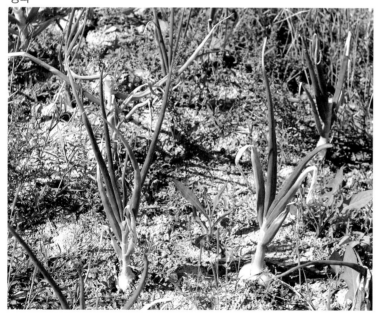

양파 냄새를 없애는 방법

양파, 마늘, 파를 먹고 나면 입에서 역한 냄새가 나서 주위 사람들에게 불쾌감을 주기 쉽다. 이 때 김이나 다시마를 먹으면 곧 입 냄새가 없어진다. 그리고 양파를 삶을 때에는 솥뚜껑을 열고 식초 몇 방울만 뿌리면 양파 냄새가 없어진다. 양파를 넣은 요리에 사용한 식기에서 양파 냄새가 날 때는 겨자 가루로 닦으면 냄새가 없어진다.

양파 비늘줄기
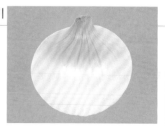

감기를 낫게 하고 가래를 삭게 하는 풀

파

Allium fistulosum L.
백합과 파속

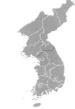
분포: 전국

별 명 산파
한약명 **총백**(葱白)-비늘줄기

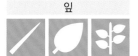
채취시기 1 2 3 **4 5 6 7 8 9** 10 11 12
뿌리, 비늘줄기

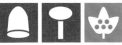

잎
원기둥모양 밋밋한모양 어긋나기

꽃   **열매**
꽃잎6갈래   공모양   삭과

키 70cm 정도 자라는 여러해살이풀. 잎은 끝이 뾰족한 원기둥 모양이고 밑부분은 서로 겹쳐 하나가 되며 흰색이다. 꽃은 6~7월에 흰색 종 모양으로 피고 꽃줄기 끝에 많이 모여 달린다. 열매는 삭과이고 9월에 여무는데 씨는 모가 나고 검은색이다. 잎을 식용하고 뿌리와 비늘줄기를 약재로 쓴다.

파

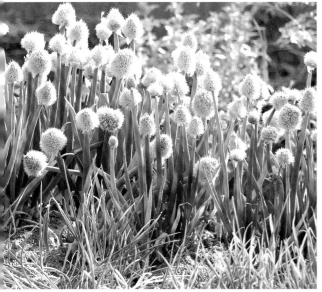

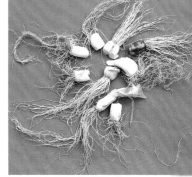
재취한 파 뿌리와 비늘줄기

채 취 봄부터 가을 사이에 수시로 뿌리와 비늘줄기를 채취한다.

성 미 맛은 맵고 성질은 따뜻하다.

효 능 거담, 건위, 발한, 억균, 이뇨, 지혈, 진통, 청혈, 해열

- 감기, 설사, 세균성 적리, 소화불량, 염좌, 저혈압, 종기, 태동불안, 풍한표증(風寒表症)의 치료

사용법 주치증에 **총백**을 1회 3~10g씩 물 200㎖로 달여서 복용한다.

- **총백** · 옥죽 · 길경 · 백미 · 두시 · 박하 각각 12g, 감초 · 대조 각각 4g을 섞은 **가미위유탕**(加味萎蕤湯)은 음허로 열이 나고 기침이 나며 인후두가 아프고 갈증이 날 때 쓴다. 달여서 1/3씩 나누어 하루 3번 복용한다.

- **총백** 3개, 두시 12g을 섞은 **총시탕**(葱豉湯)은 표증으로 춥고 열이 나며 머리가 아프고 가슴이 답답할 때 쓴다. 달여서 1/3씩 나누어 하루 3번 복용한다.

- 기침, 불면증, 목의 부종이나 통증에는 잘게 썬 파를 헝겊 등에 싸서 뜨거운 물에 적셨다가 목의 좌우에 온습포한다.

- 종통, 신경통, 근맥구련, 타박종통에는 파 뿌리를 찧은 후 불에 볶은 것을 헝겊에 싸서 환부에 붙인다. 식으면 뜨거운 것으로 여러 번 바꿔주면 통증이 수그러드는 효과를 볼 수 있다.

- 동상으로 손이 틀 때에는 파 삶은 물에 환부를 담근다.

주 의 땀이 많이 나는 환자에게는 쓰지 않는다. 꿀과 배합 금기이다.

파 꽃

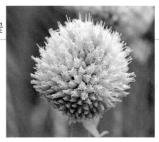

파의 역사

파의 학명 중 종명 fistulosum은 대롱 모양이라는 뜻으로 파잎의 모양이 관 형태인 것을 나타내고 있다. 파는 추위에 강하여 북쪽 시베리아 지역부터 남쪽 열대 지방까지 분포되어 있는데 동양에서만 재배되고 있고 서양에는 없다. 중국에서는 2,500년 전부터 재배되고 있었다고 하며 우리나라에서는 신라시대부터 재배된 것으로 추정되고 있다.

신경을 안정시키고 면역을 증진시키는 풀

달래
Allium monanthum Maxim.
백합과 파속

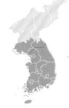
분포: 중부 이남

별　명　달롱개, 소근채, 야산, 훈채
한약명　**소산**(小蒜)-비늘줄기

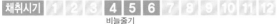
채취시기 1 2 3 **4 5** 6 7 8 9 10 11 12
비늘줄기

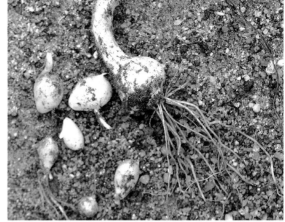
채취한 달래 비늘줄기

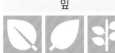

잎

넓은선모양　밋밋한모양　어긋나기

꽃　　　　열매

꽃잎5　1~2송이　삭과

산지에서 키 5~12cm 자라는 여러해살이풀. 잎은 어긋나고 넓은 선 모양이다. 꽃은 4월에 흰색으로 피고 꽃줄기 끝에 공 모양으로 달린다. 꽃잎은 6장이고 긴 타원형이다. 열매는 둥근 삭과이고 7월에 익는다. 전체를 식용하고 비늘줄기를 약재로 쓴다.

달래

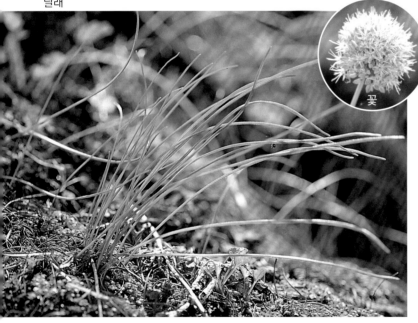
꽃

채취 봄부터 초여름까지 잎이 마르기 전에 비늘줄기를 캐내어 그늘지고 서늘한 곳에 둔다.

성미 맛은 맵고 성질은 따뜻하다.

효능 강정, 구토, 면역증진, 보혈, 살균, 살충, 소곡(消穀), 신경안정, 온중(溫中), 하기(下氣)

-불면증, 생리불순, 수족냉증, 식욕부진, 신경항진, 위암, 위장카타르, 자궁출혈, 자궁혈종, 충교상, 토사곽란의 치료

사용법 식욕부진에는 **소산** 3~5g을 물 600㎖로 30분 정도 달여서 1/3씩 나누어 하루 3번 복용한다. 자양강장에도 효과를 볼 수 있다.

• 위장카타르, 불면증에는 달래 생잎을 1회 10~20g씩 달여서 복용한다.

• 달래의 알뿌리를 생식하면 자궁혈종과 생리불순의 치료에 효과를 볼 수 있다.

• 신경이 날카로운 증세에는 **소산**을 소주(35도) 10배량에 담근 **소산약술**을 조금씩 자주 마시면 신경안정의 효과를 볼 수 있다.

• 벌레에 물렸을 때에는 달래 생알뿌리를 짓찧어 밀가루에 개어서 환부에 붙인다.

채취한 달래 전초

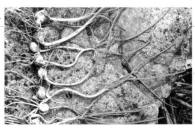

산나물 요리

이른 봄에 달래의 어린순을 뿌리째 채취하여 전초를 나물로 먹는다. 날것을 그대로 나물 무침을 하거나 김치를 담글 때 양념으로 넣으며, 전으로 부쳐 부침개를 만들기도 하고 찌개에 넣거나 국거리로도 쓴다. 또 비늘줄기의 껍질을 벗겨내고 끓는 물에 살짝 데친 후 찬물에 헹구어 나물 무침을 한다. 장아찌를 만들기도 한다.

통증을 가라앉히고 소화를 촉진하는 풀

산파

Allium schoenoprasmum Linner var. orientale Regel
백합과 파속

한약명 **천총**(淺蔥)-잎과 줄기

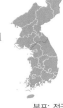
분포: 전국

채취시기 1 2 3 4 5 **6 7** 8 9 10 11 12
잎, 줄기

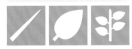
잎
반원통모양 / 밋밋한모양 / 어긋나기

꽃 / 열매
꽃잎5 / 공모양 / 삭과

산파

높은 산 양지쪽에 키 20~50cm 자라는 여러해살이풀. 비늘줄기는 좁은 달걀 모양이고 세로줄이 있다. 잎은 2~3장 나고 반 원통 모양이다. 꽃은 7~8월에 홍자색으로 피고 잎 사이에서 나온 긴 꽃줄기 끝에 공 모양으로 달린다. 화관은 좁은 종 모양이고 꽃잎은 5장이며 끝이 뾰족하다. 열매는 삭과이고 8~9월에 익는다. 전초를 식용하고 잎과 줄기를 약재로 쓴다.

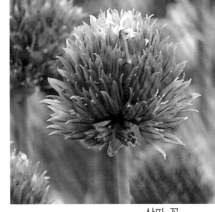
산파 꽃

채취 초여름에 꽃이 피기 전에 잎과 줄기를 채취하여 햇볕에 말린다.

효능 지통, 소화촉진, 자양강장

-두통, 풍통, 근육통, 식욕부진, 찰상, 절상의 치료

사용법

• 감기로 인한 두통에는 **천총** 3~5g(또는 잘게 썬 생잎 10~20g)을 찻잔에 넣고 끓는 물을 부어 우러나게 한 즙액을 1/3씩 나누고 따뜻하게 하여 하루 3번 복용한다. 여기에 생강을 갈아 넣으면 효과가 더 좋아진다.

• 찰상, 절상 등의 외상에는 산파 생줄기와 잎을 찧어 나오는 즙액을 헝겊(가제)에 묻혀 환부에 붙이면 효과를 볼 수 있다.

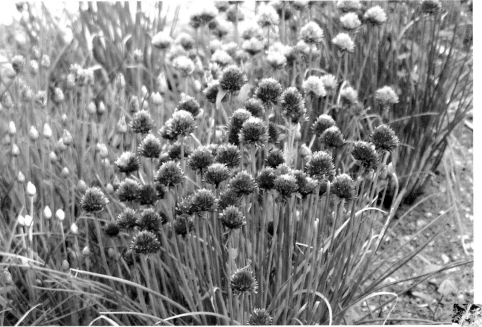
산파

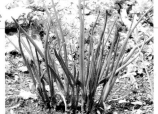
산파 어린순

산나물 요리

산파는 비늘줄기와 어린순, 어린 잎, 꽃봉오리와 꽃까지 먹을 수 있다. 봄에 채취한 비늘줄기와 어린순은 고추장이나 된장을 찍어 생식하거나 된장에 박아 장아찌로 만들기도 한다. 산파의 꽃과 꽃봉오리는 초여름에 채취하여 살짝 데친 후 양념 무침을 하거나 튀김을 만들어 먹는다. 다 자란 산파는 잘게 잘라서 약재로 쓴다.

정력을 보강하고 해독 작용을 하는 풀

마늘

Allium scorodoprasum var. *viviparum* Regel
백합과 파속

별　명 호산
한약명 **대산(大蒜)**－비늘줄기

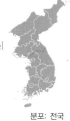
분포: 전국

채취시기 | 1 | 2 | 3 | 4 | **5** | **6** | 7 | 8 | 9 | 10 | 11 | 12
비늘줄기

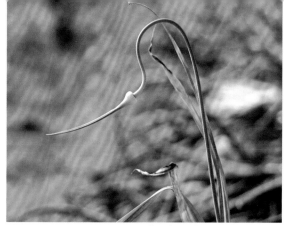
마늘의 꽃이 들어 있는 마늘쫑

잎

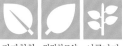
긴피침형　밋밋한모양　어긋나기

꽃　　　　열매

꽃잎6갈래　두상화서　삭과

키 60cm 정도 자라는 여러해살이풀. 잎은 어긋나고 긴 피침형이다. 꽃은 7월에 연한 자주색으로 피고 꽃줄기 끝에 모여 달린다. 열매는 삭과이고 8~9월에 익는다. 잎과 줄기를 식용하고 약재로도 쓴다.

채 취 5~6월에 알뿌리(비늘줄기)를 캐내어 잎

마늘

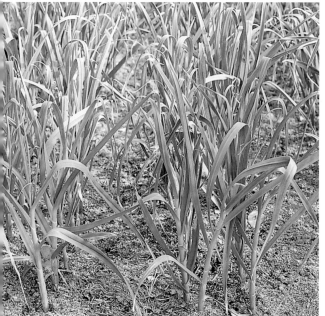

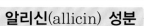

과 줄기를 제거하고 그늘에서 말린다.

성 미 맛은 맵고 성질은 따뜻하다.

효 능 강장, 강정, 거풍, 살충, 소종(消腫), 이뇨, 진통, 항균, 해독

－감기, 결핵, 고혈압, 곽란, 농약중독, 동맥경화, 변비, 신경통, 치질의 치료

사용법 세균성 적리에 마늘 20g, 황백 12g을 함께 달여서 1/3씩 나누어 하루 3번 복용한다.

• 냉증, 변비, 불면증에는 **대산** 250g을 껍질을 벗기고 2~3조각씩 썰어 설탕 250g과 함께 소주(35도) 720㎖에 담가 2~3개월 정도 숙성시킨 **대산약술**을 취침 전에 1잔씩 마신다.

• 마늘을 넣은 목욕물에 목욕을 하면 몸이 더워지고 냉증과 신경통에 효과를 볼 수 있다.

• 농약에 중독되었을 때 생마늘을 먹으면 해독 효과를 볼 수 있다.

• 음부소양에 마늘 삶은 물을 따뜻하게 데워서 환부를 자주 씻는다.

• 백선, 무좀에는 마늘 생꽃봉오리를 찧어 나오는 즙을 환부에 바른다.

주 의 마늘을 너무 오래 많이 먹으면 간을 상하게 하고 눈을 나쁘게 한다.

비늘줄기와 뿌리

껍질을 벗긴 마늘 비늘줄기

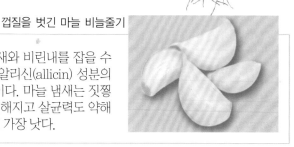

알리신(allicin) 성분

　고기 요리나 생선 요리를 할 때 마늘을 넣으면 잡냄새와 비린내를 잡을 수 있다. 이것은 마늘에 들어 있는 알린(allin)이 변화된 알리신(allicin) 성분의 작용으로 마늘 특유의 냄새는 이 성분에서 비롯된 것이다. 마늘 냄새는 짓찧거나 잘게 쪼갤수록 강해지지만 가열하면 냄새가 희미해지고 살균력도 약해진다. 그러므로 좋은 약효를 기대한다면 생식하는 것이 가장 낫다.

통증을 멎게 하고 해독 작용을 하는 풀

산부추
Allium thunbergii G. Don
백합과 파속

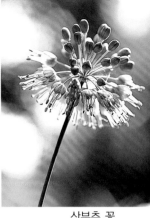
산부추 꽃

별　명 맹산부추, 큰산부추, 왕정구지
한약명 **산구**(山韭)·**해백**(薤白)-비늘줄기

분포: 전국

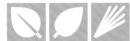

잎

선모양　밋밋한모양　밑둥모여나기

꽃　　　**열매**

꽃잎6갈래　공모양　삭과

산부추

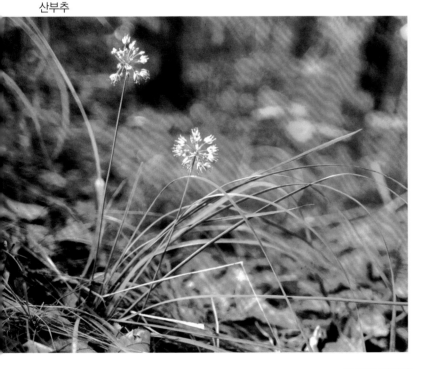

키 30~60cm 자라는 여러해살이풀. 잎은 뿌리에서 모여나고 길쭉한 선 모양이다. 꽃은 8~9월에 홍자색으로 피고 꽃줄기 끝에 많이 달리며, 꽃잎은 타원형이고 꽃밥은 자주색이다. 열매는 삭과이고 10월에 익는다. 비늘줄기와 어린순을 식용하고 비늘줄기를 약재로 쓴다.

채취　봄과 가을에 땅속의 알뿌리(비늘줄기)를 캐어 잔뿌리를 제거하고 바람이 잘 통하는 그늘에서 말린다.

성미　맛은 달고 매우며 성질은 따뜻하다.

효능　강장, 건위, 구충, 보기(補氣), 산결(散結), 진정, 진통, 보혈, 거담, 소종, 해독

－곽란, 대하, 소변건삽(小便乾澁), 소화불량, 야뇨증, 요슬산통, 유정, 음위, 위장카타르, 천식, 월경폐지, 협심증, 늑간신경통, 충교상의 치료

사용법　주치증에 **산구**를 1회 2~4g씩 물 200㎖로 뭉근하게 달이거나 가루내어 복용한다.

- 산부추 생비늘줄기와 잎을 함께 넣어 달인 물은 수면제의 효과가 있다.
- 복통에는 **산구** 5~10g을 물 600㎖로 1/3이 되도록 달여서 식간에 복용한다.
- 냉증, 저혈압에는 **산구** 300g을 소주(35도) 1.8ℓ에 담근 **산구약술**을 매일 자기 전에 1잔씩 마시면 효과를 볼 수 있다.
- 무좀, 백선, 충교상, 화상, 신경통에는 산부추 생비늘줄기를 찧어 환부에 붙인다.
- 구내염에는 산부추 생비늘줄기를 강판에 갈아서 물 5배량으로 희석시킨 물로 양치질을 한다.

밭에서 재배하는 산부추

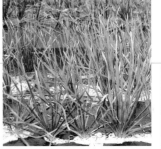

산나물 요리

6월에 산부추의 잎을 채취하여 날것 그대로 쌈채로 먹거나 겉절이를 담그고 전을 부치기도 한다. 또 오이장아찌를 만들 때 속(고명)으로 쓰기도 한다. 산부추 잎과 꽃봉오리는 말려서 보관하였다가 국거리로 쓴다. 알뿌리(비늘줄기)는 연중 필요시 채취하여 기름에 볶거나 튀김을 만들어 먹는다.

417

위장을 튼튼하게 하고 간과 콩팥을 보하는 풀

부추

Allium tuberosum Roth.
백합과 파속

별 명 구채, 난총, 솔, 정구지
한약명 **구자**(韭子)-씨

분포: 전국

채취시기 | 1 | 2 | 3 | 4 | 5 | 6 | 7 | 8 | 9 | **10** | **11** | 12
씨

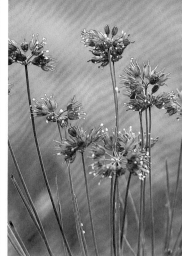
부추 전초

한라부추

잎
선모양   밋밋한모양   밑둥모여나기

꽃   열매
꽃잎6갈래   반구형   삭과

농가에서 채소로 재배하며 키 30~40cm 자라는 여러해살이풀. 잎은 밑동에서 나고 긴 선모양이다. 꽃은 7~8월에 흰색으로 피고 꽃줄기에 반구형으로 달린다. 열매는 삭과로 10월에 익는다. 전체를 식용하고 씨를 약재로 쓴다.

• 한라부추(*A. taquetii* Leveille Vaniot)를 대용으로 쓸 수 있다.

채 취 가을에 잘 익은 씨를 채취하여 잡질을 없애고 햇볕에 말린다.

성 미 맛은 맵고 달며 성질은 따뜻하다.

효 능 난요슬(暖腰膝), 보익간신(補益肝腎), 장장고정(壯腸固精)

-대하, 소변빈수, 양위유정, 요슬산연냉통, 유뇨, 유정, 임탁, 이질의 치료

사용법 주치증에 **구자**를 1회 3~9g씩 물 200㎖로 달여서 복용한다.

• 이질, 빈뇨 등에는 **구자** 5~10g을 물 500㎖로 1/2이 되도록 달여서 1/3씩 나누어 하루 3번 복용하면 효과를 볼 수 있다.

• 빈뇨, 요통에는 **구자**를 1회 30~40개씩 미지근한 물이나 찬물로 복용한다.

• 구토에는 부추 생잎으로 즙을 내고 생강즙을 약간 넣어 1컵 정도 복용한다.

• 백선, 기계충독 감염 등의 피부 질환에는 부추 생잎을 갈아서 환부에 붙인다.

부추 밭

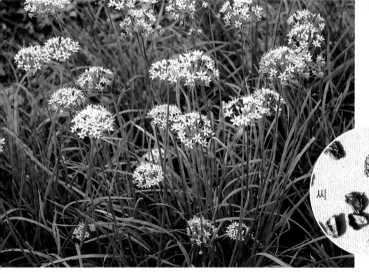
씨

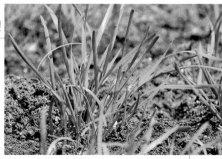
부추 잎

부추의 역사

부추는 중국이 원산지로 기원전 11세기에 제사에 사용되었다는 기록이 있다. 부추는 서양에서는 재배하지 않고 한국·중국·일본에서는 오래 전부터 식용으로 재배하여 각각 토종화된 식물이다. 부추는 전초를 약재로 쓰는데 한약명으로 씨를 구자(韭子), 잎을 구채(韭菜), 뿌리(비늘줄기)를 구근(韭根)이라고 한다. 부추를 경상도 지방에서는 정구지라 부르고, 충청도 지방에서는 소나무의 잎을 닮았다고 하여 솔이라고도 한다.

위장을 튼튼하게 하고 해독 작용을 하는 풀

산마늘
Allium microdictyon Prokh.
백합과 파속

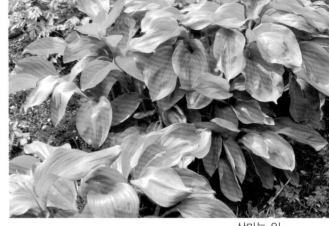

산마늘 잎

별 명 명이나물, 신선초, 명부추
한약명 **각총**(茖葱)-비늘줄기

분포: 북부 지방,
울릉도

채취시기	1	2	3	4	5	6	7	8	9	10	11	12

비늘줄기

잎		
넓은타원형	밋밋한모양	어긋나기

꽃	열매
꽃잎6	공모양	삭과

산마늘

산지의 숲 속에서 키 40~70cm 자라는 여러 해살이풀. 잎은 밑동에서 2~3개씩 어긋나고 넓은 타원형이며 가장자리는 밋밋하다. 꽃은 5~7월에 흰색 또는 노란색으로 피고 꽃줄기 끝에 잔꽃이 많이 모여 산형화서로 달린다. 열매는 염통 모양 삭과이고 8~9월에 익는다. 씨는 검은색이다. 비늘줄기와 어린 잎을 식용하며 비늘줄기를 약재로 쓴다.

채 취 여름에 알뿌리(비늘줄기)를 캐내어 햇볕에 말린다.

성 미 맛은 맵고 성질은 조금 따뜻하다.

효 능 건위, 온중(溫中), 해독

－독충교상, 변비, 소화불량, 심복통, 옹종, 장기악독(瘴氣惡毒)의 치료

사용법 소화불량이나 복통에는 **각총**을 1회 2~4g씩 물 200㎖로 달여서 복용한다.

• 종기와 벌레에 물린 상처에는 산마늘 생알뿌리를 짓찧어 환부에 붙인다.

• 돼지고기를 먹을 때 산마늘 잎과 비늘줄기를 함께 먹으면 변비에 효과를 볼 수 있다.

• 산마늘 잎으로 장아찌를 만들어 상식(常食)하면 고지혈증 치료 및 예방과 정력 강화 효과를 볼 수 있다.

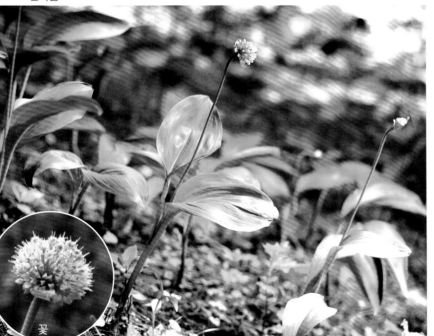

꽃

산마늘 새순

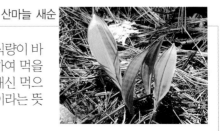

목숨을 연명하게 해준 나물

옛날 울릉도에서 어느 겨울에 폭설이 내리고 날씨가 나빠져 섬의 식량이 바닥이 나서 기아에 허덕이게 되었다. 결국 눈 속에서 산마늘을 채취하여 먹을 수밖에 없었다. 산마늘의 커다란 잎을 삶고 콩가루와 버무려서 밥 대신 먹으며 겨우 연명할 수 있었다. 이 후 울릉도에서는 생명을 이어준 나물이라는 뜻에서 산마늘을 '명이(命而)나물'이라고 부르며 귀하게 여겼다.

마음을 진정시키고 위장을 튼튼하게 하는 풀

참나리
Lilium lancifolium Thunberg.
백합과 백합속

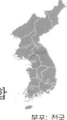
분포: 전국

| 별　명 | 가백합, 권단, 호피백합, 홍백합 |
| 한약명 | **백합**(百合)-비늘줄기 |

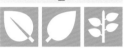

채취시기	1	2	3	4	5	6	7	8	9	10	11	12
				비늘줄기						비늘줄기		

잎

피침형　밋밋한모양　어긋나기

꽃　　　**열매**

꽃잎6　원추화서　삭과

키 1.5m 정도 자라는 여러해살이풀. 잎은 어긋나고 피침형이다. 꽃은 7~8월에 황적색으로 피고 가지 끝에 달린다. 열매는 삭과이고 9~10월에 익는다. 비늘줄기를 식용하고 약재로도 쓴다.

채　취 봄과 가을에 땅속의 비늘줄기를 캐서 비

참나리

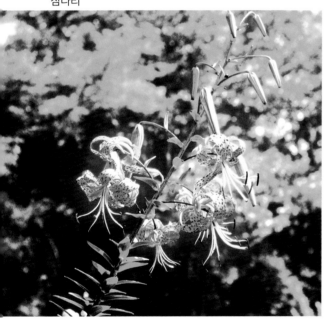

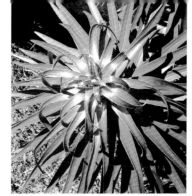
어린 참나리

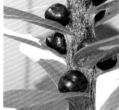
참나리 주아

늘잎을 뜯어 증기에 약간 찐 후 햇볕에 말린다.

성　미 맛은 달고 성질은 조금 차다.

효　능 강장, 거담, 건위, 윤폐, 지해, 진해, 청심안신

-각기, 기침, 부종, 불면증, 신체허약, 여열미청(餘熱未淸), 정신황홀, 유옹, 타박상, 폐결핵, 해수담혈, 허번경계의 치료

사용법 주치증에 **백합**을 1회 4~10g씩 물 300㎖로 1/2이 되도록 달여서 복용한다.

• 만성 기침에는 **백합** 30g을 물 500㎖로 달인 물을 하루 3~5회에 나누어 마신다.

• **백합**·패모·당귀·백작약·감초 각각 8g, 숙지황 22g, 생지황 15g, 맥문동 12g, 현삼 6g, 길경 6g을 섞어 만든 **백합고금탕**(百合固金湯)은 폐와 신의 음이 허하여 인후가 마르고 아프며 기침이 나고 가래에 피가 섞여 나올 때 쓴다. 달여서 1/3씩 나누어 하루 3번 복용한다.

• 종기, 부스럼, 타박상에는 **백합**을 가루내어 식초로 반죽한 후 헝겊에 펴발라서 환부에 붙인다. 하루에 2~3회 갈아준다. 참나리의 생비늘줄기를 갈아서 쓰기도 한다.

• 참나리의 생비늘줄기를 강판에 갈아서 소금과 설탕으로 간을 맞춘 후 우유에 타거나 잼처럼 먹으면 건위 효과를 볼 수 있다.

주　의 가래가 있어 기침할 때와 설사할 때는 쓰지 않는다.

참나리 뿌리와 비늘줄기

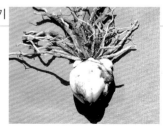

비늘 조각 100개가 합쳐진 알뿌리

백합(百合)은 조각 100개가 합쳐진다는 뜻으로 양파의 비늘줄기처럼 많은 비늘 조각들이 겹겹이 붙어 둥근 알뿌리(비늘줄기)를 이루는 것을 나타내며 백합과 식물의 특징이다.

• 참나리는 붉은색 꽃잎 안쪽에 흑자색 반점이 있는 것이 표범의 가죽 무늬처럼 보인다 하여 호피백합(虎皮百合)이라고도 불린다.

산자고

Tulipa edulis (Miq.) Baker
백합과 산자고속

열기를 식혀주고 종기를 가라앉게 하는 풀

분포: 중부 이남

별 명 까치무릇
한약명 **광자고**(光慈枯)·**산자고**(山慈枯)-비늘줄기

잎
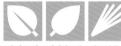
긴선모양 밋밋한모양 밑동2장나기

꽃   열매

꽃잎6 1~3송이 삭과

들의 양지바른 풀밭에서 키 30cm 정도 자라는 여러해살이풀. 잎은 밑동에서 2장 나오고 긴 선형이다. 꽃은 4~5월에 흰색 종 모양으로 피고 줄기 끝에 1~3송이가 달린다. 열매는 삭과이고 7~8월에 익는다. 전초를 식용하고 비늘줄기를 약재로 쓴다.

채 취 초여름에 비늘줄기를 캐내어 잡질을 제거하고 햇볕에 말린다.

성 미 맛은 시고 성질은 차며 독성이 있다.

효 능 산결, 소종, 청열, 항종양, 해독, 화어

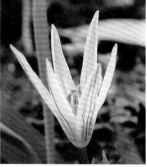
산자고 꽃

– 결핵성 림프선염, 나력, 산후어체, 악창, 인후종통, 창종의 치료

사용법 주치증에 **광자고**를 1회 1~2g씩 물 200㎖로 달여서 복용한다.

• 인후종통에는 **광자고** 10g을 물 300㎖로 1/2이 되도록 달여서 1/3씩 나누어 하루 3번 복용한다.

• 부스럼, 헌데에는 산자고 생비늘줄기를 짓찧어 환부에 붙인다. 화상에는 찧은 것을 헝겊에 발라 환부에 붙인다.

• 산자고의 비늘줄기를 소주(35도)에 담가서 3~6개월 정도 숙성시킨 산자고주(山慈枯酒)를 하루 20~40㎖씩 자기 전에 마시면 자양강장의 효과를 볼 수 있다.

산자고

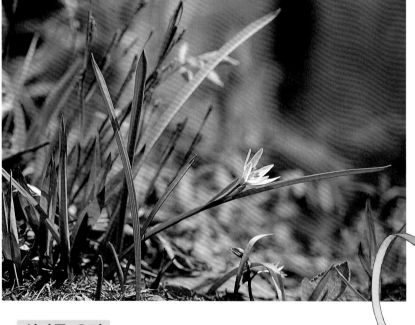

산나물 요리

봄에 산자고의 어린 잎과 비늘줄기를 채취하여 나물로 먹는다. 산자고에는 독성이 조금 들어 있으므로 채취한 것을 끓는 물에 삶은 후 물에 담가 우려낸 다음 나물 무침을 해서 먹는다. 긴 달걀 모양인 산자고의 비늘줄기는 쓴맛이 없고 단맛이 난다고 하여 일본에서는 감채(甘菜)라고 부르는데 오래 전부터 삶아서 먹는 등, 요리에 이용했다.

기침을 멎게 하고 가래를 삭게 하는 풀

중국패모

Fritillaria thunbergii Miq.
백합과 패모속

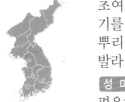
분포: 전국

별 명 패모
한약명 **패모**(貝母)-비늘줄기

채취시기 1 2 3 4 5 **6 7** 8 9 10 11 12
비늘줄기

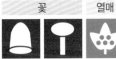

잎
피침형 밋밋한모양 돌려나기

꽃 **열매**
종모양 1~3송이 삭과

키 30~80cm 자라는 여러해살이풀. 잎은 돌려나고 선 모양 피침형이다. 꽃은 4~5월에 연한 노란색으로 피고 꽃줄기 끝에 1~4송이가 밑을 향해 달린다. 열매는 짧은 육각형 삭과이고 9~10월에 익으며 날개가 있다. 비늘줄기를 약재로 쓴다.

중국패모

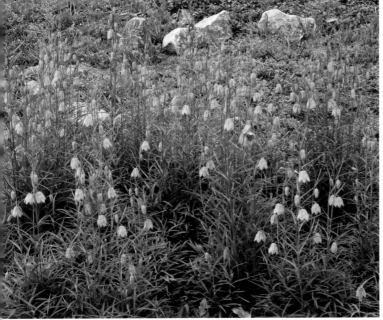

채 취 지상부가 마르는 초여름에 땅속의 비늘줄기를 캐내어 지상부와 잔뿌리를 제거하고 석회를 발라 햇볕에 말린다.

성 미 맛은 맵고 성질은 평온하다.

효 능 진해, 거담, 청열, 산결(散結), 해독

－풍열해수, 폐옹후비(肺癰喉痺), 나력, 창양종독의 치료

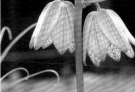
중국패모 꽃

사용법 주치증에 **패모** 4~9g을 물 200mℓ로 달여서 복용한다.

• 기침, 가래, 부종에는 **패모** 4~8g을 물 600mℓ로 1/2이 되도록 달여서 1/3씩 나누어 하루 3번 식간에 복용한다. 이 처방은 최유(催乳)의 효과도 볼 수 있다. 기호에 따라 꿀을 섞어서 복용해도 된다.

• **패모** · 지모 같은 양으로 만든 **이모환**(二母丸)은 담열로 기침을 할 때 쓴다. 1회 3~4g씩 하루 3번 복용한다.

• **패모** · 현삼 · 모려 같은 양으로 만든 **소라환**(消瘰丸)은 연주창 초기에 쓴다. 1회 8~12g씩 하루 3번 복용한다.

• **패모** 10g, 연교 10g을 섞어 영류(갑상선종)에 쓴다. 달여서 1/3씩 나누어 하루 3번 복용한다.

• 무좀, 백선은 중국패모의 생비늘줄기를 찧어 환부에 붙인다.

주 의 한담, 습담으로 기침하는 환자에게는 쓰지 않는다. 오두와 배합 금기이다.

절패모와 천패모

패모(貝母)는 땅속의 비늘줄기가 조개(貝 ; 패)가 한데 모여 있는 것처럼 보이는 데서 이름이 유래하였다. 중국에서는 절강(浙江) 지역에서 주로 자라는 것을 절패모(浙貝母)라 하고, 사천(四川) 지역에서 많이 자라는 것을 천패모(川貝母)라고 한다. 약효가 약간 차이가 있으나 모두 패모(貝母)라고 하며, 우리나라에서는 천패모를 중국패모라고 부르며 대용 약재로 쓴다.

가래를 없애주고 화기를 내리게 하는 풀

천문동

Asparagus cochinchinensis Merr.
백합과 비짜루속

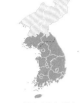
분포: 중부 이남

별　명 부지깽이나물, 호라비좆
한약명 **천문동**(天門冬)-덩이뿌리

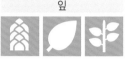

채취시기		3	4	5				9	10		
		덩이뿌리						덩이뿌리			

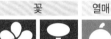

잎

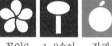
비늘모양　밋밋한모양　어긋나기

꽃　　　**열매**

꽃잎6　1~3송이　장과

키 1~2m 자라는 여러해살이덩굴풀. 잎은 작은 비늘 모양이고 가시로 변한 것도 있다. 꽃은 암수한그루로 5~6월에 담황색으로 피고 잎겨드랑이에 달린다. 열매는 장과이고 흰색으로 익는다. 연한 줄기를 식용하며 덩이줄기를 약재로 쓴다.

채 취 봄과 가을에 덩이뿌리를 캐내어 잔뿌리

천문동

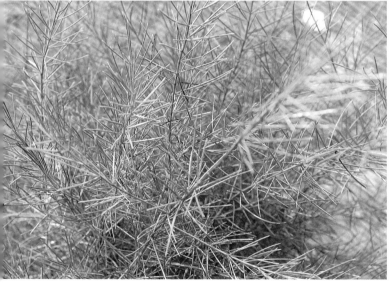

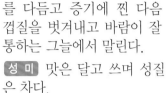
천문동 꽃

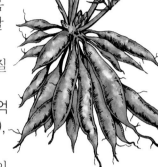
천문동의 덩이줄기

를 다듬고 증기에 찐 다음 껍질을 벗겨내고 바람이 잘 통하는 그늘에서 말린다.

성 미 맛은 달고 쓰며 성질은 차다.

효 능 강화(降火), 거담, 억균, 윤조(潤燥), 자음(滋陰), 진해, 청폐(淸肺)

－소갈, 변비, 음허발열, 인후종통, 폐루(肺瘻), 폐옹, 해수토혈의 치료

사용법 주치증에 **천문동**을 1회 6~12g씩 물 500~600㎖로 1/2이 되도록 달여서 이 달인 물을 1/3씩 나누어 하루 3번 복용한다.

• **천문동**·행인·패모·반하·백작약·건지황·감초·자원·맥문동·인삼·길경·아교주·진피(陳皮) 같은 양을 섞어 만든 **천문동환**(天門冬丸)은 폐음이 부족하여 미열이 있고 마른기침을 하며 목 안이 붓고 피가래가 나올 때, 폐결핵, 기관지염, 기관지확장증 등에 쓴다. 1회 6~8g씩 하루 3번 복용한다.

• **천문동**, 맥문동을 같은 양으로 섞어서 환약을 만들어 마른기침을 할 때 쓴다. 1회 5~6g씩 하루 3번 복용한다.

주 의 설사하는 환자에게는 쓰지 않는다.

천문동 열매

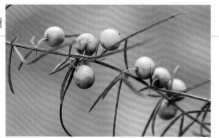

이른 봄의 나물

천문동은 땅속의 덩이줄기를 약재로 쓰는데 옛날에는 강장제(强壯劑)로 알려져 있었던 탓으로 우리나라에는 호라비좆, 호라지좆이라는 별난 별명이 붙여져 있다. 울릉도에서는 이른 봄에 아직 남아 있는 눈 속에서 돋아나는 천문동을 '부지깽이나물'이라고 하는데, 먹을 것이 적은 이른 봄의 긴요한 나물거리로 여겼다.

비와 위를 보하고 기운이 나게 하는 풀

대잎둥굴레
Polygonatum falcatum A. Gray
백합과 둥굴레속

별 명 진황정
한약명 **황정**(黃精)-뿌리줄기

분포: 남부 지방

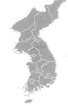

채취시기	1	2	3	4	5	6	7	8	9	10	11	12
				뿌리줄기						뿌리줄기		

잎

긴피침형　밋밋한모양　어긋나기

꽃　　　**열매**

꽃잎5갈래　산형화서　장과

키 50~100cm 자라는 여러해살이풀. 줄기는 원기둥 모양이다. 잎은 어긋나고 긴 피침형이다. 꽃은 5~6월에 녹백색으로 피고 잎겨드랑이에 3~5송이씩 산방화서로 달린다. 열매는 장과이고 7~8월에 흑자색으로 익는다. 어린순과 뿌리줄기를 식용하고 뿌리줄기는 약재로 쓴다.

• 갈고리층층둥굴레(*P. sibiricum* Delar.)를 대용 약재로 쓸 수 있다.

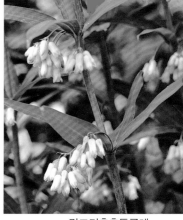

갈고리층층둥굴레

채 취 봄과 가을에 뿌리줄기를 캐내어 햇볕에 말린다.

성 미 맛은 달고 성질은 평온하다.

효 능 자양, 강장, 보중익기(補中益氣), 심폐자윤(心肺滋潤), 강근골

－폐결핵 해혈, 식욕부진, 병후체력 부족, 정력감퇴, 근골쇠약, 풍습동통, 풍나선질의 치료

사용법 주치증에 **황정** 9~15g(생뿌리줄기는 30~60g)을 물 600㎖로 달여서 복용한다.

• **황정** 4~12g을 물 400㎖로 1/2이 되도록 달여서 1/3씩 나누어 하루 3번 복용하면 허약한 사람의 강정, 강장에 효과를 볼 수 있다.

• **황정**·구기자 같은 양을 섞어 만든 **황정환**(黃精丸)은 정기를 보하는 보약이므로 허약한 사람, 병후조리에 쓴다. 1회 8g씩 하루 3번 복용한다.

• 정력감퇴에는 **황정** 200g, 설탕 200~300g을 소주(35도) 1.8ℓ에 담가 컴컴한 곳에 두어 숙성시킨 **황정주**(黃精酒)를 1회 20㎖씩 하루 3번 복용한다. 병후회복에도 효과를 볼 수 있다.

대잎둥굴레

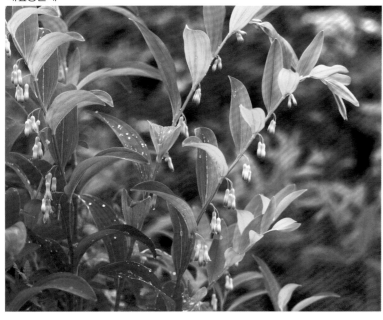

대잎둥굴레 꽃

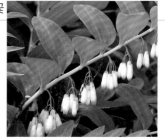

산나물 요리

4월 중순부터 5월 상순 사이에 대잎둥굴레의 어린순을 채취하여 나물로 먹는다. 채취한 어린순을 끓는 물에 데친 후 찬물에 헹구고 나물 무침을 하거나 기름에 볶아 먹는다. 여름에는 대잎둥굴레의 뿌리줄기를 채취하여 감자처럼 삶아서 먹거나 데쳐서 잘게 썰어 밥을 지을 때 넣는다. 둥굴레와 마찬가지로 대잎둥굴레의 뿌리줄기에 많은 녹말이 함유되어 있으므로 옛날에는 말려서 갈무리하여 흉년에 대비했다고 한다.

심장을 튼튼하게 하고 갈증을 해소시키는 풀

둥굴레

Polygonatum odoratum var. pluriflorum (Miq.) Ohwi
백합과 둥굴레속

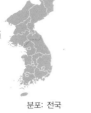

별 명 까막멀구지, 신선초, 자양지초
한약명 옥죽(玉竹)-뿌리줄기

분포: 전국

채취시기				4	5	6		9	10	11
				뿌리줄기				뿌리줄기		

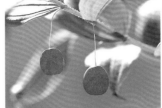
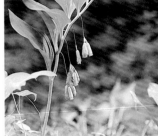

둥굴레 열매　　　　　통둥굴레

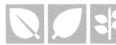

잎

긴타원형　밋밋한모양　어긋나기

꽃　　　　열매

종모양　1~2송이　장과

키 30~60cm 자라는 여러해살이풀. 잎은 어긋나고 긴 타원형이다. 꽃은 6~7월에 흰색 종 모양으로 피고 잎겨드랑이에 1~2송이씩 달린다. 열매는 둥근 장과이고 9~10월에 검은색으로 익는다. 어린 잎과 뿌리줄기를 식용하고 뿌리줄기를 약재로 쓴다.

• 통둥굴레(*P. inflatum* Komarov)를 대용으로 쓸

둥굴레

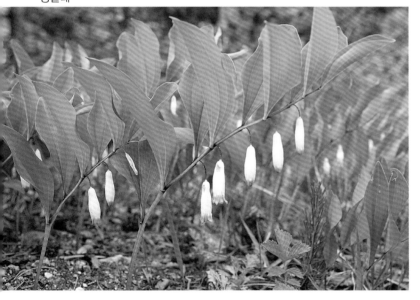

수 있다.

채 취 봄과 가을에 뿌리줄기를 캐어 줄기와 잔 뿌리를 제거하고 증기에 쪄서 햇볕에 말린다.

성 미 맛은 달고 성질은 평온하다.

효 능 강심, 생진(生津), 윤조, 제번(除煩), 지갈
- 결핵, 고혈압, 당뇨병, 빈뇨, 심장병, 열병음 상(熱病陰傷), 질근결육(跌筋結肉), 해수번갈 의 치료

사용법 주치증에 옥죽 5~10g을 물 500~600 ㎖로 달여서 1/3씩 나누어 하루 3번 복용한다.

• 옥죽 10g을 물 500㎖로 달여서 당뇨병의 감미자양제(甘味滋養 劑)로 복용한다.

• 옥죽 · 총백 · 길경 · 백미 · 약전 국 · 박하 각각 12g, 감초 · 대조 각각 4g을 섞은 가미위유탕(加 味萎蕤湯)은 음허로 열이 나고 기침이 나며 인후두가 아프고 갈증이 날 때 쓴다. 달여서 1/3 씩 나누어 하루 3번 복용한다.

• 염좌, 타박상에는 옥죽 가루와 황백 가루를 섞어 식초로 개어 서 환부에 냉습포한다.

주 의 기가 허할 때와 담습이 있 을 때는 쓰지 않는다.

채취한 둥굴레 뿌리와 뿌리줄기

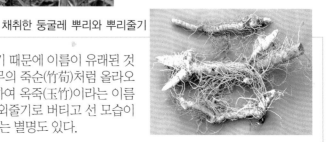

수라상에 오른 나물

둥굴레는 잎맥이 잎 끝쪽으로 둥글게 모아지기 때문에 이름이 유래된 것 으로 추정된다. 또 봄에 올라오는 새순이 대나무의 죽순(竹筍)처럼 올라오 는데 이 새순을 임금님의 수라상에 올렸다고 하여 옥죽(玉竹)이라는 이름 이 붙었다고 한다. 넓은 잎을 양옆으로 벌리고 외줄기로 버티고 선 모습이 고고한 신선같이 보인다 하여 신선초(神仙草)라는 별명도 있다.

혈당을 내려주고 정기를 북돋워주는 풀

갈고리층층둥굴레
Polygonatum sibiricum Delar.
백합과 둥굴레속

별　명　괴물꽃, 죽대중굴레
한약명　**황정**(黃精)-뿌리줄기

분포: 전국

채취시기	1	2	3	4	5	6	7	8	9	10	11	12

뿌리줄기　　　　　　　　뿌리줄기

잎

피침형　　밋밋한모양　　어긋나기

꽃　　　　　　**열매**

종모양　　2~3송이　　장과

갈고리층층둥굴레

키 90~120cm 자라는 여러해살이풀. 잎은 줄기 밑부분에서는 어긋나고 윗부분에서는 4~6장씩 돌려나며, 피침형이고 끝은 갈고리 모양이다. 꽃은 5~6월에 흰색 종 모양으로 피고 잎겨드랑이에서 나

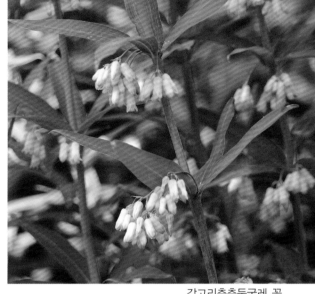
갈고리층층둥굴레 꽃

온 4~5개의 꽃대 끝에 2~3송이가 달린다. 열매는 장과이고 7~8월에 검은색으로 익는다. 어린 잎과 뿌리줄기를 식용하고 뿌리줄기를 약재로 쓴다.

• 층층둥굴레(*P. stenophyllum* Max.)를 대용 약재로 쓸 수 있다.

채취　봄 또는 가을에 뿌리줄기를 캐내어 잔뿌리를 제거하고 증기에 쪄서 햇볕에 말린다.

성미　맛은 달다.

효능　혈당강하, 동맥경화 예방, 간지방 침착 억제, 억균

－신체허약, 비위허약, 마른기침, 폐결핵, 소갈병의 치료

사용법　자양, 강장에는 **황정** 9~12g을 물 600㎖로 달여서 복용한다.

• **황정**·구기자 같은 양을 섞어 만든 황정환(黃精丸)은 정기를 보하는 보약이므로 허약한 사람, 병후조리에 쓴다. 1회 8g씩 하루 3번 복용한다.

채취한 갈고리층층둥굴레 뿌리와 뿌리줄기

황정

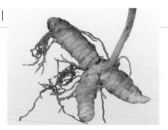

　황정(黃精)은 약재가 황백색이고 자양, 강장 등 정기를 북돋우는 효능이 있어 붙여진 이름으로 추정된다. 대잎둥굴레, 갈고리층층둥굴레, 층층둥굴레 등의 한약명이 모두 황정인 것은 이 때문이다. 또 한약명이 옥죽(玉竹)인 둥굴레도 황정으로 부르기도 한다. 모두 둥굴레와 동속 식물이어서 약효가 비슷하므로 서로 대용 약재로 쓸 수 있는 것이다.

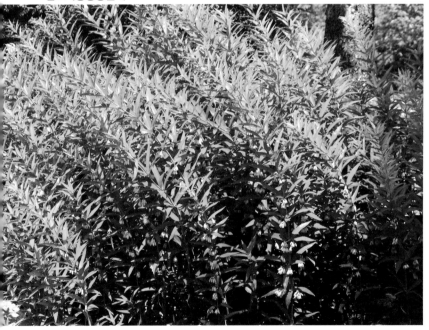

몸을 튼튼하게 하고 종기를 가라앉게 하는 풀

풀솜대

Smilacina japonica A. Gray
백합과 솜대속

별　명 솜죽대, 지장나물, 지장보살
한약명 **녹약(鹿藥)**-뿌리줄기

분포: 전국

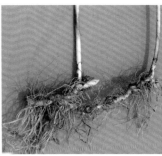

채취시기

1	2	3	4	5	6	7	8	9	10	11	12
								9	10	11	

뿌리줄기

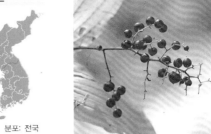

풀솜대 열매

채취한 풀솜대 뿌리와
뿌리줄기

잎		
긴타원형	밋밋한모양	어긋나기

꽃		열매
꽃잎6갈래	총상화서	장과

풀솜대

산지의 숲 속 그늘에서 키 20~50cm 자라는 여러해살이풀. 원줄기가 비스듬히 자라며 위로 올라갈수록 털이 많아진다. 잎은 어긋나고 긴 타원형이며 2줄로 배열된다. 잎 양면에 보송한 솜털이 있다. 꽃은 5~7월에 흰색으로 피고 원줄기 끝에 잔꽃이 많이 모여 총상화서로 달린다. 열매는 둥근 장과이고 9월에 붉은색으로 익는다. 어린순을 식용하고 뿌리줄기를 약재로 쓴다.

채취 가을에 땅속의 뿌리줄기를 캐내어 잔뿌리를 제거하고 햇볕에 말린다.

성미 맛은 달고 조금 시며 성질은 따뜻하다.

효능 강장, 거풍습, 건근골, 보기익신, 소종, 제습, 조경(調經), 지혈, 활혈

－두통, 사지마비, 생리불순, 신체허약, 양위, 월경부조, 유선염, 종기, 창절종독, 타박상, 풍습골통의 치료

사용법 주치증에 **녹약**을 1회 3~6g씩 물 200㎖로 달이거나 가루내어 복용한다.

•두통, 편두통에는 **녹약**·당귀·천궁·승마·연교 각각 4g을 달여서 복용한다.

•종기, 타박상, 유선염에는 풀솜대 생뿌리줄기를 찧어 환부에 붙이거나 **녹약**을 가루내어 기름으로 개어서 환부에 붙인다.

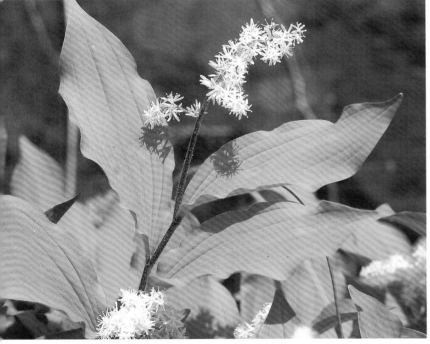

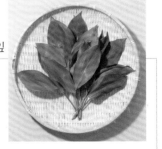

채취한 풀솜대 잎

산나물 요리

봄에 풀솜대의 어린 잎과 줄기를 채취하여 나물로 먹는다. 채취한 것을 씻어서 그대로 쌈채로 쓰거나 비빔밥의 재료로 쓴다. 채취한 새순을 끓는 물에 데쳐서 흐르는 물에 오랫동안 담가 충분히 우려낸 다음 나물 무침을 하거나 쌈채로 이용한다. 또 우려낸 것을 말려서 묵나물로 이용한다.

기침을 멎게 하고 체한 것을 내리게 하는 풀

윤판나물

Disporum uniflorum Baker

백합과 애기나리속

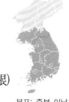

분포: 중부 이남

별　명 죽림, 활장개비, 담죽화
한약명 **백미순**(百尾笋)·**석죽근**(石竹根)
　　　 -뿌리와 뿌리줄기

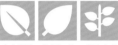
채취시기 1 2 3 4 5 6 **7 8 9 10** 11 12
뿌리, 뿌리줄기

잎		
긴타원형	밋밋한모양	어긋나기

꽃	열매
통모양	1~3송이	장과

산과 들의 숲 속에서 키 30~60cm 자라는 여러해살이풀. 잎은 어긋나고 긴 타원형이며 윤기가 난다. 꽃은 4~6월에 노란색 또는 흰색 통 모양으로 피고 가지 끝에 1~3송이씩 아래를 향해 달린다. 열매는 둥근 장과이고 7~8월에 검은색으로 익는다. 어린 잎과 줄기를 식용하고 뿌리와 뿌리줄기를 약재로 쓴다.

채취 여름부터 가을까지 뿌리줄기와 뿌리를 캐내어 줄기를 제거하고 햇볕에 말린다.

성미 맛은 달고 성질은 평온하다.

효능 건비(健脾), 소적(消積), 윤폐, 지해, 명목

-담중대혈(痰中帶血), 식적장만(食積腸滿), 장염, 대장출혈, 장풍하혈, 치질, 폐결핵, 폐기종, 허손해천의 치료

사용법 주치증에 **백미순**을 1회 5~10g씩 물 300㎖로 뭉근하게 달여서 하루 3번 복용한다.

• 명목에는 **백미순**을 1회 10~15g씩 물 300㎖로 달여서 1/3씩 나누어 하루 3번 복용한다.

• 적취, 폐혈에는 윤판나물의 말린 전초를 1회 12~15g씩 물 300㎖로 달여서 하루에 2~3번 나누어 복용한다. 이 처방은 건비위, 자양, 진해의 효과를 볼 수 있다.

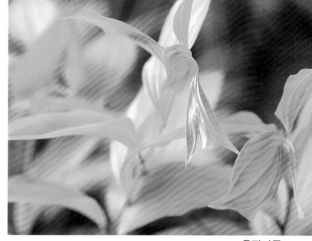
윤판나물

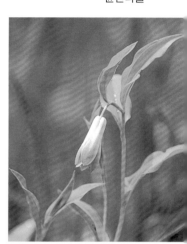
윤판나물아재비

윤판나물 전초

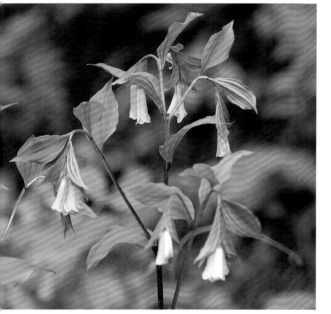

채취한 윤판나물 뿌리와 뿌리줄기

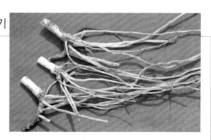

산나물 요리

　윤판나물은 넓은 잎이 윤기가 나고 새순을 나물로 먹을 수 있어서 이름이 유래되었다. 봄에 나오는 윤판나물의 새순이나 조금 자라서 아직 부드러운 잎을 채취하여 소금물에 삶은 후 건져내 찬물에 담가 우려낸 다음 나물무침을 하거나 국거리로 쓴다. 또 우려낸 것을 기름으로 볶아서 먹기도 한다.

양기를 북돋우고 혈액순환을 도와주는 풀

은방울꽃
Convallaria keiskei Miquel.
백합과 은방울꽃속

별 명 군영초, 녹령초, 둥구리아싹,
오월화, 초옥란, 향수꽃

한약명 **영란**(鈴蘭)-지상부

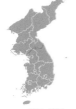
분포: 전국

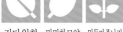
채취시기 1 2 3 **4** 5 6 7 8 9 10 11 12
지상부

잎

긴타원형 밋밋한모양 밑둥마주나기

꽃   열매

꽃잎6갈래 산형화서 장과

산지의 초원과 산기슭에서 키 25~35cm 자라는 여러해살이풀. 잎은 밑동에서 2장이 마주나고 긴 타원형이며 양 끝이 뾰족하다. 긴 잎자루가 밑부분을 서로 얼싸안아 원줄기처럼 된다. 꽃은 4~6월에 흰색 종 모양으로 피고 꽃줄기 끝에 10송이 정도가 아래를 향해 달린다. 열매는 둥근 장과이고 7~9월에 붉은색으로 익는다. 전초를 약재로 쓴다.

채취 봄에 꽃이 필 때 지상부를 채취하여 햇볕에 말린다.

성미 맛은 달고 쓰며 성질은 따뜻하고 유독 성분이 들어 있다.

효능 강심, 거풍(祛風), 온양, 이뇨, 이수, 활혈

- 노상, 단독, 백대, 부종, 붕루, 소변불리, 심장 쇠약, 염좌, 타박상의 치료

사용법 주치증에 **영란**을 1회 1~4g씩 물 200㎖로 달이거나 가루내어 복용한다. 하루에 3번 복용한다.

• 동맥경화에는 은방울꽃 말린 뿌리를 1회 3~4g씩 달이거나 가루내어 하루에 2~3회씩 4~5일 복용한다.

주의 **영란**은 독성이 강하므로 전문가와의 상의 없이 사용해서는 안 된다.

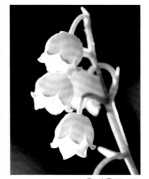
은방울꽃 열매

은방울꽃 전초

은방울꽃 꽃

향수 원료

은방울꽃은 꽃이 흰색이고 방울 모양이어서 이름이 유래된 것이다. 또 은은하고 좋은 향기를 풍기므로 향수(香水)를 만드는 원료로도 쓰여 향수화(香水花)라고 부르기도 한다. 은방울꽃의 속명 convallaria은 라틴어 'convallis(골짜기)' 와 'leirion(백합)' 의 합성어로 '산골짜기의 백합' 이라는 뜻이다. 은방울꽃속 식물은 전세계적으로 유럽에 자생하는 독일은방울꽃, 미국에 자생하는 미국은방울꽃, 온대아시아에 자생하는 은방울꽃 등 3종이 있다.

혈액순환을 돕고 출혈을 멎게 하는 풀

연영초

Trillium kamtschaticum Palls

백합과 연영초속

별 명 백화연령초, 연령초, 왕삿갓나물
한약명 우아칠(芋兒七)-뿌리줄기

분포: 중부 이남

채취시기	1	2	3	4	5	6	7	8	9	10	11	12

뿌리줄기

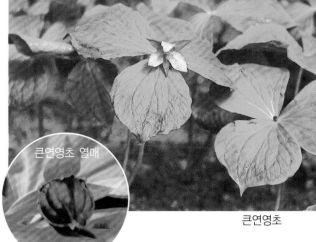

큰연영초 열매

큰연영초

잎

넓은달걀모양　밋밋한모양　돌려나기

꽃　열매

꽃잎3　홀꽃　장과

연영초

깊은 산의 습한 숲 그늘에서 키 20~40cm 자라는 여러해살이풀. 줄기는 1~3개 모여난다. 잎은 원줄기 끝에서 3개가 돌려나고 넓은 달걀 모양이며 가장자리는 밋밋하다. 꽃은 5~6월에 흰색으로 피고 잎 가운데에서 나온 꽃줄기에 1송이씩 달린다. 꽃잎과 꽃받침은 3장씩이다. 열매는 둥근 장과이고 7~8월에 익는다. 뿌리줄기를 약재로 쓴다.

• 큰연영초(*T. tschonoskii* Maxim.)를 대용 약재로 쓸 수 있다.

채취 여름부터 가을 사이에 뿌리줄기를 캐내 줄기와 잔뿌리를 제거하고 햇볕에 말린다.

성미 맛은 달고 매우며 성질은 따뜻하다.

효능 거풍, 서간(舒肝), 지혈, 진통, 활혈

– 고혈압, 두통, 외상출혈, 요퇴동통, 타박골절, 타박상, 현훈의 치료

사용법 주치증에 **우아칠**을 1회 2~3g씩 물 200㎖로 달이거나 가루내어 복용한다.

• 외상출혈에는 **우아칠**을 가루내어 환부에 뿌린다.

주의 독성이 강하므로 과용하지 않도록 주의해야 한다.

큰연영초

연영초속 식물은 전세계에 약 30종, 우리나라에는 연영초와 큰연영초 2종이 분포하고 있다. 두 식물 모두 커다란 달걀 모양의 잎 3장과 꽃잎이 3개인 꽃이 줄기 끝에 붙는다. 큰연영초는 꽃잎에 붉은빛이 돌고 꽃의 크기가 연영초보다 조금 더 크다. 연영초와 큰연영초 모두 희귀 및 멸종 위기 식물로 지정되어 보호되고 있다.

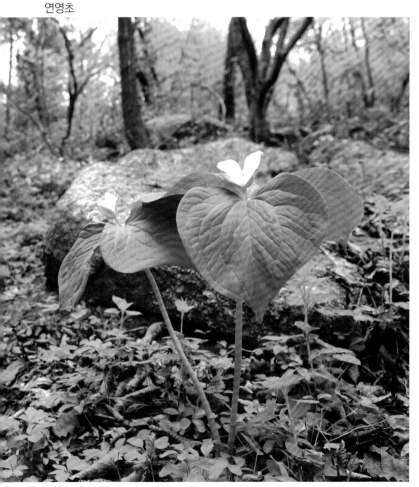

풍과 습을 없애주고 해독 작용을 하는 덩굴나무

청미래덩굴

Smilax china L.
백합과 밀나물속

별 명 명감나무, 선우량, 산귀래,
　　　 우여량, 종가시나무

분포: 중부 이남

한약명 **발계**(菝葜) · **토복령**(土茯苓)-뿌리줄기

채취시기	1	2	**3**	**4**	**5**	6	7	8	**9**	**10**	**11**	12

뿌리줄기　　　　　뿌리줄기

잎

넓은타원형　밋밋한모양　어긋나기

꽃　　　　　열매

꽃잎6　　산형화서　　장과

산기슭 양지에서 길이 3m 정도 자라는 갈잎덩굴나무. 잎은 어긋나고 넓은 타원형이며 가장자리는 밋밋하다. 꽃은 암수딴그루로 5월에 황록색으로 피고 잎겨드랑이에 산형화서로 달린다. 꽃잎은 6장이고

긴 타원형이다. 열매는 둥근 장과이고 10월에 붉게 익으며, 황갈색 씨가 5개 있다. 연한 순과 열매는 식용하고 뿌리줄기와 잎을 약재로 쓴다.

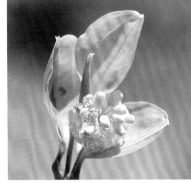

청미래덩굴 꽃

채취 봄과 가을에 뿌리줄기를 캐내어 줄기와 가는 뿌리를 다듬고 짧게 잘라 햇볕에 말린다.

성미 맛은 달고 성질은 따뜻하다.

효능 거풍습, 소종독, 이뇨, 해독

-관절동통, 근육마비, 설사, 수종, 이질, 임병, 정창, 종기, 종독, 치창, 매독의 치료

사용법 주치증에 **발계** 10~15g을 물 400㎖로 1/2이 되도록 약한 불로 달여서 1/3씩 나누어 하루 3번 식간에 복용한다.

청미래덩굴

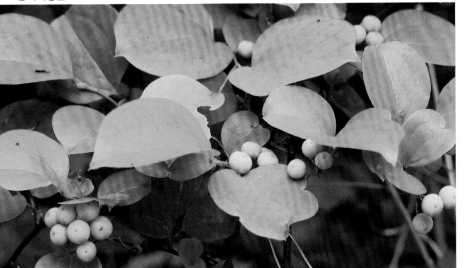

• 부종, 종기에는 **발계** 10~20g을 물 400㎖로 1/2이 되도록 달여서 1/3씩 나누어 하루 3번 식간에 복용한다. 이 처방은 이뇨 효과도 볼 수 있다.

• **발계** 20g, 금은화 12g, 백선피 9g, 위령선 9g, 감초 4g을 섞어 매독에 쓴다. 달여서 1/3씩 나누어 하루 3번 복용한다.

빨갛게 익은 청미래덩굴 열매

신선이 준 식량

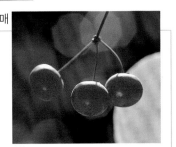

　청미래덩굴의 뿌리줄기는 옛날부터 식량이 부족할 때 구황 식물로 썼다고 한다. 그러므로 청미래덩굴을 신선이 남겨 놓은 음식이라 해서 선우량(仙遺糧)이라고 부르기도 한다. 경상·전라도 지역에서는 명감나무, 황해도에서는 매발톱가시, 강원도에서는 참열매덩굴 등으로 부르고, 요즘 꽃가게에서는 망개나무로도 부른다. 청미래덩굴의 뿌리줄기가 울퉁불퉁한 것이 소나무 뿌리에서 기생하는 복령(茯苓)을 닮았다고 하여 토복령(土茯苓)이라고도 한다.

마음을 청신하게 하고 면역력을 증진시키는 풀

맥문동

Liriope platyphylla F. T. Wang & T. Tang
백합과 맥문동속

별 명 넓은잎맥문동, 알꽃맥문동
한약명 **맥문동**(麥門冬)-덩이뿌리

분포: 중부 이남

채취시기	1	2	3	4	5	6	7	8	9	10	11	12

덩이뿌리　　　　덩이뿌리

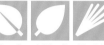

잎
선모양　밋밋한모양　밑둥모여나기

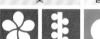

꽃　　　　열매
꽃잎6　수상화서　장과

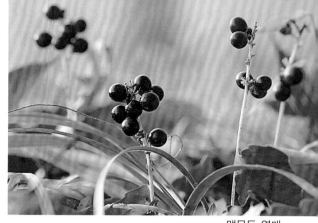

맥문동 열매

산지의 그늘진 곳에서 키 20~50cm 자라는 늘푸른여러해살이풀. 굵은 뿌리줄기에서 잎이 모여 나와서 포기를 형성한다. 잎은 짙은 녹색을 띠고 선 모양이며 밑부분이 잎집처럼 된다. 꽃은 5~6월에 연분홍색으로 피고 꽃줄기 1마디에 3~5송이씩 수상화서로 달린다. 열매는 둥근 장과이고 10~11월에 검은색으로 익는다. 덩이뿌리를 약재로 쓴다.

• 개맥문동(*L. spicata* Lour.)을 대용 약재로 쓸 수 있다.

채취 봄이나 가을에 뿌리째 캐내어 덩이뿌리만을 따로 채취하여 물에 깨끗이 씻어 햇볕에 말린다.

성미 맛은 달고 조금 쓰며 성질은 조금 차다.

효능 양위생진(陽痿生津), 양음윤폐(養陰潤肺), 윤장통변, 청심제번(淸心除煩), 면역증강, 항균

맥문동

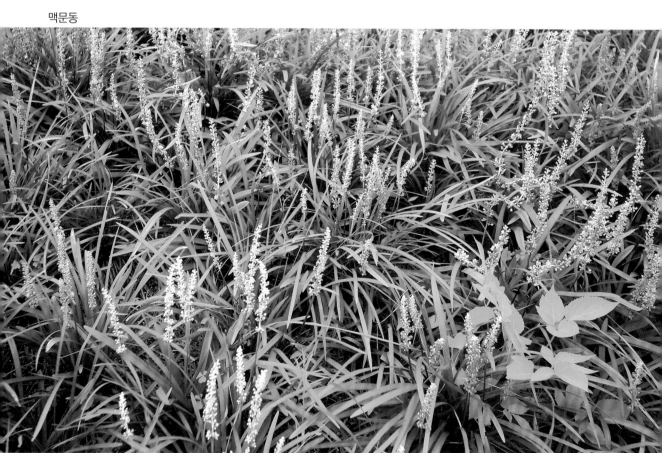

– 객혈, 변비, 소갈, 소변불리, 열병상진(熱病傷津), 인건구조(咽乾口燥), 토혈, 폐옹, 폐위, 폐조건해(肺燥乾咳), 허로번열의 치료

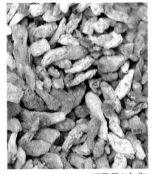
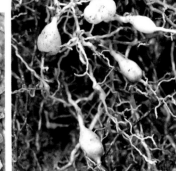
맥문동(약재)　　맥문동 뿌리와 덩이뿌리

사용법 주치증에 **맥문동**을 1회 2~5g씩 물 200㎖로 달이거나 가루내어 복용한다.

• 가래, 기침에는 **맥문동** 6~10g을 물 400㎖로 1/3이 되도록 달여서 1/3씩 나누어 하루 3번 식간에 복용한다. 자양, 강장, 치유(催乳)의 효과도 볼 수 있다.

• **맥문동** · 구기자 · 백자인 · 당귀 · 수창포 · 복신 · 현삼 · 숙지황 각각 10g, 감초 4g을 섞어 심혈이 부족하여 잘 놀라고 가슴이 두근거리며 잠을 자지 못하고 잘 잊어버리거나 정신이 안정되지 못하여 갈팡질팡하고 갈피를 잡지 못할 때 쓴다. 달여서 1/3씩 나누어 하루 3번 복용한다.

• **맥문동** · 생지황 · 현삼 · 서각 · 죽엽 · 단삼 · 금은화 · 연교 · 선황련 각각 8g을 섞어 열이 나고 가슴이 답답하며, 갈증이 나고 때로 헛소리할 때 쓴다. 달여서 1/3씩 나누어 하루 3번 복용한다.

• **맥문동** · 인삼 · 천화분 각각 10g을 섞어 소갈병에 쓴다. 달여서 1/3씩 나누어 하루 3번 복용한다.

• **맥문동** 5g, 석고 9g, 상엽 11g, 행인 3g, 인삼 3g, 비파엽 15g, 감초 4g, 흑지마 4g, 아교 3g을 섞은 **청조구폐탕**(淸燥救肺湯)은 폐의 진액 부족으로 인후두가 아프고 마른기침을 할 때 쓴다. 달여서 하루 2~3번에 나누어 복용한다.

개맥문동

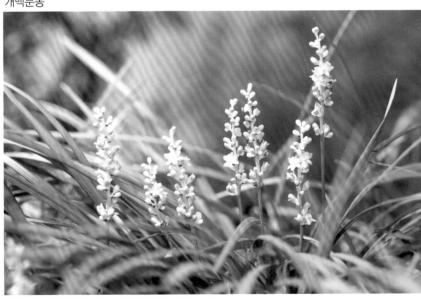

• **맥문동** 15g, 인삼 8g, 오미자 8g으로 만든 **생맥산**(生脈散)을 달여서 기와 음이 부족하여 기운이 없고 숨이 차며 입 안이 마르고 맥이 약할 때, 폐음이 부족하여 마른기침을 할 때 쓴다. 달인 물을 1/3씩 나누어 하루 3번 복용한다. 생맥산 달인 물을 차처럼 계속 마시면 노화를 방지하고 피로를 쉽게 풀어주는 효과를 볼 수 있다.

주의 설사할 때는 쓰지 않는다.

맥문동속 식물

맥문동은 뿌리를 약재로 쓰는데, 뿌리에 콩 크기만한 덩어리가 달린 것이 보리(麥)와 비슷하고 겨울(冬)에도 죽지 않는다고 하여 맥문동(麥門冬)이라는 이름이 붙었다. 맥문동속 식물은 우리나라에는 맥문동, 개맥문동 2종이 분포하며 모두 약재로 쓴다. 그러나 모양이 비슷한 맥문아재비(*Ophiopogon jaburan* (kunth) Loddiges), 소엽맥문동(*Ophiopogon japonicus* Ker-Gawl.)은 맥문아재비속 식물로 흰색 꽃이 피며 약재로는 쓰지 않고 관상용으로 재배한다.

위장을 튼튼하게 하고 염증을 가라앉게 하는 풀

알로에
Aloe arborescens Mill.
백합과 알로에속

별 명 검산, 알로에 아르보레스켄스
한약명 노회(蘆薈)-잎의 즙액

분포: 전국

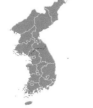

채취시기	1	2	3	4	5	6	7	8	9	10	11	12
잎												

잎

넓은피침형 / 톱니모양 / 밑둥돌려나기

꽃 / 열매

꽃잎6갈래 / 총상화서 / 삭과

키 1~2m 자라는 늘푸른여러해살이풀. 잎은 밑동에서 돌려나고 넓은 피침형이다. 꽃은 여름에 선홍색 원통 모양으로 피고 잎겨드랑이에서 나온 꽃줄기에 총상화서로 달린다. 열매는 삭과이고 3개로 갈라진다. 잎에서 나오는 즙액을 약재로 쓴다.

• 알로에 베라(*A. vera* (L.) Webb et Berth)를 대용

알로에

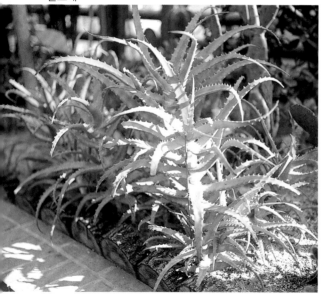

으로 쓸 수 있다.

채 취 필요할 때 잎의 밑부분을 잘라 흘러나오는 즙을 모아 졸인 후 물엿 상태로 되면 식혀서 말린다.

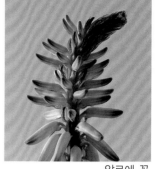

알로에 꽃

성 미 맛은 쓰고 성질은 차다.

효 능 건위, 사하(瀉下), 살충, 소염, 억균, 청간화(淸肝火)

– 간염, 결막염, 동상, 만성 위염, 무좀, 백일해, 변비, 소아경풍, 소아감질, 신경통, 십이지장궤양, 연주창, 옴, 옹종, 외상, 위궤양, 화상의 치료

사용법

• 변비에는 **노회**를 1회 0.3~0.5g씩 물과 함께 복용한다. 또는 알로에 생잎에서 나온 즙을 하루 1컵씩 공복에 복용한다.

• **노회** 1, 주사 2를 원료로 하여 알약을 만들어 열로 대변이 굳어 누지 못하고 머리가 어지럽고 아프며 눈이 충혈되고 가슴이 아프고 답답하여 잠을 이루지 못할 때 쓴다. 1회 1g씩 하루 3번 복용한다.

• 건위에는 알로에 생잎을 갈아서 나오는 즙액을 1회 1/2컵씩 하루 3번 식후 30분 이내에 복용하면 효과를 볼 수 있다.

• 위통, 과식이나 위가 더부룩할 때에는 알로에 생잎에서 나온 즙을 반 컵씩 하루 3번 식후에 복용한다.

• 관절염, 근육통에는 알로에 생잎을 찧어 헝겊에 펴바르고 환부에 붙인다.

• 절상, 가벼운 화상에는 알로에 생잎을 찧어 환부에 붙인다.

주 의 임산부에게는 쓰지 말아야 한다.

알로에 베라

알렉산더 대왕이 사용한 약초

알로에는 기원전 4세기경 마케도니아의 알렉산더 대왕이 전쟁 원정 때에 치료약으로 가지고 다녔다고 전해진다. 알로에는 원산지인 아프리카를 중심으로 전세계에 약 300여 종이 분포하며 우리나라에는 주로 약재로 쓰는 알로에 아르보레스켄스, 알로에 베라(*A. vera* (L.) Webb et Berth) 외에 20여 종이 수목원 등에서 관상용으로 재배되고 있다.

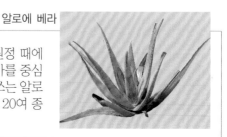

통증을 멎게 하고 종기를 없애주는 풀

문주란

Crinum asiaticum L. var. *japonicum* Baker
수선화과 문주란속

분포: 제주도

별　명 문주화
한약명 **나군대(羅裙帶)**-잎

| 채취시기 | 1 | 2 | 3 | 4 | 5 | 6 | 7 | 8 | 9 | 10 | 11 | 12 |
잎

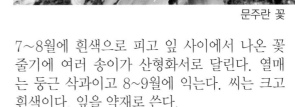

문주란 꽃

잎

긴띠모양　밋밋한모양　모여나기

꽃　　　　열매

꽃잎여러갈래　산형화서　삭과

문주란

해안의 모래땅에서 키 30~50cm 자라는 늘푸른여러해살이풀. 잎은 긴 띠 모양이고 짧은 줄기 끝에서 사방으로 벌어지며, 두꺼운 육질이고 광택이 난다. 잎 밑부분은 엽초로 되어 비늘줄기를 감싼다. 꽃은 7~8월에 흰색으로 피고 잎 사이에서 나온 꽃줄기에 여러 송이가 산형화서로 달린다. 열매는 둥근 삭과이고 8~9월에 익는다. 씨는 크고 흰색이다. 잎을 약재로 쓴다.

채 취 필요할 때 수시로 잎을 채취하여 햇볕에 말린다.

성 미 맛은 맵고 성질은 서늘하며 독 성분이 들어 있다.

효 능 소종, 진통, 해열

－관절통, 두통, 어혈, 종기, 충교상의 치료

사용법 두통, 관절통, 어혈에는 **나군대**를 1회 7~10g씩 물 200㎖로 달여서 복용한다.

• 종기, 충교상에는 문주란 생잎을 찧어 환부에 붙이거나 **나군대** 달인 물로 환부를 자주 씻어내면 효과를 볼 수 있다.

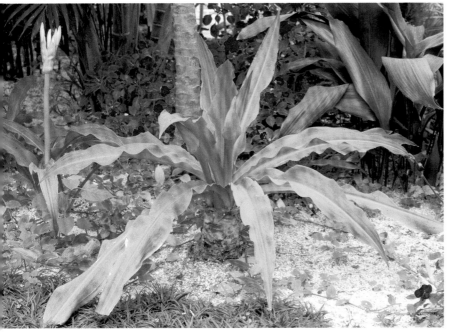

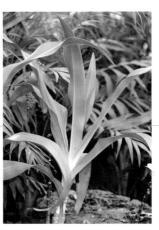
난초 잎처럼 보이는 문주란 잎

백합을 닮은 꽃

　문주란(文珠蘭)은 이름에 난(蘭)자가 있고 잎이 길게 늘어져 난초처럼 보이지만 난초과 식물이 아니라 수선화과 문주란속 식물이다. 문주란속 식물은 전세계에 130여 종이 분포하며 우리나라에는 문주란 1종만 분포한다. 문주란의 속명 crinum은 그리스어 krinon(백합)에서 유래된 것으로, 꽃이 백합꽃을 닮은 것을 나타내고 있다.

오줌을 잘 나오게 하고 해독 작용을 하는 풀

꽃무릇

Lycoris radiata (L' Herit) Herb.
수선화과 꽃무릇속

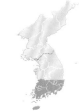

별　명	동설란, 만수사화, 피안화
한약명	**석산**(石蒜)-비늘줄기

분포: 남부 지방

채취시기 | 1 | 2 | 3 | 4 | 5 | 6 | 7 | 8 | 9 | **10** | **11** | 12
비늘줄기

잎

넓은선모양　밋밋한모양　밑동모여나기

꽃	열매

꽃잎6갈래　산형화서　맺지않음

산기슭이나 풀밭의 습지에서 키 40cm 정도 자라는 여러해살이풀. 비늘줄기는 넓은 달걀 모양이다. 잎은 밑동에서 모여나고 넓은 선 모양이다. 꽃은 9~10월에 붉은색으로 피고 꽃줄기 끝에 여러 송이가 산형화서로 달린다. 열매는 잘 맺지 않는다. 비늘줄기를 식용하고 약재로도 쓴다.

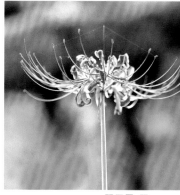

꽃무릇 꽃

채 취 늦가을에 비늘줄기를 캐내어 잡질을 제거하고 바람이 잘 통하는 그늘에서 말린다.

성 미 맛은 맵고 성질은 따뜻하며 독 성분이 들어 있다.

효 능 거담, 이뇨, 최토(催吐), 해독

-나력, 복막염, 수종, 옹저종독, 자궁탈수, 정창, 치루, 후풍(候風), 흉막염의 치료

사용법 주치증에 **석산**을 1회 0.5~1g씩 물 200㎖로 달여서 복용한다.

• 부종, 어깨결림에는 꽃무릇의 생비늘줄기를 강판에 간 것을 헝겊에 싸서 양발의 발바닥 장심에 붙인다.

• 종기에는 꽃무릇 생알뿌리(비늘줄기)를 짓찧어 환부에 붙인다. 유선염, 유방염에는 환부에 냉습포한다.

주 의 꽃무릇의 비늘줄기에는 강한 독성이 들어 있어 잘못 복용하면 구토 등 중독증을 일으킬 수 있으므로 주의해야 한다.

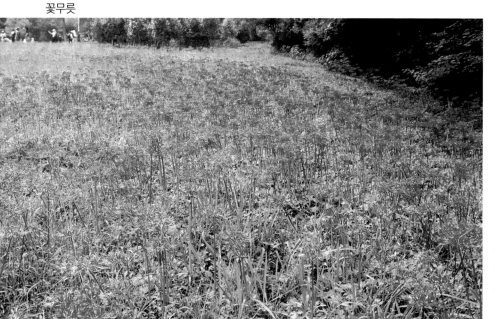

꽃무릇

불교의 5대화

　불교 경전에 나오는 5대화(五大花 ; 다섯 가지 중요한 꽃)의 하나인 만수사화(曼殊沙華)는 인도의 산스크리트어로 '만주사카(manjusaka)'라고 한다. 이 꽃은 지상에 남은 마지막 남은 잎까지 말라 버린 뒤 아무것도 남지 않은 곳에서 다시 싹이 솟아오른다. 그리고 외줄기로 꼿꼿하게 자라 붉은색 꽃을 화사하게 피운다. 그래서 이 꽃을 피안화(彼岸花)라고 부르기도 하는데 바로 꽃무릇이다. 꽃무릇은 11월경 꽃이 지고 난 후 꽃대가 스러진 자리에 난초처럼 생긴 잎이 올라온다. 눈이 내리는 겨울에도 푸른 잎으로 자라는 이 꽃무릇 잎을 동설란(冬雪蘭)이라고도 한다.

통증을 멎게 하고 해독 작용을 하는 풀

상사화

Lycoris squamigera Maxim.
수선화과 꽃무릇속

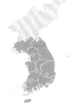

별 명 개난초, 과부꽃, 기생란, 녹총,
　　　이별초, 중무릇, 환금화

분포: 중부 이남

한약명 **녹총(鹿蔥)**−비늘줄기

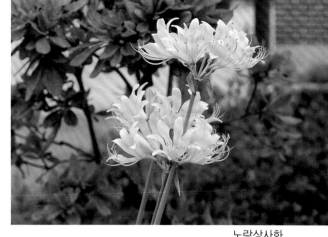

노랑상사화

채취시기	1	2	3	4	5	6	7	8	9	10	11	12
비늘줄기												

잎

선모양　밋밋한모양　밑동모여나기

꽃　　　　　　**열매**

꽃잎6갈래　산형화서　맺지않음

키 60cm 정도 자라는 여러해살이풀. 밑동에서 끝이 뭉특한 잎이 모여나고 6~7월에 말라서 없어진다. 꽃은 8월에 연한 홍자색 통 모양으로 피고 잎이 없어진 후 나온 꽃줄기가 끝에 산형화서로 달린다. 열매를 잘 맺지 않는다. 비늘줄기를 약재로 쓴다.

• 노랑상사화(*L. aurea Herb.*)를 대용으로 쓴다.

채 취 필요할 때 비늘줄기를 채취하여 잔뿌리를 제거하고 햇볕에 말린다.

성 미 맛은 맵고 성질은 따뜻하며 독 성분이 들어 있다.

효 능 거담, 이뇨, 진통, 최토, 해독

−누력(漏癧), 소아마비, 수종, 악성종기, 옴, 옹저종독, 정창, 후풍(候風)의 치료

사용법 피부의 수종(水腫)에는 **녹총**을 1회 1~2g씩 달여서 복용한다.

• 종기 등의 피부 질환에는 상사화 생비늘줄기를 찧어 환부에 붙인다.

• 주근깨와 여드름에는 상사화 생비늘줄기에서 짜낸 생즙을 환부에 바른다.

• 관절염, 유선염, 요통에는 상사화 생비늘줄기를 강판에 갈아서 밀가루를 조금 넣고 갠 것을 환부에 바른다. 하루에 2~3번 바꿔주면 효과를 볼 수 있다.

주 의 독성이 강하므로 외용 외에 복용하는 것은 주의해야 한다.

잎이 없는 꽃대에 달리는 상사화 꽃

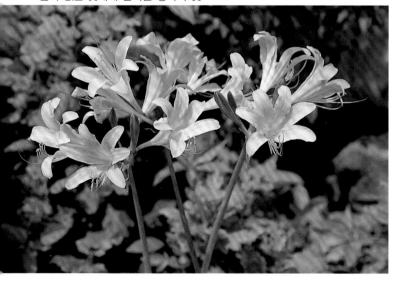

잎만 무성하게 자라는 봄철의 상사화

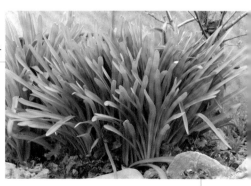

이별초

　상사화(相思花)는 봄에 무성하게 나온 잎이 여름에 말라서 없어진 후 꽃줄기가 땅에서 나와 꽃이 피므로 잎과 꽃이 만날 수 없으므로 상사병(相思病)이 난다고 하여 이름이 유래되었다. 그런데 꽃무릇(*Lycoris radiata* (L' Herit) Herb.)도 상사화처럼 잎과 꽃을 같은 시기에 볼 수 없다. 그래서 꽃무릇도 이별초(離別草)라고 한다. 일부 지역에서는 꽃무릇을 상사화라고 부르며 상사화 축제까지 열고 있다.

437

종기를 가라앉게 하고 월경을 조절하는 풀

수선화

Narcissus tazetta L. var. *chinensis* Roemer
수선화과 수선화속

분포: 제주도

별　명 금잔은대, 설중화, 여사화
한약명 **수선화**(水仙花)-꽃과 비늘줄기

채취시기	1	2	3	4	5	6	7	8	9	10	11	12

비늘줄기: 연중　　　　　　　　　　　꽃: 12~다음해 3월

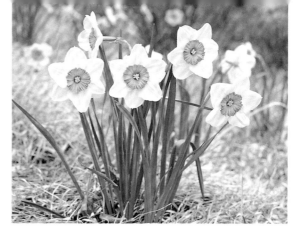
수선화(셈프리어반티)

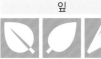
잎

선모양　밋밋한모양　밑동모여나기

꽃　　　　　열매

꽃잎6　홑꽃　맺지않음

수선화(옐로우썬)

키 20~40cm 자라는 여러해살이풀. 잎은 밑동에서 모여나고 긴 선 모양이다. 꽃은 12~다음해 3월에 흰색으로 피고 꽃줄기 끝에 달린다. 열매는 맺지 못한다. 꽃과 비늘줄기를 약재로 쓴다.

채취 필요할 때 비늘줄기를 캐내어 햇볕에 말리고 겨울에 꽃이 필 때 꽃을 채취하여 햇볕에 말린다.

성미 맛은 조금 맵고 쓰며 성질은 차고 독성이 있다.

효능 거풍, 배농, 소종, 제열(除熱), 조경(調經), 지갈, 활혈
– 생리불순, 옹종, 자궁병, 충교상의 치료

사용법 유선염, 유방염에는 수선화 생비늘줄기를 강판에 간 것을 헝겊에 싸서 환부에 붙인다.

• 부종에는 수선화 생비늘줄기를 강판에 간 것을 헝겊에 싸서 양발의 발바닥 장심에 붙인다. 중독될 수 있으므로 가려움을 느끼면 떼어낸다.

• 심장병, 고혈압에는 수선화 꽃의 방향(芳香)에 진정 효능이 있으므로 몸과 가까운 곳에 수선화 꽃을 놓아두면 효과를 볼 수 있다.

주의 강한 독성이 있으므로 내복해서는 안 된다.

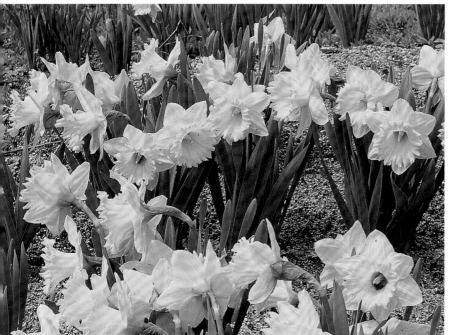

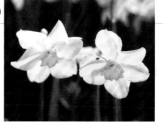
수선화(아이스폴리스)

위험한 수선화

수선화는 꽃이 아름다운 원예 화초이지만 전초, 특히 비늘줄기에 알칼로이드(alkaloid)가 들어 있어 잘못 먹으면 복통, 설사, 구토, 호흡곤란, 체온 상승 등의 중독 증상을 일으키고 혼수, 허탈, 경련, 마비 등에 이르게 되는 위험한 풀이다. 가늘고 긴 선 모양인 수선화의 잎을 부추 잎으로 잘못 알고 요리하는 경우도 있으므로 주의해야 한다.

혈액순환을 활발하게 하고 기침을 멎게 하는 풀

단풍마
Dioscorea quinqueloba Thunb.
마과 마속

별 명 국화마
한약명 **천산룡**(穿山龍)–뿌리줄기

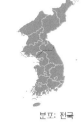
분포: 전국

채취시기	1	2	3	4	5	6	7	8	9	10	11	12

뿌리줄기

단풍마 잎

잎		
손바닥모양	밋밋한모양	어긋나기

꽃	열매
꽃잎6갈래 총상화서	삭과

산과 들에서 자라는 여러해살이덩굴풀. 잎은 어긋나고 5~9개로 갈라지는 손바닥 모양이며 잎자루가 길다. 꽃은 암수딴그루로 6~7월에 황록색으로 피고 잎겨드랑이에 작은꽃이 모인 총상화서가 이삭처럼 달린다. 열매는 넓은 달걀 모양 삭과이고 8월에 갈색으로 익으며 날개가 있다. 씨는 타원형이다. 뿌리줄기를 식용하고 약재로도 쓴다.

[채취] 가을에 뿌리줄기를 캐내어 껍질과 잔뿌리를 제거하고 햇볕에 말린다.

[성미] 맛은 쓰고 성질은 조금 차다.

[효능] 강화(降火), 거담, 거풍제습, 소염, 소종, 양혈(凉血), 이뇨, 진해, 해독, 활혈통락

– 갑상선 질환, 기침, 누력, 만성기관지염, 영기(癭氣), 요통, 천식, 비출혈, 토혈, 풍습성 관절염, 후비, 창옹, 타박상의 치료

[사용법] 주치증에 **천산룡**을 1회 4~8g씩 물 200㎖로 달여서 복용한다.

• 요슬동통, 타박상, 근골마비, 요부염좌, 기침과 천식에는 **천산룡** 9~15g(생뿌리줄기는 30~45g)을 물 400㎖로 달여서 복용한다.

• 종기에는 단풍마 생잎을 찧어 환부에 붙이거나 **천산룡**을 가루내어 기름으로 개어서 환부에 바른다.

감나무를 뒤덮고 있는 단풍마
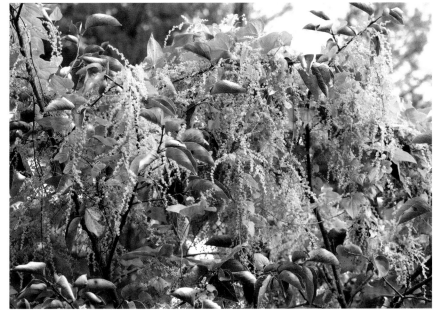

채취한 단풍마 뿌리와 뿌리줄기
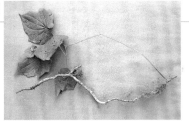

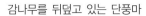

산나물 요리

봄에 단풍마의 부드러운 새잎을 채취하여 나물로 먹는다. 채취한 새잎을 삶아서 쌈채로 하거나 양념 무침을 해서 먹는다. 이른 봄이나 늦가을에는 단풍마의 살찐 뿌리줄기를 캐내어 고구마처럼 삶아 먹는다.
단풍마는 대개 긴 삼각형인 다른 마속 식물과 다르게 잎이 손바닥처럼 갈라져 단풍나무의 잎과 닮은 데서 이름이 유래하였다.

몸을 튼튼하게 하고 설사를 멎게 하는 풀

마
Dioscorea batatas Decne.
마과 마속

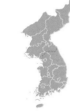

분포: 전국

별 명 산마
한약명 **산약**(山藥)-덩이뿌리

채취시기	1	2	3	4	5	6	7	8	9	10	11	12
			덩이뿌리						덩이뿌리			

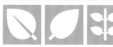

잎

삼각형   밋밋한모양   마주나기

꽃   열매

꽃잎6갈래 수상화서   삭과

산지에서 자라는 여러해살이덩굴풀. 뿌리는 육질의 원기둥 모양이다. 육아가 잎겨드랑이에서 나온다. 잎은 마주나거나 돌려나고 삼각형이며 가장자리는 밋밋하다. 꽃은 암수딴그루로 6~7월에 흰색으로 피고 잎겨드랑이에 수상화서로 달리는데, 수꽃은 곧게 서고 암꽃은 아래로 처진다. 열매는 삭과이고 9~10월에 익는다. 덩이뿌리를 식용하고 전초를 약재로 쓴다.

채취 봄과 가을에 덩이뿌리를 캐어 줄기와 잔뿌리, 겉껍질을 제거하고 햇볕에 말린다.

성미 맛은 달고 성질은 평온하다.

효능 강장, 강정, 건비, 보신(補腎), 보폐(補肺), 익정(益精), 자양(滋養), 지사

-구리(久痢), 대하, 동상, 뜸자리, 비허설사, 빈뇨, 소갈, 식욕부진, 유정, 종기, 허로해수, 헌데, 화상의 치료

사용법 주치증에 **산약**을 1회 3~6g씩 물 200㎖로 달이거나 가루내어 복용한다.

• 비위냉혈, 식욕부진, 소화불량, 설사에는 찹쌀(나미) 1.8ℓ를 하룻밤 물에 담갔다가 건져내 은근한 불로 볶아 노랗게 익힌 다음 **산약** 23g을 섞어 함께 가루내어 이 가루를 1회

마의 꽃과 잎

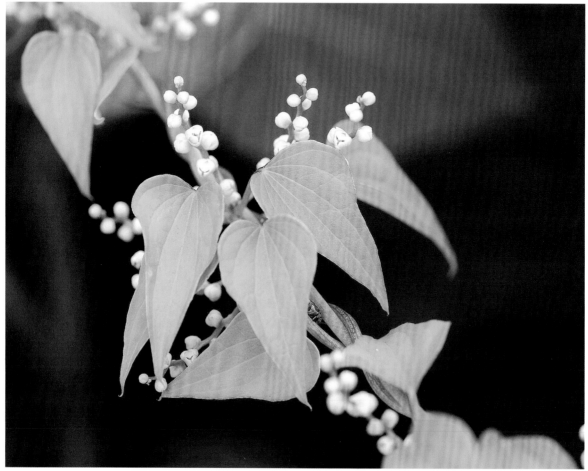

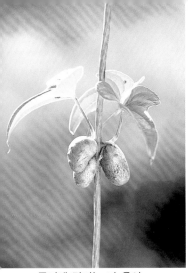
줄기에 달리는 마 육아

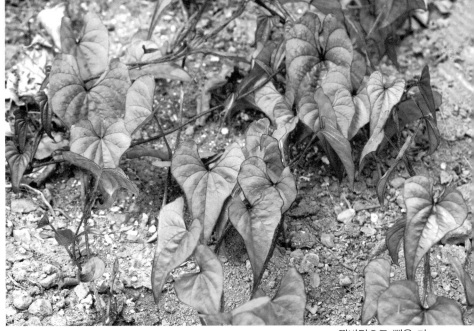
땅바닥으로 뻗은 마

1~2 숟가락씩 하루 3번 따뜻한 물로 복용한다. 이 처방은 양기위축, 조루, 혈기허약 증세에도 효과를 볼 수 있다.

• 자양, 강장, 지사에는 **산약** 10~20g을 달여서 복용한다. 또는 **산약** 200g을 잘게 잘라서 설탕 250g과 함께 소주(35도) 1.8ℓ에 담가 2~3개월 숙성시킨 **산약주(山藥酒)**를 1회 30㎖씩 자기 전에 마시면 효과를 볼 수 있다.

• **산약**, 복령 같은 양을 가루내어 오줌소태에 쓴다. 1회 8g씩 물과 함께 복용한다.

• **산약** 15, 숙지황 30, 산수유 15, 택사 11, 목단피 11, 복령 11을 섞어 만든 **육미지황환(六味地黃丸)**은 신음허증, 허약자, 만성 신장염, 폐결핵, 당뇨병, 신경쇠약 등에 쓴다. 1회 8~10g씩 하루 3번 복용한다.

• **산약** · 인삼 · 백복령 · 백출 · 감초 각각 11, 석련육 · 백편두 · 길경 · 의이인 · 사인 각각 6을 원료로 하여 만든 **삼령백출산(蔘苓白朮散)**은 비위가 허하여 입맛이 없고 소화가 잘 안 되며 설사할 때 쓴다. 1회 6~8g씩 하루 3번 복용한다.

• 만성위축성 위염에는 **산약** 16g, 백출 16g, 백작약 16g, 황기 10g, 애엽 10g, 계내금 · 육계 · 진피(陳皮) · 당귀 각각 8g, 건강 2g, 감초 4g을 섞은 **산백탕(山白湯)**을 달여서 1/3씩 하루 3번 복용한다. 이 약을 쓰면 위액과 염산의 분비량이 많아지고 펩신 활성도가 높아진다.

• **산약** · 오미자 · 산수유 각각 15g, 숙지황 30g, 백복령 · 택사 · 목단피 각각 11g을 섞은 **신기환(腎氣丸)**은 폐와 신이 허하여 기침이 나고 숨이 찰 때 쓴다. 1회 3~10g씩 하루 3번 복용한다.

• 유옹, 동상에는 마의 생덩이줄기를 짓찧어 환부에 붙인다.

• 종기에는 마의 생덩이줄기와 피마자를 함께 짓찧어 환부에 붙인다.

산에서 나는 약중의 약

마는 덩이뿌리를 약재로 쓰며 한약명은 산약(山藥)이다. 원래 중국에서는 마의 잎과 줄기 사이에 나오는 육아(肉芽)를 산약이라 하고 마의 덩이뿌리는 서여(薯蕷)라고 하였다. 그런데 중국 송나라 때 어느 왕의 호(號)가 서여였기 때문에 같은 이름을 피하기 위해 마의 덩이뿌리도 '산에서 나는 약 중의 약'이라는 뜻으로 산약(山藥)이라 고쳐서 부르게 되었다고 한다.

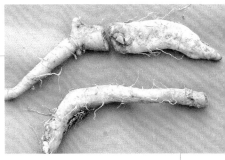
채취한 마 덩이뿌리

풍과 습을 없애주고 몸을 튼튼하게 하는 풀

도꼬로마

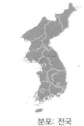

Dioscorea tokoro Makino
마과 마속

별　명 큰마, 왕마
한약명 **비해**(萆薢)-뿌리줄기

분포: 전국

잎

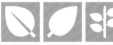

염통모양　밋밋한모양　어긋나기

꽃　　**열매**

꽃잎6갈래　총상화서　삭과

도꼬로마

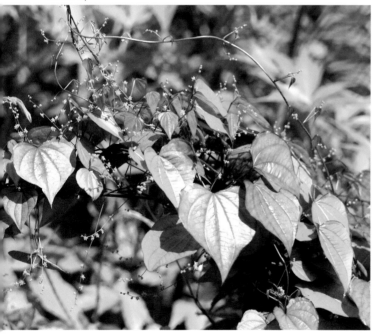

산지 숲 속에서 가늘고 긴 줄기를 뻗어 다른 풀이나 나무로 기어오르는 여러해살이덩굴풀. 잎은 어긋나고 끝이 뾰족한 염통 모양이며 가장자리가 밋밋하고 잎자루가 길다. 꽃은 암수딴그루로 6~7월에

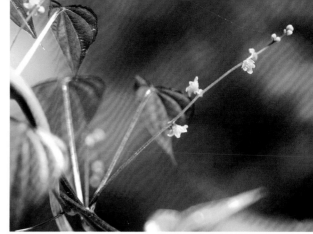

도꼬로마 꽃

연한 노란색으로 피고 잎가장자리에 총상화서로 달린다. 열매는 삭과이고 씨는 한쪽에 막질의 날개가 있다. 뿌리줄기를 식용하고 약재로도 쓴다.

채 취 봄과 가을에 뿌리줄기를 채취하여 수염뿌리를 제거하고 얇게 썰어 햇볕에 말린다.

성 미 맛은 쓰고 성질은 평온하다.

효 능 강장, 거풍습, 분청거탁(分淸祛濁), 살충, 이습, 지사, 항진균

- 단독, 류머티즘성 관절염, 사지신경통, 슬동통, 습진, 신허요통, 옻독, 창진의 치료

사용법 주치증에 **비해**를 1회 4~5g씩 물 200㎖로 1/2이 되도록 달이거나 가루로 만들어 복용한다.

- **비해**·석창포·오약·익지인·백복령 각각 8g, 감초 4g을 섞은 **비해분청음**(萆薢分淸飮)은 백탁에 쓴다. 달여서 1/3씩 나누어 하루에 3번 복용한다.

- **비해**·호도·파고지·두충 같은 양을 섞어 만든 **호도환**(胡桃丸)은 요통(신허증)에 쓴다. 1회 6~8g씩 하루 3번 복용한다.

주 의 너무 많이 복용하면 위와 장의 점막이 상하므로 쓰는 양에 주의해야 한다.

비해(약재)

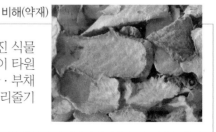

마의 종류

　마는 백제 무왕의 서동요 전설에 나올 정도로 오래 전부터 잘 알려진 식물로 전세계에는 약 650여 종, 우리나라에는 6종이 분포한다. 마는 잎이 타원상 좁은 삼각형이고 잎과 줄기 사이에 주아가 나오며, 단풍마·국화마·부채마는 잎이 손바닥처럼 깊게 갈라진다. 도꼬로마·둥근마는 굵고 큰 뿌리줄기가 깊게 땅속으로 뻗는다.

가래를 삭게 하고 혈액순환을 활성화시키는 풀

사프란

Crocus sativus L.
붓꽃과 사프란속

별　명　크로커스
한약명　**장홍화**(藏紅花) · **번홍화**(番紅花)-꽃

분포: 전국

채취시기	1	2	3	4	5	6	7	8	9	10	11	12

꽃

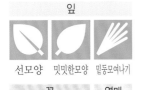

잎

선모양　밋밋한모양　밑동모여나기

꽃　　　　**열매**

꽃잎6　　홀꽃　　삭과

관상용으로 화분에 심으며 키 15cm 정도 자라는 여러해살이풀. 알뿌리는 납작한 공 모양이다. 잎은 알뿌리 끝에 모여나고 선 모양이며 꽃이 진 다음 자라는 꽃은 10~11월에 흰색이나 밝은 자주색 깔때기 모양으로 피고 잎이 나기 전에 짧은 꽃줄기 끝에 1송이씩 달리며 꽃잎은 6개이다. 열매는 11월에 익는다. 꽃의 암술대를 약재로 쓴다.

채 취 늦가을에 꽃이 필 때 꽃 속의 암술대를 채취하여 바람이 잘 통하는 그늘에서 말린다.

성 미 맛은 달고 성질은 평온하다.

효 능 산울개결(散鬱開結), 화담(化痰), 활혈
－감기, 무월경, 산후어혈복통, 우울증, 타박상의 치료

사프란

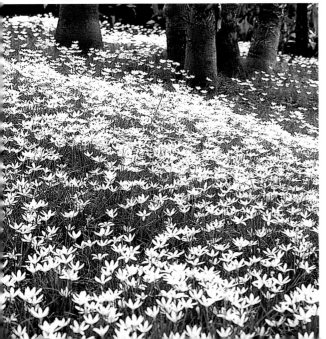

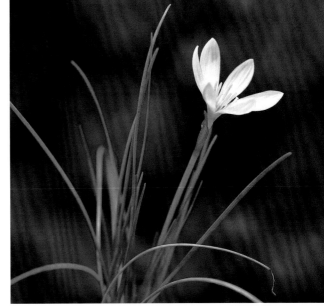

사프란 전초

사용법 생리통, 생리불순에는 **장홍화**를 1회 0.5g씩 뜨거운 물에 타서 우려낸 물을 복용한다.

• 감기에는 **장홍화**를 1회 0.3g씩 뜨거운 물에 타서 우려낸 물을 복용한다.

• 갱년기 · 생리불순 등에 의한 우울증, 현기증에는 **장홍화** 0.2~0.3g(8~10개)을 찻잔에 넣고 뜨거운 물을 부어 물이 갈홍색이 되면 건더기를 걸러낸 다음 갈홍색 물을 하루 2~3번 식간에 복용한다. 건져낸 장홍화는 재탕, 3탕까지 쓸 수 있다.

• 감기, 냉증에는 **장홍화** 10g, 설탕 200g을 소주(35도) 720㎖에 담가 그늘에서 3~4개월 숙성시킨 **장홍화약술**을 하루 2번 1잔씩 마시면 효과를 볼 수 있다.

주 의 사프란은 통경 작용이 강하므로 임신중에는 쓰지 않는다.

사프란 재배

　사프란의 알뿌리는 땅에 심지 않아도 적당한 용기에 넣어 실내에 두면 싹이 나와 꽃이 피므로 약재로 필요하다면 손쉽게 재배할 수 있다. 물주기는 필요없다. 꽃이 진 후에는 비료를 섞은 땅에 깊이 심어둔다.
　사프란 꽃의 수는 알뿌리의 무게에 비례하므로 포기나누기를 하면 꽃이 잘 피지 않는다. 포기가 나누어지는 것을 막으려면 곁순을 떼어내어 심고 5월경에 다시 파내어 통풍이 좋은 그늘에 보관한다. 장홍화(꽃의 암술대를 말린 것) 1g을 얻으려면 사프란 꽃 30~40송이가 필요하다.

443

열기를 식혀주고 출혈을 멎게 하는 풀

붓꽃

Iris sanguinea Donn ex Hornem.
붓꽃과 붓꽃속

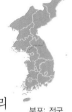

별　명	계손, 아이리스, 창포붓꽃
한약명	**마린근**(馬藺根)-**뿌리줄기와 뿌리**

분포: 전국

채취시기	1	2	3	4	5	6	7	8	9	10	11	12

뿌리, 뿌리줄기

잎

긴창모양	밋밋한모양	어긋나기

꽃		**열매**
꽃잎6	홀꽃	삭과

산이나 들판의 습지에서 키 60cm 정도 자라는 여러해살이풀. 잎은 어긋나고 긴 창 모양이며 줄기와 함께 곧게 서며 2줄로 붙는다. 꽃은 5~6월에 청보라색으로 피고 줄기 끝에서 2~3송이가 차례로 달린다. 꽃잎은 안쪽에 노란색과 검은색 무늬가 있다. 열매는 세모진 삭과이고 7~8월에 익으며 씨는

붓꽃

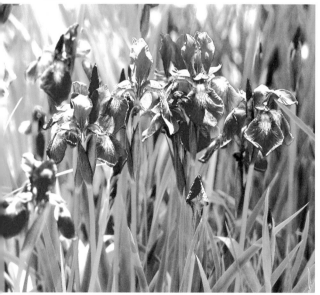

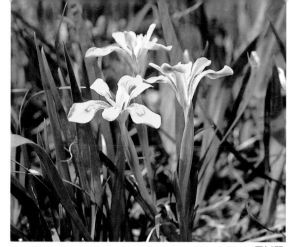

금붓꽃

갈색이다. 뿌리줄기와 뿌리를 약재로 쓴다.

• 각시붓꽃(*I. rossii* Baker), 금붓꽃(*I. koreana* Nakai), 노랑무늬붓꽃(*I. odaesanensis* Y. Lee.)을 대용으로 쓸 수 있다.

채취 가을에 뿌리줄기와 뿌리를 캐내어 줄기를 제거하고 햇볕에 말린다.

성미 맛은 달고 성질은 평온하다.

효능 이습, 지혈, 청열, 해독

－복창만, 복통, 소화불량, 옴, 옹종, 위통, 적취, 질타박상(跌打撲傷), 치질의 치료

사용법 주치증에 **마린근**을 1회 0.5~1g씩 물 200㎖로 달이거나 가루내어 복용한다.

• 유·소아의 농가진에는 **마린근**을 달인 물로 환부를 닦아낸다.

• 치질, 옹종 등의 외과 질환에는 붓꽃 생잎을 찧어 환부에 붙이거나 **마린근**을 가루내어 환부에 뿌린다. 또 **마린근** 가루를 참기름으로 개어서 환부에 붙이기도 한다. 단, 외부 상처가 있는 경우에는 잘 쓰지 않는다.

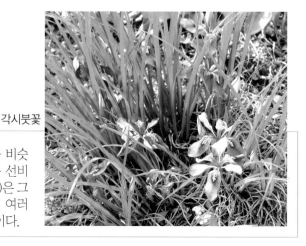

각시붓꽃

선비가 좋아하는 꽃

붓꽃은 꽃봉오리의 모양이 먹물을 묻힌 붓 모양과 비슷한 데서 이름이 유래되었으며 예로부터 학문을 하는 선비들이 좋아하여 집 뜰에 많이 심었다. 붓꽃의 속명(Iris)은 그리스어 iris(무지개)에서 유래된 것으로 붓꽃의 꽃에 여러 가지 색깔이 들어 있어 무지개처럼 아름답다는 의미이다.

가래를 삭게 하고 염증을 가라앉게 하는 풀

범부채
Belamcanda chinensis (Linné) DC.
붓꽃과 범부채속

분포: 전국

별 명 나비꽃, 산포선, 편죽란, 호선초, 호접화
한약명 **사간**(射干)-뿌리줄기

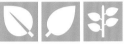
채취시기	1	2	3	4	5	6	7	8	9	10	11	12
			뿌리줄기						뿌리줄기			

잎

칼모양　밋밋한모양　어긋나기

꽃　　　　열매

꽃잎6　취산화서　삭과

산과 들에서 키 50~100cm 자라는 여러해살이풀. 뿌리줄기가 발달한다. 잎은 어긋나고 칼 모양이며, 납작하고 2줄로 늘어선다. 꽃은 7~8월에 반점이 있는 황적색으로 피고 가지 끝에 여러 송이가 취산화서로 달린다. 열매는 달걀 모양 삭과이고 9~10월에 익는다. 씨는 공 모양이고 검은빛이

범부채 전초

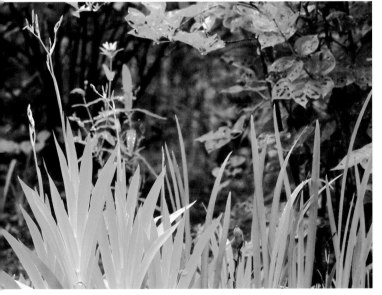

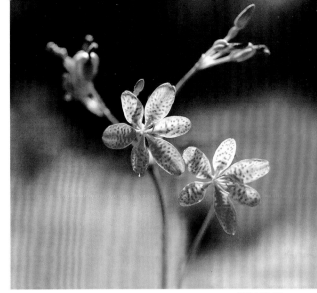

범부채 꽃

며 윤이 난다. 뿌리줄기는 약재로 쓴다.

채취 가을 또는 봄에 뿌리줄기를 캐내어 줄기와 뿌리를 제거하고 물에 씻어 햇볕에 말린다.

성미 맛은 쓰고 성질은 차다.

효능 강화(降火), 거담, 산혈, 소염, 억균, 이인후, 지통, 진해, 청열, 해독

- 결핵성 임파선염, 구취, 기침, 누력결핵, 담연옹성(痰涎壅盛), 부녀경폐(婦女經閉), 서모(栖母), 옹종창독, 인후염, 천식, 편도선염, 해역상기(咳逆上氣), 후비인통(喉痺咽痛)의 치료

사용법 주치증에 **사간**을 1회 1~2g씩 물 200mℓ로 달여서 복용한다.

- 편도선염에는 **사간** 5~10g을 물 300mℓ로 1/3이 되도록 달여서 복용한다.
- **사간**·황금·길경·감초 각각 9g을 섞어 인후두염에 쓴다. 달여서 1/3씩 나누어 하루 3번 복용한다.
- 종기에 **사간**를 가루내어 환부에 뿌리거나 범부채 생잎을 찧어 환부에 붙이면 효과를 볼 수 있다.

주의 임산부에게는 쓰지 않는다.

채취한 범부채 뿌리줄기

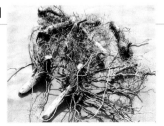

부채를 닮은 풀

　범부채는 납작한 잎이 2줄로 배열되어 질서 있게 퍼지면서 자라는 모양이 부채처럼 보이고 주황색 꽃잎에 검붉게 찍힌 점이 표범 가죽을 닮은 데서 이름이 유래되었다. 또 바람에 흔들리는 꽃 모양이 나비처럼 보인다 하여 나비꽃·호접화(蝴蝶花)라고도 부른다. 가늘고 긴 꽃줄기 끝에 꽃이 달린 것이 화살대와 비슷하여 사간(射干)이라는 한약명이 된 것으로 추정된다.

열을 내리게 하고 출혈을 멎게 하는 풀

골풀
Juncus effusus var. *decipiens* Buchenau
골풀과 골풀속

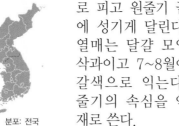
분포: 전국

별 명 등초, 홀롱개대
한약명 **등심초**(燈心草)-줄기의 속심(수)

줄기 골속

비늘모양　밋밋한모양　어긋나기

 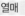

꽃잎6갈래　홀꽃　삭과

들의 습지에서 키 1m 정도 자라는 여러해살 이풀. 뿌리줄기는 옆으로 뻗고 수염뿌리가 많다. 원줄기는 원기둥 모양이며 뚜렷하지 않은 세로 선이 있다. 잎은 줄기 밑부분에 비늘 모양으로 붙어 있다. 꽃은 5~8월에 녹갈색으로 피고 원줄기 끝에 성기게 달린다. 열매는 달걀 모양 삭과이고 7~8월에 갈색으로 익는다. 줄기의 속심을 약재로 쓴다.

채 취 8~9월에 지상부를 베어서 그대로 햇볕에 말리거나 줄기를 가르고 속의 심(수)만을 떼어내 햇볕에 말린다.

성 미 맛은 달고 담백하며 성질은 조금 차다.

효 능 이뇨, 지혈, 진통, 해열

-각혈, 불면증, 산후부종, 이질, 인후마비, 인후종통, 장염, 종기, 토혈, 파상출혈의 치료

사용법 주치증에 **등심초**를 1회 2~4g씩 물 200㎖로 달여서 복용한다.

- 불면증에 **등심초** 4g을 달여서 1/3씩 나누어 하루 3번 복용한다.

- 어린 아이가 밤에 보챌 때에는 **등심초** 2~4g을 달여서 1/3씩 나누어 하루 3번 식후에 복용한다.

- **등심초** 4g, 감초 4g, 목통 10g, 치자 8g, 동규자 10g, 활석 10g을 섞어 배뇨장애에 쓴다. 달여서 1/3씩 나누어 하루 3번 복용한다.

- 임신부종에는 **등심초** 10~15g을 물 600㎖로 1/2이 되도록 달여서 1/3씩 나누어 하루 3번 식간에 복용한다.

- 악성종기, 사교상에는 등심초 생풀을 찧어서 상처에 붙인다.

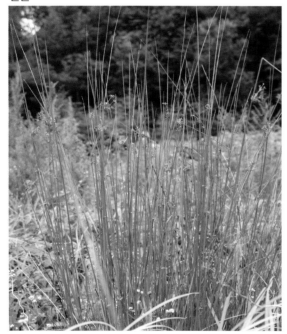
골풀

골풀 꽃

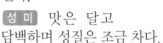
등심초(약재)

등잔 심지

골풀의 줄기를 가르면 국수 가닥처럼 가늘고 긴 엷은 황백색 속심이 나오는데, 해면 조직으로 되어 있는 이 속심을 수(髓)라고 한다. 전기가 없던 옛날에는 이 골풀의 속심을 등잔불의 심지로 써서 불을 밝혔기 때문에 생활 필수품이었다. 골풀의 한약명을 '등잔(燈盞)의 심지를 만드는 풀'이라는 뜻으로 등심초(燈心草)라고 하였다.

오줌을 잘 나오게 하고 종기를 가라앉게 하는 풀

닭의장풀

Commelina communis L.
닭의장풀과 닭의장풀속

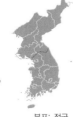

분포: 전국

별　명　달개비, 닭상우리, 닭의밑씻개,
　　　　죽절채
한약명　**압척초**(鴨跖草)-전초

잎

피침형　밋밋한모양　어긋나기

꽃　　열매

꽃잎3　홀꽃　삭과

키 15~50cm 자라는 한해살이풀. 잎은 어긋나고 피침형이다. 꽃은 7~9월에 하늘색으로 피고 잎겨드랑이에서 나온 짧은 꽃대 끝에 1송이씩 달리며, 꽃잎 3장 중 위쪽 2장은 크고 아래쪽 하나는 작고 흰

색이다. 열매는 타원형 삭과이고 9~10월에 익는다. 어린순은 식용하고 전초를 약재로 쓴다.

[채취] 여름부터 가을까지 꽃이 필 때 전초를 채취하여 햇볕에 말린다.

[성미] 맛은 달고 쓰며 성질은 차다.

[효능] 소염, 소종, 이뇨, 청열, 통림, 해독, 해열

－간염, 감기, 기관지염, 당뇨병, 볼거리, 소변불리, 수종, 월경이 멈추지 않는 증세, 인후염, 종기, 피부염, 혈뇨, 황달의 치료

[사용법] 주치증에 **압척초**를 1회 4~6g씩 물 300㎖로 천천히 달이거나 생즙을 내어 복용한다.

• 이질에는 **압척초** 10~15g을 물 600㎖로 1/2이 되도록 달여서 1/3씩 나누어 하루 3번 복용한다.

• 부증, 오줌이 잘 나오지 않을 때는 **압척초** 30g을 쓴다. 달여서 1/3씩 나누어 하루 3번 복용한다. 다른 이뇨약을 섞어서 써도 좋다.

• 편도염, 목구멍의 통증에는 **압척초** 15g을 물 600㎖로 1/2이 되도록 달인 물로 양치질을 한다.

• **압척초** 30g, 형개 10g, 담죽엽 10g, 금은화 10g을 섞어 달여서 1/3씩 나누어 하루 3번 복용한다.

• 온열병 증세가 나타날 때에는 **압척초** 30g, 석고 20g, 지모 12g을 달여서 1/3씩 나누어 하루 3번 복용한다.

• 종기에는 닭의장풀의 생풀을 찧어 환부에 붙인다.

• 부스럼, 헌데, 단독에는 말리지 않은 닭의장풀 전초 60g을 달여서 복용하면서 닭의장풀의 생풀을 짓찧어 환부에 붙이면 효과를 볼 수 있다.

• 눈다래끼에는 닭의장풀의 생풀을 찧어 즙을 내어 환부에 바른다.

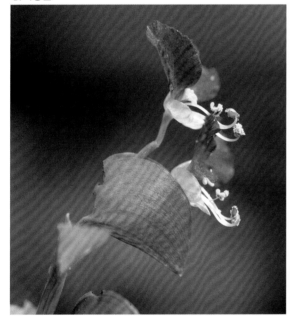

닭의장풀

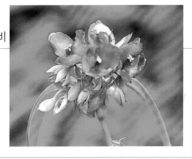

자주달개비

자주달개비

　달개비는 닭의장풀의 다른 이름이다. 그래서 닭의장풀의 전초로 끓인 차를 달개비차라고 한다. 북아메리카 원산인 자주달개비(*Tradescantia reflexa* Rafin.)는 닭의장풀의 동속 식물로, 꽃이 더 크고 꽃색이 더 진한 자주색이므로 이름이 유래되었다. 자주달개비는 말린 전초를 수죽채(水竹菜)라 하여 고혈압이나 부종을 다스리는 약재로 쓴다.

정신을 진정시키고 경련을 멈추게 하는 나무

왕대

Phyllostachys bambusoides S. et Z.
벼과 왕대속

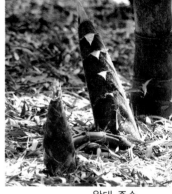

별 명 고죽, 왕죽, 참대

분포: 중부 이남

한약명 **죽엽**(竹葉)-잎, **천죽황**(天竹黃)-진액,
죽여(竹茹)-줄기껍질

채취시기	1	2	3	4	5	6	7	8	9	10	11	12

줄기껍질

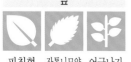

잎

피침형   잔톱니모양   어긋나기

꽃   열매

특이모양   원추화서   영과

왕대

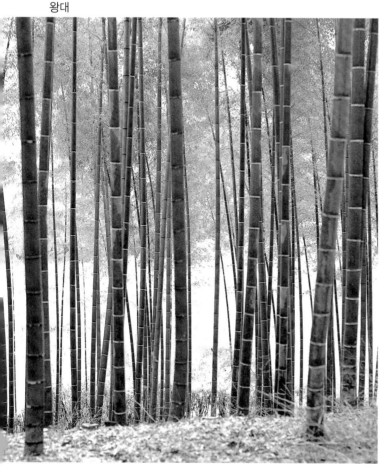

농가에서 식재하며 높이 20m 정도 자라는 늘푸른 큰키나무. 줄기는 원기둥 모양이고 마디 사이의 속은 비어 있다. 잎은 가지 끝에 달리며 피침형이고 가장자리에 잔톱니가 있다. 꽃은 2~5송이로 된 작은 꽃 이삭이 달린다. 대나무 꽃은 매년 피지 않고 60년에 1번 핀다고 한다. 열매는 영과이다. 죽순은 식용하고 죽순·잎·진액을 약재로 쓴다.

채취 여름철에 푸른 잎을 따서 바람이 잘 통하는 그늘에서 말린다. 가을에 줄기를 쪼개고 마디 속에 들어 있는 진을 떼어내거나 왕대 줄기를 가열하여 흘러내리는 진액을 받아 모은다. 줄기껍질은 필요할 때 그 해에 자란 왕대를 베어서 적당한 크기로 자른 후 겉의 푸른 껍질을 깎아내 버리고 흰색의 속껍질을 실오리 모양으로 깎아서 햇볕에 말린다.

왕대 죽순

성미 죽엽: 맛은 쓰고 성질은 차다.
천죽황: 맛은 달고 성질은 차다.
죽여: 맛은 달고 성질은 약간 차다.

효능 청열, 거담, 진정, 진경, 지토

– 열성 질병으로 정신이 흐리고 헛소리할 때, 번갈, 소아급경풍, 중풍불어, 전간, 신경통, 위열구토, 딸꾹질, 담열조해, 혈열출혈, 태동불안, 경간, 후두염, 악창의 치료

사용법 죽엽 3g, 백복령 8g, 맥문동 6g, 석고 60g, 황금 6g, 방풍 4g을 달인 죽엽탕(竹葉湯)은 임산부의 가슴이 답답한 증세에 쓴다. 달여서 한 번에 복용한다.

• 죽엽 3g, 석고 60g, 인삼 3g, 맥문동 6g, 반하 4g, 감초 3g, 입쌀 6g, 생강 1g을 섞은 죽엽석고탕(竹葉石膏湯)은 열이 나고 가슴이 답답하며 갈증이 나고 기침할 때, 폐렴, 유행성감기, 홍역 등으로 열이 나고 기침이 나며 입 안이 마르고 땀이 많이 날 때 쓴다. 달여서 하루 2~3번에 나누어 복용한다.

• 천죽황·복신·산조인·구등 각각 6g, 우황 1g, 서각 2g, 주사(또는 영사) 1g, 호박 1g, 원지 4g을 섞어 가루 내어 소아경풍, 전간 등에 쓴다. 3~4살의 어린이에게 1회 0.5~1g씩 하루 3번 먹인다.

• 천죽황 19, 호박 19, 주사(또는 영사)

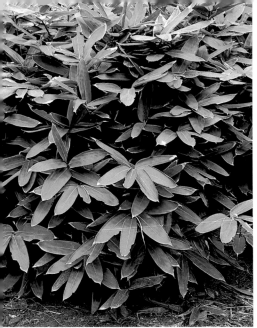

한죽

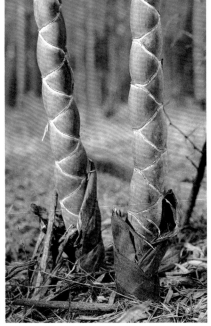

구갑죽

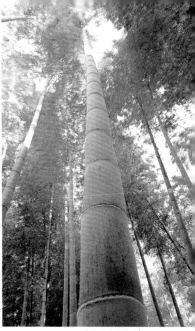

맹종죽(죽순대)

오죽

19, 진주 8, 우황 8, 우담남성 38, 사향 2를 가루내어 꿀로 환(1.38g)을 만들어 금박을 입혀 만든 **금박진심환**(金箔鎭心丸)은 전간 및 잘 놀라고 가슴이 두근거릴 때 쓴다. 1회 한 알씩 하루 2~3번 복용한다.

• **죽여** 30g, 진피(陳皮) 22g, 대조 4g, 생강 10g, 감초 8g, 인삼 15g을 섞은 **귤피죽여탕**(橘皮竹茹湯)은 위에 열이 있어 구토하거나 딸꾹질할 때 쓴다. 달여서 1/3씩 나누어 하루 3번 복용한다.

주 의 비위허한증에는 쓰지 않는다.

왕대 꽃

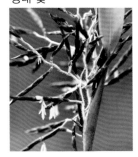

죽여(약재)

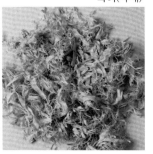

천죽황(약재)

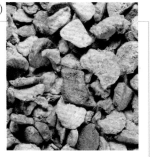

천죽황

천죽황은 왕대의 마디 속에서 진액이 굳어 생긴 노란색 덩어리로 죽황(竹黃)이라고도 한다. 죽황은 원래 중국 남해도에서 자라는 용죽(鏞竹)에서 산출되는 것인데 용죽이 매우 키가 커서 천죽(天竹)으로 불렸기 때문에 천죽황(天竹黃)이 되었다고 한다. 또 죽황이 천축국(天竺國-인도)에서 생산되어 중국에 수입되었기 때문에 천축황(天竺黃)이라는 이름이 생겼다고도 한다. 우리나라에서는 용죽이 자라지 않으므로 왕대에서 산출되는 것을 천죽황으로 쓰는데, 자연산을 구하기 힘들어 왕대 줄기를 가열하여 나오는 진액을 모아 가공한 것을 쓴다고 한다.

열을 내리게 하고 부패를 막아주는 풀

조릿대

Sasa borealis (Hackel) Makino
벼과 조릿대속

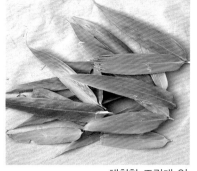

별　명 사사, 산대, 산죽
한약명 **죽엽**(竹葉)-잎

분포: 전국

채취시기	1	2	3	4	5	6	7	8	9	10	11	12
잎												

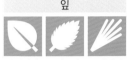

잎		
긴피침형	톱니모양	모여나기

꽃	열매
특이모양	원추화서	영과

산 중턱 이하의 개방지에서 키 1~2m 자라는 늘푸른여러해살이풀. 잎은 가지 끝에서 2~3매씩 나고 긴 타원상 피침형이며, 광택이 나고 가장자리에 가시 같은 톱니가 있다. 꽃은 5년마다 4월에 피고 2~5개의 작은이삭으로 된 원추화서이며 털과

채취한 조릿대 잎　　　조릿대 꽃

흰 가루로 덮여 있다. 꽃이 핀 다음 지상부는 죽는다. 열매는 5~6월에 익는다. 열매는 식용하고 잎을 약재로 쓴다.

채취 필요할 때 꽃이 피지 않은 나무의 잎을 채취하여 그늘에서 말린다. 가을에 채취한 것이 약효가 가장 좋다고 한다.

성미 맛은 달고 담백하며 성질은 차갑다.

효능 방부, 생진(生津), 이뇨, 제번지갈(除煩止渴), 지혈, 청열, 해열

-가래, 감기, 고혈압, 구내염, 기침, 당뇨병, 동맥경화, 소변불리, 안질, 위궤양, 위염, 천식, 비출혈, 폐옹, 화병의 치료

사용법 주치증에 **죽엽**을 1회 3~8g씩 물 200㎖로 달이거나 가루내어 복용한다.

• 위염, 구내염, 구취에 **죽엽**을 프라이팬에 볶은 것을 차처럼 물에 타서 자주 마신다. 또는 조릿대 생잎 20~30g을 믹서에 물과 함께 넣고 갈아서 만든 녹즙을 1/2씩 나누어 하루 2번 복용한다.

조릿대

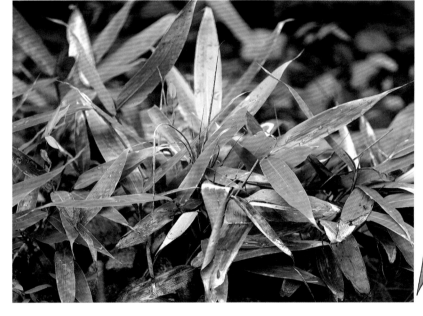

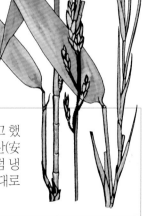

떡을 오래 보관하는 잎

　옛날 사람들은 떡 등을 조릿대 잎으로 싸서 두면 며칠씩 두어도 잘 상하지 않는다고 했다. 당시에는 오랜 경험 끝에 알게 된 것이지만 이것은 조릿대에 들어 있는 안식향산(安息香酸) 성분의 살균·방부 작용 때문이라는 것이 최근의 연구로 밝혀졌다. 현대처럼 냉장고나 방부제가 없던 옛날에는 음식을 오래 보관하는 것이 몹시 어려웠는데 조릿대로 문제를 해결한 것이다.

콩팥을 튼튼하게 하고 열을 내리게 하는 풀

밀

Triticum aestivum L.
벼과 밀속

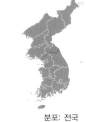
분포: 전국

별　명 호밀
한약명 **소맥**(小麥)-열매

채취시기	1	2	3	4	5	6	7	8	9	10	11	12
						열매						

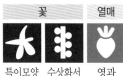

잎		
긴피침형	밋밋한모양	어긋나기

꽃	열매
특이모양	수상화서	영과

농가의 밭에서 재배하고 키 60~120cm 자라는 한(두)해살이풀. 잎은 넓고 긴 피침형이며 끝이 점점 좁아지고 뒤로 처진다. 잎몸과 잎집 사이에 얇은 흰 막이 있어 줄기를 감싼다. 꽃은 5월에 수상화서로 피고 작은이삭은 넓고 긴 까락이 있다. 열매는 넓은 타원형 영과이고 6월에 갈색으로 여문다. 열매를 식용하고 줄기·잎·열매를 약재로 쓴다.

채 취 초여름에 잘 여문 열매(밀)를 수확하여 그대로 쓰거나 가루내어 쓴다.

성 미 맛은 달고 성질은 서늘하다.

효 능 양심(養心), 익신, 제열, 지갈, 해열, 이뇨
-골증로열(骨蒸勞熱), 도한, 번열, 소갈, 옹종, 외상출혈, 자한, 장조(臟躁), 창상, 임병의 치료

사용법 이뇨에는 **소맥** 30~60g을 달여서 복용한다.

• 임병에는 **소맥** 1.8ℓ, 통초 7.5g을 물 5.4ℓ로 1/2이 되도록 달여서 하루 3~5회로 나누어 식전에 복용한다.

• 창종(瘡腫)에는 **소맥**을 검게 태워 가루를 만들고 참기름으로 개어 환부에 바른다.

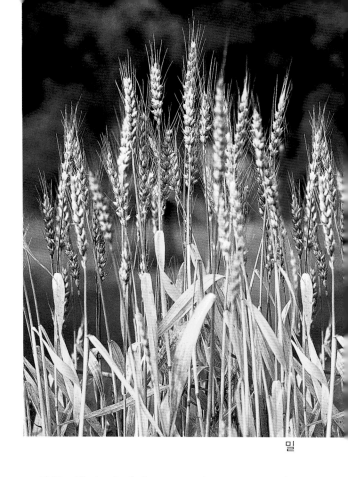
밀

• 종독, 창절, 옹저에는 **오룡고**(烏龍膏)를 쓴다. **오룡고**는 **소맥**을 은근한 불에 볶아 흑황색이 되면 식혀서 가루내어 여기에 식초를 넣고 다시 달여서 검은 페인트 같은 상태로 만든 것이다. **오룡고**를 천에 두껍게 발라 창두(상처 입구)의 크기에 맞춰 구멍 하나를 남기고 (창두에 씌우면 안 된다) 환부에다 붙인다. 마르면 약효가 약해지므로 갈아준다.

• 인후종통에는 **소맥분**(小麥粉-밀가루)을 식초로 개어서 목에 붙이면 효과를 볼 수 있다.

• 도한, 자한에는 **부소맥**((浮小麥-물 위로 뜨는 밀) 19g, 대조 10개를 함께 삶은 물을 차 마시듯 마신다. 중환자는 모려분 37.5g을 첨가하고 달여서 복용한다.

껍질을 깐 밀 열매

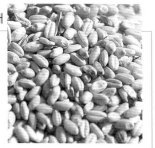

밀의 역사

　쌀과 함께 2대 주요 작물인 밀은 주로 밀가루로 만들어져 제면·제빵·제과에 쓰이며 맥주 등 주류 제조에도 많이 쓰이는데, 전세계에 약 30종, 우리나라에는 '보통밀'이라는 1종이 분포한다. 밀은 기원전 5,000년 경에 중앙아시아에서부터 재배되었고 중국에는 기원전 2,000년경 운남·사천 지역에 먼저 전해졌다고 한다. 우리나라는 평남 미림리에 있는 기원전 2세기경 유적지에서 밀 열매가 나온 것으로 보아 삼국시대 이전부터 밀이 재배되었을 것으로 추정된다.

비장과 위장을 튼튼하게 하고 소화를 돕는 풀

벼

Oryza sativa L.
벼과 벼속

별 명 나락
한약명 **곡아**(穀芽)-싹, **나미**(糯米)-찹쌀,
갱미(粳米)-멥쌀

분포: 전국

채취시기 | 1 | 2 | 3 | 4 | 5 | 6 | 7 | 8 | 9 | 10 | 11 | 12
열매, 씨

잎

긴칼모양　잔톱니모양　어긋나기

꽃　　열매

특이모양　수상화서　영과

농가에서 재배하고 키 1m 정도 자라는 한해살이풀. 잎은 긴 칼 모양이고 가장자리가 까칠까칠하다. 꽃은 6~8월에 흰색으로 피고 줄기 끝에 낱꽃이 빽빽하게 붙어 원추상 수상화서로 달린다. 열매는 영과로 9월에 여문다. 벼 이

삭은 꽃이 필 때는 곧게 서지만 열매가 익을 때는 밑으로 처진다. 열매를 식용하고 약재로도 쓴다.

채취 쌀은 가을에 벼를 추수하여 잘 말린 다음 바람이 잘 통하는 그늘에 보관하고 곡아는 필요할 때 싹을 틔워 햇볕에 말린다.

성미 맛은 달고 성질은 평온하다.

효능 건비개위(健脾開胃), 보비(補脾), 보중익기(補中益氣), 소식화중(消食和中)

－소화불량, 식욕부진, 열병번갈(熱病煩渴), 장만(腸滿), 비출혈, 토혈, 풍열목적(風熱目赤), 이질의 치료

사용법 쌀(**갱미**)과 율무쌀을 같은 양을 넣어 **정력보강죽**(精力補强粥)을 쑤어 아침과 취침 시에 한 그릇씩 매일 장복하면 심기를 보강하고 신장을 보하며 양기를 강화한다. 또 귀가 밝아지고 눈이 맑아지며 조루 방지, 대하 치료의 효과를 볼 수 있다.

• 소화불량과 식체에는 쌀(**갱미**) 한 줌을 볶은 후 가루로 만들어 끓인 물에 풀어 따뜻할 때

수확을 기다리는 가을의 논

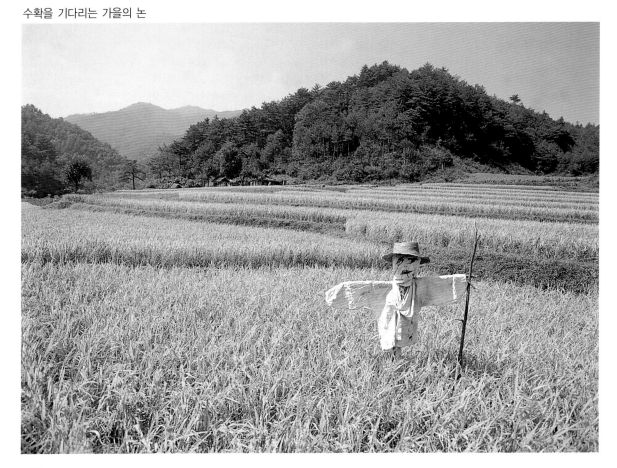

마시면 효과를 볼 수 있다.

- 유정(遺精)에는 쌀로 지은 뜨거운 밥물에 백복령 가루 7.5g을 풀어 매일 아침 식전과 취침 전에 복용한다.

- 비위냉혈(脾胃冷血), 식욕부진, 소화불량, 설사에는 찹쌀(나미) 1.8ℓ를 하룻밤 물에 담갔다가 건져내 은근한 불로 볶아 노랗게 익힌 다음 산약 23g을 섞어 가루내어 이 가루를 1회 1~2 숟가락씩 하루 3번 따뜻한 물로 복용한다. 이 처방은 양기위축, 조루, 혈기허약 증세에도 효과를 볼 수 있다.

- 창종에는 찹쌀(나미)을 불에 태워 잿가루를 만들고 이 찹쌀 잿가루를 참기름에 개어 환부에 바른다.

- 황달에는 찰벼 이삭(까락이 붙은 것)을 약간 볶은 후 가루로 만들어 이 가루를 1회 7.5g씩 하루 3번 따뜻한 물로 식간에 복용한다.

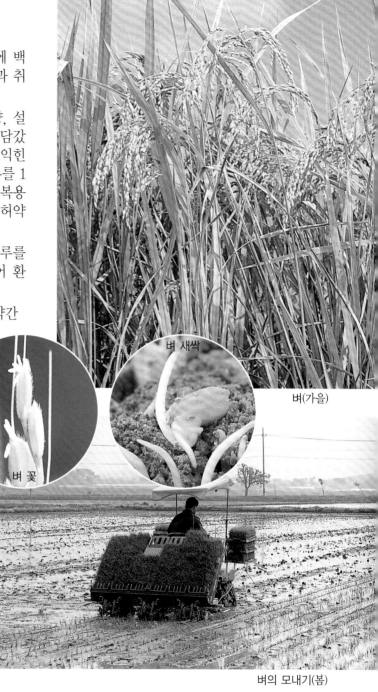

벼 꽃

벼 새싹

벼(가을)

벼(여름)

벼의 모내기(봄)

껍질을 깐 벼 씨(쌀)

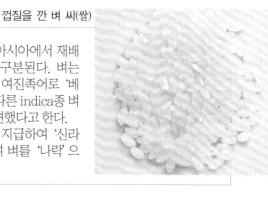

신라시대 관리들의 녹봉

  벼는 우리나라와 일본에서 재배하는 japonica종, 인도와 동남아시아에서 재배하는 indica종, 아프리카에서 재배하는 javanica종으로 크게 구분된다. 벼는 indica종 벼를 뜻하는 인도어 '브리히(vrihi)'가 만주로 전파되어 여진족어로 '베레'가 되었고 우리나라에 들어와 '벼'로 변했다고 한다. 쌀은 또 다른 indica종 벼인 인도어 '사리(sari)'가 '살'이 되었다가 우리나라에서 '쌀'로 변했다고 한다.
  또 신라시대 때는 도정하지 않은 벼를 관리들의 녹봉(祿俸)으로 지급하여 '신라의 녹봉'이라는 뜻으로 '나록(羅祿)'이라고 했는데 이것이 변하여 벼를 '나락'으로 부르기도 한다.

소화를 촉진시키고 몸을 튼튼하게 하는 풀

보리

Hordeum vulgare var. *hexastichon* Aschers.
벼과 보리속

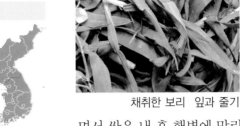

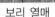

분포: 전국

별　명 대맥, 쌀보리
한약명 **맥아**(麥芽)-어린 싹(엿기름)

채취시기	1	2	3	4	5	6	7	8	9	10	11	12

어린싹

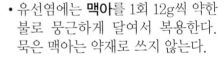

채취한 보리 잎과 줄기　　　보리 열매

잎

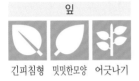

긴피침형　밋밋한모양　어긋나기

꽃　　　**열매**

특이모양　수상화서　영과

키 1m 정도 자라는 두해살이풀. 잎은 어긋나고 긴 피침형이다. 꽃은 4~5월에 피고 긴 까락이 달려 있다. 열매는 영과이고 6월에 익는다. 열매를 식용하고 싹이 튼 맥아는 약재로 쓴다.

채 취 초여름에 수확한 열매(보리)를 물에 불리고 물을 뿌려 누기를 주면서 싹을 낸 후 햇볕에 말린다.

성 미 맛은 짜고 성질은 따뜻하다.

효 능 강장, 소화촉진, 이뇨, 하기(下氣), 화중(和中)

-구토, 복부팽창감, 설사, 소화불량, 식욕부진, 유창불소(乳脹不消)의 치료

사용법 소화촉진, 건위에는 **맥아** 10~15g을 달여서 복용한다.

• **맥아** · 신곡 · 사인 · 감초 · 대조 각각 4g, 인삼 · 백출 · 백복령 · 후박 · 진피(陳皮) · 산사 각각 8g, 지실 6g, 백작약 6g, 생강 6g을 섞은 **삼출건비탕**(蔘尤健脾湯)은 비위가 허하여 음식의 소화되지 않을 때 쓴다. 달여서 1/3씩 나누어 하루 3번 복용한다.

• 유선염에는 **맥아**를 1회 12g씩 약한 불로 뭉근하게 달여서 복용한다. 묵은 맥아는 약재로 쓰지 않는다.

• **맥아** · 백출 · 지실 · 신곡 같은 양으로 환약을 만들어 식체(급성 위염)에 쓴다. 하루에 6~8g씩 하루 3번 복용한다.

• 무좀에는 **맥아**를 가루내어(엿기름 가루) 물에 타고 이 물에 환부를 한 동안 담근다. 4~5회 반복하면 효과를 볼 수 있다.

• 설사에는 겉보리를 1회 12~15g씩 달여서 하루에 2~3회 복용한다.

주 의 젖을 나오지 않게 하므로 젖 먹이는 부인들에게는 쓰지 않는다.

보리

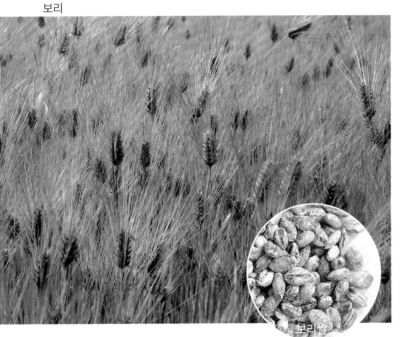

보리쌀

채취한 보리 씨

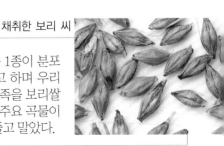

보리의 역사

보리는 주로 온대 지역에서 재배되는데 전세계에 약 20종, 우리나라에는 1종이 분포한다. 보리는 기원전 5000년 이전부터 서남아시아 지역에서 재배되었다고 하며 우리나라에서는 삼국시대 훨씬 이전부터일 것이라고 추정한다. 극심한 식량 부족을 보리쌀로 넘기며 '보릿고개' 라는 말이 생길 정도로 우리나라에서는 쌀 다음으로 주요 곡물이던 보리는 1980년대 이후 밥상에서 완전히 밀려나 현재는 생산량이 크게 줄고 말았다.

열을 내리게 하고 소갈병을 낫게 하는 풀

갈대

Phragmites communis Trin.
벼과 갈대속

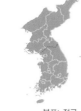
분포: 전국

별 명 갈, 공댕이, 노초, 달
한약명 노근(蘆根)-뿌리줄기

채취시기 1 2 **3 4 5** 6 7 8 **9** 10 **11** 12
　　　　뿌리줄기　　　　　뿌리줄기

잎

긴칼모양　잔톱니모양　어긋나기

꽃　　　　　　열매
특이모양　원추화서　영과

습지와 모래땅에 무리를 이루고 키 3m 정도 자라는 여러해살이풀. 잎은 가늘고 길며 잎집은 줄기를 둘러싼다. 꽃은 8~9월에 갈색을 띤 보라빛으로 피고 줄기 끝에 큰 원추화서로 달린다. 열매는 영과이고 10월에 익는다. 뿌리줄기를 약재로 쓴다.

채 취 봄이나 가을에 뿌리줄기를 캐어 수염뿌리를 제거하고 햇볕에 말린다.

성 미 맛은 달고 성질은 차다.

효 능 생진(生津), 제번(除煩), 지구(止嘔), 청열, 이뇨

–반위(反胃), 열병번갈, 위열구토, 폐옹, 폐위(肺痿)의 치료

사용법 부종, 구토에는 **노근** 5~10g을 물 400mℓ로 1/2이 되도록 달여서 1/3씩 나누어 하루 3번 복용한다. 이 처방은 이뇨, 건위, 지혈에도 효과를 볼 수 있다.

• **노근** 10g, 생강즙 4g을 섞어 구토에 쓴다. 달여서 1/3씩 나누어 하루 3번 복용한다.

• **노근** 24g, 의이인 20g, 도인 8g, 동과자 8g을 섞은 **위경탕**(葦莖湯)은 폐옹에 쓴다. 달여서 1/3씩 나누어 하루 3번 복용한다.

• 갈대 생뿌리줄기를 찧어 나오는 즙액은 건위 효능이 있으며 구토에도 효과를 볼 수 있다.

갈대(여름)　　　　　　　　　　　　　　　　갈대(가을)

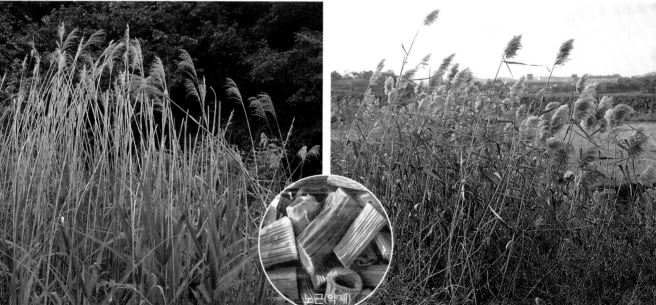
노근(약재)

채취한 갈대 뿌리줄기
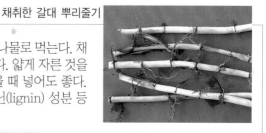

산나물 요리

　늦봄에 땅속에서 죽순처럼 나오는 갈대 새순을 채취하여 나물로 먹는다. 채취한 새순의 껍질을 벗기고 끓는 물에 삶은 다음 물에 헹군다. 얇게 자른 것을 양념 무침을 하거나 조림, 초무침 등으로 먹는다. 밥을 지을 때 넣어도 좋다. 줄기에는 셀룰로오스(cellulose), 펜토산(pentosan), 리그닌(lignin) 성분 등이 들어 있어 건강에 도움이 된다.

오줌을 잘 나오게 하고 해독 작용을 하는 풀

조

Setaria italica (L.) P. Beauv.
벼과 강아지풀속

별　명 속
한약명 **속미**(粟米)-씨

분포: 전국

채취시기 1 2 3 4 5 6 7 8 **9 10 11** 12
열매, 씨

잎

긴피침형　잔톱니모양　어긋나기

꽃　　　**열매**

특이모양　수상화서　영과

조

키 1~1.5m 자라는 한해살이풀. 잎은 긴 피침형이고 가장자리에 잔톱니가 있다. 꽃은 7~8월에 줄기 끝에 수상화서로 피는데 작은이삭은 겨드랑이에 강모가 있다. 열매는 둥근 영과이고 9~10월에 노란색

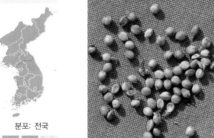

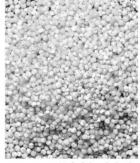

조 열매　　　　　　　　　조 씨(껍질을 벗긴 것)

으로 여문다. 열매를 식용하고 약재로도 쓴다

채 취 가을에 열매를 채취하여 햇볕에 말린다.

성 미 맛은 달고 짜며 성질은 서늘하다.

효 능 이뇨, 익신, 제열, 해독, 화중(和中)

－반위구토, 비위허열, 소갈, 수양성 이질, 위열, 치루탈항의 치료

사용법 이질에는 **속미**(3~4년 이상 묵은 것)로 미음을 만들어 먹는다. 위열을 내리고 소갈을 해소하는 효과를 볼 수 있다.

• 구역질과 구토가 심할 때는 **속미**를 가루내어 반죽하고 새알 크기로 알약을 만들어 식초에 담근 후 꺼내어 1회 7~8개씩 복용한다.

• 땀띠에는 **속미**를 물에 여러 날 담가 두었다가 맷돌에 갈아서 그대로 두면 맑은 물이 뜨는데 이 물로 환부를 씻는다.

강아지풀

조는 원형이 강아지풀(*Setaria viridis* (L.) P. Beauv.)이라고 추정되며 원산지는 남아시아이다. 중국에서는 B.C. 2700년 전부터 오곡(五穀) 중 하나로 재배되었다고 한다. 우리나라는 삼국시대의 주요 곡물로 기록되어 있으며 고구려에서는 오곡 중 조의 생산량이 가장 많았다고 한다. 건조한 곳에서도 잘 자라는 조는 옛날부터 물이 부족한 산간 지대에서 벼 대신 재배되었으며 가뭄을 극복하는 구황작물(救荒作物)로 알려진다.

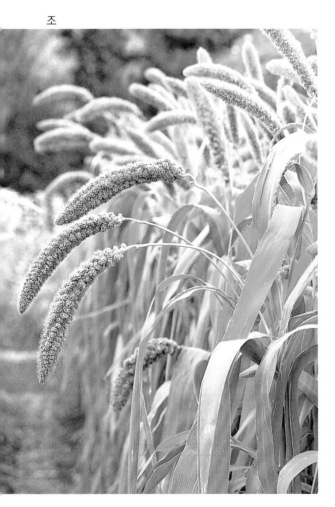

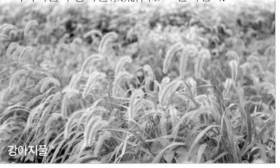

강아지풀

열을 내리게 하고 출혈을 멎게 하는 풀

띠

Imperata cylindrica var. koenigii (Retz.) Pilg.
벼과 띠속

분포: 전국

별 명 갈삘기, 띠비, 삐레기, 삘기
한약명 백모근(白茅根)·모근(茅根) —뿌리줄기

채취시기	1	2	3	4	5	6	7	8	9	10	11
			뿌리줄기						뿌리줄기		

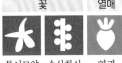

잎
선모양 잔톱니모양 모여나기

꽃
특이모양 수상화서

열매
영과

키 30~120cm 자라는 여러해살이풀. 잎은 모여나고 납작한 선 모양이다. 꽃은 5~6월에 잎보다 먼저 나오는데 원추상 수상화서이다. 열매는 영과로 7~8월에 여문다. 꽃봉오리를 먹고 전초를 약재로 쓴다.

채 취 봄 또는 가을에 뿌리줄기를 캐내어 잔뿌리를 제거하고 물에 씻어 햇볕에 말린다.

성 미 맛은 달고 성질은 차다.

효 능 양혈(凉血), 이뇨, 지혈, 청열, 청폐위열(淸肺胃熱), 통경, 항균

—구창, 도상, 소변불통, 수종, 신장성 고혈압,

신장염, 열병번갈, 자궁출혈, 비출혈, 타박상, 토혈, 폐열천식, 혈뇨, 황달의 치료

사용법 주치증에 백모근을 1회 3~5g씩 물 200㎖로 달이거나 가루내어 복용한다.

• 급성 신장염으로 몸에 부기가 있을 때는 띠의 생뿌리줄기 150g을 달여서 하루 2~3번에 나누어 복용한다.

• 토혈, 수종, 각기, 방광염에는 백모근 8~10g을 물 400㎖로 3/4이 되도록 달여서 1/3씩 나누어 하루 3번 복용한다.

• 백모근 10g, 목단피 10g, 측백엽 10g, 아교 8g을 섞어서 토혈, 비출혈, 빈혈 등에 지혈약으로 쓴다. 달여서 1/3씩 나누어 하루 3번 복용한다.

• 급성신염부증, 산후부증에는 백모근 10~15g을 물 600㎖로 1/2이 되도록 달여서 1/3씩 나누어 하루 3번 식간에 복용한다.

• 신장염으로 부기가 있을 때에는 띠의 생뿌리줄기 60g, 서과피 40g을 달여서 1/3씩 나누어 하루 3번 식간에 복용한다.

• 백모근·백합·소엽·황기·생지황·아교 각각 8g, 맥문동·길경·포황·상백피·감초·패모 각각 4g, 생강 6g을 섞은 계소산(鷄蘇散)은 비출혈에 쓴다. 달여서 1/3씩 나누어 하루에 3번 복용한다.

• 백모근·측백엽·대계·소계·하엽·치자·대황·목단피·천초근·종려피를 각각 검게 닦아 가루내어 같은 양을 섞어 만든 십회산(十灰散)은 토혈, 혈담, 각혈, 비출혈 등에 지혈약으로 쓴다. 1회 20g씩 하루 2~3번 복용한다.

띠 꽃

• 찰상, 절상 등의 외상출혈에는 띠의 꽃이삭을 찧어 환부에 붙인다.

자연산 군것질거리

봄에 띠의 줄기에서 꽃이 패기 전의 포엽에 싸여 통통하게 부푼 꽃이삭을 뽑아 그 안에 있는 솜털 같은 어린 이삭을 씹으면 단맛이 난다. 이 띠의 어린 이삭은 간식거리가 거의 없던 옛날에는 괭이밥 어린 잎, 까마중 열매, 산딸기 열매, 박주가리의 덜 익은 열매, 보리수나무 열매 등과 더불어 어린이들의 긴요한 자연산 군것질거리가 되었다.

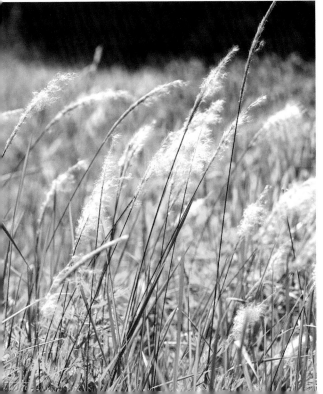

띠

통증을 없애주고 종기의 고름이 빠지게 하는 풀

율무

Coix lacryma-jobi var. *mayuen* (Rom. Caill.) Stapf
벼과 율무속

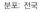

한약명 **의이인(薏苡仁)-씨**

분포: 전국

채취시기 | 1 | 2 | 3 | 4 | 5 | 6 | 7 | 8 | 9 | 10 | 11 | 12 |
씨

| 잎 |
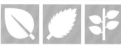
| 긴피침형 | 잔톱니모양 | 어긋나기 |

| 꽃 | 열매 |

| 특이모양 | 수상화서 | 영과 |

율무

키 1.5m 정도 자라는 한해살이풀. 잎은 어긋나고 긴 피침형이다. 꽃은 암수한그루로 7~8월에 흰색으로 피고 잎겨드랑이에 수상화서로 달린다. 열매는 영과이고 10월에 흑갈색으로 여문다. 열매를 식용하고 전초를 약재로 쓴다.

채취 가을에 열매가 익어 흑갈색으로 변하면 열매를 채취하여 햇볕에 말린다.

성미 맛은 달고 담백하며 성질은 조금 차다.

효능 건비보폐, 배농, 소염, 이습, 진통, 청열, 항암

-각기, 근맥구련, 만성위염, 백대, 설사, 수종, 습비, 신장염, 임탁, 장옹, 폐위(肺痿)의 치료

사용법 주치증에 **의이인**을 1회 9~30g씩 물로 달이거나 가루내어 복용한다.

• 부종, 동통에는 **의이인** 10~30g을 물 500㎖로 1/2이 되도록 달여서 1/3씩 나누어 하루 3번 복용한다.

• 풍습마비, 신경통에는 **의이인** 37.5g, 마황 3.75g, 황기 7.5g을 천주머니에 넣고 물 1.8ℓ로 1/2이 되도록 달여서 1/3씩 나누어 하루 3번 식간에 복용한다.

• **의이인** · 맥문동 · 양유근 · 상백피 · 백합 · 복령 · 지골피 · 황기 각각 8g, 백부 6g을 섞어 오랜기침에 쓴다. 달여서 1/3씩 나누어 하루 3번 복용한다.

• **의이인** · 석련육 · 백편두 · 길경 · 사인 각각 6, 인삼 · 백복령 · 백출 · 산약 · 감초 각각 11을 원료로 하여 만든 **삼령백출산(蔘苓白朮散)**은 비위가 허하여 입맛이 없고 소화가 잘 안 되며 설사할 때 쓴다. 1회 6~8g씩 하루 3번 복용한다.

• **의이인** · 동과자 · 노근 · 도인 각각 12g을 달여 폐옹에 쓴다. 하루 3번에 나누어 복용한다.

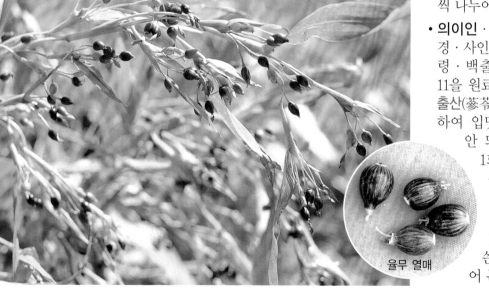
율무

율무 열매

의이인(약재)

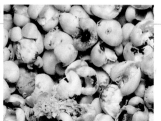

율무와 염주

염주(*Coix lacryma-jobi* L.)는 율무와 동속 식물로 모양이 비슷하다. 염주는 여러해살이풀로 가을에 지상부가 말라도 이듬해 봄에 새순이 다시 나온다. 염주의 꽃이삭은 위를 향하는데, 열매는 율무보다 더 딱딱하여 절에서 쓰는 염주를 만드므로 이름이 유래하였다. 또한 염주는 전초를 약재로 쓰고 한약명을 '의이(薏苡)'라 하는데 율무의 대용 약재로 쓸 수 있다.

출혈을 멎게 하고 오줌을 잘 나오게 하는 풀

옥수수

Zea mays L.
벼과 옥수수속

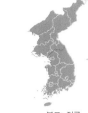

별　명 옥경, 옥미, 옥시기
한약명 **옥미수**(玉米鬚)-암술

분포: 전국

채취시기	1	2	3	4	5	6	7	8	9	10	11	12
							암술					

잎

긴타원형　밋밋한모양　어긋나기

꽃　　　열매

특이모양　원추화서　영과

밭에서 작물로 재배하며 키 1~3m 자라는 한해살이풀. 잎은 어긋나고 긴 타원형이다. 꽃은 암수한그루로 7~8월에 피는데 수꽃은 줄기 끝에 원추화서로 달리고, 암꽃은 잎겨드랑이에 이삭화서로 달린다. 열매는 영과이고 8~10월에 대개 노란색으로 여문다. 열매를 식용하고 전체를 약재로 쓴다.

채 취 여름철에 암꽃의 수염(암술)을 채취하여 햇볕에 말린다.

성 미 맛은 달고 담백하며 성질은 평온하다.

효 능 설열(泄熱), 소종, 이뇨, 이담(利膽), 지혈, 통경, 평간(平肝)

-각기, 고혈압, 담낭염, 담석증, 당뇨병, 신염 수종, 유옹, 축농증, 비출혈, 토혈, 황달간염의 치료

사용법 주치증에 **옥미수**를 1회 15~30g씩 물 200㎖로 달여서 1/3씩 나누어 하루 3번 복용한다.

• 부종, 급성신염, 담석증에는 **옥미수** 8~10g을 물 500㎖로 달여서 1/3씩 나누어 하루 3번 복용한다. 꿀을 타서 복용하기도 한다.

• 만성 신장염에 **옥미수** 10g, 상백피 20g을 달여서 1/3씩 나누어 하루 3번 복용한다. 소변이 적고 몸이 부을 때 효과가 있다.

• 간경변에는 **옥미수** 50g, 질경이 10g을 달여서 1/3씩 나누어 하루 3번 복용한다.

• **옥미수** 15g, 자매과 10g, 의이인 20g, 강황 20g, 감초 30g, inositol 0.1g, 사탕 60g으로 100㎖ 되게 만든 **옥수수수염합제**는 신장염, 만성간염, 간경변, 담석증 등에 쓴다. 1회 10㎖씩 하루 3번 복용한다.

• 병후 회복기에는 옥수수 생열매를 찌거나 열매 말린 것을 가루내고 죽을 쑤어서 자양강장식으로 먹는다.

주 의 허한성 빈뇨가 있는 환자는 이 약의 사용을 금한다.

옥수수

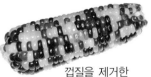

껍질을 제거한
옥수수 열매

옥수수 열매와 암술

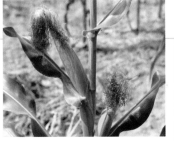

강남에서 온 열매

옥수수는 노랗게 익은 열매 알갱이가 구슬(玉;옥)처럼 윤이 난다고 하여 옥(玉)자를 붙여 이름이 지어졌다. 또 옥수수는 원래 중국 양쯔강 이남 지방에서 재배하던 것이 강을 건너 점차 북쪽 지역으로 퍼졌는데, 양쯔강 이북 지역에서 이 작물이 강남(江南) 지역에서 왔다고 한 데서 유래하여 옥수수 열매를 강냉이라고 부른다.

가래를 삭게 하고 구토를 멈추게 하는 풀

반하

Pinellia ternata (Thunb.) Breitenb.
천남성과 반하속

별　명 진주반하, 끼무릇, 제비구슬, 수옥
한약명 **반하**(半夏)-덩이뿌리

분포: 전국

채취시기 | 1 | 2 | 3 | 4 | 5 | 6 | 7 | 8 | 9 | 10 | 11 | 12 |
덩이뿌리

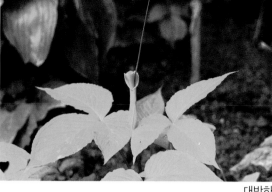
대반하

잎
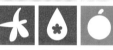
3겹잎　밋밋한모양　1~2개

꽃　열매
불염포　육수화서　장과

산과 들의 밭에서 키 30cm 자라는 여러해살이풀. 잎은 1~2장 나고 3장으로 나뉘며 작은 잎은 달걀 모양이고 가장자리에 톱니가 있다. 꽃은 암수한그루로 5~7월에 연한 황백색 불염포로 피고 꽃줄기 끝에 육

수화서가 대롱 모양으로 달리는데 위쪽이 수꽃이다. 열매는 장과이고 8~10월에 녹색으로 익는다. 덩이뿌리를 약재로 쓴다.

• 대반하(*P. tripartita* (Blume) Schott)를 대용으로 쓸 수 있다.

채 취 여름부터 가을까지 땅 속의 덩이줄기를 캐내어 겉껍질을 벗겨내고 햇볕에 말린다.

성 미 맛은 맵고 성질은 따뜻하며 독성이 들어

반하

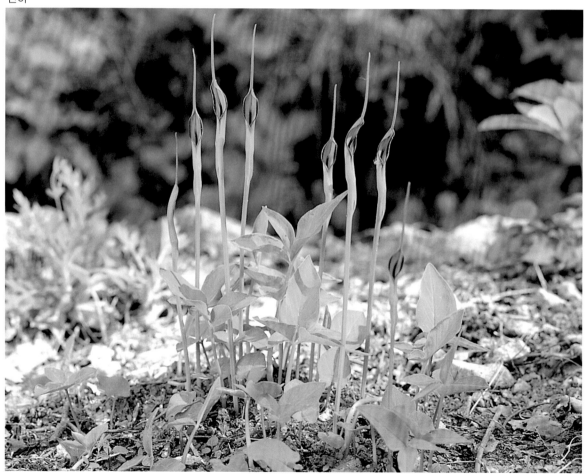

있다.

[효능] 산결(散結), 조습, 지토, 진구(鎭嘔), 진정, 진해, 항암, 화담(化痰)

－담궐두통, 두훈불면, 반위, 심통, 오심구토, 위부정수(胃部停水), 해천담다(咳喘痰多), 흉격장만(胸膈腸滿)의 치료

[사용법] 주치증에 **반하**를 1회 1.3~3g씩 물 200㎖로 달여서 복용한다.

- 구토에는 **반하** 6~10g, 생강 6~8g을 물 200㎖로 1/2이 되도록 달여서 1/3씩 나누어 하루 3번 복용한다.

- **반하**·백부자·천남성 같은 양을 섞어 머리가 어지럽고 아프며 메스꺼울 때 쓴다. 1회에 1~2g씩 하루 3번 복용한다.

- **반하**·복령·생강을 섞은 **소반하복령탕**(小半夏茯苓湯)은 임신부의 입덧을 가라앉힐 때

반하

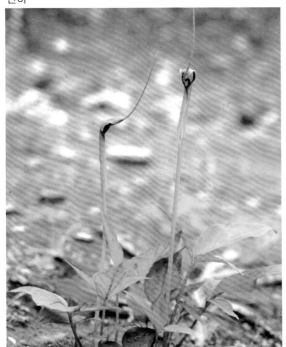

- **반하** 7g, 인삼 3g, 봉밀 20g을 섞은 **대반하탕**(大半夏湯)은 반위에 쓴다. 달여서 1회에 모두 복용한다.

- **반하** 12g, 생강 6g을 섞은 **소반하탕**(小半夏湯)은 임신오조 및 기타 구토에 쓴다. 달여서 1/3씩 나누어 하루 3번 복용한다.

- **반하** 15g, 신피(陳皮) 8g, 적복령 8g, 감초 4g, 생강 6g을 섞은 **이진탕**(二陳湯)은 담병을 치료하는 기본 처방으로서 가래가 있어 기침이 나고 가슴이 답답하며 메스껍거나 토하고 어지러우며 가슴이 두근거릴 때 쓴다. 달여서 1/3씩 나누어 하루 3번 복용한다.

- **반하** 12g, 진피(陳皮) 12g, 맥아 12g, 백출 8g, 신곡 8g, 창출·인삼·황기·천마·백복령·택사 각각 4g, 건강 2g, 황백 2g, 생강 10g을 섞어 만든 **반하백출천마탕**(半夏白朮天麻湯)은 담궐두통에 쓴다. 달여서 1/3씩 나누어 하루 3번 복용한다.

- **반하**·계피·부자·건강·인삼·백출·복령·진피(陳皮)·감초·오미자 각각 8g, 생강 6g을 섞어 만든 **회양구급탕**(回陽救急湯)은 팔다리가 차고 오슬오슬 춥고 몸이 떨거나 배가 아프고 토하며 설사할 때 쓴다. 달여서 1/3씩 나누어 하루 3번 복용한다.

[주의] 반하는 독성이 강한 독초이므로 반드시 의사와 상담하여 사용해야 한다.

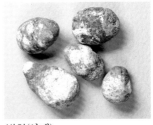
반하(약재)

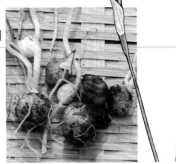
채취한 반하 덩이뿌리

유리 구슬을 닮은 덩이뿌리

반하(半夏)는 여름(夏)이 반(半)쯤 지나면 꽃대가 올라와 그 끝에 꽃이 피는 데서 이름이 유래되었다. 반하는 뿌리에 생기는 둥근 흰색 덩이뿌리가 작은 유리 구슬만하다고 하여 수옥(水玉)이란 다른 이름도 있다. 그리고 중국에서는 운남 지역에서 반하가 많이 산출되는데 이 지역의 반하를 진주반하(珍珠半夏)라고 하는 것도 같은 뜻에서이다.

풍을 없애주고 경련을 멈추게 하는 풀

천남성

Arisaema amurense f. serratum (Nakai) Kitagausa
천남성과 천남성속

별 명 노인성, 칠남생이, 털남생이, 호장
한약명 **천남성**(天南星)-덩이줄기

분포: 전국

채취시기	1	2	3	4	5	6	7	8	9	10	11	12
									■	■	■	

덩이줄기

잎

깃꼴갈래잎	톱니모양	어긋나기

꽃 / **열매**

불염포	육수화서	장과

산지에서 키 50cm 정도 자라는 여러해살이풀. 잎은 어긋나고 깃꼴로 갈라진다. 꽃은 5~7월에 깔때기 모양의 포 속에서 녹색으로 진다. 열매는 장과로 10월에 붉은색으로 익는다. 덩이줄기를 약재로 쓴다.

• 넓은잎천남성(*A. robustum* (Engler) Nakai), 두루미천남성(*A. heterophyllum* Blume), 큰천남성(*A.

천남성

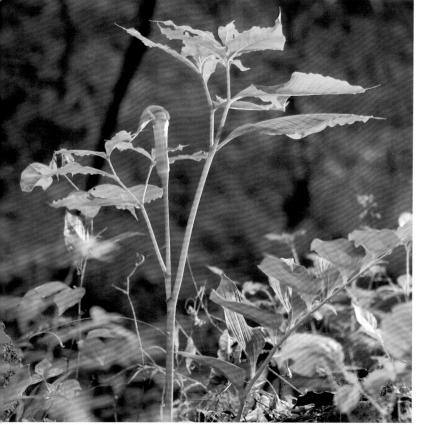

ringens (Thunb.) Schott)을 대용으로 쓸 수 있다.

채취 가을에 덩이줄기를 캐내어 줄기와 뿌리를 제거하고 물에 씻어 껍질을 벗기고 잘게 썰어서 햇볕에 말린다.

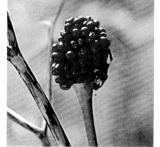

천남성 열매

성미 맛은 쓰고 성질은 따뜻하며 독성이 있다.

효능 거풍, 산결(散結), 소종, 정경(定驚), 조습, 지경, 화담(化痰)

－경련, 구안와사, 나력, 독충교상, 반신불수, 사교상, 옹종, 전간, 중풍담연, 타박골절, 파상풍, 풍담현훈(風痰眩暈), 후비의 치료

사용법 주치증에 **천남성**을 1회 1~1.5g씩 물 200㎖로 달이거나 가루내어 복용한다.

• **천남성** 4g, 반하 4g, 상백피 12g, 길경 10g을 섞어 가래가 있고 기침이 나며 숨이 차는 증세에 쓴다. 달여서 1/3씩 나누어 하루 3번 복용한다.

• **천남성** 4g, 창출 12g, 생강 12g을 섞어 습담으로 팔이 쑤실 때 쓴다. 달여서 1/3씩 나누어 하루 3번 복용한다.

• **천남성** 8, 반하 8, 지실 6, 복령 4, 진피(陳皮) 4, 인삼 2, 죽여 2, 석창포 2, 감초 1, 생강 5를 섞어 만든 척담탕(滌痰湯)은 중풍으로 말을 못할 때 쓴다. 2첩을 달여서 1/3씩 나누어 하루 3번 복용한다.

• **천남성**(법제한 것) 30, 방풍 30으로 만든 옥진산(玉眞散)은 파상풍의 예방 및 치료에 쓴다. 1회 4g씩 하루 3번 복용한다.

• **천남성** 4g, 반하 4g, 천마 12g을 섞어 풍담으로 어지럽고 구역질이 나며 가슴이 답답할 때 쓴다. 달여서 1/3씩 나누어 하루 3번 복용한다.

• 종양, 종기 등 외과 질환에는 **천남성**을 가루내어 기름에 개

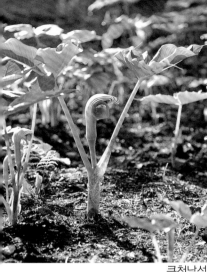
큰천남성

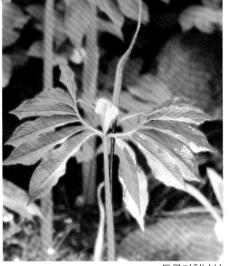
두루미천남성

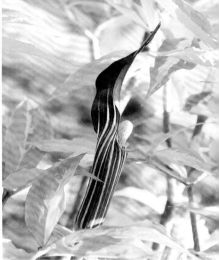
자주천남성

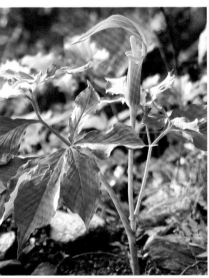
넓은잎천남성

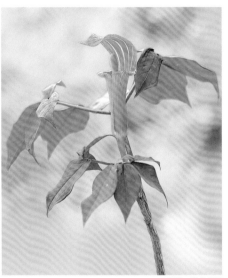
점박이천남성

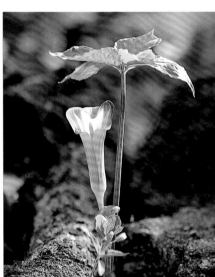
둥근잎천남성

어서 환부에 붙인다.

• **천남성** 가루를 소의 쓸개(우담; 牛膽)에 섞어서 찐 후 쓸개주머니에 넣고 바람이 잘 통하는 그늘에 매달아 말린 것을 **우담남성**(牛膽南星)이라고 한다. 이 약은 경련을 진정시키고 담을 삭이며 열을 내리게 하므로 경련, 소아

경풍, 경간 등에 쓴다. **우담남성**은 하루 2~4g 쓴다. 또 부스럼, 연주창 및 타박상으로 어혈이 생겼을 때 외용한다.

주 의 임산부에게 쓰지 않는다.

채취한 천남성 덩이줄기와 뿌리

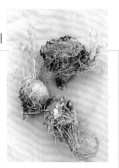

호장(虎掌)과 사두초(蛇頭草)

식물의 성질이 별 가운데 가장 양기가 강한 별 같다고 하여 이름을 천남성이라고 붙였다고 한다. 다른 이름을 찾아보면, 땅 속에 있는 납작한 덩이줄기가 범[범 호(虎)]의 발바닥처럼 생겼다고 하여 '호장(虎掌)'이라고도 하고, 꽃잎이 없는 꽃 모양이 머리를 쳐들고 있는 뱀 머리[사두(蛇頭)]와 비슷하다고 하여 '사두초(蛇頭草)'라고도 부른다.

천남성은 옛날에 사약으로 사용되었다. 조선시대에 그 유명한 장희빈에게 내려진 사약이 바로 천남성 뿌리의 가루이다.

열을 내리게 하고 독성을 없애주는 풀

토란

Colocasia esculenta (L.) Schott
천남성과 토란속

분포: 전국

별　명 토련
한약명 **야우**(野芋)-덩이줄기

채취시기 1 2 3 4 5 6 **7** 8 9 10 11 12
덩이줄기

 잎

넓은타원형　물결모양　밑둥모여나기

 꽃　　 열매

특이모양　육수화서　맺지않음

키 1m 정도 자라는 여러해살이풀. 잎은 뿌리에서 나고 넓은 타원형이다. 꽃은 8~9월에 노란색 육수화서로 피고 꽃줄기 위쪽에 수꽃, 아래쪽에 암꽃이 달린다. 덩이줄기를 식용하고 약재로도 쓴다.

토란

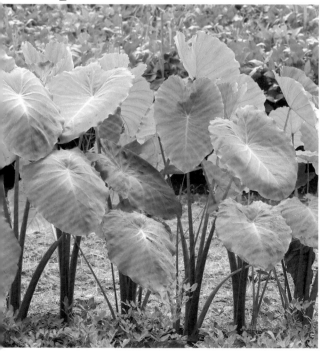

채 취 7~9월에 땅속의 덩이줄기를 캐내어 햇볕에 말린다.

성 미 맛은 맵고 성질은 차다.

효 능 소염, 이뇨, 제독, 항염, 해열

－감기 발열, 갑상선 종대, 나력, 두통, 복부창만, 사교상, 소변불리, 소변불통, 소아마진, 음부자통, 임파선종, 적백이질, 하혈, 황수창(黃水瘡)의 치료

사용법 소변불리, 음부자통(陰部刺痛)에는 생토란 10여 개를 편으로 썰어 물 1ℓ에 설탕을 약간 넣고 1/2이 되도록 달인 물을 1회 1컵씩 하루 2~3번 복용한다. 이 처방은 이뇨, 소염의 효과를 볼 수 있다.

• 소변불통에는 토란 3~4개, 부소맥 37.5g을 함께 삶은 물을 차 마시듯 수시로 복용한다.

• 심한 감기에는 토란 10개, 통초 7.5g, 차전자약 19g을 달여서 복용한다. 이것을 하루 2첩을 만들어 재탕까지 3회 복용한다.

• 임파선종에는 토란 4개, 해파리 37.5g, 나복자 12g을 물 800㎖로 1/2이 되도록 달여서 1/3씩 나누어 하루 3번 식후에 따뜻하게 데워 복용한다.

• 벌에 쏘였을 때에는 생토란을 찧어 환부에 바른다. 하루에 2번 갈아 준다.

• 제창종독에는 **야우**를 불에 구워 가루로 만들고 환부에 바른다. 하루에 2번 갈아 준다.

• 뱀에 물렸을 때는 생토란 3, 호령 1의 비율로 섞어 찧은 것을 환부에 바른다. 마르면 새것으로 갈아준다. 이 처방은 응급 처방이므로 전문 치료를 다시 받아야 한다.

토란 꽃

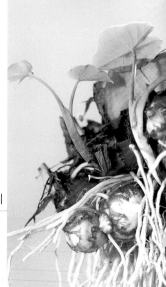
토란 뿌리줄기

땅 위의 연꽃

토란(土卵)은 땅속의 덩이줄기에 양분을 저장하는데 이 흰색 덩이줄기가 새알(卵; 란)과 닮았으므로 '땅 속에 있는 알'이라는 뜻으로 이름이 유래되었다. 또 길이 30~50㎝의 커다란 방패 모양으로 긴 잎자루 끝에 달린 토란의 타원형 잎이 연꽃의 잎을 닮았다고 하여 '땅 위의 연꽃'이라는 뜻으로 토련(土蓮)이라고도 부른다.

위장을 튼튼하게 하고 담을 삭게 하는 풀

창포
Acorus calamus L.
천남성과 창포속

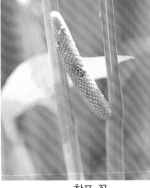
창포 꽃

별　명 장포, 청푸
한약명 **수창포**(水白菖) · **백창**(白菖)-뿌리줄기

분포: 전국

채취시기	1	2	3	4	5	6	7	**8**	**9**	**10**	11	12

뿌리줄기

잎

긴칼모양	밋밋한모양	밑둥마주나기

꽃 / **열매**

꽃잎없음	육수화서	장과

키 60~90cm 자라는 여러해살이물풀. 잎은 밑동에서 마주나고 긴 칼 모양이다. 꽃은 6~7월에 연황록색으로 피고 육수화서로 달린다. 열매는 장과로 7~8월에 적색으로 여문다. 땅 속줄기를 약재로 쓴다.

창포

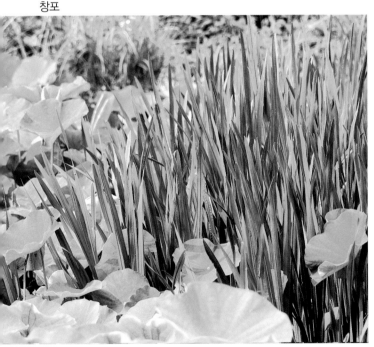

채 취 8~10월에 뿌리줄기를 캐내어 비늘잎과 잔 뿌리를 제거하고 햇볕에 말린다.

성 미 맛은 맵고 성질은 따뜻하다.

효 능 개규, 거담, 건비, 건위, 이습, 진경(鎭痙), 진정, 화담

－가슴이 두근거리는 증세, 각막염, 간질병, 개창, 건망증, 기관지염, 기침, 류머티즘성 동통, 설사, 소화불량, 악성종기, 옴, 옹종, 이질, 장염, 전간(癲癇), 정신불안의 치료

사용법 주치증에 **수창포** 3~6g씩 물 500~600㎖로 달여서 1/3씩 나누어 하루 3번 복용한다. 수창포를 가루내어 복용하기도 한다.

• 만성기관지염에 **수창포**를 가루내어 0.3g씩 교갑에 넣어 1회 2정씩 하루 2~3번 복용하면 효과가 좋다. 적리, 장염에는 1회 3정씩 하루 3번 복용한다.

• **수창포** · 원지 · 복령 · 용골 각각 30g, 구판 50g을 가루내어 건망증, 가슴 두근거림, 정신이 혼미할 때 1회 5g씩 하루 3번 복용한다.

• 소화불량으로 배가 더부룩할 때는 **수창포** 10g, 나복자(덖은 것) 10g, 신곡 10g, 향부자 12g을 달여서 1/3씩 나누어 하루 3번 복용한다.

• 옴이나 종기에는 **수창포** 달인 물로 환부를 닦아낸다. 또는 **수창포**를 가루내어 기름으로 개어서 환부에 붙인다.

주 의 부작용으로 메스꺼움, 구토 등 증세가 있으나 약쓰기를 끊으면 이 증세가 없어진다.

꽃창포

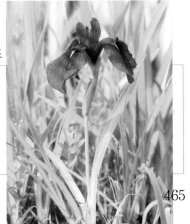

꽃창포

꽃창포(*Iris ensata* var. *spontanea* (Max.) Nakai)는 잎이 창포와 비슷하지만 붓꽃과 식물이다. 꽃창포는 '꽃이 피는 창포'라는 뜻으로 꽃이 육수화서인 창포와 달리 흰색이나 노란색으로 화려하게 꽃이 피는 것을 나타낸다. 꽃창포는 원예용으로 많이 재배하지만 뿌리줄기를 타박상 등에 외용한다. 꽃창포는 각지의 창포원에서 관상용으로 많이 식재된다.

풍과 습을 없애주고 종기를 가라앉게 하는 풀

석창포

Acorus gramineus Soland.
천남성과 창포속

별　명 석장포, 석향포
한약명 **석창포**(石菖蒲)-뿌리줄기

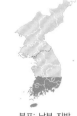
분포: 남부 지방

채취시기	1	2	3	4	5	6	7	8	9	10	11	12
	전초		지상부, 뿌리줄기						열매, 씨			

잎		
긴칼모양	밋밋한모양	밑동모여나기

꽃		열매
꽃잎없음	육수화서	삭과

물가에서 자라는 여러해살이풀. 잎은 뿌리에서 모여나고 긴 칼 모양이다. 꽃은 6~7월에 연한 노란색으로 피고 육수화서로 달린다. 열매는 삭과이고 9~10월에 녹색으로 익는다. 뿌리줄기를 약재로 쓴다.

채 취 가을에 뿌리줄기를 캐내어 줄기와 잔뿌리를 제거하고 물에 씻어 햇볕에 말린다.

석창포 꽃과 잎

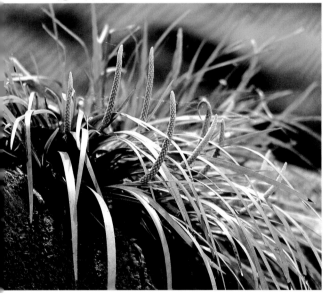

성 미 맛은 맵고 성질은 따뜻하다.

효 능 개규, 거습, 거풍, 건위, 소종, 안신, 이기, 활담, 활혈
-간질병, 건망증, 기페이농, 나간, 담궐, 복통, 소화불량, 심흉번민, 악성종기, 열병혼수, 위장염, 위통, 전간, 중이염, 중풍, 타박상, 풍한습비, 화농성 종양의 치료

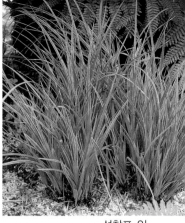
석창포 잎

사용법 주치증에 **석창포**를 1회 1~3g씩 물 200㎖로 달이거나 가루내어 복용한다.

• 복통에는 **석창포** 5~10g을 물 600㎖로 1/2이 되도록 달여서 1/3씩 나누어 하루 3번 식간에 복용한다. 건위 효과도 볼 수 있다.

• **석창포** 6g, 서각 4g, 지황 12g을 섞어 열이 나고 정신이 흐릴 때 쓴다. 달여서 1/3씩 나누어 하루 3번 복용한다.

• **석창포** · 진피(陳皮) · 반하 · 복령 · 지실 · 죽여 · 백출 · 향부자 · 선황련 · 당귀 · 백작약 각각 8g, 맥문동 7g, 산궁궁 · 원지 · 인삼 각각 5g, 감초 3g, 생강 6g으로 만든 **청심온담탕**(淸心溫膽湯)은 전간에 쓴다. 달여서 1/3씩 나누어 하루 3번 복용한다.

• 종기, 타박상 등의 외과 질환에는 **석창포** 달인 물로 환부를 씻거나 석창포를 가루내어 기름에 개어서 환부에 붙인다.

• 요슬냉통, 냉복통에는 석창포 생잎을 입욕제로 욕탕에 넣고 목욕하면 효과를 볼 수 있다.

• 신경통에는 석창포의 생뿌리줄기와 생잎을 소주(35도) 3배량(말린 석창포는 5배량)에 담가 6개월 정도 숙성시킨 후 매일 조금씩 마신다. 강장 효과가 있다.

창포 꽃

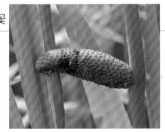

석창포와 창포

창포(菖蒲)는 습기가 많은 물가에서 무리를 이루어 무성하게(菖) 자라며 긴 선 모양인 잎이 부들(蒲黃;포황)과 비슷하다고 하여 이름이 유래되었다. 여기에 석창포(石菖蒲)는 물가의 바위에 붙어서 잘 자라므로 이름에 석(石)자를 붙였다. 창포에는 향기를 내는 성분이 있어서 예로부터 여인들이 잎과 줄기를 삶은 창포 물에 머리를 감는 풍습이 전해졌지만 석창포의 잎은 쓰지 않는다.

오줌을 잘 나오게 하고 종기를 가라앉게 하는 풀

개구리밥

Spirodela polyrhiza (L.) Sch.
개구리밥과 개구리밥속

별 명 머구리밥풀, 부평초, 평초
한약명 **부평**(浮萍)-전초

분포: 전국

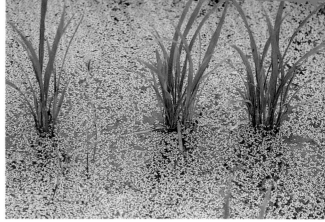

좀개구리밥

채취시기	1	2	3	4	5	6	7	8	9	10	11	12

전초

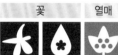

잎

달걀모양 밋밋한모양 모여나기

꽃   열매

특이모양 특이모양 삭과

논이나 연못에서 잎과 줄기가 물 위에 떠 있는 여러해살이풀. 수생부엽 식물이다. 가을에 작은 겨울눈이 물속에 가라앉아서 겨울을 나고 이듬해 봄에 물 위로 나와 번식한다. 엽상체는 달걀 모양이며 앞면은 녹색이고 뒷면은 자주색이다. 꽃은 7~8월에

개구리밥

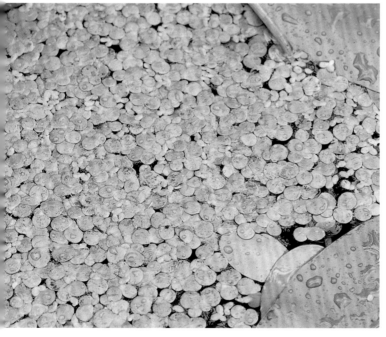

흰색으로 피는데 매우 작아서 찾아보기 어렵다. 열매는 포과이다. 전초를 약재로 쓴다.

• 좀개구리밥(*Lemna paucicostata* Torrey)을 대용으로 쓸 수 있다.

채취 여름에 전초를 물에서 건져내어 물에 깨끗이 씻어 햇볕에 말린다.

성미 맛은 맵고 성질은 차다.

효능 강장, 발한해표(發汗解表), 소종(消腫), 이뇨, 투진지양(透疹止痒), 해독

-두드러기, 소변불리, 외감성 오한, 전신부종, 피부소양, 초기 홍역의 치료

사용법 주치증에 **부평** 3~6g을 물 200㎖로 달여서 식간에 복용한다.

• 감기, 부증(浮症), 소변불통에는 **부평** 8g을 물 200㎖로 달여서 1/3씩 나누어 하루 3번 복용한다.

• 두드러기에는 **부평** 10g 또는 우방자 10g, 박하 10g을 함께 달여서 1/3씩 나누어 하루 3번 복용한다.

• 저령 6, 택사 10, 백출 6, 적복령 6, 육계 2를 섞어 만든 **오령산**(五苓散)에 **부평**을 섞어 몸이 붓고 오슬오슬 추울 때 쓴다. 1회 4~6g씩 하루 3번 복용한다.

주의 표가 허하여 저절로 땀이 날 때는 쓰지 않는다.

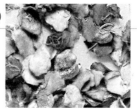

부평(약재)

물을 맑게 하는 식물

개구리밥은 여름에 논과 물가에서 개구리가 이 식물이 모여 있는 곳에 몸을 숨기고 있는 데서 이름이 유래된 것으로 추정된다. 또 논이나 연못에서 넓게 퍼져서 물 위에 떠다니므로 부평초(浮萍草)라고도 부른다. 개구리밥은 물 속에서 자라면서 산소를 배출하여 오염된 물을 맑게 하는 수생정수식물(水生淨水植物)이다.

혈액순환을 좋게 하고 어혈을 없애주는 풀

흑삼릉

Sparganium stoloniferum Hamilton.
흑삼릉과 흑삼릉속

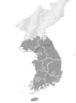

분포: 중부 이남

별 명 호흑삼능
한약명 **삼릉**(三稜)-덩이줄기

채취시기	1	2	3	4	5	6	7	8	9	10	11	12

덩이줄기

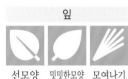

잎
선모양 밋밋한모양 모여나기

꽃 열매
꽃잎3 두상화서 구과

키 70~100cm 자라는 여러해살이풀. 잎은 모여나고 선 모양이다. 꽃은 암수한그루로 6~7월에 흰색으로 피고 꽃줄기 끝에 원추상두상화서가 달린다. 열매는 구과이다. 땅속의 덩이줄기를 약재로 쓴다.

• 매자기(*Scirpus fluviatilis* (Torr.) A. Gray)를 대용

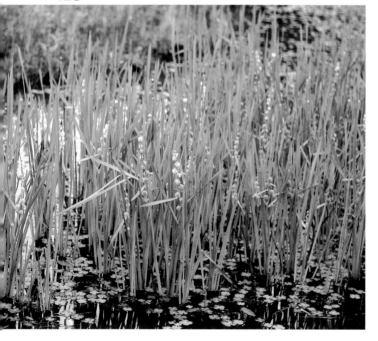
흑삼릉

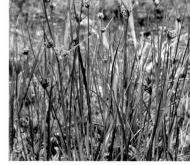
매자기

으로 쓸 수 있다.

채 취 가을에 덩이줄기를 캐어 줄기와 수염뿌리를 다듬고 껍질을 벗겨서 햇볕에 말린다.

성 미 맛은 쓰고 성질은 평온하다.

효 능 양혈(涼血), 이기, 진통, 통경, 파혈거어, 항암, 항염, 행기지통

–간종, 무월경, 비종, 소화불량, 산후어지럼증, 산후복통, 유즙불통, 적취, 징가, 타박상 치료

사용법 주치증에 **삼릉** 5~8g을 물 500~600㎖로 1/2이 되도록 달여서 1/3씩 나누어 하루 3번 복용한다.

• **삼릉** · 현호색 · 봉출 · 후박 각각 8g, 당귀 10g, 백작약 10g, 토목향 6g을 함께 달여서 월경이 없어지고 배가 아플 때 하루에 3번에 나누어 복용한다.

• **삼릉** 12g, 청피 · 반하 · 맥아 · 봉출 각각 8g을 섞어 만든 **삼릉전**(三稜煎)은 부인의 식체 및 배 안에 뜬뜬한 덩어리가 있고 아플 때(징가) 쓴다. 달여서 1/3씩 나누어 하루 3번 복용한다.

• **삼릉** · 사인 · 진피(陳皮) · 반하 · 백복령 · 지실 · 산사 · 약누룩 · 향부자 · 봉출 · 건강 각각 4g을 섞은 **내소산**(內消散)은 음식에 체하여 뱃속이 트직하고 배가 불어나며 아플 때 쓴다.

• **삼릉** · 봉출 · 청피 · 진피(陳皮) · 길경 · 곽향 · 익지인 · 향부자 · 육계 · 감초 각각 8g, 생강 6g, 대조 4g을 섞은 **대칠기탕**(大七氣湯)은 배가 불어나며 아플 때, 적취에 쓴다. 달여서 1/3씩 나누어 하루 3번 복용한다.

주 의 임산부와 월경의 양이 너무 많은 사람에게는 쓰지 않는다.

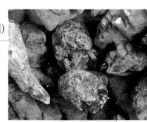
삼릉(약재)

줄기가 세모진 삼릉

흑삼릉의 한약명은 삼릉(三稜)이고 대용 약재로 쓸 수 있는 매자기(*Scirpus fluviatilis* (Torr.) A. Gray)의 한약명은 형삼릉(荊三稜)이다. 삼릉(三稜)은 이름대로 줄기가 세모진 기둥 모양이어서 단면이 삼각형이고 줄기에 능선(稜線)이 3개인 것을 나타낸다. 흑삼릉과 매자기는 모두 줄기가 세모 기둥 모양이므로 한약명에 삼릉이 들어 있는 것이다.

어혈을 없애주고 출혈을 멎게 하는 풀

부들

Typha orientalis C. Presl
부들과 부들속

별 명 향포
한약명 **포황**(蒲黃)-꽃가루

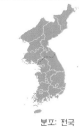

분포: 전국

꽃가루

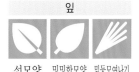

잎

선모양 밋밋한모양 밑동모여나기

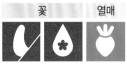

꽃 **열매**

꽃잎없음 육수화서 이삭모양

연못 가장자리와 습지에서 키 1~1.5m 자라는 여러해살이풀. 잎은 분백색이고 선 모양이며 밑부분이 줄기를 완전히 감싼다. 꽃은 6~7월에 노란색으로 피고 꽃줄기 끝에 원기둥 모양 육수화서로 달리는

부들

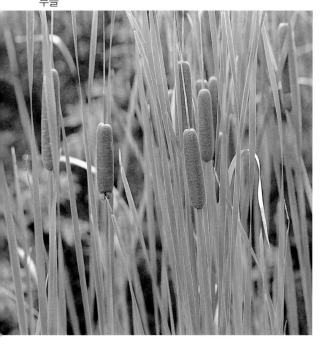

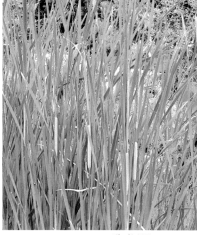

애기부들

데 수꽃은 윗부분에 달린다. 꽃잎이 없다. 열매는 긴 타원형 이삭 모양이며 10월에 적갈색으로 익으며 다 익으면 솜털에 의해 날아간다. 꽃가루를 약재로 쓴다.

채취 여름에 꽃이 필 때 꽃을 잘라 햇볕에 말리고 수꽃의 꽃가루를 털어서 채로 친다. 그대로 쓰거나 불에 검게 태워서 **포황탄**(蒲黃炭-불에 태운 꽃가루)을 만들어 쓴다.

성미 맛은 달고 성질은 평온하다.

효능 소어(消瘀), 양혈(凉血), 지혈, 활혈

-경폐복통, 구창, 대하, 산후어저동통, 음하습양(陰下濕痒), 이루(耳漏), 이중출혈(耳中出血), 자궁출혈, 중설(重舌), 타박어혈, 창절종독, 비출혈, 토혈, 혈뇨, 혈변의 치료

사용법 주치증에 부들의 생꽃가루나 **포황탄**(蒲黃炭)을 1회 2~4g씩 물 200㎖로 달이거나 곱게 가루내어 복용한다.

• 토혈, 장출혈에는 **포황** 5~10g을 물 600㎖로 1/2이 되도록 달여서 1/3씩 나누어 하루 3번 복용한다.

• 요도염에는 **포황** 8g을 따뜻하게 데운 술로 복용한다.

• **포황** · 목단피 · 현호색 · 백지 · 계심 · 오령지 · 몰약 각각 6g, 당귀 15g, 백작약 15g, 산궁궁 12g으로 만든 **기침산**(起枕散)은 산후복통에 쓴다. 달여서 1/3씩 나누어 하루에 3번 복용한다.

• 음낭습진, 악성종기에는 **포황** 가루를 환부에 뿌리거나 기름에 개어서 환부에 붙인다.

채취한 부들 꽃가루

애기부들

포황(蒲黃)은 창포(菖蒲)와 비슷한 잎을 가진 식물에서 나오는 주황색(朱黃色) 꽃가루라는 뜻이다. 애기부들(*T. angustata* Bory et Chaubard)은 부들보다 작으며 부들처럼 줄기 끝에 육수화서를 만드는데, 수꽃덩어리(위)와 암꽃덩어리(아래)가 2cm 정도 간격을 두고 떨어져 있는 것이 부들과 다르다. 애기부들의 꽃가루도 한약명을 포황이라고 하며 약재로 쓰고 있다.

나쁜 피를 없애주고 월경을 순조롭게 하는 풀

매자기

Scirpus fluviatilis (Torr.) A. Gray
사초과 고랭이속

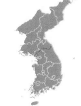
분포: 전국

별 명 좀매자기, 매재기
한약명 **형삼릉**(荊三稜)-덩이줄기

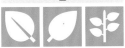
잎
선모양　밋밋한모양　어긋나기

꽃　　열매

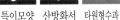
특이모양　산방화서　타원형수과

매자기 밭

연못가 또는 물 속에서 키 80~150cm 자라는 여러해살이풀. 잎은 꽃줄기에 달리는데 어긋나고 끝이 날카로운 선형이며 하부는 통 모양의 엽초가 되어 줄기를 싼다. 꽃은 6~10월에 피고 꽃줄기 끝에 산방화서를 이루며 가지에 작은이삭이 달린다. 열매는 수과이고 세모진 긴 타원형이며 10월에 회갈색으로 익는다. 덩이줄기를 약재로 쓴다.

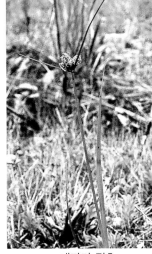
매자기 전초

채취 가을에 서리가 내린 후 덩이줄기를 캐내어 겉껍질을 벗겨내고 햇볕에 말린다.

성미 맛은 쓰고 성질은 조금 차다.

효능 소악혈(消惡血), 소적(消積), 지통, 타태(墮胎), 통경, 파혈(破血), 하유즙(下乳汁), 행기
-간암, 기장만(氣腸滿), 기혈체(氣血滯), 산후복통, 생리불순, 심복통, 어혈동통, 위암, 적취, 타박어혈, 혈훈(血暈)의 치료

사용법 주치증에 **형삼릉**을 1회 3~10g씩 물 200㎖로 달여서 복용한다.

- 생리불순에 **형삼릉** 5~10g을 물 400㎖로 1/2이 되도록 달여서 1/3씩 나누어 하루 3번 식전에 복용한다. 이 처방은 산후회복에도 효과를 볼 수 있다.

- **형삼릉** 12g, 청피·반하·맥아·봉출 각각 8g을 섞은 **삼릉전**(三稜煎)은 부인의 식체 및 배 안에 뜬뜬한 덩어리가 있고 아플 때(징가) 쓴다. 달여서 1/3씩 나누어 하루 3번 복용한다.

- 산모의 젖이 잘 안 나올 때에는 **형삼릉** 20~50g을 물 500㎖로 1/2이 되도록 달인 후 식힌 물을 헝겊에 적셔서 유방을 씻는다.

주의 생리과다, 임신부에게는 사용을 금한다.

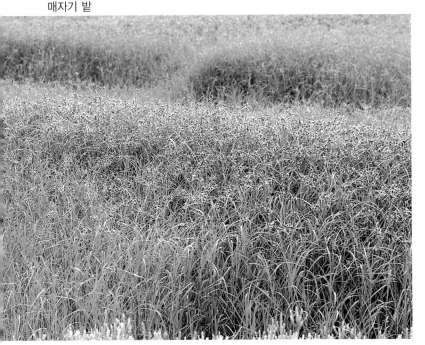

형삼릉과 흑삼릉

한약명에서 삼릉(三稜)은 매자기와 흑삼릉처럼 식물의 줄기가 세모진 기둥 모양이어서 줄기에 능선(稜線)이 3개인 것을 나타낸다. 중국에서는 형삼릉(荊三稜)과 흑삼릉(黑三稜)을 모두 삼릉(三稜)이라고 하는데 우리나라에 수입되는 중국산 삼릉은 대부분이 형삼릉이다. 그런데 중국 식물명인 형삼릉의 약명은 흑삼릉(黑三稜)이고, 역시 중국 식물명 흑삼릉(*Sparganium stenophyllum* Max.)의 약명은 형삼릉(荊三稜)이어서 헷갈리기 쉬운데, 두 식물의 이름과 약명이 서로 뒤바뀐 것이다.

기침을 멎게 하고 담을 없애주는 풀

양하

Zingiber mioga (Thunb.) Roscoe

생강과 생강속

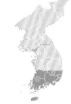

별　명 양애, 양해

한약명 **양하**(蘘荷)-뿌리줄기

분포: 남부 지방

채취시기	1	2	3	4	5	6	7	8	9	10	11	12

뿌리줄기

잎

피침형　밋밋한모양　어긋나기

꽃　　　　열매

꽃잎3갈래　타원형　삭과

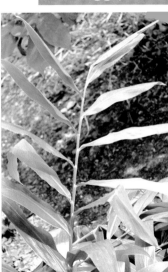

양하 전초

산지나 들의 숲에서 키 40~100cm 자라는 여러해살이풀. 뿌리줄기는 옆으로 뻗으면서 비늘 조각 모양의 잎으로 덮인다. 잎은 어긋나고 피침형이며 밑부분이 좁아져 잎자루처럼 된다. 꽃은 8~10월에 연황색으로 피고 꽃줄기에 긴 타원형으로 달린다. 포는 달걀 모양이고 화관은 통 모양이며 꽃잎은 3개로 갈라진다. 뿌리줄기를 약재로 쓴다.

채취 뿌리줄기는 필요할 때 캐내고, 잎과 줄기는 가을에 채취하여 바람이 잘 통하는 그늘에서 말린다.

성미 맛은 맵고 성질은 따뜻하다.

효능 활혈, 조경, 진해, 거담, 해독

- 생리불순, 해수, 창종, 적목(赤目), 후비(喉痺), 동창(凍瘡)의 치료

사용법 주치증에 **양하** 9~15g을 물 300㎖로 달여서 복용한다.

- 신장병, 생리불순에는 **양하** 10g을 달여서 복용한다.

- 눈이 피로할 때에는 양하의 생뿌리줄기를 갈아서 나온 즙액을 물 2배량으로 희석하여 눈에 온습포하면 효과를 볼 수 있다.

- 동상, 동창에는 **양하** 30g을 물 500㎖로 1/2이 되도록 달인 물로 환부를 온습포한다.

- 냉증에는 양하의 생줄기와 잎 2움큼을 잘게 썰어서 천주머니에 넣어 입욕제로 욕탕에 넣고 목욕하면 효과를 볼 수 있다.

양하

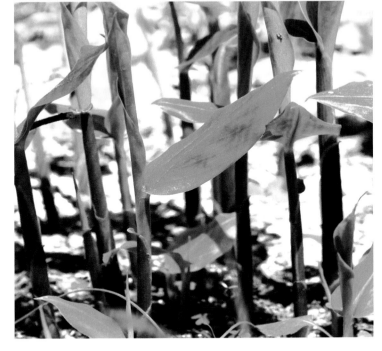

양하 새순

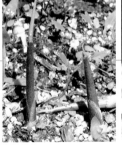

양하 꽃

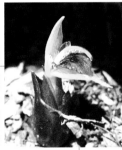

산나물 요리

봄에 양하의 새순을 채취하여 생으로 된장을 찍어 먹거나 식초에 절여서 먹는다. 여름에는 양하의 꽃을 채취하여 향신료로 쓰거나 생으로 튀김을 만들어 먹기도 한다. 양하는 양하 무침, 양하 장아찌, 양하 산적 등의 요리를 만들며 특유의 향과 씹는 식감이 좋은 음식 재료이다.

기침을 멎게 하고 해독 작용을 하는 풀

생강
Zingiber officinale Roscoe
생강과 생강속

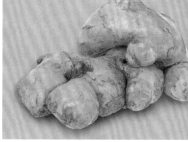
분포: 전국

별 명 새양
한약명 **생강**(生薑)–생뿌리줄기

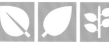
채취시기 1 2 3 4 5 6 7 8 9 **10 11 12**
뿌리줄기

잎
긴피침형 밋밋한모양 어긋나기
꽃 **열매**
꽃잎3갈래 수상화서 삭과

키 30~50cm 자라는 여러해살이풀. 잎은 어긋나고 긴 피침형이며, 양끝이 좁고 밑부분이 잎집이 된다. 꽃은 8~9월에 황록색으로 피는데 우리나라에서는 잘 피지 않는다. 열매는 삭과이고 10월에 익는다. 뿌리줄기를 식용하고 전초를 약재로 쓴다.

생강

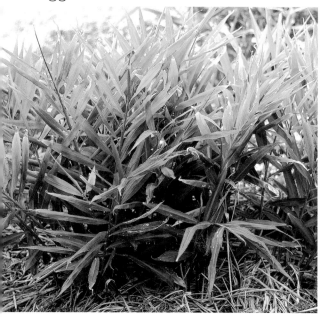

채 취 가을에서 초겨울까지 뿌리줄기를 캐내어 잔뿌리를 제거한다.

성 미 맛은 맵고 성질은 조금 따뜻하다.

효 능 거담, 발한 해표(解表), 소염, 억균, 온중, 온폐지해(溫肺止咳), 지사, 지토(止吐), 진통, 항염, 해독

–관절통, 구토, 반하중독, 복통, 어해독 중독, 장만, 조수육(鳥獸肉) 중독, 천남성 중독, 천해, 비출혈, 풍한감모의 치료

채취한 생강 뿌리줄기

사용법 주치증에 **생강**을 1회 3~9g씩 물 200㎖로 달여서 복용한다.

· 편도선염이나 기관지염 등으로 목이 아플 때에는 **생강**을 갈아서 헝겊으로 싸고 뜨거운 물에 적셔서 환부에 온습포한다.

· 식욕부진, 구토에는 **생강** 1~2g을 갈아서 끓는 물에 넣고 우려낸 물을 1/3씩 나누어 하루 3번 복용한다.

· 기침에는 **생강** 5g, 진피(陳皮) 5g을 설탕 약간과 함께 물 400㎖로 1/2이 되도록 달여서 1/3씩 나누어 하루 3번 복용한다.

· **생강** 8g, 진피(陳皮) 4g을 섞어 만든 **생강귤피탕**(生薑橘皮湯)은 헛구역질하며 손발이 찰 때 쓴다. 달여서 하루에 1~2번 나누어 복용한다.

· 감기에 걸렸을 때는 **생강**을 소주에 담가 우려낸 **생강약술**을 복용한다.

· 목구멍이 아플 때에는 **생강** 한 움큼을 잘게 썰어 가제 등으로 싸서 끓는 물로 데운 것으로 목구멍을 온습포한다.

주 의 열증에는 쓰지 않는다.

건강(약재)

생강·건강·흑강

생강은 생으로 쓰는 것을 생강(生薑), 찌거나 삶아서 말린 것을 건강(乾薑), 불에 검게 구워 말린 것을 흑강(黑薑)이라고 한다. 생강은 성질이 조금 따뜻한데 건강은 더 따뜻하며, 흑강은 지혈 효과가 있다. 강피(薑皮–생강 껍질)는 성질이 차므로 몸을 덥게 하려면 생강 껍질을 제거해서 쓰고 몸을 차게 하려면 껍질째 쓰는데, 강피는 부종 치료에 효과를 볼 수 있다.

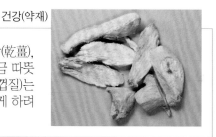

위장을 튼튼하게 하고 출혈을 멎게 하는 풀

울금

Curcuma longa Linné
생강과

별 명 심황, 가을울금
한약명 울금(鬱金)-뿌리줄기

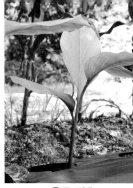

분포: 전국

잎		
타원형	밋밋한모양	밑둥모여나기

꽃	열매
꽃잎3갈래 수상화서	삭과

약용과 관상용으로 재배하고 키 40~50cm 자라는 여러해살이풀. 굵은 뿌리줄기가 있다. 잎은 끝이 뾰족한 타원형이며, 잎자루가 길고, 4~8개가 다발 모양으로 모여 나온다. 꽃은 초가을에 연노란색으로 피고 잎 사이에서 나온 꽃줄기 끝에 수상화서로 달리며 비늘 모양으로 겹쳐진 꽃턱잎이 화관을 이룬다. 뿌리줄기를 약재로 쓴다.

울금

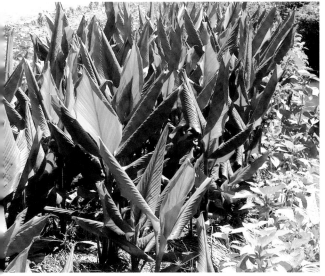

채 취 가을에 덩어리진 뿌리줄기를 캐내어 잔뿌리와 줄기를 제거하고 잘게 썰어 데친 후 그늘에서 말린다.

성 미 맛은 맵고 쓰며 성질은 차다.

효 능 건위, 행기혈(行氣血), 담즙분비촉진, 배설촉진, 소종, 지혈

－담낭결석, 생리불순, 생리통, 소화장애, 요통, 절상(絕傷), 종기, 치질, 비출혈, 토혈, 혈뇨의 치료

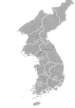

울금 전초

사용법

• 담낭, 간장, 위의 운동을 활발하게 해주려면 **울금** 6~20g을 달여서 1/3씩 나누어 하루 3번 복용한다.

• 간염에는 **울금**을 가루내어 1회 1~2g씩 하루 3번 복용한다.

• 과음, 과식, 가벼운 황달에는 **울금**을 하루에 10g씩 달여서 복용한다.

• **울금** · 인진호 · 치자 각각 10g을 섞어 황달에 쓴다. 달여서 1/3씩 나누어 하루에 3번 복용한다.

• **울금** 5g, 반하 8g, 인진호 4g, 백모근 4g, 천마 3g, 생강 2g을 섞은 **울금탕**(鬱金湯)은 간염에 쓴다. 달여서 1/3씩 나누어 하루에 3번 복용한다. 또 울금 한 가지를 가루내어 1회 1~2g씩 하루 3번 복용하기도 한다.

• **울금** · 시호 · 당귀 · 작약 · 향부자 · 목단피 · 치자 · 황금 · 겨자 각각 10g을 무월경이나 배가 아플 때 쓴다. 달여서 1/3씩 나누어 하루에 3번 복용한다.

• 수치질, 절상, 찰상, 종기에는 울금 생뿌리줄기를 강판에 갈아서 환부에 붙인다. 또 울금 가루를 물에 개어서 환부에 붙이기도 한다.

주 의 임산부에게는 쓰지 않는다.

울금 뿌리와 뿌리줄기

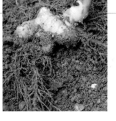

노란색 염료

울금은 술에 섞으면 술이 누렇게 금색으로 변하는 데서 이름이 유래되었다. 덩어리진 울금의 뿌리줄기가 약재로 쓰는 외에 색을 물들이는 염료와 식품의 착색제로 쓰인 것은 기원전부터 기록이 있다. 울금은 인도에서는 카레의 주원료이고 미얀마에서는 승복을 염색할 때 쓰였다. 중국 명나라 때는 황궁의 상징색인 노란색을 내는 데 쓰였고 일본에서는 단무지의 색을 내는 착색제로 옛날부터 이용하고 있다.

몸을 튼튼하게 하고 경련을 멈추게 하는 풀

천마

Gastrodia elata Blume
난초과 천마속

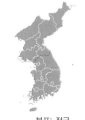

분포: 전국

별 명 수자해좆, 적전, 정풍초
한약명 **천마**(天麻)·**적전근**(赤箭根)-
덩이뿌리

채취시기	1	2	3	4	5	6	7	8	9	10	11	12

덩이뿌리   덩이뿌리

잎

비늘잎   밋밋한모양   어긋나기

꽃   **열매**

단지모양   총상화서   삭과

산지에서 키 60~100cm 자라는 여러해살이기생풀. 잎이 없고 비늘잎이 성기게 난다. 꽃은 6~7월에 황갈색으로 피고 총상화서로 달린다. 열매는 삭과이고 8~9월에 익는다. 전초를 약재로 쓴다.

천마

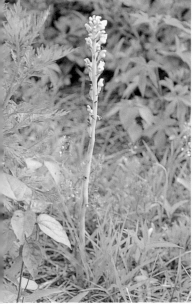

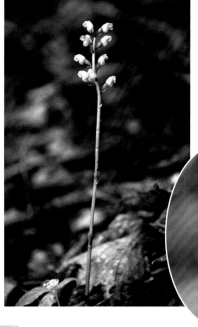

천마 꽃

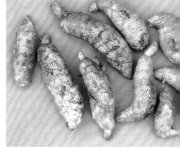

채취한 천마 덩이뿌리

채 취 봄 또는 가을에 뿌리줄기를 캐내어 줄기를 제거하고 껍질을 벗긴 후 증기에 쪄서 햇볕에 말린다.

성 미 맛은 달고 성질은 평온하다.

효 능 강장, 식풍(熄風), 진경(鎭痙), 진정, 정경(定驚), 통경(通經), 항염

−고혈압, 두풍두통, 류머티즘성 관절염, 반신불수, 사지마비, 소아간질, 소아경간동풍, 신경쇠약, 언어장애, 유행성 뇌수막염, 종기, 현훈안흑(眩暈眼黑)의 치료

사용법 주치증에 **천마**를 1회 2~4g씩 달이거나 가루내어 복용한다. 하루 4~12g 쓴다.

• 두통, 현기증에는 **천마** 3~6g을 물 200㎖로 1/2이 되도록 달여서 1/3씩 나누어 하루 3번 복용한다.

• **천마**·천궁 같은 양으로 알약을 만들어 어지럽고 머리가 아플 때 쓴다. 1회 1~2g씩 하루 3번 복용한다.

• **천마** 9, 반하(법제한 것) 26, 백출 11, 복령 11, 감초 11로 만든 **천마산**(天麻散)은 급경풍, 만경풍에 쓴다. 4~8살 어린이는 1회 2~4g씩 하루 3번 복용한다.

• **천마**·두충·우슬·강활·당귀 각각 10g을 섞어 사지마비에 쓴다. 달여서 1/3씩 나누어 하루 3번 복용한다.

하늘에서 떨어진 약초

'천마'는 다른 식물의 뿌리에 붙어 자라는 기생 식물로 땅속에 있는 덩이뿌리를 약재로 쓰는데, 풀 사이에서 불쑥 잎이 없는 줄기가 나와 황갈색 꽃을 피운다. 이것을 어느 순간 하늘(天)에서 뚝 떨어진 마비증(麻痺症) 치료약이라고 하여 이름이 유래되었다. 또 사람에게서 하늘(天)에 해당되는 머리의 질환에 쓰는 덩이뿌리가 마(麻)처럼 생겼다고 하여 천마(天麻)라 부르게 되었다고도 한다. 그리고 천마의 줄기가 붉고 마치 화살처럼 생겼다고 하여 '적전(赤箭)'이라고도 부른다.

출혈을 멎게 하고 새살이 돋아나게 하는 풀

자란
Bletilla striata (Thunb.) Rchb. f.
난초과 자란속

별　명 자란초, 큰잎조개나물
한약명 **백급**(白及)**-덩이뿌리**

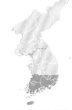
분포: 남부 지방

채취시기 | 1 | 2 | 3 | 4 | 5 | 6 | 7 | 8 | **9** | **10** | **11** | 12
덩이뿌리

잎		
		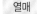
넓은타원형	밋밋한모양	마주나기

꽃		열매
꽃잎5갈래	총상화서	견과

자란

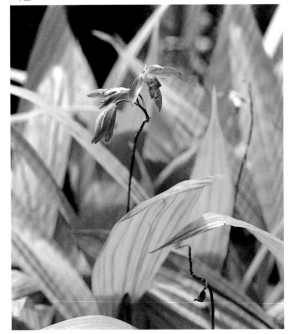

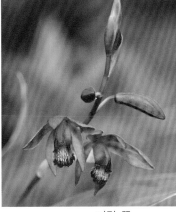

자란 싹　　　　　　　자란 꽃

산지 바위 틈에서 키 50cm 정도 자라는 여러해살이풀. 줄기는 곧게 선다. 잎은 마주나고 넓은 타원형이며, 밑부분에서 서로 감싸면서 원줄기처럼 되고 세로로 많은 주름이 있다. 꽃은 5~6월에 홍자색으로 피고 꽃줄기 끝에 6~7송이가 모여 총상화서로 핀다. 열매는 둥근 견과로 8월에 익으며 겉면에 주름이 있다. 뿌리줄기를 약재로 쓴다.

채 취 가을에 땅속의 덩이줄기를 채취하여 잔뿌리와 잎을 제거하고 살짝 쪄서 겉껍질을 벗겨내고 햇볕에 말린다.

성 미 맛은 달고 쓰고 떫으며 성질은 약간 차갑다.

효 능 배농, 보폐, 생기(生肌), 소염, 소종, 수렴(收斂), 염창(斂瘡), 지혈

-궤양동통, 금창출혈, 수족균열, 습진, 악성종기, 옹저종독, 비출혈, 탕화상(湯火傷), 폐결핵, 폐상해혈(肺傷咳血)의 치료

사용법 주치증에 **백급**을 1회 1~3g씩 달이거나 가루내어 하루 3번 복용한다.

• 위카타르나 위궤양으로 인한 토혈, 비출혈에는 **백급** 3~5g을 물 600㎖로 1/2이 되도록 달여서 1/3씩 나누어 하루 3번 식간에 복용한다.

• **백급**을 가루내어 만든 **독성산**(獨聖散)은 각혈, 토혈, 비출혈 등에 쓴다. 1회 1~2g씩 하루 3번 복용한다.

• 화상, 종기, 피부궤양, 손발이 틀 때, 습진 등의 외과 질환에는 **백급**을 가루내어 환부에 뿌리거나 기름으로 개어서 환부에 붙인다.

채취한 자란 덩이뿌리

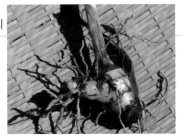

산나물 요리

자란(紫蘭)은 이름대로 자주색 꽃이 피는 난초라는 뜻으로 이름이 지어졌다. 종소명(striata)은 힘줄이 있다는 뜻으로, 잎맥이 뚜렷한 자란의 특징을 나타낸다. 자란의 한약명인 백급(白及)은 이 식물의 덩이뿌리를 약으로 써서 병을 고쳤다는 중국의 전설에 나오는 백급(白及)이라는 늙은 농부의 이름에서 유래되었다고 한다.

열을 내리게 하고 면역력을 강화시키는 풀

석곡

Dendrobium moniliforme (L.) Sw.
난초과 석곡속

별 명 석골풀, 석란
한약명 **석곡**(石斛)-지상부

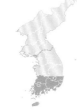

분포: 남부 지방

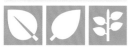

잎

피침형　밋밋한모양　어긋나기

꽃　　　열매

꽃잎5　1~2송이　삭과

　산지의 오래 된 바위나 고목에 붙어 키 5~25m 자라는 늘푸른 여러해살이풀. 줄기는 다복하게 모여나고 마디가 많으며 마디 사이는 통통하다. 잎은 어긋나고 피침형이며 가죽질이다. 꽃은 5~6월에 흰색 또는 연분홍색 입술 모양으로 피고 줄기에 1~2송이씩 달리며 꽃잎은 끝이 뾰족한 피침형이다. 전초를 말려 약재로 쓴다.

채 취 봄에 꽃이 피기 전에 지상부를 채취하여 잎과 뿌리를 제거하고 찌거나 불에 쬐어서 연하게 한 다음 겉껍질을 벗겨서 햇볕에 말린다.

성 미 맛은 달고 성질은 병온하다.

효 능 강장, 강정, 건비, 건위, 면역강화, 보음(補陰), 수액분비촉진, 제열, 진통, 청열, 해열

－관절통, 구건번갈, 도한, 백내장, 변비, 병후허열, 식욕부진, 열병상진, 요통, 위쇠약, 음상목암(陰傷目暗), 음위(陰痿), 인후두통, 자한(自汗), 종기, 하지신경통의 치료

사용법 주치증에 **석곡**을 1회 2~6g씩 물 200㎖로 뭉근하게 달이거나 가루내어 복용한다.

• 소염, 강장, 건위에는 **석곡** 2g을 물 300㎖로 1/2이 되도록 달여서 복용한다.

• **석곡** · 원지 · 맥문동 · 복령 각각 10g, 황기 1g, 생지황 20g, 현삼 8g, 감초 4g을 섞어 허열이 있고 가슴이 답답하며 갈증이 날 때 쓴다. 달여서 1/3씩 나누어 하루 3번 복용한다.

• **석곡** · 인삼 · 오미자 · 백출 · 부자(법제한 것) · 육계 · 백작약 · 반하 · 생강 · 대조 각각 6g, 녹용 · 황기 · 당귀 · 숙지황 · 복령 각각 4g, 육종용 8g, 두충 8g, 감초 2g을 섞은 **녹용대보탕**(鹿茸大補湯)은 몸이 허약하고 기운이 없을 때 쓴다. 달여서 1/3씩 나누어 하루 3번 복용한다.

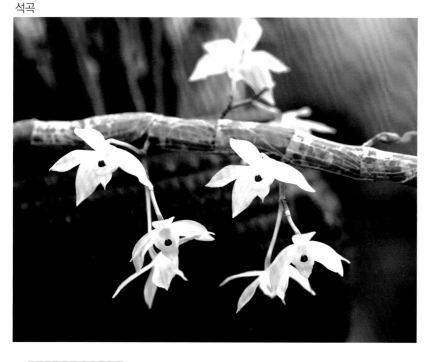

석곡

석곡의 재배

　석곡은 바위(石;바위 석)에 붙어 잘 자라고 마디 사이가 통통한 것이 옛날에 곡식을 담을 때 쓰던 용기(곡;斛)와 비슷하여 이름이 유래된 것으로 추정된다. 석곡은 전세계에 약 1,000종, 우리나라에는 1종이 분포하는데 생육 환경에 따라 형태와 꽃색이 조금씩 다르다. 석곡을 재배하려면 생육 적온이 18~23℃이므로 여름에는 서늘하고 겨울에는 온난한 기온을 유지해야 한다. 특히 겨울철에는 5~8℃로 관리하여 휴면은 충분히 시키도록 해야 하는데 10℃ 이상이 되면 생장이 시작되어 쇠약해지기가 쉽다.

위를 튼튼하게 하고 혈압을 내리게 하는 바다풀

김

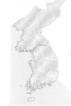

Porphyra tenera
보라털과 김속

별 명 감태, 자채, 청태, 해의
한약명 **해태**(海苔)-전초

분포: 제주해안·
남해안·서해안

채취시기	1	2	3	4	5	6	7	8	9	10	11	12
전초												전초

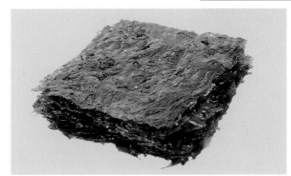

식용으로 가공된 김

흑자색 또는 적자색 바닷말로 얕은 바다의 바위에 이끼처럼 붙어 길이 30cm 정도 자라는 홍조류. 넓은 띠 모양이며 가장자리에는 주름이 있다. 10월경에 나타나기 시작하여 겨울에서 이듬해 봄에 걸쳐 번식하고 그 후에는 차차 줄어들어 여름철에는 보이지 않는다. 암수 한 몸으로서 홀씨로 번식한다. 전초를 식용하고 약재로도 쓴다.

채취 겨울부터 이른 봄까지 자연산 또는 양식

김

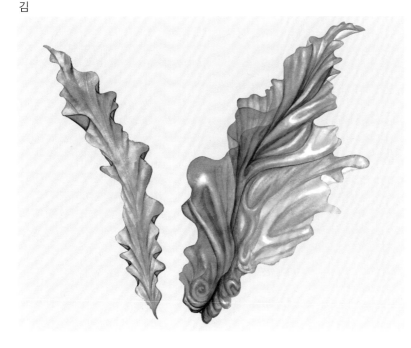

김을 채취하여 짚 등으로 만든 김발에 펴발라서 햇볕에 말린다.

성미 맛은 달고 성질은 시원하며 독이 없다.

효능 보기, 보위, 조혈, 청열(淸熱), 혈압강하

- 갑상선비대증, 고혈압, 구건해수, 구취, 다담농혈, 도한, 동맥경화, 불면증, 자한(自汗), 전후흉근통압증, 폐병, 폐옹의 치료

사용법 주치증에 김 20장을 삶은 물을 1/3씩 나누어 하루 3번 복용한다. 소금을 첨가해서는 안 된다. 급할 때에는 매일 40장을 복용하면 효과를 빨리 볼 수 있다. 그러나 과도하게 복용하여 복통이 날 때에는 끓인 물에 식초를 약간 타 마시면 곧 멎는다.

- 동맥경화증, 고혈압, 갑상선부증에는 김 1장을 은근히 불에 구워 부서러뜨려 가루로 만든 후 끓인 물로 하루 3~6장을 복용한다. 혈관을 청소하고 혈압을 완화하는 작용을 한다.

- 폐농양, 해수, 토혈농에는 김 10장을 물 200㎖로 1/2이 되도록 달여서 하루 3번 식후에 복용한다. 이것은 보조 치료의 효과가 있다.

좋은 김

김은 겨울에 채취한 것이 품질이 좋으며 단백질 함량도 많다. 자연산으로는 그 수요를 충당하지 못하여 일찍부터 양식이 이루어지고 있는데, 좋은 김은 우선 잡티가 적어야 하고 검은색이며 광택이 많이 나고 향기가 진해야 한다. 또, 김은 불에 구우면 청록색으로 변하는 것이 좋은 것인데 구울 때 청록색으로 변하는 것은 phycoerythrin이라는 붉은 색소가 청색 phycocyan으로 바뀌기 때문이다. 가장 확실한 방법은 김을 조금 잘라서 물에 넣어 보았을 때 흐물흐물하게 녹으면서 물이 탁하지 않을수록 좋은 김이다.

열을 내리게 하고 해독 작용을 하는 바다풀

미역

Undaria pinnatifida
미역과 미역속

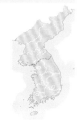

별　명 감곽, 자채, 해대
한약명 **해재**(海菜)-봄통

분포: 전국 연안

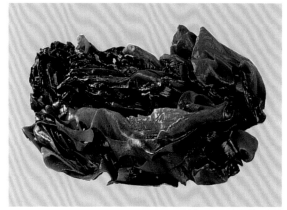

식용으로 가공한 미역

채취시기	1	2	3	4	5	6	7	8	9	10	11	12
	엽상체											엽상체

간조선 부근의 바위에 붙어 몸길이 1~2m, 폭 50cm 정도 자라는 한해살이바닷말. 잎은 넓고 평평하며 날개 모양으로 벌어져 있으며 아랫부분은 기둥 모양의 짧은 잎자루로 되어 바위에 붙는다. 엽상체는 흑갈색 또는 황갈색이고 가을에서 겨울에 걸쳐 생장하며 봄에서 여름에 걸쳐 홀씨로 번식한다. 잎을 식용하고 약재로도 쓴다.

햇볕에 말리고 있는 미역

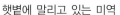

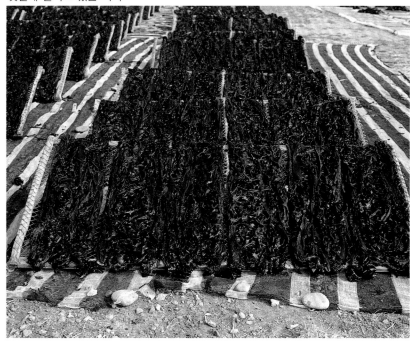

[채취] 성장이 끝나는 겨울부터 봄까지 엽상체를 채취하여 햇볕에 말린다.

[성미] 맛은 짜고 성질은 차다.

[효능] 소담연견(消痰軟堅), 이뇨, 이수퇴종(利水退腫), 자양, 청열, 해독

－고혈압, 번열, 변비, 심장병, 산후조리, 버섯 중독의 치료

[사용법]

• 산후조리에 미역국을 먹는다. 미역은 열독을 제거해 주며 또한 어혈을 없애주기 때문에 자주 먹으면 효과를 볼 수 있다. 미역은 섬유질의 함량이 많아서 장의 운동을 촉진시킴으로써 임산부에게 생기기 쉬운 변비 예방에도 효과가 있다.

• 마늘을 먹고 입에서 냄새가 날 때 미역 한 조각을 날것으로 먹으면 곧 효과를 볼 수 있다.

미역 요리

미역은 맛이 짜고 비린내가 나지만 영양이 풍부하여 옛날부터 식용으로 이용되었다. 미역을 먹는 방법은 주로 미역국으로 먹지만 잘게 썬 미역에 장과 기름을 치고 무친 미역 무침, 잘게 썬 마른 미역에 기름을 치고 간을 하여 볶은 미역 볶음, 잘게 썬 마른 미역을 기름에 튀긴 미역 자반, 잘게 뜯은 생미역에 고추장·된장·고기·파·기름·깨소금을 쳐서 물을 조금 붓고 끓인 미역 지짐 등이 있다. 그리고 물에 빤 미역을 잘게 뜯어 양념한 고기와 같이 무쳐서 볶은 것을 냉국에 넣고 초를 친 **미역찬국**(**감곽랭탕**; 甘藿冷湯), 미역귀(미역의 포자엽)로 담근 미역귀 김치 등이 있다.

오줌을 잘 나오게 하고 종기를 없애주는 바다풀

다시마

Laminaria japonica
다시마과 다시마속

별　명 해곤포, 윤포, 해대, 참다시마
한약명 **곤포**(昆布)-잎

분포: 전국 연안
(제주도 제외)

채취기	1	2	3	4	5	6	7	8	9	10	11	12

잎

바닷속 바위에 붙어 길이 1.5~3.5m · 너비 25~40cm 자라는 갈조 식물. 줄기는 짧은 원기둥 모양이고 여러 갈래로 가지를 낸다. 겨울에 어린 잎이 나와 여름까지 자란 후 늦가을에 포자를 낸다. 잎은 띠 모양으로 길고 황갈색 또는 흑갈색이며, 두껍고 거죽이 미끄러우며 약간 쭈글쭈글한 주름이 있다. 잎을 식용하고 약재로도 쓴다.

채 취 5~6월경에 2년 자란 잎을 채취하여 햇볕에 말린다.

성 미 맛은 짜고 성질은 차다.

식용으로 가공한 다시마

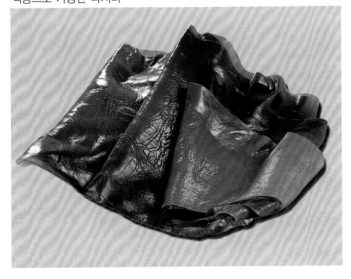

효 능 소담연견(消痰軟堅), 이뇨, 이수퇴종(利水退腫), 자양
- 각기부종, 간경화, 갑상선염, 고혈압, 고환염, 림프절염, 소변 불리의 치료

사용법
주치증에 **곤포**를 가루약 혹은 다른 먹기 좋은 제형의 약으로 만들어 1회 4~5g씩 하루 3번 복용한다. 또 **곤포**와 다른 보약재를 섞어 알약, 가루약 등을 만들어 보약으로 쓴다.

- 갑상선비대증, 고혈압에는 **곤포** · 모자반 같은 양을 봉밀로 반죽하여 만든 **곤포해조환**(昆布海藻丸)을 1회 5알(5g)씩 복용한다.

- **곤포** · 모자반 · 봉밀 같은 양을 섞어 만든 **곤포환**(昆布丸)은 영류(갑상선종)에 쓴다. 1회 5~7g씩 하루 3번 복용한다. 이 처방은 뒷목 아랫부분이 뭉친 것과 나력에도 효과를 볼 수 있다.

- **곤포** · 모자반 · 초룡담 · 합분 · 목통 · 패모 · 고백반 · 송라 각각 12, 신곡 16, 반하 8로 만든 **해조산견환**(海藻散堅丸)은 영류(갑상선종), 연주창에 쓴다. 1회에 10g씩 하루 3번 복용한다.

- **곤포** · 모자반 각각 10g, 복령 · 천산갑 · 가뢰 · 초룡담 · 당귀 · 도인 각각 5g를 섞어 만든 환약을 연주창에 쓴다. 1회에 6~8g씩 하루 3번 복용한다.

다시마 분포

　다시마는 한대 · 아한대의 연안에 분포하는 한해성 식물로서 세계적으로 20여 종이 분포하며 우리나라에는 다시마와 애기다시마(*Laminaria religiosa*)가 분포한다. 다시마는 동해안 북부, 원산 이북의 함경도 일대에서 자라는 것으로 알려져 있으며, 일본 홋카이도와 도호쿠 지방 이북 연안, 캄차카반도, 사할린섬 등의 태평양 연안에도 서식하며 옛날부터 한국을 비롯하여 일본 · 중국에서 식용해 왔다. 중국에서는 높은 수온에서도 잘 자라는 품종을 개발하여 양식하고 있다. 우리나라에서는 동해안부터 제주도를 제외한 전 연안에서 다시마를 양식하고 있다.

폐열을 내리게 하고 기침을 멎게 하는 버섯

먼지버섯
Astraeus hygrometricus (Pers.) Morg.
먼지버섯과 먼지버섯속

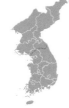

한약명 **마발**(馬勃)-자실체

분포: 전국

채취시기	1	2	3	4	5	6	7	8	9	10	11	12

자실체

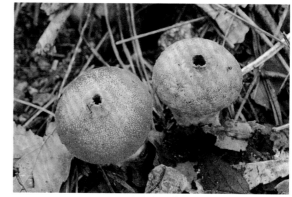

먼지버섯(처음에는 공 모양이었다가
좀 지나면 구멍이 생긴다.)

초여름에서 가을에 걸쳐 숲 속 길가에서 지름 2~3cm 로 자란다. 절반은 땅에 묻혀 있는 자실체는 회갈색 또는 흑갈색이고 처음에는 공 모양이었다가 두꺼운 가죽질인 겉껍질은 7~8 조각으로 쪼개져 바깥쪽으로 뒤집히고, 공 모

양인 안쪽 주머니의 꼭대기 구멍에서 포자를 날려 보낸다. 포자는 갈색 공 모양이다. 자실체를 약재로 쓴다.

먼지버섯

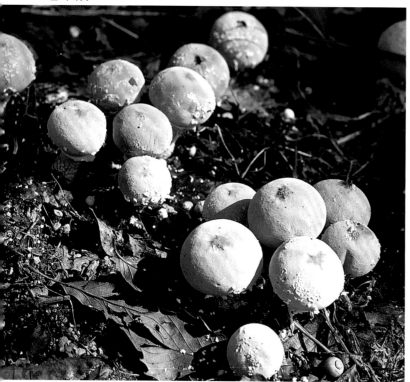

채취 여름부터 가을 사이에 버섯의 자실체가 굳어져서 터지기 전에 자실체를 채취하여 잡질을 제거하고 햇볕에 말린다.

성미 맛은 맵고 성질은 평온하다.

효능 청열, 지해, 지혈

-폐열기침, 인후종통, 비출혈, 자궁출혈, 외상출혈, 목이 쉴 때의 치료

사용법 **마발** 4g, 현삼 12g, 판람근 10g을 섞어 폐열로 기침을 할 때, 인후종통, 목이 쉴 때 등에 쓴다. 달여서 1/3씩 나누어 하루에 3번 복용한다.

• 자궁출혈에는 **마발** 4g을 물 200㎖로 달여서 1/3씩 나누어 하루 3번 복용한다.

• 외상출혈에는 **마발** 가루를 환부에 뿌리면 출혈이 멎는다.

목도리방귀버섯

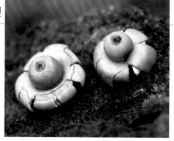

먼지가 나오는 버섯

먼지버섯은 다 자란 자실체의 안쪽 공 모양 주머니에서 포자가 뿜어 나오는 것이 먼지가 날리는 것처럼 보이는 데서 이름이 유래되었다. 먼지버섯의 자실체는 날씨가 건조해지면 바깥쪽으로 뒤집혀 있던 별 모양의 겉껍질이 오그라들면서 안쪽에 있는 공 모양 주머니를 눌러 포자를 공중으로 뿜어낸다. 포자는 바람을 타고 먼지처럼 흩어지게 된다. 목도리방귀버섯이나 비늘말불버섯도 성숙하면 둥근 자실체의 꼭지 구멍으로 포자를 뿜어낸다.

위장을 튼튼하게 하고 월경을 조정하는 버섯

목이버섯
Auricularia auricula-judae (Bull. ex St. Am.) Berk
목이과 목이속

한약명 **목이**(木耳)-자실체

분포: 전국

채취시기	1	2	3	4	5	6	7	8	9	10	11	12
자실체												

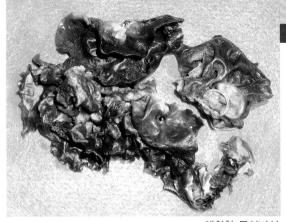

채취한 목이버섯

봄부터 가을까지 활엽수의 말라 죽은 가지에 무리지어 적갈색 귀 모양으로 자라난다. 자실체는 지름 3~12cm이고 아교질이며, 표면은 적갈색이고 맥상의 주름이 있으며 빽빽한 털이 있다. 담자기는 원통 모양이고 가로막에 의하여 4실로 갈라지며, 각실에서 나온 자루 끝에 포자가 붙는다. 포자는 콩팥 모양이다. 자실체를 식용하고 약재로도 쓴다.

채 취 필요할 때 자실체를 채취하여 햇볕에 말린다.

목이버섯

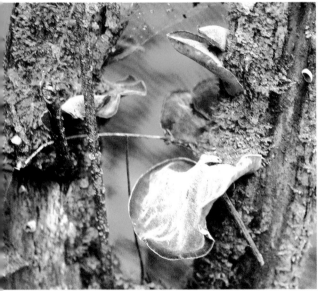

성 미 맛은 달고 성질은 평온하다.

효 능 보기, 보위, 조경, 행체(行滯)

- 생리불순, 이질, 인후부종, 적백대하, 조루, 치루, 편도선염, 하혈, 해수다담의 치료

사용법

- 적백이질에는 검은목이버섯 37.5g, 녹각 약 19g을 가늘게 썰고 함께 태운 후 만든 가루를 1회 4~12g씩 하루 3번 식간에 따뜻한 물로 복용한다.

- 치통에는 검은목이버섯 37.5g, 형개 약 19g을 물 600㎖로 2/3가 되도록 달인 물로 양치질을 하면 효과를 볼 수 있다.

- 치루와 하혈에는 뽕나무목이버섯(또는 회화나무목이버섯) 75g을 물 800㎖로 흐물흐물하게 삶아 1/2씩 아침저녁으로 식전에 복용한다. 동시에 뽕나무목이버섯 75g, 적소두 150g을 섞어 잘 찧어 천주머니 2개에 1/2씩 나눠 담아 아주 뜨겁게 쪄서 차례로 항문에 대고 앉는다. 너무 뜨거우면 주머니를 수건으로 싸고 식으면 다시 바꿔준다.

- 인후통에는 흰목이버섯 75g을 설탕과 함께 물에 넣어 아주 흐물흐물하게 고아서 풀처럼 되면 매일 5~7회 작은 숟가락으로 입에 넣어 녹여서 서서히 넘기면 효과를 볼 수 있다.

갓의 표면에 털이 많은 털목이

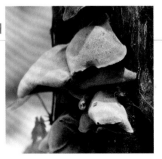

나무에 달린 귀

목이버섯은 버섯의 자실체가 사람의 귀 모양이므로 나무에 달린 귀라는 뜻으로 목이(木耳)가 되었다. 목이버섯은 가을철에 뽕나무·느릅나무·닥나무·딱총나무·버드나무·회화나무·말오줌나무 등의 죽은 활엽수에서 많이 나며, 검은색 목이버섯과 흰색 목이버섯이 있는데 중국에서는 흰색 목이버섯을 불로장수의 명약이라고 하여 더 귀하게 여긴다. 우리나라는 강원도 전라북도, 경상북도에서 생산된다.

면역력을 증강시키고 마음을 안정시키는 버섯

복령

Poria cocos Wolf
구멍장이버섯과 복령속

별　명 솔뿌리혹버섯
한약명 **복령**(茯苓) · **적복령**(赤茯苓) ·
　　　복신(茯神)−균핵, **복령피**(茯苓皮)−균핵껍질

분포: 전국

채취시기	1	2	3	4	5	6	7	8	9	10	11	12
				균체								

　땅 속에서 소나무 등의 나무 뿌리에 붙어 크기 10~30cm로 기생하는 버섯류. 자실체는 버섯갓을 만들지 않고 전체가 흰색이며 둥글거나 길쭉한 덩어리 모양이다. 표면은 적갈색, 담갈색, 흑갈색으로 꺼칠꺼칠한 편이며, 때로는 껍질이 터져 있는 것도 있다. 살은 흰색이고 점차 담홍색으로 변한다. 균핵을 약재로 쓴다.

채취 봄부터 가을까지 균체를 캐내어 흙을 털고 껍질을 벗겨 적당한 크기로 잘라서 햇볕에 말린다.

성미 맛은 달고 담백하며 성질은 평온하다.

효능 강장, 면역증강, 삼습이수, 억균, 영심안신, 이뇨, 익비화위, 진정, 항종양, 혈당강하

복령

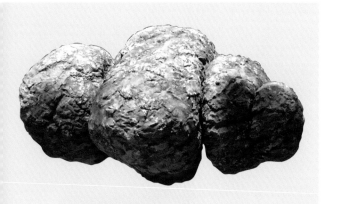

−건망증, 구토, 담음해수, 방광염, 설사, 신장병, 심장부종, 요도염, 유정의 치료

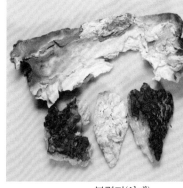

복령피(약재)

사용법

• 습사의 침입으로 설사를 할 때에는 **복령** 12g, 백출 12g을 달여서 1/3씩 나누어 하루 3번 복용한다.

• **복령** 16g, 택사 12g, 욱리인 8g을 섞어 부종에 쓴다. 달여서 1/3씩 나누어 하루 3번 복용한다.

• **복령** · 후박 · 백출 각각 8g, 반하 16g, 진피(陳皮) 8g, 사인 4g, 생강 6g, 오매 2개, 건강 4g을 섞은 **복령반하탕**(茯苓半夏湯)은 풍담으로 메스껍고 구토를 할 때 쓴다. 달여서 하루 3번에 나누어 복용한다.

• **적복령** · 당귀 · 산궁궁 · 백작약 · 숙지황 · 백출 · 택사 · 황금 · 치자 · 맥문동 · 후박 각각 6g, 생강 10g, 감초 6g을 섞은 **복령탕**(茯苓湯)은 임산부의 부종에 쓴다. 달여서 1/3씩 나누어 하루 3번 복용한다.

• **적복령** 6, 적작약 3, 치자 3, 당귀 4, 감초 4, 황금 4를 섞어 만든 **오림산**(五淋散)은 임증에 쓴다. 1회 4~6g씩 하루 3번 복용한다.

• **복신** 75, 인삼 19, 침향 19를 섞어 만든 **주작환**(朱雀丸)은 가슴이 두근거리거나 잘 잊어버릴 때 쓴다. 1회 5~7g씩 하루 2~3번 복용한다.

• **복령피** · 생강피 · 진피(陳皮) · 대복피 · 상백피 각각 12g을 섞은 **오피산**(五皮散)은 부종에 쓴다. 1회에 5~7g씩 하루 3번 복용한다.

복신

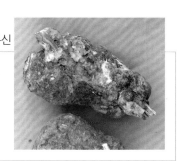

복령의 종류

　복령은 처음에는 신령님이 주신 약재라 하여 복령(伏靈)이라고 하다가 변하여 복령(茯苓)이 되었다. 복령의 살은 처음에는 흰색이었다가 점차 담홍색으로 변하는데 살이 흰색인 것을 백복령(白茯苓), 붉은색인 것을 적복령(赤茯苓)이라고 구분한다. 또 복령 속에 소나무 뿌리가 꿰뚫고 있는 것을 복신(茯神)이라고 한다. 모두 한약재로 강장, 이뇨, 진정 등에 효능이 있다.

정신을 진정시키고 힘줄과 뼈를 튼튼하게 하는 버섯

영지

Ganoderma lucidum (Leyss. ex Fr.) Karst.
불로초과 불로초속

별 명 서지, 신지, 선초, 불로초
한약명 **영지**(靈芝)-자실체

분포: 전국

채취시기	1	2	3	4	5	6	7	8	9	10	11	12
자실체												

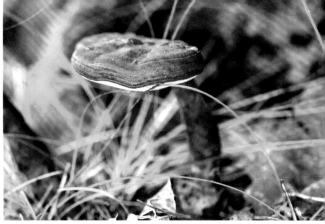

숲 속에서 자란 영지

연중 활엽수의 뿌리 밑동이나 그루터기에서 나는 한해살이버섯. 자실체가 옻칠을 한 것처럼 광택이 난다. 균모는 둥근 모양이고 지름 5~15cm로 표면은 적자갈색이며 동심상의 얕은 고리홈이 있다. 살은 코르크질이고 흰색이다. 자루는 길이 3~15cm로 적흑갈색이며 구부러져 있다. 자실체를 약재로 쓴다.

채 취 필요할 때 충분히 자란 영지를 채취하여 햇볕에 말린다.

성 미 맛은 달고 성질은 평온하다.

효 능 보기, 강근골, 진정, 건위, 혈압강하, 진해, 거담, 항암, 항종양

－어혈, 실조증, 갱년기장애, 요통, 치질, 변비, 두통, 만성간염, 불면증, 혈전증, 당뇨병, 동맥경화, 심장병, 위궤양의 치료

사용법 주치증에 **영지** 3~10g을 달여서 1/3씩 나누어 하루 3번 복용한다. 또 **영지를** 가루내어 1회 2~3g씩 하루 3번 복용한다. 그 밖에 **영지를** 팅크, 약술, 환약, 시럽제 등으로 만들어 복용하기도 한다.

나무 그루터기 부근의 땅에서도 자라는 영지

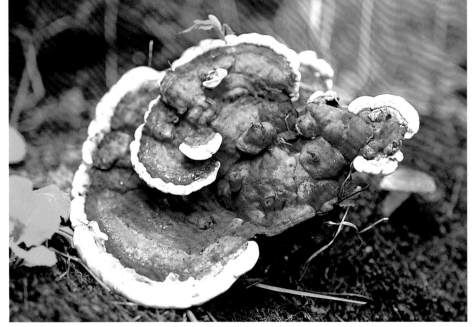

채취한 영지

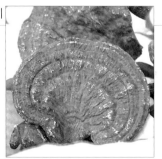

신비한 효능

영지는 옛날부터 정신을 맑게 하고 근골을 튼튼하게 하는 명약으로 알려져 한자명을 신령스럽다는 의미의 '靈(영)'과 버섯을 의미하는 '芝(지)'를 사용하고 있다. 이외에도 상서로운 버섯이라는 의미의 서지(瑞芝), 신선과 관련되어 신지(神芝)·선초(仙草), 늙지 않는 약초라는 의미의 진시황이 찾던 불로초(不老草) 등의 다른 이름을 가지고 있다. 또 속명(ganoderma)은 '반짝이는 껍질'이라는 뜻이고 종소명(lucidum)은 '빛나는'이라는 뜻으로 영지의 독특한 외형을 나타내고 있다.

혈압을 내리게 하고 풍사를 다스리는 버섯

표고버섯

Lentinula edodes (Berk.) Pegler
낙엽버섯과 표고속

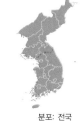
분포: 전국

별 명 참나무버섯, 향심
한약명 **표고**(蘽古)-자실체

채취시기 `1` `2` `3` `4` `5` `6` `7` `8` `9` `10` `11` `12`
　　　　　　 자실체 　　　　 자실체

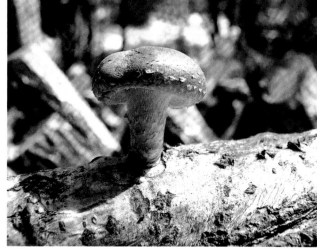
표고버섯

참나무류 · 밤나무 · 서어나무 등 활엽수의 마른 나무에 발생하는 버섯류. 버섯갓은 지름 4~10cm이고 처음에는 반구 모양이지만 점차 편평해지며, 표면은 다갈색이고 흑갈색 비늘조각으로 덮이며 표면이 갈라진다. 버섯대에 붙은 것은 고리가 되고 주름살은 흰색이며 촘촘

참나무에서 재배되는 표고버섯

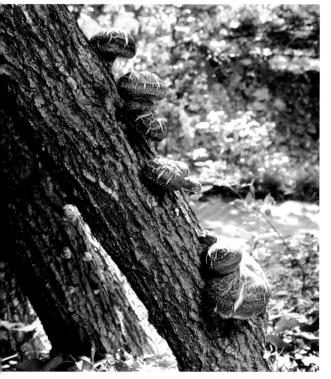

하다. 자실체를 식용하고 약재로도 쓴다.

채 취 봄과 가을에 2년생 자실체를 채취하여 햇볕에 말린다.

성 미 맛은 달고 성질은 평온하다.

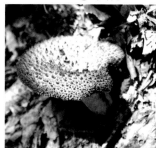
채취하여 말린 표고버섯

효 능 강혈압(降血壓), 이기(理氣), 치풍(治風), 조식(調息), 화담, 항암

- 위 · 십이지장궤양, 백혈병, 수두, 신경통, 통풍, 저혈압, 근시, 축농증, 변비, 치질, 당뇨병, 간장 질환, 신장 질환, 담석증, 냉증, 불면증, 식욕부진, 중풍의 치료

능이버섯

사용법 감기기침, 숙취, 더위를 먹었을 때는 **표고** 10g을 달여서 복용하면 효과를 볼 수 있다.

- 고혈압, 동맥경화에는 **표고** 5~15g을 달여서 복용한다.

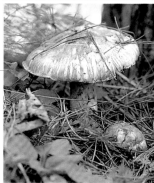
송이버섯

맛있는 버섯

1능이, 2표고, 3송이라는 말이 있다. 버섯의 맛을 평가할 때 능이버섯(*Sarcodon asparatus* (Berk.) S. Ito)을 최고로 치며 그 다음이 표고버섯이고 송이버섯(*Tricholoma matsutake* (S. Ito et Imai) Sing.)은 세번째라는 의미로 옛날부터 전해지는 말이다. 우리나라와 일본에서는 송이버섯을 가장 맛있다고 하며 제일 비싼 값으로 거래되지만 중국에서는 전통적으로 송이버섯이 없으므로 표고버섯을 가장 으뜸으로 친다. 표고버섯은 중국뿐만 아니라 동아시아의 특산물이다.

부록

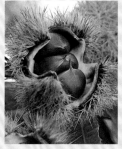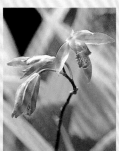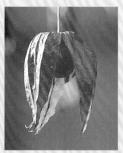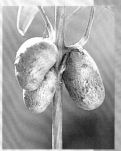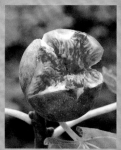

효능 · 증상별 차례

이 책에 예시된 약효와 병증을 13분야로 나누고 수록 식물의 여러 가지 약효와 주치증 중에서 보편적이고 중요한 효능 · 증상별로 분류하여 수록 순서로 배열하였다. 식물이 함유하고 있는 여러 가지 약효와 주치증 중에서 보편적이고 중요한 것을 우선하여 분류하였지만 일부 식물은 복수의 효능 · 증상에 중복 분류되어 있다.

관절 · 근육

각기 / 경련 / 관절염 / 구안와사 / 근골산통 / 근육통 /
늑막염 / 류머티즘 / 반신불수 / 부종 / 사지마비 /
산기(疝氣) / 슬통 / 신경통 / 어깨결림 / 염좌 / 요통 /
중풍 / 타박상 등

소나무
32

노간주나무
35

호두나무
39

무화과나무
47

뽕나무
50

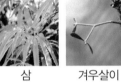
삼
52

겨우살이
53

호장근
63

패랭이꽃
68

맨드라미
76

쇠무릎
77

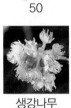
녹나무
80

생강나무
81

으아리
83

노루귀
85

투구꽃
87

노랑돌쩌귀
88

이삭바꽃
88

진범
89

동의나물
91

작약
92

새모래덩굴
100

댕댕이덩굴
101

홀아비꽃대
107

다래나무
111

동백나무
114

피나물
118

유채
123

겨자
125

갓
126

양배추
126

고추냉이
127

큰꿩의비름
131

바위취
137

두충나무
140

딱지꽃
144

찔레나무
150

해당화
151

풀명자
160

명자나무
161

모과나무
162

자귀나무
168

고삼
172

갯완두
177

팥
179

작두콩
182

콩
183

골담초
186

황기
188

황벽나무
202

유자나무
203

백선
207

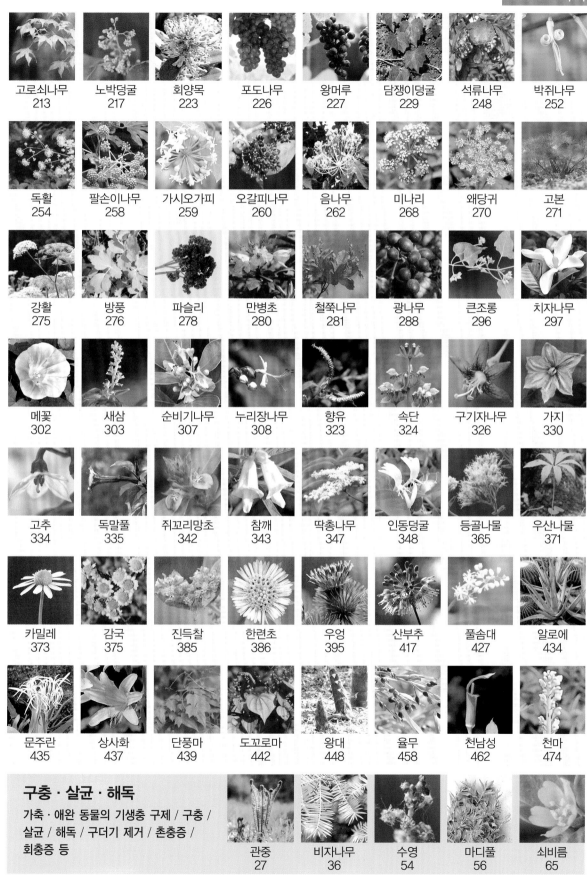

구충 · 살균 · 해독

가축 · 애완 동물의 기생충 구제 / 구충 /
살균 / 해독 / 구더기 제거 / 촌충증 /
회충증 등

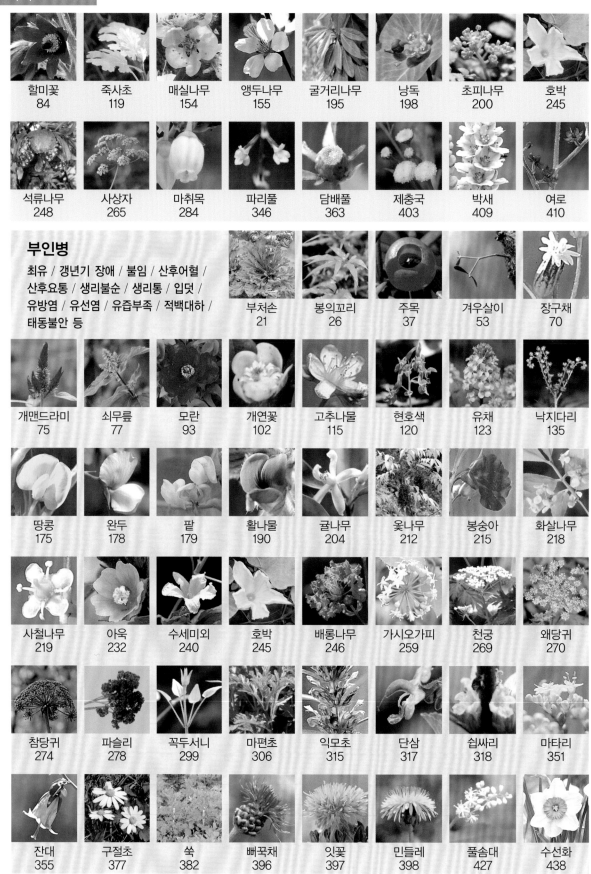

할미꽃 84	죽사초 119	매실나무 154	앵두나무 155	굴거리나무 195	낭독 198	초피나무 200	호박 245
석류나무 248	사상자 265	마취목 284	파리풀 346	담배풀 363	제충국 403	박새 409	여로 410

부인병

최유 / 갱년기 장애 / 불임 / 산후어혈 /
산후요통 / 생리불순 / 생리통 / 입덧 /
유방염 / 유선염 / 유즙부족 / 적백대하 /
태동불안 등

			부처손 21	봉의꼬리 26	주목 37	겨우살이 53	장구채 70
개맨드라미 75	쇠무릎 77	모란 93	개연꽃 102	고추나물 115	현호색 120	유채 123	낙지다리 135
땅콩 175	완두 178	팥 179	활나물 190	귤나무 204	옻나무 212	봉숭아 215	화살나무 218
사철나무 219	아욱 232	수세미외 240	호박 245	배롱나무 246	가시오가피 259	천궁 269	왜당귀 270
참당귀 274	파슬리 278	꼭두서니 299	마편초 306	익모초 315	단삼 317	쉽싸리 318	마타리 351
잔대 355	구절초 377	쑥 382	뻐꾹채 396	잇꽃 397	민들레 398	풀솜대 427	수선화 438

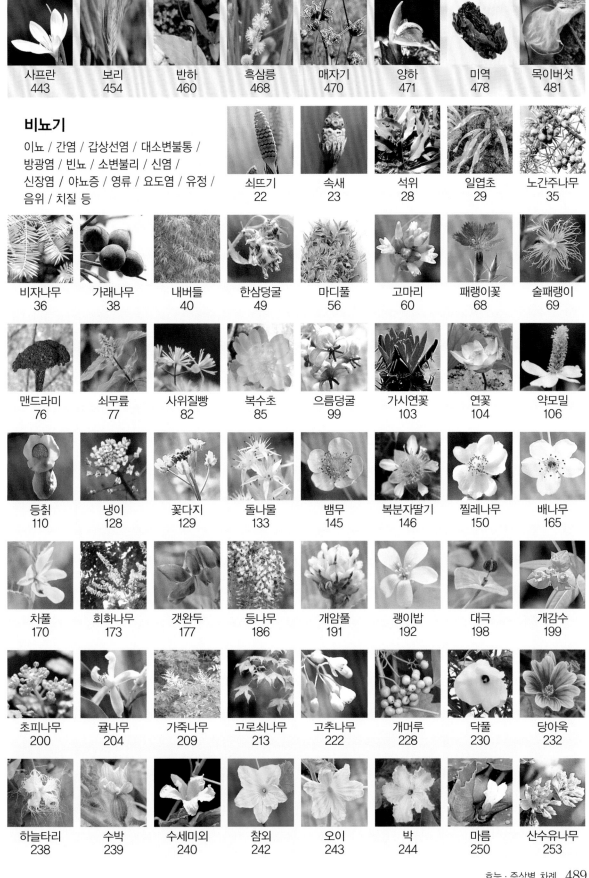

| 사프란 443 | 보리 454 | 반하 460 | 흑삼릉 468 | 매자기 470 | 양하 471 | 미역 478 | 목이버섯 481 |

비뇨기

이뇨 / 간염 / 갑상선염 / 대소변불통 /
방광염 / 빈뇨 / 소변불리 / 신염 /
신장염 / 야뇨증 / 영류 / 요도염 / 유정 /
음위 / 치질 등

| 쇠뜨기 22 | 속새 23 | 석위 28 | 일엽초 29 | 노간주나무 35 |

| 비자나무 36 | 가래나무 38 | 내버들 40 | 한삼덩굴 49 | 마디풀 56 | 고마리 60 | 패랭이꽃 68 | 술패랭이 69 |

| 맨드라미 76 | 쇠무릎 77 | 사위질빵 82 | 복수초 85 | 으름덩굴 99 | 가시연꽃 103 | 연꽃 104 | 약모밀 106 |

| 등칡 110 | 냉이 128 | 꽃다지 129 | 돌나물 133 | 뱀무 145 | 복분자딸기 146 | 찔레나무 150 | 배나무 165 |

| 차풀 170 | 회화나무 173 | 갯완두 177 | 등나무 186 | 개암풀 191 | 괭이밥 192 | 대극 198 | 개감수 199 |

| 초피나무 200 | 귤나무 204 | 가죽나무 209 | 고로쇠나무 213 | 고추나무 222 | 개머루 228 | 닥풀 230 | 당아욱 232 |

| 하늘타리 238 | 수박 239 | 수세미외 240 | 참외 242 | 오이 243 | 박 244 | 마름 250 | 산수유나무 253 |

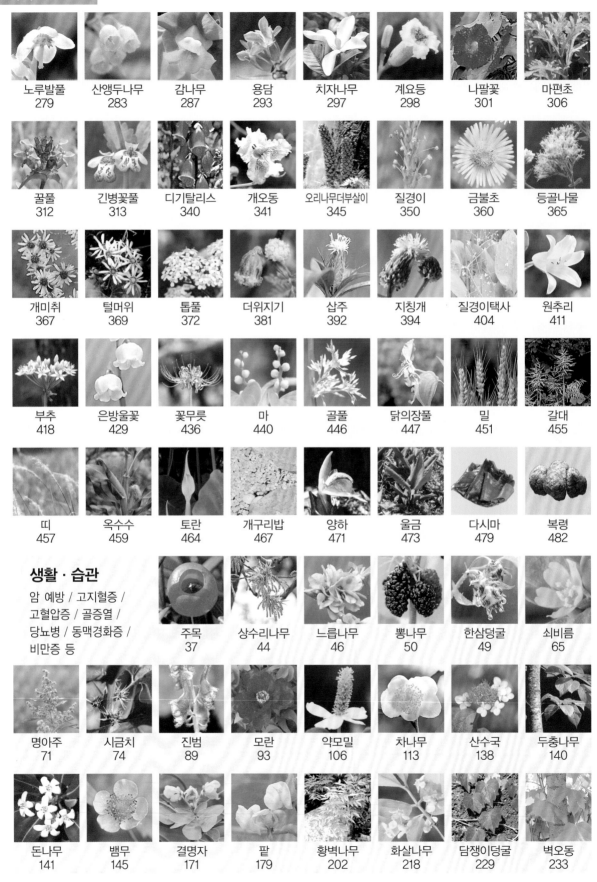

노루발풀
279

산앵두나무
283

감나무
287

용담
293

치자나무
297

계요등
298

나팔꽃
301

마편초
306

꿀풀
312

긴병꽃풀
313

디기탈리스
340

개오동
341

오리나무더부살이
345

질경이
350

금불초
360

등골나물
365

개미취
367

털머위
369

톱풀
372

더위지기
381

삽주
392

지칭개
394

질경이택사
404

원추리
411

부추
418

은방울꽃
429

꽃무릇
436

마
440

골풀
446

닭의장풀
447

밀
451

갈대
455

띠
457

옥수수
459

토란
464

개구리밥
467

양하
471

울금
473

다시마
479

복령
482

생활 · 습관

암 예방 / 고지혈증 /
고혈압증 / 골증열 /
당뇨병 / 동맥경화증 /
비만증 등

주목
37

상수리나무
44

느릅나무
46

뽕나무
50

한삼덩굴
49

쇠비름
65

명아주
71

시금치
74

진범
89

모란
93

약모밀
106

차나무
113

산수국
138

두충나무
140

돈나무
141

뱀무
145

결명자
171

팥
179

황벽나무
202

화살나무
218

담쟁이덩굴
229

벽오동
233

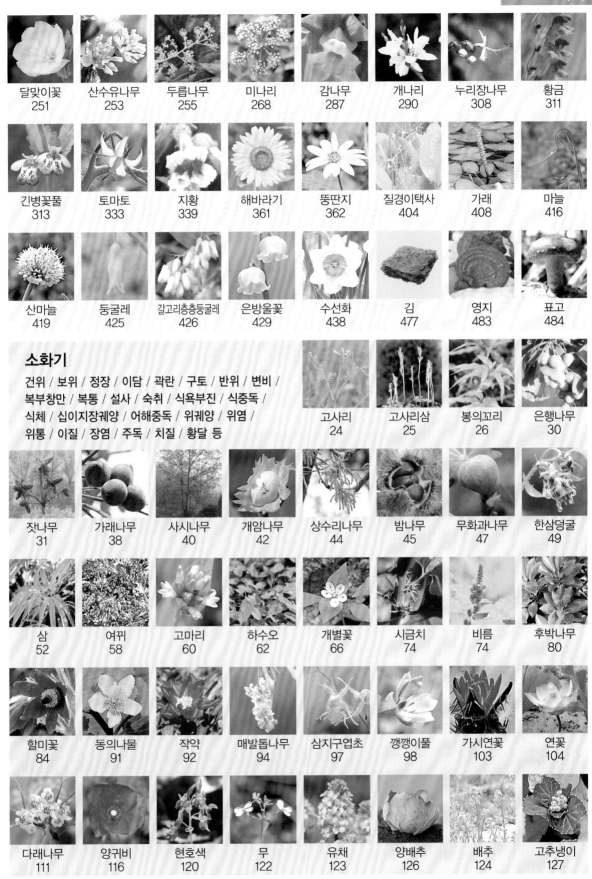

소화기

건위 / 보위 / 정장 / 이담 / 곽란 / 구토 / 반위 / 변비 / 복부창만 / 복통 / 설사 / 숙취 / 식욕부진 / 식중독 / 식체 / 십이지장궤양 / 어해중독 / 위궤양 / 위염 / 위통 / 이질 / 장염 / 주독 / 치질 / 황달 등

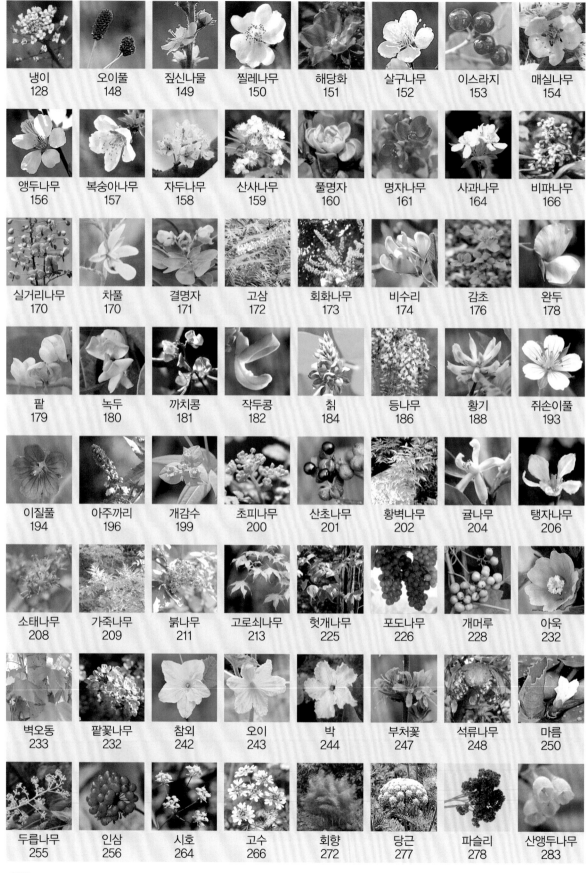

냉이
128

오이풀
148

짚신나물
149

찔레나무
150

해당화
151

살구나무
152

이스라지
153

매실나무
154

앵두나무
156

복숭아나무
157

자두나무
158

산사나무
159

풀명자
160

명자나무
161

사과나무
164

비파나무
166

실거리나무
170

차풀
170

결명자
171

고삼
172

회화나무
173

비수리
174

감초
176

완두
178

팥
179

녹두
180

까치콩
181

작두콩
182

칡
184

등나무
186

황기
188

쥐손이풀
193

이질풀
194

아주까리
196

개감수
199

초피나무
200

산초나무
201

황벽나무
202

귤나무
204

탱자나무
206

소태나무
208

가죽나무
209

붉나무
211

고로쇠나무
213

헛개나무
225

포도나무
226

개머루
228

아욱
232

벽오동
233

팥꽃나무
232

참외
242

오이
243

박
244

부처꽃
247

석류나무
248

마름
250

두릅나무
255

인삼
256

시호
264

고수
266

회향
272

당근
277

파슬리
278

산앵두나무
283

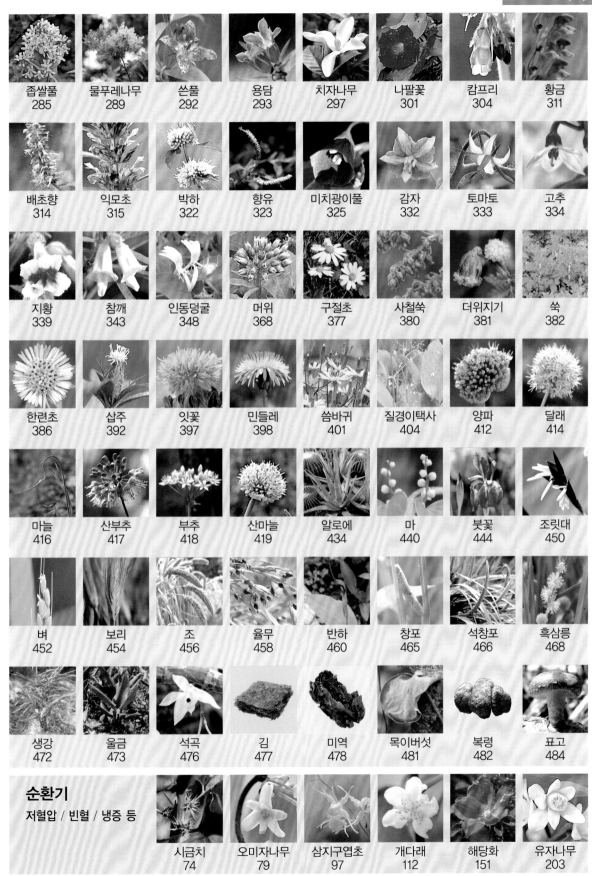

순환기
저혈압 / 빈혈 / 냉증 등

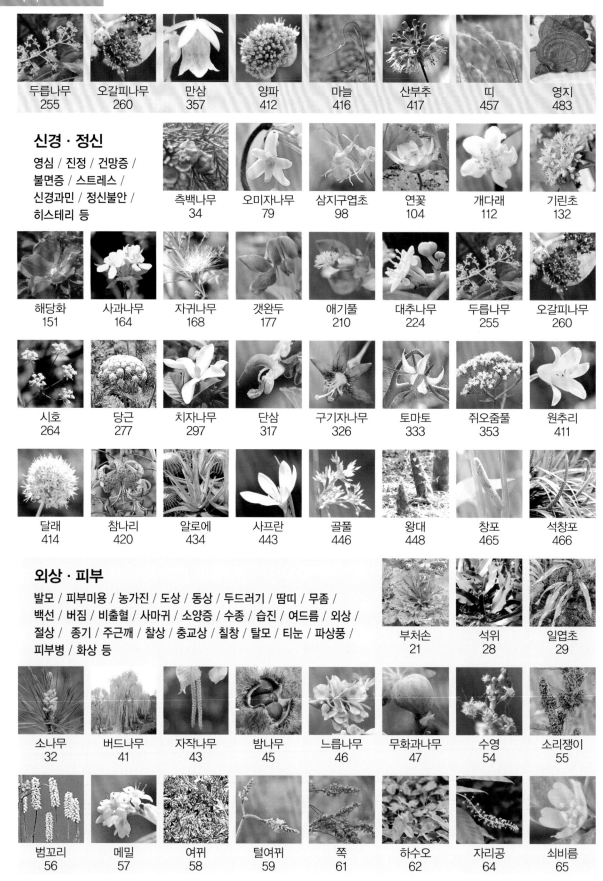

두릅나무 255	오갈피나무 260	만삼 357	양파 412	마늘 416	산부추 417	띠 457	영지 483

신경 · 정신

영심 / 진정 / 건망증 / 불면증 / 스트레스 / 신경과민 / 정신불안 / 히스테리 등

		측백나무 34	오미자나무 79	삼지구엽초 98	연꽃 104	개다래 112	기린초 132
해당화 151	사과나무 164	자귀나무 168	갯완두 177	애기풀 210	대추나무 224	두릅나무 255	오갈피나무 260
시호 264	당근 277	치자나무 297	단삼 317	구기자나무 326	토마토 333	쥐오줌풀 353	원추리 411
달래 414	참나리 420	알로에 434	사프란 443	골풀 446	왕대 448	창포 465	석창포 466

외상 · 피부

발모 / 피부미용 / 농가진 / 도상 / 동상 / 두드러기 / 땀띠 / 무좀 / 백선 / 버짐 / 비출혈 / 사마귀 / 소양증 / 수종 / 습진 / 여드름 / 외상 / 절상 / 종기 / 주근깨 / 찰상 / 충교상 / 칠창 / 탈모 / 티눈 / 파상풍 / 피부병 / 화상 등

					부처손 21	석위 28	일엽초 29
소나무 32	버드나무 41	자작나무 43	밤나무 45	느릅나무 46	무화과나무 47	수영 54	소리쟁이 55
범꼬리 56	메밀 57	여뀌 58	털여뀌 59	쪽 61	하수오 62	자리공 64	쇠비름 65

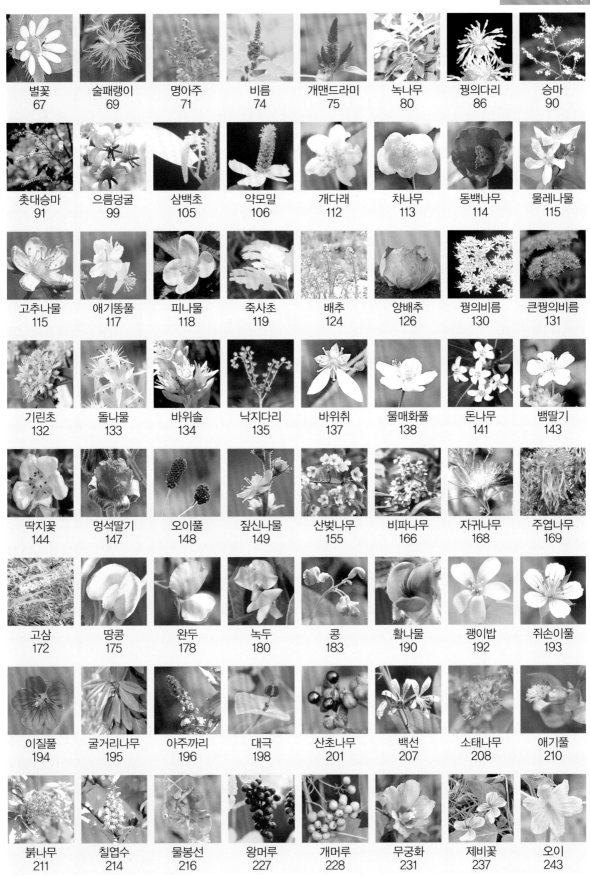

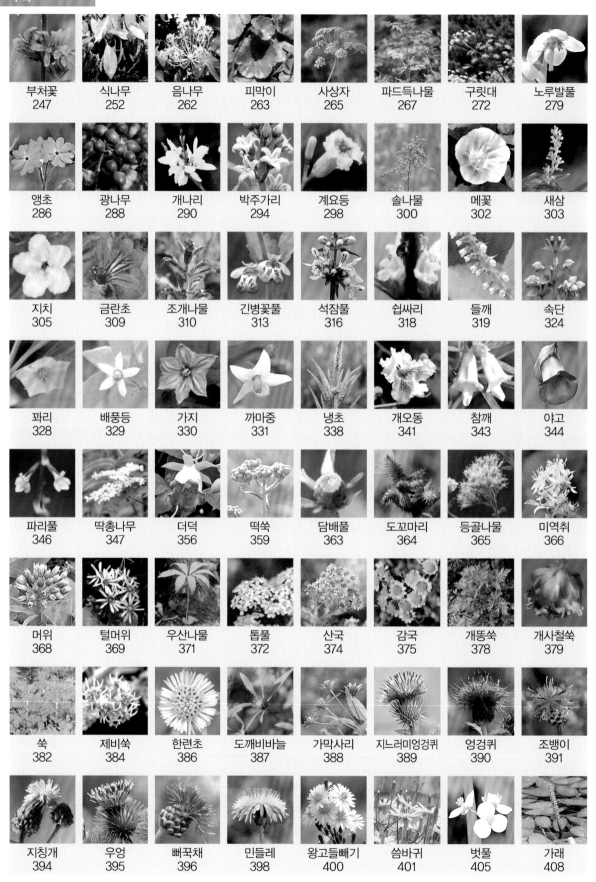

부처꽃 247	식나무 252	음나무 262	피막이 263	사상자 265	파드득나물 267	구릿대 272	노루발풀 279
앵초 286	광나무 288	개나리 290	박주가리 294	계요등 298	솔나물 300	메꽃 302	새삼 303
지치 305	금란초 309	조개나물 310	긴병꽃풀 313	석잠풀 316	쉽싸리 318	들깨 319	속단 324
꽈리 328	배풍등 329	가지 330	까마중 331	냉초 338	개오동 341	참깨 343	야고 344
파리풀 346	딱총나무 347	더덕 356	떡쑥 359	담배풀 363	도꼬마리 364	등골나물 365	미역취 366
머위 368	털머위 369	우산나물 371	톱풀 372	산국 374	감국 375	개똥쑥 378	개사철쑥 379
쑥 382	제비쑥 384	한련초 386	도깨비바늘 387	가막사리 388	지느러미엉겅퀴 389	엉겅퀴 390	조뱅이 391
지칭개 394	우엉 395	뻐꾹채 396	민들레 398	왕고들빼기 400	씀바귀 401	벗풀 405	가래 408

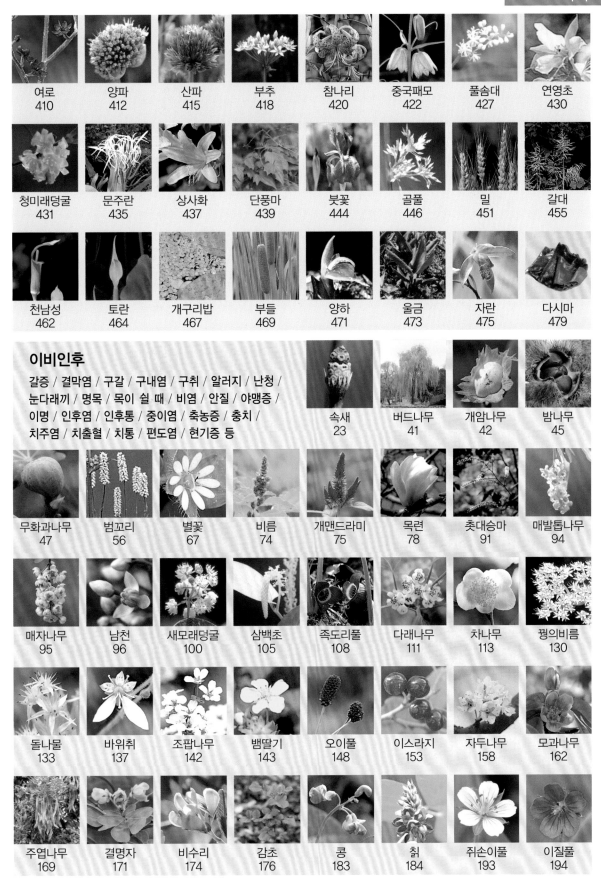

여로 410	양파 412	산파 415	부추 418	참나리 420	중국패모 422	풀솜대 427	연영초 430
청미래덩굴 431	문주란 435	상사화 437	단풍마 439	붓꽃 444	골풀 446	밀 451	갈대 455
천남성 462	토란 464	개구리밥 467	부들 469	양하 471	울금 473	자란 475	다시마 479

이비인후

갈증 / 결막염 / 구갈 / 구내염 / 구취 / 알러지 / 난청 / 눈다래끼 / 명목 / 목이 쉴 때 / 비염 / 안질 / 야맹증 / 이명 / 인후염 / 인후통 / 중이염 / 축농증 / 충치 / 치주염 / 치출혈 / 치통 / 편도염 / 현기증 등

				속새 23	버드나무 41	개암나무 42	밤나무 45
무화과나무 47	범꼬리 56	별꽃 67	비름 74	개맨드라미 75	목련 78	촛대승마 91	매발톱나무 94
매자나무 95	남천 96	새모래덩굴 100	삼백초 105	족도리풀 108	다래나무 111	차나무 113	꿩의비름 130
돌나물 133	바위취 137	조팝나무 142	뱀딸기 143	오이풀 148	이스라지 153	자두나무 158	모과나무 162
주엽나무 169	결명자 171	비수리 174	감초 176	콩 183	칡 184	쥐손이풀 193	이질풀 194

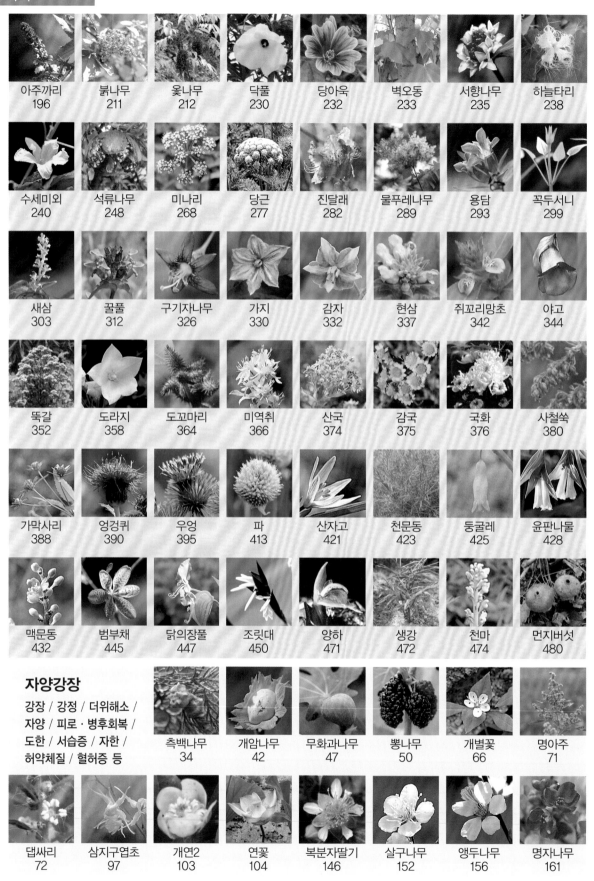

아주까리 196	붉나무 211	옻나무 212	닥풀 230	당아욱 232	벽오동 233	서향나무 235	하늘타리 238
수세미외 240	석류나무 248	미나리 268	당근 277	진달래 282	물푸레나무 289	용담 293	꼭두서니 299
새삼 303	꿀풀 312	구기자나무 326	가지 330	감자 332	현삼 337	쥐꼬리망초 342	야고 344
뚝갈 352	도라지 358	도꼬마리 364	미역취 366	산국 374	감국 375	국화 376	사철쑥 380
가막사리 388	엉겅퀴 390	우엉 395	파 413	산자고 421	천문동 423	둥굴레 425	윤판나물 428
맥문동 432	범부채 445	닭의장풀 447	조릿대 450	양하 471	생강 472	천마 474	먼지버섯 480

자양강장

강장 / 강정 / 더위해소 /
자양 / 피로 · 병후회복 /
도한 / 서습증 / 자한 /
허약체질 / 혈허증 등

측백나무 34	개암나무 42	무화과나무 47	뽕나무 50	개별꽃 66	명아주 71
댑싸리 72	삼지구엽초 97	개연2 103	연꽃 104	복분자딸기 146	살구나무 152	앵두나무 156	명자나무 161

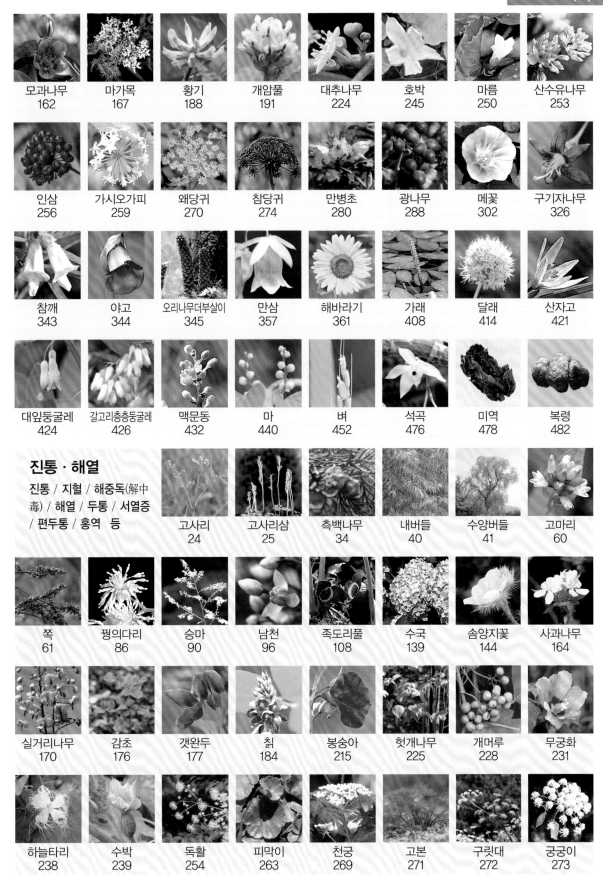

모과나무 162

마가목 167

황기 188

개암풀 191

대추나무 224

호박 245

마름 250

산수유나무 253

인삼 256

가시오가피 259

왜당귀 270

참당귀 274

만병초 280

광나무 288

메꽃 302

구기자나무 326

참깨 343

야고 344

오리나무더부살이 345

만삼 357

해바라기 361

가래 408

달래 414

산자고 421

대잎둥굴레 424

갈고리층층둥굴레 426

맥문동 432

마 440

벼 452

석곡 476

미역 478

복령 482

진통 · 해열

진통 / 지혈 / 해중독(解中毒) / 해열 / 두통 / 서열증 / 편두통 / 홍역 등

고사리 24

고사리삼 25

측백나무 34

내버들 40

수양버들 41

고마리 60

쪽 61

꿩의다리 86

승마 90

남천 96

족도리풀 108

수국 139

솜양지꽃 144

사과나무 164

실거리나무 170

감초 176

갯완두 177

칡 184

봉숭아 215

헛개나무 225

개머루 228

무궁화 231

하늘타리 238

수박 239

독활 254

피막이 263

천궁 269

고본 271

구릿대 272

궁궁이 273

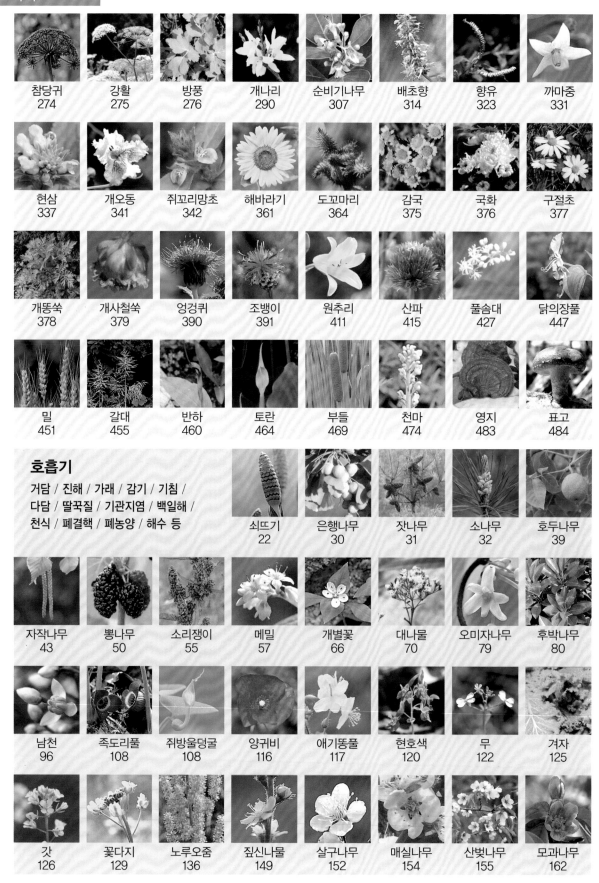

참당귀
274

강활
275

방풍
276

개나리
290

순비기나무
307

배초향
314

향유
323

까마중
331

현삼
337

개오동
341

쥐꼬리망초
342

해바라기
361

도꼬마리
364

감국
375

국화
376

구절초
377

개똥쑥
378

개사철쑥
379

엉겅퀴
390

조뱅이
391

원추리
411

산파
415

풀솜대
427

닭의장풀
447

밀
451

갈대
455

반하
460

토란
464

부들
469

천마
474

영지
483

표고
484

호흡기

거담 / 진해 / 가래 / 감기 / 기침 /
다담 / 딸꾹질 / 기관지염 / 백일해 /
천식 / 폐결핵 / 폐농양 / 해수 등

쇠뜨기
22

은행나무
30

잣나무
31

소나무
32

호두나무
39

자작나무
43

뽕나무
50

소리쟁이
55

메밀
57

개별꽃
66

대나물
70

오미자나무
79

후박나무
80

남천
96

족도리풀
108

쥐방울덩굴
108

양귀비
116

애기똥풀
117

현호색
120

무
122

겨자
125

갓
126

꽃다지
129

노루오줌
136

짚신나물
149

살구나무
152

매실나무
154

산벚나무
155

모과나무
162

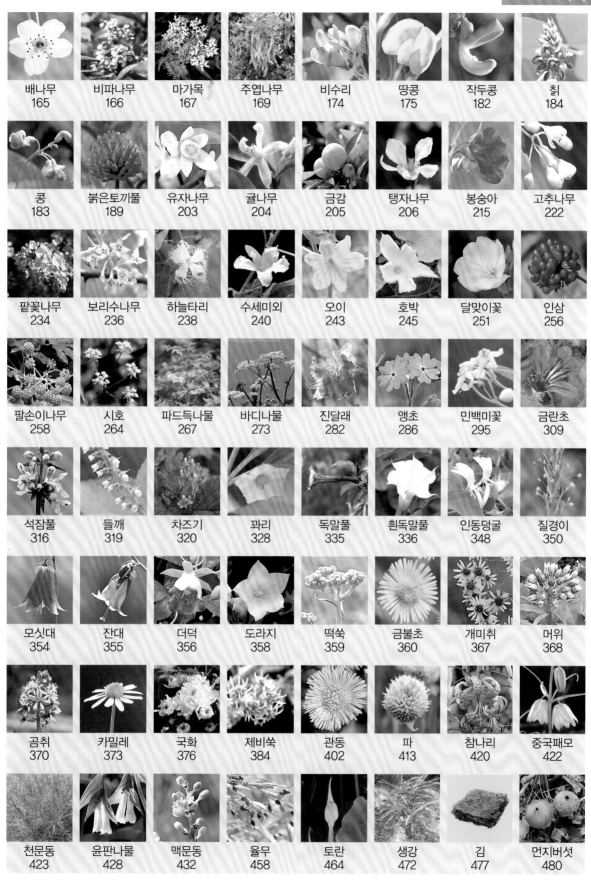

강황(薑黃) 생강과 여러해살이풀인 강황의 뿌리줄기를 그대로 또는 증기에 쪄서 말린 것. 활혈·거어(祛瘀)의 효능이 있다.

계내금(鷄內金) 꿩과 조류인 닭의 모이주머니 안에 있는 얇은 막(膜). 계순피. 소화촉진·지혈·지사의 효능이 있다.

계심(桂心) 녹나무과 늘푸른큰키나무인 육계나무의 줄기속껍질을 말린 것. 윤폐·명목·구충 등의 효능이 있다.

계지(桂枝) 녹나무과 늘푸른큰키나무인 육계나무의 가지를 말린 것. 거풍(去風)·활혈 등의 효능이 있다.

계피(桂皮) 녹나무과 늘푸른큰키나무인 육계나무의 줄기껍질을 말린 것. 거풍(去風)·활혈 등의 효능이 있다.

고량강(高良薑) 생강과 여러해살이풀인 고량강의 뿌리줄기를 말린 것. 양강(良薑). 거풍한(去風寒)·지통·소화촉진 등의 효능이 있다.

고련자(苦練子) 멀구슬나무과 멀구슬나무의 익은 열매를 말린 것. 천련자(川練子). 사하(瀉下)·구충(驅蟲) 등의 효능이 있다.

고련피(苦練皮) 멀구슬나무과 갈잎큰키나무인 멀구슬나무의 뿌리껍질 또는 줄기의 껍질을 말린 것. 활락(活絡)·지통 등의 효능이 있다.

고백반(枯白礬) 백반(白礬)을 철판 위에 구워 회백색 가루로 만든 것. 고반(枯礬).

곱돌 = 활석(滑石)

곱흙 = 적석지(赤石脂)

구감초(炙甘草) 콩과 여러해살이풀인 감초의 뿌리와 줄기를 말리고 불에 구워 약성을 완화한 것. 보비위·보기·보폐·지해의 효능이 있다.

구등(鉤藤) 꼭두서니과 갈잎덩굴나무인 구등의 가시가 달린 가지를 말린 것. 조구등. 청열·진정·할압강하 등의 효능이 있다.

구판(龜板) 늪거북과 파충류인 남생이의 복갑(배딱지)을 말린 것. 귀판. 강골·서근(舒筋) 등의 효능이 있다.

금박(金箔) 금이나 금빛나는 물건을 종이처럼 아주 얇게 만든 것. 해열·해독의 효능이 있다.

노봉방(露蜂房) 말벌과 곤충인 말벌의 벌집을 그대로 또는 증기에 쪄서 말린 것. 거풍·구충(驅蟲)·해독·항암 등의 효능이 있다.

녹용(鹿茸) 사슴과 백두산사슴(누렁이, 말사슴) 수컷의 굳지 않은 새뿔을 잘라 말린 것. 보신강정(補身强精)·강근골의 효능이 있다.

뇌환(雷丸) 구멍장이버섯과인 뇌환의 균핵을 말린 것. 죽령. 조충구제의 효능이 있다.

담제남성(膽製南星) = 우담남성(牛膽南星)

담죽엽(淡竹葉) 벼과 여러해살이풀인 조릿대풀의 전초를 말린 것. 해열·이뇨·억균 등의 효능이 있다.

대복피(大腹皮) 종려과인 빈랑나무의 익은 열매껍질을 말린 것. 보비(補脾)·거풍한습(去風寒濕)·소종·해독 등의 효능이 있다.

대자석(代柘石) 산화철을 주성분으로 하는 삼방정계의 적철광. 강기(降氣)·청혈·지혈 등의 효능이 있다.

대황(大黃) 마디풀과 여러해살이풀인 장군풀의 뿌리줄기와 뿌리를 말린 것. 해열·거어(去瘀)·통경·사하(瀉下) 등의 효능이 있다.

동과자(冬瓜子) 박과 한해살이덩굴풀인 동아의 익은 씨를 말린 것. 동과인. 해열·거담·지해·이뇨·소종 등의 효능이 있다.

두시(豆豉) 콩의 씨를 삶아서 발효시킨 것. 약전국. 해표(解表)작용을 하고 제번(除煩)의 효능이 있다.

듬북 = 모자반

룡뇌 = 용뇌

마황(麻黃) 마황(풀마황)의 전초를 말린 것. 발한·거풍·이뇨·평천(平喘) 등의 효능이 있다.

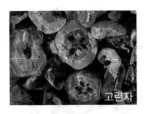
고련자

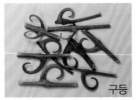
구등

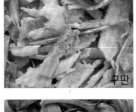
구판

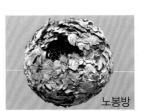
노봉방

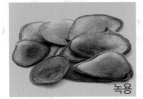
녹용

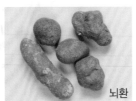
뇌환

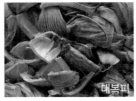
대복피

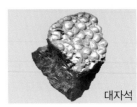
대자석

망초(芒硝) 천연 유산나트륨 광석인 망초를 정제한 것. **박초**(朴硝). 해열·거어·서근(舒筋)·사하·통경·해독 등의 효능이 있다.

면화자(棉花子) 아욱과 한해살이풀인 목화의 씨를 말린 것. **면실자**(棉實子), **목면자**(木棉子). 온신(溫腎), 보허(補虛), 지혈의 효능이 있다.

명반(明礬) = **백반**(白礬)

모려(牡蠣) 굴과 조개류인 참굴, 민어굴 등의 조가비를 말린 것. 보음(補陰)·거담·서근(舒筋)·지한(止汗)·지사 등의 효능이 있다.

모자반 모자반과 갈조류인 모자반을 말린 것. **해조**(海藻), **듬북**, **참말**. 거담·서근(舒筋)·이뇨·혈압강하 등의 효능이 있다.

목면자 = **면화자**

목향(木香) 국화과인 목향의 뿌리를 말린 것. **밀향**(蜜香), 오향(五香). 통기(通氣)·지사·항균·혈압강하 등의 효능이 있다.

몰약(沒藥) 감람과인 몰약나무의 진을 말린 것. 활혈·산어·소종·지통·생기(生肌) 등의 효능이 있다.

밀향(蜜香) = **목향**(木香)

박초(朴硝) = **망초**(芒硝)

반변련(半邊蓮) 초롱꽃과 여러해살이풀인 수염가래꽃의 지상부를 말린 것. 소종, 이뇨, 항진균(抗眞菌), 청열 등의 효능이 있다.

반하곡(半夏麴) 천남성과 여러해살이풀인 반하의 덩이줄기를 말린 것(반하)에 백반·생강을 섞어 만든 누룩. 습병(濕病)을 없애는 효능이 있다.

백강잠(白殭蠶) 누에나방과인 누에나방이 백강균에 감염되어 죽은 것을 말린 것. **백건잠**(白乾蠶). 진경·거담·억균·항종양 등의 효능이 있다.

백렴(白蘞) 포도과 갈잎덩굴나무인 가위톱의 덩이뿌리를 말린 것. 해열·소염·지통·해독·억균·생기(生肌) 등의 효능이 있다.

백미(白微) 박주가리과 여러해살이풀인 백미꽃의 뿌리를 말린 것. **아마존**. 발열·지해·이뇨·소종·해독 등의 효능이 있다.

백반(白礬) 황산염 광물인 명반석을 정제하여 만든 것. **명반**(明礬). 거담·구충·해독·지혈 등의 효능이 있다.

백변두(白藊豆) 콩과 여러해살이덩굴풀인 까치콩의 익은 씨를 말린 것. **백편두**(白扁豆).

백부(百部) 백부과 여러해살이덩굴풀인 덩굴백부의 덩이뿌리를 말린 것. 보폐·지해·살충의 효능이 있다.

백작약(白芍藥) 미나리아재비과 여러해살이풀인 백작약(집함박꽃)의 뿌리를 말린 것. 보혈·지한·이뇨·지통·혈압강하의 효능이 있다.

별갑(鱉甲) 자라의 등딱지를 말린 것. 해열·산어·서근(舒筋) 등의 효능이 있다.

봉밀(蜂蜜) 꿀벌(양봉꿀벌)의 벌집에 있는 꿀을 모은 것. 이수·윤장·지통 등의 효능이 있다.

봉출(蓬朮) 생강과 여러해살이풀인 아출의 뿌리줄기를 말린 것. 활혈·거어·소적·지통 등의 효능이 있다.

빈랑(檳榔) 종려과 늘푸른열대식물인 빈랑나무의 익은 씨를 말린 것. 살충·이뇨·통변 등의 효능이 있다.

빙당(氷糖) 순도 높은 수크로오스액을 졸여서 만든 설탕. 작은 얼음덩어리처럼 생겨 빙당이라고 한다.

빙편(氷片) = **용뇌**(龍腦)

사군자(使君子) 사군자과인 사군자나무의 익은 열매를 말린 것. 건비·구충의 효능이 있다.

사인(砂仁) 생강과 여러해살이풀인 양춘사의 익은 씨를 말린 것. **축사인**. 보비위·보기(補氣)·지통 등의 효능이 있다.

사탕(砂糖) 사탕수수·사탕무 등의 액즙을 여과하여 결정을 만든 것.

사향(麝香) 사향노루과 사향노루 수컷의 사향주머니 속에 들어 있는 분비물을 말린 것. 제신열지(提神悅志)·활혈·살충·해독 등의 효능이 있다.

산양각(山羊角) = **영양각**(羚羊角)

산조인(酸棗仁) 갈매나무과 멧대추나무의 익은 씨를 말린 것. 보신·진정·지한·제번(除煩) 등의 효능이 있다.

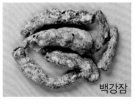
백강잠

백반

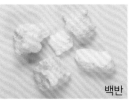
백부

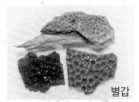
별갑

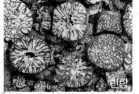
봉출

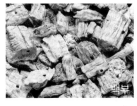
빈랑

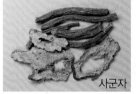
사군자

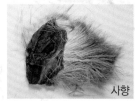
사향

상기생(桑寄生) 겨우살이과인 뽕나무겨우살이의 잎·줄기·가지를 말린 것. 보간신·강근골·안태·이뇨·혈압강하 등의 효능이 있다.

생강피(生薑皮) 생강과 여러해살이풀 생강 뿌리줄기의 껍질을 말린 것.

서각(犀角) 소과 포유동물인 물소(무소)의 뿔. 해열·진정·해독 등의 효능이 있다.

서점근 = 우방근

석결명(石決明) 전복과인 말전복(생복)의 조개껍질을 말린 것. 해열·명목 등의 효능이 있다.

석고(石膏) 단사정계의 천연 광물인 섬유 석고를 가공한 것. 해열·생진액·지갈 등의 효능이 있다.

석련육(石蓮肉) 연꽃과 여러해살이물풀인 연꽃의 성숙한 씨를 건조한 것

석웅황(石雄黃) 삼류화비소를 주성분으로 하는 천연 광석. 화담·거습·살충·해독 등의 효능이 있다.

선태(蟬蛻) 매미과 곤충인 참매미 애벌레(굼벵이)의 허물을 말린 것. 산풍열·발진·진경 등의 효능이 있다.

송라(松蘿) 송라과 지의류인 송라의 균체를 말린 것. 청열·화담·지혈·해독 등의 효능이 있다.

신곡(神曲) 벼과 두해살이풀인 밀의 씨에 다른 약재를 섞어 가공한 것. **약누룩**. 보비·소화촉진의 효능이 있다.

아교(阿膠) 소과 포유류인 소의 가죽을 가공하여 말린 것. **우피교**(牛皮膠). 지혈·윤폐·안태 등의 효능이 있다.

아교주(阿膠珠) 활석(滑石)과 함께 볶은 아교가 부풀어 작은 알 모양으로 된 것. 강장제(强壯劑), 지혈제(止血劑)로 쓴다.

약누룩 = 신곡

약전국 = 두시

양강 = 고량강

연수(蓮鬚) 연꽃과 여러해살이물풀인 연꽃의 꽃술. 청심·익신(益腎)·지혈·삽정(澁精)의 효능이 있다.

영양각(羚羊角) 소과 포유동물인 산양의 뿔. 산양각(山羊角). 해열·진정·진경·해독 등의 효능이 있다.

오령지(五靈脂) 날다람쥐의 똥을 말린 것. 해갈·지해·지사·구충 등의 효능이 있다.

오수유(吳茱萸) 운향과인 오수유나무의 익지 않은 열매를 말린 것. 건위·거한습·이뇨·지통 등의 효능이 있다.

오약(烏藥) 녹나무과인 오약나무(천태오약)의 뿌리를 말린 것. 건위·진통 등의 효능이 있다.

용골(龍骨) 고생대에 살던 공룡(恐龍)이나 코끼리류에 속하는 마스토돈의 화석. 수렴·진정의 효능이 있다.

용뇌(龍腦) 용뇌향나무의 진 또는 줄기나 가지를 가공처리한 것. 빙편(氷片). 청심·해열·소종·지통 등의 효능이 있다.

우담남성(牛膽南星) 법제한 천남성 가루를 우담 즙에 섞어 찐 다음 소의 담낭이나 돼지의 저포(猪胞)에 넣어 말린 것. 담제남성(膽製南星). 진정·화담의 효능이 있다.

우방근(牛蒡根) 국화과 두해살이풀인 우엉의 뿌리를 말린 것. 이뇨·지통·항암 등의 효능이 있다.

우피교(牛皮膠) = **아교**(阿膠)

우황(牛黃) 소과 포유동물인 소의 담낭, 간관, 수담관 등에 병적으로 생긴 담석(膽石)을 말린 것. 청심·해열·거담·해독 등의 효능이 있다.

원지(遠志) 원지과 여러해살이풀인 원지의 뿌리를 말린 것. 진정·거담·윤장 등의 효능이 있다

유황(硫黃) 유화철광 또는 천연 유황광을 제련·승화하여 얻은 비금속 원소. 보양·이뇨·사하(瀉下)·살충 등의 효능이 있다.

육계(肉桂) 녹나무과인 육계나무(계수나무)의 껍질을 말린 것. 보신·온비·활혈·해열·거어(祛瘀)·지통의 효능이 있다.

익지인(益智仁) 생강과 여러해살이풀인 익지의 익은 열매(씨)를 말린 것. 보신온비(補腎溫脾)의 효능이 있다.

자매과(刺莓果) 장미과 생열귀나무의 익은 열매를 말린 것. 조혈(造血)·소적(消積) 등의 효능이 있다.

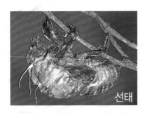
선태

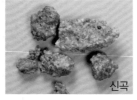
신곡

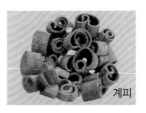
계피

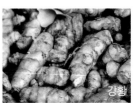
강황

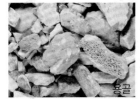
용골

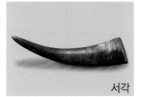
서각

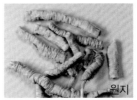
원지

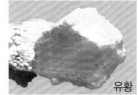
유황

자인삼(刺人蔘) 두릅나무과인 땃두릅나무의 줄기껍질 또는 뿌리껍질을 말린 것. 강심·강장의 효능이 있다.

자질려(刺蒺藜) 남가새과 한해살이풀인 남가새의 열매를 말린 것. **질려자**. 활혈·거풍·명목·이뇨·혈압강하 등의 효능이 있다.

저령(猪苓) 구멍장이버섯과인 저령(참나무뿌리춤버섯)의 균핵을 말린 것. 이뇨·항암·항균 등의 효능이 있다.

적석지(赤石脂) 규산알루미늄을 주성분으로 하는 붉은색 고령토를 가공한 것. **곱흙**. 소종·지혈·지사 등의 효능이 있다.

전갈(全蝎) 전갈(극동전갈)을 말린 것. 진정·진경·해독의 효능이 있다.

정향(丁香) 물푸레나무과인 정향의 꽃봉오리를 말린 것. 보비위·온신·지토·억균 등의 효능이 있다.

종려피(棕櫚皮) 종려나무의 잎자루 껍질을 말린 것. 지혈의 효능이 있다.

주사(朱砂) 황화수은을 주성분으로 하는 육방정계의 붉은색 광석. 진정·해열·해독 등의 효능이 있다.

죽령 = **뇌환**(雷丸)

지모(知母) 지모과 여러해살이풀인 지모의 뿌리줄기를 말린 것. 보음·해열·통변의 효능이 있다.

진주(眞珠) 진주조개의 조개껍질 속에 병적으로 생긴 알갱이. 진정·진경·거담·명목·생기(生肌) 등의 효능이 있다.

질려자 = **자질려**(刺蒺藜)

참말 = **모자반**

천련자(川練子) = **고련자**(苦練子)

천산갑(穿山甲) 천산갑(말레이천산갑)의 비늘을 볶은 것. 활혈·거어·소종의 효능이 있다.

초과(草果) 생강과 여러해살이풀인 초과의 익은 열매를 말린 것. 보비위·건위·거한습·거담·소화촉진 등의 효능이 있다.

초두구(草豆蔻) 생강과 여러해살이풀인 초두구의 익은 씨를 말린 것. 보비위·거담습·억균 등의 효능이 있다.

축사(縮砂) 생강과 여러해살이풀인 양춘사의 익은 씨를 말린 것. **축사인**(縮砂仁). 개위(開胃)·보폐신(補肺腎)·지사·안태·지통 등의 효능이 있다.

침향(沈香) 늘푸른큰키나무 팥꽃나무과인 침향나무의 수지가 스며든 심재 부위의 덩어리. 보양(補養)·강기(降氣)·온위(溫胃)·지통 등의 효능이 있다.

토목향(土木香) 국화과 여러해살이풀인 토목향 뿌리를 말린 것. 보기(補氣)·건비·지통·억균 등의 효능이 있다.

토형개(土荊芥) 능쟁이과 식물인 향명아주(약능쟁이)의 전초를 말린 것. 보기(補氣)·보비위(補脾胃)·거습·화담 등의 효능이 있다.

판람근(板藍根) 십자화과 두해살이풀인 대청의 뿌리를 말린 것. 해열·해독·청혈의 효능이 있다.

하엽(荷葉) 수련과 여러해살이물풀인 연꽃의 잎을 말린 것. 강심·해열·지사·지혈·억균 등의 효능이 있다.

합분(蛤粉) 대합의 조개껍질을 가루낸 것. 해열·화담·산결의 효능이 있다.

해조(海藻) = **모자반**

향부자(香附子) 사초과 여러해살이풀인 향부자의 뿌리줄기를 말린 것. 통기(通氣)·지통·통경·건위 등의 효능이 있다.

형개(荊芥) 꿀풀과 한해살이풀인 형개의 지상부를 말린 것.

형개수(荊芥穗) 꿀풀과 한해살이풀인 형개의 꽃이 달린 이삭을 말린 것. 발한·거풍한(祛風寒)·거어·지혈·진경·건위·억균 등의 효능이 있다.

호로파(胡蘆巴) 콩과 한해살이풀인 호로파의 익은 씨를 말린 것. 보신양(補腎陽)·거한습·지통 등의 효능이 있다.

호박(琥珀) 소나무과 소나무속 식물의 수지(樹脂)가 퇴적암 속에 묻혀 오랜 시일이 지나 화석으로 된 것. 진정·이뇨·거어의 효능이 있다.

활석(滑石) 규산염류(硅酸鹽類)를 주성분으로 하는 황백색 광물. **곱돌**. 이뇨·거습열·소서(消暑)의 효능이 있다.

황단(黃丹) 납(연; 鉛)을 가공하여 만든 황갈색 가루(4산화3연). 사리(瀉痢)·생기(生肌)·지통 등의 효능이 있다.

후박(厚朴) 녹나무과인 후박나무의 줄기 또는 뿌리의 껍질을 말린 것. 통기(通氣)·온비위(溫脾胃)·거습·화담 등의 효능이 있다.

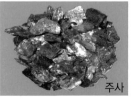
주사

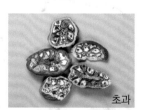
초과

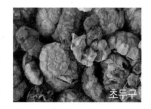
초두구

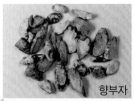
향부자

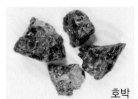
호박

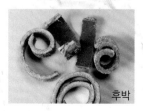
후박

한방 용어 해설

ㄱ

가래기침 가래가 나오는 기침.

각기(脚氣) 비타민 B1이 결핍되어 다리 힘이 약해지고 이상이 생겨서 제대로 걷지 못하는 병.

각기경종(脚氣脛腫) 각기병으로 정강이가 붓는 증세.

각기부종(脚氣浮腫) 각기병으로 붓는 증세.

각기종(脚氣腫) 비타민 B1 결핍으로 일어나는 각기병으로 다리가 붓는 증세.

각막염(角膜炎) 눈의 각막에 염증이 생겨 각막이 흐려지는 병증.

각혈(咯血) 폐나 기관지의 손상으로 피를 토하는 증세.

간경변(肝硬變) 간의 일부가 죽어 그 자리에 섬유가 생겨 딱딱하게 굳어지는 증세.

간경변복수(肝硬變腹水) 간이 딱딱하게 굳고 배에 물이 차는 증세.

간경화(肝硬化) 간이 단단하게 굳어져 쪼그라진 증세.

간기울결(肝氣鬱結) 스트레스로 인해 간을 풀어주는 기능이 상실된 증세.

간농양(肝膿瘍) 병원균에 감염되어 간에 고름집이 생기는 질환.

간열(肝熱) 간에 질환이 생겨 나타나는 열증.

간염(肝炎) 간에 염증이 생겨 간 세포가 파괴되는 상태.

간장염(肝臟炎) 간 세포의 기능장애가 발생하고 염증성 세포가 침윤하여 생기는 염증.

간종(肝腫) 간이 붓는 증세.

간질(癎疾) 발작적으로 의식 장애를 앓는 병증.

간허한열(肝虛寒熱) 간이 허해져서 나타나는 오한과 발열 증세.

감(疳) 젖이나 음식 조절 부진에 의한 영양장애나 만성 소화 불량으로 아이의 얼굴이 누렇게 뜨고 몸이 여위는 증세.

감기(感氣) 외부에서 풍한(風寒)의 사기(邪氣)가 들어와 생긴 병.

감기발열(感氣發熱) 감기에 걸려 열이 나는 증세.

감기해수(感氣咳嗽) 감기로 심한 기침이 나는 증세.

감모(感冒) 풍한(風寒)이나 계절에 맞지 않는 기운을 받아 발생한 감기.

감모발열(感冒發熱) 풍한사(風寒邪)나 풍열사(風熱邪)를 받아서 열이 나는 증세.

감식(疳蝕) 감질로 온몸에 창(瘡)이 생기는 병증.

감적(疳積) 비위(脾胃)가 상하거나 습열(濕熱)이 몰려서 생긴 감질(疳疾).

감질(疳疾) 비위(脾胃)의 기능 이상으로 몸이 점점 야위는 병증.

갑상선종(甲狀腺腫) 갑상선이 부어오르는 질환을 통틀어 일컬음.

강근골(强筋骨) 근육을 강화하고 뼈를 튼튼하게 하는 효능. 강근건골(强筋健骨).

강기(降氣) 지나치게 치밀어오른 기(氣)를 내리는 효능.

강심(强心) 심(心)을 강하게 하는 효능.

강압(降壓) 혈압을 낮추는 효능.

강양(强陽) 양기(陽氣)를 북돋우는 효능.

강장(强壯) 쇠약한 체질을 좋은 상태로 만들고 체력을 돕는 효능.

강정(强精) 정력을 강하게 하는 효능.

강정자신(强精滋腎) 정력을 강하게 하고 신(腎)을 기르는 효능.

강혈압(降血壓) 혈압을 내리는 효능.

강화(降火) 몸 속에 있는 화기(火氣)를 풀어 내리는 효능.

개규(開竅) ①몸 속에 적체가 생겨 막힌 것을 침이나 약으로 열어 주는 것. ②심장의 통로가 막혀서 생긴 폐증을 치료하는 효능.

개라악창(疥癩惡瘡) 창양(瘡瘍)으로 인한 농혈(膿血)이 부패하여 오래 되어도 낫지 않는 병증.

개선(疥癬) 옴벌레가 옮아 붙어서 생기는 옴과 버짐 등의 피부병.

개선습창(疥癬濕瘡) 옴과 버짐으로 습창이 생기는 병증.

개선창종(疥癬瘡腫) ①헌데나 부스럼. ②헌데가 부어오른 증세.

개울(開鬱) 기혈(氣血)이 몰려 있는 것을 풀어주는 효능.

개위(開胃) 위(胃)를 열어주는 효능.

개위관장(開胃寬腸) 위(胃)를 열어주고 장(腸)을 편하게 하는 효능.

개창(疥瘡) 살갗이 몹시 가려운 전염성 피부병. 옴.

객담(喀痰) 수액(水液)의 기화수포(氣化輸布)에 장애가 생겨서 발생한 가래.

객열(客熱) 밖으로부터 침입한 열사(熱邪).

객열단종(客熱丹腫) 몸 밖에서 침입한 열사(熱邪)로 붉게 붓는 증세.

객혈(喀血) ①혈액이나 혈액이 섞인 가래를 기침과 함께 배출해 내는 증세. ②기도(氣道)를 통해 피가 나오는 것.

거담(祛痰) 기관지(氣管支) 점막의 분비를 높여 가래를 묽게 하고 삭게 하는 효능.

거부(祛腐) 썩은 살을 제거하는 효능.

거습(祛濕) 풍기 및 습기(濕氣)를 없애는 효능.

거습열(祛濕熱) 습열(濕熱)을 제거하는 효능.

거어(祛瘀) 어혈(瘀血)을 제거하는 효능.

거통(擧痛) = **심통**(心痛)

거풍(祛風) 밖에서 들어온 풍사(風邪)를 제거하는 효능.

거풍습(祛風濕) 풍기(風氣) 및 습기(濕氣)를 없애는 효능.

거풍열(祛風熱) 풍열(風熱)을 제거하는 효능.

거풍제습(祛風除濕) 풍습(風濕)을 없애는 효능.

거풍지통(祛風止痛) 풍을 제거하여 통증을 없애는 효능.

거풍한(祛風寒) 안과 밖, 경락(經絡) 및 장부(臟腑) 사이에 머물러 있는 풍사(風邪)를 제거하는 효능.

거풍해표(祛風解表) 풍을 없애고 땀을 내게 하여 두통·발열 등 표증을 치료하는 효능.

건근골(健筋骨) 근육과 뼈를 튼튼하게 하는 효능.

건망증(健忘症) 기억력이 떨어지는 증세.

건비(健脾) 비장(脾臟)을 튼튼하게 하는 효능.

건비개위(健脾開胃) 비(脾)를 튼튼하게 하고 위(胃)를 열어주는 효능.

건비보폐(健脾補肺) 비장과 폐를 튼튼하게 하는 효능.

건삽(乾澁) 말려서 윤택이 없고 껄껄하게 하는 효능.

건습(乾濕) 마른 것과 습한 것.

건위(健胃) 위장을 튼튼하게 하여 소화기능을 높이는 효능.

건위강장(健胃强壯) 위장을 튼튼하게 하고 몸을 건강하고 혈기가 왕성하게 하는 효능.

건위소식(健胃消食) 위(胃)를 튼튼하게 하고 음식을 소화시키는 효능.

건위정장(健胃整腸) 위를 튼튼하게 하고 장(腸)의 기능을 정상적으로 만드는 효능.

건위청장(健胃淸腸) 위를 튼튼하게 하고 장을 맑게 해주는 효능.

건해(乾咳) 마른기침.

결막염(結膜炎) 눈을 외부에서 감싸고 있는 조직인 결막에 생긴 염증성 질환. 눈이 충혈되고 부으며 눈곱이 끼고 눈물이 나는 병증.

결핵성임파선염(結核性淋巴腺炎) 목 부위에 크고 작은 멍울이 생기는 병증.

결흉(結胸) 심장이 빨리 뛰고 기관지는 확장되며, 간과 근육은 흥분하게 되는 증상.

경간(驚癎) 놀라서 생기는 간증(癎症).

경간광조(驚癎狂躁) 몹시 놀라서 몸이 괴롭고 어찌할 바를 몰라 미친 듯이 날뛰는 증세.

경결(硬結) 조직의 일부분이 이물의 자극을 받아 변성하여 굳어진 증세.

경계(驚悸) 놀라서 가슴이 두근거리고 불안한 증세.

경광(驚狂) 놀라서 미치는 병증.

경기(驚氣) 경풍(驚風). 어린아이가 갑자기 심한 경련을 일으키는 증세.

경락(經絡) 전신의 기혈(氣血)을 운행하고 각 부분을 조절하는 통로.

경락소통(經絡疏通) 경락의 흐름을 잘 통하게 하는 효능.

경련(痙攣) 근육이 비정상적으로 수축하거나 심하게 떨게 되는 현상.

경련발작(痙攣發作) 근육이 비정상적으로 갑자기 수축하거나 떠는 현상.

경수과다(經水過多) 정상보다 월경량이 많거나 출혈 기간이 긴 증상.

경인(硬咽) 생선 뼈나 가시 등이 목에 걸려 넘어가지 않는 증세. 골경인후(骨硬咽喉).

경종(脛腫) 정강이가 붓는 병증.

경폐(經閉) 월경이 있어야 할 시기에 나오지 않는 증세.

경폐복통(經閉腹痛) 월경을 오랫동안 하지 않으면서 배가 아픈 증세.

경풍(驚風) 어린이가 경련을 일으키는 질환.

고삽(固澁) 저절로 땀이 나거나 설사를 하여 몸을 굳건히 지키는 효능. 수삽(收澁).

고신(固腎) 신(腎)을 튼튼하게 하는 효능.

고열감기(高熱感氣) 감기로 고열이 계속되는 증세.

고열신혼(高熱神昏) 고열로 정신이 혼미하거나 정신을 잃는 증세.

고정(固精) 정(精)을 밖으로 새지 않도록 하는 효능.

고정축뇨(固精縮尿) 정을 밖으로 새지 않도록 하고 소변을 다스리는 효능.

고지혈증(高脂血症) 중성 지방과 콜레스테롤 등의 지방대사가 제대로 이루어지지 않아 혈액 중에 지방량이 많아진 상태.

고창(鼓脹) 뱃가죽이 북처럼 팽팽하게 부풀고 속이 그득하며 더부룩한 질환.

고표(固表) 위기(衛氣)를 튼튼하게 하는 효능.

고표지한(固表止汗) 체표를 튼튼하게 하여 땀을 멈추게 하는 효능.

고혈압(高血壓) 정상 상태보다 혈압이 높은 증세.

골결핵루공(骨結核漏孔) 결핵균이 뼈와 관절에 들어가서 염증을 일으킨 상태.

골관절결핵(骨關節結核) 결핵균이 뼈 또는 관절에 침투하여 생기는 만성염증성 질병.

골다공증(骨多孔症) 뼈를 형성하는 무기질과 기질의 양이 동일한 비율로 과도하게 감소된 상태. 골조경증(骨粗鯁症).

골동(骨疼) 뼈가 몹시 시큰거리며 아픈 것

골수염(骨髓炎) 화농균의 감염에 의해서 뼈와 골수에 생긴 염증.

골절(骨折) 강한 외력 작용으로 뼈가 부분적 또는 완전히 부러져 이단(離斷)된 상태.

골절동통(骨節疼痛) 뼈마디가 쑤시고 아픈 증상.

골절산통(骨節酸痛) 뼈마디가 시리고 아픈 병증.

골절상(骨折傷) 뼈가 부러진 상처.

골절종통(骨折腫痛) 외력으로 뼈가 부러졌을 때 붓고 아픈 증세.

골절통(骨節痛) 뼈마디가 아픈 증세.

골증(骨蒸) 열이 심하여 골수(骨髓)로부터 증발되어 나오는 증세.

골증로열(骨蒸勞熱) 오장이 허약하여 생긴 허로병 때문에 뼛속이 후끈후끈 달아오르는 증세.

골증열(骨蒸熱) 음기와 혈기가 부족하여 골수가 메말라서 뼈 속이 후끈후끈 달아오르고 몹시 쑤시는 증세.

공복(空腹) 소화가 다 되어 내용물이 소장·대장으로 내려가고 위 속이 빈 상태. 빈속.

과로탈력(過勞脫力) 과로로 인하여 힘이 빠지는 증상.

과민성위장염(過敏性胃腸炎) 긴장이나 스트레스로 위장의 운동 및 분비 등에 발생한 기능장애.

곽란(癨亂) 갑자기 음식이 체하여 토하고 설사하는 급성 위장병.

곽란설리(癨亂泄利) 음식이 체하여 생긴 급성 위장병으로 대소변을 참지 못하고 지리는 일.

관절굴신불리(關節屈伸不利) 관절 부위의 움직임이 잘 되지 않는 것.

관절동통(關節疼痛) 뼈마디가 심하게 아픈 증세.

관절산통(關節酸痛) 뼈마디가 시큰거리고 아픈 증세.

관절종통(關節腫痛) 뼈마디가 붓고 아픈 병증.

관절통(關節痛) 뼈마디가 쑤시면서 아픈 증세.

관중(寬中) 중초(中焦)를 편안하게 하는 효능.

관흉격(寬胸膈) 흉격(胸膈)을 편안하게 하는 효능.

광견교상(狂犬咬傷) 미친 개에게 물린 상처.

괴혈병(壞血病) 비타민 C 결핍으로 온몸에 종창 및 출혈이 일어나는 병.

교장사(攪腸沙) 급성 장염, 콜레라, 위장적체(腸胃積滯), 만성 이질(慢性痢疾), 이질, 적유단독(赤游丹毒) 등에 생기는 옹저(癰疽).

구갈(口渴) 갈증이 나는 증세. 목마름.

구강암(口腔癌) 구강에서 발생하는 악성종양.

구강염(口腔炎) 입 안에 염증이 생긴 병증.

구건(口乾) 입 안이 마르는 증세.

구건번갈(口乾煩渴) 입 안이 마르고 가슴이 답답하며 갈증이 나는 증세.

구교상(狗咬傷) 개에게 물린 상처.

구내염(口內炎) 입 안의 점막에 생기는 염증.

구련마목(拘攣痲木) 경련과 마비.

구리(久痢) 오랜 이질.

구사(久瀉) 오랜 설사.

구설생창(口舌生瘡) 장부(臟腑)에 생긴 열기가 치받아 입과 혀에 부스럼이 생긴 병증.

구수(久嗽) = 구해(久咳)

구안와사(口眼喎斜) 안면근육의 마비로 입이 한쪽으로 비뚤어지고 눈이 잘 감기지 않는 병증. 안면 신경마비.

구어혈(驅瘀血) 뭉친 혈을 풀어주는 효능.

구역(嘔逆) 속이 메스거려 토하려는 병증.

구창(口瘡) 입 안이 허는 병증.

구창(灸瘡) 뜸뜬 자리의 피부가 화상을 입어 상처가 생기거나 곪는 것.

구충(驅蟲) 기생충이나 해로운 벌레를 없애는 효능.

구취(口臭) 입 안의 불결 또는 구강, 인두, 소화기의 질환으로 입에서 나는 역한 냄새.

구토(嘔吐) 위(胃)의 내용물이 식도와 구강을 거쳐 역류하는 현상. 게우기.

구토설사(嘔吐泄瀉) 토하고 설사함.

구토홰역(嘔吐噦逆) 구토를 하면서 딸꾹질을 하는 병증.

구풍(驅風) 인체에 침입한 풍사(風邪)를 제거하는 효능.

구학(久虐) 오랜 기간 낫지 않는 학질.

구해(久咳) 오래도록 잘 낫지 않는 기침병증. 구수(久嗽).

권태기와(倦怠嗜臥) 심신이 피곤하고 나른하여 눕기를 좋아하는 것.

권태무력(倦怠無力) 피곤하여 힘을 쓰지 못하고 몸을 움직일 수 없어 게으른 듯이 보이는 증세.

권태소기(倦怠少氣) 권태로 기가 부족한 것.

궐역(厥逆) 가슴과 배가 몹시 아프면서 양쪽 다리가 갑자기 싸늘해지고 가슴이 답답하며 음식을 먹지 못하는 증상.

궤상(潰傷) 괴사된 부위가 떨어져 나가 생긴 상처.

궤양(潰瘍) 저절로 헐거나 부스럼을 째 놓은 자국을 통틀어 일컫는 병증.

근골경련(筋骨痙攣) 근육과 뼈가 말려서 뭉치고 경련이 있는 증세.

근골구급(筋骨拘急) 근육과 뼈가 꼬이고 땅겨서 움직일 수 없는 증세.

근골구련(筋骨拘攣) 근육과 뼈에 경련이 일면서 뭉치고 오그라드는 증세.

근골동통(筋骨疼痛) 날씨가 나쁘거나 환절기에 근육과 뼈가 쑤시고 아픈 증세.

근골련급(筋骨攣急) 근맥(筋脈)이 수축해 펴지지 않고 동통(疼痛)이 그치지 않는 증세.

근골산통(筋骨酸痛) 근육과 뼈가 쑤시면서 아픈 통증.

근골위약(筋骨萎弱) 근육과 뼈가 저리고 약해진 증세.

근골절상(筋骨折傷) 근육이 다치거나 뼈가 부러진 증세.

근골통(筋骨痛) 근육과 뼈가 아픈 증세.

근맥구련(筋脈拘攣) 지체(肢體)의 근맥(筋脈)이 오그라들고 아픈 병증.

근맥소통(筋脈疏通) 인체의 힘줄과 혈맥(血脈)을 연결시켜 순조롭게 통하도록 하는 효능.

근무력증(筋無力症) 근육의 수축력이 저하되고 근육이 쉽게 피로하며 힘이 빠지는 질환.

근육경련(筋肉痙攣) 근육이 갑자기 수축하거나 떨게 되는 현상.

근육마비(筋肉麻痺) 근육에 감각이 없는 것.

근육이완(筋肉弛緩) 근육이 쭉 펴지고 늘어나는 현상.

근육통(筋肉痛) 근육이 아픈 증세.

금창(金瘡) 금속에 의한 상처.

급경풍(急驚風) 열이 나고 불안해지며, 작은 일에도 잘 놀라고 얼굴과 입술이 붉어지지만 팔다리는 싸늘하며, 의식이 혼미하고 숨이 차며, 팔다리가 오그라들며 경련이 일으키고 거품을 물면서 눈을 치뜨는 병증.

급성(急性) 병이 나거나 장애의 증상이 짧은 기간 내에 급격하게 진전되는 상태.

급체(急滯) 갑작스럽게 체한 증세.

기계충(機械蟲) 두피에 나타나는 식물성 기생충 질병. 두부백선(頭部白癬).

기관지천식(氣管枝喘息) 기관지가 좁아져 숨이 차고 심한 기침이 나며, 호흡 곤란을 일으키고 숨쉴 때마다 쌕쌕 소리가 나는 증세.

기관지확장증(氣管支擴張症) 기관지가 비정상적으로 늘어나고 반복성 염증을 수반하는 폐 질환.

기괴(氣塊) 기(氣)가 뭉치고 적체되어 생긴 덩어리. 가성종괴(假性腫塊).

기역(氣逆) 장부의 기(氣)가 병적으로 위로 치밀어오르는 증싱.

기장만(氣腸滿) 복강(腹腔) 속에 가스가 차서 배가 불룩해지는 병증.

기창(氣脹) 기가 몰려서 배가 몹시 불러진 상태.

기체(肌體) 살과 몸. 사람의 몸 전체.

기체(氣滯) 체내의 기 운행이 순조롭지 못하여 어느 한 곳이 정체되어 막히는 증세.

기체풍양(肌體風痒) 몸 전체가 풍사(風邪)로 가려운 증상.

기침 폐(肺)의 공기가 기도를 통하여 소리와 함께 밖으로 토출되는 것.

기폐이농(氣閉耳聾) 기(氣)가 쌓여서 거슬러 올라감으로써 청각 기능이 저하되는 병증.

기허(氣虛) 기가 허약해지는 증세.

기혈(氣血) 원기(元氣)와 혈액.

기혈양휴(氣血兩虧) 기분(氣分)과 혈분(血分)을 모두 해치는 증세.

기혈체(氣血滯) 어혈 등으로 원기(元氣)와 혈액(血液)의 운행이 막히는 것.

꽃돋이 홍역에서 나타나는 피부 발진.

ㄴ

나간(癲癇) 나병과 간질(癇疾).

나력(癲癧) 목 뒤나 귀 뒤, 겨드랑이, 사타구니 쪽에 크고 작은 멍울이 생긴 병증. 서창(鼠瘡).

나력결핵(癲癧結核) 나력(癲癧)의 증상에 핵이 생기고 단단해지는 증세.

나력악창(癲癧惡瘡) 나력의 병세가 심하여 부스럼이 생기고 심지어는 곪기까지 하는 증세.

나병(癲病) 나균(癲菌)에 의해 감염되는 만성 전염성 피부병. 한센병. 문둥병.

나창(癲瘡) 나병 환자의 살갗에 생기는 부스럼 같은 멍울.

낙맥(絡脈) 서로 연관되어 있는 핏줄의 계통.

난단전(煖丹田) 단전을 따뜻하게 하는 효능.

난두태독(爛頭胎毒) 소아태독(小兒胎毒). 갓난아이가 뱃속에서 받은 독기운으로 태어나자마자 부스럼이 생기는 병.

난산(難産) 아이를 낳을 때 생기는 여러 가지의 이상해산(異常解産).

난요슬(暖腰膝) 허리와 무릎을 따뜻하게 하는 효능.

난청(難聽) 잘 듣지 못하는 증세.

납기평천(納氣平喘) 신(腎)이 허한 것을 보(補)하여 납기(納氣) 기능이 장애된 것을 치료하고 헐떡거림을 멈추게 하는 효능.

내장하수(內臟下垂) 복강 내의 장기가 아래로 늘어진 상태. 중기하함(中氣下陷).

냉병(冷病) 차갑지 않은 온도에서 신체의 특정 부위만 차가움을 느끼는 병증.

냉복(冷服) 탕약을 식혀서 먹는 것.

냉복통증(冷腹痛症) 배에 냉기가 느껴지면서 아픈 증세.

냉습포(冷濕布) 냉수에 적신 천 조각을 상처 부위에 부착하는 치료 방법.

냉증(冷症) 냉감을 느끼지 않을 만한 온도에서 신체의 특정 부위만 차가움을 느껴 곤란한 증세.

노권(勞倦) 내상(內傷) 병증으로 항상 피곤해하는 병증.

노권발열(勞倦發熱) 정신적 육체적 피로가 지속되어 몸에 열이 나는 증세.

노상(勞傷) 허로(虛勞)로 몸이 약해져 늘 노곤해하는 병증.

노상적어(勞傷積瘀) 내상(內傷)으로 어혈이 쌓인 증세.

노상이수(勞傷羸瘦) 노권상(勞倦傷)으로 인해서 몸이 마르고 체중이 감소되는 증상.

노상토혈(勞傷吐血) 무리한 노동 등으로 폐위(肺胃)의 낙맥(絡脈)을 손상시켜 피를 토하는 증세.

노상해수(勞傷咳嗽) 노권상으로 인해 나타나는 기침과 헐떡거림.

노상허손(勞傷虛損) 무리하게 일하여 몸의 정기나 기혈이 허손된 병증.

노학(勞瘧) 오래 된 학질을 이르는 병증.

농가진(膿痂疹) 화농균(化膿菌)에 감염되어 생기는 전염성 피부 질환.

농양(膿瘍) 세균의 침입으로 신체 조직 속에 고름이 고이는 증세.

농혈(膿血) 피와 고름이 섞여 나오는 증상. 피고름.

뇌빈혈(腦貧血) 일시적으로 뇌의 혈액순환이 나빠져서 생기는 증세.

뇌수막염(腦髓膜炎) 척수와 뇌를 둘러싼 수막에 염증이 생기는 전염성 질환.

뇌염(腦炎) 뇌(腦)에 바이러스가 침입하여 일으키는 전염성 염증.

뇌일혈(腦溢血) 동맥경화증으로 인해 뇌동맥이 터져서 뇌 속에 출혈하는 병증. 졸증(卒症).

뇌졸중(腦卒中) 뇌에 혈액 공급이 제대로 되지 않아 수족마비, 언어장애, 호흡곤란 등을 일으키는 증세.

뇌출혈(腦出血) 뇌에 출혈이 있는 병증.

누공(漏孔) 비뇨기관이 손상되어 소변이 요도로 나오지 않고 다른 곳으로 새는 증상.

누공(瘻孔) 체표에 병적으로 작은 구멍이 생긴 병증.

누낭염(淚囊炎) 눈물주머니에 생기는 염증.

누력(漏癧) 나력(癲癧)이 곪아 터진 뒤 누공(漏孔)이 생겨 오랫동안 아물지 않는 증상.

누액분비과다증(漏液分泌過多症) 겨드랑이, 음낭, 사타구니 안쪽, 손바닥 및 발바닥 등에 땀이 나서 축축한 증세.

눈다래끼 눈꺼풀에 있는 분비샘에 생기는 염증. 맥립종(麥

粒腫).

늑간신경통(肋間神經痛) 늑골(갈비뼈) 사이에 있는 신경(神經)에 생기는 통증.

늑막염(肋膜炎) 흉막염(胸膜炎). 흉곽 내에서 폐(肺)를 둘러싸고 있는 막에 생기는 염증.

ㄷ

다담(多痰) 가래가 많은 증세.

다루(多淚) 눈물이 많이 흘러나오는 증세.

다발성종기(多發性腫氣) 여러 개의 종기가 한꺼번에 많이 발생하는 증세.

다한(多汗) 신체의 일부 또는 전신의 피부 표면에서 필요 이상으로 땀이 나는 증세.

단독(丹毒) 세균에 감염되어 살갗이 빨갛게 달아오르고 열이 나는 증세.

단백뇨(蛋白尿) 단백질이 많이 포함되어 있는 오줌.

담(痰) 인체 내의 수분대사(水分代謝)의 장애로 수분이 정체되어 있는 상태. 가래.

담결(痰結) 가래가 굳어져 맺힌 병증.

담궐(痰厥) 원기가 허약한데다가 추운 기운을 받아서 담(痰)이 막히고 팔다리가 싸늘해지며, 맥박이 약해지고 마비·현기증을 일으키는 질환.

담궐두통(痰厥頭痛) 담수(痰水)가 안에 맺혀 음기가 거슬러져 머리가 아픈 증세.

담낭결석(膽囊結石) 담낭이나 담관에 돌처럼 단단한 물질이 생기는 병증. 담결석(膽結石).

담낭염(膽囊炎) 담낭이 세균이나 화학적 자극, 알레르기 등에 의해서 염증 반응을 일으키는 병증.

담마진(蕁麻疹) 가려움을 수반하는 진피 상층의 부종.

담벽(痰癖) 수음(水飮)이 오래 되어 생긴 담(痰)이 옆구리로 가서 때로 옆구리가 아픈 증상.

담석증(膽石症) 쓸개관이나 쓸개주머니 속에 돌처럼 단단한 물질이 생겨 몹시 아프며 열이 나고 황달과 구토가 있는 증세.

담수(痰嗽) 위 속의 습담(濕痰)이 폐로 올라올 때 기침이 나는 병증.

담습(痰濕) 담으로 인하여 생기는 습기.

담연(痰涎) 가래와 침.

담연옹성(痰涎壅盛) 가래와 침이 가슴 속에 몰려 가슴이 답답하고 가래가 심하며 거품이 있는 침이 나오는 증세.

담열(膽熱) 가래가 많아져 열이 나는 증상.

담옹(痰壅) 객담이 기관지 또는 폐포 내에 몰려서 나가지 않는 증상.

담음(痰飮) 몸 안에 진액이 여러 가지 원인으로 제대로 순환하지 못하고 일정한 부위에 몰려서 생기는 증세.

담음해수(痰飮咳嗽) 담음병으로 인해 발생하는 기침.

담음해역(痰飮咳逆) 담음으로 인해 기(氣)가 위로 치밀어올라서 나는 딸꾹질.

담중대혈(痰中帶血) 가래와 함께 피가 나오는 증세.

담즙(膽汁) 간의 실질 세포로부터 생산되는 황갈색 액체. 담액(膽液).

담천(痰喘) 담(痰)이 성해서 생긴 천식.

담천해수(痰喘咳嗽) 담이 성해서 생긴 천식과 해수.

담화(痰火) 담으로 인해 생긴 화(火).

당뇨병(糖尿病) 인슐린의 분비량이 부족하거나 정상적인 기능이 이루어지지 않아 혈중 포도당 농도가 높아져 소변에 포도당이 배출되는 질환.

대두온(大頭瘟) 머리와 얼굴이 붉게 붓는 역병.

대변조결(大便燥結) 대변이 마르고 굳어서 잘 나오지 않는 증세.

대복수종(大腹水腫) 배는 커지면서 팔다리가 마르는 수종병(水腫病).

대상포진(帶狀疱疹) 바이러스의 감염에 의하여 생기는 수포성 피부 질환.

대소변불통(大小便不通) 대변과 소변이 여러 날 나오지 않는 증세.

대장기체(大腸氣滯) 대장(大腸)과 경락(經絡)의 기가 돌아가지 못하고 몰려 있는 증세.

대장염(大腸炎) 대장 점막에 발생한 염증.

대장하혈(大腸下血) 대장 점막에 상처가 생기거나 직장의 출혈로 인해 피가 섞인 변을 보는 증상. 장출혈.

대풍(大風) 혈이 허해서 생긴 몹시 센 풍병.

대풍나질(大風癩疾) 대풍으로 인해 생기는 나병. 한센병.

대하(帶下) 여성의 성기에서 끈끈한 액체가 비정상적으로 많이 흘러나오는 분비물.

도상(刀傷) 칼에 베인 상처.

도창(刀瘡) 칼에 베여 생긴 부스럼.

도창상(刀槍傷) 창칼에 의한 상처.

도한(盜汗) 잠자는 동안 저절로 나는 식은땀.

독발(禿髮) 머리카락이 빠지거나 끊어져 없어진 상태.

독사교상(毒蛇咬傷) 독이 있는 뱀에게 물린 상처.

독창(禿瘡) 머리에 헌데가 생겨 머리카락이 끊기거나 빠지는 병증.

독창(毒瘡) 독기가 센 악성 부스럼.

독충교상(毒蟲咬傷) 독을 품고 있는 벌레에 물리거나 쏘인 상처.

독충자상(毒蟲刺傷) 독을 품고 있는 벌레의 침이나 발톱 등에 찔린 상처.

동계(動悸) 가슴이 두근거리면서 불안해지는 증세.

동맥경화(動脈硬化) 동맥의 벽이 두꺼워지고 굳어져서 탄력을 잃는 질환.

동맥염(動脈炎) 동맥이 화농성 균, 화학 물질, 매독균, 결핵균 등에 감염되어 기능을 할 수가 없게 되는 병증.

동창(凍瘡) 추위로 손발이나 얼굴 등 몸의 일부가 얼어서 생기는 헌데.

동통(疼痛) 몸이 쑤시고 아픈 증세.

두드러기 약이나 음식을 잘못 먹거나 환경의 변화로 피부가 붉게 부르트고 몹시 가려워지는 피부병. 은진(隱疹).

두목현훈(頭目眩暈) 머리와 눈이 어지러운 증세.

두부백선(頭部白癬) = **기계충**(機械蟲)

두운(頭暈) 머리가 혼미하고 어지러운 증세. 어지럼증. 현기증. 현훈(眩暈).

두운목현(頭暈目眩) 어지럽고 눈앞이 아찔한 증세.

두종(頭腫) 머리에 종기가 발생했거나 부어오른 병증.

두창(頭脹) 머리가 무겁고 띵하며 머리 속이 부어오르는 감을 느끼면서 괴로워하는 증세.

두창(頭瘡) 열이 나서 머리에 부스럼이 생기는 병증.

두창(痘瘡) 두창바이러스로 발병하는 악성 전염병.

두통(頭痛) 머리가 지끈지끈하게 아픈 증세.

두풍(頭風) 두통이 낫지 않고 오래 계속되면서 때에 따라 아팠다 멎었다 하는 증상.

두풍두통(頭風頭痛) 돌발적인 두통.

두현(頭眩) 머리가 어지러운 것. 현기증.

두훈(頭暈) 머리가 어지러우면서 빙빙 도는 것처럼 느껴지는 병증.

두훈두통(頭暈頭痛) 머리가 어지럽고 아픈 증상.

두훈목현(頭暈目眩) 머리가 어지럽고 눈앞이 아찔해지는 증상.

두훈불면(頭暈不眠) 정신이 아찔아찔하여 어지러워 잠을 자지 못하는 증세.

디프테리아(diththeria) 디프테리아균의 감염증에 의한 급성 감염 질환. 법정 전염병의 하나로 주로 호흡기 점막이 침해를 받기 쉽고 어린이에게 많이 전염된다.

딸꾹질 횡격막의 경련으로 갑자기 터져 나오는 숨이 목구멍에 울려 소리가 나는 증세.

땀띠 여름에 땀을 많이 흘려서 피부가 자극을 받아서 생기는 발진. 한진(汗疹).

ㄹ

류머티즘(rheumatism) 뇌에서 나쁜 체액이 신체 각부로 흘러들어가서 관절에 일으키는 통증.

림프선염(lymph腺炎) 임파선에 세균이 침입하여 비대해지거나 염증을 일으키는 병. 임파선염(淋巴腺炎).

림프절염(lymph節炎) 신체의 말초부에 침입한 병원균이 림프절로 들어가 일으키는 염증.

ㅁ

마른기침 가래가 나오지 않는 기침. 건해(乾咳).

마른버짐 건선(乾癬). 풍선(風癬).

마목(痲木) 힘살이 마비되어 나무처럼 뻣뻣해지는 병증.

마진(痲疹) 피부에 돋은 삼씨 알 크기의 붉은색 발진(發疹). 마증(痲症), 홍역.

마취(痲醉) 독물이나 약물로 생체의 일부 또는 전부가 감각을 잃고 자극에 반응할 수 없게 된 상태.

만경풍(慢驚風) 어린이들이 중한 병 또는 병을 오래 앓는 경우에 천천히 발병하는데, 열이 없으며 경련이 생겼다

멎었다 하는 증세.

만성(慢性) ①병 또는 장애가 나타나는 증상이 아주 느린 상태. ②발생한 병증이 장기간에 걸쳐 지속되어 잘 낫지 않는 것.

만성간염(慢性肝炎) 간의 염증 및 간 세포 괴사가 심하지 않으나 잘 낫지 않고 6개월 이상 지속되는 간의 염증.

만성기관지염(慢性氣管支炎) 기관지의 만성적 염증으로 기도가 좁아지는 질환.

만성기침(慢性기침) 오랫동안 낫지 않는 기침. 3주 이상 지속되는 기침. 구해(久咳).

만성습진(慢性濕疹) 피부가 비후, 침윤, 태선화되어 색소 침착이 생기며 강력한 가려움이 나타나는 병증.

말라리아(malaria) 모기를 매개로 말라리아 원충에 감염되어 발생하는 법정 전염병. 학질(虐疾).

매독(梅毒) 성생활의 문란으로 인해 전염된 성병으로, 생식기가 헐고 몸에 열이 나는 병증.

맥관염(脈管炎) 염증에 의해 혈관이 파괴되는 질환. 혈관염(血管炎).

맥립종(麥粒腫) 눈꺼풀에 있는 분비샘에 염증이 생겨 가장자리 일부가 발갛게 부어오르고 곪는 증세. 눈다래끼.

맥일(脈溢) 피가 땀구멍을 통해 계속 나오는 증세.

맹장염(盲腸炎) 맹장 중 충수 부위에 염증이 생긴 증세. 충수염(蟲垂炎).

면부(面浮) ①얼굴이 들떠서 약간 붓는 병증. ②살갗에 생긴 거무스름한 점. 간증(肝蒸), 기미.

면부간증(面浮肝蒸) 풍사(風邪)가 피부에 침입하고 담(痰)이 장부에 스며들어 안면에 생긴 갈흑색 반점.

면역(免疫) ①병균에 저항하는 효능. ②생체의 내부 환경이 외부 인자에 대하여 방어하는 현상.

명목(瞑目) 눈을 감고 뜨려 하지 않는 것.

명목(明目) 눈을 밝게 하는 효능.

명목퇴예(明目退翳) 눈에 막이 낀 듯 가려서 잘 안 보이는 것을 제거하여 눈이 잘 보이게 하는 효능.

명안(明眼) 눈을 밝게 하는 효능.

목암(目暗) 눈이 어두워 잘 분간하지 못하는 증세. 시력감퇴(視力減退).

목예(目翳) 눈에 흰 막이 생겨 흐려지는 증세. 각막백반(角膜白斑).

목적(目赤) 눈 흰자위가 빨갛게 충혈되는 병증. 급성결막염(急性結膜炎).

목적동통(目赤疼痛) 눈이 충혈되고 아픈 병증.

목적장예(目赤障翳) 눈이 붉어지고 흐릿하여 잘 보이지 않는 증세.

목적종통(目赤腫痛) 눈이 충혈되면서 부어오르고 아픈 증세. 급성 결막염의 붓고 아픈 증세.

목적현훈(目赤眩暈) 눈이 붉게 충혈되며 어지러운 증세. 현훈목적(眩暈目赤).

목청(目靑) 눈의 흰자위가 푸른색으로 변하는 병증.

목청내통(目睛內痛) 눈동자 안이 아픈 증세.

목현(目眩) 눈이 아찔한 증세.

몽설(夢泄) 꿈을 꾸면서 사정(射精)하는 것.

몽정(夢精) 성숙한 남성이 수면 중에 성적 흥분을 하는 꿈을 꾸고 사정하는 것.

무월경(無月經) 월경이 나오지 않는 병증.

문둥병 나균(癩菌)으로 생기는 전염병. 나병. 대풍창.

미릉골통(眉稜骨痛) 눈썹 밑의 뼈가 아픈 병증.

미하(米瘕) 생쌀을 즐겨 많이 먹으면 몸 속에 하(瘕;쌀이 장기와 엉켜 생긴 덩어리)가 형성되는데, 쌀을 먹지 않으면 맑은 물을 토하고 쌀을 먹으면 멈추는 병증.

ㅂ

반독(斑禿) 머리카락이 부분적으로 빠지는 탈모반(脫毛斑). 유풍(油風).

반위(反胃) 음식을 먹으면 구역질이 심하게 나며 먹은 것을 토해내는 위병.

반위구토(反胃嘔吐) 위(胃)가 받지 않아 음식물을 구토(嘔吐)하는 병증.

반위토식(反胃吐食) 음식물을 위가 받지 않아 구토하는 증상. 반위구토(反胃嘔吐).

반진(斑疹) 열병이 진행되는 과정에서 살갗에 피어나는 반(斑)과 진(疹).

반진불투(斑疹不透) 반진이 표면으로 나오지 않은 상태.

반표반리증(半表半裏症) 몸이 으슬으슬 추워지며 입이 쓰고 어지러우면서 골이 아프고 잘 먹지 못하고 옆구리가 결리는 증세의 병.

발기부전(勃起不全) 음경의 발기가 잘 되지 않는 병증.

발독(撥毒) 병독을 없애는 효능.

발독(拔毒) 독을 빼내는 효능.

발반(發斑) 피부에 붉으스름하게 부스럼과 반진이 돋아나는 병증.

발열번조(發熱煩躁) 몸에서 열이 많이 나며 가슴이 답답한 증상.

발진(發疹) 열사(熱邪)로 인하여 피부나 점막에 좁쌀만한 종기가 돋는 증세.

발표(發表) 땀을 내어서 겉에 있는 사기를 없애는 효능.

발표산한(發表散寒) 땀을 내어 표(表)에 있는 한사(寒邪)를 없애는 효능.

발한(發汗) 피부의 땀샘에서 생긴 땀을 체표로 분출해 내는 효능.

발한해표(發汗解表) 표(表)에 있는 땀을 내게 해서 체표를 이완시키는 효능.

방광결석(膀胱結石) 방광에 발생한 결석.

방부(防腐) 썩는 것을 억제하거나 방지하는 효능.

방부항균(防腐抗菌) 썩는 것을 방지하고 세균이 자라는 것을 막는 효능.

배농(排膿) 고름을 뽑아내는 효능.

배농파어(排膿破瘀) 고름을 뽑아내고 어혈을 깨뜨려서 제거하는 효능.

배뇨장애(排尿障碍) 대소변을 편하게 보지 못하는 병증.

배통(背痛) 등이 아픈 증세.

백내장(白內障) 눈의 수정체가 흐려져 흰색으로 보이며 시력장애가 생기는 질환.

백뇨(白尿) 백색 또는 담색의 오줌을 배출하는 것.

백대(白帶) 음도(陰道)에서 항상 흰색의 끈끈한 액이 끈처럼 흘러나오는 것.

백대하(白帶下) 자궁이나 질벽의 점막에 염증이나 울혈이 생겨서 백혈구가 많이 섞인 흰색 분비물(대하)이 질에서 나오는 질환.

백독두창(白禿頭瘡) 머리에 잿빛 비듬반이 생기며 부스럼이 나는 증세.

백발증(白髮症) 머리털이 전반적으로 또는 부분적으로 희게 변하는 증세.

백선(白癬) 풍사(風邪)로 피부가 가렵고 환부가 백색을 띠는 선증(癬症).

백약독(百藥毒) 여러 가지 약의 중독증.

백일해(百日咳) 백일해균에 감염되어 발생하는 호흡기 질환. 백일기침.

백절풍(百節風) 혈분(血分)에 열이 있고 풍한습(風寒濕)이 경맥에 침입해 일어나는 비증(痺症).

백탁(白濁) 요도에 뿌옇고 탁한 물이 조금씩 나와 있고 소변이 잘 나오지 않으며 통증이 있는 증세.

백혈병(白血病) 백혈구가 종양성으로 증식하여 병적인 유약 백혈구가 혈액 속에 유출하는 질환.

버짐 백선균, 소포자균, 표피균 등의 사상균(絲狀菌)에 의해 일어나는 피부 질환. 백선(白癬).

번갈(煩渴) 가슴이 답답하고 입 안이 마르며 갈증이 나는 증세.

번민(煩悶) 마음이 매우 답답하여 괴로워하는 증상.

번열(煩熱) 몸에 열이 몹시 나고 가슴 속이 답답하여 괴로운 증세.

번열소갈(煩熱消渴) 번조로 답답하고 열이 나는 듯하여 목이 몹시 마른 병증.

번조(煩燥) 가슴이 답답하고 팔다리를 요동하면서 편하게 있지 못하는 증세.

범산(泛酸) 위산이 위쪽으로 치켜올라오는 증상.

변비(便秘) 대변이 굳어져서 변을 보기 힘든 병증.

변통(便通) 병적으로 잘 나오지 아니하던 대변이 잘 나오는 효능.

변혈(便血) 분변 중에 피가 섞이거나 혈액 그 자체를 배출하는 증세. 혈변(血便).

보간(補肝) 간의 기능이 원활하도록 도와주는 효능.

보간신(補肝腎) 간과 콩팥의 기능이 원활하도록 도와주는 효능.

보기(補氣) 허약한 원기(元氣)를 돕는 효능.

보기승양(補氣升陽) 원기(元氣)를 보하고 양기(陽氣)를 북돋우는 효능.

보기익신(補氣益腎) 기를 보하고 신장(腎臟)의 기능을 더해 주는 효능.

보기혈(補氣血) 기(氣)와 혈(血)을 보하는 효능.

보비(補脾) 비(脾)의 기능이 원활하도록 도와주는 효능.

보비생진(補脾生津) 비(脾)를 보하여 진액(津液)을 생성하는 효능.

보비위(補脾胃) 비장과 위의 기운을 돕는 효능.

보비익폐(補脾益肺) 비(脾)를 보하고 폐의 기능을 더하는 효능.

보수(補水) 수분을 충족해 주는 효능.

보신(補腎) 신(腎)을 보하는 효능.

보신장양(補腎壯陽) 신(腎)을 보하고 양기를 강건하게 하는 효능.

보양(補養) 기혈과 음이 부족한 것을 보충하고 자양(滋養)하는 효능.

보양(補陽) 몸의 양기를 북돋우는 효능.

보양익음(補陽益陰) 양기를 북돋우고, 음기를 보익(補益)하는 효능.

보위(補胃) 위양(胃陽)과 위음(胃陰)을 보하는 효능.

보음(補陰) 음기가 허약한 것을 보충하는 효능.

보익(補益) 인체의 기혈음양이 부족한 것을 보양하여 각종 허증(虛症)을 치료하는 효능.

보익간신(補益肝腎) 간과 신을 보익하는 효능.

보익정기(補益精氣) 정기를 보익하는 효능.

보중(補中) 중기(中氣)에 도움이 되는 효능.

보중익기(補中益氣) 중기를 보하여 기(氣)를 더하는 효능.

보폐(補肺) 폐를 보하는 효능.

보폐신(補肺腎) 폐(肺)와 신(腎)을 보호하는 효능.

보허(補虛) 허한 것을 보하는 효능.

보혈(補血) 혈액을 잘 생성하게 하는 효능. 조혈(造血).

복강적괴(腹腔積塊) 복강에 덩어리가 맺혀 만져지는 병증.

복만급통(腹滿急痛) 배가 그득하면서 갑자기 아픈 증세.

복부병괴결집(腹部病塊結集) 복부에 병 덩어리가 뭉쳐 있는 증상.

복부창만(腹部脹滿) 배가 더부룩하면서 그득한 상태.

복부팽만(腹部膨滿) 배가 팽창하는 증상.

복사(腹瀉) 대변이 묽고 횟수가 많은 병증.

복수(腹水) 배에 물이 차는 병증. 배물.

복중경결(腹中硬結) 뱃속에 단단한 것이 뭉친 것.

복창(腹脹) 배가 더부룩하면서 불러 오르는 병증.

복창만(腹脹滿) 배가 불룩하면서 그득한 증세.

복창수종(腹脹水腫) 배가 그득하여 더부룩하며 붓는 증상.

복창통(腹脹痛) 배가 팽팽해지고 아픈 증세.

복통이질(腹痛痢疾) 이질로 배가 아프고 설사를 자주 하는 증세.

볼거리 볼거리바이러스에 의해 발생하는 급성유행성전염병. 유행성이하선염(耳下腺炎).

봉자상(蜂刺傷) 벌에게 쏘여 상한 증세.

부기(浮氣) 신체의 일부분이 염증이나 종양 등으로 곪거나 부어오르는 증세. 종창(腫瘡).

부스럼 피부에 나는 종기. 뾰루지, 상처, 헌데.

부정거사(扶正祛邪) 바른 기운을 돕고 사악한 기운을 없애는 효능.

부종(浮腫) 몸 안 곳곳에 체액이 정체되어 얼굴 또는 사지 등이 붓는 병증.

부종(浮症) 몸이 붓는 병증.

분돈(奔豚) 마치 새끼돼지가 뛰어다니듯 아랫배에서 생긴 통증이 명치까지 치밀어 오르는 증상.

분청거탁(分淸祛濁) 소장에서 소변과 대변이 잘 나오도록 하는 것.

불면증(不眠症) 밤에 잠을 자지 못하는 증세.

붕루(崩漏) 월경 기간이 아닌 때에 여성의 성기로부터 비정상적으로 많은 양의 피가 멎지 않고 계속 나오는 질환.

비괴(痞塊) 음식, 어혈 등으로 명치끝에 덩어리가 생겨서 그득한 것.

비기허증(脾氣虛症) 비기(脾氣)의 허약으로 운화(運化)기능이 쇠약해진 증세.

비상(砒霜) 비석(砒石)에 열을 가하여 승화시켜 얻은 결정체의 독약.

비상독(砒霜毒) 비상(砒霜)에 중독된 증상.

비새(鼻塞) 콧속이 막혀 숨쉬기가 곤란한 병증.

비식(鼻瘜) 콧속에 군살이 생기는 병. 비치(鼻痔).

비암(鼻癌) 코에 발생한 암증.

비약연변(脾弱軟便) 비(脾)가 약하여 묽은 똥을 싸는 증세.

비연(鼻淵) 코에서 끈적하고 더러운 콧물이 흘러나오는 병증. 축농증(蓄膿症).

비염(鼻炎) 비루(콧물), 재채기, 가려움증, 코막힘 등의 증상을 동반하는 비점막의 염증성 질환.

비위(脾胃) 음식물의 소화와 흡수를 담당하는 장부인 비장(脾臟)과 위장(胃腸).

비위기약(脾胃氣弱) 비와 위의 소화기능이 약해진 증세.

비위냉혈(脾胃冷血) 찬 기운으로 인하여 비장(脾臟)과 위장(胃腸)에 뭉친 피.

비위허약(脾胃虛弱) 비위의 기가 허약하여 음식을 받아들이고 소화시키는 기능이 약화된 증세.

비위허열(脾胃虛熱) 기혈 부족으로 소화와 흡수를 담당하는 비장과 위장에 열이 나는 증세.

비위허한(脾胃虛寒) 비장과 위장이 허하고 차가워져서 기능이 저하된 증세.

비장(脾臟) 왼쪽 신장과 횡격막 사이에 있는 장기. 지라.

비장종대(脾臟腫大) 비장의 용적이나 중량이 정상 범위를 넘어 증가하는 상태.

비종(脾腫) 비장(지라)이 부어서 커진 상태.

비종(鼻腫) 코가 붓는 병증.

비증(痺症) 뼈마디가 저리고 통증이 있으며 심하면 붓기도 하고 팔다리를 잘 움직일 수 없는 병증.

비출혈(鼻出血) 코에서 피가 나오는 증세.

비통(臂痛) 팔의 관절과 살이 저리고 아픈 병증.

비허(脾虛) 소화불량으로 식욕이 없어지며 몸이 점점 야위는 질환.

비허구역(脾虛嘔逆) 비허로 구토하는 증세.

비허설사(脾虛泄瀉) 비허로 설사를 하는 증세.

빈뇨(頻尿) 소변을 자주 보는 증세.

빈혈(貧血) 몸 속에 피가 부족하여 얼굴이 창백해지거나 두통·이명·현훈이 나타나는 증세.

ㅅ

사교상(蛇咬傷) 뱀에 물린 상처.

사리(瀉痢) 변에 포함된 수분의 양이 많아져서 변이 액상(液狀)으로 된 상태.

사리탈항(瀉痢脫肛) 설사를 하며 항문이 밖으로 빠진 상태.

사마귀 피부 또는 피부 점막에 유두종 바이러스가 감염되어 표피의 과다한 증식으로 초래되는 질환. 상류(廂瘤), 우췌(疣贅).

사망독(射罔毒) 조류의 전즙독(煎汁毒).

사산(死産) 산모의 뱃속에서 이미 죽은 상태의 태아를 출산하는 것.

사수(瀉水) 수(水)를 빼는 효능.

사수축음(瀉水逐飮) 수(水)를 없애고 음사(飮邪)를 배출시키는 효능.

사지구련(四肢拘攣) 팔과 다리의 근육이 오그라들고 경련이 일어나는 증세.

사지마비(四肢麻痺) 팔다리가 굳어지고 움직일 수 없는 마비 증세.

사지부종(四肢浮腫) 팔다리가 부어오르는 증세.

사충교상(蛇蟲咬傷) 뱀이나 벌레에 물린 상처.

사폐(瀉肺) 폐에 쌓인 열을 내리는 효능.

사폐평천(瀉肺平喘) 폐기(肺氣)를 배출시키면서 기침을 멈추게 하는 효능.

사하(瀉下) 설사를 일으키는 효능.

사혈(瀉血) 병증의 치료를 목적으로 환자의 피를 얼마간 뽑아내는 것.

사화(瀉火) 시원하게 하여 열을 없애는 효능.

산결(散結) 울체되어 맺힌 것을 흩어지게 하는 효능.

산기(疝氣) 고환이나 음낭이 커지면서 아랫배가 땅기고 아픈 병증. 산증(疝症). Hernia. 산기통(疝氣痛).

산벽적(散癖積) 배와 옆구리 부위에 덩어리가 단단하게 맺혀 만져지는 병증을 제거하는 효능.

산어(散瘀) 어혈을 흩어지게 하는 효능. 산어혈(散瘀血).

산연무력(酸軟無力) 시리고 힘이 없는 상태.

산열(散熱) 열을 흩어서 없어지게 하는 효능.

산예(散翳) 눈의 예막을 치료하는 효능.

산울개결(散鬱開結) 막힌 것을 풀고 맺힌 것을 푸는 효능.

산증(疝症) 허리 또는 아랫배가 아픈 증세.

산통(疝痛) 복부의 심한 통증.

산풍(散風) 풍사(風邪)를 흩뜨리는 효능.

산풍한(散風寒) 풍한사(風寒邪)를 없애는 효능.

산한(散寒) 한사(寒邪)를 없애는 효능.

산혈(散血) 혈중에 뭉친 어혈 등을 푸는 효능.

산후어저동통(産後瘀疽疼痛) 출산 후에 하복부에서 나타나는 어혈로 몸이 쑤시고 아픈 것.

산후풍(産後風) 출산 후에 관절동이 있거나 몸에 찬 기운이 도는 증세.

산후허리(産後虛羸) 출산 후에 사기(邪氣)의 침습으로 기혈이 어지러워지고 영양 부족으로 야위는 증세.

산후혈궐(産後血厥) 출산 후에 출혈을 많이 하였거나 간기(肝氣)가 위로 치밀어 혈(血)이 몰려서 생기는 증세.

삼습(滲濕) 수습(水濕)을 걸러내어 없애는 효능.

삼출(滲出) 염증이 있을 때 혈액 성분이 혈관에서 조직으로 나오는 현상.

삽장(澁腸) 장을 보하여 설사를 멎게 하는 효능.

삽정(澁精) 수삽약(收澁藥)을 써서 유정(遺精)을 치료하는 효능.

상한(傷寒) 차가운 기운을 쐬어서 감기에 걸린 증세.

상한태양병(傷寒太陽病) 태양경(太陽經)에 한사(寒邪)가 침범하여 일어나는 두통, 발열, 항척강(項脊强), 신체통, 악풍자한(惡風自汗) 등의 증세.

생기(生肌) 새살이 돋아나게 치료하는 효능.

생리불순(生理不順) 생리가 순조롭지 못한 것. 월경불순.

생리통(生理痛) 여자가 월경 때 통증이 나타나는 증세. 월경통.

생진(生津) 진액(津液)을 만드는 효능. 생진액(津液).

생진윤조(生津潤燥) 진액을 생기게 하고 건조한 증상을 윤택하게 하는 효능.

생진지갈(生津止渴) 몸 속의 진액을 생기게 하고 갈증을 없애는 효능.

서간(舒肝) 간기가 정체된 것을 고르게 하여 간을 편안하게 하는 효능.

서간(暑癎) 더위를 먹어서 갑자기 고열이 나고 의식이 흐려지면서 경련을 일으키는 병증.

서근(舒筋) 경직된 근조직을 풀어주는 효능.

서근활락(舒筋活絡) 오그라든 근육을 풀어주고 경락을 소통시키는 효능.

서병(暑病) 더운 날씨에 서열사(暑熱邪)를 받아서 생기는 질환.

서습(暑濕) 더위로 인한 열증에 습(濕)을 수반하는 병증.

서습사리(暑濕瀉痢) 서습사(暑濕邪)를 받아서 설사와 이질이 발생하는 병증.

서열구토(暑熱嘔吐) 서습사를 받아서 구토하는 증세.

서열번갈(暑熱煩渴) 서사(暑邪)로 인한 열증으로 가슴이 답답하고 입이 마르며 갈증이 나는 증세.

서열증(暑熱症) 더운 기운을 받아서 생긴 열증.

서열토사(暑熱吐瀉) 서열(暑熱)과 습(濕)이 겹쳐 침입해 토하고 설사하는 병증.

서창(鼠瘡) = 나력(瘰癧)

석림(石淋) 소변을 볼 때 모래나 돌 같은 것이 섞여 나오면서 음경이 아픈 병증. 비뇨기결석(泌尿器結石).

선라(癬癩) 문둥병에 의해 피부에 선창(癬瘡)이 생긴 증세.

선질병(癬疾病) 피부에서 하얗게 떨어지는 살가죽의 부스러기를 동반한 가려움증.

선창(癬瘡) 피부 겉면이 해지지 않고 메마른 상태로 앓는 피부병. 버짐.

선훈(船暈) 배를 탄 사람이 어지러워하거나 구토를 하며 쓰러지는 현상.

설강(舌絳) 혀가 몹시 붉어진 증세.

설리(泄痢) 설사와 함께 소변이 나오는 병증.

설사(泄瀉) 수분 함량이 많아 죽 모양으로 배설되는 변.

설사복통(泄瀉腹痛) 설사를 하며 배가 아픈 증세.

설사전근(泄瀉轉筋) 설사를 할 때 팔다리 근맥에 경련이 일어 뒤틀리는 것같이 아픈 증세.

설열(泄熱) 열을 내리는 효능.

설종(舌腫) 혀가 붓는 증세.

설태(舌苔) 혀 표면에 생기는 이끼 모양의 부착물.

성주(醒酒) 술을 깨게 하는 효능.

성홍열(猩紅熱) 목의 통증과 함께 고열이 나고 전신에 발진이 생기는 전염병.

세균성적리(細菌性赤痢) 시겔라균의 감염으로 일어나는 급성병증.

세균성이질(細菌性痢疾) 세균 감염으로 아주 묽은 분변이 반복되어 배설되는 병증.

소갈(消渴) 심한 갈증으로 물을 많이 마시고 몸이 여위며 오줌의 양이 많아지는 질환.

소갈심번(消渴心煩) 심한 갈증으로 속에 열이 나고 가슴이 답답한 증상.

소곡(消穀) 소화를 돕는 효능.

소곡이기(消穀易飢) 음식을 많이 먹어도 쉽게 소화되어 먹고 난 후에 금방 배고픔을 느끼는 증세.

소기(少氣) 기운이 약해서 말을 제대로 할 수 없는 증세.

소담(消痰) 뭉쳐 있는 탁한 가래를 없애는 효능.

소담연견(消痰軟堅) 탁한 가래가 응결되어 뭉친 것을 부드럽게 만드는 효능.

소담평천(消痰平喘) 가래를 없애고 기침을 멎게 하는 효능.

소독(消毒) 체내나 환경 중의 병원성 미생물을 죽여서 감염을 방지하는 조작.

소변불금(小便不禁) 소변을 참지 못하여 저절로 나오는 증상. 소변실금(小便失禁).

소변불리(小便不利) 소변량이 줄거나 잘 나오지 않거나 막혀서 전혀 나오지 않는 병증. 소변장애.

소변불행(小便不行) 소변이 전혀 나오지 않는 증세. 소변불통(小便不通).

소변비삽(小便秘澁) 소변보기가 껄끄러운 증세.

소변빈수(小便頻數) 소변을 자주 누는 증세.

소변실금(小便失禁) 소변을 참지 못하여 저절로 나오게 되는 증상.

소변여력(小便餘瀝) 소변을 보고 난 뒤에도 남아서 방울방울 떨어지는 병증.

소변임력(小便淋瀝) 배뇨 횟수는 잦으나 소변이 잘 나오지 않고 방울방울 떨어지는 병증.

소변적삽(小便赤澁) 소변의 배출이 시원하지 못하고 소변 색이 붉은 증상.

소변하혈(小便下血) 소변으로 피가 나오는 증세.

소서(消暑) 더위를 가시게 하는 효능.

소수(消水) 땀을 내거나 소변을 배출히여 수기(水氣)를 잃애는 효능.

소식(消食) 음식이 소화되는 효능.

소식화적(消食化積) 음식을 소화시키고 적취(積聚)를 제거하는 효능.

소식화중(消食和中) 음식을 소화시키고 중기(中氣)를 조화시키는 효능.

소악혈(消惡血) 혈관에서 나와 조직 사이에 몰려 있는 죽은 피나 부스럼에서 나오는 고름이 섞인 피. 패혈(敗血).

소양(搔痒) 피부가 몹시 가려운 증상.

소양풍진(瘙痒風疹) 풍진(風疹)으로 전신의 피부가 가려운 증상. 풍진소양.

소어(消瘀) 어혈을 삭혀 없애는 효능.

소염(消炎) 염증을 가라앉히는 효능.

소옹(消癰) 옹저(癰疽)를 삭여서 없어지게 하는 효능.

소옹산종(消癰散腫) 옹저와 종독(腫毒)을 없애는 효능.

소옹저(消癰疽) 잘 낫지 않는 악성 종기를 없애는 효능.

소음(少陰) 음기가 적은 상태.

소음두통(少陰頭痛) 두통의 하나. 한사(限死)가 소음경(소음경)에 침입하여 생기는 두통을 말한다.

소적(消積) 뱃속에 생긴 덩어리를 제거하는 효능.

소적제창(消積除脹) 적취(積聚)를 제거하고 모든 창만(脹滿)을 치료하는 효능.

소종(消腫) 종기를 없애는 효능.

소종독(消腫毒) 헌데나 부스럼을 없애는 효능.

소종해독(消腫解毒) 옹저나 상처가 부은 것을 삭아 없어지게 하는 효능.

소체(消滯) 체한 것을 소화시키는 효능.

소풍(消風) 풍사(風邪)가 인체에 침입한 것을 발산시켜 제거하는 효능.

소화불량(消化不良) 소화가 잘 되지 않는 증세. 먹은 음식이 잘 내려가지 않는 증세.

소화성궤양(消化性潰瘍) 소화기관의 점막이 헐어서 점막 아래 부분까지 드러나는 질환.

속근골(續筋骨) 뼈나 근육이 끊어진 것을 이어주는 효능.

수고(水蠱) 배가 불러서 움직이면 배에서 물 소리가 나며 온몸이 붓고 오줌을 잘 누지 못하는 증상.

수근경직(首筋硬直) 손목뼈의 긴장 상태.

수독(水毒) 오염된 물을 마시거나 그 물로 인해 나타나는 병증.

수두(水痘) 피부에 붉고 둥근 발진이 생겼다가 수포(水泡)로 변하는 유행성 질환.

수렴(收斂) 넓게 펼쳐진 기운을 안으로 모이게 수축시키는 효능.

수렴지사(收斂止瀉) 거두고 내보내지 않게 하여 설사를 멎게 하는 효능.

수삽(收澁) 거두고 내보내지 않게 하는 효능.

수삽지대(收澁止帶) 거두고 내보내지 않게 하여 대하를 치료하는 효능.

수심작열(手心灼熱) 손바닥의 열이 심하여 불덩어리처럼 뜨거워지는 병증.

수액부족(水液不足) 생명 활동에 필요한 땀, 침, 위액, 장액, 요액 등이 부족한 상태. 진액부족(津液不足).

수양성이질(水樣性痢疾) 물 같은 설사를 하는 병증.

수음(水飮) 신체 안에서 수습(水濕)이 뭉쳐서 머물러 있는 증상.

수정소갈(水停消渴) 몸 안에 수습(水濕)이 한곳으로 몰려 소갈증이 나타나는 병증.

수족경련(手足痙攣) 손과 발에 경련이 있는 증세.

수족균열(手足龜裂) 손발이 트는 증상.

수족냉증(手足冷症) 추위를 느끼지 않을 만한 온도에서 손이나 발에 지나칠 정도로 냉기를 느끼는 상태.

수족동통(手足疼痛) 팔다리가 몹시 아픈 증세.

수족마목(手足麻木) 손발이 저리고 나무처럼 뻣뻣해지는 병증. 사지마목(四肢麻木).

수족마비(手足麻痺) 손발이 마비된 병증.

수족번동(手足煩疼) 간기울결(肝氣鬱結)로 팔다리가 달아 오르고 쑤시는 증세.

수족산통(手足疝痛) 팔다리가 쑤시고 아플 때.

수종(水腫) 신체의 조직 간격이나 체강 안에 림프액, 장액(漿液) 등이 많이 괴어 있어 몸이 붓는 질환.

수종복만(水腫腹滿) 몸이 붓고 복부가 창만한 증세. 수종복창(水腫腹脹).

수창(水脹) 장위(腸胃)에 수기(水氣)가 몰려서 배가 붓고 물소리가 나며 가슴이 두근거리며 숨이 차는 증상.

수창(水瘡) 물집이 생기는 헌데. 수두(水痘).

수창(鬚瘡) 수염이 난 부위에 생긴 부스럼.

수치질(수痔疾) 항문의 바깥쪽에 생기는 치질(痔疾). 외치(外痔).

수한(收汗) 땀을 멎게 하는 효능.

숙취(宿醉) 이튿날까지 깨지 않는 술의 취기(醉氣). 술에 흠뻑 취한 상태.

순기(順氣) 기(氣)를 원활하게 소통시키는 효능.

습각기(濕脚氣) 수습(水濕)이 다리에 침범하여 경맥이 잘 통하지 않으며 붓고 힘이 없어 잘 걷지 못하는 병증.

습관성변비(習慣性便秘) 특별한 원인이 없이 생기는 만성 변비.

습독(濕毒) 습이 몰려서 생긴 독.

습비(濕痺) 습사(濕邪) 피부 감각이 둔해지고 뻣뻣하며 숨이 차고 가슴이 그득해지는 병증.

습비구련(濕痺拘攣) 습사가 심해서 팔다리가 저리고 뼈마디가 아프며 근육이 오그라드는 증세.

습비근맥구련(濕痺筋脈拘攣) 습사가 심해서 팔다리의 근맥이 오그라들고 잘 펴지지 않으며 아픈 병증.

습열(濕熱) 습과 열이 결합된 나쁜 기운으로 인하여 생기는 병증.

습열황달(濕熱黃疸) 습열사(濕熱邪)로 온몸이나 눈, 소변이 누렇게 되는 병증.

습조(濕阻) 습(濕)이 기(氣)의 소통을 방해하는 상태.

습종(濕腫) 습사로 인하여 온몸이 붓는 병증.

습진(濕疹) 습열(濕熱)로 몸 전체의 피부에 창·선·풍 등이 생긴 병증.

습창(濕瘡) 외부로부터 풍습열독(風濕熱毒)이 침범하여 다리나 발목 등에 생긴 습진.

습포(濕布) 냉수 또는 온탕에 적신 천 조각을 환부에 붙이는 치료법.

승습(勝濕) 습사(濕邪)를 물리치는 효능.

승양(昇陽) 양기(陽氣)를 끌어올리는 효능.

승양(升陽) 양기가 위로 올라가는 효능.

식격(食膈) 음식을 먹어도 내려가지 않고 때로는 침을 토하는 병증.

식도암(食道癌) 식도에 발생하는 악성종양(암종).

식상(食傷) 음식을 무절제하게 먹어 비위(脾胃)를 손상시킨 병증.

식은땀 온열 자극에 의해 피부 온도가 상승하지 않더라도 땀이 나는 증세. 냉한(冷汗).

식적(食積) 음식이 잘 소화되지 않고 뭉치는 증세.

식적담체(食積痰滯) 먹은 음식의 식적으로 담이 머물러 맺혀 있는 증상.

식중독(食中毒) 먹은 음식에 독이 있거나 발생해서 생기는 병증.

식체(食滯) 먹은 음식이 위에서 잘 소화되지 않는 증세. 소화불량증.

식풍(熄風) 풍을 가라앉히는 효능.

신경과민(神經過敏) 미약한 자극에도 민감한 반응을 보이는 신경계의 불안정한 상태.

신경쇠약(神經衰弱) 신경이 계속 자극을 받아서 질병이 생기는 증세.

신경통(神經痛) 신경에 통증이 있는 증세.

신면부종(身面浮腫) 몸과 얼굴에 부종이 생긴 증세.

신양부족(腎陽不足) 신기(腎氣)의 손상으로 양기가 부족한 병증.

신양허증(腎陽虛症) 신양이 부족하여 몸이 차갑고 숨이 차며 허리와 무릎이 시큰거리고 힘이 없어지는 증세.

신염(腎炎) 신장(腎臟)에 생기는 염증.

신염부종(腎炎浮腫) 신장에 염증이 있어서 생긴 부종.

신염수종(腎炎水腫) 신장에 생긴 염증으로 몸 안에 수습(水濕)이 괴어 몸이 붓는 질환.

신우신염(腎盂腎炎) 세균 감염에 의한 콩팥과 콩팥깔때기의 염증.

신음허증(腎陰虛證) 신음(腎陰)이 부족하여 생기는 병증.

신장병(腎臟病) 신장(腎臟)의 기능 이상으로 오는 질병.

신장염(腎臟炎) 신장에 생기는 염증.

신허(腎虛) 배꼽 아래 부위의 장기(신장, 방광, 대장, 소장)가 허약한 병증.

신허양위(腎虛陽痿) 신허로 음경이 발기되지 않거나 단단하지 않은 증세.

신허요통(腎虛腰痛) 신허로 허리가 시근거리고 은근히 아픈 병증.

신허작천(腎虛作喘) 신허로 호흡이 가쁜 병증.

신혼(神昏) 졸도하거나 열이 심해 정신이 혼미하고 전혀 의식이 없는 병증.

실면증(失眠症) 잠을 이루지 못하는 증세. 불면증.

실조증(失調症) 소뇌 기능의 이상에 따라서 원활한 협조 운동이 장애를 받은 상태.

심계(心悸) 놀라지도 않았는데도 가슴이 저절로 뛰어 편하지 못한 증세.

심계정충(心悸怔忡) 가슴이 몹시 두근거리고 불안해하는 증세.

심교통(心絞痛) 가슴이 쥐어짜는 것처럼 몹시 아픈 증세. 협심증(狹心症).

심근경색(心筋梗塞) 심장 혈관이 혈전, 연축(攣縮) 등으로 갑자기 막혀서 심장 근육이 손상되는 질환.

심근염(心筋炎) 심장 근육에 염증이 발생한 상태.

심기능부전(心機能不全) 심장의 기능이 쇠약해져서 혈액의 공급이 불안정한 병. 심부전(心不全).

심력쇠갈(心力衰竭) 심(心)의 기운이 다한 증세.

심번(心煩) 번열(煩熱)이 나면서 답답한 증세. 번심(煩心).

심번구갈(心煩口渴) 심번으로 입이 마른 증세.

심번뇨적(心煩尿赤) 번열(煩熱)이 나면서 소변이 붉게 나오는 병증.

심번불면(心煩不眠) 심번으로 잠을 못자는 증세.

심복근골제통(心腹筋骨諸痛) 가슴과 배, 근육과 뼈 모두가 아픈 증세

심복냉통(心腹冷痛) 가슴과 배가 차갑고 아픈 증상.

심복부동통(心腹部疼痛) 가슴과 배가 찌르는 듯이 아픈 증세. 심복동통.

심복통(心腹痛) 근심으로 생긴 가슴앓이로 명치 아래와 배가 아픈 것.

심부전(心不全) 심장의 기능저하로 전신의 대사에 필요한 혈액을 충분히 공급하지 못해 생기는 질환.

심요산맥(心搖散脈) 마음이 흐트러져 어수선하고 맥이 뿌리가 없는 것처럼 미약한 증세.

심장기능부전(心臟機能不全) 심장의 기능이 상실된 증세.

심장성부종(心臟性浮腫) 심부전(心不全)이 원인으로 생기는 부종.

심장쇠약(心臟衰弱) 심장의 힘이 약해진 증세.

심장신경증(心臟神經症) 심장에 특별한 기질적 변화가 없는데 심리적 원인으로 심장 장애를 호소하는 증세.

심통(心痛) 심장 부위와 명치 부위의 통증. 거통(擧痛).

심흉번민(心胸煩悶) 심장과 가슴 부위가 답답하고 더부룩하며 불안한 증세.

십이수(十二水) 달에 따라 붙여 부른 12가지 물의 이름.

십이지장궤양(十二指腸潰瘍) 십이지장 점막이 염증에 의해 부분적으로 손상되어 움푹하게 패인 소화성 궤양.

십이지장충(十二指腸蟲) 쌍선충류에 속하는 인체 기생충. 소장(小腸)의 상부의 빈 곳에 기생한다.

쌍단아(雙單蛾) 편도선에 생긴 염증. 편도선염.

ㅇ

아감(牙疳) 열독이 위(胃)에 몰려서 잇몸이 벌겋게 붓고 헐며 아픈 병증.

아구창(鵝口瘡) 입 안과 혓바닥에 둥근 흰 반점이 군데군데 생기는데, 심하면 입 안이 흰 막으로 덮인 것처럼 보이는 입병.

아메바이질(amoeba痢疾) 이질 아메바의 감염에 의하여 생기는 소화기 전염병.

아장풍(鵝掌風) 손바닥이 거칠어지고 터서 거위 발바닥처럼 되는 증세.

악독대창(惡毒大瘡) 증세가 심하여 잘 낫지 않고 크게 번진 부스럼.

악성종기(惡性腫氣) 병세가 심하고 치료가 어려워 잘 낫지 않는 종기(腫氣).

악성종양(惡性腫瘍) 증식력이 강하여 주위로 번지거나 다른 장기로 전이하는 종양. 암(癌).

악창(惡瘡) 치료하기 어려운 부스럼. 악성 종기.

악창궤상(惡瘡潰傷) 고치기 어려운 부스럼이 악화되어 괴사된 부위가 떨어져 나가 생긴 상처.

악창궤양(惡瘡潰瘍) 치료하기 어려운 악성 종기와 저절로 헐거나 부스럼을 째 놓은 병증.

안결막염(眼結膜炎) 눈의 결막에 생기는 염증.

안구충혈(眼球充血) 안구에 혈사(血絲)가 나타나 붉은빛을 띠는 병증.

안면경련(顔面痙攣) 안면 근육이 순간적인 연축(延縮)을 일으키는 증상.

안목혼화(眼目昏花) 눈이 어지럽고 눈앞에 불꽃 같은 것이 어른거리는 증상.

안비(安脾) 비장을 안정시키는 효능.

안신(安神) 정신을 안정시키는 효능.

안신증지(安神增智) 크게 원기를 보하고 신명을 안정시키며 지혜를 증진시키는 효능.

안심(安心) 심기(心氣)를 안정시키는 효능.

안정피로(眼睛疲勞) 눈동자가 피로하여 눈을 연속적으로 사용할 수 없게 된 상태.

안질(眼疾) 눈의 염증성 질환. 눈병.

안태(安胎) 임신부와 태아를 안정시키는 효능.

안통(眼痛) 눈이 아픈 증세. 목통(目痛).

안화(眼花) 안력(眼力)이 쇠하여 눈앞에 불꽃 같은 것이 어른거리는 증상.

알코올중독(alcohol中毒) 알코올 섭취로 생체가 정신적·신체적 영향을 받고 의식장애가 생기는 것.

암(癌) 무제한으로 세포가 증식하며 치명적인 경과를 보이는 악성종양.

애기(噫氣) 음식물이 잘 소화되지 않아서 생긴 가스가 위로 복받쳐 입으로 나오는 상태. 트림.

야뇨증(夜尿症) 야간에 자면서 자신도 모르는 사이에 소변이 나오는 증세.

야맹증(夜盲症) 밤이나 어두운 곳에서 눈이 잘 보이지 않는 증세.

약물중독(藥物中毒) 약물을 남용, 오용하거나 변질된 약물을 복용하거나 혹 약물배오(藥物配伍)를 잘못하여 중독된 병증. 약독(藥毒).

양기(陽氣) 햇볕의 따뜻한 기운.

양기(凉氣) 서늘한 기운.

양기부족(陽氣不足) 다양한 원인으로 양기(陽氣)가 부족한 증세.

양명두통(陽明頭痛) 상한양명병(傷寒陽明病)에서 나타나는 두통.

양명부증(陽明腑症) 대장에 몰린 사열이 장 속의 내용물과 뒤섞여 생긴 병증.

양성종양(陽性腫瘍) 주변 기관이나 조직에 침윤 또는 전이를 하지 않은 종양.

양심(養心) 심혈(心血)이 허하여 두근거림·불면증·건망증 등이 나타날 때 쓰는 치료 방법.

양심(凉心) 심경(心經)의 열을 내려주는 효능.

양약조루(陽弱早漏) 양기가 약해져 일찍 사정하는 증세.

양열(凉熱) 차게 하여 열을 내려주는 효능.

양옹(瘍癰) 피부 안의 살과 뼈에 발생하는 종기.

양위(養胃) 허약해진 위장과 십이지장을 튼튼하게 해 주는 효능.

양위(陽痿) 비정상적으로 음경이 발기되지 않거나 단단하지 않은 병증.

양위유정(陽痿遺精) 음경이 발기되지 않거나 단단하지 않고 정액이 성행위 이외에 무의식적으로 흐르는 증세.

양음(養陰) 음(陰)을 길러주는 효능.

양음윤폐(養陰潤肺) 음액(陰液)을 보태 폐를 윤택(潤澤)하게 하여 기침과 가래를 가라앉히는 효능.

양진(癢疹) 피부가 가렵고 아픈 증상.

양혈(養血) 보혈약을 사용하여 피의 양을 늘리는 효능.

양혈(凉血) 피를 서늘하게 하는 효능.

양혈산어(凉血散瘀) 혈을 식히고 어혈을 푸는 효능.

양혈소옹(凉血消癰) 혈분의 열사를 치료해서 부스럼을 치유하는 효능.

양황(陽黃) 건황(건황)이라고도 함. 황달을 크게 둘로 나누는 것의 하나.

어독(魚毒) 생선을 먹고 중독되는 증세. 어육식중독.

어린선(魚鱗癬) 피부가 건조하여 물고기의 비늘처럼 되는 유전성 각화증.

어체(瘀滯) 뭉치고 얽혀서 정체되는 증세.

어체종통(瘀滯腫痛) 어혈이 기(氣)의 소통을 막아 붓고 아픈 증세.

어한(禦寒) 한사(寒邪)로 피부가 상하고 코가 막혀 기침이 나오고 숨을 헐떡이는 증세.

어해독(魚蟹毒) 물고기와 게에 들어 있는 독성.

어해중독(魚蟹中毒) 물고기와 게의 독에 중독되는 증세.

어혈(瘀血) 피가 제대로 돌지 못하여 몸 속의 한 곳에 맺혀 있는 상태.

어혈동통(瘀血疼痛) 어혈로 몸이 쑤시게 느껴지는 아픔.

어혈복통(瘀血腹痛) 어혈로 배가 몹시 아픈 증세.

어혈종통(瘀血腫痛) 타박상이나 염좌로 어혈이 생겨 붓고 아픈 증세.

억균(抑菌) 사람에게 해로운 균의 작용을 억제하는 효능.

억욱(抑郁) 마음이 분하고 답답하여 우울한 증세.

여드름(acne) 털을 만드는 모낭에 붙어 있는 피지선에 발생하는 만성염증성 질환.

역절풍(歷節風) 통풍(痛風)이 전신으로 돌아 다니는 증세.

연견(軟堅) 대변이나 종괴 등 딱딱하게 굳은 것을 무르게 해주는 효능.

연주창(連珠瘡) 나력(癩癧)이 여러 개 잇달아 생긴 것이 곪아 터진 증세.

열담(熱痰) 담(痰)이 있는 사람이 열이 속에 몰려서 생긴 담음(痰飮). 화담(火痰).

열독(熱毒) ①더위로 생기는 발진. ②심한 열증을 일으키는 병독.

열독창옹(熱毒瘡癰) 더위로 옹(癰)에 생긴 부스럼.

열독천(熱毒喘) 더위로 숨이 찬 증세.

열독혈리(熱毒血痢) 더위로 대변에 피가 섞이거나 피만 나오는 이질. 적리(赤痢).

열리(熱痢) 대장에 열독이 몰려서 생긴 이질.

열림(熱淋) 습열(濕熱)이 하초에 몰려서 소변을 조금씩 자주 보면서 잘 나오지 않는 증세.

열림창통(熱淋脹痛) 열로 소변이 곤란해져 일어나는 창통(脹痛).

열병번갈(熱病煩渴) 열병(熱病)으로 가슴이 답답하고 목이 마른 증세.

열병상진(熱病傷津) 열병으로 진액(津液)이 손상되는 증세. 열병진상.

열병음상(熱病陰傷) 열병으로 음(陰)이 상한 병증.

열병축혈(熱病蓄血) 열병으로 어혈이 안에 뭉쳐 있는 병증.

열병혼수(熱病昏睡) 열병으로 정신이 희미해지면서 쓰러져 깨어나지 않는 증세.

열비(熱痺) 체내에 열이 쌓여 있는 데다 풍한습의 사기가 침입해 발생하는 병증.

열사상진(熱邪傷津) 열사(熱邪)로 진액이 상하게 되는 증세.

열입혈분(熱入血分) 열사가 혈분(血分)으로 침범한 증세.

열절(熱癤) 심한 더위로 생기는 작은 뾰루지.

열증(熱症) 열이 높아지며 앓는 증세. 열병.

열창(熱瘡) 열이 많이 날 때 피부나 점막에 생기는 물집.

열해(熱咳) 열이 심해져 기침이 잦아지는 병증.

염음(斂陰) 음기(陰氣)를 수렴하는 효능.

염좌(捻挫) 외부의 힘에 의해 관절이 삔 증세.

염증 생체 조직이 손상을 입었을 때에 체내에서 일어나는 방어적 반응.

염창(斂瘡) 창양(瘡瘍)을 수렴하는 효능.

염창(臁瘡) 경골(硬骨) 부위에 생긴 창양.

염폐(斂肺) 폐(肺)의 기운을 수렴하는 효능.

염폐평천(斂肺平喘) 폐의 기운을 수렴하여 기침을 멈추는 효능.

영기(癭氣) 병적으로 불거져 나온 덩어리. 혹.

영류(癭瘤) 혹 같은 덩어리. 갑상선이 부어오르는 영(癭)과 몸에 난 유(瘤; 종물)를 통칭하는 말.

영심(寧心) 마음의 불안 등을 가라앉히고 편안하게 하는 효능.

영심안신(寧心安神) 마음을 편안히 하고 신경을 안정시키는 효능.

예(翳) 눈의 흑정이 흐려진 증상.

예막(翳膜) 눈에 붉은색 막이나 흰색 막 또는 푸른색 막이 생겨 눈자위를 덮는 눈병.

오공봉자상(蜈蚣蜂刺傷) 지네와 벌에게 쏘이거나 물려서 생긴 상처.

오로(惡露) 분만 후에 나타나는 질 분비물. 대하(帶下).

오로부진(惡露不盡) 해산한 뒤 3주 이상 지나서도 피가 계속 나오는 병증. 악로부진.

오림(五淋) 배뇨 시에 심한 통증이 있고 소변이 잦으나 잘 안 나오며 방울방울 떨어지는 임증(淋症)을 다섯 가지로 분류한 것. 석림(石淋), 기림(氣淋), 고림(膏淋), 노림(勞淋), 열림(熱淋).

오심구토(惡心嘔吐) 위기(胃氣)가 거슬러 올라와 속이 울렁거리고 토할 듯한 병증.

오십견(五十肩) 어깨 관절을 둘러싼 관절막들이 퇴행성 변화를 일으키며 생기는 염증으로 50대에 발병하기 쉬운 질병. 견갑관절주위염(肩胛關節周圍炎).

오장(五臟) 간장, 심장, 비장(脾臟), 폐, 신장.

오장사기(五臟邪氣) 오장에 침입한 나쁜 기운.

오조(惡阻) 임신 초기에 나타나는 심한 입덧.

오줌소태 방광염이나 요도염으로 오줌이 자주 마려운 여자의 병.

오한(惡寒) 몸에 열이 나면서 오슬오슬 춥고 떨리는 증세.

온경(溫經) 경맥을 따뜻하게 하여 기혈의 흐름을 원활하게 하여 주는 효능.

온병(溫病) 외부로부터 온사(溫邪)를 받아서 생기는 급성 열병.

온비지사(溫脾止瀉) 비(脾)를 따뜻하게 하여 설사를 멎게 하는 효능.

온습포(溫濕布) 뜨거운 물에 적신 천 조각을 환부에 붙이는 치료법.

온신(溫腎) 성질이 더운 약을 써서 신양(腎陽)을 북돋우는 효능.

온양(溫陽) 성질이 더운 약으로 양기를 북돋우는 효능.

온열반진(溫熱斑疹) 열독으로 반진(斑疹)이 생기는 증세.

온열병(溫熱病) 풍(風)에 열독(熱毒)이 원인이 되어 발생하는 병증.

온중(溫中) 심장에서 배꼽 사이인 중초(中焦)를 따뜻하게 하는 효능.

온중산한(溫中散寒) 심장에서 배꼽 사이의 부분을 따뜻하게 하여 한사(寒邪)를 제거하는 효능.

온중진식(溫中進食) 속을 따뜻하게 하고 소화를 돕는 효능.

온폐(溫肺) 폐를 따뜻하게 하는 효능.

온폐거담(溫肺去痰) 폐를 따뜻하게 하여 가래를 제거하는 효능.

온폐정천(溫肺定喘) 폐를 따뜻하게 하여 헐떡거림을 그치게 하는 효능.

온폐지해(溫肺止咳) 폐를 따뜻하게 하여 기침을 멈추게 하는 효능.

옴 살갗이 몹시 가려운 전염성 피부병의 하나. 창개(瘡疥). 개창(疥瘡).

옹(癰) 신체가 곪는 병증. 부스럼. 종기.

옹감(癰疳) 비위(脾胃)의 기능 이상으로 인하여 부스럼이 생기고 몸이 야위는 병증.

옹독(癰毒) 경맥의 흐름이 원활하지 못하여 열이 생겨 살이 썩고 고름이 생기는 병증.

옹양종독(癰瘍腫毒) 옹저가 곪아 터진 증세.

옹저발배(癰疽發背) 등에 생긴 종양.

옹저정창(癰疽疔瘡) 옹저와 정(疔)으로 창상이 난 증세.

옹저창종(癰疽瘡腫) 옹저가 헐고 부은 증세.

옹종(癰腫) 옹저가 생겨 부어오른 증세.

옹종발배(癰腫發背) 등에 생기는 종기.

옹종정독(癰腫疔毒) 정창(疔瘡)으로 중병인 것.

옹종정창(癰腫疔瘡) 옹종으로 생긴 창양.

옹종창독(癰腫瘡毒) 살갗에 생기는 부스럼이 곪아 터진 뒤 오래도록 낫지 않은 궤양증. 옹창(癰瘡).

옹종창양(癰腫瘡瘍) 악성종기로 인한 고름덩어리와 상처.

옻독 옻나무의 독기.

완복창만(脘腹脹滿) 소화가 안 되거나 가스가 차서 윗배가 부르고 빵빵해지는 증세.

완사(緩瀉) 대변의 배설을 원활하게 하는 효능.

완하(緩下) 장(腸)을 원활하게 하여 대변이 잘 나오게 하는 효능.

외감풍열(外感風熱) 외부에서 풍열(風熱)이 인체로 침입한 증상.

외감풍한(外感風寒) 외부에서 침입한 풍한사(風寒邪).

외감해수(外感咳嗽) 외부에서 침입한 나쁜 기운으로 발병된 기침.

외상(外傷) 신체 외부의 작용으로 생긴 상처.

외양견종(外瘍堅腫) 인체 외부에 창양(瘡瘍)이 생겨 단단하게 붓는 증세.

요각쇠약(腰脚衰弱) 허리와 다리가 야위고 약해지는 증세.

요독증(尿毒症) 신장의 기능이 극도로 저하하여 오줌으로 배설되어야 할 각종 노폐물이 혈액 속에 축적되어 일어나는 중독증.

요로감염(尿路感染) 신장, 요관, 방광, 요도, 전립선 등에 세균이 감염된 상태. 요도감염(尿道感染).

요로결석(尿路結石) 신장, 신우, 세뇨관, 방광, 요도 등에 결석이 있는 증세.

요배산통(腰背酸痛) 허리와 등이 시리고 아픈 증세.

요복통(腰腹痛) 허리와 배에 통증이 있는 증세.

요부염좌(腰部捻挫) 허리가 압박을 받아서 접질린 증세.

요붕증(尿崩症) 비정상적으로 많은 양의 소변을 자주 보고 갈증을 느끼는 증상.

요산통(腰酸痛) 허리가 쑤시고 아픈 증세.

요슬골통(腰膝骨痛) 허리와 무릎의 뼈가 아픈 증세.

요슬냉통(腰膝冷痛) 허리와 무릎에 냉감이 있는 통증이 발생한 증세.

요슬동통(腰膝疼痛) 허리와 무릎이 몹시 아픈 증세.

요슬둔통(腰膝鈍痛) 허리와 무릎에 생기는 둔탁한 느낌의 통증.

요슬무력(腰膝無力) 허리와 무릎에 힘이 없어지는 증세.

요슬산연(腰膝疝軟) 허리와 무릎이 시큰거리고 힘이 없어지는 증세.

요슬산연냉통(腰膝酸軟冷痛) 허리와 무릎에 시리고 차가운 통증이 있는 증세.

요슬산통(腰膝酸痛) 허리와 무릎이 쑤시고 아픈 증세.

요슬위약(腰膝萎弱) 허리와 무릎이 결리고 시큰거리며 힘이 없는 증세.

요슬통(腰膝痛) 허리와 무릎이 아픈 증세.

요충(蟯蟲) 사람의 몸 속에만 기생하는 백색의 가늘고 긴 기생충.

요통(尿痛) 소변을 볼 때 통증이 있는 증세.

요통(腰痛) 허리가 아픈 병증.

요퇴근골통(腰腿筋骨痛) 허리와 넓적다리의 근육과 뼈가 아픈 증세.

요퇴동통(腰腿疼痛) 허리와 넓적다리가 몹시 아픈 증세.

요퇴통(腰腿痛) 허리와 넓적다리가 아픈 증세.

요폐(尿閉) 방광에 오줌이 괴어 있지만 쉽게 배뇨하지 못하는 증세.

요협동통(腰脇疼痛) 허리와 옆구리가 함께 몹시 쑤시고 아픈 증세.

욕창(褥瘡) 피부 조직이 계속 눌려서 혈액순환이 제대로 되지 않아 생기는 궤양증.

우식증(齲蝕症) 젖산균이 치아의 석회질을 상하게 하여 충치가 되는 증세

우울불면(憂鬱不眠) 마음이 어둡고 가슴이 답답하여 잠을 자지 못하는 증세.

우울증(憂鬱症) 마음이 어둡고 가슴이 답답한 증세.

우피선(牛皮癬) 피부가 몹시 가렵고 쇠가죽처럼 두꺼워지는 피부병. 완선(頑癬).

울결(鬱結) 기혈이 신체의 한곳에 몰려 있어 흩어지지 않는 증세.

울결흉민(鬱結胸悶) 기혈이 한곳으로 몰려서 가슴이 답답한 증세.

울혈(鬱血) 몸 안의 장기나 조직에 정맥의 피가 몰려 있는 증세.

울혈성신염(鬱血性腎炎) 몸 안의 장기나 조직에 정맥의 피가 몰려 신장에 생기는 염증.

원형탈모증(圓形脫毛症) 모발이 빠진 자리가 동전 모양으로 둥그렇게 되는 질환.

월경부조(月經不調) 월경의 주기, 양, 색, 질의 이상이 있는 증세.

월경폐지(月經閉止) 비정상적으로 월경을 하지 않는 증세.

위경련(胃痙攣) 위장의 운동이 비정상적으로 증가하며 과도한 수축을 일으켜 심하게 아픈 증세.

위궤양(胃潰瘍) 위장 점막이 염증으로 손상되어 움푹하게 파인 상태.

위내정수(胃內停水) 위에 수습(水濕), 담음(痰飮) 등이 몰려 있는 것.

위냉(胃冷) 날것이나 차가운 것을 많이 먹어 위가 상하고 차가워진 상태.

위무력증(胃無力症) 위벽의 근 긴장이 감소되어 연동운동이 쇠약해진 상태.

위복교통(胃腹絞痛) 위와 배가 비틀어지는 것처럼 몹시 아픈 증상.

위부정수(胃部停水) 명치 밑부분에 물이 괴어 가슴이 아픈 증세.

위비괴증(胃痞塊症) 위 속에 덩어리가 생기는 병증.

위산과다(胃酸過多) 위산이 정상보다 많이 나오는 증세.

위산과소(胃酸過少) 음식물을 분해하는 소화액인 위산이 적은 증세.

위·십이지장궤양(胃·十二指腸潰瘍) 위와 십이지장의 점막이 헐고 조직이 파괴되는 병증.

위암(胃癌) 위에 발생하는 암종.

위약(胃弱) 소화력이 약해지는 등 위의 여러 가지 기능이 약해지는 증세.

위열(胃熱) 위에 열이 있는 병증.

위열구토(胃熱嘔吐) 기름진 음식이나 술을 너무 많이 마셔 습열(濕熱)이 정체되어 위에 사열(邪熱)이 생겨 토하게 되는 증세.

위염(胃炎) 위 점막에 염증이 생기는 질환.

위완동통(胃脘疼痛) 명치 부근의 윗부분과 아랫부분이 몹시 아픈 증세.

위장병(胃腸病) 음식이 체하여 토하고 설사하는 증세.

위장카타르(胃臟catarrh) 위장 점막 표층의 삼출성 염증.

위축성위염(萎縮性胃炎) 위의 표면인 점막이 만성 염증으로 얇아진 증세.

위통(胃痛) 명치에 가까운 윗배가 아픈 병증. 완통(脘痛), 심하통(心下痛).

위하수(胃下垂) 위가 정상 위치보다 아래로 처지는 증세.

위한통증(胃寒痛症) 위의 양기가 허하여 나타나는 통증.

위허식욕부진(胃虛食欲不振) 위기(胃氣)가 허하여 음식물을 먹고자 하는 욕구가 떨어지거나 없어진 상태.

위확장증(胃擴張症) 위벽이 긴장을 잃고 위가 병적으로 확장된 증세.

유뇨(遺尿) 밤에 자다가 무의식중에 오줌을 자주 싸는 증세. 침소변(寢小便).

유미뇨(乳糜尿) 지방분이나 또는 유미가 섞인 젖 빛깔의 탁해진 오줌. 혼탁뇨(混濁尿).

유방암(乳房癌) 유방에 생긴 암 세포가 덩어리를 이룬 종괴(腫塊).

유방염(乳房炎) 포도상구균 · 연쇄상구균 등의 세균 감염으로 젖샘에 생긴 염증.

유방종통(乳房腫痛) 유방이 붓고 아픈 증세.

유선암(乳腺癌) 유방의 젖샘에 생기는 암종.

유소(乳少) 출산 후 산모의 유즙이 적거나 전혀 나오지 않는 증세.

유암(乳癌) 유방에 돌처럼 굳은 종물(腫物)이 생긴 병증.

유옹(乳癰) 유방에 곪아 생기는 종기.

유음(溜飮) 소화가 안 된 음식물이 위 속에 정체하여 신물이 나오는 증상.

유닉(遺溺) 소변을 통제하지 못하여 무의식중에 오줌을 자주 싸는 증상. 유뇨.

유정(遺精) 정액이 저절로 흘러 나오는 병증.

유종(乳腫) 유방에 발생한 종기. 귀고름.

유종(流腫) 단독(丹毒)이 이리저리 번져 나가면서 부어오르는 병증.

유종(遊腫) 종기가 피부의 여기저기 돌아다니면서 나는 것.

유즙부족(乳汁不足) 출산 후에 산모에게서 나오는 젖의 양이 부족한 병증.

유즙불통(乳汁不通) 출산한 뒤에도 산모의 젖이 잘 나오지 않는 병증.

유창불소(乳脹不消) 유방에 생기는 부스럼이 없어지지 않는 증상.

유행성간염(流行性肝炎) 경구 감염으로 발생하는 급성 A형 바이러스간염.

유행성감기(流行性感氣) 공기 감염으로 인플루엔자 바이러스에 의해 일어나는 감기.

유행성이하선염(流行性耳下腺炎) 유행성이하선염 바이러스에 의한 소아의 급성전염병. 볼거리.

육적(肉積) 고기를 많이 먹어서 위가 탈이 나 소화되지 않고 단단히 뭉쳐 있는 병증.

육혈(衄血) 외상을 입지 않았는데도 머리의 구멍이나 살갗에서 피가 나오는 병증.

윤오장(潤五臟) 오장(五臟)을 적셔 기능을 원활하게 하는 효능.

윤장(潤腸) 장(腸)의 기능을 원활하게 하는 효능.

윤장통변(潤腸通便) 대장에 수분을 공급하여 대변을 내려보내는 효능.

윤조(潤燥) 음기(陰氣)를 길러서 윤택하게 하여 진액(津液)이나 혈(血)이 마르는 것을 치료하는 효능.

윤폐(潤肺) 폐를 부드럽게 적셔주는 효능.

윤폐조중(潤肺調中) 폐의 기운을 원활하게 하고 중초를 조화롭게 하는 효능.

윤폐지해(潤肺止咳) 폐의 기운을 원활하게 하여 기침을 멎게 하는 효능.

윤폐하기(潤肺下氣) 폐를 적셔서 기(氣)가 위로 치민 것을 가라앉히는 효능.

은진(隱疹) 피부 또는 점막에 일시적으로 나타나는 부종에 의해 피부가 국소적으로 부풀어 올라 가려움증을 동반하는 피부병증. 두드러기.

음낭습양(陰囊濕痒) 음낭이 축축하고 가려운 증세.

음낭습진(陰囊濕疹) 음낭 부위에 생기는 창양(瘡瘍).

음낭종통(陰囊腫痛) 음낭이 붓고 아픈 증세.

음란퇴질(陰囊㿉疾) 양쪽 고환이 부어서 커진 증세.

음부소양(陰部搔痒) 음부가 몹시 가려운 증세.

음부습양(陰部濕痒) 음부가 축축하고 가려운 증세.

음부자통(陰部刺痛) 음부가 바늘로 찌르는 듯이 아픈 증세.

음상(飮傷) 찬물 · 술 · 차 · 음료수 등을 지나치게 마셔 위장이 상한 증세.

음상목암(陰傷目暗) 음진(陰津)이 상하여 눈이 어두워지는 증세.

음상인건후통(陰傷咽乾喉痛) 음진(陰津)이 상하여 인후의 건조한 상태가 심해져서 통증이 나타나는 증상.

음위(陰痿) 음경이 발기되지 않거나 단단하지 않은 증세.

음종(陰腫) 음중(陰中)에 종기가 생겨 아픈 증세.

음종(陰縱) 음경이 길게 늘어져 줄어들지 않거나 부어 있으면서 힘없이 늘어져 있는 병증.

음주구취(飮酒口臭) 술을 마신 후에 입에서 악취가 심하게 나는 증상.

음중종통(陰中腫痛) 음중(陰中)에 종기가 생겨 몹시 아픈 증세.

음하습양(陰下濕痒) 사타구니가 자주 축축해지고 가려운 증세.

음허(陰虛) 음액(陰液)이 부족한 증상. 손, 발, 가슴에 열이 나는데 특히 오후에만 열이 오르고 변비가 생기며 입 안이 건조해지는 증세.

음허두통(陰虛頭痛) 음(陰)이 허하여 화(火)가 동해서 생긴 두통.

음허발열(陰虛發熱) 음혈(陰血)이 저절로 손상되거나 신수(腎水)가 쇠갈하여 발생하는 열.

음허혈소(陰虛血少) 음허(陰虛)와 과도한 혈(血)의 소실로 혈의 유양 기능이 감퇴되는 증세.

음혈(陰血) 피가 음(陰)적인 속성을 띠는 데 따른 명칭.

음황(陰黃) 몸 속에 습기와 한기가 많이 쌓여 몸과 얼굴이 어두운 노란빛을 띠는 증상.

이관절(利關節) 관절의 움직임을 편하게 하는 효능.

이규(利竅) 대소변을 잘 나오게 하는 효능.

이기(理氣) 기(氣)가 막힌 것을 제거하는 효능.

이기개위(理氣開胃) 기를 다스리고 위를 열어 소화를 촉진하는 효능.

이기산결(理氣散結) 기를 다스리고 울체되어 뭉친 것을 풀어주는 효능.

이기통변(理氣通便) 기를 잘 통하게 하고 대변을 잘 나오게 하는 효능.

이기화습(理氣化濕) 기를 잘 순환하게 하고 몸 안에 있는 습사를 제거하는 효능.

이농(耳膿) 귓구멍 속이 곪아 고름이 나는 병.

이농(耳聾) 청각 기능에 장애가 나타나는 상태.

이뇨(利尿) 소변을 잘 나오게 하는 효능.

이뇨통림(利尿通淋) 소변이 잘 통하게 하는 효능.

이뇨퇴종(利尿退腫) 소변을 잘 나오게 하고 부종을 가라앉히는 효능.

이담(利膽) 담을 이롭게 하는 효능.

이루(耳漏) 외이도에서 분비물이 배설되는 증상.

이명(耳鳴) 귀울림. 한쪽 또는 양쪽 귀에서 물 흐르는 소리, 매미나 귀뚜라미가 우는 소리, 기계 돌아가는 소리, 바람 부는 소리 등 다양한 소리가 저절로 들리는 증상.

이수(利水) 몸의 수분 배출을 원활하게 하는 효능.

이수(羸瘦) 몸이 마르고 체중이 감소되는 증세.

이수소종(利水消腫) 소변을 잘 나오게 해서 부기를 없애는 효능.

이수제습(利水除濕) 소변 등을 잘 나오게 하고 습(濕)을 제거하는 효능.

이수통림(利水通淋) 하초(下焦)에 습열이 몰려서 생긴 임증을 치료하는 효능.

이수퇴종(利水退腫) 소변 등을 잘 나오게 하여 부종을 가라앉히는 효능.

이슬 양수가 터지거나 새어 질을 통해 혈액이 섞인 끈적끈적한 점액성 분비물이 흐르는 증세.

이습(利濕) 인체의 습기(濕氣)를 소변이나 땀으로 내보내는 효능.

이습퇴황(利濕退黃) 소변을 통하게 하여 하초(下焦)에 막힌 습사(濕邪)를 제거하여 황달을 치료하는 효능.

이실증(裏實證) 내장 장기에 사기(邪氣)가 성한 병증. 열이 심하고 변갈증이 나며 배가 아프고 변비가 오는 증상.

이열증(裏熱症) 열이 많이 나고 가슴이 답답하며 입이 쓴 증상.

이인(利咽) 인두(咽頭)를 이롭게 하는 효능.

이인후(利咽喉) 인후(咽喉)를 편하게 하는 효능.

이중출혈(耳中出血) 귀 안에서 피가 나는 증세.

이질(痢疾) 변에 곱이 섞여 나오며 대변이 잦은 증상을 보이는 법정 전염병.

이하선염(耳下腺炎) 침샘에 일어나는 염증.

익기(益氣) 허약한 원기를 돕는 효능. 보기(補氣).

익비화위(益脾和胃) 비(脾)의 기운을 보태고 위(胃)를 조화롭게 하는 효능.

익신(益腎) 신(腎)을 튼튼하게 하는 효능.

익신보원(益腎補元) 신장의 기를 돋우고 원기를 강하게 하는 효능.

익위(益衛) 위기(衛氣)를 튼튼하게 하는 효능.

익위(益胃) 위허(胃虛)를 치료하는 효능.

익위고표(益胃固表) 위가 허한 것을 보하고 몸 겉면에 분포된 양기(陽氣)를 튼튼하게 하는 효능.

익정(益精) 정기(精氣)를 북돋우는 효능. 익정기(益精氣).

익정명목(益精明目) 정기(精氣)를 북돋우고 눈을 밝게 하는 효능.

익정수(益精髓) 정기(精氣)와 골수(骨髓)를 보익(補益)하는 효능.

익혈(益血) 혈(血)을 더해 주는 효능.

인건구조(咽乾口燥) 목구멍과 입 안이 마른 증세.

인두암(咽頭癌) 인두(咽頭)에 발생하는 악성종양.

인두염(咽頭炎) 인두 점막에 생기는 염증.

인설(鱗屑) 피부에서 하얗게 떨어지는 살가죽의 부스러기. 인비늘.

인통(咽痛) 목구멍이 붓고 아픈 병증.

인후결핵(咽喉結核) 목 안에 딴딴한 멍울이 생긴 증세.

인후동통(咽喉疼痛) 인후(咽喉)가 쑤시고 아픈 증세.

인후두염(咽喉頭炎) 인두와 후두에 바이러스나 세균에 감염되어 생긴 염증. 인후염(咽喉炎).

인후암(咽喉癌) 인두와 후두에 생기는 악성종양.

인후종통(咽喉腫痛) 목 안이 붓고 아픈 증상.

인후통(咽喉痛) 목구멍이 아픈 증상.

일격(噎膈) 음식을 먹으면 삼키지 못하는 증상.

일격구토(噎膈嘔吐) 음식을 목구멍으로 삼킬 때 장애를 받아서 입에 넣자마자 토하는 증세.

일사병(日射病) 과도하게 햇빛을 받게 되어 두통, 현기증, 숨가쁨, 인사불성 증상이 일어나는 병증.

임병(淋病) 오줌이 자주 마려운데 잘 나오지 않으면서 방울방울 떨어지며 요도와 아랫배가 땅기면서 아픈 증세.

임질(淋疾) 소변이 잘 나오지 않고 통증이 있는 증세. 임병(淋病).

임탁(淋濁) 소변을 볼 때 음경 속이 아프고 역한 냄새가 나는 멀건 고름 같은 것이 나오는 성병.

임파선염(淋巴腺炎) 세균이 침입하여 임파선이 비대해지거나 염증이 생기는 증세.

임파선종(淋巴腺腫) 임파선에 종양이 생기는 증세.

잇몸부종 잇몸이 붓는 병증. 치은부종(齒齦浮腫).

ㅈ

자궁경미란(子宮頸糜爛) 자궁경의 만성 염증으로 생긴 수포가 터진 후 표피가 없고 진물 혹은 소량의 출혈이 보이는 증세.

자궁내막염(子宮內膜炎) 자궁의 점막에 발생한 염증.

자궁냉증(子宮冷症) 찬 기운을 쏘여서 여자의 아랫배가 찬 증세.

자궁암(子宮癌) 자궁에 발생하는 상피성 악성종양.

자궁염(子宮炎) 자궁벽의 심부에 생기는 염증.

자궁탈수(子宮脫垂) 자궁이 아래로 내려앉는 것.

자궁하수(子宮下垂) 음중(陰中)에 어떤 물질이 돌출되어 나오는 병증. 자궁탈수(子宮脫垂).

자궁한냉불임(子宮寒冷不姙) 자궁이 한냉하여 임신(妊娠)이 되지 않는 증상.

자궁허냉(子宮虛冷) 자궁이 차고 허하여 기운이 없는 증세.

자궁혈종(子宮血腫) 자궁에서 혈액이 응고하여 주위 조직을 밀어내면서 생긴 종기.

자반병(紫斑病) 전신의 피하나 점막에 출혈이 일어나서 자색 반점이 생기는 질환.

자보(滋補) 정기를 길러서 보익(補益)하는 효능.

자보간신(滋補肝腎) 간신(肝腎)을 기르고 보익하는 효능.

자신(滋腎) 신(腎)의 기능을 강화하는 효능.

자양(滋養) 양기(陽氣)를 기르는 효능.

자양강장(滋養强壯) 몸의 영양을 북돋우고 몸을 튼튼히 하는 효능.

자음(滋陰) 음기를 북돋우는 효능.

자한(自汗) 저절로 땀이 많이 나는 질환.

자한폭탈(自汗暴脫) 과도한 자한으로 정기가 상하여 음양 기혈이 몹시 허손된 병증.

잔뇨(殘尿) 배뇨 후에 방광에 남아 있는 오줌.

장결핵(腸結核) 결핵균이 장에서 감염을 일으킨 것.

장근골(壯筋骨) 근육과 뼈를 튼튼하게 하는 효능.

장기(瘴氣) 습열장독(濕熱瘴毒)이 침입하여 발생하는 온병(溫病).

장기(腸氣) 장(腸)의 기능을 유지시키고 장의 생리 작용을 정상적으로 유지시키는 기운.

장기악독(瘴氣惡毒) 장기(瘴氣)로 인해 생긴 독.

장만(腸滿) 복강(腹腔) 속에 액체 또는 가스가 차서 배가 부푼 병증.

장양(壯陽) 심, 신의 양기(陽氣)를 강화시키는 효능.

장염(腸炎) 세균, 바이러스, 원충, 알레르기, 화학성 독물, 약제 등에 의해 일어나는 장 점막의 염증.

장옹(腸癰) 창자 속에 옹(癰)이 생기고 아울러 배가 아픈 병증. 충수염(蟲垂炎).

장장고정(壯腸固精) 장(腸)을 튼튼하게 하여 정(精)을 밖으로 새지 않도록 하는 효능.

장조(臟躁) 발작적으로 자주 슬퍼하고 하품과 기지개를 자주 하는 정신 신경장애. 장조증(臟燥症).

장조변란(腸燥便難) 장액 감소로 인한 변비.

장조변비(腸燥便秘) 대장의 진액(津液)이 줄어들어 대변이 굳어진 증세.

장풍(腸風) 결핵성 치질에 의해 대변을 볼 때 피가 나오는 병증.

장풍사혈(腸風瀉血) 풍(風)으로 의해 대변에 피가 섞여 나오는 증세.

장풍열독(腸風熱毒) 열독의 기운에 발생하는 장풍.

장풍치루(腸風痔漏) 장풍으로 인한 치창(痔瘡)이 문드러져 고름이 유출되는 증세. 장풍하혈(腸風下血).

장풍이질(腸風下痢)＝장풍치루(腸風痔漏)

장풍하혈(腸風下血)＝장풍치루(腸風痔漏)

장풍혈변(腸風血便) 장풍증으로 분변 중에 피가 섞여 나오는 증세.

저(疽) 웅어리가 생기고 뿌리가 깊은 종기. 부스럼, 악성 종기(惡性腫氣).

저루(疽瘻) 웅저(癰疽)에 창구(瘡口)가 생겨 진물이 흐르는 병증.

저혈압(低血壓) 정상 혈압(수축 혈압 120mmHg, 확장 혈압이 80mmHg)보다 낮은 혈압인 상태.

적(積) 오장(五臟)에 생겨서 일정한 부위에 머물러 있는 덩어리.

적괴(積塊) 배와 옆구리에 덩어리가 단단하게 맺혀 만져지는 병증.

적뇨(赤尿) 소변이 붉게 나오는 증세. 요적(尿赤).

적란(赤爛) 눈이 붉게 충혈되고 부스럼이 생기며 문드러지는 병증.

적리(積痢) 음식이 쌓여 안을 막음으로써 발생하는 이질. 음식에 체하여 생긴 이질.

적리(赤痢) 피가 섞인 설사를 하는 증세. 혈리(血痢).

적리후종(赤痢後腫) 피가 섞인 설사를 하고 항문이 붓거나 부스럼 따위가 생긴 증세.

적목(赤目) 빨갛게 충혈된 눈. 목적(目赤).

적백대하(赤白帶下) 음도에서 붉은색과 흰색이 섞인 점액이 계속 흘러나오는 증세.

적백리(赤白痢) 곱과 피고름이 섞인 대변을 보는 이질.

적백이질(赤白痢疾) 하얀 고름이나 혈액이 대변에 섞여 나오는 이질.

적안(赤眼) 눈이 충혈되어 빨갛게 된 증상.

적열(積熱) 열이 속에 쌓여 있는 증세.

적취(積聚) 몸 안에 쌓인 기로 인해 뱃속에 덩어리가 생겨 아픈 병증.

적풍(賊風) 이상 기후(바람)가 몸에 침입하여 건강에 피해를 주는 사기(邪氣).

적혈이질(赤血痢疾) 변에 피가 섞여 나오는 이질.

전간(癲癇) 발작적으로 의식 장애가 오는 증세. 간질(癇疾), 풍현(風眩).

전광(癲狂) 정신에 이상이 생긴 병증.

전신부종(全身浮腫) 몸 전체가 붓는 증세.

전염성간염(傳染性肝炎) 간염바이러스에 의하여 발생하는 간의 염증. 유행성 간염.

전염성이하선염(傳染性耳下腺炎) 침샘에 일어나는 염증.

절상(折傷) 뼈가 부러진 증세. 골절(骨折).

절상(切傷) 칼에 잘려서 난 상처.

절상(絶傷) 금속 물질이나 기타 날카로운 것들에 의해 피부와 살이 잘린 상처.

절종(癤腫) 부어오른 절증(癤症). 뾰루지.

절학(截瘧) 치료약을 먹어 학질의 주기적 발작을 예방하는 효능.

점활(粘滑) 미끈하고 윤기 있는 효능.

정(疔) 불에 덴 것처럼 부르트고 속에 물이 드는 부스럼.

정경(定痙) 경련을 그치게 하는 효능.

정경(定驚) 놀란 것을 그치게 하는 효능.

정경(停經) 월경이 정지되는 상태. 경폐(經閉).

정기(精氣) 정신의 기력.

정기수렴(精氣收斂) 정기를 한곳으로 모이게 수축시키는 효능.

정독(疔毒) 독이 오른 종기.

정독창종(疔毒瘡腫) 정창(疔瘡)이 악화되어 헌데가 심하게 붓는 병증.

정수(停水) 수분대사(水分代謝) 이상으로 수기(水氣)가 정체하는 것.

정신광조(精神狂躁) 정신병으로 몸이 괴로워 어찌할 바를 몰라 미친 듯이 날뛰는 증세.

정신분열증(精神分裂症) 사고의 장애나 감정, 의지, 충동 등의 이상으로 인한 인격 분열의 증상.

정신억욱(精神抑郁) 정신 상태가 우울한 증세.

정장(整腸) 장(腸)의 기능을 정상적으로 만드는 효능.

정종(疔腫) 열독이 몰려서 생기는 병증으로, 딴딴하고 뿌리가 깊이 박이며 이어 벌겋게 붓고 화끈 달아오르며 심한 통증이 생기는 증세.

정종창독(疔腫瘡毒) 열독(熱毒)이 몰려서 생기는 온갖 창양(瘡瘍).

정창(疔瘡) 열독이 몰려서 생기는 창양(瘡瘍)으로, 작고 딴딴하고 뿌리가 깊이 박여 있는 것이 쇠못과 비슷한 모양으로 허는 증세.

정창절종(疔瘡癤腫) 피부 위에 붉게 부어오르며 열이 나고 통증이 있는 작은 결절이 도드라져 나오는 증세. 뾰루지.

정창종독(疔瘡腫毒) 정창으로 인한 종독(腫毒).

정충(怔忡) 가슴이 몹시 두근거리는 병증.

정통(定痛) 통증을 그치게 하는 효능.

정혈(精血) 생기를 돌게 하는 맑은 피.

젖앓이 산모의 유방이 붓거나 통증이 느껴지는 증세. 유창통(乳脹痛).

제독(除毒) 독을 없애 버리는 효능.

제번(除煩) 가슴 속이 달아오르면서 답답하고 편치 않아 손발을 버둥거리는 증세를 제거하는 효능.

제번갈(除煩渴) 가슴이 답답하고 입이 마르는 증상을 없애는 효능.

제번지갈(除煩止渴) 갈증을 멈추게 하고 번거로운 느낌을 없애는 효능.

제복동통(臍腹疼痛) 배꼽 주위가 쑤시면서 아픈 증상.

제습(除濕) 몸 속의 끈적끈적한 습기를 제거하는 효능.

제열(除熱) 열을 없애는 효능.

제창(臍瘡) 어린이의 배꼽에 부스럼이 나는 병.

제창종독(諸瘡腫毒) 창양(瘡瘍)으로 인해 헌데 또는 헌데의 독(毒).

제풍(除風) 풍(風)의 기운을 제거하는 효능.

제허로(除虛勞) 몸과 마음이 허약하고 피로한 증상을 없애는 효능.

조경(調經) 월경을 고르게 함.

조경(燥痙) 조기(燥氣)가 성하여 진액이 작열하여 발생하는 소아경병(小兒痙病).

조기백발증(早期白髮症) 노인이 되기 전에 정상보다 일찍 머리가 세는 병증.

조루(早漏) 성교 시 남자의 사정이 지나치게 빨리 이루어지는 상태.

조삽(燥澁) 말라서 부드럽지 못하고 파슬파슬한 상태.

조삽불통(燥澁不通) 장위(腸胃)가 건삽(乾澁)하여 대소변이 통하지 않는 증상.

조수육중독(鳥獸肉中毒) 새의 고기를 먹고 식중독이 일어난 증상.

조습(燥濕) 바싹 마른 증상과 축축한 증세.

조식(調息) 원기를 흡입하고 묵은 숨을 내쉬어 호흡을 편하게 하는 방법.

조양(助陽) 양기를 북돋우는 효능. 보양(補陽).

조열(潮熱) 밀물과 썰물처럼 일정한 시간에 반복적으로 나는 발열 증상.

조잡(嘈雜) 명치 아래가 차가우면서 괴로운 증상.

조중(調中) 중초(中焦)를 조화롭게 하는 효능.

조충(條蟲) 촌충. 성충은 각종 동물의 소장(小腸)에서 기생한다.

조해(燥咳) 폐허(肺虛)로 진액이 적어져 조기(燥氣)가 승한 병증. 마른 기침.

조혈(造血) 조혈간세포(造血幹細胞)가 증식하고 분화하여 성숙 혈구를 생산하는 과정.

족요냉동통(足腰冷疼痛) 다리와 허리가 차고 쑤시면서 아픈 증상.

족요동통(足腰疼痛) 다리와 허리가 쑤시면서 아픈 증상.

족위(足痿) 발의 근육이 연약해져서 걷지 못하는 증세.

족통(足痛) 양 다리가 아픈 증상.

졸중풍(卒中風) 풍비(風痺).

종기(腫氣) 옹저(癰疽), 부종 등과 같이 신체의 어느 한 부분이 비정상적으로 솟아올라 있는 병증.

종대(腫大) 피부의 부스럼이 심하게 붓거나 장기(臟器)가 비정상적으로 비대해지는 증상.

종독(腫毒) 몸의 헌 데. 헌 데에 독이 생긴 증세.

종양(腫瘍) 체내의 세포가 자율성을 가지고 과잉으로 발육한 상태. 종기.

종양(腫痒) 창양(瘡瘍)이 곪기 전에 붓고 가려운 증세.

종창(腫瘡) 피부가 염증성 포도상구균에 의해 감염되어 발생한 부스럼.

종창(腫脹) 염증이나 종양 등으로 곪거나 부어오른 병증.

종통(腫痛) 붓고 아픈 증세.

좌골신경통(坐骨神經痛) 좌골신경을 따라 통증이 일어나는 증세.

좌상(挫傷) 넘어지거나 부딪쳐 뼈가 삐어 살결 또는 힘줄이 아프고 부어 탱탱하며 퍼렇게 멍드는 상처.

주근깨 얼굴 등에 발생하는 암갈색의 작은 색소성 반점.

주독(酒毒) 술을 지나치게 많이 마셔 술이 일종의 병사(病邪)로 작용하는 것. 술로 인한 독.

주독수전증(酒毒手顫症) 술독에 중독되어 손이 규칙적인 리듬을 가지고 떨리는 증세.

주마진(朱痲疹) 피부에 생기는 삼씨 알 크기의 붉은색 발진. 마증(痲症), 홍역.

주부습진(主婦濕疹) 물이나 세제에 장기간 접촉하여 생긴 습진의 일종인 만성 자극 피부염.

주비(周痺) 기가 허한 데다 풍한습(風寒濕)의 사기(邪氣)가 혈맥, 기육(肌肉)을 침범해서 생기는 병증.

주취(酒醉) 술을 많이 마셔 취한 증세.

주침(酒浸) 약재를 술에 담가 두는 법제 방법.

주파로혈(主破老血) 체내에 뭉친 오래 된 나쁜 피를 주로 없어지게 하는 효능.

중기(中氣) ①비장(脾臟)과 위장(胃腸)의 기운. ②음식물을 소화하고 운송하는 기능.

중기하함(中氣下陷) 비(脾)의 기운이 허해서 장부가 아래로 처지는 증세. 내장하수(內臟下垂).

중서(中暑) 더위를 받아서 갑자기 어지럽고 메스껍고 토하며 가슴이 답답하고 숨이 차며 얼굴이 창백한 증세.

중설(重舌) 혀 밑에 혀 모양의 군살이 돋는 병증.

중이염(中耳炎) 고막과 달팽이관 사이에 있는 귀의 내부 공간인 중이(中耳)의 화농성 염증.

중초(中焦) 심장에서 배꼽 사이의 부분. 소화 작용을 맡고 있다.

중풍(中風) 뇌혈관 장애로 갑자기 정신을 잃고 넘어져서 언어장애, 마비가 발생하는 질환.

중풍담연(中風痰涎) 중풍으로 담(痰)이 가득 찬 증세.

중풍담옹(中風痰壅) 중풍으로 담이 뭉쳐 기(氣)가 막히는 병증.

중풍담용(中風痰湧) 중풍으로 담이 생겨 넘치는 병증.

중풍불어(中風不語) 중풍으로 말을 하지 못하는 증상. 중풍실음(中風失音).

중풍폭열(中風暴熱) 풍(風)이 표(表)에 침입하여 폭열과 고열이 갑자기 나는 증세.

지갈(止渴) 갈증을 그치게 하는 효능.

지갈제번(止渴除煩) 심한 갈증을 그치게 하고 가슴 속이 달아오르면서 답답하여 손발을 버둥거리는 증세를 제거하는 효능.

지경(止痙) 경련을 멈추게 하는 효능.

지구(止嘔) 속이 메슥거리며 토하려는 증세를 멈추게 하는 효능.

지대(止帶) 대하를 그치게 하는 효능.

지리(止痢) 설사를 멈추게 하는 효능.

지방간(脂肪肝) 간세포 안에 지방이 축적되는 증상.

지번(止煩) 번조(煩躁)를 그치게 효능.

지사(止瀉) 설사를 멎게 하는 효능.

지양(止痒) 가려움증을 멎게 하는 효능.

지천(止喘) 천식을 치료하는 효능.

지천해(止喘咳) 기침과 숨찬 것을 치료하는 효능.

지토(止吐) 토하는 것을 그치게 하는 효능.

지통(止痛) 통증을 멎게 하는 효능.

지통지양(止痛止痒) 아픔을 멎게 하고 가려움증을 그치게 하는 효능.

지한(止汗) 땀을 멎게 하는 효능.

지해(止咳) 기침을 가라앉히는 효능.

지해평천(止咳平喘) 기침을 멈추게 하고 숨찬 것을 편하게 해주는 효능.

지해화담(止咳化痰) 기침을 멎게 하고 가래를 삭게 하는 효능.

지혈(止血) 나오는 피를 멈추게 하는 효능.

직장암(直腸癌) 직장에 생긴 악성종양.

진경(鎭痙) 경련을 진정시키는 효능.

진경(鎭驚) 발작을 진정시키는 효능.

진구(鎭嘔) 구토를 멈추게 하는 효능.

진액(津液) 체내에 있는 모든 수액(땀, 침, 위액, 장액, 요액, 정액 등).

진액부족(津液不足) 진액이 부족하여 건조, 진소(津少) 등이 나타나는 상태.

진정(鎭靜) 정신을 안정시키는 효능.

진통(鎭痛) 아픈 것을 가라앉게 하는 효능.

진해(鎭咳) 기침을 멎게 하는 효능.

질박손상(跌撲損傷) 넘어지거나 부딪쳐서 다친 병증.

질염(膣炎) 트리코모나스 원충에 의한 질내 감염증.

질타박상(跌打撲傷) 넘어지거나 부딪쳐서 다친 증세.

질타손상(跌打損傷) 넘어지거나 부딪쳐서 손상당한 증세. 타박상.

징가(癥瘕) 인체 내부에서 덩어리가 발생하고 통증이 있는 증세.

징가적취(癥瘕積聚) 뱃속에 쌓인 기로 인해 덩어리가 생겨 아픈 병증.

징하(癥瘕) 뱃속에 덩어리가 생기는 병증.

징하결취(癥瘕結聚) 징가(癥瘕)가 모여 멍울이 맺힌 증세.

ㅊ

찰과상(擦過傷) 마찰에 의하여 피부 표면에 가벼운 출혈과 동통이 생기는 증세.

찰상(擦傷) 스치거나 문질러서 생긴 상처. 찰과상.

창(瘡) 피부나 살에 생긴 외상. 창양(瘡瘍).

창개(瘡疥) 살갗이 몹시 가려워지는 전염성 피부병. 옴. 개창(疥瘡).

창개옹종(瘡疥癰腫) 조그마한 종기.

창독(瘡毒) 상처나 헌데의 독기. 부스럼. 창양(瘡瘍).

창상(瘡傷) 부스럼이나 화농 등 외부 감염에 의해서 일어나는 외상.

창선(瘡癬) 부스럼의 피부 겉면이 해지지 않고 메마른 상태로 앓는 피부병.

창양(瘡瘍) 몸 외부의 외과적 질병과 피부 질병.

창양개선(瘡瘍疥癬) 옴, 버짐 등 피부에 발생하는 모든 외과적 피부 질병.

창양동통(瘡瘍疼痛) 창양이 발생한 부위가 몹시 아픈 증세.

창양종독(瘡瘍腫毒) 피부 질환으로 생긴 종기에서 나오는 독성.

창옹(瘡癰) 부스럼의 빛깔이 밝고 껍질이 얇은 종기(腫氣). 옹(癰)에 생긴 부스럼.

창옹종독(瘡癰腫毒) 빛깔이 밝고 껍질이 얇은 종기(腫氣)가 헌데의 독.

창저(瘡疽) 부스럼이 살 속에 깊이 파고 들어 헌 뒤에 벌집처럼 구멍이 뚫리는 종기.

창저종독(瘡疽腫毒) 창저로 인해 붓는 증세.

창절(瘡癤) 화열(火熱)로 인해 피부에 얇게 생긴 헌데.

창절개선(瘡癤疥癬) 피부에 얇게 생긴 옴.

창종(瘡腫) ①헌데나 부스럼. ②헌데가 부어오른 증세.

창진(瘡疹) 헌데가 생기는 발진.

창통(脹痛) 몸 일부분 혹은 전신이 부어오르고 아픈 병증.

채독(菜毒) 채소 등에 섞여 있는 독으로 채독증(菜毒症)을 일으키는 물질.

척열(尺熱) 팔목에서 팔꿈치까지의 사이의 피부에 열감이 있는 증상.

천(喘) 숨결을 헐떡거리고 가빠하면서 어깨를 들먹이며 몸과 배를 움직이고 흔드는 병증.

천두창(天痘瘡) 두창바이러스로 발병하는 악성 전염병. 천연두.

천만(喘滿) 숨이 차서 가슴이 몹시 벌떡거리는 증세.

천식(喘息) 기관지에 경련이 일어나서 숨이 가쁘고 기침이 나며 가래가 심한 질환.

천식해수(喘息咳嗽) 호흡이 촉박한 기침과 헐떡거림.

천연두(天然痘) 두창바이러스의 감염에 의해 발생하는 급성 발진성 질환.

천촉(喘促) 몹시 숨이 가쁘고 헐떡거리는 증세.

천포창(天泡瘡) 서습사(暑濕邪)가 침입하여 피부와 점막에 물집을 형성하는 만성 질환.

천해(喘咳) 외감사기(外感邪氣)에 감촉되어 폐기(肺氣)가 막혀 숨이 차고 기침을 하는 증세.

천효(喘哮) 호흡이 급박하고 가쁘며 목 안에서 가래 끓는 소리가 나고 숨이 찬 병증.

청간(淸肝) 간의 열을 식혀주는 효능.

청간사화(淸肝瀉火) 간의 열을 식혀 시원하게 하는 효능.

청간화(淸肝火) 간기(肝氣)가 지나치게 왕성하여 생기는 열을 내리게 하는 효능. 사간(瀉肝).

청량(淸凉) 성질이 차고 서늘하게 하는 효능.

청리(淸利) 오줌이 맑으면서 잘 나가는 효능.

청맹(靑盲) 눈이 겉보기에는 멀쩡하면서도 점점 보이지 않

아 나중에는 실명(失明)하게 되는 병증.

청목(淸目) 눈이 좋아지는 효능.

청서열(淸暑熱) 습하고 무더운 날씨의 열기에 상한 증세를 식히는 효능.

청서해열(淸暑解熱) 습열사에 상해서 진액과 기가 손상되었을 때 열기를 식히는 효능.

청습열(淸濕熱) 습열의 사기가 침입하였을 때 열기를 식히면서 소변을 통해 습사를 빼내는 효능.

청심(淸心) 심포(心包)에 침범한 열사를 밖으로 발산시키는 효능.

청심안신(淸心安神) 심열을 제거하여 열로 인해 안절부절하며 정신이 혼미하고 헛소리를 하는 등의 증상을 개선하는 효능.

청심제번(淸心除煩) 심열을 제거하여 열로 인해 가슴이 답답하고 불안한 것을 치료하는 효능.

청열(淸熱) 성질이 차고 서늘한 약으로 몸 안의 열을 내리게 하는 것.

청열이습(淸熱利濕) 몸 속의 열을 내리고 습기가 많은 것을 몸 밖으로 배출시키는 효능.

청열조습(淸熱燥濕) 열기를 식히고 습기를 말리는 효능.

청열해독(淸熱解毒) 열을 내리고 독을 없애는 효능.

청이열(淸裏熱) 열이 나고 가슴이 답답하며 입이 쓴 증상을 치료하는 효능.

청폐(淸肺) 열기에 손상된 폐기를 맑게 식히는 효능.

청폐위열(淸肺胃熱) 폐와 위의 열을 내려주는 효능.

청폐지해(淸肺止咳) 폐의 열기를 제거하고 기침을 멎게 하는 효능.

청해(淸解) 심한 이열(裏熱)과 표증(表證)을 치료하는 효능. 청열해표(淸熱解表).

청해표사(淸解表邪) 표의 풍열사기(風熱邪氣)를 맑게 식히면서 밖으로 날리는 효능.

청혈(淸血) 혈분(血分)의 열을 제거하는 효능.

체권(體倦) 몸이 나른하고 맥이 없는 상태.

체권무력(體倦無力) 몸이 피로하고 힘이 없는 증세. 피로권태(疲勞倦怠).

체증(滯症) 먹은 음식이 잘 소화되지 않고 체(滯)해서 막힌 증상.

촌백충(寸白蟲) 소장 안에 기생하면서 영양분을 흡수하는 기생충. 촌충(寸蟲).

총이(聰耳) 귀가 잘 들리지 않을때 귀를 밝게 하는 효능.

최면(催眠) 이상 흥분에 의한 불면증을 가라앉히고 잠이 들게 하는 효능.

최유(催乳) 젖이 잘 나오게 하는 효능.

최음(催淫) 성욕을 불러 일으키는 효능.

최토(催吐) 구토를 유발시켜 사기를 제거하는 효능.

추풍(抽風) 근육이 뻣뻣해지면서 오그라들거나 늘어지는 증상이 오랫동안 되풀이되는 병증.

축농증(蓄膿症) 코감기나 비염으로 코 점막의 염증이 심해져 부종이 생기고 부비동 입구가 막히는 질환.

축뇨(縮尿) 소변이 너무 잦을 때 하초의 기운을 공고히 하

여 이를 다스리는 효능.

축풍(逐風) 풍사(風邪)를 쫓아내는 효능.

충교상(蟲咬傷) 벌레에 물린 상처.

충독(蟲毒) 벌레의 독이나 벌레가 물 때 침투한 독.

충복통(蟲腹痛) 장내(腸內)에 기생하는 기생충에 의해서 생기는 복통.

충수염(蟲垂炎) 맹장 중 벌레 모양인 충수 부위에 생기는 염증.

충아통(蟲牙痛) 썩은 이에 통증이 있는 증세.

충영(蟲癭) 곤충, 진드기 등의 기생, 산란에 의한 자극으로 식물의 조직이 이상하게 발육한 상태. 벌레혹.

충적(蟲積) 기생충에 의하여 얼굴이 누렇고 몸이 여위며 때로 쓴 물을 게우고 배가 더부룩한 증세.

충적복통(蟲積腹痛) 장(腸)에 기생충이 쌓이고 뭉침으로써 발생하는 복통.

충치(蟲齒) 치아에 구멍이 나고 썩으면서 통증이 발생하는 증세.

충치통(蟲齒痛) 벌레가 이를 갉아먹은 치아의 구멍에 음식물이 끼여 일으키는 동통.

충통(蟲痛) 장 속에서 기생충이 요동하여 발생하는 복통. 충적복통(蟲積腹痛).

치(痔) 항문의 안팎 둘레에 생기는 병.

치간화농(齒間化膿) 치아 사이에 다량의 백혈구 삼출(滲出)을 동반하는 염증(화농염)에 의해 고름이 생기는 증세.

치근종통(齒根腫痛) 잇몸 속에 있는 치아의 뿌리가 붓고 아픈 증세.

치루(痔漏) 치질로 항문 언저리나 직장 벽에 구멍이 뚫려 고름이 나오는 증세.

치습(治濕) 병의 근원인 습기를 다스리는 효능.

치아동통(齒牙疼痛) 이가 쑤시고 아픈 증세.

치은염(齒齦炎) 잇몸에 염증이 생긴 증세.

치조농루(齒槽膿漏) 치아를 턱뼈에 보호 유지시키는 치주 조직의 만성진행성 질환.

치주염(齒周炎) 치아를 받치고 있는 치은과 치주 인대 및 골조직의 염증.

치질(痔疾) 항문의 겉과 속 둘레에서 작은 군살이 비집고 나오는 증세.

치창(痔瘡) 주로 항문 부위에서 군살이 몸 밖으로 비집고 나오는 병. 치질.

치통(齒痛) 이가 아픈 증세.

치풍(治風) 풍증을 다스려 치료하는 효능.

치핵(痔核) 정맥의 피가 몰려 혹처럼 확장되는 증세.

칠창(漆瘡) 옻독에 접촉되어 살이 헐면서 얼굴이 가렵고 부으며 온몸이 화끈거리고 아픈 증세.

침음창독(浸淫瘡毒) 부스럼의 독기가 심해져 피부를 굵게 하는 증상.

ㅋ · ㅌ

카타르(catarrh) 점막의 분비 기능 이상으로 생긴 조직의 파괴를 일으키지 않는 염증.

타박골절(打撲骨折) 넘어지거나 부딪히는 등 외부의 압력으로 뼈가 부러진 상태.

타박내상(打撲內傷) 외부 압력으로 내장 장기와 기혈(氣血)이 상한 증세. 어혈이나 요통.

타박상(打撲傷) 맞거나 부딪쳐 생긴 상처.

타박어혈(打撲瘀血) 넘어지거나 부딪히는 등 외부 압력으로 생긴 어혈.

타태(墮胎) 태아가 발생되고 3개월 이전에 유산된 상태.

탄산(呑酸) 위에 신물이 고여서 속이 쓰리며 신물이 목구멍까지 올라왔다가 내려가는 증세.

탄저병(炭疽病) 탄저균에 사람 및 가축이 감염되어 발생하는 급성 질환.

탈모(脫毛) 머리털이 빠지는 병증. 정상적으로 털이 있어야 할 부위에 털이 나지 않는 상태.

탈항(脫肛) 항문부가 외부로 튀어나온 증세.

탈홍(脫肛) 직장이 몸 밖으로 튀어나온 상태. 직장탈출증(直腸脫出症).

탕상(湯傷) 뜨거운 물이나 식용유, 수증기 등에 의한 화상. 탕화상(湯火傷). 탕화창(湯火瘡).

태기불안(胎氣不安) 임신의 정상 경과에 장애가 발생한 병리적 상황. 임신불안(姙娠不安).

태기충격(胎氣衝擊) 임신부가 화를 내거나 크게 놀랐을 때 태아가 갑자기 충격을 받아 속이 아픈 증세.

태독(胎毒) 젖먹이인 갓난아기의 몸이나 얼굴에 진물이 흐르며 허는 증상.

태동불안(胎動不安) 임신 중에 태아가 안정하지 못하고 움직이는 증세.

태루(胎漏) 하복통이 없이 임신기에 자궁 출혈이 있는 유산의 징후.

태루난산(胎漏難産) 하복통이 없이 자궁 출혈이 있는 이상 해산(異常解産).

태루욕타(胎漏欲墮) 여자의 부정 출혈. 조유산(早流産).

태루혈붕(胎漏血崩) 월경 주기가 아닌데도 갑자기 음도에서 대량의 출혈이 있는 병증.

태양두통(太陽頭痛) 상한태양병(傷寒太陽病)으로 생기는 뒷머리가 아픈 증세.

태의불하(胎衣不下) 태아 출산 후 태반이 시간이 경과해도 나오지 않는 상태.

토기(吐氣) 토할 것 같은 상태.

토담(吐痰) 가래를 토하는 증상.

토사(吐瀉) 토하고 설사하는 증세.

토사곽란(吐瀉癨亂) 음식이 체하여 토하고 설사하는 급성 위장병.

토사전근(吐瀉轉筋) 구토와 설사가 같이 나타나면서 쥐가 나는 병증.

토풍담(吐風痰) 풍기(風氣)로 생기는 담을 토해내는 효능.

토혈(吐血) 소화관 내에서 대량의 출혈이 발생하여 피를 토하는 증세. 위장관 출혈.

토혈농(吐血膿) 위나 식도 따위의 질환으로 피를 토하게 되는 병증.

통경(通經) 월경이 원활하도록 하는 효능.

통경(痛經) 월경 시에 나타나는 주기적인 통증. 생리통.

통경락(通經絡) 경락을 통하게 하는 효능.

통경활락(通經活絡) 경맥의 흐름을 소통시키고 낙맥을 원활히 흐르게 하는 효능.

통규(通竅) 풍한(風寒)으로 코가 막히고 목이 쉬고 냄새를 맡을 수 없는 증상 등을 통하게 하는 효능.

통락(通絡) 낙맥(絡脈)을 소통시키는 효능.

통락지통(通絡止痛) 낙맥을 소통시키고 통증을 멎게 하는 효능.

통림(通淋) 소변 볼 때 아프거나 방울방울 떨어지면서 시원하게 나가지 않는 병증을 치료하는 효능.

통변(通便) 변이 막힌 것을 소통시키는 효능.

통비규(通鼻竅) 콧구멍이 막힌 것을 소통시키는 효능.

통유(通乳) 젖을 잘 나오게 하는 효능.

통이변(通二便) 대소변을 잘 나오게 하는 효능.

통풍(痛風) 풍한습사(風寒濕邪)가 뼈마디에 침입하여 팔다리 여기저기가 붓고 통증이 극심한 비증(痺症). 역절풍(歷節風).

퇴예(退翳) 눈에 막이 낀 듯 가려서 잘 보이지 않는 증세를 제거하는 효능.

퇴허열(退虛熱) 음양과 기혈의 부족으로 인해 생기는 열을 없애는 효능.

투진(透疹) 온열병으로 생긴 작은 종기에서 진독을 배설시켜 진자(疹子)가 쉽게 나오게 하는 효능.

투진지양(透疹止痒) 발진을 잘 돋게 하며 가려움증을 제거하는 효능.

트리코모나스성질염(Trichomonas性膣炎) 성 접촉으로 트리코모나스원충에 의한 질내 감염증.

트림 음식물이 잘 소화되지 않아서 생긴 가스가 위로 복받쳐 입으로 나오는 상태.

티눈 발이나 발가락의 피부가 각질화되고 두꺼워지는 피부병. 육자(肉刺). 계안창(鷄眼瘡).

ㅍ

파결(破結) 정체되어 쌓인 것을 깨뜨려 흩어주는 효능.

파기(破氣) 기가 몰리거나 맺힌 것을 흩어지게 하는 효능.

파상출혈(破傷出血) 상처에서 피가 나오며 경련이 일어나는 병증.

파상풍(破傷風) 상처로 풍독사가 들어가 경련을 일으키는 병증.

파어(破瘀) 어혈을 깨뜨려서 제거하는 효능.

파적취(破積聚) 뱃속에 덩어리가 생겨 항상 배가 더부룩하거나 아픈 병증을 흩어주는 효능.

파혈(破血) 체내에 뭉쳐 있는 나쁜 피를 없애는 효능.

파혈거어(破血去瘀) 뭉쳐 있는 나쁜 피를 풀어지게 하여 어혈을 없애는 효능.

패독(敗毒) 종기나 습진, 두드러기 등 피부의 표면에 나타난 독소를 물리치는 강력한 효능.

패혈증(敗血症) 환부에 있던 바이러스와 세균이 혈액을 타고 퍼져서 전신에 염증을 일으키는 병.

편고(偏枯) 기혈이 허하거나 담(痰) · 어혈로 생긴 중풍으로 한쪽 팔다리를 쓰지 못하는 병증.

편도선염(扁桃腺炎) 세균에 의하여 인두 점막과 함께 편도선이 붓는 염증. 편도염(扁桃炎).

편신고양(遍身苦痒) 온몸에 생긴 심한 가려움증.

편신구통(遍身拘痛) 온몸의 근육이 땅기고 아픈 증상.

평간(平肝) 몸 안의 내풍(內風)을 없애 간기(肝氣)를 편하게 하는 효능.

평천(平喘) 숨이 차서 헐떡이는 증세를 멎게 하는 효능.

폐결핵(肺結核) 결핵균(結核菌)이 폐에 들어가 염증을 일으키는 질환.

폐경(閉經) 생리적으로 월경이 없어지는 상태. 경수단절(經水斷絶).

폐괴저(肺壞疽) 괴사(壞死)에 의해서 함몰된 폐 조직이 부패된 상태.

폐기(肺氣) 폐장(肺臟)의 정기 및 기능.

폐기선개(肺氣宣開) 폐기(肺氣)를 부드럽게 하여 가래를 제거하는 효능.

폐기종(肺氣腫) 폐포가 비정상적으로 확장되어 폐포 벽이 파괴되고 기침, 호흡곤란 등의 증상이 나타나는 질병.

폐농양(肺膿瘍) 고름이 폐 안에서 주머니 형태로 차 있는 질환.

폐농종(肺膿腫) 폐 안에 고름이 있는 종기나 부스럼이 발생한 증세.

폐렴(肺炎) 미생물 감염에 의해 발생되는 폐의 염증.

폐로야한(肺勞夜寒) 폐가 피로하여 밤에도 땀 분비가 심한 증세.

폐루(肺瘻) 외사(外邪)가 폐를 침범하여 생기는 부스럼.

폐병(肺病) 폐에서 발생하는 각종 병증.

폐상해혈(肺傷咳血) 폐가 상하여 기침을 하며 피를 토하는 병증.

폐암(肺癌) 기관지 또는 폐포 조직에 발생하는 악성종양.

폐열(肺熱) 폐에 생긴 열증. 폐기열(肺氣熱).

폐열조해(肺熱燥咳) 폐에 생긴 열증으로 마른기침이 나는 증세.

폐열천식(肺熱喘息) 폐열로 인한 천식.

폐열해수(肺熱咳嗽) 폐에 생긴 열증으로 심한 기침이 나는 증세.

폐옹(肺癰) 폐에 농양(膿瘍)이 생긴 병증.

폐옹객혈(肺癰喀血) 폐에 옹양(癰瘍)이 발생하여 기도를 통해 피가 나오는 증세.

폐위(肺痿) 폐열(肺熱)로 진액이 고갈되는 증세.

폐음보익(肺陰補益) 폐의 음혈(陰血)과 음액(陰液)이 부족한 것을 보양하는 효능.

폐조건해(肺燥乾咳) 폐의 진액이 말라서 마른기침이 나는 해수병.

폐허(肺虛) 폐의 기혈(氣血)과 음양(陰陽)이 부족하고 약해진 증세.

폐허해수(肺虛咳嗽) 폐가 허하여 발생하는 기침.

폐혈(肺血) 병으로 인하여 폐에서부터 토해내는 피.

포의불하(胞衣不下) 아이를 낳은 뒤에 오랜 시간이 지나도록 태반이 나오지 않는 병증.

폭설(暴泄) 갑자기 심하게 나는 설사.

폭열(暴熱) 고열이 갑자기 나는 증세.

폭열번갈(暴熱煩渴) 폭열로 가슴이 답답하고 갈증이 나는 증세.

표(表) 신체의 외부. 몸을 덮고 있는 피부나 그 밑에 있는 조직.

표허감모(表虛感冒) 표의 기혈(氣血)과 음양(陰陽)이 부족하여 외감병이 생기는 증세.

풍(風) 외부에서 침입하는 나쁜 기운.

풍간(風癎) 풍사(風邪)를 받아서 열이 나면서 손발이 오그라들고 놀라서 울다가 경련이 일어나는 전간(癲癎).

풍간전질(風癎癲疾) 발작적 의식장애.

풍나선질(風癩癬疾) 한센병에 의한 피부병.

풍담(風痰) 풍기(風氣)로 생기는 담(痰) 질환.

풍담현훈(風痰眩暈) 풍담이 위로 올라가 청양(淸陽)을 막음으로써 발생한 어지럼증.

풍비(風痺) 풍사(風邪)가 침입하여 몸과 팔다리가 마비되는 병증. 졸중풍(卒中風).

풍비역절풍(風痺歷節風) 풍사(風邪)가 원인이 되어 생기는 비증(痺證).

풍수부종(風水浮腫) 풍수(風水)로 인해서 몸이 붓는 증상.

풍습(風濕) 풍사(風邪)와 습사(濕邪)가 겹친 증세.

풍습골통(風濕骨痛) 풍습(風濕)으로 인해 뼈가 아픈 병증.

풍습동통(風濕疼痛) 풍사와 습사로 인해 몸이 쑤시고 아픈 증세.

풍습마비(風濕麻痺) 풍습이 경락을 침범하여 사지가 경직되는 병증.

풍습마비동통(風濕麻痺疼痛) 풍습으로 인한 마비로 몸이 쑤시고 아픈 증세.

풍습비통(風濕痺痛) 류머티즘에 의한 사지의 마비와 통증.

풍습창(風濕瘡) 풍사와 습사로 인해 뼈마디가 저리고 아픈 증세.

풍습통(風濕痛) 풍습으로 아픈 병증.

풍습통양(風濕痛痒) 풍사와 습사로 인하여 아프고 가려운 증세.

풍습표증(風濕表症) 풍습이 표부(表部)에 침입해 발생하는 병증.

풍양(風痒) 풍사가 침입하여 피부가 가려운 병증.

풍양창개(風痒瘡疥) 풍사가 침입하여 살갗이 몹시 가려운 전염성 피부병. 옴.

풍열(風熱) 풍사에 열이 섞인 증세.

풍열감모(風熱感冒) 풍열사(風熱邪)를 받아서 생긴 감기.

풍열소산(風熱疏散) 풍열(風熱)의 독을 발산하여 없애주는 효능.

풍열예막(風熱翳膜) 풍열로 인해 흑정이 뿌옇게 흐려지고 시력장애가 따르는 증세.

풍열표증(風熱表症) 풍열이 침입하여 발생하는 표증.

풍열해수(風熱咳嗽) 풍열사(風熱邪)가 폐를 범해서 열이 나고 입 안이 마르며 목구멍이 아프고 기침을 하는 증세.

풍온(風溫) 풍열에 의해 발생한 온병(溫病).

풍진(風疹) 풍진바이러스에 감염되어 미열과 홍반성 구진, 림프절 비대가 생기는 급성병.

풍질(風疾) 신경의 고장으로 생기는 온갖 병의 총칭. 풍기. 풍병.

풍치(風齒) 치아에 바람이 들어 아프며 뿌리가 들뜬 병증.

풍한(風寒) 풍사와 한사가 겹친 증세. 감기.

풍한감모(風寒感冒) 풍한사(風寒邪)로 생긴 감기.

풍한습비(風寒濕痺) 풍한습이 침입하여 기혈을 울체시켜 통증이 나타나는 증세.

풍한표증(風寒表症) 표에 풍한사(風寒邪)가 침범하여 생긴 병증.

풍화(風火) 병의 원인이 되는 풍기와 화기.

피가래 가래에 피가 섞여 나오는 병증.

피부궤양(皮膚潰瘍) 피부가 영양 공급을 받지 못해 크게 허는 증세.

피부동통(皮膚疼痛) 피부가 욱신거리고 아픈 증세.

피부소양(皮膚搔痒) 풍한, 풍열 등의 사기(邪氣)로 피부가 가려운 증세.

피부습양(皮膚濕瘍) 살갗의 주름지고 잘 접히는 부위가 땀 때문에 짓물러서 생기는 피부병.

피부암(皮膚癌) 피부에 일어나는 악성종양.

피부염(皮膚炎) 피부에 유해한 자극이 미쳐서 종창, 변색, 발진이 발생하는 염증.

피부육종(皮膚肉腫) 피부가 붓는 증세.

피부풍열소양(皮膚風熱搔痒) 살갗에 나타나는 풍열로 인한 가려움증.

ㅎ

하감(下疳) 매독증으로 음부가 허는 병증.

하감궤란(下疳潰爛) 매독으로 피부가 심하게 헐어 썩고 문들어지는 병증.

하기(下氣) 기가 위로 치민 것이 가라앉는 것.

하기소적(下氣消積) 기운이 아래로 내려 쌓인 것들을 삭혀주는 효능.

하리(下痢) 분변이 아주 묽거나 액상 분변이 반복되어 배설되는 상태. 이질(痢疾)과 같은 말.

하리복통(下痢腹痛) 설사와 함께 복통이 수반되는 증상.

하사태(下死胎) 자궁 안에서 죽은 태아를 밖으로 나오게 하는 것.

하수(下水) 몸 안의 수기(水氣)를 아래로 내리는 효능.

하수(夏嗽) 여름철에 발작하는 기침병.

하유(下乳) 산모의 젖이 잘 나오게 해주는 효능. 하유즙(下乳汁).

하지상피종(下肢象皮腫) 감염으로 발이 부어 코끼리 피부처럼 단단하고 두꺼워진 병증.

하혈(下血) 항문으로 배출되는 분변 중에 피가 섞여 있는 상태.

학슬풍(鶴虱風) 이질을 앓고 난 뒤에 다리가 아프며 마비되고 약해져서 잘 걷지 못하는 증세.

학질(虐疾) 말라리아원충에 감염되어 발생하는 급성열성 전염병. 말라리아.

한담(寒痰) 팔과 다리가 차고 마비되어 근육이 군데군데 쑤시고 아픈 질환. 냉담(冷痰).

한반(汗班) 땀에 젖어서 생긴 반진(斑疹).

한사(寒邪) 추위나 찬 기운이 병을 일으키는 사기(邪氣)로 된 것.

한센병(Hansen病) 나균(癩菌)에 의해 감염되는 만성 전염병. 나병(癩病).

한습(寒濕) 질병을 일으키는 차고 축축한 기운.

한열(寒熱) 병을 앓을 때 한기와 고열이 번갈아 일어나는 증상.

한입혈실(寒入血室) 월경이 없어지고 배꼽 주위가 차고 아프며 맥이 침침한 증세.

항강(項强) 목 뒤가 뻣뻣하고 아프며 좌우로 잘 돌리지 못하는 증상.

항강근급(項强筋急) 목 뒤가 뻣뻣하고 아프며 근육과 혈맥이 땅겨 몸의 굽힘이나 펴지는 것이 잘 되지 않는 증상.

항균(抗菌) 세균에 저항하는 효능.

항문소양(肛門搔痒) 항문 주위의 가려움증.

항암(抗癌) 암 세포의 증식을 억제하는 효능.

항염(抗炎) 염증을 가라앉히고 저항하는 효능.

항종양(抗腫瘍) 암의 발생 또는 증식을 억제하는 효능.

항진(亢進) 기세나 기능이 높아지는 현상.

해경(解痙) 사지가 뻣뻣해지는 경(痙)을 풀어주는 효능.

해기(解飢) 허기진 것을 없애는 효능.

해기(解肌) 땀을 조금 내어 시원하게 하는 효능.

해독(解毒) 몸 안에 들어간 독성 물질을 없애는 효능.

해독산결(解毒散結) 독성을 없애주고 뭉친 것을 풀어 주는 효능.

해번갈(解煩渴) 가슴이 답답하고 갈증이 나는 것을 풀어주는 효능.

해번열(解煩熱) 가슴이 답답하고 열이 나는 것을 내려주는 효능.

해서(解暑) 더위 먹은 것을 풀어주는 효능.

해수(咳嗽) 기침. 만성기침.

해수기역(咳嗽氣逆) 기침을 할 때 숨을 꺼억거리는 병증.

해수기천(咳嗽氣喘) 기침할 때 숨은 가쁘나 가래 끓는 소리가 없는 증세.

해수농혈(咳嗽膿血) 기침하면서 피를 뱉는 병증.

해수다담(咳嗽多痰) 가래가 많은 기침.

해수담혈(咳嗽痰血) 기침할 때 가래와 피를 토하는 증세.

해수번갈(咳嗽煩渴) 심한 구갈(口渴).

해수토혈(咳嗽吐血) 기침할 때 피를 토해내는 증세.

해어성독(解魚腥毒) 물고기와 게의 독성을 해독하는 효능.

해역(咳逆) 기침을 하면서 기운이 치밀어 올라 숨이 차는 증세.

해역상기(咳逆上氣) 기침하면서 기운이 치밀어 오르고 숨이 가쁜 증세.

해열(解熱) 몸에 오른 열을 식혀서 내리게 하는 효능.

해울(解鬱) 기(氣)나 음식물 등이 막혀서 뭉친 것을 풀어주는 효능.

해중독(解中毒) 모든 종류의 중독 증상을 치료하는 처방.

해천(咳喘) 해수와 천식을 발할 때 답답하고 숨이 끊어질 듯한 증세.

해천담다(咳喘痰多) 해수와 천식을 발할 때 가래를 많이 뱉는 증세.

해표(解表) 땀을 내어 체표에 침범한 사기를 풀어 두통 · 발열 등 표증을 치료하는 것.

해혈(咳血) 기침을 할 때 피가 나는 증세.

행기(行氣) 기(氣)를 잘 돌게 하는 효능.

행기관중(行氣寬中) 기(氣)를 소통시키고 중초를 뚫어주는 효능.

행기지통(行氣止痛) 울체된 기를 풀어 통증을 멈추는 효능.

행기혈(行氣血) 기(氣)를 소통시키고 혈(血)의 운행을 원활하게 하는 효능.

행수(行水) 기(氣)를 잘 통하게 하고 수도(水道)를 소통, 조절하는 효능.

행수소종(行水消腫) 수기(水氣)를 소통시켜 부스럼이나 종창을 없애는 효능.

행어(行瘀) 활혈약과 이기약을 같이 써서 어혈을 없애는 치료 방법.

행인중독(杏仁中毒) 살구씨를 잘못 먹어 발생하는 중독.

행체(行滯) 기(氣)나 물질 따위가 체한 것을 소통시켜 주는 효능.

행혈(行血) 혈액순환을 촉진하여 어혈을 없애는 효능.

허로(虛勞) 오장(五臟)이 허약하여 생기는 병증.

허로골증(虛勞骨蒸) 허로병으로 뼛속이 후끈후끈 달아오르는 증세.

허로기열(虛勞肌熱) 오장(五臟)이 허약하여 근육에 발생하는 열증.

허로번열(虛勞煩熱) 허로(虛勞)로 인해 나타나는 번조와 열증(熱症).

허로해수(虛勞咳嗽) 허로 때 나는 기침.

허리(虛羸) 허하여 몸이 야위는 병증.

허리소기(虛羸少氣) 허하고 기운이 약해져 말을 제대로 할 수 없는 증세.

허림(虛淋) 허해서 소변이 시원치 않은 증세.

허번(虛煩) 기력이 쇠약하고 마음이 흥분되어 가슴이 뛰는 병증.

허번경계(虛煩驚悸) 기력이 쇠약하고 마음이 흥분되어 잘 놀라고 가슴이 두근거리는 증상.

허부(虛浮) 허하여 열이나 기운이 머리나 체표로 몰려 뜨는 증상.

허손노상(虛損勞傷) 몸의 정기와 기혈이 허약해진 병증. 허로(虛勞).

허손해천(虛損咳喘) 폐병으로 기침이 나고 숨이 차는 증세.

허열(虛熱) 음양과 기혈의 부족으로 인해 생기는 열증.

허증(虛症) 기력이나 피가 모자라 몸이 쇠약한 증세.

허창(虛脹) 비신(脾腎)의 양기가 허하거나 간신(肝腎)의 음기가 허하여 배가 불러오는 증상.

허탈(虛脫) 허약하여 기운이 빠지고 정신이 멍한 상태.

허탈고삽(虛脫固澁) 허약하고 정신이 멍한 것을 저절로 땀이 나거나 설사를 하여 몸을 굳건히 지키는 효능.

허풍현훈(虛風眩暈) 음허(陰虛)로 인한 풍증으로 어지러움을 느끼는 증상.

허한(虛汗) 몸이 허약하여 땀이 쉽게 나는 증세.

허한(虛寒) 정기가 허약하여 속이 차가운 증후가 나타나는 증세.

허한복통(虛寒腹痛) 비위(脾胃)가 허한(虛寒)하여 배가 은근히 아픈 증세.

허한부지(虛汗不止) 몸이 허약하여 식은땀이 그치지 않고 나는 증세.

허한애역(虛寒呃逆) 추위로 인한 딸꾹질.

허해천촉(虛咳喘促) 몸이 허약하여 기침이 심하고 천식을 앓는 증세.

헌데 살갗이 헐어서 상한 자리.

헛구역질 게우는 것이 없이 욕지기가 나는 증상.

헤르니아(Hernia) 신체의 장기가 제자리에 있지 않고 다른 조직을 통해 돌출되거나 빠져나오는 증상. 탈장(脫腸).

현기증(眩氣症) 주위의 정지된 물체가 움직이는 것처럼 느껴지거나 어지러워서 바로 설 수 없는 상태.

현훈(眩暈) 어지럼증. 정신이 몹시 어지러운 증세. 현기증(眩氣症).

현훈두통(眩暈頭痛) 어지럽고 머리가 아픈 증상.

현훈안흑(眩暈眼黑) 현기증이 나면서 눈앞이 깜깜해지는 병증.

혈격(血隔) 기혈이 중초(中焦)에 막혀 월경이 없는 병증.

혈관경화(血管硬化) 혈관 벽이 딱딱하게 굳어지는 증상.

혈궐(血厥) 출혈을 많이 하였거나 간기(肝氣)가 위로 치밀어 혈(血)이 몰려서 생기는 증세.

혈기(血氣) 어혈 등 피와 관련된 병변.

혈기통(血氣痛) 기혈(氣血)이 허하여 아픈 증상.

혈뇨(血尿) 소변에 피가 섞여 나오는 증세.

혈담(血痰) 가래에 피가 섞여 나오는 병증.

혈당(血糖) 혈액 내에 존재하는 당(糖) 수치.

혈당강하(血糖降下) 혈액 속에 들어 있는 당(糖) 수치를 내려주는 효능.

혈리(血痢) 대변에 피가 섞이거나 순전히 피만 나오는 이질. 적리(赤痢).

혈림(血淋) 소변이 껄끄럽고 아프면서 피가 섞여 나오는 임증(淋症).

혈맥통리(血脈通利) 혈맥의 흐름을 원활히 하는 효능.

혈변(血便) 분변 중에 피가 섞이거나 혈액 그 자체를 배출하는 것.

혈붕(血崩) 월경 주기가 아닌데도 갑자기 음도에서 대량의 출혈이 있는 병증.

혈비(血痹) 기혈이 허약해져 순환이 잘 되지 않아서 생긴 비증(痹症).

혈비(血秘) 혈열(血熱)이나 혈허(血虛)로 인한 변비.

혈소판감소성자반병(血小板減少性紫斑病) 혈소판 수가 비정상적으로 감소하여 출혈 경향이 생기는 질환.

혈열(血熱) 세균이 피에 침입하여 생기는 열증.

혈우병(血友病) 유전성 돌연변이로 피를 굳게 하는 물질이 부족하여 발생하는 출혈성 질환.

혈전(血栓) 혈관(血管) 속에서 피가 굳어진 조그마한 핏덩어리.

혈조(血燥) 속에 쌓인 열사(熱邪)가 매우 성하여 혈이 작상(灼傷)되어 마른 것.

혈조변비(血燥便秘) 피가 적어 발생하는 피부의 기능 저하로 인한 변비.

혈조증(血燥症) 피가 부족할 때 피부의 습도가 낮아져서 건조하게 되는 증세.

혈체경폐(血滯經閉) 혈(血)의 운행이 막혀 월경이 일어나지 않는 증세.

혈하(血瘕) 아랫배에 어혈이 몰리면서 점차적으로 커지는 증세.

혈허(血虛) 혈이 허하거나 혈분이 부족하여 생기는 증세.

혈허두통(血虛頭痛) 혈이 부족해서 머리가 지끈거리고 아픈 증세.

혈훈(血暈) 출혈이 심하여 정신이 흐리고 혼미해지는 증상.

협복동통(脇腹疼痛) 옆구리와 배가 쓰리고 아픈 증세.

협복창통(脇腹脹痛) 옆구리와 배가 붓고 아픈 증상.

협심증(狹心症) 심장부 또는 흉골 뒤쪽에 발작적으로 일어나는 조이는 것 같은 동통(疼痛). 심교통(心絞痛).

협하창만(脇下脹滿) 옆구리 아래쪽이 불러오면서 속에 그득한 감이 있는 병증.

혼암(昏暗) 정신이 혼미하고 눈이 흐려져 잘 보이지 않는 증세.

혼암다루(昏暗多淚) 눈이 침침하고 눈물이 많이 나는 증상.

홍붕(紅崩) 정상적인 월경 이외의 주기적이지 않은 출혈 증세. 자궁이상출혈.

홍역(紅疫) 호흡기를 통해 홍역 바이러스에 전염되어 얼굴이 빨갛게 되는 급성 열성 질환.

홍종(紅腫) 피부가 붉게 부어오르는 병증.

홍종소양(紅腫瘙痒) 피부가 붉게 부어오르고 가려운 증상.

홍종아통(紅腫牙痛) 치통으로 잇몸이 벌겋게 부은 것.

화농(化膿) 곪아서 고름이 생기는 증세.

화농균(化膿菌) 몸에 들어가 고름을 일으키는 세균.

화담(化痰) 가래를 삭이게 하는 효능.

화담지해(化痰止咳) 가래를 삭여주고 기침을 멈추게 하는 효능.

화병(火病) 쌓인 화를 삭히지 못해 생긴 몸과 마음의 고통을 뜻하는 병증.

화비(和脾) 비장(脾臟)의 기능을 정상으로 만드는 효능.

화상(火傷) 불에 덴 상처.

화습(化濕) 습사(濕邪)를 없애는 효능.

화어(和瘀) 피가 뭉치는 것을 풀어주는 효능.

화어(化瘀) 어혈을 풀어주는 효능.

화위(和胃) 위기(胃氣)를 조화롭게 하는 효능.

화적(化積) 적취(積聚)를 삭게 하는 효능.

화중(和中) 중초(中焦)를 조화롭게 하여 기능을 정상으로 만드는 효능.

화중완급(和中緩急) 중초(中焦)를 조화롭게 하여 급박한 것을 이완시키는 효능.

화체(化滯) 식체 등 정체된 것을 풀어주는 효능.

화혈(和血) 혈(血)의 운행을 고르게 하는 효능.

활담(豁痰) 가래를 삭게 하고 걷어내는 효능.

활락(活絡) 낙맥(絡脈)의 운행을 활발하게 하는 효능.

활장(滑腸) 장(腸)운동을 윤활하게 하여 대변을 잘 보게 하는 효능.

활정(滑精) 꿈을 꾸지 않으면서 정액이 배출되는 병증.

활혈(活血) 혈(血)을 잘 돌아가게 하는 효능.

활혈거어(活血祛瘀) 혈액순환을 원활하게 하며 막히거나 정체되어 있는 어혈을 제거하는 효능.

활혈거풍(活血祛風) 피를 잘 돌게 하고 풍(風)을 제거하는 효능.

활혈산어(活血散瘀) 혈액순환을 활발하게 하여 어혈을 분산시켜 제거하는 효능.

활혈통경(活血通經) 혈액순환을 원활하게 하여 월경을 잘 나오게 하는 효능.

활혈통락(活血通絡) 혈(血)의 운행을 활발히 하여 낙맥(絡脈)이 잘 소통되게 하는 효능.

황달(黃疸) 혈액 속의 빌리루빈이 이상적으로 증가하여 피부나 점액이 노랗게 되는 증상.

황수창(黃水瘡) 살갗에 좁쌀처럼 생긴 물집이 점차 커지면서 빨갛게 무리지어 고름집으로 바뀌어 가려우면서 아픈 병증.

회지갑(灰指甲) 손발톱 무좀.

효천(哮喘) 담천(痰喘)이 급박하여 가슴이 답답한 증세.

후두염(喉頭炎) 후두에 생기는 염증으로 목이 쉬고 기침과 가래가 심한 병증.

후비(喉痺) 목구멍이 붓고 아프며 무언가 막혀 있는 느낌이 들어 답답한 등의 증상이 있는 병증.

후비인통(喉痺咽痛) 후비로 인후부가 아픈 증세.

후아(喉蛾) 편도선염의 종통(腫痛).

후장(厚腸) 소화 기관을 두텁게 하여 소화 기능을 좋게 하는 효능.

후정화독(喉疔火毒) 목 안에 생긴 종창.

후종(後腫) 설사 후 항문이 붓거나 부스럼 따위가 생기는 증세.

후증(喉症) 목구멍이 아프고 붓는 병증.

후통(喉痛) 목 안에 통증이 있는 증세.

후풍(喉風) 목 안이 벌겋게 붓거나 목덜미 밖까지 근육이 수축되고 땅기면서 뻣뻣해지는 증세.

흉격(胸膈) 가슴과 배의 사이.

흉격만민(胸膈滿悶) 가슴이 답답하고 그득하며 불편해지는 증상.

흉격장만(胸膈腸滿) 가슴이 팽팽하게 부풀어 오르면서 속이 그득한 증세.

흉륵창통(胸肋脹痛) 가슴과 갈빗대가 팽창해서 땅기고 아픈 증세.

흉막염(胸膜炎) 흉곽 내에서 폐를 둘러싸고 있는 막에 생기는 염증.

흉만협통(胸滿脇痛) 가슴이 그득하고 옆구리가 몹시 아픈 증세.

흉민(胸悶) 가슴이 답답한 증세.

흉민심통(胸悶心痛) 가슴 부위가 답답하여 심장 부분이 아픈 증세.

흉수(胸水) 흉막강 내에 비정상적으로 액체가 고인 증세.

흉중담결(胸中痰結) 가슴에 가래가 굳어져 맺힌 병증.

흉중번열(胸中煩熱) 가슴이 답답하면서 열감(熱感)을 느끼는 증세.

흉중비편(胸中痞鞕) 가슴이 막혀 단단한 증세.

흉협동통(胸脇疼痛) 가슴과 옆구리가 그득하여 편하지 않은 병증.

흉협만민(胸脇滿悶) 가슴과 옆구리가 그득하고 답답함이 가시지 않는 병증.

히스테리(hysteria) 정신적 원인에 의해 발현한 신체적 기능장애 및 정신장애. 공상허언(空想虛言).

찾아보기

주요 참고 문헌

- 《大韓植物圖鑑》李昌福著 鄕文社刊
- 《마시면 약이 되는 오행건강약차》 정경대著 이너북刊
- 《몸에좋은山野草》尹國炳 · 張俊根著 石悟出版社刊
- 《방제학》 한의과대학 방제학교수 共編著 영림사刊
- 《빛깔있는책들 약이되는야생초》 김태정著 대원사刊
- 《식물도감》 이창복감수 (주)은하수미디어刊
- 《실용 동의약학》 차진헌著 과학 · 백과사전출판사(북한)刊
- 《약용식물》 농촌진흥청 농촌인적자원개발센터刊
- 《약용작물 표준영농교본-7(개정)》 농촌진흥청 약용작물과刊
- 《약이되는한국의산야초》 김태정著 국일미디어刊
- 《약이되는야생초》 김태정著 대원사刊
- 《원색도감한국의야생화》 김태정著 敎學社 刊
- 《原色資源樹木圖鑑》 金昌浩 · 尹相旭編著 아카데미서적刊
- 《原色韓國本草圖鑑》 安德均著 敎學社刊
- 《原色韓國植物圖鑑》 李永魯著 敎學社刊
- 《임상 한방본초학》 서부일 · 최호영 共編著 영림사刊
- 《종합 약용식물학》 한국약용식물학 연구회著 학창사刊
- 《韓國樹木圖鑑》 山林廳林業研究院刊
- 《韓國野生花圖鑑》 김태정著 敎學社刊
- 《한약생산학 각론》 최성규著 신광출판사刊
- 《本草綱目》中葯養生速查全集 天津科學技術出版社(中國)刊
- 《中國本草圖錄》 商務印書館(香港) · 人民衛生出版社(中國)刊
- 《牧野和漢藥草大圖鑑》北隆館(日本)刊
- 《藥になる植物圖鑑》 中葯養生速查全集 柏書房(日本)刊

도움을 주신 분

김미숙 : 미술가
김승연 : 동의한방건강연구회 회장
김완규 : 사진가(총괄 기획편집)
백태순 : 사진가(꼬꼬마 Indica 회원)
안승일 : 사진가
양영태 : 사진가(하늘과산 Indica 회원)

이동희 : 사진가(해송 Indica 회원)
이재능 : 사진가(아이디카 Indica 회원)
정귀동 : 사진가(Indica 회원)
조유성 : 사진가
한영일 : 사진가
홍연순 : 사진가(뜰에봄 Indica 회원)

(가나다 順)

처방과 약성이 있는
동의 한방 약초 도감

약(藥)이 되는 식물 도감

엮은이/김오곤
펴낸이/이홍식
사진/김완규
교정/김완규 · 이수미 · 오영희 · 이승현 · 김이리
발행처/도서출판 지식서관

등록/1990.11.21 제96호
경기도 고양시 덕양구 고양동 31-38
전화/031)969-9311(대)
팩시밀리/031)969-9313
e-mail/jisiksa@hanmail.net

초판 1쇄 발행일 / 2019년 5월 5일
초판 2쇄 발행일 / 2020년 8월 5일